EMPACT

EMPACT

Präklinische Internistische Notfallmedizin

Alice L. Dalton
Daniel Limmer
Joseph J. Mistovich
Howard A. Werman

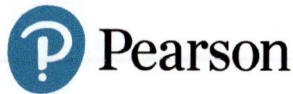

Bibliografische Information der Deutschen Nationalbibliothek

Die Deutsche Nationalbibliothek verzeichnet diese Publikation in der Deutschen Nationalbibliografie; detaillierte bibliografische Daten sind im Internet über *http://dnb.dnb.de* abrufbar.

Der Umwelt zuliebe verzichten wir auf Einschweißfolie.

10 9 8 7 6 5 4 3

22 21 20 19

ISBN 978-3-86894-204-0 (Buch)
ISBN 978-3-86326-533-5 (E-Book)

© 2014 by Pearson Deutschland GmbH
Lilienthalstraße 2, D-85399 Hallbergmoos/Germany
Alle Rechte vorbehalten
www.pearson.de
A part of Pearson plc worldwide

Programmleitung: Birger Peil, bpeil@pearson.de
Übersetzer: Mikalacki Dragan
          Grassl Jürgen, MSc
          John Bastian Etti
Fachlektorat: Dr.Dr.Mag. Alexej Pokorny
Korrektorat: Dr. Doris Kliem, Urbach
Herstellung: Claudia Bäurle, cbaeurle@pearson.de
Satz: Nadine Krumm, mediaService, Siegen (www.mediaservice.tv)
Coverdesign: Martin Horngacher, München
Coverillustration: www.mev.de
Druck und Verarbeitung: Ovimex, Deventer

Printed in the Netherlands

Inhaltsverzeichnis

Vorwort zur deutschen Ausgabe

Der Rettungsdienst muss sich fortwährend neuen Herausforderungen stellen, die vor allem durch die demografische Entwicklung und der älter werdenden Bevölkerung mit seinen immer komplexer werdenden Krankheitsbildern herbeigeführt wird. Der nicht-traumatologische Notfall stellt den häufigsten Grund für den Einsatz des Rettungsdienstes dar. Die große Bandbreite an möglichen Ursachen für die jeweiligen Beschwerdebilder macht es für den Rettungsdienst, mit seinen eingeschränkten präklinischen Möglichkeiten, oft schwer eine entsprechende Diagnose zu stellen.

Dieses Kursbuch stellt die erste offizielle deutsche Übersetzung zu *EMPACT* dar und präsentiert sich als Standardwerk zur Erkennung und Versorung von nicht-traumatologischen Patienten. Seit nunmehr über 15 Jahre haben die Autoren das Kurskonzept und das begleitende Buch weiterentwickelt und auf der Höhe der Zeit gehalten. Mit der nun vierten Auflage freuen wir uns sehr, Ihnen auch den neu entwickelten *EMPACT* Kurs im deutschsprachigen Raum vorstellen zu dürfen.

Dieses Buch soll helfen der interessierten präklinischen Fachkraft durch seine klare und einfache Struktur auf Basis von Hauptbeschwerden und Symptomen die Herangehensweise, die Einschätzung sowie die Entscheidungsfindung zu optimieren, um somit den Grundstein einer erfolgreichen klinischen Versorgung zu legen. *EMPACT* vermittelt eine strukturierte Vorgangsweise, wie man sie auch von bekannten Kursen in der präklinischen Traumatologie, wie z.B. ITLS (*International Trauma Life Support*), kennt. Das Hauptaugenmerk dieses Kursbuches liegt beim sensibilisieren der präklinischen Fachkraft auf dem Konzept des kritischen Denkens sowie der Entwicklung von wahrscheinlichen Differenzialdiagnosen, damit Entscheidungen getroffen werden können, von denen der Patient unmittelbar profitiert.

Nach den einleitenden Kapiteln zur Patienteneinschätzung, dem kritischen Denken/Entscheidungen treffen und dem schwierigen Atemweg, enthält das Buch Kapiteln zu den häufigsten akuten präklinischen Beschwerde- und Krankheitsbildern, wie z.B. Atemnot, Brustschmerz, Kopfschmerz, und das akute Abdomen. Jedes Kapitel zeigt einen integrierten, praktischen Ansatz zur Versorgung von nicht-traumatologischen Patienten, in einer realitätsnahen Art, so wie erfahrenes Fachpersonal an das Notfallszenario herangehen würde. Mit praxisorientierten Empfehlungen und Handlungsanweisungen deckt dieses Buch nahezu alle präklinischen, nicht-traumatologischen, Einsatzsituationen ab.

Gerade mit Blick auf diverse gesetzlichen Entwicklungen, wie z.B. in Deutschland und der Einführung des Berufsbildes Notfallsanitäter ab dem Jahr 2014, bietet das *EMPACT* Buch eine optimales Hilfsmittel für die Vorbereitung auf die Anpassungsprüfung und als Lehrbuch für die kommende Generation Auszubildender zum Notfallsanitäter.

Wenn Sie, der Leser, dieses Buch in den Händen halten, ohne einen *EMPACT* Kurs gemacht zu haben, dann besuchen Sie ihn – ihre Patienten werden es ihnen danken! Falls Sie den Kurs schon besucht haben, dann kann ihnen dieses Buch als Ratgeber und Nachschlagewerk weiterhin dienen. Letztendlich geht es um unsere Patienten, die jedoch ohne einer akkuraten Beurteilung nicht adäquat behandelt werden können.

Wien	Leverkusen
Jürgen Grassl, M.Sc.	John Bastian Etti
ASBÖ Bundesverband	med1plus GmbH
EMPACT Coordinator Österreich	EMPACT Coordinator Deutschland

Lernziele

Nach dem Lesen dieses Kapitels sollten Sie in der Lage sein:

- Komponenten der medizinischen Beurteilung zu nennen.
- Informationen der Leitstelle auszuwerten.
- Sich einen Szenenüberblick zu verschaffen.
- Kriterien der physiologischen Stabilität oder Instabilität einzuschätzen.
- Die Ersteinschätzung durchzuführen.
- Eine Erweiterte Untersuchung vorzunehmen.
- Möglichkeiten gegen Wahrscheinlichkeiten abzuwägen und eine präklinische Arbeits- und Differenzialdiagnose zu erstellen.
- Eine Wiedereinschätzung vorzunehmen.

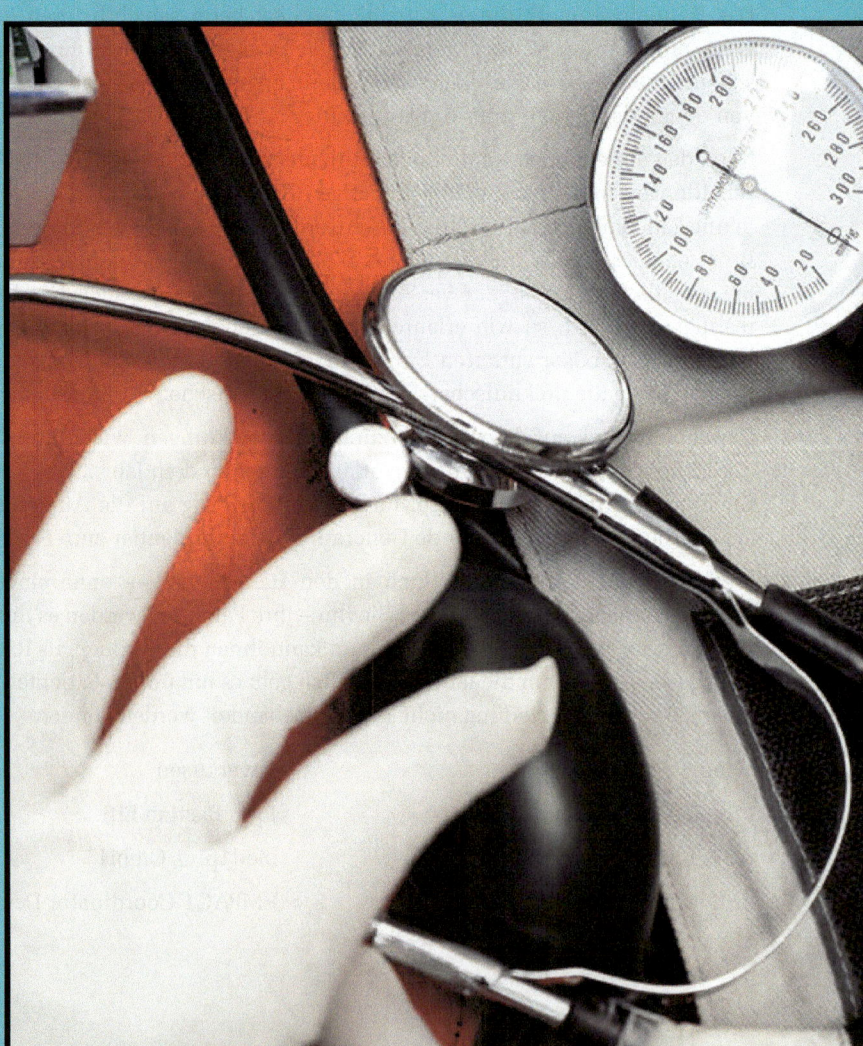

Patienteneinschätzung

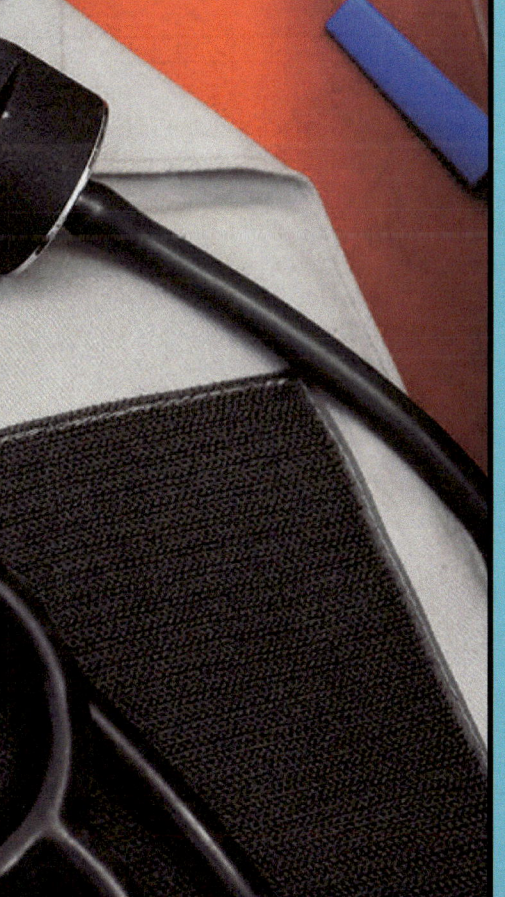

1

ÜBERBLICK

> Eine genaue und verlässliche Patienteneinschätzung ist eine der wichtigsten Kompetenzen, die präklinisch beherrscht werden sollten. Der Rettungsdienstmitarbeiter muss sich primär auf die Informationen verlassen, die er aus der Patientengeschichte entnehmen kann, sowie auf die Befunde der körperlichen Untersuchung, um eine dem Patienten angemessene Herangehensweise zu entwickeln. Eine systematische Einschätzungsroutine zu entwickeln, der Sie bei jedem Patienten folgen, wird Ihr Vertrauen in Ihre Beurteilungsfähigkeiten steigern und sicherstellen, dass lebensbedrohliche Zustände vor nicht lebensbedrohlichen Zuständen behandelt werden, selbst wenn jene dramatischer hervorstechen.

Fallbeispiel

Sie werden zu einem älteren Patienten geschickt, der „seit einigen Tagen Atemnot" hat. Sie erreichen den Notfallort und werden an der Tür von der Tochter des Patienten begrüßt. Während Sie die Einsatzstelle betreten, suchen Sie am Einsatzort nach potenziellen Gefahrenquellen. Sie finden den 86-jährigen Patienten, der nicht wach zu sein scheint, in Rückenlage auf der Couch vor. Seine Tochter berichtet Ihnen: „Er hat letzte Woche damit begonnen, sich über Probleme beim Atmen zu beklagen. Er war erkältet, und ich dachte, dass das alles sei.

Aber es wurde in den letzten Tagen viel schlimmer. Er wollte aber nicht, dass ich ihn zum Arzt oder in die Notaufnahme bringen lasse." Sie bemerken eine Sauerstoffflasche in der Ecke des Raumes.

Als Sie sich dem Patienten nähern, erkennen Sie, dass er zyanotisch aussieht. Er antwortet und bewegt sich nicht, als Sie ihn mit seinem Namen ansprechen.

Wie würden Sie bei der Einschätzung und Behandlung dieses Patienten vorgehen?

Einführung

1.1

Auf dem Weg zu einem Notfallort gehen einem Rettungsdienstmitarbeiter viele Fragen durch den Kopf: An welchen Erkrankungen könnte der Patient leiden? Werden ausreichend Schlüsselinformationen vorhanden sein, die mir erlauben festzustellen, worunter der Patient höchstwahrscheinlich leidet? Welche Behandlung wird erforderlich sein? Wie schnell werde ich die Behandlung angehen müssen? Werden kritische Eingriffe nötig sein, wie z.B. eine endotracheale Intubation oder eine medikamentöse Therapie? Werde ich die Behandlung, basierend auf den zusätzlichen Informationen, die ich aus der Patientengeschichte oder der körperlichen Untersuchung gewinne, verändern müssen? Wird ein rascher Transport des Patienten notwendig sein?

Medizinischer versus traumatischer Patient

1.2

Eine Entscheidung, die der Rettungsdienstmitarbeiter so früh wie möglich während der Ersteinschätzung treffen sollte, ist, ob es sich um einen traumatischen oder einen medizinischen Patienten handelt. Sie können diese Entscheidung gewöhnlich schon anhand der Informationen der Leitstelle und aus dem Szenenüberblick treffen. Allerdings sind einige Szenen sehr verwirrend und können sehr wenige offensichtliche Hinweise im Bezug darauf enthalten, ob es sich um einen verletzten oder einen erkrankten Patienten handelt. Sie sind unter Umständen nicht in der Lage, die wahre Natur des Problems des Patienten festzustellen, bis Sie im Rahmen der Erweiterten Untersuchung die Anamnese und die Vitalparameter erhoben oder eine körperliche Untersuchung durchgeführt haben. Sie müssen immer darauf vorbereitet sein, Ihren gedanklichen Ansatz und Ihren Fokus aufgrund neuer Untersuchungsergebnisse zu verändern. Die Informationen der Leitstellen können fehlerhaft sein, oder aber die wirkliche Beschwerde des Patienten stellt sich nicht als diejenige heraus, die Sie anfangs vermutet hatten.

Zudem müssen Sie den Patienten nicht nur anhand seines Verletzungsmechanismus oder der Art seiner Krankheit kategorisieren, sondern Sie müssen auch mithilfe einiger sehr objektiver klinischer Indikatoren einschätzen, ob der Patient physiologisch stabil oder instabil ist. Der instabile Patient wird sofortige Maßnahmen ebenso wie einen weitaus aggressiveren und schnelleren Behandlungsplan benötigen als der stabile. Die Kategorisierung des Patienten anhand des Stabilitätsgrads erlaubt es Ihnen, lebensbedrohliche Zustände sofort zu behandeln, bevor Sie damit fortfahren, eine Arbeits- bzw. Differenzialdiagnose als Basis für das erweiterte Patientenmanagement zu erstellen.

Basierend auf diesem Einschätzungsmodell wird jeder akut lebensbedrohliche Zustand früh innerhalb des Einschätzungsprozesses behandelt. Wurden diese Probleme erst einmal effektiv behandelt, fahren Sie mit Ihren Einschätzungen fort und versuchen, die tatsächliche Ursache für den Zustand des Patienten festzustellen.

Im Wesentlichen schreiten Sie von einem auf Einschätzungen basierenden Ansatz, der darauf abzielt, akute Lebensbedrohungen zu identifizieren und zu beheben, zu einem auf einer Arbeits- bzw. Differenzialdiagnose basierenden Ansatz fort, der es Ihnen erlauben wird, weitere Behandlungsschritte für ein spezifisches Problem oder eine bestimmte Ursache einzuleiten. Während dieses Prozesses werden Sie Informationen einsetzen, die Sie der Einsatzstelle, der Anamnese und der körperlichen Untersuchung entnommen haben, um viele „mögliche" Zustände, unter denen der Patient leiden könnte, auf wenige „wahrscheinliche" Zustände einzugrenzen. Dieser dynamische Prozess basiert auf Ihren Fähigkeiten, durch das Verbinden und Verarbeiten von Ergebnissen, die aus dem Patientenkontakt resultieren, Zustände ein- oder auszuschließen.

Die Einschätzung eines medizinischen Patienten unterscheidet sich um ein Vielfaches von der eines traumatischen Patienten. Der *traumatische Patient* präsentiert sich charakteristischerweise mit sichtbaren Zeichen von Verletzungen. Inspizieren und palpieren Sie daher, wenn Sie einen potenziellen Traumapatienten untersuchen, auf der Suche nach Hinweisen auf Verletzungen. Diese Anzeichen sind normalerweise deutlich und können gut dokumentiert werden. Die Beschwerden des Patienten sollten zu gründlicheren Beurteilungen der relevanten Körperhöhlen, Regionen oder Organsysteme führen. Bei einem traumatischen Patienten können Sie üblicherweise mehr Informationen aus der körperlichen Untersuchung gewinnen als aus der Haupterkrankung und der medizinischen Vorgeschichte.

Beim *medizinischen Patienten* dagegen sind die Hinweise charakteristischerweise nicht so offensichtlich. Der Zustand des Patienten hängt hierbei enger mit der Erkrankung zusammen als mit den offensichtlichen Anzeichen der Erkrankung. Aus diesem Grund haben die Patientenbefragung und die medizinische Vorgeschichte in diesem Fall üblicherweise Vorrang vor der körperlichen Untersuchung. Allerdings können offensichtliche körperliche Anzeichen auf den Schweregrad des Zustands hinweisen. Sie müssen die Beschwerden des Patienten und die Ergebnisse der körperlichen Untersuchung als ein Ganzes betrachten, als zusammenhängende Komponenten, um eine Differenzialdiagnose zu stellen und um einen Notfallversorgungsplan entwickeln zu können.

Ein medizinischer Patient, der nicht reagiert oder einen veränderten mentalen Status aufweist und Ihnen daher nicht die nötigen Informationen liefern kann, um Ihre Untersuchung und Ihre Behandlung zu lenken, stellt ein Problem dar. Bei diesen Patienten müssen Sie sich, zusätzlich zu den Informationen von der Familie und den Umstehenden, auf die Ergebnisse Ihrer körperlichen Untersuchung verlassen, um einen Hinweis auf den mutmaßlichen Patientenzustand und dessen Schwere zu finden.

Das Krankenhauspersonal ist vom Einsatzort weit entfernt. Sammeln Sie deshalb für die Übergabe an das Krankenhauspersonal so viele und so genaue Informationen, wie Sie können.

Behalten Sie im Hinterkopf, dass das medizinische Fachpersonal in der Präklinik allgemein den besten Zugang zu diesen Informationen hat. Das Krankenhauspersonal ist weit entfernt vom Einsatzort und sieht den Patienten erst lange nach dem eigentlichen Vorfall. Deshalb ist es wichtig, dass Sie so viele und so genaue Informationen wie möglich sammeln und dem Krankenhauspersonal einen umfassenden Bericht liefern.

Es ist unerlässlich, dass Sie sich zu Beginn der Untersuchung darauf fokussieren, akute Lebensbedrohungen zu erkennen und zu behandeln, ohne dabei die mögliche Ursache für diesen Zustand zu berücksichtigen. Zum Beispiel ist es nebensächlich, ob nun ein Atemversagen bei einem erschöpften Asthmapatienten auftritt oder bei einem Patienten mit einem Schlaganfall. Sie müssen dieses Atemversagen erkennen und sofort damit beginnen, den Patienten zu beatmen. Es ist nicht notwendig, das Asthma, den Schlaganfall oder etwaige andere Gründe vor Ihrer Intervention zu identifizieren.

Sie setzen also von vornherein eine auf Einschätzung basierende Herangehensweise an den Patienten ein, nicht einen im Laufe der Untersuchung sich entwickelnden und auf einer Differenzialdiagnose basierenden Ansatz (Erkennen und Behandeln der zugrunde liegenden Ursachen). Sind die Lebensbedrohungen adäquat behandelt, dann verlassen Sie sich auf die Anamnese und die Ergebnisse der körperlichen Untersuchung, um einen differenzierten Eindruck des Problems zu gewinnen, basierend auf den sich präsentierenden Beschwerden, und um eine erweiterte notfallmedizinische Hilfe leisten zu können. Wenn Sie die Atemwege allerdings nicht gesichert haben oder den Patienten vom Beginn Ihrer Untersuchung an nicht beatmet haben, dann ist auch die Gabe von Medikamenten zur Behandlung des zugrunde liegenden Zustands sinnlos.

Bestandteile der medizinischen Einschätzung   1.3

Die medizinische Einschätzung umfasst mehrere Bestandteile, die eine systematische Herangehensweise an den Patienten vorgeben:

- Szenenüberblick
- Ersteinschätzung
- Erweiterte Untersuchung
- Wiedereinschätzung

Jeder Patientenkontakt erfordert einen Szenenüberblick, eine Ersteinschätzung, eine Erweiterte Untersuchung und eine Wiedereinschätzung. Es ist dabei äußerst wichtig, die Wiedereinschätzung kontinuierlich durchzuführen, sodass Sie lebensbedrohliche Zustände effektiv überwachen und behandeln können.

Jeder Bestandteil dieses Systems hat einen bestimmten Zweck bei der Informationsgewinnung und für das Anordnen der notfallmedizinischen Versorgung. Allgemein gefasst verfolgt die Patienteneinschätzung folgende Ziele:

- *Kategorisierung des Patienten als verletzt oder krank:* Diese Information wird primär aus dem Szenenüberblick und dem Gesamteindruck gezogen, den Sie sich während der Ersteinschätzung verschaffen. Allerdings müssen Sie Ihre Überlegungen, wenn Sie mit der Einschätzung fortfahren, womöglich anpassen. So erreichen Sie z.B. einen Einsatzort und finden den Patienten in seinem Auto in einem flachen Bach. Anhand des Szenenüberblicks ordnen Sie ihn als traumatischen Patienten ein. Im weiteren Verlauf der Einschätzung entdecken Sie allerdings keine Hinweise auf ein Trauma. Sie hinterfragen daher den Verletzungsmechanismus und stellen Anzeichen und Symptome einer Hypoglykämie fest. Sie verändern den Ansatz Ihrer Untersuchung und messen einen Blutzuckerspiegel von 37 mg/dl. Basierend auf den klinischen Ergebnissen verabreichen Sie 20%ige Glucose. Sie müssen also immer flexibel bleiben und sich daran erinnern, dass die Einschätzung ein dynamischer Prozess ist.

- *Erkennen und Behandeln akuter Lebensbedrohungen:* Unabhängig davon, ob der Patient als traumatisch oder als medizinisch eingestuft wird, gibt es bestimmte lebensbedrohliche Gefährdungen der Atemwege, der Atmung und des Kreislaufs, die zu einem sicheren Tod führen. Die Ersteinschätzung hat zum Ziel, diese lebensbedrohlichen Zustände zu erkennen.

- *Feststellung der Priorität des Patienten:* Zum Abschluss der Ersteinschätzung müssen Sie den Prioritätsstatus des Patienten feststellen. Bei hoher Priorität müssen sofortige Maßnahmen eingeleitet und ein schneller Transport organisiert werden; im anderen Fall sollte mit dem Patienten mehr Zeit vor Ort verbracht werden. Die Einschätzung und die Notfallversorgung werden in beiden Fällen fortgeführt.

- *Erheben der Anamnese bzw. der Patientengeschichte:* Das Erheben der Anamnese des medizinischen Patienten ist wichtig und sollte so früh wie nur möglich erfolgen. Die Informationen aus der Patientengeschichte steuern zum großen Teil die Einschätzung und die Notfallversorgung. Nicht reagierende Patienten stellen ein besonderes Problem dar, da sie keine Informationen geben können. Suchen Sie nach anderen Quellen für die Patientengeschichte, wie z.B. Umstehende oder Angehörige. Auch Medikamentenbehälter, die sich auf dem Nachttisch oder im Kühlschrank finden, können Hinweise liefern.

- *Durchführen einer körperlichen Untersuchung und Messung der Vitalzeichen:* Die körperliche Untersuchung und die Vitalzeichen helfen dabei, die Schwere des Patientenzustands festzustellen. Die Ergebnisse der körperlichen Untersuchung und die Vitalzeichen sind möglicherweise der einzige Hinweis auf den Zustand eines bewusstlosen medizinischen Patienten.

- *Einschätzen anderer lebensbedrohlicher Zustände:* Nutzen Sie die Informationen der Anamnese und der körperlichen Untersuchung, um eventuell vorhandene weitere Lebensbedrohungen zu erkennen.

- *Durchführen einer kontinuierlichen und erweiterten medizinischen Versorgung:* Ihr primäres Ziel ist es, akute Lebensbedrohungen zu beheben. Führen Sie jedoch Ihre Einschätzung fort, so ist es ebenfalls Ihr Ziel, eine Arbeits- bzw. Differenzialdiagnose zu formulieren – suchen Sie nach Hinweisen, die Ihnen helfen, die dem Zustand des Patienten zugrunde liegende Ursache von anderen Ursachen mit ähnlichem Erscheinungsbild zu unterscheiden. So können Sie auf der Basis Ihrer präklinischen Arbeits- und Differenzialdiagnose womöglich erweiterte medizinische Maßnahmen durchführen, wie z.B. eine medikamentöse Therapie. Sie bauen Ihre präklinische Differenzialdiagnose primär, wenn überhaupt, auf den Informationen auf, die Sie aus der Erweiterten Untersuchung gewonnen haben. Auch dies ist ein dynamischer Prozess, basierend auf den beschränkt vor Ort vorhandenen Informationen, also ohne Zugang zu Informationsquellen, wie z.B. Laborbefunden oder modernen Diagnosegeräten, wie sie in einem Krankenhaus vorhanden sind.

■ *Laufende Überwachung des Patientenzustands und Beurteilen der Effektivität Ihrer Maßnahmen:* Die Wiedereinschätzung dient dazu, Ihnen bei der laufenden Kontrolle von Veränderung des Patientenzustands und zur Bewertung der Effektivität der bereits durchgeführten medizinischen Maßnahmen zu helfen.

■ *Übermittlung und Dokumentation von Informationen:* Die im Rahmen des Szenenüberblicks und der Einschätzung gesammelten Informationen müssen dem Krankenhauspersonal übermittelt und genau dokumentiert werden.

Praxistipp

Die Einschätzung ist ein dynamischer Prozess. Seien Sie immer darauf vorbereitet, Ihre Denkweise an den Fortschritt der Einschätzung anzupassen.

Merke

Bestandteile der medizinischen Einschätzung:

■ Beurteilung der Einsatzstelle

■ Ersteinschätzung

■ Erweiterte Untersuchung

■ Wiedereinschätzung

Informationen der Leitstelle   1.4

Informationen von der Leitstelle können sehr hilfreich sein. Sie können Ihnen womöglich mitteilen, ob der Patient verletzt oder krank ist, wie der vorläufige Verletzungsmechanismus aussieht oder welcher Art die Erkrankung ist. Sie werden unter Umständen sogar in der Lage sein, die richtigen Standardschutzmaßnahmen zu ergreifen, und zu entscheiden, ob weitere Einsatzkräfte notwendig sind, ob es womöglich mehr als einen Patienten gibt, ob mögliche Gefahren vor Ort bestehen usw. Sie bieten Ihnen die Möglichkeit, einen Einschätzungsansatz und einen primären Behandlungsplan zu entwickeln, während Sie auf dem Weg zum Notfallort sind.

Basierend auf den Leitstelleninformationen sollten Sie beginnen, eine geistige Liste der möglichen Patientenbeschwerden zu erstellen. Hierbei sollte Ihre Liste alle Optionen enthalten, einschließlich medizinischer und traumatischer Beschwerden. Ein Einsatz in einem Wohnviertel bei einem älteren Mann, der über Brustschmerzen klagt, schließt z.B. ein mögliches Trauma nicht aus. Die Brustschmerzen könnten mit einem Pneumothorax zusammenhängen, den der Patient durch einen Sturz erlitten hat, bei dem er mit seiner Brust auf einem Tisch aufgeschlagen ist. Entwickeln Sie keinen Tunnelblick; halten Sie sich alle Möglichkeiten offen.

Manchmal geben die Umstehenden ungenaue Informationen an den Leitstellendisponenten weiter, entweder unabsichtlich, aus Ignoranz, in der Aufregung oder mit Absicht.

Dies ist ein dynamischer Prozess. Obwohl Leitstelleninformationen oft sehr hilfreich sind, können sie auch zu sehr viel Verwirrung führen. Manchmal geben die Umstehenden ungenaue Informationen an die Leitstelle weiter, entweder versehentlich, aus Ignoranz, in der Aufregung oder absichtlich. Sie werden z.B. aufgrund der Brustschmerzen eines Mannes zu einem Notfallort geschickt, weil es so vom Anrufer gemeldet wurde. Sie gehen unterwegs den Einsatz gedanklich durch und entwickeln einen Einschätzungs- und Behandlungsplan, um einen Patienten zu behandeln, der über Brustschmerzen klagt. Sie denken, dass die Gefahren vor Ort für Sie minimal sein werden. Sie entscheiden sich dafür, als Standardschutzmaßnahme nur ein Paar Einmalhandschuhe anzuziehen, da Sie damit rechnen, nur einer geringen Menge an Blut und Körperflüssigkeiten ausgesetzt sein zu werden. Außerdem gehen Sie davon aus, dass keine Notwendigkeit für weitere Rettungsmittel besteht, es sei denn, Sie finden den Patienten mit einem Herzstillstand vor. Als Sie jedoch am Einsatzort ankommen, finden Sie einen jungen männlichen Patienten mit multiplen Schussverletzungen im Thorax- und Abdominalbereich vor. Auf dem Boden hat sich Blut angesammelt und ist auch in der gesamten Küche verspritzt. Sie tragen zwar Handschuhe, aber keine Schutzbrille. Sie sind darauf vorbereitet, einen medizinischen Patienten zu behandeln, keinen traumatischen, und Sie befinden sich an einem potenziellen Tatort ohne Polizei. Sie müssen Ihren gedanklichen Ansatz sofort abändern und einen komplett neuen Handlungsplan entwickeln.

Solch eine Situation kann in Gegenden mit einer hohen Kriminalitätsrate auftreten. Der Anrufer weiß, dass bei Meldung einer Schießerei die Polizei geschickt wird und der Rettungsdienst wartet, bis die Einsatzstelle abgesichert ist, bevor er sie betritt. Daher berichtet er von eine geläufigen Beschwerde, wie Brustschmerzen, die keinen Polizeieinsatz auslöst.

Auch wird in manchen Situationen die Schwere der Beschwerde heruntergespielt. „Er muss nur ins Krankenhaus, um sich mal durchchecken zu lassen.", ist eine häufige Aussage. Sie reagieren daraufhin verständlicherweise mit einer „Kein-Notfall"-Stimmung und nähern sich unter Umständen dem Einsatzort mit einer zu lockeren Einstellung. Bedauerlicherweise stellt sich hierbei oftmals heraus, dass die Patienten sich in einer ernsten Notlage befinden und unter einer medizinischen Krise leiden. Wieder müssen Sie Ihren Ansatz sofort ändern, um einen kritischen Patienten zu behandeln, anstatt einen „nicht notfallmäßigen" Routinetransport durchzuführen. Die ganze Zeit über müssen Sie wachsam bleiben und realisieren, dass die präklinische Versorgung ein dynamischer Prozess ist.

> **Praxistipp**
>
> Alle Körperflüssigkeiten, nicht nur Blut, sind potenziell infektiös. Angemessene Standardschutzmaßnahmen müssen bei medizinischen und traumatischen Notfällen eingesetzt werden.

Szenenüberblick 1.5

Der Szenenüberblick ist die erste Beurteilung der Einsatzstelle und des Patienten im Zusammenhang mit seinem Umfeld. Diese erste Phase der Patienteneinschätzung kann Sie mit wertvollen Informationen versorgen, die für das Krankenhauspersonal weitab vom Notfallort nicht zugänglich sind. Daher ist es unerlässlich, der Einsatzstelle und ihren Begebenheiten genaue Aufmerksamkeit zu schenken, nicht nur im Hinblick auf Ihre Vor-Ort-Versorgungsentscheidungen, sondern auch, um die Informationen an das Krankenhauspersonal weiterleiten zu können.

Der Szenenüberblick hat drei Hauptziele:

1. Die Umgebung, in der der Patient gefunden wird, kann meist Hinweise darauf liefern, welche Standardschutzmaßnahmen notwendig sind.

2. Als nächsten müssen Sie potenzielle Gefahrenquellen erkennen, sodass Sie weitere Schritte einleiten können, um die Sicherheit Ihres Patienten, der Umstehenden, Ihres Partners und auch Ihre eigene gewährleisten zu können.

3. Das letzte Ziel ist, den Patienten als traumatisch oder als nicht traumatisch – als Patient mit Verletzungen oder als medizinischen Patienten, der unter einer Krankheit leidet – einzuteilen.

Wie bereits vorher betont wurde, endet der Szenenüberblick nie. Er ist ein dynamisch fortlaufender Prozess. Sie müssen Ihre Umgebung und Ihren Patienten kontinuierlich neu einschätzen und darauf vorbereitet sein, Ihren gedanklichen Ansatz, Ihre Einschätzung, die Behandlung und Ihre Kontrolle der Umgebung jederzeit verändern zu müssen.

1.5.1 Standardsicherheitsmaßnahmen

Die Standardsicherheitsmaßnahmen sind Schutzmaßnahmen, die die Rate der Übertragung von Infektionskrankheiten senken. Oftmals wird Ihnen die Art des Notrufs, der Ihnen vom Leitstellendisponenten weitergegeben wird, Hinweise darauf liefern, welche Art von Schutzausrüstung Sie benötigen.

Ihr erster Gedanke wird vielleicht sein, dass bei traumatologischen Notrufen, die üblicherweise dramatischer sind und ein höheres Risiko aufweisen, mit Blut in Kontakt zu kommen, mehr Schutz erforderlich ist als bei medizinischen Notrufen, die weniger dramatisch erscheinen und ein geringeres Risiko bergen, mit Blut in Berührung zu kommen. Jedoch ist Blut nicht die einzige Körperflüssigkeit, die Infektionskrankheiten übertragen kann. Zusätzlich zu Blut, Mundsekret (Speichel) und Atemwegssekret können auch andere Körperflüssigkeiten potenziell infektiös sein. Dies sind u.a. Erbrochenes, Urin, Stuhl, Schweiß, Tränen, Eiter sowie vaginale, spermatische, synoviale, pleurale, peritoneale, perikardiale und amniotische Flüssigkeiten (Fruchtwasser). Dementsprechend müssen Sie sich gegen jede Art von Körperflüssigkeit schützen, nicht nur gegen Blut. Nehmen Sie die standardisierten Sicherheitsanweisungen sowohl beim medizinischen als auch beim traumatologischen Notfall ernst.

Leitstelleninformation sind unter Umständen besonders hilfreich, wenn Sie zu einem Patienten mit einer bekannten Infektionskrankheit fahren, wie z.B. Tuberkulose, vancomycinresistenten Enterokokken oder methicillinresistentem Staphylococcus aureus. Der Rettungsdienstmitarbeiter wird vielleicht in der Lage sein, anhand der Informationen herauszufinden, wie hoch die Wahrscheinlichkeit ist, mit einer Infektionskrankheit in Berührung zu kommen, speziell bei Notrufen, die aus Pflegeheimen und Langzeitpflegeeinrichtungen kommen, in denen Krankheiten dieser Art recht häufig sind.

Oftmals sind die Hinweise auf eine Infektionserkrankung sehr subtil; doch dies sollte Ihren Verdacht bestärken, dass Sie es möglicherweise mit einem potenziell infektiösen Patienten zu tun haben könnten. Wenn Sie z.B. zu einem Patienten geschickt werden, der über Kopfschmerzen, Fieber, Nackensteifigkeit und Erbrechen klagt, dann könnte der Verdacht auf eine Meningitis bestehen, und es sollten Schutzmaßnahmen ergriffen werden, bevor Sie sich der Einsatzstelle nähern. Sobald Sie sich beim Patienten befinden und in Kontakt mit den Sekreten gekommen sind, dann haben Sie sich der Infektion bereits ausgesetzt, und das Risiko, an der Krankheit zu erkranken, hat sich bereits drastisch erhöht. Sie haben vor Ort keine Möglichkeit, die Infektiosität oder die Virulenz der Erkrankung zu messen; daher müssen Sie maximale Schutzmaßnahmen ergreifen.

Eine Schutzausrüstung verhindert den Kontakt von Körperflüssigkeiten mit der Haut, den Augen, dem Mund, den Schleimhäuten und der Kleidung. Die Entscheidung, welche Ausrüstung angemessen ist, basiert auf der Wahrscheinlichkeit, Körperflüssigkeiten, Kontaminationen und der Übertragung der Erkrankung ausgesetzt zu sein. Seien Sie generell sehr offensiv bei der Verwendung der Standardschutzmaßnahmen. Es können immer noch Teile der Schutzmaßnahmen entfernt werden, wenn das Risiko geringer ist als angenommen.

Handschuhe

Da die Umgebung in der Präklinik nicht kontrollierbar ist, ist das Risiko hoch, sich Körperflüssigkeiten auszusetzen. Sie werden eine körperliche Untersuchung an jedem Patienten durchführen müssen; daher ist die Wahrscheinlichkeit, mit Körperflüssigkeiten in Kontakt zu kommen, immer allgegenwärtig. Handschuhe senken das Risiko des unerwarteten Kontakts. Daher sollten Sie die standardisierte Schutzausrüstung bei jedem Patientenkontakt nutzen, unabhängig davon, ob Körperflüssigkeiten sichtbar sind oder vermutet werden. Stellen Sie sicher, dass die Handschuhe, die Sie tragen, für medizinische Zwecke hergestellt wurden und den Standards zum Schutz vor der Übertragung ansteckender Krankheiten gerecht werden (▶Abbildung 1.1).

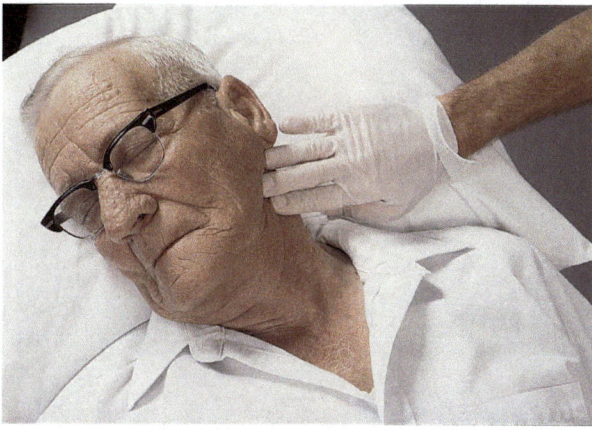

Abbildung 1.1: Handschuhe sind Standardsicherheitsausrüstung bei jedem Patientenkontakt.

Eine Überlegung in Bezug auf die Nutzung von latexhaltigen Untersuchungshandschuhen ist die Möglichkeit einer Latexallergie des Patienten. Wenn eine Allergie bekannt ist, verwenden Sie Untersuchungshandschuhe aus latexfreiem Material, wie z.B. Vinyl. Wenn der Patient Hinweise einer lokalen Reaktion oder systemische Anzeichen einer allergischen Reaktion aufweist, dann gehen Sie dementsprechend mit ihm um.

Schutzbrille

Tragen Sie bei allen Einsätzen, die unter Umständen mit spritzendem Blut oder anderen Körperflüssigkeiten einhergehen, eine Schutzbrille. Wenn Sie bereits eine Brille tragen, fügen Sie Ihrer normalen Brille Seitenabschirmungen hinzu.

Ein Gesichtsschutz, der das komplette Gesicht schützt, kann ebenfalls getragen werden. Manche von ihnen haben eine chirurgische Maske in den Schild integriert. Diese sind ideal, wenn das Spritzen von Blut wahrscheinlich ist, eine Absaugung durchgeführt werden muss oder der Patient hustet.

HEPA- oder N-95-Atemschutzmaske

Tragen Sie eine hocheffektive Feinstaub- (HEPA-) oder N-95-Atemmaske (▶Abbildung 1.2), wann immer Sie mit Patienten in Kontakt kommen, die vielleicht mit Tuberkulose infiziert sind. Wenn Sie vor Ort feststellen, dass der Patient charakteristische Anzeichen und Symptome einer Tuberkulose zeigt, ist es in den meisten Fällen zu spät, und eine Übertragung hat bereits stattgefunden. Achten Sie daher genau auf jeden Hinweis von der Leitstelle, der auf einen möglichen Tuberkulosefall hindeuten könnte. Die Anzeichen und Symptome von Tuberkulose sind Husten, Schwäche, Fieber, Nachtschweiß und Gewichtsverlust. Patienten, die aus einem Pflegeheim oder einer anderen institutionellen Einrichtung kommen, Patienten die HIV-positiv (positiv für das humane Immunschwächevirus) sind, Transplantat- oder chemotherapierte Krebspatienten, die immunsupprimiert sind (und dadurch gefährdet für Infektionen aller Art), Alkoholiker, Einwanderer aus Gebieten, in denen Tuberkulose allgemein verbreitet ist, und alle Patienten, die in einer ärmlichen Umgebung mit fehlender Gesundheitsversorgung leben, sind Patienten, die ein hohes Risiko für eine Tuberkuloseinfektion darstellen.

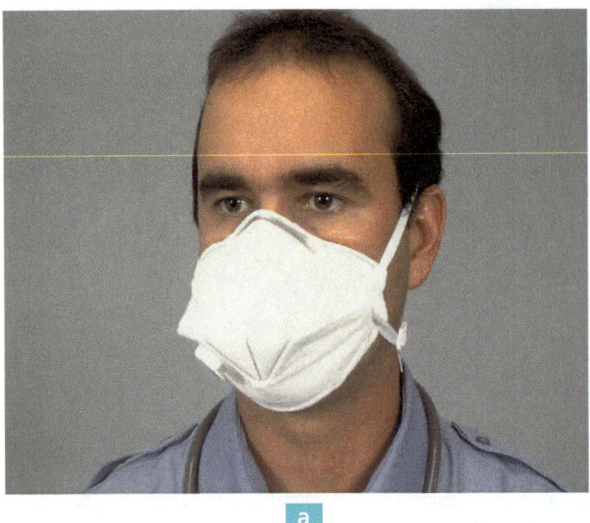 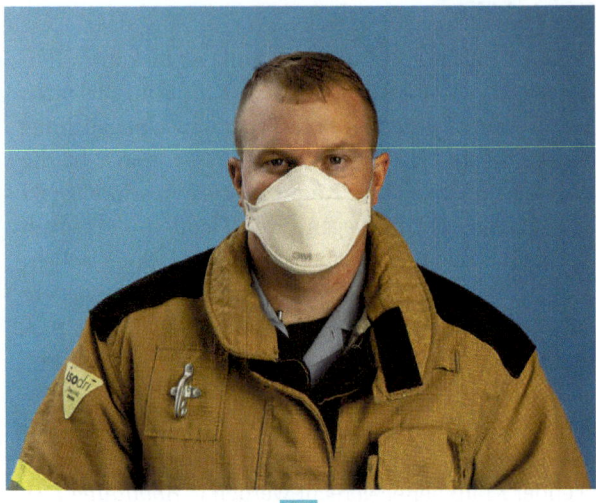

Abbildung 1.2: Wenn bei einem Patienten der Verdacht auf eine Tuberkulose besteht, muss immer entweder (a) eine HEPA-Maske oder (b) eine N-95-Atemschutzmaske getragen werden.

Chirurgische Maske

Tragen Sie eine standardisierte chirurgische Maske, um Ihre Mund- und Nasenschleimhäute vor dem Kontakt mit Blut und anderen Körperflüssigkeiten zu schützen, besonders vor Tröpfchen aus den Atemwegen, die durch Husten, Niesen oder durch Sekrete, die abgesaugt werden, verbreitet werden. Es kann auch vernünftig sein, eine Maske über die Nase und den Mund des Patienten zu platzieren, um die Anzahl der Tröpfchen, die an die Umgebung abgegeben werden, zu reduzieren. Stellen Sie sicher, dass Sie dem Patienten erklären, warum es für Sie beide wichtig ist, eine Maske zu tragen.

Wenn Sie einem Patient eine Maske anlegen, bei dem der Verdacht auf Tuberkulose besteht, müssen Sie selbst jedoch nach wie vor eine HEPA- oder N-95-Atemschutzmaske tragen, weil der Filter der chirurgischen Maske nicht effektiv genug ist, den Austritt der Tuberkuloseerreger aus der Maske zu verhindern. Stellen Sie sicher, dass die HEPA- oder die N-95-Maske ordnungsgemäß auf ihre Eignung getestet wurde und nach Verwendung ausgetauscht wird. Setzen Sie keine HEPA-Maske mit einem Ausatemventil auf das Gesicht des Patienten, da diese Form der Maske die Ausatemluft nicht filtert.

Schutzkittel

Wenn an einem Einsatzort eine große Menge an Blut oder anderen Körperflüssigkeiten vorhanden ist, wie beispielsweise bei einer Notgeburt, und der Kontakt von Blut mit Ihrer Kleidung und Unterwäsche möglich ist, sollten Sie einen Kittel tragen. Nutzen Sie Ihr Urteilsvermögen. Manchmal werden Kittel in unpassenden Situationen getragen, nämlich dann, wenn kein Kontakt mit Blut oder Körperflüssigkeiten zu erwarten ist; umgekehrt gibt es Situationen, in denen ein Kittel getragen werden sollte, aber nicht getragen wird, und Blut und Körperflüssigkeiten dann die Kleidung verunreinigen. Der Fahrer soll vor Betreten des Fahrzeugs die Überkleider ausziehen, um eine Kontamination der Fahrerkabine und des Fahrgastraums zu vermeiden.

1.5.2 Sicherheit an der Einsatzstelle

Die Sicherheit an der Einsatzstelle beruht auf Ihrer Einschätzung jeglicher realer oder vermeintlicher Gefahren für Sie, Ihren Partner, den Patienten oder Umstehende. Eigenschutz ist Ihre oberste Priorität und hat selbst vor der Patientenversorgung Vorrang.

Situationsbewusstsein

Ein Hauptelement der Sicherheit an der Einsatzstelle ist das Beibehalten der erhöhten Aufmerksamkeit für Ihre Umgebung über den kompletten Zeitraum – nicht nur wenn Sie den Ort betreten und den ersten Kontakt zum Patienten aufbauen.

Kampfpiloten wird „Situationsbewusstsein" gelehrt. Sie sollen, egal in welcher Situation sie sich befinden, ob in einem Luftkampf oder in einem Trainingsflug, eine gleichbleibende Aufmerksamkeit auf alle Aspekte ihres Flugzeugs und der Umgebung beibehalten. Rettungsdienstmitarbeiter neigen dazu, nur während des Betretens der Einsatzstelle auf die Umgebung zu achten. Sie verlieren sie aus dem Fokus, sobald sie ein „Patientenbewusstsein" entwickelt haben. Sie konzentrieren sich ausschließlich auf den Patienten und werden dadurch verwundbar. Rettungsdienstmitarbeiter müssen, ebenso wie Kampfpiloten, die ganze Zeit aufmerksam bleiben. Stellen Sie sicher, dass Sie einen Überblick darüber haben, wer sich im Haus befindet, wo die Personen sind, wie sie dastehen, wo die Ausgänge sind, wo sich möglicherweise Waffen befinden und wie die Stimmung der Familie und der Umstehenden ist.

Selbstschutz

Grundsätzlich gilt: Wenn der Einsatzort nicht sicher ist, dann machen entweder Sie ihn sicher oder ziehen Sie sich zurück, bis die Einsatzstelle von jemand anderem gesichert werden kann, wie z.B. durch die Feuerwehr, das Gefahrengutteam oder die Polizei. Wenn Sie sich an der Sicherung der Einsatzstelle beteiligen, stellen Sie sicher, dass Sie das notwendige Wissen, die Fähigkeiten und das Werkzeug dafür besitzen. Ihre Aufgabe mag vielleicht so einfach sein, wie einen Patienten, der unter elektrischen Kabeln liegt, aber nicht mit diesen in Kontakt ist, an einen sicheren Ort zu ziehen, oder vielleicht so komplex, wie jemanden aus einem reißenden Fluss zu retten, was eine spezielle Ausrüstung und Training erfordert. Eine schnelle Wasserrettung ohne die richtige Ausrüstung und das nötige Training durchzuführen, endet höchstwahrscheinlich sowohl für Sie als auch für den Patienten tragisch.

Medizinische Patienten präsentieren sich meist nicht in so dramatischen Situationen wie traumatische, aber die Regeln gelten auch hier. Wenn Ihr Patient versucht, Selbstmord zu begehen, indem er giftige Abgase einatmet, werden Sie nicht in den Raum stürmen, um ihn zu retten, ohne ein paar Sicherheitsmaßnahmen zu treffen. Eine Einsatzstelle mit einem an einer Überdosis leidenden, aggressiven Patienten zu betreten, kann die Hilfe der Polizei erfordern. Folgen Sie immer Ihrer Intuition: Wenn sich die Einsatzstelle für Sie nicht richtig „anfühlt", betreten Sie sie nicht ohne geeignete Verstärkung und Mittel.

Die Beurteilung der Einsatzstelle endet nie. Sie müssen die Umgebung, in der Sie sich befinden, kontinuierlich einschätzen und bereit sein, zu reagieren oder sich zurückzuziehen. Ein Gegenstand, der Ihnen nicht direkt als gefährlich auffällt, wie z.B. ein Brieföffner, kann in der Hand eines wütenden, aufgewühlten oder aggressiven Menschen schnell zu einer Waffe werden. Nur weil Sie nicht das Opfer eines Gewaltverbrechens behandeln, heißt das nicht, dass keine Waffen, wie Schusswaffen oder Messer, griffbereit liegen. Es ist nicht ungewöhnlich, das Schlafzimmer eines Patienten zu betreten und eine geladene Pistole auf dem Nachttisch zu finden. Seien Sie besonders vorsichtig, wenn Sie

Die Beurteilung der Sicherheit an der Einsatzstelle endet nie. Sie müssen die Umgebung, in der Sie sich befinden, kontinuierlich einschätzen und bereit sein, zu reagieren oder sich zurückzuziehen.

eine Einsatzstelle betreten, die möglicherweise in Zusammenhang mit Drogenmissbrauch, Alkoholintoxikation oder einer Drogenüberdosis steht. Die Patienten oder Umstehenden könnten vielleicht irrational handeln und aggressiv oder gewalttätig werden.

Ein großer Irrglaube ist, dass die meisten gewaltsam verursachten Verletzungen an Sanitätern an Tatorten von Messerstechereien und Schießereien geschehen. Tatsächlich jedoch passieren die meisten gewalttätigen Angriffe auf Mitarbeiter des Rettungsdiensts bei Einsätzen, die mit plötzlichen Verhaltensänderungen verbunden sind. Diese Einsätze stehen typischerweise in Zusammenhang mit Alkohol, Drogen oder verhaltensgestörten Patienten bzw. Umstehenden.

Achten Sie auf die typischen Merkmale an der Einsatzstelle

Wenn Sie aus Ihrem Krankenwagen oder Ihrem Einsatzfahrzeug aussteigen, verlassen Sie eine relativ sichere Umgebung und betreten ein potenziell instabiles Umfeld. Analysieren Sie die Einsatzstelle. Jeder Notfallort ist dynamisch und einzigartig. Sie müssen Ihren Denkansatz anpassen, um die besonderen Eigenschaften jedes Einsatzorts zu berücksichtigen. Folgen Sie diesen Grundsätzen, wenn Sie eine Einsatzstelle betreten:

- Betreten Sie keine Einsatzstelle, die potenziell gefährlich oder instabil sein könnte.

- Verwenden Sie besonders viel Zeit und Sicherheitsmaßnahmen an (vermutlichen) Tatorten und Szenarien, die Alkohol, Drogen oder verhaltensgestörte Patienten bzw. Umstehende sowie flüchtende Menschenmengen oder aggressive Patienten beinhalten (▶ *Abbildung 1.3*). Warten Sie auf die Polizei, bevor Sie solche Orte betreten, oder ziehen Sie sich zurück, wenn die Situation zu bedrohlich wird.

- Tragen Sie immer tragbare Funkgeräte bei sich, wenn Sie eine Einsatzstelle betreten, damit Sie, wenn nötig, um Hilfe rufen können.

- Realisieren Sie Ihre eigenen Grenzen und überschätzen Sie Ihre eigenen Fähigkeiten nicht, ein gefährliches Szenario zu handhaben.

- Ziehen Sie sich von der Einsatzstelle zurück, wenn diese instabil wird und Sie sie nicht kontrollieren können.

- Eine Rettungsdienstkarriere beinhaltet zu einem gewissen Teil ein Risiko. Nehmen Sie jedoch keine unnötigen Risiken in Kauf.

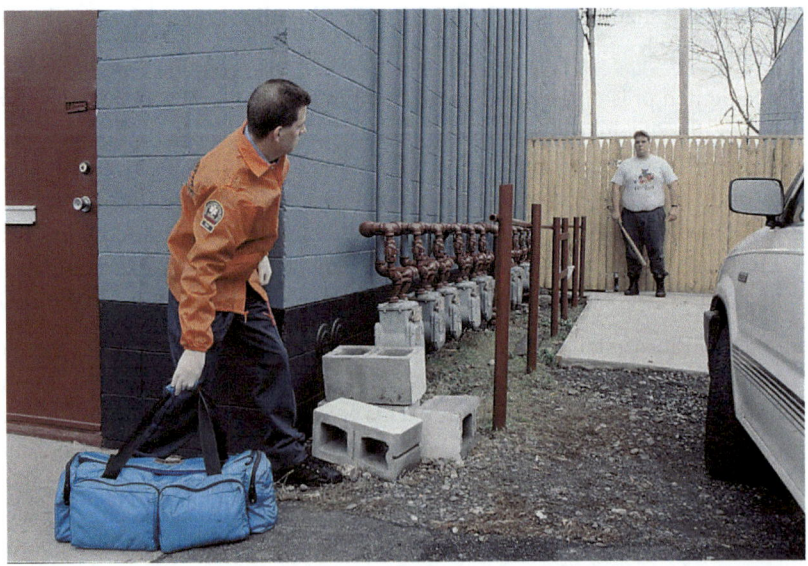

Abbildung 1.3: Warten Sie auf die Polizei, bevor Sie eine potenziell gefährliche Einsatzstelle betreten.

Schützen Sie den Patienten

Viele medizinische Notfälle ereignen sich außerhalb des Hauses und können die Patienten verschiedenen Umweltgefahren aussetzen, die Beschwerden verursachen oder das Problem des Patienten verschlimmern. Neugierige Blicke können den Stress des Patienten erhöhen. Sie müssen ein Gefühl dafür entwickeln, was den Patienten beeinflusst, und dies soweit wie möglich verändern, um dem Patient das Gefühl zu vermitteln, sicher und geborgen zu sein.

Bringen Sie den Patienten aus einer extrem *heißen Umgebung*, besondere Patienten mit Hitzekrämpfen, Hitzeerschöpfung oder einem Hitzschlag. Einen Patienten in heißer Umgebungstemperatur zu belassen, kann leicht zur weiteren Verschlechterung und zu extremem Unwohlsein führen. Sie fahren z.B. zu einem Patienten, der beim „Friedensrennen" im örtlichen Park mitgelaufen ist und eine synkopische Episode aufgrund einer Hitzeerschöpfung erlitten hat, wie Sie vermuten. Die Umgebungstemperatur beträgt 35 °C, und die relative Luftfeuchtigkeit liegt bei 97%. Sie führen Ihre Ersteinschätzung sowie die Erweiterte Untersuchung durch und bringen den Patienten dann schnell in Ihren Rettungswagen, in dem Sie die Klimaanlage hochgedreht haben. Sie können Ihre Einschätzung und Notfallversorgung leicht im Rettungswagen weiter fortführen, während Sie dem Patienten nicht nur eine angenehmere Umgebung bieten, sondern auch durch den Einsatz der Klimaanlage dabei helfen, den Patienten abzukühlen, und damit einen wichtigen Schritt im Notfallmanagement durchführen.

Einen Patienten in einer *kalten Umgebung* bringen Sie ebenfalls schnell in den Rettungswagen, der in diesem Fall beheizt werden sollte. Dies ist erneut sowohl beruhigende Maßnahme als auch ein Teil der Notfallversorgung bei einem potenziell unterkühlten Patienten.

Wenn Sie einen Patienten aus einem beheizten Haus zu Ihrem Rettungswagen transportierten, dann stellen Sie sicher, dass der Patient gut zugedeckt ist und dass so wenig Haut freiliegt wie möglich. Bedecken Sie außerdem den Kopf des Patienten mit einer Decke oder einem Handtuch.

Sollten Sie den Patienten in der *Öffentlichkeit* versorgen müssen, denken Sie bitte immer an seine Privatsphäre. Sollte Kleidung entfernt werden müssen, tun Sie dies diskret und bedecken Sie den Patienten mit einem Laken. Sie sollten sich selbst oder andere so positionieren, dass der Blick der Schaulustigen auf den Patienten versperrt ist. Sie können auch Polizisten und Feuerwehrleute bitten, die Menge außer Sichtweite zu bewegen, um die Angst des Patienten zu mindern. Kommunikation und beruhigende Worte schaffen in solchen Situationen einen großen therapeutischen Vorteil.

Schützen Sie Umstehende

Notfälle neigen dazu, Menschenmassen anzuziehen. Diese können eine ernsthafte Ablenkung darstellen, wenn Sie Ihre gesamte Aufmerksamkeit eigentlich auf den Patienten richten müssten. Sie sind ebenfalls für die Sicherheit der Umstehenden verantwortlich, da dies einen Teil des Einsatzes darstellt. Es kann durchaus notwendig sein, dass die Polizei die Menschenmenge unter Kontrolle bringt und Ihnen den Weg freimacht. Die Zerstreuung oder das Umleiten der Menge an einen anderen Ort kann z.B. dann eine sinnvolle Methode sein, wenn die Umstehenden Gefahr laufen, selbst zu Patienten zu werden, wie z.B. bei einem Chemieunfall oder einem Zwischenfall, bei dem sie Giftstoffe einatmen könnten.

1.5.3 Art des Notfalls

Wenn die Sicherheit der Einsatzstelle einmal sichergestellt ist, hat die nächste Priorität, den Patienten entweder als verletzt oder als erkrankt einzustufen. Wie bereits vorher beschrieben, weisen traumatische Patienten oftmals sichtbare Anzeichen von Verletzungen auf, wohingegen die sichtbaren Anzeichen bei medizinischen Patienten subtiler sein oder ganz und gar fehlen können. Im späteren Teil der Einschätzung werden Sie sich stärker auf die Hauptbeschwerde des Patienten und die Patientengeschichte stützen können, aber während des Szenenüberblicks sind die Informationen der Leitstelle unter Umständen der einzige Hinweis auf ein medizinisches Problem.

Sie müssen versuchen, den eigentlichen Grund des Einsatzes herausfinden (▶*Abbildung 1.4*). In manchen Fällen werden Sie in der Lage sein, den Patienten zu fragen: „Warum haben Sie uns heute gerufen?" Verwandte, Schaulustige oder die körperliche Untersuchung können Ihnen Hinweise darauf liefern, worunter der Patient leidet. Die zuverlässigsten Informationen sind immer noch die des Patienten selbst, falls er wach ist und reagiert.

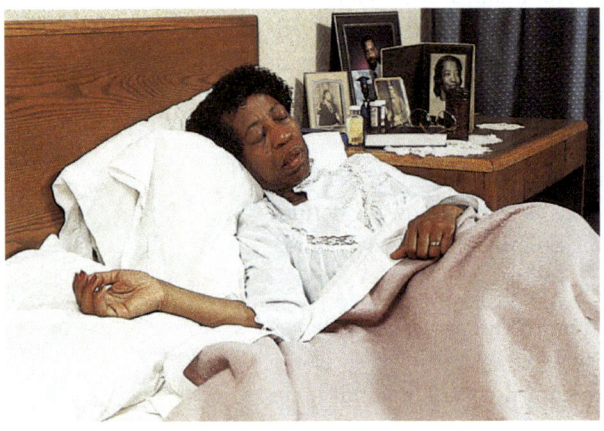

Abbildung 1.4: Suchen Sie die Einsatzstelle nach relevanten Informationen ab.

Während Sie die Einsatzstelle beurteilen, ist es wichtig, jegliche Hinweise auf ein medizinisches Problem zu erkennen. Vergessen Sie außerdem nicht, dass Sie wahrscheinlich die einzige Person sind, die Informationen über die Einsatzstelle an andere, die sich der späteren Pflege des Patienten annehmen, weitergeben kann. Suchen Sie an der Einsatzstelle nach relevanten Informationen.

So weist ein Sauerstoffkonzentrator z.B. typischerweise darauf hin, dass der Patient eine bereits bestehende Atemwegserkrankung hat. Ein Eimer neben dem Bett oder der Couch kann ein Anhaltspunkt dafür sein, dass dem Patienten übel war und er erbrechen musste. Finden Sie den Patienten um drei Uhr nachmittags im Pyjama vor, kann dies darauf hinweisen, dass der Patient bereits den ganzen Tag krank war. Ein Krankenhausbett sollte Sie vermuten lassen, dass der Patient ein chronisches Leiden hat.

Andere potenzielle Informationsquellen hinsichtlich der Ursache des derzeitigen Zustands oder der medizinischen Vorgeschichte können Medikamente, die vor Ort oder bei dem Patienten gefunden werden, medizinische Erkennungsmarken und Krankenblätter sein. Verdächtige Gegenstände, wie Spritzen, Drogenzubehör und Alkoholflaschen, sollten Ihr Misstrauen steigern. So können, z.B. Spritzen Sie dazu veranlassen, einen möglichen Drogenmissbrauch von i.v. (intravenös) applizierten Suchtstoffen oder aber eine Insulininjektion zu vermuten, wie sie beim Diabetes mellitus benötigt wird. Alkoholflaschen können ebenfalls einen veränderten mentalen Status erklären.

Nutzen Sie solche Hinweise als ein Teil des Puzzles. Verlieren Sie nicht andere potenzielle Ursachen des medizinischen Zustands aus den Augen. Wenn Sie mit Ihrer Einschätzung fortfahren, dann werden Sie sich stark auf die Beschwerden des Patienten sowie auf die Patientengeschichte und die körperliche Untersuchung verlassen. Betrachten Sie alle Informationen, die Sie sammeln, als ein Ganzes, wenn Sie damit beginnen, eine Arbeits- bzw. Differenzialdiagnose zu entwickeln.

1.5.4   Anzahl der Patienten

Verwenden Sie den Szenenüberblick ebenfalls dazu, die Anzahl der Patienten zu ermitteln, die medizinische Hilfe benötigen. Es ist bei traumatischen Situationen, im Gegensatz zu medizinischen, häufig mehr als ein Patient betroffen. Allerdings gibt es auch die Möglichkeit, mehr als einen medizinischen Patienten zu haben.

Beispielsweise werden Sie zu einem Notruf wegen Schwäche, Kopfschmerzen, Tinnitus und Übelkeit geschickt. Vor Ort angekommen, bemerken Sie, dass drei weitere Personen im selben Haus über dieselben Symptome klagen, die bei einigen schlimmer, bei den anderen weniger schlimm sind. Die Zeichen einer Kohlenmonoxidvergiftung erkennend, wissen Sie, dass Sie alle Patienten werden behandeln müssen. Sie werden wahrscheinlich zusätzliche Ressourcen anfordern müssen, um eine effiziente medizinische Versorgung sicherstellen zu können.

Veranstaltungen, die bei heißem, feuchtem Wetter stattfinden, bringen Ihnen vielleicht eine große Anzahl von Patienten, die Anzeichen und Symptome einer Hitzeerschöpfung aufweisen. Sie müssen unter Umständen ein System entwickeln, ähnlich wie bei einem Großschadensereignis, um jeden Patienten effektiv zu behandeln.

Nur weil Sie zu einem medizinischen Notruf geschickt werden, schließt dies daher nicht die Möglichkeit aus, mehr als einen Patienten vorzufinden. Es kann in Fällen wie diesen notwendig sein, zu triagieren und Entscheidungen bezüglich der Transportpriorität zu treffen.

1.5.5   Weitere Ressourcen

Einige medizinische Notfälle erfordern vor Ort weitere Ressourcen. Das können die Feuerwehr, die Polizei, ein Kriseninterventionsteam oder andere Vertreter sein. Manche Notfälle erfordern unter Umständen weitere Ressourcen, bevor Sie die Einsatzstelle überhaupt betreten können. Sie würden nicht in eine Garage gehen, in der auf dem Patienten und dem Boden überall Pestizide verteilt sind, ohne die richtige Schutzkleidung zu tragen. Das Gefahrengutteam und die Feuerwehr müssen den Einsatzort zuerst kontrollieren. Eine potenziell gewalttätige Person, die mit Selbstmord droht, erfordert die Anwesenheit der Polizei, um die Einsatzstelle zu sichern, bevor das Rettungsdienstpersonal den Raum betritt.

Seien Sie vorsichtig, wenn Sie sich dem Einsatzort nähern. Medizinische Notrufe können dieselben Risiken bezüglich Gewalt, Verletzungen und Tod für das Rettungsteam mit sich bringen wie Notfallorte mit Trauma. Werden Sie nicht zu selbstsicher, um dann verletzt oder tot zu enden bei etwas, das „nur" ein medizinischer Notruf war, nur weil Sie angenommen haben, dass die Situation nicht bedrohlich ist.

> **Praxistipp**
>
> Reiner Alkohol hat einen sehr schwachen Geruch. Sie können alkoholbedingte Zustände bei einem Patienten nicht ausschließen, der nicht nach alkoholischen Getränken riecht. Allerdings müssen Sie auch bei einem Patienten, der stark nach Alkohol riecht, andere medizinische Ursachen für den veränderten mentalen Status in Betracht ziehen.

1.5.6 Kampfstoffe

Aufgrund der jüngsten inländischen und internationalen Terroranschläge und der Möglichkeit zukünftiger Anschläge sollte das Rettungsdienstpersonal darauf vorbereitet sein, einen Patienten zu erkennen und zu behandeln, der biologischen, chemischen oder nuklearen Stoffen ausgesetzt war, die von Terroristen eingesetzt wurden. Außerdem ist es Ihre oberste Priorität als Rettungsdienstpersonal, sich selbst vor diesen tödlichen Stoffen zu schützen. Der folgende Abschnitt liefert einen kurzen Überblick über die häufigsten Anzeichen und Symptome, die bei einigen solcher Expositionen entdeckt wurden. Es soll ein Bewusstsein für diese chemischen und infektiösen Stoffe geschaffen werden, ebenso wie für die Syndrome, die durch diese verursacht werden, Denn Sie sollten die Zustände, die auf eine Exposition mit diesen Stoffen zurückzuführen sind, als eine Möglichkeit bei Ihrer kritischen Analyse, die in Ihre präklinische Arbeits- und Differenzialdiagnose miteingeht, berücksichtigen. Es ist sehr wohl möglich, dass das Rettungsteam die erste Riege der medizinischen Fachkräfte darstellt, die die Patienten, die solchen Stoffen ausgesetzt wurden, einschätzt und behandelt. Ihre Achtsamkeit kann den Beamten der Gesundheitsbehörde und der Katastrophenschutzbehörde dabei helfen, schnell auf einen Vorfall zu reagieren, der vielleicht im Zusammenhang mit chemischen oder biologischen Substanzen steht. Allerdings sprengt es den Rahmen dieses Buches, die Behandlung und den persönlichen Schutz gegen eine Exposition mit diesen Stoffen zu erklären.

Terroristen verwenden unter Umständen chemische, biologische oder nukleare Stoffe, um eine Panik in der Gesellschaft auszulösen sowie um zu töten bzw. Besitz zu zerstören. Bestimmten chemischen Substanzen ausgesetzt zu sein, verursacht möglicherweise Sofortreaktionen beim Patienten, der eine Unzahl an Anzeichen und Symptomen aufweisen kann, abhängig vom Stoff, dem er ausgesetzt war. Patienten allerdings, die bakteriellen Stoffen ausgesetzt wurden, brauchen vielleicht Tage bis Wochen, bis sie Zeichen und Symptome entwickeln. Chemische und biologische Substanzen sind für Terroristen viel schneller und einfacher zugänglich als nukleares Material; daher beschränken wir uns in diesem Abschnitt auf chemische und biologische Stoffe.

Chemische Kampfstoffe

Chemische Stoffe beinhalten *Nervengase*, wie Sarin, Tabun und VX, die Acetylcholinesterase enthalten und sich an das Acetylcholin binden, wodurch die Erregungsübertragung an den Nerven verhindert wird. Sie beeinflussen sowohl das sympathische als auch das parasympathische Nervensystem. Patienten, die einem Nervengas ausgesetzt wurden, präsentieren sich unter Umständen mit den typischen SLUDGE-Zeichen (Salivation [Speichelfluss], Lakrimation [Tränenfluss], Urinieren, Defäkation, gastrische Schmerzen, Emesis [Erbrechen]), Stecknadelpupillen, einer Bronchokonstriktion, einem Laryngospasmus, Atemstörungen oder -stillstand, verändertem mentalem Status und Krämpfen. Der Patient klagt möglicherweise über Muskelkrämpfe, Augenschmerzen, Sehstörungen, Tremor, Rhinorrhoe oder Schwitzen. Wenn die Exposition durch Aerosole erfolgte, beginnen Anzeichen und Symptome in Sekunden bis Minuten, wohingegen bei Kontakt über flüssige Stoffe Anzeichen und Symptome Minuten bis Stunden brauchen, um sich zu zeigen.

Zyanidstoffe, die Blausäure und Chlorzyan enthalten, erzeugen typischerweise einen sehr raschen Ausbruch der Anzeichen und Symptome und führen unter Umständen nach 1 bis 15 min zum Tod, sollte die Person einer großen Menge des Stoffes ausgesetzt gewesen sein. Diese Patienten präsentieren sich möglicherweise mit Atemstörungen, Hyperpnoe, Krämpfen, Herzklopfen, Schwindel, Übelkeit, Erbrechen, verändertem mentalem Status, Koma und Augenirritation.

Hautkampfstoffe sind u.a. Senfgas, Stickstoff-Lost, Phosgenoxim und Lewisit. Diese Stoffe verursachen charakteristischerweise schwere Irritationen der Lunge, der Augen, und der Schleimhäute. Die meisten Anzeichen erscheinen in Form von Hautläsionen; allerdings erleiden der respiratorische und der gastrointestinale Trakt ebenfalls Verletzungen. Die Haut wird erythematös (rötlich), und es entwickeln sich Blasen (mit seröser Flüssigkeit gefüllte Bläschen), die brennen und jucken. Die Augen werden möglicherweise rötlich und gereizt und zeigen Tränenfluss. Der Patient leidet eventuell ebenfalls unter Atemstörungen, Übelkeit, Erbrechen, Husten und Hämoptysis (blutigem Auswurf). Lewisite kann innerhalb von Minuten nach der Exposition die ersten Anzeichen und Symptome erzeugen, wohingegen Senfgas vielleicht Stunden bis Tage braucht.

Lungenkampfstoffe verursachen schwere Reizungen der oberen und unteren Atemwege. Diese Stoffe umfassen Phosgen, Chlor, Diphosgen, Chloropikrin und Schwefeldioxid. Der Patient, der Lungenkampfstoffen ausgesetzt war, zeigt sich typischerweise mit Atemstörungen, Engegefühl in der Brust und Brustbeschwerden, Husten, Giemen, Stridor, Schleimhautirritation, Heiserkeit und Anzeichen eines Lungenödems. Die Zeit bis zum Ausbruch der Anzeichen und Symptome beträgt etwa eine bis 24 Stunden.

Rizin ist ein weiterer chemischer Stoff, der pulmonale, gastrointestinale und kardiovaskuläre Schäden verursachen kann. Wenn das Rizin eingenommen wird, kann der Patient über Übelkeit, Erbrechen, Diarrhoe, Abdominalschmerzen und Fieber klagen. Wenn es eingeatmet wird, kann der Patient Brustbeschwerden, Atemstörungen, Rasselgeräusche, Schwäche, Übelkeit und Fieber haben. Nach der oralen Einnahme von Rizin dauert es ca. 18 bis 24 Stunden, bis Anzeichen und Symptome auftreten. Wenn es eingeatmet wird, zeigen sich die Anzeichen und Symptome innerhalb von acht bis 36 Stunden.

Biologische Kampfstoffe

Eine Exposition gegenüber biologischen Kampfstoffen kann bis lange nach der Verteilung unbemerkt bleiben, gefolgt von der Inkubationszeit. Für Sie als Rettungsdienstmitarbeiter ist es wichtig, typische Patientenbeschwerden und Erscheinungen zu erkennen. Infektiöse biologische Stoffe können Viren, Bakterien, Protozoen oder Pilze sein. Sie umfassen u.a. Anthrax, Botulinumtoxin, Yersinia pestis und das Variolavirus (Pocken). Andere Stoffe sind Brucella, venezolanische Pferdeenzephalomyelitis, Coxiella burnetii (Balkanfieber), Rifttalfieber und Francisella tularensis.

Eine *Anthraxinfektion* wird durch den Bacillus anthracis verursacht. Er kann eingeatmet, über die Haut absorbiert oder oral aufgenommen werden. Anzeichen und Symptome bei einer inhalierten Anthraxexposition sind Kopfschmerzen, Fieber, Ermüdung, Muskelschmerzen, Dyspnoe, unproduktiver Husten und Brustbeschwerden. Der Patient glaubt gewöhnlich, die Grippe zu haben. Sein Zustand kann sich für einen oder zwei Tage verbessern und verschlechtert sich dann plötzlich zu einer Atemstörung und einem Schock. Eine Exposition über die Haut verursacht einen intensiven Juckreiz, gefolgt von der Bildung nicht schmerzhafter, knotiger Läsionen (gehobene, spürbare Läsionen), die dann zu Blasen werden (mit Flüssigkeit gefüllt). Die Aufnahme des Anthraxtoxins verursacht üblicherweise Abdominalschmerzen, Übelkeit, Erbrechen und Diarrhoe mit Hinweisen auf gastrointestinale Blutungen sowie Fieber.

Botulinumvergiftungen zeigen sich gewöhnlich als eine progressive, symmetrische Schwäche und Lähmungen, die am Körper hinunterwandern. Es treten eventuell Atemstörungen auf. Der Patient hält typischerweise seinen normalen mentalen Status aufrecht und ist fieberfrei. Er kann über eine übermäßige Schleimproduktion, einen trockenen Mund, Schwindel und Schwierigkeiten beim Bewegen der Augenlider klagen. Andere Anzeichen sind papilläre Dilatation, Augenzittern, Hirnnervenparesen, Sprachstörungen, unsicherer Gang und Schwäche, die zu schlaffer Lähmung führt. Wenn das Gift eingeatmet wird, treten die Anzeichen und Symptome innerhalb von zwölf bis 80 Stunden nach der Exposition, auf. Wenn es oral aufgenommen wird, liegt die Inkubationszeit bei zwölf bis 72 Stunden.

Die *Lungenpest* entsteht aus der Exposition mit Yersinia pestis. Sie zeigt sich häufig als Pneumonie, führt dann aber üblicherweise zu Atemversagen und einem Zusammenbruch des Herz-Kreislauf-Systems. Der Patient präsentiert sich typischerweise mit hohem Fieber, Husten, Hämoptysis, Brustbeschwerden, einem produktiven Husten (eitrigem oder wässrigem Auswurf), Übelkeit und Erbrechen. Die Haut kann purpurfarbene Läsionen (rote Flecken) aufweisen. Der Ausbruch der Anzeichen und Symptome erfolgt meist zwei bis drei Tage nach der Exposition.

Die *Pockeninfektion* wird durch das Variolavirus verursacht. Die Patienten klagen meist über Fieber, Erbrechen, Kopfschmerzen, Rückenschmerzen und Unwohlsein. Nach zwei bis vier Tagen erscheinen Flecken (flache, nicht tastbare Läsionen) auf der Haut, die sich zu Knötchen (gehobene, tastbare Läsionen) entwickeln und dann zu Blasen (erhobene, mit Flüssigkeit gefüllte Läsionen) und letztlich zu Pusteln (erhobene Läsionen, die mit eitriger Flüssigkeit gefüllt sind) werden. Die Läsionen sind typischerweise alle im selben Entwicklungsstadium. Sie sind am häufigsten im Gesicht, auf dem Hals, auf den Handflächen und den Fußsohlen zu finden und wandern charakteristischerweise zum Körperstamm hin. Die Inkubationszeit der Pocken beträgt normalerweise zwölf bis 14 Tage.

1.5.7   Betreten der Einsatzstelle

Wenn Sie nicht das Kommando übernehmen, wird es jemand anderes tun.

Bei Ankunft an der Einsatzstelle ist es wichtig, die Leitung zu übernehmen und eine enge Beziehung nicht nur zu dem Patienten, den Verwandten und den Umstehenden aufzubauen, sondern auch zu den Ersthelfern und anderen medizinischen Pflegekräften, die unter Umständen die Erstversorgung durchführen. Sie müssen immer Selbstvertrauen und Kompetenz vermitteln, wenn Sie die Ersthelfer und andere medizinische Pflegekräfte ablösen. Wenn Sie das Kommando vor Ort nicht übernehmen, wird es jemand anderes tun. Dies wird vielleicht ein Feuerwehrmann, ein Polizist, eine andere Pflegekraft, ein Familienmitglied oder der Patient selbst sein.

Wenn Sie an der Einsatzstelle ankommen, sammeln Sie die Informationen von den Ersthelfern oder den Sanitätern. Wenn der Patient wach ist und spricht, haben Sie vielleicht die Zeit, die Informationen, die das Rettungsteam bereits gesammelt hat, und die Versorgung, die es bereits durchgeführt hat, nachzuprüfen, bevor Sie mit Ihrer Patienteneinschätzung und Behandlung beginnen. Wenn der Patient allerdings einen veränderten mentalen Status aufweist, müssen Sie sofort mit der Patienteneinschätzung und der Behandlung beginnen, während entweder Sie selbst oder Ihr Partner die Informationen von den anderen medizinischen Fachkräften einholt.

Außerdem sollten Sie bei Ankunft am Einsatzort Schritte einleiten, um die Angst des Patienten so weit wie möglich zu mindern. Allein die Reduktion von Angst und Stress eines Patienten, der einen Myokardinfarkt erlitten hat, kann die Herzarbeit und den

Sauerstoffbedarf des Herzes reduzieren und folglich die Größe und das Ausmaß des Infarkts eingrenzen.

Sie können die Angst des Patienten mindern, indem Sie Ordnung in die Umgebung bringen, sich selbst vorstellen, das allgemeine Einverständnis des Patienten einholen, durch Ihre eigene Positionierung, durch Ihre Kommunikationsfähigkeit und indem Sie höflich sind und Körperkontakt aufbauen, wenn dieser angebracht ist.

Erlangen Sie sobald wie möglich nach Ihrer Ankunft die Kontrolle über den Einsatzort und bringen Sie Ordnung in die Umgebung. Es kann notwendig sein, einen Fernseher oder ein Radio abzuschalten, Kinder aus dem Raum zu bringen oder Familienmitglieder anzuweisen, einen Hund aus Sicherheitsgründen und um Ablenkungen zu vermeiden in einen geschlossenen Raum zu bringen. Vermeiden Sie jedoch nach Möglichkeit eine gewaltsame Konfrontation. Schalten Sie beispielsweise nicht einfach den Fernseher aus, während jemand fernsieht, egal wie ernst die Situation ist. Eine Person kann aufgrund einer solchen Aktion, auch wenn diese Ihnen angebracht erscheint, schnell wütend und gewalttätig werden. Treten Sie ruhig und konfliktvermeidend auf, wenn Sie ein Szenario zur Ordnung zurückführen. Machen Sie bestimmt und unmissverständlich klar, dass Sie gerufen wurden, um eine medizinische Notfallversorgung durchzuführen, und dass Sie die Leitung haben.

Stellen Sie Sich dem Patienten immer vor. Wenn es der Zustand des Patienten erlaubt, fragen Sie ihn ebenfalls nach seinem Namen und danach, wie er genannt werden möchte. Holen Sie sich während dieser Vorstellungsphase das Einverständnis des Patienten für die Notfallversorgung. Dieses Einverständnis ist eine rechtliche Notwendigkeit, bevor Sie mit der Einschätzung und Versorgung des Patienten beginnen. Dies kann ganz einfach z.B. mit der Frage „Ist es in Ordnung, wenn ich Ihnen helfe?" erfolgen, um die ausdrückliche Zustimmung des Patienten zu erhalten. Sollte der Patient einen veränderten mentalen Status aufweisen oder nicht in der Lage sein, rationale Entscheidungen zu treffen oder zu kommunizieren, wie es z.B. bei manchen Schlaganfällen der Fall sein kann, müssen Sie ein unausgesprochenes Einverständnis des Patienten voraussetzen und fortfahren. Wenn ein Patient die Behandlung verweigert, dann akzeptieren Sie die Verweigerung nicht sofort. Er könnte wirklich medizinische Hilfe brauchen, durchlebt aber in diesem Moment eine Phase der Verleugnung. Wenn Sie adäquate Informationen und Erklärungen anbieten, um den Patienten dabei zu unterstützen, eine fundierte Entscheidung zu treffen, dann gibt er Ihnen vielleicht doch noch die notwendige Zustimmung.

Ihre Position und Ihre Körperhaltung sind nonverbale Kommunikationsmerkmale. Positionieren Sie sich, wenn möglich, so, dass Sie sich in etwa auf Augenhöhe mit dem Patienten befinden. Dies führt Ebenbürtigkeit herbei. Wenn Sie über dem Patienten stehen, strahlen Sie Autorität und Kontrolle aus. Sie setzen damit ein falsches Zeichen für die Anwesenden und machen den Patienten noch ängstlicher und unbehaglicher und reduzieren seine Kooperationswilligkeit. Vor der Brust verschränkte Arme sind eine verschlossene Kommunikationshaltung, die mangelndes Interesse und sogar Feindschaft implizieren kann. Lockern Sie Ihre Körperhaltung, um Selbstsicherheit, Offenheit und den Willen zu helfen zu kommunizieren. Brüllen oder schreien Sie nicht vor Ort. Reden Sie ruhig und selbstsicher mit Ihrem Partner.

Haben Sie so viel Augenkontakt mit dem Patienten wie möglich. Augenkontakt hilft dabei, eine Beziehung aufzubauen, und übermittelt ein Gefühl der Anteilnahme. Sprechen Sie langsam und bewusst, sodass der Patient die Informationen verarbeiten kann. Heben Sie Ihre Stimme nur, wenn es den Anschein hat, als sei das Gehör des Patienten beeinträchtigt. Hören Sie außerdem aktiv zu, was der Patient Ihnen erzählt. Aufmerksames Zuhören verhindert das unnötige Wiederholen von Fragen und zeigt Anteilnahme. Lassen Sie Ihre Gedanken nicht abschweifen, während Sie Informationen vom Patienten sammeln.

Berührung ist für die meisten Menschen eine machtvolle, tröstende Maßnahme. Nutzen Sie den bestehenden Augenkontakt, um einzuschätzen, inwieweit der Patient Berührungen als Eingriff in seine Privatsphäre empfindet. Halten Sie die Hand des Patienten, berühren Sie seine Schulter oder legen Sie Ihre Hand auf seinen Oberarm. Seien Sie ehrlich mit Ihren Berührungen. Behalten Sie im Hinterkopf, dass sich einige Menschen bei Berührungen extrem unwohl fühlen. Diese Reaktion kann ihren Ursprung in der Kultur des Patienten haben oder eine persönliche Einstellung sein.

Bedenken Sie, dass ein Notfall für den Patienten, für die Familie, für Umstehende, für Freunde und für das Rettungsteam äußerst stressig sein kann. Menschen zeigen sich gewöhnlich im Falle eines Notfalls von ihrer schlechtesten Seite. Sie sind häufig feindselig, unhöflich und streitsüchtig. Versuchen Sie, dies als Reaktion auf die stressige Situation und nicht als persönlichen Angriff zu werten. Seien Sie bestimmt, aber bleiben Sie professionell und höflich.

Kriterien der physiologischen Stabilität oder Instabilität

1.6

Wenn Sie den Patienten einmal als traumatischen oder medizinischen Patienten kategorisiert haben, sollte der nächste Schritt in Ihrem Einschätzungsplan sein zu ermitteln, ob der Patient physiologisch stabil oder instabil ist. Offensichtlich benötigt ein instabiler Patient eine sofortige Behandlung.

Aufgrund jahrelanger Erfahrung teilt ein erfahrener Rettungssanitäter seine Patienten schon unterbewusst in stabile und instabile ein. Er stellt fest, ob der medizinische Patient „krank" oder „nicht krank" ist. Der physiologisch instabile Patient ist „krank" und benötigt sofortige Behandlung. Ohne eine adäquate Versorgung würde sich sein Zustand rasch verschlechtern.

Der, physiologisch stabile Patient hingegen leidet an keiner unmittelbaren Lebensbedrohung, sodass Sie der Einschätzung seines Zustands und seiner Behandlung mehr Zeit widmen können. Somit verschafft Ihnen das Kategorisieren Ihrer Patienten in physiologisch stabile oder instabile eine Grundlage, um den weiteren Untersuchungsprozess festzulegen und um einen aggressiven Behandlungsplan zu entwickeln.

Um Ihren Patienten als physiologisch stabil oder instabil einteilen zu können, müssen Sie spezifische kritische Kriterien beurteilen. Sie werden außerdem die Anwesenheit von Hochrisikoerkrankungen erkennen müssen, die eine aggressivere Einschätzung und Behandlung benötigen oder die eine Abweichung vom Standardansatz der Patientenversorgung erfordern. Gemäß der Leitlinien der American Heart Association for Cardiopulmonary Resuscitation and Emergency Cardiac Care von 2010 liegt der Fokus auf dem Erkennen eines Herzstillstands, der Herzdruckmassage, die dem Atemwegsmanagement vorausgeht, der Beatmung und der Oxygenierung. Sie werden diese Kriterien und Zustände primär während der Ersteinschätzung identifizieren. Weitere Indikatoren für die Stabilität des Patienten können bei der Erweiterten Untersuchung entdeckt werden. Außerdem müssen Sie den Patienten kontinuierlich wiedereinschätzen, um ermitteln

Praxistipp

Ihren Patienten in physiologisch „stabil" oder „instabil" einzuteilen, verschafft Ihnen die Grundlage zur weiteren Beurteilung und zur Entwicklung eines aggressiven Behandlungsplans.

zu können, ob sein Zustand sich verbessert oder verschlechtert hat, und um angebrachte zusätzliche Maßnahmen einzuleiten.

Die kritischen Kriterien, die Sie beurteilen müssen, bestimmen die sog. „roten Flaggen", die sofort auf eine physiologische Instabilität hindeuten. Die meisten können während der Ersteinschätzung des Patienten gefunden werden, während Sie die Atemwege, die Atmung, den Kreislauf und das ZNS (zentrales Nervensystem) beurteilen. Jede „rote Flagge" ist ein potenzieller Indikator für einen schlechten Patientenzustand; jede Flagge bestärkt Ihren Verdacht und kann eine sofortige und aggressive Behandlung bzw. eine Abwägung bezüglich eines schnellen Transports erforderlich machen. Die „roten Flaggen" oder die Indikatoren einer physiologischen Instabilität (▶ *Tabelle 1.1*) sind folgende:

- *Atemwege:*

  – obstruktive Geräusche, wie Schnarchen (Sonor), Gurgeln, Stridor oder Krächzen

  – Obstruktion aufgrund von Erbrochenem, Sekret, Blut oder Fremdkörper

- *Atmung:*

  – Apnoe

  – Atemfrequenz unter 8 Atemzügen/min

  – Atemfrequenz über 30 Atemzügen/min

  – unregelmäßiges Atemmuster

  – fehlende oder verminderte Atemgeräusche

  – geringe bis zu nicht detektierbaren Luftbewegungen

  – interkostale Einziehungen bzw. suprasternale Einbuchtung des supraklavikularen Raumes und des subkostalen Bereichs

- *Kreislauf:*

  – kein zentraler Puls

  – kein peripherer Puls

  – schwacher zentraler oder peripherer Puls

  – Bradykardie

  – Tachykardie

  – unregelmäßiger Puls

  – blasse oder zyanotische Nägel bzw. Haut und Handflächen

  – kalte, schweißige Haut

- *ZNS:*

  – kein spontanes Öffnen der Augen

  – nicht jahresorientiert

  – nicht in der Lage, die Finger und Zehen auf Anweisung zu bewegen

  – keine spontanen Bewegungen oder keine Reaktion auf ein Zwicken in das Nagelbett oder das Ohrläppchen, beim Kneifen des Gewebes zwischen Daumen und Zeigefinger oder auf andere Schmerzreize

Tabelle 1.1

Indikatoren der physiologischen Instabilität

Einschätzungsschritt	Rote Flagge
Gesamteindruck	■ Gefährdeter Atemweg ■ Apnoe oder inadäquate Atmung ■ Pulslosigkeit
Mentaler Status/neurologische Einschätzung	■ Keine spontane Augenbewegungen ■ keine spontane Bewegung oder Reaktion auf einen Schmerzreiz ■ weiß nicht, welches Jahr ist ■ nicht in der Lage, Finger oder Zehen auf Anweisung zu bewegen
Einschätzung der Atemwege	■ Veränderter mentaler Status; ist nicht in der Lage, die Atemwege freizuhalten ■ Geräusche einer Obstruktion, wie Stridor, Schnarchen oder Gluckern ■ Obstruktion durch Zunge, Erbrochenes, Sekrete, Blut oder Fremdkörper
Einschätzung der Atmung	■ Apnoe ■ Atemfrequenz < 8 oder > 30 Atemzüge/min ■ keine oder verminderte Atemgeräusche ■ geringe bis keine Atemluftbewegung bzw. kein reguläres Muster feststellbar ■ Einziehungen im Interkostalraum, in der suprasternalen Kerbe oder im Supraklavikularraum
Einschätzung des Kreislaufs	■ Schwacher oder fehlender peripherer oder zentraler Puls ■ Pulsfrequenz < 60 oder > 100/min ■ arrhythmischer Puls ■ blasse oder zyanotische Nägel, Haut oder Handflächen ■ kühle, schweißige Haut

Diese Kriterien ermöglichen eine kurze Einschätzung des Status der Atemwege, der Atemarbeit und ihrer Effektivität, des Perfusionszustands, der Motorik, der Sensorik und des Bewusstseinszustands. Daher sind sie elementar. Sie sind gute Indikatoren zur Einschätzung der Schwere des Patientenzustands. Manche sind extreme Indikatoren. Wenn Ihr Patient z.B. nicht mehr in der Lage ist zu sagen, welches Jahr wir haben, würden Sie auch nicht von ihm erwarten, dass er zum Tag oder zur Uhrzeit orientiert ist.

Ersteinschätzung 1.7

Ist die Einsatzstelle einmal gesichert, müssen Sie rasch dazu übergehen, eine Ersteinschätzung durchzuführen. Die Schritte der Ersteinschätzung sind in der folgenden Abfolge aufgeführt:

- Verschaffen Sie sich einen Gesamteindruck.
- Beurteilen Sie den mentalen Status.
- Beurteilen Sie die Atemwege.
- Beurteilen Sie die Atmung.
- Beurteilen Sie den Kreislauf.
- Legen Sie die Patientenpriorität fest.

Die Ersteinschätzung wurde so konzipiert, um akute Lebensbedrohungen der Atemwege, der Atmung oder des Kreislaufs zu erkennen und zu behandeln. Andere offensichtliche Lebensbedrohungen werden ebenfalls während der Ersteinschätzung behandelt. Alle lebensbedrohlichen Zustände müssen sofort behandelt werden, bevor Sie mit dem Einschätzungsprozess fortfahren. Die Ersteinschätzung sollte bei Durchführung nur ca. 60 s dauern; sind allerdings Interventionen notwendig, dann dauert sie vielleicht länger.

> **Merke**
>
> Ersteinschätzung:
>
> - Verschaffen Sie sich einen Gesamteindruck.
> - Beurteilen Sie den mentalen Status.
> - Beurteilen Sie die Atemwege.
> - Beurteilen Sie die Adäquanz der Atmung.
> - Beurteilen Sie den Kreislauf.
> - Legen Sie die Patientenpriorität fest.

1.7.1 Gesamteindruck

Ihre Ersteinschätzung beginnt, sobald Sie sich dem Patienten nähern. Erfahrene Sanitäter können bereits viele wertvolle Informationen aus dem Gesamteindruck des Patienten gewinnen. Achten Sie auf das allgemeine Erscheinungsbild, das Sprachmuster und die Körperhaltung (▶Abbildung 1.5).

Praxistipp

Behandeln Sie jeden lebensbedrohlichen Zustand sofort, bevor Sie mit dem Einschätzungsprozess fortfahren.

Definition

Unmittelbare Lebensbedrohung: Bedrohung, die womöglich innerhalb eines kurzen Zeitraums zu einer rapiden Verschlechterung des Zustands des Patienten oder zu dessen Tod führt.

Praxistipp

Ein Patient mit einem Perikarderguss sitzt typischerweise aufrecht, lehnt sich nach vorn und präsentiert sich mit prall gefüllten Jugularvenen.

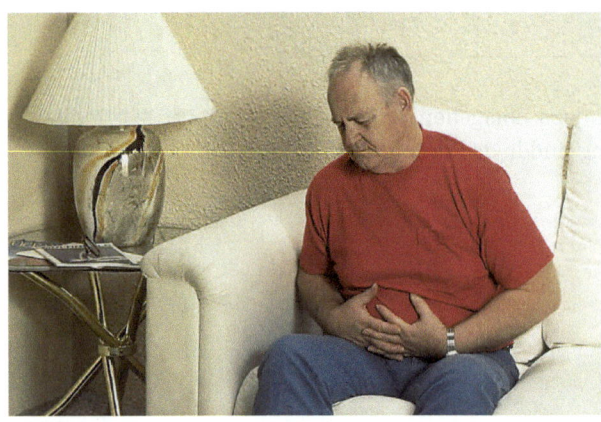

Abbildung 1.5: Beachten Sie, während Sie sich einen Gesamteindruck verschaffen, das Auftreten des Patienten, sein Sprechmuster und seine Position.

Gewisse Patienten sehen „krank" aus, ohne dass sie besondere Anzeichen oder Symptome bei der Erstuntersuchung zeigen. Die Intuition, die einen „kranken" Patienten erkennt, entwickelt sich mit zunehmender Erfahrung.

Sprechmuster können gewissermaßen auf eine kognitive Einschränkung oder auf den Schweregrad einer Atemnot hinweisen. Ein Patient mit einem veränderten Bewusstseinszustand kommuniziert wahrscheinlich ohne Sinn oder kann gar nicht sprechen. Ein Patient mit schwerer Atemnot wird in kurzen, gebrochenen Sätzen mit häufigem Luftschnappen sprechen.

Die Körperhaltung kann ebenfalls ein Indikator für die Schwere der Erkrankung sein. Wenn Sie aufgrund von Atemnot zu einem Notfallort gerufen werden und den Patienten flach liegend vorfinden, können Sie zu zwei verschiedenen Schlüssen kommen: Der erste Schluss ist der, dass der Patient von der erhöhten Atemarbeit zu erschöpft ist und sich nicht länger in der typischen Kutscherposition halten kann. Dieser Patient wird höchstwahrscheinlich umgehend eine positive Druckbeatmung benötigen. Der zweite mögliche Schluss ist, dass die Atemnot des Patienten nicht so schwer ist, da er in der Lage ist, flach zu liegen. Auch eine nicht zielgerichtete Körperhaltung, wie z.B. Flexion (Dekortikationsstarre) oder Strecken (Dezerebration; wird später beschrieben), können auf eine signifikante Erhöhung des intrakraniellen Druckes durch einen Schlaganfall oder eine strukturelle Läsion hinweisen. Signifikante Abdominalschmerzen führen dazu, dass der Patient normalerweise seine Beine nach oben zieht und sehr still liegt. Wenn Sie also aufgrund von Abdominalschmerzen zu einem Einsatzort gerufen werden und Sie finden den Patienten vor, wie er durch das Haus läuft oder in einem Lehnstuhl sitzt, kann dies darauf hinweisen, dass die Schmerzen nicht stark sind und der Zustand nicht sehr schlimm ist oder dass der Patient unter Nierensteinen leiden könnte.

> **Praxistipp**
>
> Patienten mit einer Peritonitis sind normalerweise sehr ruhig und vermeiden Bewegungen. Patienten mit einem Darmverschluss sind dagegen typischerweise ruhelos.

Sie bemerken möglicherweise auch abnorme Gerüche oder eine auffällige Hautfarbe, unordentliche Kleidung und andere potenzielle Hinweise, wenn Sie sich Ihren Gesamteindruck verschaffen. Beispielsweise kann der Geruch von alkoholischen Getränken dabei helfen, den veränderten mentalen Status zu erklären. Ebenso kann ein Aceton- oder ein fruchtiger Geruch der Ausatemluft Sie eine diabetische Ketoazidose vermuten lassen. Ein Fäulnisgeruch kann möglicherweise auf eine Infektion hindeuten. Eine schwere Zyanose ist üblicherweise ein Zeichen von signifikanten kardialen oder pulmonalen Beeinträchtigungen, wohingegen Blässe typisch für Hypoperfusion, verbunden mit Blutverlust oder Blutvolumenverlust, ist. Eine gerötete Haut kann auf einen Hitzenotfall oder auf andere Zustände, hervorgerufen durch eine signifikante Vasodilatation, hinweisen. Gelbsucht würde Sie akute oder chronische Lebererkrankungen vermuten lassen.

Erkennen der Hauptbeschwerde

Die Hauptbeschwerde ist die Antwort des Patienten auf die Frage: „Warum haben Sie heute den Rettungsdienst gerufen?" Es handelt sich normalerweise um ein Symptom (Brustschmerzen), ein Anzeichen (blutige Diarrhoe), eine anomale Funktion (lallende Sprache) oder eine Beobachtung, die Sie machen (veränderter mentaler Status).

In der Regel suchen und erkennen Sie die Hauptbeschwerde, während Sie sich einen Gesamteindruck verschaffen, oder im Verlauf der Ersteinschätzung.

Bei einem bewusstlosen medizinischen Patienten ist die Hauptbeschwerde schwer zu ermitteln. Sie müssen sich vor Ort auf andere Informationsquellen verlassen. Sie müssen erfragen, worüber der Patient geklagt hat oder ob er irgendein unübliches Verhalten gezeigt hat, bevor er bewusstlos wurde. Familie, Freunde oder Umstehende sind vielleicht in der Lage, Ihnen relevante Hinweise auf die Art der Erkrankung zu geben. Beispielsweise könnte ein Umstehender vielleicht darauf hinweisen, dass der Patient sich über „die schlimmsten Kopfschmerzen, die er je in seinem Leben gehabt hat" beschwert hat, bevor er kollabierte und auf den Boden stürzte. Das ist eine wichtige Information, die ansonsten nicht verfügbar wäre, und sie bestimmt den Umgang mit dem gesamten Einsatz und die weitere Versorgung.

Um eine Arbeits- bzw. Differenzialdiagnose bilden zu können, müssen Sie sich, zusätzlich zu den Hinweisen der Umstehenden, auf die Charakteristiken des Einsatzorts, Ihren Gesamteindruck und Ihre Ergebnisse der körperlichen Untersuchung verlassen.

> **Praxistipp**
>
> Klagt ein älterer Patient über Müdigkeit, kann das auf eine ernsthafte Erkrankung hinweisen.

Erkennen von akut lebensbedrohlichen Zuständen

Der Gesamteindruck ist auch die Phase der Ersteinschätzung, in der offensichtliche akute Lebensbedrohungen behandelt werden. Wenn Sie z.B. am Einsatzort ankommen und den Patienten mit Erbrochenem in seinen Atemwegen vorfinden, sollten Sie dieses sofort absaugen, da es die Atemwege verlegen und zu einer schnellen Verschlechterung des Patientenzustands und womöglich zum Tod führen kann. Warten Sie mit dem Absaugen nicht bis zur Atemwegsphase der Ersteinschätzung. Zu diesem Zeitpunkt hat der Patient vielleicht das Erbrochene bereits aspiriert und wird schwer hypoxisch.

Häufige Lebensbedrohungen, die unmittelbarer Aufmerksamkeit und Behandlung bedürfen, sind für medizinische Patienten folgende:

- gefährdete Atemwege durch Erbrochenes, Blut, Sekrete, die Zunge oder andere Objekte und Substanzen
- Apnoe oder inadäquate Atmung
- Pulslosigkeit

Jeder erwachsene Patient, der bewusstlos und apnoisch ist, eine agonale oder eine Art keuchende Atmung aufweist, während Sie sich den Gesamteindruck verschaffen, sollte als Fall von akutem Herzstillstand betrachtet werden. Der Fokus der Notfallversorgung verlegt sich in dieser Situation auf die Herzdruckmassage und den Kreislauf, gefolgt vom Atemwegsmanagement, der Beatmung und der Oxygenierung. Patienten mit einem Herzstillstand könnten ursprünglich eine krampfanfallähnliche Aktivität gezeigt haben. Wenn Sie zu einem Einsatzort aufgrund von Krampfbeschwerden gerufen werden und einen bewusstlosen Patienten vorfinden, der apnoisch ist und eine agonale oder keuchende Atmung aufweist, dann ziehen Sie einen Herzstillstand in Betracht.

Der Fokus von EMPACT liegt beim erwachsenen medizinischen Patienten, der sich mit Puls und Kreislauf präsentiert. Im weiteren Verlauf des Buches werden die Einschätzungsansätze und die Notfallversorgung für solche Patienten gezeigt. Daher sind die im Buch geschilderten Maßnahmen nicht für Patienten geeignet, bei denen ein Herzstillstand vermutet wird. Die Behandlung eines Patienten mit einem akuten Herzstillstand sollte gemäß der Guidelines for Cardiopulmonary Resuscitation and Emergency Cardiac Care der American Heart Association von 2010 durchgeführt werden.

Lagerung des Patienten zur Einschätzung

Wenn Sie den Patienten in Bauchlage vorfinden, müssen Sie ihn sofort in Rückenlage bringen, um eine genaue Einschätzung durchführen und um die Atemwege bzw. die Atmung adäquat kontrollieren zu können. Wenn der Verdacht auf eine Wirbelsäulenverletzung besteht, stellen Sie sicher, dass Sie eine manuelle Wirbelsäulenstabilisierung durchführen, während Sie den Patienten umdrehen. Ein Patient, der sich mit einer beträchtlichen Menge an Erbrochenem, Blut oder Sekreten präsentiert, sollte möglicherweise in die stabile Seitenlage gebracht werden (Erholungs- oder Komaposition), um den Abfluss zu erleichtern und um ihn dabei zu unterstützen, die Atemwege offenzuhalten. Wenn der Patient positive Druckbeatmung benötigt, ist es notwendig, ihn in Rückenlage zu platzieren, um einen effektiven, dichten Maskenschluss zu gewährleisten. Wenn die Gefahr der Aspiration weiterhin besteht, ziehen Sie das Einsetzen eines Tubus zum Schutz in Betracht.

Zusatzinformationen

Andere Informationen, die routinemäßig gesammelt werden, während Sie sich den Gesamteindruck verschaffen, sind das Alter, das Geschlecht und die augenscheinliche ethnische Zugehörigkeit. In den meisten Fällen sind diese Informationen für die Behandlung des Patienten nur bedingt relevant. Doch bei einigen Krankheiten bzw. Zuständen, wie z.B. Sichelzellenanämie, Hämophilie und Bauchhöhlenschwangerschaft, ist es wichtig, auch Kriterien, wie die ethnische Zugehörigkeit und das Geschlecht, zu berücksichtigen.

1.7.2 Beurteilung der Bewusstseinslage

Ein vermindertes Bewusstsein kann durch metabolische oder systemische Störungen, wie Hypoxie, Hypoglykämie, diabetische Ketoazidose, Urämie oder Infektionen, verursacht werden oder durch eine strukturelle Läsion, wie einen Schlaganfall, eine intrakranielle Blutung oder Neoplasmen. Umgebungseinflüsse als Ursachen, wie ein Hitzschlag oder Hypothermie, und Ernährungsbedingungen, wie ein Thiamindefizit, können ebenfalls involviert sein (siehe *Kapitel 7*).

Nutzen Sie die AVPU-Gedächtnisstütze, um schnell die Baseline des mentalen Status des Patienten festzustellen (▶*Abbildung 1.6*). Diese Einschätzung sollte beginnen, während Sie sich einen allgemeinen Eindruck über den Patienten verschaffen:

- *A:* Ein Patient, der seine Augen spontan öffnet, ist ein wacher (*alert*) Patient.

- *V:* Wenn sich die Augen nicht spontan öffnen, dann sollten Sie mit dem Patient sprechen und ihn anweisen, seine Augen zu öffnen oder andere Aufgaben auszuführen, wie seine Finger oder Zehen zu bewegen, um zu ermitteln, ob er Ihren *verbalen* Anweisungen folgen kann.

- *P:* Wenn darauf keine Reaktion erfolgt, dann sollten Sie einen Schmerzreiz (*Painful Stimulus*) setzen, wie einen Kniff in den Trapezmuskel oder in das Ohrläppchen, um das Öffnen der Augen oder andere motorische Funktionen hervorzurufen.

- *U:* Wenn der Patient immer noch nicht reagiert, kann er als nicht reagierend (*unresponsive*) oder bewusstlos betrachtet werden.

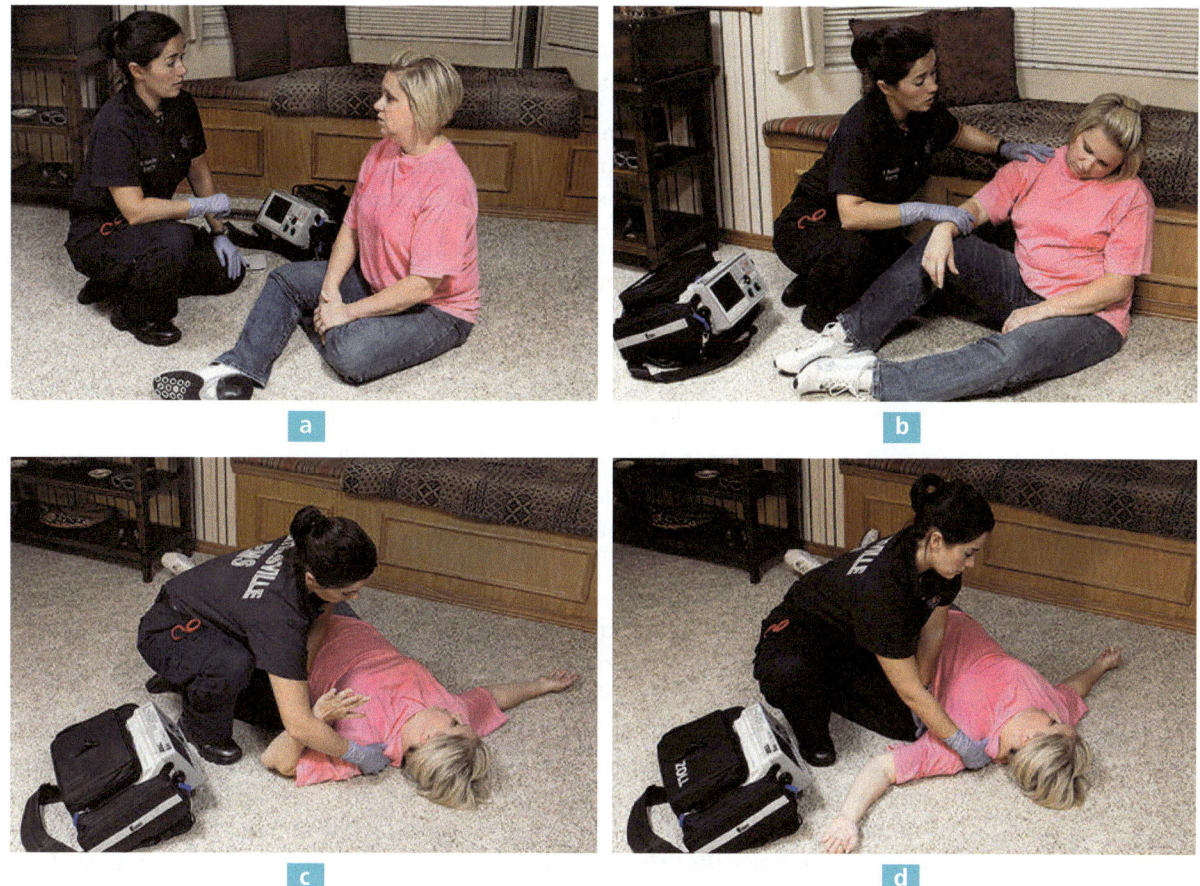

Abbildung 1.6: Das AVPU-Schema – der Bewusstseinszustand: (a) Alert (wach) – Augen öffnen sich spontan; (b) Verbal (angesprochen) – Patient reagiert auf Ansprache mit dem Öffnen der Augen oder antwortet oder zeigt eine motorische Reaktion; (c) Painful (schmerzvoll) – Patient reagiert auf einen Schmerzreiz mit Öffnen der Augen oder Lautäußerung oder zeigt eine motorische Reaktion; (d) Unresponsive (nicht reagierend) – Patient reagiert auf keine externe Stimulationen.

Einige Sanitäter kneifen in das Nagelbett oder in das Gewebe zwischen Zeigefinger und Daumen als Schmerzreiz, um eine Reaktion auszulösen. Jeder Schmerz, der an den Extremitäten gesetzt wird, wird als *peripherer Schmerzreiz* betrachtet. Ein peripherer Schmerzreiz liefert möglicherweise nicht das exakteste Einschätzungsergebnis, weil der Schmerz aufgenommen und über die periphere Nervenbahn weitergeleitet werden muss. Wenn es eine Unterbrechung in der peripheren Nervenbahn gibt, die den Schmerzimpuls leitet, reagiert der Patient nicht. Sie könnten deshalb das Nichtreagieren als ein Hirnversagen interpretieren, obwohl das Problem eine unterbrochene Nervenübertragung ist.

Andererseits kann ein Schmerzreiz, der an den Extremitäten gesetzt wird, eine Reaktion des Reflexbogens der Beugemuskeln auslösen; dies verursacht motorische Bewegungen ähnlich dem Zurückziehen einer Extremität aufgrund von Schmerzen, auch wenn der Impuls niemals an das Gehirn weitergeleitet wurde. In diesem Fall wird, wenn den Extremitäten Schmerzen zugefügt werden, der Impuls über sensorisch afferente Nerven an das Rückenmark übermittelt. Wenn der Impuls das Rückenmark erreicht, wird er, anstatt das Rückenmark hinauf zum Gehirn geleitet zu werden, durch den Tractus spinothalamicus zu einer Gruppe von Interneuronen innerhalb des Rückenmarks geleitet. Diese lösen wiederum eine motorische Reaktion des Beugemuskels aus, die die Extremität dazu veranlasst, sich von dem Schmerz zurückzuziehen. Diese Reflexreaktion des Beugemuskels erscheint, als hätte das Gehirn den Impuls erhalten, richtig interpretiert und eine angemessene motorische Reaktion ausgesandt, auch wenn der Impuls das Gehirn tatsächlich nie erreicht hat. Sie können dies als eine höhere Hirnfunktion missinterpretieren, basierend darauf, was eine angebrachte motorische Reaktion zu sein scheint.

Daher ist es wichtig, dies anhand eines *zentralen Schmerzreizes* zu beurteilen, der am Körperkern gesetzt wird. Das Kneifen in den Trapezmuskel, in das Ohrläppchen oder suborbitaler Druck sind angemessene zentrale Schmerzreize.

Das Reiben am Brustbein oder das Ausüben von Druck auf das Sternum sind nicht die geeignetsten Schmerzreize. In manchen Fällen dauert es bis zu 30 s, um eine Reaktion des Patienten auf das Reiben am Brustbein auszulösen. Der Patienten reagiert vielleicht nicht auf ein kurzzeitiges Reiben am Sternum, weil es nicht lange genug durchgeführt wurde, und nicht, weil er nicht die Möglichkeit hätte zu reagieren. Deshalb wird ein erfahrener Sanitäter einen anderen Schmerzreiz verwenden.

Während der AVPU-Einschätzung ist es wichtig zu erkennen, wie der Patient wirklich reagiert. Dies ist nicht der Untersuchungsabschnitt, in dem Sie einen ausführlichen Bericht zur Orientierung oder zur neuromuskulären Funktion erstellen. Es ist allerdings essenziell, einzelne Reaktionen zu erkennen, um eine Basislinie der kognitiven Beeinträchtigung zu ermitteln und um dadurch in der Lage zu sein, eine Verschlechterung oder Verbesserung des Patientenzustands frühzeitig zu erkennen. Prüfen Sie die Qualität der verbalen Reaktion auf die Stimuli, z.B. Verwirrtheit, Desorientiertheit, unangebrachte Worte oder Geräusche oder unverständliche Laute. Achten Sie außerdem auf die Art aller motorischen Reaktionen, die Ihren Stimuli folgen. Patienten, die versuchen, den Stimulus zu entfernen, haben ein sehr viel höheres Funktionsniveau als diejenigen, die nicht zielgerichtete Bewegungen zeigen, wie Flexion oder Strecksynergien (▶*Abbildung 1.7*). Flexion, auch bekannt als Dekortikation (starrer Körper, Arme gebeugt, Fäuste geballt, Beine ausgestreckt), weist typischerweise auf eine tiefe Hirnrinden- oder eine hohe Hirnstammverletzung bzw. -kompression hin. Extension, auch bekannt als Dezerebration (starrer Körper, Arme und Beine ausgestreckt, Kopf zurückgezogen) geht mit einer schlechten Prognose einher, weil sie meistens auf eine Verletzung oder Kompression des unteren Hirnstamms hindeutet.

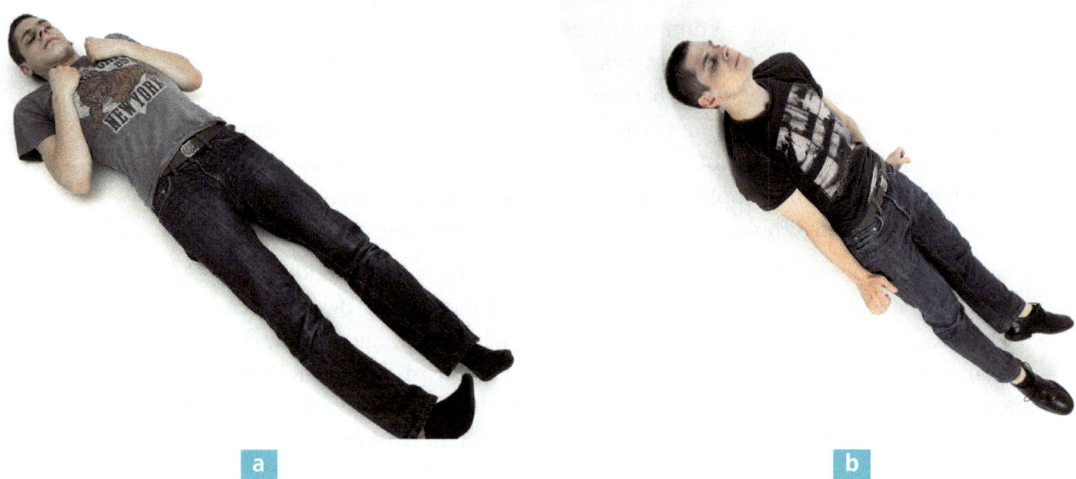

Abbildung 1.7: Ungezielte Bewegungen: (a) Flexion (Dekortikation) und (b) Extension (Dezerebration)

Die beiden Indikatoren der physiologischen Instabilität, die mit der AVPU-Einschätzung untersucht werden, sind das fehlende spontane Öffnen der Augen und fehlende spontane Bewegungen sowie die ausbleibende Reaktion auf einen Kniff in das Ohrläppchen oder andere Schmerzreize. Beide Indikatoren weisen auf einen Patienten hin, der unter einer ernsthaften kognitiven Beeinträchtigung und einer potenziellen Verletzung oder einen Schlaganfall leidet, der das ZNS miteinschließt.

Überlegungen an diesem Punkt sollten ein aggressives Atemwegsmanagement beinhalten, da diese Patienten charakteristischerweise ihre Atemwege, aufgrund der Erschlaffung und dem Verlust der Muskelkontrolle der oberen Atemwege nicht schützen können. Wenn eine adäquate Absaugung nicht sofort möglich oder ineffektiv ist, bringen Sie den Patienten so früh wie möglich in die stabile Seitenlage (Erholungs- oder Komaposition), um einer Aspiration von Sekreten oder Erbrochenem vorzubeugen. Wenn der Patient keine Schutzreflexe, wie Würg- oder Hustenreflex, hat, ziehen Sie eine frühe tracheale Intubation in Betracht. Erwägen Sie außerdem, da eine zerebrale Hypoxie die Ursache für den veränderten mentalen Status sein kann, die Gabe von hochkonzentriertem Sauerstoff, sollten die Frequenz und das Tidalvolumen adäquat sein, oder eine positive Druckbeatmung, wenn die Frequenz und das Tidalvolumen inadäquat sind.

Merke

AVPU:

- *A:* Patient ist wach.
- *V:* Patient reagiert auf Ansprechen.
- *P:* Patient reagiert auf Schmerzreiz.
- *U:* Patient zeigt keine Reaktion.

1.7.3 Beurteilung der Atemwege

Wenn Sie die Bewusstseinslage des Patienten eingeschätzt haben, müssen Sie sofort zur Einschätzung der Atemwege übergehen. Ein teilweise oder vollständig blockierter Atemweg ist ein akut lebensbedrohlicher Zustand. Der Patient wird nicht ohne einen gesicherten Atemweg überleben, gleichgültig, welche andere Notfallversorgungsmaßnahme ergriffen wird. Folglich ist der Zustand des Atemwegs eine der wichtigsten Komponenten der Einschätzung. Wenn der Atemweg nicht offen ist, müssen Sie sofort die nötigen Schritte unternehmen, um ihn zu öffnen, durch manuelle Manöver, technische Geräte, oder, wenn nötig, transtracheale Techniken. Die Behandlung eines Patienten mit einem vermuteten plötzlichen Herzstillstand, bei dem die Kompressionen und das Kreislaufmanagement Vorrang vor den Atemwegen haben, weicht von diesem Ansatz ab (siehe *Kapitel 3*).

Wacher Patient

Wenn der Patient ansprechbar und wach ist und mit Ihnen im normalen Ton und Sprechmuster spricht, können Sie annehmen, dass die Atemwege frei sind und Sie mit der Einschätzung seiner Atmung fortfahren können. In einigen Situationen kann es jedoch auch beim wachen Patienten durchaus vorkommen, dass eine teilweise Verlegung der Atemwege durch Fremdkörper oder Ödeme besteht. Achten Sie auf das Sprechmuster, Heiserkeit oder die Unfähigkeit, überhaupt zu sprechen. Ein Patient, der nur wenige Worte

Praxistipp

Ohne einen offenen Atemweg wird der Patient nicht überleben, gleichgültig, welche andere Notfallversorgung durchgeführt wird.

sagen kann, bevor er nach Luft schnappen muss, oder einer, der überhaupt nicht sprechen kann, muss näher eingeschätzt werden, da es sich um einen verlegten Atemweg handeln könnte. Inspizieren Sie den Mund und suchen Sie nach Objekten oder Ödemen auf der Zunge, der Uvula und anderen Strukturen der oberen Atemwege.

Patient mit einem veränderten mentalen Status

Sie müssen davon ausgehen, dass ein Patient mit einem veränderten Bewusstseinszustand seine Atemwege nicht mehr selbstständig aufrechterhalten kann. Diese Unfähigkeit ist typisch aufgrund der Erschlaffung der submandibulären Muskeln, die die Zunge und die Epiglottis kontrollieren. Die Zunge kann nach hinten fallen und dabei die Atemwege, die auf der Höhe des Hypopharynx liegen, komplett oder teilweise verlegen.

Daher ist es bei einem Patienten mit einem veränderten mentalen Status wichtig, dass Sie seinen Mund öffnen. Inspizieren Sie die Mundhöhle auf Blut, Erbrochenes oder andere Sekrete. Saugen Sie, wenn nötig, ab und führen Sie ein manuelles Manöver durch, um die Atemwege zu öffnen. Die Atemwege können mit einem mechanischen Hilfsmittel, wie z. B. einem oropharyngealen Tubus, oder einer fortgeschritteneren Technik, wie einer trachealen Intubation oder dem Einführen einer Larynxmaske, gesichert werden. Wenn der Patient einen oropharyngealen Tubus akzeptiert, hat er einen signifikant gefährdeten Atemweg aufgrund mangelnder Schutzreflexe. Ziehen Sie das Einführen eines Trachealtubus oder anderer erweiterter Atemwegshilfen in Betracht, um die Atemwege zu schützen.

Achten Sie auf jede Form von abnormen Geräuschen der oberen Atemwege, wie z.B. Stridor, Schnarchen oder Gurgeln. Ein Stridor weist auf eine teilweise Verlegung der oberen Atemwege mit einem Widerstand gegen die Luftbewegung durch den Hypopharynx und den Larynx hin. Wenn die Zunge entspannt ist und teilweise die oberen Atemwege auf Höhe des Hypopharynx verlegt, dann entstehen sonore oder schnarchende Geräusche. Gurgeln deutet auf eine Flüssigkeitsansammlung in den oberen Atemwegen hin, wie z.B. durch Blut, Sekrete oder Erbrochenes.

> ### Merke
>
> Behalten Sie im Hinterkopf, dass Geräusche, die auf eine Verlegung hinweisen, oder eine wirkliche Obstruktion der Atemwege durch Erbrochenes, Blut oder Sekrete Indikatoren der physiologischen Instabilität sind.

Öffnen der Atemwege

Wenn die Atemwege verschlossen oder teilweise verlegt sind, müssen Sie sofort mithilfe von manuellen Manövern, mechanischen Mitteln oder transtracheal intervenieren, um sie zu öffnen.

Sie beginnen mit manuellen Manövern. Überstrecken Sie den Kopf (▶ *Abbildung 1.8*) oder führen Sie, wenn bei einem Patienten der Verdacht einer Wirbelsäulenverletzung besteht, den Esmarch-Handgriff durch. Wenn dieser Ansatz nicht effektiv oder schwierig beizubehalten ist, müssen Sie zu einer Atemwegshilfe greifen, wie einer oropharyngealen bzw. nasopharyngealen Atemwegshilfe oder einem laryngealen Maskentubus, einer trachealen Intubation oder anderen erweiterten Atemwegshilfsmitteln. Eine Diskussion alternativer Hilfsmittel ist in *Kapitel 3* zu finden.

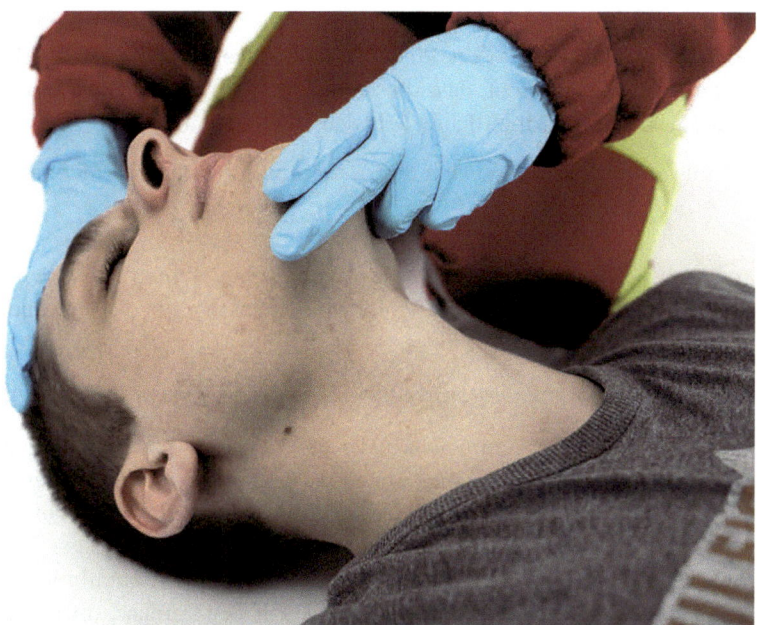

Abbildung 1.8: Öffnen Sie die Atemwege, indem Sie den Kopf des Patienten überstrecken, einen Chin-lift (wie im Bild zu sehen ist) oder den Esmarch-Handgriff einsetzen.

Wenn Sie die Atemwege nicht durch manuelle oder mechanische Mittel öffnen und behandeln können, können Sie unter Umständen eine für den Atemweg einsetzbare transtracheale Technik anwenden. Eine Nadel- oder chirurgische Krikothyreotomie sollte bei Patienten durchgeführt werden, die sich mit Atemwegsproblemen präsentieren, die nicht mit einer Trachealintubation effektiv behandelt werden können. Ein Patient mit einem schweren Larynxödem aufgrund einer anaphylaktischen Reaktion kann ein Kandidat für eine tracheale Jet-Ventilation sein. All diese Techniken werden ebenfalls in *Kapitel 3* besprochen.

Transtracheale Techniken sollten nicht durchgeführt werden, nur weil Sie den Patienten nicht intubieren können. Vielmehr sollten sie bei Patienten eingesetzt werden, bei denen Sie den Trachealtubus aufgrund einer schweren Deformation der anatomischen Struktur und eines Verschlusses der oberen Atemweg durch ein Ödem nicht einführen können und der Patient durch andere Methoden nicht beatmet werden kann. Bedenken Sie auch, dass Sie, um chirurgische Techniken durchführen zu dürfen, die vorherige Genehmigung durch den lokalen medizinischen Direktor benötigen.

1.7.4 Beurteilung der Atmung

Sobald Sie die Atemwege freigemacht und geöffnet haben, beurteilen Sie die Atmung des Patienten und untersuchen Sie folgende Punkte:

- Ist die Atmung adäquat oder inadäquat?
- Besteht die Notwendigkeit einer Sauerstofftherapie?

Um die Atmung beurteilen zu können, muss das Atemminutenvolumen (V_E) eingeschätzt werden, das sich aus der Atemfrequenz (f) und dem Atemzugvolumen (V_T) errechnen lässt. Nur eine dieser Komponenten einzuschätzen, ermöglicht Ihnen keine adäquate Beurteilung und kann Sie möglicherweise daran hindern, rasch zu intervenieren, wenn dies notwendig ist. So kann z.B. die Atemfrequenz des Patienten bei 16 Atemzügen/min liegen, also im normalen Bereich. Allerdings ist jeder Atemzug sehr flach, und das eingeatmete Luftvolumen könnte nicht ausreichen, um die Oxygenierung der Zellen aufrecht-zuerhalten. Wenn Sie nur die Frequenz einschätzen, nicht aber das Tidalvolumen, reali-sieren Sie vielleicht nicht, dass dieser Patient eine positive Druckbeatmung braucht und ohne sie einen gesundheitlichen Schaden erleiden kann.

Mit folgender Formel lässt sich das Atemminutenvolumen errechnen:

$$V_E = f \cdot V_T$$

Ein durchschnittlich großer Mensch hat ein Tidalvolumen von 500 ml/Atemzug. Wenn dieser Mensch zwölfmal in der Minute atmet, dann ergibt sich folgendes Atemminuten-volumen:

$$V_E = 12\ Atemz\ddot{u}ge/min \cdot 500\ ml/Atemzug = 6000\ ml/min = 6\ l/min$$

Eine Erhöhung der Atemfrequenz oder des Atemzug- bzw. Tidalvolumens erhöht auch das Atemminutenvolumen. Ihre Annahme sollte sein, dass der Patient mehr Luft bewegt und adäquat atmet. Wenn Sie daher auf einen Patienten treffen, der eine erhöhte Atem-frequenz hat, selbst wenn das Tidalvolumen vielleicht niedriger ist (flache Atmung), sollte der Patient dies kompensieren und ein höheres Atemminutenvolumen und eine adäquate Atmung haben. Beispielsweise atmet der durchschnittlich große Patient nun 20 Mal pro Minute; allerdings ist das Tidalvolumen auf ca. 350 ml gesunken. Bei Verwen-dung der obigen Formel ergibt sich folgendes Atemminutenvolumen:

$$V_E = 20\ Atemz\ddot{u}ge/min \cdot 350\ ml/Atemzug = 7\,000\ ml/min = 7\ l/min$$

Man würde annehmen, dass der Patient sich wegen seines gesteigerten Atemminuten-volumens in einem besseren physiologischen Status befindet als vorher, wo er nur 6,0 l/min geatmet hat, und dass die Frequenz das verminderte Tidalvolumen gut kompen-siert. Die meisten Rettungsdienstmitarbeiter würden diese Atmung als adäquat betrachten.

Ein Hauptfaktor, bei der Einschätzung der Adäquanz der Atmung ist die alveoläre Ventilation.

Besonders wichtig bei der Einschätzung der Adäquanz der Atmung ist allerdings die alveoläre Ventilation. Diese beschreibt die Menge an Luft, die tatsächlich die Alveolen erreicht und daher funktionell am Gasaustausch mitwirkt. Das Atemminutenvolumen misst die Lungenventilation und zeigt an, wie viel Luft sich in den bzw. aus dem Atem-trakt bewegt. Allerdings erreicht nicht die ganze eingeatmete Luft (Tidalvolumen) die Alveolen und unterstützt den funktionellen Gasaustausch.

Ungefähr 350 ml der Einatemluft bei einem durchschnittlich großen Erwachsenen erreicht tatsächlich die alveoläre Oberfläche zum Gasaustausch. Die verbleibenden 150 ml kom-men nie weiter als bis zu den großen, durchlässigen Atemwegen. Dieser Bereich wird als der „anatomische Totraum" (V_D) bezeichnet. Daher misst die Alveolarventilation (V_A) die Menge an Luft, die die Alveolen für den funktionellen Gasaustausch pro Minute erreicht. Die alveoläre Ventilation – die eine überaus wichtige Rolle bei der Ermittlung der Hypoxie darstellt, da sie am nächsten mit dem Gasaustausch zusammenhängt – ist niedriger als das Atemminutenvolumen, weil die Luft, die sich im Totraum befindet, nicht die alveoläre Oberfläche erreicht und keine Rolle im Gasaustausch spielt. Um die Alveolarventilation zu berechnen, muss der Totraum vom Tidalvolumen mittels folgender Formel subtrahiert werden:

$$V_A = f \cdot \left(V_T - V_D \right)$$

Für den durchschnittlich großen Menschen mit einem Tidalvolumen von 500 ml/Atem-zug und einer Atemfrequenz von 12 Atemzügen/min ergibt sich also folgende Alveolar-ventilation:

$$V_A = 12 \; Atemzüge/min \cdot \left(500 \; ml/Atemzug - 150 \; ml/Atemzug\right) = 4200 \; ml/min = 4,2 \; l/min$$

Veränderungen des Atemzugvolumens haben somit einen viel größeren Einfluss auf die gasaustauschrelevante Alveolarventilation als Änderungen des Atemminutenvolumens. Ein Anstieg der Atemfrequenz kompensiert nicht so gut wie vielleicht denkbar, auch wenn man glauben könnte, sie würde eine adäquate Atmung erzeugen oder aufrechterhalten. Nehmen Sie den durchschnittlich großen Patienten aus dem zweiten Beispiel, der eine gesteigerte Atemfrequenz von 20 Atemzügen/min und ein Tidalvolumen von 350 ml/Atemzug hat. Die ursprüngliche Annahme war, dass der Zustand der Atmung immer noch adäquat war, da das Atemminutenvolumen sogar von 6000 ml auf 7000 ml anstieg. Es scheint, dass in gewisser Hinsicht der Patient nun einen besseren ventilatorischen Status hat als zuvor. Bei diesem Patienten verändert sich das Totraumvolumen nicht und bleibt, unabhängig vom Tidalvolumen, gleich. Daher ergibt die Berechnung der Alveolarventilation des Patienten unter Berücksichtigung der gesteigerten Atemfrequenz und des gesunkenen Tidalvolumens:

$$V_A = 20 \; Atemzüge/min \cdot \left(350 \; ml/Atemzug - 150 \; ml/Atemzug\right) = 4000 \; ml/min = 4 \; l/min$$

Anders als das Atemminutenvolumen, das zusammen mit der Atemfrequenz über den Normalwert steigt, fällt die Alveolarventilation unter den Normalwert des Patienten, wenn die Atemfrequenz ansteigt. Daher kompensiert die gestiegene Frequenz nicht zwangsläufig das verminderte Tidalvolumen. Folglich ist die erhöhte Atemfrequenz des Patienten und das dadurch potenziell erhöhte Atemminutenvolumen nicht mit einer besseren Alveolarventilation gleichzusetzen oder, schlimmer noch, einer ausreichenden Atmung. Zusätzlich reduziert ein Anstieg der Atemfrequenz die Zeit jeder Einatemphase, wodurch das Tidalvolumen abnimmt. Charakteristischerweise wird ein erwachsener Patient mit einer Atemfrequenz von 40 Atemzügen/min oder mehr eine signifikante Reduktion des Tidalvolumens aufgrund der inadäquaten Einatemzeit aufweisen. Auch wenn die Atemfrequenz übermäßig erhöht ist, führt die schwer gestörte Alveolarventilation zu einer Hypoxie.

Dieses Beispiel veranschaulicht die Notwendigkeit einer sehr sorgfältigen Einschätzung des Tidalvolumens des Patienten, da eine Reduktion des Tidalvolumens die alveoläre Ventilation drastisch beeinflusst und eher zu einem schlechten Gasaustausch führt als zu einer Störung der Atemfrequenz. Versuchen Sie allerdings nicht, einen tatsächlichen Zahlenwert zu ermitteln; versuchen Sie vielmehr lediglich einzuschätzen, ob das Atemzugvolumen adäquat ist. Nehmen Sie außerdem, wie bereits aufgezeigt wurde, nicht an, dass eine gesteigerte Atemfrequenz ein niedrigeres Tidalvolumen kompensiert.

Denken Sie daran, dass der Totraum mit jedem Atemzug ventiliert wird, unabhängig vom Atemzugvolumen. Wenn der durchschnittlich große Patient mit einem Tidalvolumen von nur 200 ml bei jedem Atemzug atmet, werden nur 50 ml die Alveolen erreichen. Dies führt zu einer schweren, inadäquaten Atmung. Ein Patient mit einer inadäquaten Atemfrequenz – oder einem schlechten Tidalvolumen, ohne Rücksicht auf die Atemfrequenz – benötigt eine positive Druckbeatmung.

Sehen, hören und fühlen Sie, um das Atemzugvolumen zu bestimmen (▶Abbildung 1.9). Sie müssen auf die Brust des Patienten schauen. Ein inadäquates Tidalvolumen erzeugt nur schwache Brustbewegungen. Hören und fühlen Sie die Luft, die aus Mund und Nase entweicht. Bei einem schlechten Tidalvolumen werden Sie während jedes Atemzugs nur wenig Luft hören und fühlen können.

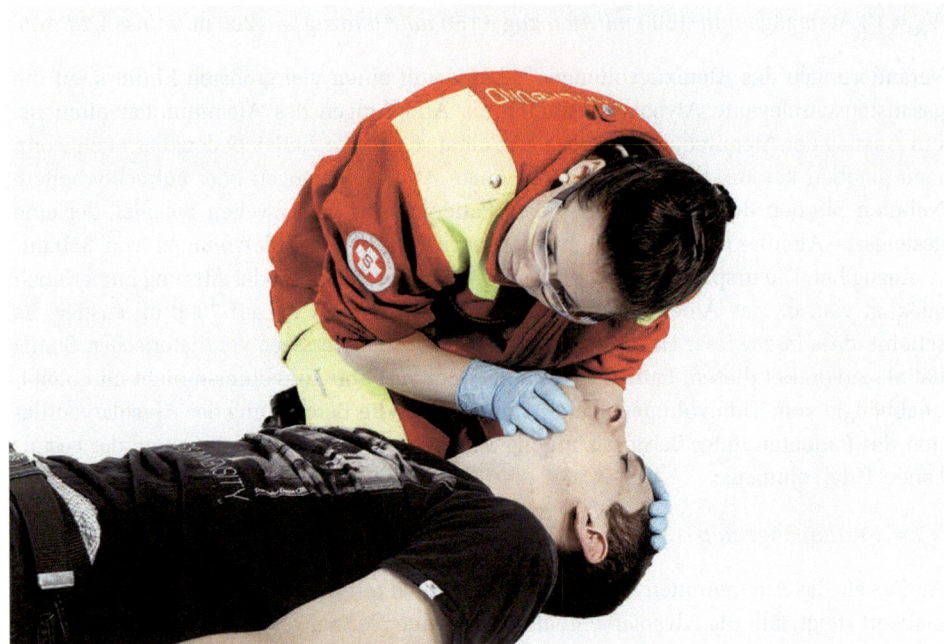

Abbildung 1.9: Durch Sehen, Hören und Fühlen kann das ungefähre Tidalvolumen festgestellt werden.

Merke

Das Atemminutenvolumen errechnet sich aus den folgenden Parametern: der Atemfrequenz, die typischerweise zwischen 8 und 24 Atemzügen/min liegt, und einem Tidalvolumen, das durch das adäquate Heben und Senken des Brustkorbs und durch einen deutlichen Luftaustritt aus dem Mund und der Nase bei jedem Atemzug nachgewiesen wird. Eine adäquate Alveolarventilation basiert auf einem adäquaten Tidalvolumen und wird durch eine erhöhte Atemfrequenz nicht gut kompensiert.

Achten Sie außerdem auf die folgenden zusätzlichen Zeichen für eine schlechte oder inadäquate Atmung:

- Einziehungen der substernalen Grube, der Interkostalräume, der Supraklavikularräume und des Subkostalraums
- Nasenflügeln (selten bei Erwachsenen, aber häufig bei Kindern)
- exzessives Nutzen der Bauchmuskulatur
- tracheales Zerren, das an Pendelbewegungen am vorderen Hals während der Inhalation zu erkennen ist
- Zyanose
- asymmetrische Brustwandbewegungen

Praxistipp

Sollten Sie jemals Zweifel haben, ob ein Patient Sauerstoff benötigt, verabreichen Sie Sauerstoff.

Sobald Sie festgestellt haben, dass die Atmung adäquat ist, sollten Sie über eine Sauerstoffgabe nachdenken. Sauerstoff sollte bei Patienten mit jeder Art von Hypoxie, solchen mit einer vermuteten Hypoxie, Patienten, die hypoxisch werden könnten, sowie solchen unter Schock oder, wenn Sie einem nicht bekannten Problem begegnen, in Betracht gezogen werden. Sollten Sie jemals Zweifel haben, ob ein Patient Sauerstoff benötigt, verabreichen Sie Sauerstoff. Wenn der Patient hypoxisch ist, können Sie die inspiratorische Sauerstoffkonzentration maximieren, indem Sie hohe Konzentrationen Sauerstoff über eine Nichtrückatemmaske verabreichen. Das Ergebnis wird eine hohe Konzentration an sauerstoffgesättigtem Hämoglobin sein und daraufhin der Sauerstofftransport auf der zellulären Ebene.

Wenn die Atmung eine abnorme Frequenz von weniger als 8 Atemzügen/min oder mehr als 30 Atemzügen/min aufweist sowie Anzeichen einer Atemstörung oder eines Atemstillstands vorliegen oder bei einem schlechten Tidalvolumen müssen Sie eine positive Druckbeatmung durchführen.

> **Merke**
>
> Apnoe, inadäquates Tidalvolumen und eine Atemfrequenz von weniger als 8 oder mehr als 30 Atemzügen/min sind Indikatoren einer physiologischen Instabilität.

Wenn Sie die positive Druckbeatmung mit einem Beatmungsbeutel durchführen, dann erreicht das Tidalvolumen eines Erwachsenen 500 bis 600 ml (8 bis 10 ml/kg Körpergewicht). Ein effektives Ventilationsvolumen liegt dann vor, wenn mit jeder Beatmung sichtbare Brusthebungen erzeugt werden. Die Beatmung sollte über einen Zeitraum von 1 s durchgeführt werden, ungeachtet dessen, ob eine Maske benutzt wird oder die Beatmung in Verbindung mit einer erweiterten Atemwegshilfe durchgeführt wird. Ein 1- bis 2-l-Erwachsenenbeatmungsbeutel kann eingesetzt werden, um eine positive Druckbeatmung durchzuführen. Wenn ein 1-l-Beutel verwendet wird, drücken Sie den Beutel so, dass die Hälfte bis zwei Drittel des Volumens zur Beatmung genutzt werden. Wenn ein 2-l-Beutel verwendet wird, nutzen Sie ein Drittel des Beutelvolumens. Ein Reservoir sollte an den Beatmungsbeutel angeschlossen werden, und es sollte Sauerstoff mit 10 bis 12 l/min zugeführt werden. Erwachsene Patienten sollten mit einer Frequenz von 10 bis 12 Atemhüben/min beatmet werden. Bei einem Patienten mit einem Herzstillstand sollte die Beatmung mit einer Frequenz von 8 bis 10 Atemhüben/min durchgeführt werden. Wenn Sie eine Beatmung bei einem Patienten mit schwerer COPD (chronisch-obstruktiver Lungenerkrankung) oder in einem Zustand, der einen Anstieg des Ausatmungswiderstands verursacht, durchführen, sollte mit einer niedrigeren Atemfrequenz (6 bis 8 Atemhübe/min) beatmet werden um das vollständige Ausatmen zuzulassen und zur Vermeidung des auto-PEEP (autopositiver endexspiratorischer Druck), bei dem Gas in den Alveolen festsitzt, was wiederum Überdruck erzeugt und daher die Atemarbeit erhöht.

1.7.5 Beurteilung des Kreislaufs

Den Kreislauf einzuschätzen, bedeutet nicht nur, den Puls des Patienten zu überprüfen. Der Puls ist nur eine Komponente der Kreislaufbeurteilung. Sie versuchen, den Perfusionsstatus des Patienten zu ermitteln. Dafür müssen Sie die folgenden Komponenten des Kreislaufs einschätzen:

- Puls
- Hautfarbe, -temperatur und -zustand
- Rekapillarisierungszeit

> **Praxistipp**
>
> Den Kreislauf einzuschätzen, bedeutet nicht nur, den Puls zu überprüfen. Sie versuchen dabei, den Perfusionsstatus des Patienten zu ermitteln.

Außerdem sollten Sie in dieser Phase jede größere Blutung identifizieren sowie ösophageale, vaginale oder gastrointestinale Blutungen.

Beurteilung des Pulses

Der Zweck der Pulsbeurteilung während der Ersteinschätzung ist es, die Frequenz festzustellen und die Qualität zu beurteilen. Sie werden später einen genaueren Puls ermitteln, wenn Sie die Basislinien der Vitalparameter festlegt haben.

Tasten Sie zuerst den Radialispuls, um sein Vorhandensein zu ermitteln. Wenn er nicht tastbar ist, fühlen Sie den Karotispuls (▶ *Abbildung 1.10*). Ermitteln Sie, ob der Puls vorhanden ist, seine ungefähre Frequenz, seine Regelmäßigkeit und seine Stärke. Wenn kein Karotispuls vorhanden ist, müssen Sie den Patienten wie einen Herzstillstandpatienten behandeln und Ihren Fokus auf die Reanimation legen.

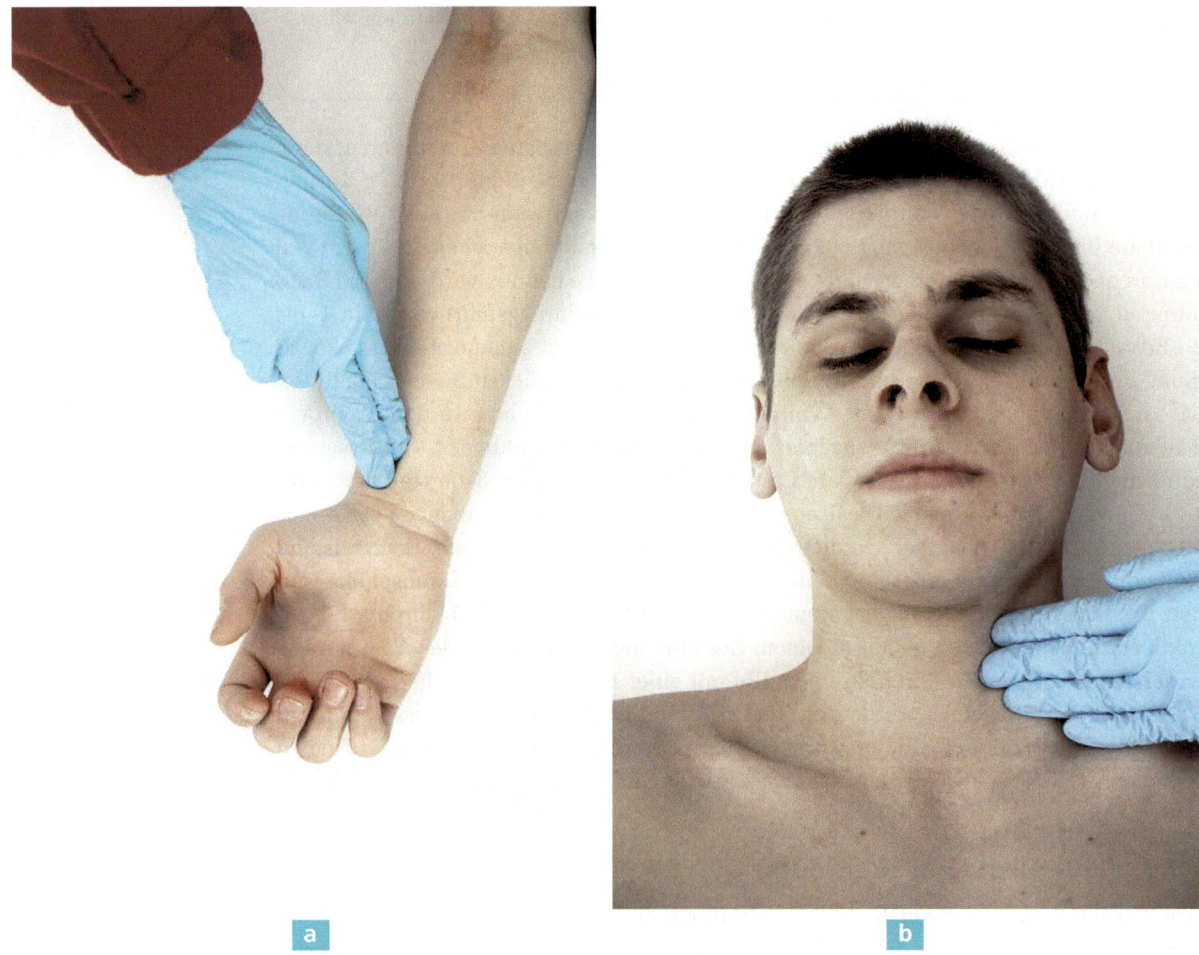

a   b

Abbildung 1.10: (a) Palpieren Sie den Radialispuls. (b) Wenn dieser nicht tastbar ist, dann fühlen Sie den Karotispuls.

Sobald Sie den Puls getastet haben, schätzen Sie seine ungefähre Frequenz ein. Sie sollten den Puls als schnell (mehr als 100 Schläge/min), normal (zwischen 60 und 100 Schlägen/min) oder langsam (weniger als 60 Schläge/min) kategorisieren. Eine Tachykardie kann auf Herzrhythmusstörungen, schlechte Perfusion, Hypoxie, eine Drogenüberdosis oder Vergiftung, Fieber, hormonelle Störungen, Hitzenotfälle, Angst, Schmerz oder Nervosität hinweisen. Die Bradykardie kann auf Herzrhythmusstörungen, schwere Hypoxie, eine normale Reaktion auf bestimmte Medikamente, wie Betablocker, eine Drogenüberdosis oder Vergiftung, intensive Vagusstimulation, einen Anstieg des intrakraniellen Druckes oder auf das Versagen eines internen Herzschrittmachers hindeuten.

Die Pulsfrequenz allein darf nicht als Grund für eine Maßnahme dienen. Sie muss als eines aus einer Reihe von Anzeichen und Symptomen gesehen werden, die notwendig für die Entwicklung einer Arbeits- und Differenzialdiagnose sind. Behandeln Sie nicht die Herzfrequenz, sondern behandeln Sie den Patienten.

Herzrhythmusstörungen werden durch einen unregelmäßigen Puls verursacht. Der Puls kann regelmäßig unregelmäßig sein, wie bei einem normalen Sinusrhythmus mit Bigeminie, oder unregelmäßig unregelmäßig, wie bei Vorhofflimmern. Trotzdem ist ein unregelmäßiger Puls oder jedes Anzeichen einer potenziellen Herzrhythmusstörung eine Indikation dafür, dass der Patient den Einsatz einer durchgehenden Herzüberwachung benötigt.

Wenn Sie den Puls einschätzen, stellen Sie fest, ob er stark oder schwach ist. Schwache Pulse korrelieren charakteristischerweise mit Hypotonie und einer inadäquaten Perfusion, die mit einer Vielzahl von Zuständen in Zusammenhang stehen können. Ein schwacher Puls kann mit Tachykardie, Bradykardie oder einer normalen Frequenz assoziiert sein. Ein starker Puls ist üblicherweise ein Indikator für ein adäquates Herzminutenvolumen und einen adäquaten Blutdruck.

Die Lage des getasteten Pulses entspricht dem Perfusionsstatus, korreliert allerdings mit dem systolischen Blutdruck nicht allzu gut. Es wurde einmal spekuliert, dass das Vorhandensein eines radialen, femoralen, brachialen oder Karotispulses eine Schätzung des systolischen Blutdrucks ermöglichen könnte. Kürzlich wurde jedoch festgestellt, dass diese Methode des Schätzens des systolischen Blutdrucks ungenau ist und dass mit ihr im klinischen Umfeld nicht gearbeitet werden sollte.

Eine Studie, die von Deakin und Low (2000) durchgeführt wurde, ergab, dass Patienten, die einen retinierten Radialispuls hatten, einen durchschnittlichen systolischen Blutdruck von 72,5 mmHg hatten. Von den Teilnehmern, die einen Radialispuls hatten, hatten 83 % einen systolischen Blutdruck unter 80 mmHg. Von den Teilnehmern, die einen tastbaren Karotis- oder Femoralispuls hatten, hatten 83 % einen systolischen Blutdruck unter 70 mmHg und einen durchschnittlichen systolischen Blutdruck von 66,4 mmHg. Zugunsten der derzeitigen Leitlinien bleibt allerdings zu sagen, dass keiner der Teilnehmer, der nur einen Karotispuls hatte, einen systolischen Blutdruck über 60 mmHg hatte. Daher kommt es, wenn Sie den Puls einschätzen, vor allem darauf an, dass ein Puls mit Perfusion vorhanden ist und dass die Beziehung zwischen dem geschätzten systolischen Blutdruck und der Pulslage nicht genau ist.

Ein systolischer Blutdruck von 60 mmHg ist bei den meisten Patienten notwendig, um das Gehirn zu durchbluten. Daher müssen Sie, wenn kein Karotispuls tastbar ist, mit Brustkompressionen und einer aggressiven Reanimation beginnen.

> **Merke**
>
> Ein schwacher oder fehlender peripherer oder zentraler Puls, eine Pulsfrequenz unter 60 oder über 100 Schlägen/min oder ein unregelmäßiger Puls sind Indikatoren einer physiologischen Instabilität.

Erkennen einer schweren Blutung

In den häufigsten Fällen ist es der Traumapatient, der sich mit einer schweren Blutung präsentiert. Bei medizinischen Patienten sind größere Blutungen üblicherweise nicht die Hauptbeschwerde.

Allerdings könnten Sie bei einem medizinischen Patienten, der kürzlich operiert worden ist, eine aufgeplatzte Operationsnarbe finden bzw. eine starke Epistaxis (Nasenbluten) bei einem älteren Patienten mit einer Vorgeschichte von Hypertonie, vaginale Blutungen, die mit einer Fehlgeburt in Zusammenhang stehen werden, signifikante rektale Blutungen, die mit einer gastrointestinalen Blutung assoziiert sind, oder massives Bluterbrechen aufgrund von rupturierten Ösophagusvarizen. (siehe *Kapitel 9*). Diese und viele andere Zustände führen zu einem massiven Blutverlust, schlechter Perfusion und einem schweren hypovolämischen Schock.

Die Hauptunterschiede zwischen einem medizinischen und einem traumatischen Patienten sind normalerweise der Verletzungsmechanismus und die Blutungsquelle. Die Handhabe ist üblicherweise dieselbe, außer dass der Traumpatient sich häufiger mit äußeren Blutungen präsentiert, die durch direkten Druck kontrolliert werden können; die Blutung des medizinischen Patienten ist in der Regel innerlich und nicht einfach zu kontrollieren. Die meisten medizinischen Patienten mit einer inneren Blutung benötigen Maßnahmen, die in der präklinischen Umgebung nicht zur Verfügung stehen; daher ist ein schneller Transport wichtig.

> Ein Patient mit Verdacht auf eine innere Blutung benötigt einen sofortigen Transport.

Beurteilung der Perfusion

Schätzen Sie die Perfusion ein, indem Sie die Hautfarbe, die Temperatur und den Hautzustand des Patienten überprüfen. Die Rekapillarisierungszeit kann ebenfalls eine Aussage über den Perfusionsstatus ermöglichen; allerdings ist sie bei einem erwachsenen Patienten kein verlässlicher Indikator, wie weiter unten erläutert wird.

Hautfarbe   Prüfen Sie die Hautfarbe durch einfache Inspektion. Bei dunkelhäutigen Patienten können Sie die Handflächen, die Schleimhäute innerhalb des Mundes und unter der Zunge (▸*Abbildung 1.11*), die Bindehaut (▸*Abbildung 1.12*) oder die Nagelbetten begutachten. Die Farbe des Nagelbetts ist das am wenigsten verlässliche Kriterium, da Nagellack, die Umgebung, einige chronische Erkrankungen und andere Umstände die Farbe beeinflussen bzw. falsche Hinweise liefern können oder es unmöglich machen, die Farbe zu überprüfen.

Haut kann zyanotisch, blass, rot oder gerötet bzw. marmoriert oder gelblich sein. Die *Zyanose* weist charakteristischerweise auf eine Hypoxie hin; allerdings ist sie ein spätes Anzeichen.

Frühe Zeichen der Hypoxie sind *Blässe* sowie kühle, klebrige Haut, die aufgrund einer Stimulation des sympathischen Nervensystems entsteht. Eine schwache Perfusion der peripheren Mikrozirkulation erzeugt eine blasse Hautfarbe. Dies ergibt sich meistens daraus, dass Blut von der Peripherie weg zum Herzkreislauf geleitet wird, wenn es zu einem Verlust des zirkulierenden intravaskulären Volumens, einer schwachen Herzfunktion oder einer starken Gefäßverengung kommt.

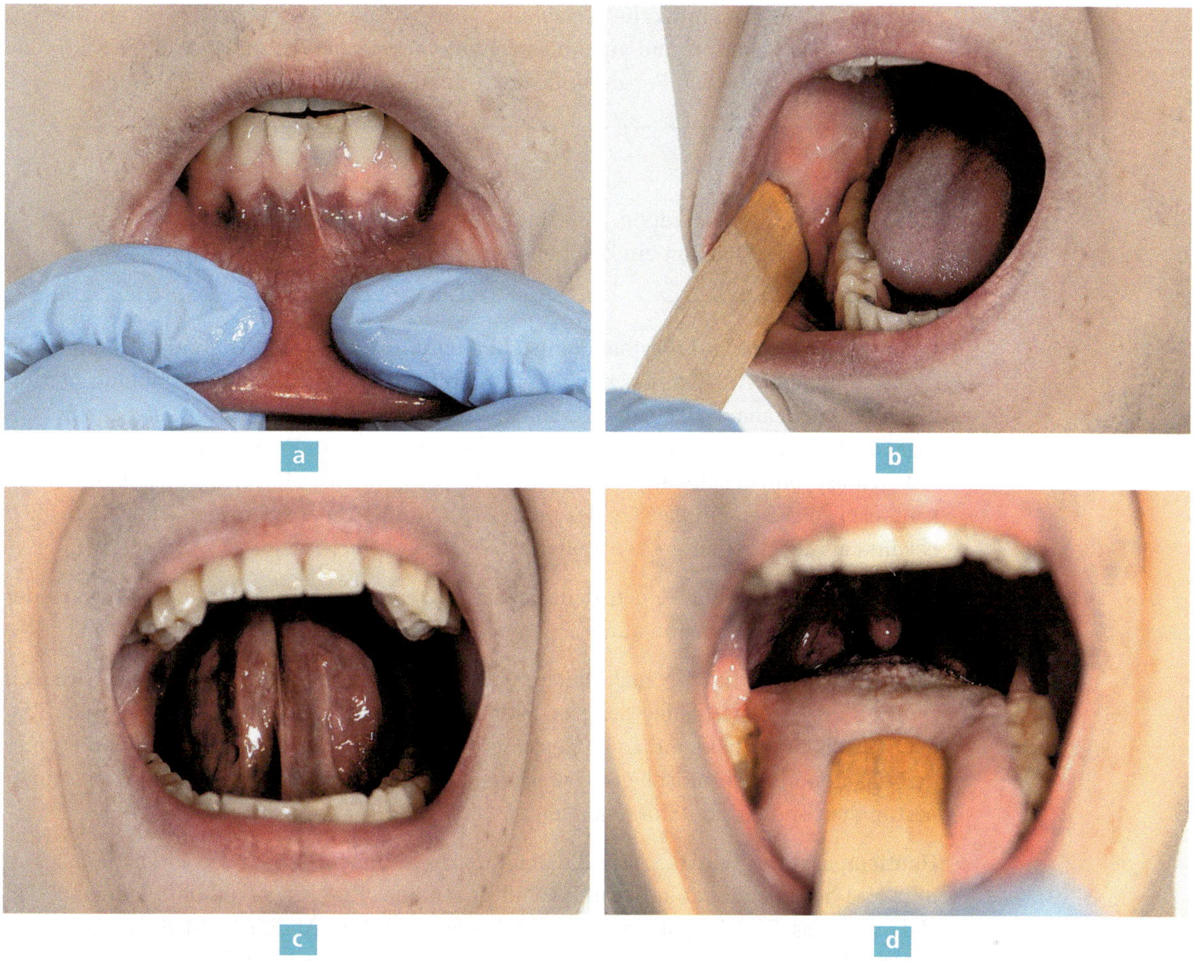

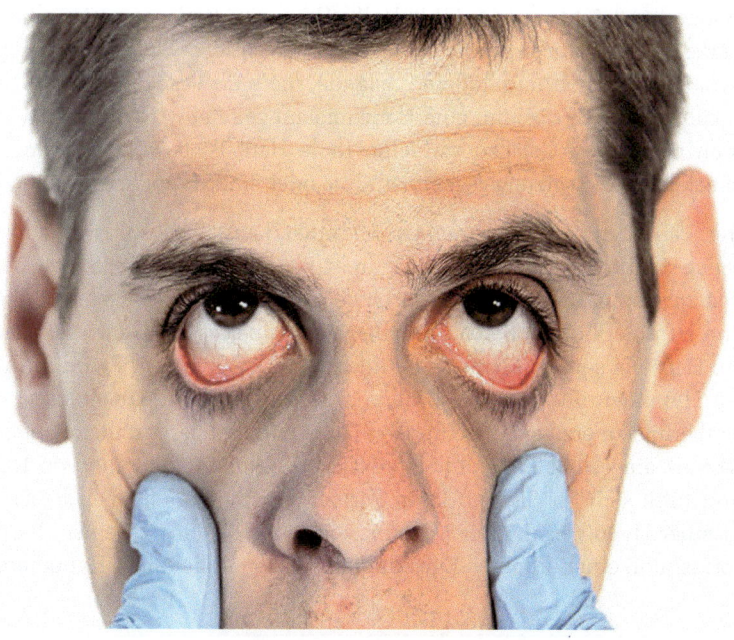

Abbildung 1.11: Inspizieren Sie die Schleimhaut (a) an der Innenseite der Lippen, (b) an den Wangeninnenseite und (c) unter der Zunge. (d) Lassen Sie den Patienten „aaaahhh" sagen, während Sie den weichen Gaumen und das Gaumenzäpfchen untersuchen.

Abbildung 1.12: Die Hautfarbe kann durch Inspizieren der Konjunktiva beurteilt werden.

Bedenken Sie, dass eine kalte Umgebung ebenfalls eine Vasokonstriktion als thermo-regulatorische Reaktion und auch blasse Haut verursachen kann. Dies ist eine normale Reaktion einer gesunden Person und kein Zeichen eines Schocks.

> **Merke**
>
> Außer in einer kalten Umgebung sind blasse oder zyanotische Nägel, Haut oder Handflächen ein Zeichen einer physiologischen Instabilität.

Rote oder gerötete Haut (Erythem) entsteht aufgrund einer Vasodilatation der peripheren Gefäße und eines Anstiegs der kutanen Durchblutung. Dies wird mit bestimmten Zustän-den, wie einem anaphylaktischen Schock, einer Drogenüberdosis, Vergiftung, einem neu-rogenen Schock, verbunden mit Wirbelsäulenverletzungen, Entzündungen, diabetischer Ketoazidose, einem schweren Hitzenotfall und Fieber in Verbindung gebracht. Rote Haut kann ebenso aus einem Anstieg des intravaskulären Volumens der roten Blutzellen, auch bekannt als „Polyzythämie", entstehen.

Marmorierte (fleckige) Haut tritt üblicherweise bei kardiovaskulären Störungen oder einer schwachen Perfusion auf.

Eine Leberfehlfunktion erzeugt üblicherweise einen *gelben*, orange- oder bronzefarbenen Hautton durch den Anstieg der Konzentration des Gallenfarbstoffs. Dieser Zustand ist auch als „Ikterus" bekannt. Er ist normalerweise bei Patienten zu beobachten, die unter einer akuten oder chronischen Lebererkrankung, chronischem Alkoholismus oder unter bestimmten endokrinen Störungen leiden.

Hauttemperatur   Schätzen Sie die Haupttemperatur ein, indem Sie Ihren Handschuh teilweise herunterziehen und Ihren Handrücken oder Ihre Finger auf das Abdomen, den Hals oder das Gesicht platzieren (▶*Abbildung 1.13*). Das Abdomen ist dafür der ideale Ort, weil es am wenigsten durch die Umweltbedingungen beeinflusst wird, wenn der Patient bekleidet ist. Ermitteln Sie, ob die Haut des Patienten normal, heiß, kühl oder kalt ist. Die normale Hauttemperatur liegt üblicherweise um die 37,0 °C, was sich für die meisten Menschen leicht warm anfühlt. Heiße Haut wird typischerweise mit einer erhöh-ten Körperkerntemperatur assoziiert, die bei starkem Fieber und einem Hitzschlag auf-tritt. Schwache Perfusion und andere Zustände, die eine Vasokonstriktion verursachen, erzeugen kühle Haut, da das Blut zum Herzkreislauf geleitet wird und nur wenig warmes Blut in den peripheren Gefäßen verbleibt. Kalte Haut ist gewöhnlich ein Zeichen für einen Schock, eine Aussetzung gegenüber Kälte oder eine Hypothermie.

Ein älterer Patient mit eingeschränkter Mobilität kann übrigens während der kalten Monate auch zu Hause unterkühlen. Er dreht vielleicht den Thermostat herunter, um Heizkosten zu sparen, und erzeugt dadurch versehentlich eine Umgebung, die kalt genug ist, um ihn zu unterkühlen. Seien Sie daher nicht überrascht, wenn ein älterer Patient, den Sie zu Hause in seinem Lehnsessel finden, unterkühlt ist. Dies wird im Allgemeinen als „Urban Hypothermie" bezeichnet. Ferner erfordert es keine Temperaturextreme, um eine Hypothermie zu erzeugen. Sie finden vielleicht einen berauschten Patienten, der auf einer Parkbank eingeschlafen ist, in einer Nacht bei einer Temperatur von 18,3 °C. Diese Temperatur fühlt sich für Sie und Ihren Partner recht warm an, aber der Patient erliegt vielleicht einer Hypothermie. Der Konsum von Alkohol führt zu einem beschleunigten Wärmeverlust und einer erhöhten Empfindlichkeit gegenüber einer Hypothermie.

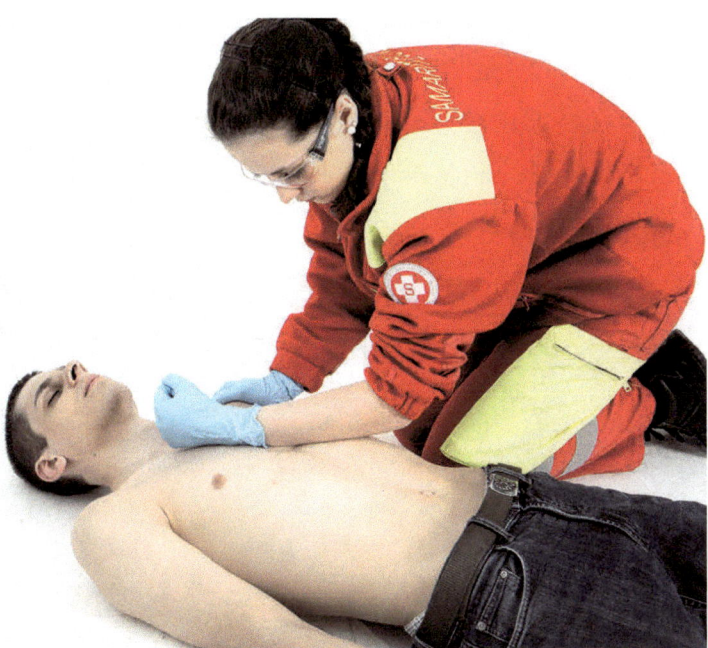

Abbildung 1.13: Erheben Sie die Hauttemperatur, indem Sie Ihre Handschuhe teilweise herunterziehen und Ihren Handrücken oder Ihren Finger auf das Abdomen, den Nacken oder das Gesicht des Patienten legen.

Hautzustand Der Hautzustand beschreibt die Menge an Feuchtigkeit in der Haut. Extrem trockene Haut ist gewöhnlich ein Zeichen einer schweren Dehydratation, einiger Drogenüberdosen oder einer Vergiftung. Feuchte Haut kann unter Umständen bei Patienten mit einer schwachen Perfusion, Fieber, Hitzenotfällen, kardiovaskulären Beeinträchtigungen, Anstrengung, Anspannung, Drogenüberdosis oder einer Vergiftung beobachtet werden. Betrachten Sie den Hautzustand in Zusammenhang mit der Farbe und der Temperatur, um den medizinischen Zustand des Patienten einzuschätzen. Zum Beispiel ist ein klassisches Zeichen für einen Schock eine blasse, kühle, feuchte Haut.

Rekapillarisierungszeit Die Rekapillarisierungszeit ist eine schnelle Methode, um die periphere Perfusion einzuschätzen (▶*Abbildung 1.14*). Dazu wird auf einen Fingernagel des Patienten gedrückt und beobachtet, wie lang es dauert, bis die Farbe zurückkehrt. Allerdings ist sie keine so genaue Methode, wie einmal geglaubt wurde. Das Problem mit der Rekapillarisierungszeit beim erwachsenen Patienten ist, dass sie durch verschiedene Faktoren, wie Rauchen, Medikamente, Umgebungsbedingungen, chronische medizinische Zustände und andere Umstände, die die periphere Zirkulation beeinflussen, beeinträchtigt werden kann. Die Rekapillarisierungszeit ist jedoch ein genauerer Indikator für die Perfusion bei Säuglingen und kleinen Kindern. Außerdem wurde herausgefunden, dass die normale Rekapillarisierungszeit bei manchen Patienten mehr als 2 s beträgt. Manche Menschen haben sogar eine normale Rekapillarisierungszeit von bis zu 4 s.

Sie sollten nach wie vor die Rekapillarisierungszeit bei jedem Patienten einschätzen, aber bedenken Sie die Einschränkung bei der Interpretation der Ergebnisse. Sie müssen immer auch an andere Ursachen für eine Verlängerung der Rekapillarisierungszeit denken. Wird ein Patient draußen in einer kalten Umgebung gefunden, würden Sie erwarten, dass die Rekapillarisierungszeit verlängert ist. Auch hier ist es wichtig, die Rekapillarisierungszeit nur als ein Zeichen oder Bestandteil in einem gesamten klinischen Bild zu sehen. Behandeln Sie den Patienten und nicht ein einzelnes Anzeichen.

> **Praxistipp**
>
> Die obere Grenze der normalen Rekapillarisierungszeit bei Raumtemperatur beträgt für Kinder und männliche Erwachsene 2 s, für weibliche Erwachsene 3 s und für ältere Patienten 4 s.

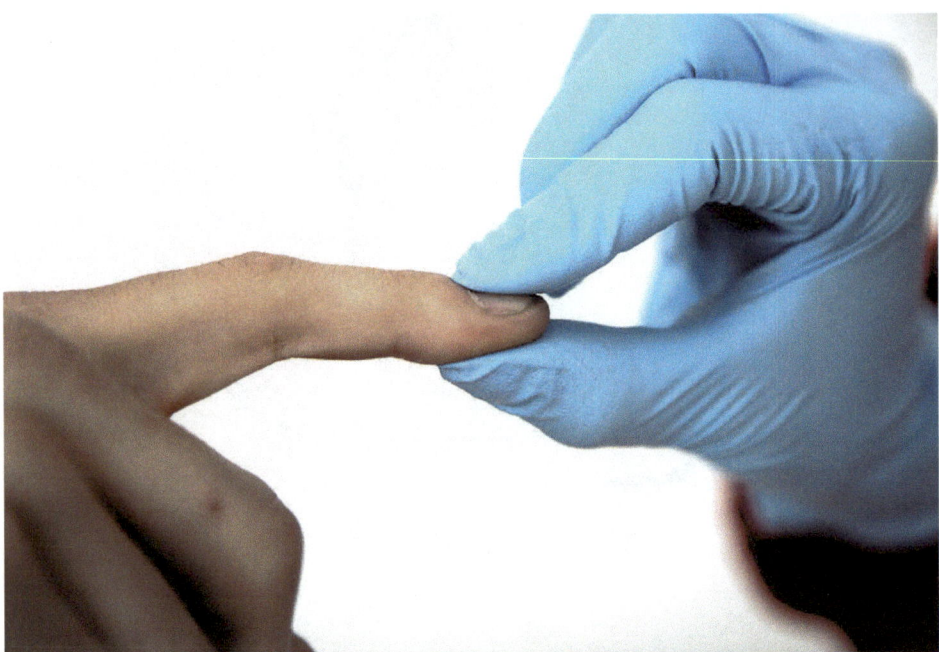

Abbildung 1.14: Rekapillarisation, eine rasche Methode, um die periphere Perfusion zu bestimmen, jedoch nicht immer zuverlässig

1.7.6 Feststellen der Patientenpriorität

Während Ihrer Ersteinschätzung sollten Sie alle akuten Lebensbedrohungen bezüglich der Atemwege, der Atmung oder des Kreislaufs identifiziert und behandelt haben. Die Atemwege sollten frei sein und offen bleiben; eine Sauerstoffgabe sollte in Betracht gezogen oder, falls notwendig, eine positive Druckbeatmung durchgeführt worden sein. Die Reanimation bei einem pulslosen Patienten muss sich zuerst auf die Thoraxkompressionen und den Kreislauf konzentrieren, gefolgt vom Atemwegsmanagement, der Beatmung und der Oxygenierung. Basierend auf den Ergebnissen und Maßnahmen aus der Einschätzung können Sie dann beginnen, den Prioritätsstatus Ihres Patienten zu ermitteln. Ernste Anomalien bezüglich der Atemwege, der Atmung oder der Kreislaufbefunde würden Sie normalerweise dazu veranlassen, den Patienten als physiologisch instabil einzuschätzen (siehe Tabelle 1.1). Diese Patienten haben unter Umständen zugrunde liegende Zustände, die eine aggressive Einschätzung und Behandlung und einen beschleunigten Transport verlangen.

Zusätzlich zu den Auffälligkeiten, die bei der Ersteinschätzung festgestellt wurden, können die folgenden Punkte als risikoreiche Ergebnisse oder Zustände, die einen Prioritätsstatus rechtfertigen, betrachtet werden. Wenn Sie mit der Erweiterten Untersuchung und der Wiedereinschätzung fortfahren, sollten die folgenden Punkte Sie dazu veranlassen, einen medizinischen Patienten mit Priorität zu erkennen und aggressive Maßnahmen in Betracht zu ziehen:

- abdominale Anzeichen von Schmerzen, Schmerzempfindlichkeit, Magenüberdehnung und Abwehrspannung
- akute Rücken- oder Flankenschmerzen, die nicht durch die Skelettmuskeln bedingt sind, bei einem Patienten von über 60 Jahren
- gastrointestinale Blutung

- starke Hämaturie (Blut im Urin)
- starke Hämoptysis (Bluthusten)
- Hämatemesis (Bluterbrechen)
- Giemen
- Rasselgeräusche
- akute Brustbeschwerden bei einem Patienten über 35 Jahre
- inadäquate Diaphorese (Schwitzen)
- Schwindel bei einem Patienten über 65 Jahre
- akute und starke Kopfschmerzen
- akutes Einsetzen von motorischen Defiziten, wie Dysphagie (Schluckstörungen), Dysphasie (Sprachausdrucksstörungen), Paralyse oder Parese des Gesichts oder der Extremitäten
- Krampfanfälle
- Synkope
- Tauchunfälle
- Stromunfälle oder Blitzschläge
- Einnahme ätzender Stoffe
- Vergiftung
- Drogenrausch
- pulslose Extremitäten
- klinisch offensichtliche Gelbsucht
- akute und starke Ödeme in den unteren Extremitäten
- akute Nackensteifigkeit mit meningealen Zeichen
- Wehen und bevorstehende Geburt
- Schwangerschaftskomplikationen
- starke vaginale Blutungen
- akute Skrotumschmerzen

Der Prioritätsstatus kann jederzeit während der Einschätzung bestimmt werden. Außerdem kann es passieren, dass Sie Ihren Patienten als Priorität kategorisieren, aber während der weiteren Untersuchung feststellen, dass der Zustand einen Prioritätsstatus nicht rechtfertigt. Denken Sie daran, dass die Einschätzung laufend fortgeführt wird und der Zustand des Patienten dynamisch ist – er kann sich zu jedem Zeitpunkt verändern. Ein Beispiel für eine drastische Veränderung ist ein Patient, der nur über Übelkeit und Schwäche klagt und nicht so erscheint, als hätte er irgendwelche physiologischen Instabilitäten, der dann aber plötzlich pulslos und apnoisch wird. Dies ist ein extremes Beispiel. Sie müssen darauf vorbereitet sein, Veränderungen bei jedem Patienten zu erkennen und zu behandeln, egal wie ernst oder wie subtil.

Erweiterte Untersuchung 1.8

Wenn Sie einmal den Szenenüberblick und die Ersteinschätzung beendet haben, ist der nächste Schritt die Erweiterte Untersuchung. Diese Untersuchung wird durchgeführt, um alle anderen lebensbedrohenden Zustände zu erkennen. Die drei Hauptkomponenten der Erweiterten Untersuchung sind folgende:

- Erheben der Anamnese
- Durchführen einer körperlichen Untersuchung
- Erheben der Baseline der Vitalzeichen

Die Reihenfolge, nach der diese Schritte durchgeführt werden, wird durch den mentalen Status des Patienten bestimmt (▶ *Tabelle 1.2*).

Bei einem reagierenden Patienten ist die Anamnese der erste Schritt, gefolgt von der körperlichen Untersuchung und der Erhebung der Baseline der Vitalzeichen. Bei einem nicht reagierenden Patienten oder einem Patienten mit einem veränderten mentalen Status wird die körperliche Untersuchung zuerst durchgeführt.

Bei einem bewusstseinsklaren Patienten kommt an erster Stelle die Anamnese, gefolgt von der körperlichen Untersuchung und der Erhebung der Baseline der Vitalzeichen. Bei einem bewusstlosen Patienten oder einem mit einem veränderten mentalen Status führen Sie die körperliche Untersuchung zuerst durch, gefolgt von der Bestimmung der Baseline der Vitalzeichen und schließlich dem Erheben der Anamnese. Bei einem medizinischen Patienten liefern die Hauptbeschwerde und die medizinische Vorgeschichte wichtige Informationen zur Identifikation der möglichen Erkrankung. Die Ergebnisse der körperlichen Untersuchung helfen beim Erstellen einer Arbeits- bzw. Differenzialdiagnose, bei der Bestätigung des Zustands des Patienten und beim Einschätzen von dessen Schwere.

Beim reagierenden medizinischen Patienten konzentriert sich die Erweiterte Untersuchung mehr auf die Hauptbeschwerde, die Anzeichen, die Symptome und die damit verbundenen Körpersysteme. Beim bewusstlosen Patienten oder bei einem Patienten mit verändertem Bewusstseinsstatus führen Sie eine schnelle Erweiterte Kopf-bis-Fuß-Untersuchung durch. Sie werden mittels Inspizieren, Palpieren, Auskultieren und Perkutieren auf Hinweise von abnormen Befunden suchen, die mit dem medizinischen Zustand in Zusammenhang stehen. Der bewusstlose oder sich mit einem veränderten mentalen Status präsentierende medizinische Patient wird bereits aufgrund der Hauptbeschwerde „Bewusstlosigkeit oder veränderter mentaler Status" als physiologisch instabil mit Priorität betrachtet. Die Erweiterte Untersuchung wird hoffentlich in Form von abnormen Ergebnissen im Zuge der körperlichen Untersuchung einige Hinweise liefern, weshalb der Patient nicht reagiert oder einen veränderten Bewusstseinszustand hat. Das Ziel der Untersuchung ist es, sich entlang des folgenden Kontinuums zu bewegen:

Behandeln Sie jegliche lebensbedrohlichen Zustände, die Sie während der Ersteinschätzung und der Erweiterten Untersuchung gefunden haben. → Beginnen Sie mit der Notfallversorgung. → Fahren Sie mit der Untersuchung fort, um zu versuchen, eine präklinische Arbeits- bzw. Differenzialdiagnose des Zustands zu erstellen. → Bewegen Sie sich von Möglichkeiten zu Wahrscheinlichkeiten des vermuteten Patientenzustands fort, um eine fortwährende und genauer fokussierte Notfallversorgung leisten zu können.

Betrachten Sie z.B. das folgende Szenario: Sie werden wegen Kurzatmigkeit eines Patienten zu einem Einsatzort geschickt. Während der Ersteinschätzung konzentrieren Sie sich darauf, das Ausmaß der Atemstörung oder des Atemversagens und den Grad der Hypoxie, verbunden mit dem Allgemeinzustand, zu ermitteln. Sie müssen sofort eingreifen, um ein Atemwegsmanagement, positive Druckbeatmung und eine Sauerstofftherapie durchzuführen, ohne die genaue Ursache der respiratorischen Problematik zu kennen.

Praxistipp

Bei einem reagierenden medizinischen Patienten helfen Ihnen die Informationen der Patientengeschichte dabei, die fokussierte medizinische Einschätzung vorzunehmen.

Während der Ersteinschätzung und der Erweiterten Untersuchung sammeln Sie weitere Informationen. In diesem Fall ermitteln Sie als Ursache das Asthma und konzentrieren Ihr weiteres Management auf die medikamentöse Behandlung des Asthmas mittels β_2-Sympathomimetika und Steroiden. Würden Sie eine andere Ursache erkennen, wie z.B. eine Pneumonie, würden Sie den Patienten anders behandeln.

Die Idee ist es, alle Lebensbedrohungen zu behandeln und dann damit fortzufahren, die genaue Ursache für den Zustand anzupeilen, sodass Sie fokussierte medikamentöse und nicht medikamentöse Maßnahmen durchführen können. Im Übrigen kann es in manchen Situationen notwendig sein, früh zur medikamentösen Behandlung überzugehen, um die Atemwege und die Atmung zu sichern, wie z.B. bei einem anaphylaktischen Patienten. In diesem speziellen Fall ist die intramuskuläre Gabe von Adrenalin sehr früh während des Einschätzungsprozesses notwendig, sodass die Atemwege aufrechterhalten bleiben und eine Beatmung durchgeführt werden kann.

Tabelle 1.2

Erweiterte Untersuchung

Reagierender Patient	Nicht reagierender Patient oder Patient mit verändertem mentalem Status
■ Anamnese	■ Körperliche Untersuchung
■ körperliche Untersuchung	■ Baseline der Vitalzeichen
■ Baseline der Vitalzeichen	■ Anamnese

1.8.1 Reagierender Patient

Bei einem reagierenden medizinischen Patienten müssen Sie zuerst die Anamnese erfassen, einschließlich der Hauptbeschwerde, der letzten Erkrankungen, der medizinischen Vorgeschichte und des momentanen Gesundheitszustands. Die Informationen, die Sie der Patientengeschichte entnehmen, werden Sie durch die körperliche Untersuchung leiten.

Wenn der Patient z.B. über retrosternale Brustschmerzen und Atemnot klagt, werden Sie nicht viel Zeit darauf verwenden müssen, seinen Kopf zu beurteilen. Stattdessen werden Sie sich auf die Körperteile und Systeme konzentrieren, die Ihnen Hinweise auf potenzielle Erkrankungen verschaffen können, die die Brustschmerzen und deren Heftigkeit (Intensität) verursachen könnten. Zum Beispiel würden Sie die Pupillen auf Größe und Reaktionsgeschwindigkeit untersuchen, die Konjunktiva auf Blässe, Zyanose oder eine Entzündung bzw. die Mundschleimhaut auf eine Zyanose. Diese Zeichen scheinen nur vage mit den Brustschmerzen in Verbindung zu stehen, könnten aber Hinweise auf eine Hypoxie und den Perfusionsstatus liefern. Beim Patienten mit Brustschmerzen sind sie es wert, überprüft zu werden, gemeinsam mit anderen anatomischen Bereichen, die Anzeichen von Herzversagen oder Hypoxie vermuten lassen, oder Körpersystemen, die vielleicht in Verbindung zu den Beschwerden oder der vermuteten Erkrankung stehen. Anknüpfend an die körperliche Untersuchung sammeln Sie einen Satz von Ausgangswerten der Vitalzeichen, die ebenfalls signifikante Hinweise auf den Zustand und dessen Schwere liefern können.

Basierend auf den Informationen, die Sie aus der Anamnese sammeln, ist es vielleicht notwendig, Maßnahmen durchzuführen, wie z.B. eine i.v. Therapie und eine Blutabnahme, bevor Sie die körperliche Untersuchung abschließen. Meistens werden diese Maßnahmen gleichzeitig mit der körperlichen Untersuchung durchgeführt.

Der folgende Abschnitt beschreibt detaillierter die Elemente der körperlichen Untersuchung eines wachen medizinischen Patienten.

Beurteilung der Beschwerden und der medizinischen Vorgeschichte des Patienten

Informationen zur Vorgeschichte des Patienten können sowohl über verbale Kommunikation als auch aus nonverbalen Quellen gewonnen werden. Die *verbale Kommunikation* beinhaltet, den Patienten über seine Beschwerden, seine medizinische Vorgeschichte und dergleichen zu befragen. Der Patient ist der Haupterzähler; er ist die Person, die die Informationen liefern kann.

Nonverbale Informationsquellen sind hauptsächlich Hinweise in der Umgebung; viele von ihnen haben Sie bereits während des Szenenüberblicks entdeckt. Diese Hinweise können z.B. Medikamentenbehälter, ein medizinisches Warnarmband oder ein Rollstuhl sein. Zum Beispiel sollte Sie ein Sauerstoffkonzentrator an einem Einsatzort, an dem ein Patient über Kurzatmigkeit klagt, eine chronische Atemwegserkrankung vermuten lassen. Gleichermaßen ist ein Patient, der in einem Krankenhausbett liegt, wahrscheinlich eine Person mit einer schon länger andauernden medizinischen Erkrankung, die seine Mobilität einschränkt. Die Kurzatmigkeit könnte das Ergebnis eines Pulmonalembolus aufgrund der Immobilität sein.

Behalten Sie im Hinterkopf, dass die Ergebnisse der körperlichen Untersuchung objektive Informationen sind, die sichtbare Anzeichen einer Verletzung oder Erkrankung darstellen. Bei medizinischen Patienten allerdings müssen Sie sich mehr auf die Symptome verlassen, weil sie meistens der Grund dafür sind, dass die Patienten den Rettungsdienst anrufen. Symptome können nur vom Patienten beschrieben werden. Wir müssen realisieren, dass wir nicht alles selber sehen können, z. B. Brustschmerzen, Übelkeit oder Schwindel. Ebenso können wir nicht sehen, wie schlimm der Schmerz wirklich ist. Das ist eine subjektive Information, die vom Patienten beim Erheben der Anamnese und im Gespräch gewonnen werden muss. Manchmal allerdings können ein Ergebnis der körperlichen Untersuchung oder die Körperhaltung bessere Indikatoren für die Schwere des Zustands sein. Ein Beispiel dafür ist ein Patient, der über Brustschmerzen klagt und sich mit einer geballten Faust über seiner Brust präsentiert. Er hat wahrscheinlich stärkere Brustschmerzen als ein Patient, der nur auf die Stelle zeigt, wo er die Schmerzen spürt.

Es ist außerdem wichtig zu berücksichtigen, dass auch ein wacher, auf Ihre Fragen antwortender Patient unter Umständen verwirrt, desorientiert und bewusstlos werden kann, wenn sich sein Zustand später verschlechtert. In dieser Situation sind Sie womöglich die einzige Person, die die Möglichkeit hatte, sachdienliche Informationen über die Hauptbeschwerde, die Grunderkrankung und die medizinische Vorgeschichte zu erheben. Ein gutes Beispiel dafür ist ein Patient, der unter einer Subarachnoidalblutung leidet: Als Sie an der Einsatzstelle ankommen, klagt der Patient über unerträgliche Kopfschmerzen. Während Sie mit Ihrer Einschätzung fortfahren, verschlechtert sich sein Zustand weiter. Als Sie die Notaufnahme erreichen, reagiert der Patient auf keinen Stimulus mehr. Sie sind wahrscheinlich die einzige Person, die die Geschichte über den Verlauf der Ereignisse in Verbindung mit dem Aneurysma weitergeben kann. Diese Informationen können ein wichtiger Stützpfeiler für die sofortige weitere Versorgung dieses Patienten sein.

Praxistipp

Am besten kann meist der Patient selbst in Bezug auf die Anamnese Auskunft geben.

Bei medizinischen Patienten müssen Sie sich stark auf die Symptome stützen, weil diese die häufigste Ursache dafür sind, dass medizinische Patienten den Rettungsdienst rufen.

Am besten kann meist der Patient selbst Auskunft geben. Sammeln Sie vom Patienten so viele Informationen, wie Sie können. Wenn Sie Fragen stellen, richten Sie diese an den Patienten, nicht an die Familie. Ist der Patient in einer schweren Notlage oder aufgrund seines mentalen Status nicht in der Lage, die Fragen zu beantworten, dann ist es angebracht, die Fragen an die Familienmitglieder zu richten. Umstehende, die keine Familienmitglieder sind, können ebenfalls als Informationsquellen dienen. Aber es ist wichtig zu erkennen, dass Umstehende die unzuverlässigste Quelle für Informationen darstellen; also seien Sie vorsichtig, wenn Sie solche Informationen verwerten. Es ist eine gute Idee, bei einem Übergabegespräch immer auch die Informationsquellen mitanzugeben.

Sie können zwei Arten von *Fragen* stellen um die Anamnese zu erheben: offene (indirekte) Fragen und geschlossene (direkte) Fragen. Eine Frage mit einem offenen Ende ist eine allgemeine Frage, die keine spezifische Antwort suggeriert; sie kann dabei helfen, den Informationsfluss am Laufen zu halten. Mit offenen Fragen können Sie viele Informationen in kurzer Zeit sammeln. Ein Beispiel für eine offene Frage ist: „Können Sie Ihre Brustschmerzen beschreiben?" Direkte oder geschlossene Fragen sind sehr spezifisch und legen eine kurze Antwort nahe, normalerweise „Ja" oder „Nein". Ein Beispiel für eine direkte Frage wäre: „Ist der Brustschmerz dumpf?"

Es empfiehlt sich, zwischen den beiden Fragetypen zu wechseln. Das Erheben der Anamnese beginnt meist mit einer offenen Frage und führt dann im weiteren Verlauf zu spezifischeren geschlossenen oder direkten Fragen, sobald Sie eine Gefühl dafür haben, was die Hauptbeschwerde und welcher Art die gegenwärtige Erkrankung sein könnte. Wenn der Patient allerdings ernste Schwierigkeiten beim Atmen oder schreckliche Schmerzen hat und nicht fähig ist, in langen Sätzen zu antworten, müssen Sie direkte Fragen einsetzen, um die benötigten Informationen zu sammeln, da offene Fragen den Patienten noch weiter erschöpfen könnten. Verschlechtern Sie nicht den Patientenzustand durch Ihre Befragungstechnik!

Wenn Sie die Anamnese erheben, dann setzen Sie ein paar einfache *Kommunikationstechniken* ein. Stellen Sie sich selbst vor und verwenden Sie, wenn möglich, den Namen des Patienten. Sagen Sie z.B.: „Hallo, mein Name ist Jochen Müller, und ich bin Notfallsanitäter. Wie ist Ihr Name? Okay, Herr Maier, ich muss Ihnen ein paar Fragen darüber stellen, weshalb Sie den Rettungsdienst gerufen haben." Wenn der Patient Ihnen Brustschmerzen als Beschwerde angibt, forschen Sie weiter nach: „Ich muss Ihnen ein paar Fragen über die Schmerzen stellen, die Sie gerade haben."

Der Gesprächston sollte mitfühlend sein, aber Sie sollten selbstsicher und entschlossen wirken. Seien Sie dem Patienten gegenüber nicht herablassend; sonst werden Sie nur wenige Informationen von ihm bekommen. Vermeiden Sie medizinische Fachausdrücke, da die meisten Patienten sie nicht verstehen. Fragen Sie z.B. nicht: „Strahlen die Schmerzen in die lumbale oder sakrale Region aus?" Der Patient wird unter Umständen einfach „Nein" antworten, nicht, weil die Schmerzen nicht ausstrahlen, sondern weil er keine Ahnung hat, worüber Sie reden, was ihm peinlich ist. Vermeiden Sie es ebenfalls, den Patienten wie ein Kind zu behandeln, indem Sie sehr vereinfachte Begriffe verwenden, es sei denn, es ist für den jeweiligen Patienten angebracht.

Andere hilfreiche Kommunikationsfähigkeiten sind nonverbale Techniken, wie Körperhaltung, Berührung, Umgangston und Augenkontakt. Nehmen Sie keine autoritäre Körperhaltung ein, stehen Sie also nicht über dem Patienten. Begeben Sie sich, wenn möglich, auf seine Höhe (▶*Abbildung 1.15*). Berührungen sorgen für Beruhigung und Trost. Setzen Sie sie entsprechend ein. Der Klang Ihrer Stimme kann Empathie und eine einfühlsame Haltung kommunizieren oder das genaue Gegenteil projizieren. Halten Sie

Augenkontakt, während Sie mit Ihrem Patienten sprechen. Außerdem ist Geduld sehr wichtig: Erlauben Sie dem Patienten, in Situationen, die nicht kritisch sind, die Fragen in seinem Tempo zu beantworten, besonders wenn er älter ist. Ein häufiges Problem bei Mitarbeitern des Rettungsdienst während des Erhebens der Anamnese ist, dass sie nicht zuhören. Tatsächlich „hören sie zu", aber sie „hören" nicht wirklich, was der Patient ihnen erzählt. Sie müssen ein guter Zuhörer sein, um ein guter Interviewer zu sein.

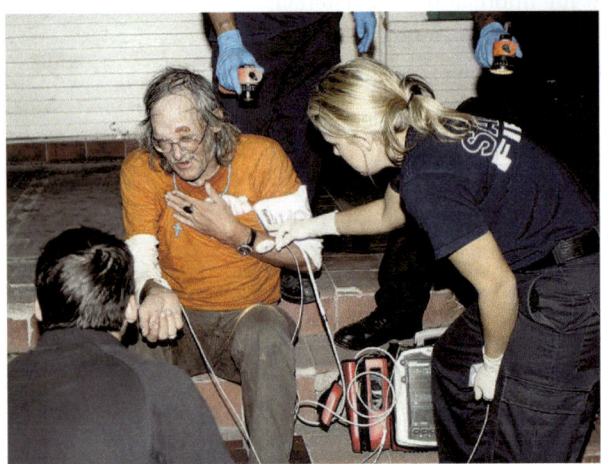

Abbildung 1.15: Positionieren Sie sich, wenn möglich, auf Augenhöhe des Patienten.

Hauptbeschwerde Die Hauptbeschwerde ist der Grund, weshalb Sie am Einsatzort sind. Sie ist üblicherweise einer der ersten Teile der verbalen Informationen, die Sie vom Patienten erhalten („Warum haben Sie den Rettungsdienst gerufen?"). Allerdings ist die Beschwerde, die der Patient als erstes beschreibt, nicht notwendigerweise der Hauptgrund, weshalb Sie gerufen wurden.

Zum Beispiel kann es vorkommen, dass Sie aufgrund von Abdominalschmerzen zu einem Einsatzort gerufen wurden. Als Sie vor Ort ankommen, gibt der Patient an, dass er diese Abdominalschmerzen schon seit drei Wochen hat. An diesem Punkt müssen Sie ermitteln, was sich verändert und den Anruf beim Rettungsdienst veranlasst hat („Also warum haben Sie *heute* den Rettungsdienst gerufen?"). Der Patient kann den akuten Beginn von blutigem Erbrechen oder dunklem Teerstuhl erleben, oder vielleicht sind die Schmerzen schlimmer geworden bzw. haben sich auf eine andere Weise verändert. Diese zusätzlichen, präzisen Informationen sind ebenso bedeutend wie die Kenntnis der Hauptbeschwerde selbst.

Die Hauptbeschwerde ist meist Schmerz, eine Dysfunktion, Unwohlsein oder eine abnorme Beobachtung. Wenn Sie die Hauptbeschwerde in Ihrem Bericht beschreiben, verwenden Sie, wenn möglich, die eigenen Worte des Patienten, wie z.B.: „Meine Brust schmerzt in der Mitte." Sie können die Hauptbeschwerde in der Anamnese der gegenwärtigen Erkrankung und dem Bericht über die Ergebnisse der körperlichen Untersuchung zusätzlich verdeutlichen. Dokumentieren Sie nicht: „Der Patient klagt über Lungenkrebs." Das ist eine Diagnose, nicht der Grund, warum Sie heute zum Einsatzort gerufen wurden. Die heutige Hauptbeschwerde wäre, statt ein zusätzliches oder Begleitsymptom zu sein, möglicherweise die Tatsache, dass die übliche Atemnot des Patienten schlimmer geworden ist. Erinnern Sie sich daran, dass Sie womöglich fragen müssen: „Warum haben Sie uns *heute* gerufen?", um die Beschwerde abzuklären.

Entwickeln Sie keinen Tunnelblick, wenn Sie erst einmal die Hauptbeschwerde ermittelt haben. Sie müssen sich der anderen möglichen Beschwerden, Anzeichen und Symptome bewusst sein, die vielleicht zu Beginn subtil wirken, sich dann aber als wichtiger als die ursprüngliche Beschwerde herausstellen können. Lassen Sie sich außerdem, wie bereits betont, von niemand anderem als dem Patienten vor Ort Informationen über die Hauptbeschwerde liefern, außer der Patient ist bewusstlos oder hat einen veränderten mentalen Status und antwortet nicht angemessen. Versuchen Sie, die Informationen vom Patienten zu erhalten, auch wenn Sie dabei im Hinterkopf behalten müssen, dass Familienmitglieder manchmal eine vollständigere und objektivere Geschichte liefern können (z.B. eine Vorgeschichte von Alkoholkonsum).

Vorgeschichte der derzeitigen Erkrankung   In der Vorgeschichte der derzeitigen Erkrankung werden die Hauptbeschwerden sehr viel ausführlicher erkundet. Die OPQRST-Eselsbrücke ist eine Methode, die Ihnen dabei helfen kann, sich daran zu erinnern, die folgenden Fragen zu stellen:

> **Merke**
>
> OPQRST-Fragen:
> - *Onset* (Beginn)
> - *Palliation/Provocation* (Linderung/Provokation)
> - *Quality* (Qualität)
> - *Radiation* (Ausstrahlung)
> - *Severity* (Intensität)
> - *Time* (Zeit)

1. **Onset (Beginn):** Ermitteln Sie die Zeit des Beginns der Beschwerden. Fragen Sie nach dem Datum, dem Tag und der Uhrzeit. Ermitteln Sie, ob der Beginn allmählich oder plötzlich stattgefunden hat. Allein diese Informationen können schon dabei helfen, gewisse Arten von Erkrankungen auszuschließen. Wie bereits erwähnt, wollen Sie ebenfalls wissen, was der Patient zur Zeit des Beginns der Beschwerden gemacht hat. Gab es einen bestimmten Vorfall in Zusammenhang mit dem Ausbruch der Symptome? Fragen Sie z.B.: „Was haben Sie gemacht, als die Brustschmerzen begonnen haben?" Der Patienten antwortet vielleicht: „Ich saß in meinem Sessel und habe die Nachrichten gesehen." oder „Ich habe mit meinem Sohn Baseball gespielt." Beide Antworten wären aussagekräftig. Finden Sie heraus, ob diese Symptome eine einfache akute Attacke sind oder ob es schon einmal Vorfälle gab. Ermitteln Sie, ob die bisherigen Ereignisse täglich, periodisch oder chronisch waren. Fragen Sie außerdem, ob die bisherigen Vorkommnisse diagnostiziert wurden. Wenn das Symptom noch immer vorhanden ist, fragen Sie nach dessen Entwicklung. Ist das Symptom besser oder schlechter geworden oder ist es unverändert geblieben?

2. **Palliation/Provocation (Linderung/Provokation):** Finden Sie heraus, welche Maßnahme dem Patienten Linderung verschafft und was die Symptome schlimmer macht. Ein Patient mit Atemnot kann durch aufrechtes Sitzen anzeigen, dass er in dieser Position leichter atmen kann, wohingegen flaches Liegen die Dyspnoe verschlimmert. Finden Sie heraus, ob ein Patient, der über Abdominalschmerzen klagt, einen rezeptfreien Säureblocker ausprobiert hat. Wenn dem so ist, dann ermitteln Sie, ob der Schmerz dadurch gelindert worden ist, sich verschlechtert hat oder unverändert geblieben ist. Diese Information ist nützlich, wenn Sie versuchen, bestimmte Leiden auszuschließen.

3. **Quality (Qualität):** Die Qualität der Schmerzen ergibt sich daraus, wie der Patient sie beschreibt. Einige häufig verwendete Beschreibungen sind „erdrückend", „zerreißend", „krampfartig", „schneidend", „dumpf", „scharf", „schmerzhaft" und „einengend". Ermutigen Sie den Patienten dazu, die Qualität zu beschreiben, und geben Sie diese Informationen in den patienteneigenen Worten weiter.

4. **Radiation (Ausstrahlung):** Wenn Sie die Lokalisation des Schmerzes evaluieren, ermitteln Sie, ob der Schmerz ausstrahlt oder ob er sich nur an einem Punkt befindet. Bitten Sie den Patienten, mit einem Finger auf das schmerzende Körperteil zu

zeigen. Der Patient klagt vielleicht über Übertragungsschmerzen – Schmerzen, die in anderen Bereichen des Körpers auftreten, die nicht direkt mit dem Körpersystem in Verbindung stehen, das durch die Erkrankung beeinflusst wird. Wenn z.B. das Zwerchfell gereizt ist, dann kann der Patient über Schulterschmerzen klagen, die sich auf derselben Seite wie die Zwerchfellreizung befinden. Eine Verletzung oder Erkrankung der Milz kann Schmerzen in der linken Schulter verursachen, und Lebererkrankungen können wiederum Schmerzen der rechten Schulter auslösen. Ein anderes Beispiel für Übertragungsschmerzen sind Knieschmerzen, die auf eine Hüftverletzung zurückgehen. Der Begriff „Schmerz" wird verwendet, wenn diese Wahrnehmung vorhanden ist, ohne durch Bewegung oder Palpation hervorgerufen zu werden. Der Begriff „Schmerzempfindlichkeit" wird typischerweise verwendet, wenn Palpation nötig ist, um eine Schmerzreaktion zu stimulieren oder hervorzurufen. Sie können fragen: „Tritt der Schmerz auf, wenn Sie sich bewegen oder wenn Sie ruhig liegen?"

5. **Severity (Intensität):** „Intensität" bezieht sich darauf, wie schlimm der Schmerz wirklich ist. Verwenden Sie eine Skala von eins bis zehn, wobei zehn für den schlimmsten Schmerz steht. Lassen Sie den Patienten die Intensität anhand der Skala bewerten. Wenn der Patient diese Schmerzen schon einmal hatte, lassen Sie ihn diesen mit vorangegangenen Episoden vergleichen. Ermitteln Sie, welche Maßnahmen (z.B. Hospitalisierung, Operation) nach der letzten Episode notwendig waren. Das Einschätzen der Schwere der Schmerzen eines Patienten bleibt sehr subjektiv. Die traditionelle Schmerzskala wurde ursprünglich nur zum Einschätzen von Brustschmerzen entwickelt. Derzeit wird sie jedoch für jede Art von Schmerzleiden eingesetzt. Patienten empfinden Schmerzen sehr unterschiedlich. Beim Versuch, die Intensität der Schmerzen genauer und objektiver zu ermitteln, ist es vielleicht hilfreicher, die körperlichen Anzeichen, die auf Unwohlsein oder Schmerz hinweisen, gemeinsam mit dem Selbstbericht des Patienten über dessen Intensität zu nutzen. Ein Patient, der z.B. über Brustschmerzen klagt und sich mit einer geballten Faust über seiner Brust präsentiert, sollte als mit wahrscheinlich stärkeren Schmerzen eingeschätzt werden als ein Patient, der bei der Frage nach dem Schmerz seine Hand mit allgemeinen Gesten über die Brust führt. Die geballte Faust ist höchstwahrscheinlich eher ein Anzeichen für eine Schwere von acht bis zehn auf der Schmerzskala, wohingegen die geöffnete Hand über der Brust eher einer eins bis vier auf der Skala entspricht. Wenn der Patient direkt auf den Schmerzort zeigt, korreliert dies wahrscheinlich mit einer Schwere von fünf bis sieben auf der Skala. Suchen Sie nach anderen objektiven Hinweisen für die Schmerzintensität, wie Seufzer, Stöhnen, Grimassen, langsamen Bewegungen, gereiztem Verhalten und Hinken. Ein Patient, der eine betroffene Stelle reibt oder stützt, seine Haltung häufig verändert oder in einer starren Position sitzt, leidet höchstwahrscheinlich unter Schmerzen. Es werden unterschiedliche Schmerzeinschätzungsskalen verwendet: Die Wong-Baker-Gesichtsskala nutzt eine Auswahl an Gesichtern mit unterschiedlichen Gesichtsausdrücken, vom Lächeln bis zu sichtbarem Unwohlsein (Verziehen des Gesichts und Weinen), um den Patienten eine beschreibende Antwort zu entlocken. Die Skala wird primär für Kinder verwendet, etwas spezifischer für Kinder, die älter als drei Jahre sind. Allerdings kann sie auch für Erwachsene und ältere Menschen eingesetzt werden, die Kommunikationsschwierigkeiten haben (▶*Abbildung 1.16*). Eine andere Schmerzskala, die FLACC-Verhaltensskala, beurteilt das Gesicht, die Beine, die Aktivität, das Weinen und die Tröstbarkeit. Diese Skala wurde entworfen, um Schmerzen bei Kindern, die jünger als fünf Jahre sind, zu beurteilen. Allerdings können auch hier die Parameter, die beurteilt werden, einigermaßen an ältere Kinder und Erwachsene angepasst werden. Achten Sie auf den Gesichtsausdruck des Patienten: Ein lächelnder, sprechender Patient hat wahrscheinlich weniger Schmerzen als ein Patient mit verkrampftem Kiefer und zusammengebissenen Zähnen, der höchstwahrscheinlich stärkere Schmerzen durchlebt. Beurteilen Sie den Aktivitätsgrad und die Körperhaltung des Patienten. Ein Patient, der ruhig liegt, hat womöglich weniger Schmerzen, wohingegen ein Patient, der seine Körperhaltung wechselt und sich windet oder starr und angespannt ist, wahrscheinlich stärkere Schmerzen erleidet. Insbesondere ältere Menschen tun sich mit der traditionellen numerischen Schmerzskala von Null bis zehn schwer. Sie können die verbale Indexierungsskala als Alternative für ältere Menschen oder andere Erwachsene verwenden, die die Schmerzen nicht auf einer Skala von Null bis zehn bewerten können. Tragen Sie eine Karte mit den Indexierungen „kein Schmerz", „leicht", „unbehaglich", „quälend", „schrecklich" und „unerträglich" bei sich. Zeigen Sie dem Patienten die Karte und lassen Sie Ihn die passendste Beschreibung für seine Schmerzen finden. Sie können den Schmerz dann mit Ziffern von Null bis fünf dokumentieren, beginnend mit Null = „kein Schmerz" und endend mit fünf = „unerträglicher Schmerz".

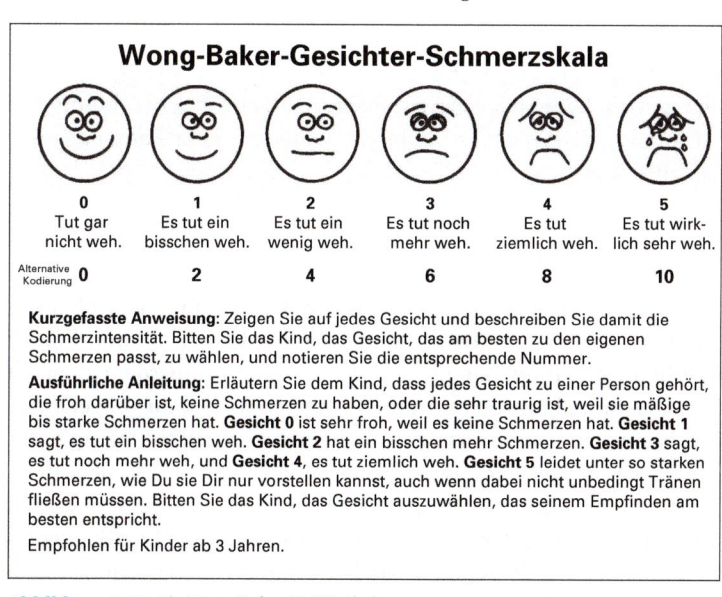

Abbildung 1.16: Die Wong-Baker-FACES-Skala

6. **Time (zeitlicher Verlauf):** Der „zeitliche Verlauf" bezieht sich auf die Zeitspanne, in der das Symptom präsent ist. Sie wollen erfragen: „Wie lange haben Sie die Schmerzen?", „Wann haben sie begonnen?" und „Wie lange haben die Schmerzen angehalten, als Sie sie bekommen haben?" Außerdem ist es wichtig zu ermitteln, ob der Schmerz konstant ist (nicht verschwindet) oder intermittierend ist (kommt und geht).

7. **Additional Considerations (weitere Überlegungen/Begleitbeschwerden):** Begleitbeschwerden werden meist durch direktes Fragen ermittelt. Sie versuchen, andere Beschwerden zu ermitteln, die der Patient hat und die womöglich direkt mit diesem bestimmten Zustand in Verbindung stehen. Bei einem Patienten, der unter Brustschmerzen leidet, würden Sie nach weiteren Begleitbeschwerden, wie Dyspnoe, Übelkeit, Benommenheit, Schwäche und Herzklopfen, fragen. Wenn der Patient die Symptome verneint, dokumentieren Sie diese Antwort als eine eindeutige Verneinung: „Der Patient verneint Dyspnoe und Übelkeit."

Medizinische Vorgeschichte Sie müssen ebenfalls Informationen über die frühere Krankengeschichte des Patienten sammeln. Suchen und dokumentieren Sie Informationen, die sachdienlich für die momentane Situation sind. Rettungsdienstmitarbeiter verwenden meist die Merkhilfe „SAMPLE", um sich an die Fragen zur medizinischen Vorgeschichte zu erinnern:

Merke

SAMPLE-Fragen:

- *Signs and Symptoms* (Anzeichen und Symptome)
- *Allergies* (Allergien)
- *Medications* (verschriebene Medikamente)
- *Past medical History* (medizinische Vorgeschichte)
- *Last oral Intake* (letzte orale Aufnahme)
- *Events prior to Illness* (Ereignisse vor der Erkrankung)

---

1. **Anzeichen und Symptome:** Fragen Sie nach jedem Zeichen oder Symptom, unter dem der Patient gerade leidet oder das er bemerkt hat, bevor er den Rettungsdienst gerufen hat. Die OPQRST-Fragen können dabei helfen, dem Patienten eine Beschreibung zu entlocken.

2. **Allergien:** Erfragen Sie jegliche Allergien, die der Patient vielleicht hat, insbesondere Medikamentenallergien.

3. **Medikamente:** Ermitteln Sie sowohl die verschreibungspflichtigen als auch die nicht verschreibungspflichtigen Medikamente, die der Patient nimmt. Fragen Sie, ob der Patient pflanzliche Präparate nimmt. Versuchen Sie außerdem zu ermitteln, ob der Patient die Einnahmevorschriften seiner Medikamente eingehalten hat. Zum Beispiel könnten Sie einen Patienten behandeln, der aktiv krampft und ein Rezept für Epilan hat. Es ist wichtig herauszufinden, ob der Patient sein Epilan wie vorgeschrieben einnimmt. Wenn nicht, dann ist dies vielleicht der Grund für den akuten Krampfanfall. Auf der anderen Seite kann auch das Medikament selbst oder sein Zusammenspiel mit anderen Medikamenten die Ursache für den Zustand des Patienten sein. Sie sollten entweder alle Medikamente und ihre jeweilige Dosis dokumentieren oder die Medikamente zur Notaufnahme mitnehmen. So oder so ist es wichtig, dass das Personal der Notaufnahme auf die Medikamente, die der Patient momentan nimmt, aufmerksam gemacht wird.

4. **Medizinische Vorgeschichte:** Diese Kategorie kann folgende Punkte beinhalten:

- *Bereits bestehende gesundheitliche Probleme oder Operationen:* Fragen Sie den Patienten nach jeglichen gegenwärtigen oder vergangenen medizinischen Erkrankungen, wie Herzerkrankungen, Hypertonie, respiratorischen Leiden, Diabetes mellitus oder Schlaganfall. Außerdem ist es wichtig, alle großen Operationen, denen der Patient sich vielleicht unterzogen hat, zu erfragen. Diese Informationen können hinsichtlich der Schwere der früheren medizinischen Probleme relevant sein.

- *Arzt:* Versuchen Sie, den Arzt Ihres Patienten herauszufinden. Es ist vielleicht hilfreich nachzuprüfen, ob der Patient aufgrund des aktuellen Leidens öfter zu einem Arzt geht. Das kann Ihnen dabei helfen, Veränderungen im Zustand des Patienten oder dessen Schwere zu ermitteln.

– *Familiengeschichte:* Eine detaillierte Familienanamnese ist in der Präklinik selten relevant, außer im Falle einer Übertragung einer infektiösen Krankheit, wo sie sehr wichtig wird. Wenn Sie mit einer Erkrankung, wie Tuberkulose oder bakterieller Meningitis, zu tun haben, dann ist die Familiengeschichte ebenso wichtig wie der momentane Status des Patienten. Die kardiale Familienanamnese kann wichtig sein, wenn eine junge Person über typische kardiale Brustschmerzen klagt. Die Familiengeschichte kann dann auf den Grad des kardialen Risikos hinweisen. Auch angeborene Erkrankungen können unter Umständen mithilfe der weiteren Familiengeschichte eingeschätzt werden. Fragen Sie bei afroamerikanischen Familien nach einer Vorgeschichte von Sichelzellenanämie.

– *Umfeld:* Die Sozialgeschichte des Patienten kann dabei helfen, die Ursache des Leidens zu erklären. Dinge, die Sie dabei in Betracht ziehen sollten, sind die häusliche Umgebung des Patienten, sein ökonomischer Status, sein Beruf, risikoreiches Verhalten und die letzten Reisen. Ein älterer Patient kann einem Hitzschlag aufgrund einer fehlenden Klimaanlage in seiner Umgebung erliegen. Sie könnten einen Patienten vorfinden, der aufgrund eines unzureichenden Einkommens unterernährt und hypoglykämisch ist und einen Thiaminmangel aufweist. Ist der Patient aufgrund seines Berufs Chemikalien, Hitze, Kälte oder Rauch ausgesetzt, liefert das vielleicht Hinweise auf die Ursache seiner Erkrankung. Eine kürzliche Reise hat den Patienten vielleicht Infektionskrankheiten, Insekten, Tieren oder Umweltbedingungen ausgesetzt, die spezifische Krankheitsprozesse auslösen.

5. **Letzte orale Einnahme:** Zu wissen, was der Patient gegessen oder getrunken hat, kann dabei helfen, die aktuellen Probleme zu erklären, wie z.B. bei einem diabetischen Patienten, der vergessen hat zu essen, nachdem er sein Insulin genommen hat. Ebenso ist die Verbindung zwischen dem Blutzuckermesswert und der letzten oralen Aufnahme zu bedenken. Wenn der Patient berichtet, einen Schokoriegel gegessen und eine Flasche eines Sportgetränks eine halbe Stunde vor ihrem Eintreffen getrunken zu haben, dann erwarten Sie, dass der Blutzuckermesswert erhöht ist (120 bis 140 mg/dl). Allerdings sollte ein Blutzuckermesswert von 136 mg/dl bei einem Patienten, der seit 13 Stunden nichts gegessen hat, Ihnen Sorgen bereiten, weil Sie einen nüchternen Blutzuckermesswert von 80 bis 90 mg/dl erwarten würden. Außerdem braucht das Krankenhauspersonal die Informationen über die letzte orale Aufnahme, falls eine Operation notwendig ist.

6. **Ereignisse vor der Erkrankung:** Fragen Sie, was der Patient getan oder erfahren hat, bevor er krank wurde, ob er z.B. unter plötzlichen Kopfschmerzen gelitten oder aktiv trainiert hat.

Momentaner Gesundheitszustand   Der momentane Gesundheitszustand berücksichtigt die persönlichen Gewohnheiten des Patienten und ist eng mit der früheren Krankengeschichte verbunden. Folgendes ist bei der Einschätzung des momentanen Gesundheitszustands des Patienten zu berücksichtigen:

- Tabakkonsum
- Alkohol- oder Drogenkonsum (medizinisch, zur Entspannung oder illegal)
- sexuelle/gynäkologische Vorgeschichte
- Ernährung
- Vorsorgeuntersuchungen
- Impfungen
- sportliche oder Freizeitaktivitäten
- Zukunftsaussichten

Durchführung der körperlichen Untersuchung

Bei einem ansprechbaren medizinischen Patienten ist der nächste Schritt nach der Anamnese die körperliche Untersuchung.

Die körperliche Untersuchung basiert auf den Informationen, die im Zuge der Anamnese erhoben worden sind.

Diese basiert auf den während der Anamnese gesammelten Informationen. Wenn die Hauptbeschwerde des Patienten Bauchschmerzen sind, dann müssen Sie sich auf die Identifizierung der Anzeichen eines akuten Abdomens oder anderer medizinischer Zustände konzentrieren. Das bedeutet aber nicht, dass Sie einen Tunnelblick entwickeln und nur das Abdomen einschätzen sollen. Folglich wäre es ebenso ratsam, zusätzlich die Herz- bzw. Atemsysteme mit den dazugehörigen anatomischen Regionen zu beurteilen und Kopf, Hals, Brust, Abdomen, Rücken und Extremitäten nach damit verbundenen Anzeichen abzusuchen.

Die Techniken, die während der körperlichen Untersuchung bei einem wachen Patienten eingesetzt werden, sind dieselben wie die, die Sie während der vollständigen Kopf-bis-Fuß-Untersuchung bei einem bewusstlosen Patienten oder bei jemandem mit einem veränderten Bewusstseinszustand nutzen; diese Techniken werden später in diesem Kapitel beschrieben. Allerdings werden bei der körperlichen Untersuchung eines wachen Patienten nur bestimmte Teile der Untersuchung verwendet – jene, die für die Beschwerden des Patienten relevant sind.

Wenn sich ein Patient mit einem verdächtigen neurologischen Ausfall präsentiert, unabhängig davon, ob der Patient nun reagiert, einen veränderten mentalen Status hat oder bewusstlos ist, ist es notwendig, eine umfassendere neurologische Untersuchung durchzuführen. Beschränken Sie die Untersuchung darauf, Informationen zu sammeln, die Ihnen dabei helfen zu ermitteln, ob eine Verletzung oder ein Insult im ZNS aufgetreten ist. Bei einem erfahrenen Sanitäter sollte diese Einschätzung nicht mehr als 60 s in Anspruch nehmen.

Bewusstseinszustand Ermitteln Sie den Bewusstseinszustand des Patienten mittels der AVPU-Skala (siehe oben) und ermitteln Sie den Glasgow Coma Score; dieser wird in *Kapitel 7* erörtert und illustriert. Es ist außerdem auch wichtig, die Orientierung, das Kurzzeitgedächtnis, die Aufmerksamkeit, die Sprache und die Rechenfähigkeit des Patienten zu überprüfen. Da es allerdings meist unpraktisch ist, all diese Untersuchungen in präklinischer Umgebung zu testen, erheben Sie folgende Parameter, um die entscheidenden Informationen über den mentalen Status des Patienten zu erhalten:

- Ist der Patient örtlich und zeitlich orientiert?
- Kann der Patient nachvollziehen, warum der Rettungsdienst gerufen wurde?
- Versteht der Patient Ihre Bedenken in Bezug auf seinen medizinischen Zustand?
- Kann der Patient die Risiken erklären, die bestehen, wenn er die Behandlung ablehnt?
- Besitzt der Patient die nötigen Fähigkeiten, die Entscheidung zu treffen, den Rettungsdienst erneut zu rufen, wenn er Hilfe jetzt ablehnt und seine Entscheidung später ändert?

Indem der Patient diese Fragen beantwortet, liefert er uns Informationen über seinen geistigen Zustand und zeigt offensichtliche Defizite auf. Es ist eine höhere Hirnfunktion notwendig, um überleben, verstehen und urteilen zu können. Mit den Antworten versichert uns der Patient sein Einverständnis mit der Behandlung. Während der Patient antwortet, beurteilen Sie seine Sprache auf Undeutlichkeit, Grammatik und das Vokabular. Sprache weist auf die Funktion der Großhirns und der Hirnnerven hin.

Praxistipp

Der sog. Blinzeltest, bei dem Sie plötzlich und schnell vor dem Gesicht des Patienten mit den Fingern schnippen, wird oft benutzt, um ein psychogenes Koma von einem, das in Wirklichkeit metabolisch oder strukturell bedingt ist, zu unterscheiden. Interpretieren Sie die Ergebnisse mit Bedacht, weil auch ein wirklich komatöser Patient unter Umständen blinzelt, wenn die Hornhaut von der plötzlichen Luftbewegung stimuliert wird.

Motorik   Schätzen Sie beim gehfähigen Patienten die Motorik ein, indem Sie den Patienten stehen und dann ein paar Schritte gehen lassen. Bewerten Sie den Gang, um zu ermitteln, ob dieser flüssig ist. Schauen Sie nach Stolpern, Hinken oder einem Verlust des Gleichgewichts (ataktischer Gang), da dies auf einen Insult im Großhirn hinweisen könnte. Die oberen Extremitäten werden anhand der Kraft des Händedrucks untersucht und indem man den Patienten seine Hände über seinen Kopf heben lässt. Die Kraft der unteren Extremitäten wird durch die Gangeinschätzung getestet.

Wenn Sie die Befürchtung haben, eine Rückenmarksverletzung zu verursachen oder zu verschlimmern, liegt es nahe, dass Sie die motorische Funktion des Patienten einschätzen sollten, während der Patient immobilisiert ist oder eine manuelle Stabilisation durchgeführt wird. Um die Motorik eines gehunfähigen Patienten einzuschätzen, lassen Sie ihn seinen Oberschenkel durch Beugung in der Hüfte anheben und lassen Sie ihn dann Ihre Hand mit seinem Fuß herunterdrücken (Plantarflexion).

Die Motorik wird einfach als „adäquat" oder „fast normal", „kaum fähig, sich zu bewegen" oder „fehlend" dokumentiert. Um sicherzugehen, vergleichen Sie die linken und rechten Extremitäten und die oberen und unteren Extremitäten miteinander.

Pupillenfunktion   Beurteilen Sie die Pupillen auf ihre Größe und Reaktion. Dies kann allerdings nur eingeschränkt Informationen liefern. Ungleiche Pupillen bei einem Patienten mit einem veränderten mentalen Status sind ein ernstes Zeichen einer intrakraniellen Pathologie, wohingegen ungleiche Pupillen bei einem wachen Patienten ohne neurologische Defizite ein normales Ergebnis sein können oder aber das Ergebnis einer direkten Schädigung der Hirnnerven. Untersuchen Sie die Pupillen auf eine verlangsamte Reaktion, die auf einen Insult bei einem Patienten mit verändertem mentalem Status hinweisen kann. Bei einem wachen und aufmerksamen Patienten sind träge Pupillen ein nicht signifikantes Ergebnis.

Funktion der Hirnnerven   Die gerade eben beschriebene neurologische Untersuchung ist adäquat. Wenn Sie allerdings mehr Zeit haben, dann können Sie eine gründlichere Untersuchung der Funktion der Hirnnerven durchführen. Diese zusätzlichen Informationen können hilfreich sein, wenn Sie einen Patienten mit einer vermuteten Gehirnverletzung, wie einem Schlaganfall, untersuchen. Evaluieren Sie die Nerven II, III, IV und VI, indem Sie die Pupillenreaktion auf Licht und extraokulare Augenbewegungen beurteilen, indem Sie den Patienten nach oben, nach unten, nach links oder nach rechts schauen lassen. Normale Sprache erfordert die Funktion der Nerven IX, X, und XII. Um den Nerv VII zu untersuchen, lassen Sie den Patienten lächeln und beide Augenbrauen hochziehen. Das Zusammenbeißen der Zähne hilft bei der Beurteilung der motorischen Funktion des V. Hirnnervs, während das Fühlen im Gesicht die sensorische Funktion des V. Hirnnervs testet. Überprüfen Sie den Nerv VIII, indem Sie ein Ohr des Patienten mit der Hand bedecken und ihn versuchen lassen, ein Flüstern wahrzunehmen. Beurteilen Sie den XI. Hirnnerv, indem Sie den Patienten mit seinen Schultern zucken lassen.

Reflexe   Achten Sie auf jegliche ungezielten Bewegungen, wie z.B. eine Dekortikations- oder Dezerebrationshaltung. Beurteilen Sie den Plantarreflex (Babinski), indem Sie einen Stift, Ihren Daumen oder ein anderes stumpfes Objekt über das laterale Ende der Fußsohle von der Ferse bis zum Zeh bewegen. Dorsalflexion (eine Aufwärtsbewegung in Richtung des Körpers) der großen Zehe und Wedeln der anderen Zehen sind abnorme Reaktionen. Dies kann auf eine Dysfunktion des Großhirns oder des Rückenmarks hinweisen. Bei einer normalen Reaktion bewegen sich die Zehen nach unten (Plantarreflex). Beachten Sie, dass ein abnormes Babinski-Zeichen ein normales Ergebnis bei einem postiktalen Patienten ist. Außerdem leiden einige postiktale Patienten an einer Todd-Paralyse, einer temporären Hemiparese oder Hemiplegie, die sich nach einiger Zeit auflöst.

Praxistipp

Ältere Patienten können ein Muster der Verwirrung zeigen, das erst spät am Tag beginnt. Medikamente, die einen Verwirrungszustand bei älteren Menschen verursachen können, sind Histaminblocker, Antidiarrhoika, Analgetika, Antipsychotika, trizyklische Antidepressiva, Antiarrhythmika, Mittel gegen Inkontinenz, Sedativa und Hypnotika. Kognitive Beeinträchtigung und eine signifikante Veränderung der zerebralen Funktion können durch eine Depression verursacht sein.

Praxistipp

Die Pupillenreaktion ist eine der besten Methoden, um eine strukturelle von einer metabolischen Ätiologie des Komas zu differenzieren. Sie bleibt bei metabolischen Ursachen des Komas meist erhalten.

Praxistipp

Babinski-Zeichen, Dorsalflexion des großen Zehs mit Auffächerung und Extension der anderen Zehen können ein normales Erscheinungsbild bei einem Patienten nach einem epileptischen Anfall sein. Die Todd-Paralyse, eine vorübergehende zentrale Schwäche oder Paralyse eines Armes oder Beines, tritt normalerweise nach einem epileptischen Anfall auf und kann auf eine zentrale zerebrale Läsion als Ursache hinweisen.

Schmerz-/Berührungsreize/Motorik der Extremitäten   Überprüfen Sie alle vier Extremitäten sowohl auf die Reaktion auf leichte Berührung als auch auf Schmerz sowie auf die motorische Funktion. Die Erregungsweiterleitung bei leichten Berührungen und Schmerz erfolgt über zwei verschiedene afferente (sensorische) Nervenbahnen im Rückenmark: Die Erregung bei leichten Berührungen wird in den posterioren Säulen des Rückenmarks weitergeleitet, wohingegen diejenige bei Schmerzempfindungen im anterioren Tractus spinothalamicus transportiert werden. Außerdem verlaufen Schmerzbahnen auf der entgegengesetzten Seite des Rückenmarks. Zum Beispiel wird Schmerz, den der Patient aufgrund eines Zwickens in die rechte Hand wahrnimmt, durch den Tractus spinothalamicus auf der linken Seite des Rückenmarks zum Großhirn weitergeleitet. Umgekehrt wird das Empfinden sanfter Berührung auf derselben Seite des Rückenmarks weitergeleitet wie das Wahrnehmen der leichten Berührung.

Die Empfindung der sanften Berührung an der rechten Hand des Patienten wird entlang der rechten Seite des Rückenmarks zum Großhirn transportiert. Daher überprüfen Sie an allen Extremitäten durch das Testen sowohl mit sanfter Berührung als auch mit Schmerz eine Reihe von Spinaltrakten auf beiden Seiten des Rückenmarks. Wenn nur sanfte Berührungen oder nur Schmerz getestet werden, würden Sie nur die Spinaltrakte auf einer Seite testen und eine unvollständige Rückenmarksverletzung eventuell übersehen, wenn entweder die posterioren Säulen oder die Tractus spinothalamici nicht verletzt wurden und nach wie vor intakt sind. Die Erregung bei sanfter Berührung wird über eine große Zahl von Nervenbahnen weitergeleitet; daher ist dieser Test weniger spezifisch und bei Rückenmarksverletzungen schlechter lokalisierbar. Die Motorik wird durch Pyramidenbahnen im Rückenmark vermittelt. Diese efferenten (motorischen) Nervenbahnen vermitteln, ausgehend von der Großhirnrinde, die motorische Reaktion der Muskelgruppen auf derselben Seite des Rückenmarks, auf der die Muskelbewegung stattfindet. Daher wird die Bewegung der rechten Hand durch Pyramidenbahnen auf der rechten Seite des Rückenmarks vermittelt.

Um es erneut zu betonen: Es ist zwingend notwendig, dass Sie bei ihrer neurologischen Untersuchung sanfte Berührungen, Schmerz und die Motorik an allen vier Extremitäten testen. Um auf sanfte Berührungen und Schmerz zu testen, nehmen Sie ein Wattestäbchen mit einem hölzernen Stab und zerbrechen es. Verwenden Sie das wattierte Ende des Ohrstäbchens, um auf sanfte Berührungen, und das abgebrochene, hölzerne Ende, um auf eine Schmerzreaktion zu testen. Beachten Sie sorgfältig die Reaktion des Patienten sowohl auf sanfte Berührungen als auch auf Schmerzen an allen vier Extremitäten.

Schlaganfall-Screening   Wenn Sie eine neurologische Untersuchung bei einem nicht komatösen Patienten durchführen, der sich mit mutmaßlichen Zeichen oder Symptomen eines Schlaganfalls präsentiert, oder bei einem Patienten, der sich mit einer akuten nicht traumatologischen Beschwerde zeigt, sollten Sie eines der gültigen Schlaganfall-Screening-Auswertungswerkzeuge verwenden, wie die CPSS (Cincinnati Prehospital Stroke Scale) oder den LAPSS (Los Angeles Prehospital Stroke Screen), um einen potenziellen Schlaganfall zu identifizieren.

Die CPSS (▶*Abbildung 1.17*) testet auf folgende Parameter:

- herabhängendes Gesicht, während man den Patienten seine Zähne zeigen oder lächeln lässt

- Armabweichungen, wenn man den Patienten die Augen schließen und beide Arme für ca. 10 s gerade vor sich halten lässt

- abnorme Sprachmuster und Muskellähmung, wenn Sie den Patienten „Man kann einem alten Hund keine neuen Tricks beibringen." sagen lassen

Anzeichen eines Schlaganfalls	Cincinnati Prehospital Stroke Scale	
	Patientenaktivität	Interpretation
Herabhängende Gesichtshälfte	Lassen Sie den Patienten zu sich aufschauen, lassen Sie ihn lächeln und seine Zähne zeigen.	*Normal:* Beide Seiten sind symmetrisch. *Nicht normal:* Eine Seite des Gesichts hängt herab oder bewegt sich nicht symmetrisch.
Armschwäche	Lassen Sie den Patienten seine Arme hochheben und mit geschlossenen Augen 10 s lang oben halten.	*Normal:* Symmetrische Bewegung beider Arme. *Nicht normal:* Ein Arm sinkt nach unten oder bewegt sich nicht symmetrisch.
Unnormale Sprache	Lassen Sie den Patienten „Man kann einem alten Hund keine neuen Tricks beibringen!" sagen.	*Normal:* Es werden die korrekten Worte benutzt; außerdem ist kein Lallen der Worte festzustellen. *Nicht normal:* Die Worte werden gelallt ausgesprochen, es werden die falschen Worte verwendet oder der Patient ist aphasisch.

Abbildung 1.17: Cincinnati Prehospital Stroke Scale (CPSS)

Die LAPSS (▶*Abbildung 1.18*) zieht andere Gründe für einen veränderten mentalen Status ist Betracht, wie z.B. Hypoglykämie, Hyperglykämie oder Krampfanfälle. Sie verlangt ebenfalls einen körperlichen Test bezüglich der Asymmetrie der Kraft. Folgende Informationen werden während des LAPSS ermittelt:

■ älter als 45 Jahre

■ Vorgeschichte von Krampfanfällen oder Epilepsie

■ Dauer der Symptome

■ Rollstuhl oder bettlägeriger Zustand des Patienten

■ Blutzuckerspiegel

Sie können eine Asymmetrie der Kraft überprüfen, indem Sie den Patienten bitten, zu lächeln oder eine Grimasse zu schneiden, oder indem Sie seinen Griff und die Armstärke testen.

Beide Screening-Werkzeuge sind hochsensibel und -spezifisch. Jede Anomalie bei den körperlichen Tests (CPSS oder LAPSS) ist beim Schlaganfall sehr aussagekräftig. Gemäß den American Heart Association Guidelines for Cardiopulmonary Resuscitation and Emergency Cardiovascular Care von 2010 hat das Vorhandensein eines einzigen abnormen Befunds beim CPSS, wenn sie durch Sanitäter bewertet wurde, eine Empfindlichkeit von 59% und ein Spezifität von 89%. Ebenso haben 93% der Patienten, die einen akuten Schlaganfall erlitten haben, mit „Ja" bzw. „unbekannt" geantwortet und zeigen positive Ergebnisse des LAPSS; 97% der Patienten, die bei LAPSS positive Ergebnisse zeigen, werden einen akuten Schlaganfall erlitten haben. Es ist wichtig, eine dieser Evaluierungen bei einem Patienten mit einem vermuteten Schlaganfall durchzuführen.

Was hier gerade beschreiben wurde, ist eine umfassendere neurologische Untersuchung, die mehr Informationen liefern kann, wenn subtile Ergebnisse notwendig sind, um eine präklinische Arbeits- bzw. Differenzialdiagnose zu erstellen. Bedenken Sie, dass die neurologische Untersuchung in etwa 60 s abgeschlossen sein sollte.

Los Angeles Prehospital Stroke Screen (LAPSS)			
Überlegungen	**Ja**	**Unbekannt**	**Nein**
Älter als 45 Jahre			
Keine Vorgeschichte von Krampfanfällen oder Epilepsie			
Symptome halten *weniger* als 24 Stunden an.			
Patient ist *nicht* an den Rollstuhl gebunden oder bettlägerig.			
Blutzuckerspiegel liegt *zwischen* 60 und 400 mg/dl.			
Körperliche Untersuchung, um eine einseitige Asymmetrie zu ermitteln	**Gleich**	**Schwäche rechts**	**Schwäche links**
A. Lassen Sie den Patients aufschauen, lächeln und die Zähne zeigen.		Herabhängen	Herabhängen
B. Vergleichen Sie die Griffstärke der oberen Extremitäten.		Schwacher Griff Kein Griff	Schwacher Griff Kein Griff
C. Untersuchen Sie die Stärke der Arme auf Nachlassen oder Schwäche.		Sinkt herab. Fällt rasch herab.	Sinkt herab. Fällt rasch herab.

Abbildung 1.18: Los Angeles Prehospital Stroke Screen (LAPSS)

Beurteilung der Baseline der Vitalzeichen

Die Vitalzeichen werden im Anschluss an die körperliche Untersuchung beurteilt. Diese vorläufigen Messungen liefern eine Baseline, die mit späteren Ergebnissen verglichen werden kann. So können diese dann auf eine Verbesserung oder eine Verschlechterung des Patientenzustands hinweisen. Die Messung der Vitalzeichen wird später in diesem Kapitel erörtert.

Durchführung der Notfallmaßnahmen

Anhand der Informationen, die Sie aus der Hauptbeschwerde, der Anamnese, der körperlichen Untersuchung und der Baseline der Vitalparameter gewonnen haben, werden Sie intervenieren und die erforderlichen medizinischen Maßnahmen durchführen. Dabei kann die Behandlung sowohl pharmakologische als auch nicht pharmakologische Maßnahmen beinhalten. Es hängt von Ihren Fähigkeiten ab, zum passenden Zeitpunkt Prioritäten zu setzen und Zustände zu erkennen, die eine solche Behandlung rechtfertigen. Erinnern Sie sich daran, dass Sie mit einem auf Ihrer Einschätzung basierenden Ansatz beginnen, akute Lebensbedrohungen zu erkennen und zu behandeln. Anschließend werden Sie eine präklinische Arbeits- bzw. Differenzialdiagnose entwickeln, sodass Sie eine erweiterte Notfallversorgung beim Patienten durchführen können.

1.8.2 Nicht reagierender Patient oder Patient mit einem veränderten Bewusstseinszustand

> **Merke**
>
> Jeder nicht reagierende Patient ist durch die Natur seines Leidens „Bewusstlosigkeit" als instabil zu betrachten.

Ein Patient, der einen veränderten mentalen Status hat oder nicht reagiert, sollte aufgrunddessen als physiologisch instabil angesehen werden. Führen Sie eine schnelle Kopf-bis-Fuß-Untersuchung durch, um Anzeichen zu erkennen, die womöglich in Verbindung mit der Ursache des veränderten mentalen Status oder der Bewusstlosigkeit stehen könnten. Sie werden während der Ersteinschätzung bereits alle Lebensbedrohungen der Atemwege, der Atmung und des Kreislaufs erkannt und behandelt haben. Wenn Sie die körperliche Untersuchung durchgeführt haben, werden Sie in der Lage sein, die Atemwege, die Atmung und den Kreislauf bezüglich weiterer Beschwerden und Krankheiten einzuschätzen.

Beim bewusstlosen Patienten oder beim Patienten mit verändertem Bewusstseinszustand geht die körperliche Untersuchung der Messung der Vitalzeichen und dem Erheben der Anamnese voraus.

Durchführung der körperlichen Untersuchung

Die körperliche Untersuchung sollte systematisch durchgeführt werden, beginnend mit dem Kopf, und dabei alle Hauptkörperhöhlen und Körpersysteme abdecken. Sie ist so konzipiert, um signifikantere Details medizinischer Krankheiten und Zustände zu erkennen. Vier Techniken (▸*Abbildung 1.19*) – Inspektion, Palpation, Auskultation und Perkussion – werden eingesetzt, um Informationen zu sammeln und um jegliche Anomalien und Dysfunktionen zu erkennen.

> **Praxistipp**
>
> Eine Synkope mit einem plötzlichen Anfang und in Verbindung mit Anstrengung hat häufig eine kardiale Ätiologie, meist eine Herzrhythmusstörung. Schwindel, Übelkeit, Schwitzen und Gähnen gehen häufig einer vasovagalen Synkope voraus.

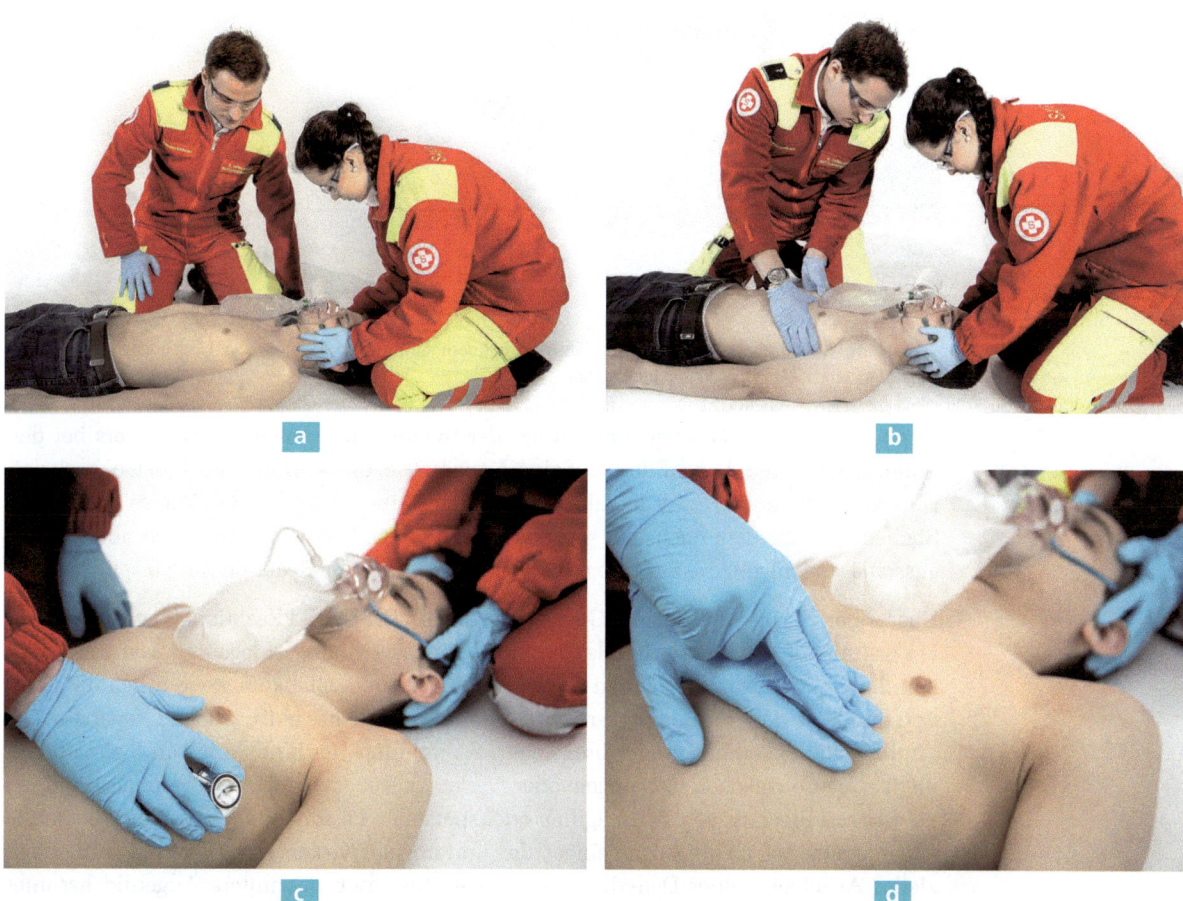

Abbildung 1.19: Die vier Techniken der körperlichen Untersuchung sind (a) Inspektion, (b) Palpation, (c) Auskultation und (d) Perkussion.

Beurteilung des Kopfes Wenn ein Patient einen veränderten mentalen Status hat oder nicht reagiert, und auch, wenn ein medizinischer Notruf vorliegt, ist es wichtig, per Inspektion und Palpation den Patienten auf jeglichen Hinweis auf ein Trauma zu untersuchen (▶Abbildung 1.20). Tun Sie dies auch, wenn Sie nicht erwarten, Anzeichen irgendeines Traumas zu finden – vielleicht haben Sie nur den Verletzungsmechanismus nicht erkannt. Inspizieren und palpieren Sie den Patienten auf Prellungen, Lazerationen, Eindellungen, Schürfwunden, Hämatome, Schwellungen, Ekchymose (kleinflächige Hauteinblutungen) und Punktionen. Behalten Sie dabei im Hinterkopf, dass Anzeichen und Symptome eines Subduralhämatoms erst bis zu zwei oder mehr Wochen nach der ursprünglichen Verletzung auftreten und dass es daher unter Umständen zum jetzigen Zeitpunkt keine direkten Ergebnisse geben könnte.

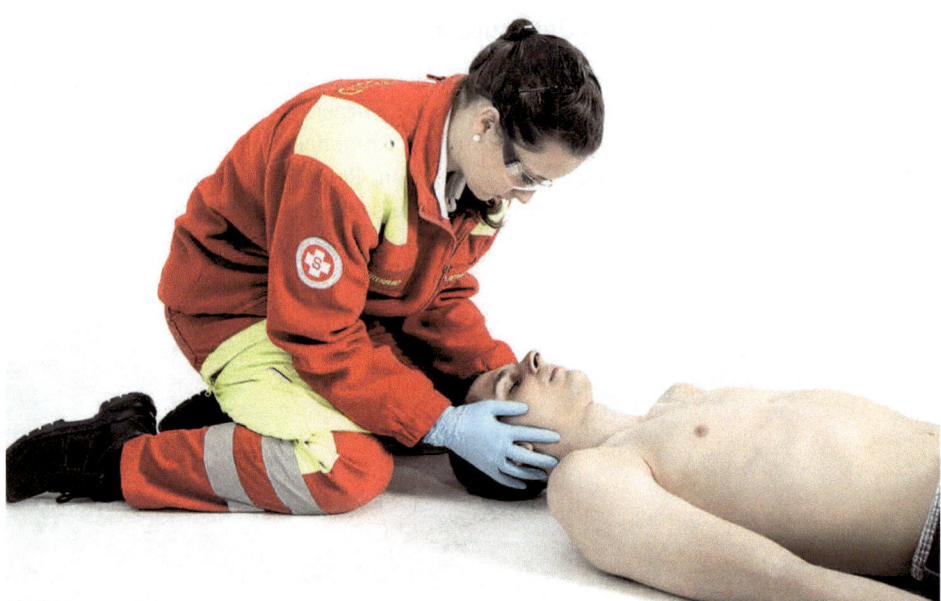

Abbildung 1.20: Inspizieren und palpieren Sie den Kopf nach Kontusionen, Lazerationen, Eindellungen, Abschürfungen, Hämatomen, Ekchymosen und Punktionen.

Inspizieren Sie das Gesicht hinsichtlich der Symmetrie. Achten Sie besonders bei den Mundwinkeln und Augenlidern auf eine Asymmetrie, die wie ein Herabhängen erscheint. Dies kann auf einen Schlaganfall oder auf ein Leiden wie die Bell-Parese hinweisen. Suchen Sie außerdem nach sehr großen Schwellungen, Erythema (Rötungen) und Nesselausschlägen (Hügel), die auf eine mögliche anaphylaktische Reaktion hinweisen können.

Überprüfen Sie die Pupillen auf Gleichförmigkeit in Größe und Reaktion. Ungleiche Pupillen weisen auf eine intrakranielle Pathologie hin, wie einen Schlaganfall. Katarakte können die Pupillen trüb erscheinen lassen, wohingegen ein Glaukom gewöhnlich die Form und die Größe der Pupillen verzerrt, insbesondere nach einer chirurgischen Reparatur. Die Pupillen können aufgrund von Drogen, einer Vergiftung, der Einnahme von Sympathomimetika, neurologischen Störungen oder Verletzungen geweitet sein. Verengte Pupillen können das Ergebnis von Rauschgiften oder speziellen Läsionen im Pons sein. Achten Sie außerdem darauf, ob die Augen eingefallen und trocken wirken, denn dies wäre ein potenzielles Anzeichen einer Dehydratation. Ziehen Sie rasch das untere Augenlid herunter und überprüfen Sie die Bindehaut. Die Bindehaut kann aufgrund der Hypoperfusion blass erscheinen, wegen einer Irritation oder einer starken Hypertension rot sein oder zyanotisch aufgrund einer Hypoxie. Gelbe Skleren (Ikterus) weisen auf ein mögliches Leberversagen hin.

Öffnen Sie den Mund des Patienten und untersuchen Sie die Schleimhaut auf Zyanose oder Blässe. Außerdem überprüfen Sie den Patienten wiederholt auf Blutungen, Sekrete oder Erbrochenes, die abgesaugt werden müssen.

Beurteilung des Halses Inspizieren Sie den Hals (▶ *Abbildung 1.21*). Bei einem medizinischen Patienten weist eine Jugularvenenstauung üblicherweise auf ein rechtsseitiges Herzversagen hin. Wenn möglich, sollte die Jugularvenenstauung untersucht werden, während Kopf und Thorax des Patienten in einem 45°-Winkel aufgerichtet sind. Eine Jugularvene, die über mehr als zwei Drittel der Distanz von der Halsbasis aus gestaut ist, ist als signifikant zu betrachten. Es ist wichtig zu wissen, dass eine gewisse Stauung der Halsvene bei liegenden Patienten normal ist. Merken Sie sich außerdem, dass Halsvenen dazu neigen, während der Inspiration „anzuschwellen". Dieser Effekt wird auch als „Kussmaul-Zeichen" bezeichnet. Wenn dieses Zeichen vorhanden ist, kann es auf einen erhöhten intrathorakalen Druck hinweisen, der in Verbindung mit Erkrankungen, wie schwerem akutem Asthma, Spannungspneumothorax oder Herzbeuteltamponade, steht.

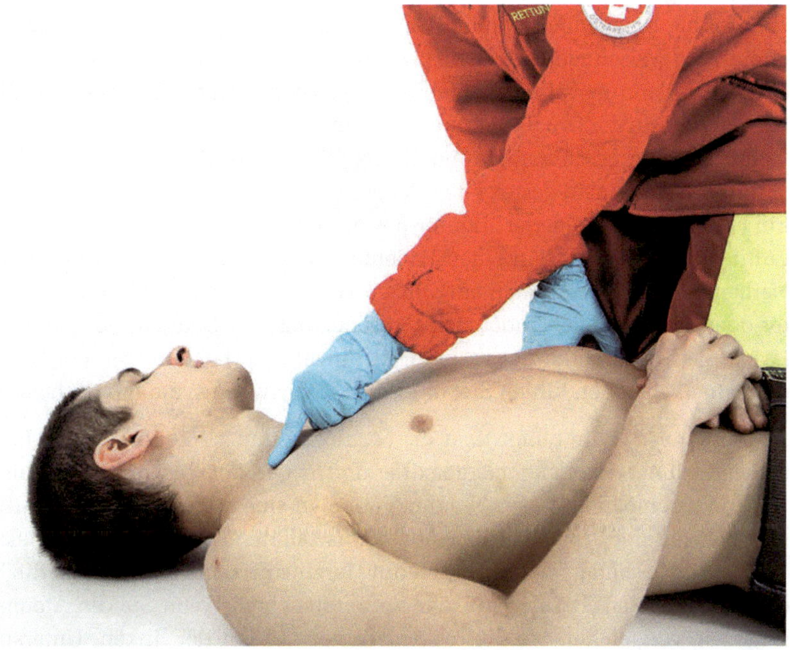

> **Praxistipp**
>
> Wird ein psychogenes Koma vermutet, ziehen Sie die Augenlider hoch und überprüfen Sie die Augen auf Veränderung der Augenstellung. Eine Abweichung nach oben, die nur noch die Sklera sichtbar sein lässt (Bell-Phänomen), lässt ein psychogenes Koma vermuten.

Abbildung 1.21: Inspizieren Sie den Hals auf Anzeichen des Einsatzes der Atemhilfsmuskulatur oder Einziehungen in der suprasternalen Kerbe, Pendelbewegungen der Trachea, ein Tracheostoma oder eine medizinische Notfallhalskette. Inspizieren und palpieren Sie nach subkutanen Emphysemen. Suchen Sie nach einer Jugularvenenstauung bei Patienten deren Kopf und Oberkörper in einen 45°-Winkel aufgerichtet wurde.

Untersuchen Sie den Hals auf Anzeichen für die Nutzung der Atemhilfsmuskulatur und Einziehungen im Jugulum. Wenn die Muskeln anschwellen und hervortreten und das Jugulum sich während der Inspiration einzieht, kann dies auf eine Atemstörung hindeuten. Dann ist unter Umständen eine Wiedereinschätzung des Atemstatus notwendig. Suchen Sie außerdem nach einer medizinischen Notfallhalskette oder einer Notfallmarke, da darauf wichtige Informationen über den Zustand des Patienten oder seine medizinische Vorgeschichte enthalten sein könnten. Inspizieren und palpieren Sie den Hals auf der Suche nach subkutanen Emphysemen, die mit geschwollener Haut auftreten und sich wie Blisterpackungen anfühlen. Sie entstehen üblicherweise aus

Suchen Sie nach einer medizinischen Notfallhalskette oder einer Notfallplakette, die sachdienliche Informationen über den Patientenzustand oder die medizinische Vorgeschichte enthält.

einem Pneumomediastinum, bei dem Luft aufgrund von rupurierten Bläschen in das Unterhautgewebe eindringt.

Während Sie den Halsansatz inspizieren, schauen Sie nach einem Tracheostomietubus oder einem Stoma. Sekrete können sich bilden und den Tubus oder das Stoma teilweise oder komplett verschließen bzw. verlegen.

Tasten Sie die Trachea während der Atemzyklen nach Bewegungen ab. Eine Trachea, die sich während jeder Atemphase pendelartig bewegt, kann auf einen verlegten Bronchus hinweisen. Typischerweise bewegt sich die Trachea auf die Seite der Obstruktion.

Beugen Sie bei einem nicht traumatischen Patienten den Kopf und versuchen Sie, mit dem Kopf des Patienten seine Brust zu berühren. Wenn der Hals steif oder nicht biegsam ist und der Patient sich mit Fieber und verändertem Bewusstseinszustand präsentiert, ziehen Sie eine Meningitis in Betracht. Wenn Sie Meningitis vermuten, beugen Sie den Hals des Patienten, indem Sie das Kinn zur Patientenbrust bewegen. Wenn sich die Hüfte und die Knie dabei unabsichtlich ebenfalls beugen, eine Reaktion, die als „Brudzinski-Zeichen" bezeichnet wird, dann können Sie eine Meningitis vermuten.

Beurteilung der Brust Legen Sie die Brust frei und inspizieren Sie sie auf Symmetrie, interkostale Einziehungen und adäquate Atembewegungen. Einziehungen der Interkostalmuskeln weisen meist auf eine signifikante Atemstörung hin. Wenn Sie Einziehungen bemerken, dann reevaluieren Sie rasch das Atemminutenvolumen, um die Notwendigkeit einer positiven Druckbeatmung zu ermitteln. Solche Einziehungen können eine Indikation für eine beschleunigte medikamentöse Behandlung bei bestimmten Zuständen, verbunden mit einem gesteigerten Atemwegswiderstand, wie z.B. akutem Asthma, sein. Ein Fassthorax (gesteigerter anterior-posteriorer Durchmesser aufgrund einer chronischen Luftüberfüllung) weist auf einen Patienten mit einem Emphysem hin. Suchen Sie nach Narben, die auf Operationen am offenen Herzen hindeuten. Ein implantierter Defibrillator oder Schrittmacher findet sich typischerweise als Beule in der vorderen Brustwand. Legen Sie beide Hände mit gespreizten Fingern auf beide Seiten der Brustwand. Wenn der Patient einatmet, fühlen Sie, ob sich die Brustwand symmetrisch hebt oder senkt.

Auskultieren Sie die Lunge über der Medioklavikularlinie im zweiten Interkostalraum, am vierten Interkostalraum medioaxillar und an der unteren Grenze der Brust (▶*Abbildung 1.22*). Wenn möglich, lassen Sie den Patienten sich aufsetzen und auskultieren Sie den hinteren Teil der Brust über dem achten bis zehnten Brustwirbel mittig skapulär. Dieser Vorgang ist besonders bei Patienten mit Herzinsuffizienz wichtig, um die basalen Bereiche der Lunge auf Rasselgeräusche zu untersuchen. Wenn Sie die Atemgeräusche einschätzen, vergleichen Sie die rechte Thoraxseite mit der linken. Untersuchen Sie den Patienten auf eine abnorme Atmung oder Atemnebengeräusche, einschließlich Knistern, Rasselgeräuschen oder Giemen.

Rasselgeräusche werden meist während der Inspiration wahrgenommen und sind unterbrochene Geräusche, die jeweils nur wenige Millisekunden andauern. Rasselgeräusche können als „fein", „hochfrequent" und „von kurzer Dauer" oder als „grob", „tief" und „lang anhaltend" charakterisiert werden. Hochfrequente Rasselgeräusche werden als „Zischen" bezeichnet, tieffrequente Rasselgeräusche dagegen als „sonor". Rasselgeräusche werden durch Unterbrechungen des Luftstroms in den kleineren Atemwegen verursacht. Sie können ein Ergebnis von aufgeplatzten terminalen Bronchiolen und Alveolen während der Inspiration sein. Rasselgeräusche werden häufig mit Flüssigkeit oder Exsudaten in und um die Alveolen und die terminalen Bronchiolen in Verbindung gebracht. Erkrankungen, wie die Pneumonie und ein Lungenödem, verursachen Rasselgeräusche.

Praxistipp

Das Brudzinski-Zeichen bezeichnet die unfreiwillige Beugung der Hüfte und des Knies, wenn der Nacken gebeugt wird, während sich der Patient in Rückenlage befindet. Es ist ein Indikator für Meningitis. Dieses Zeichen kann bei älteren Menschen jedoch fehlen.

Praxistipp

Ungefähr 5 bis 10% der Patienten mit ischämischen Herzerkrankungen verspüren bei der Palpation ihres Thorax reproduzierbaren Brustschmerz.

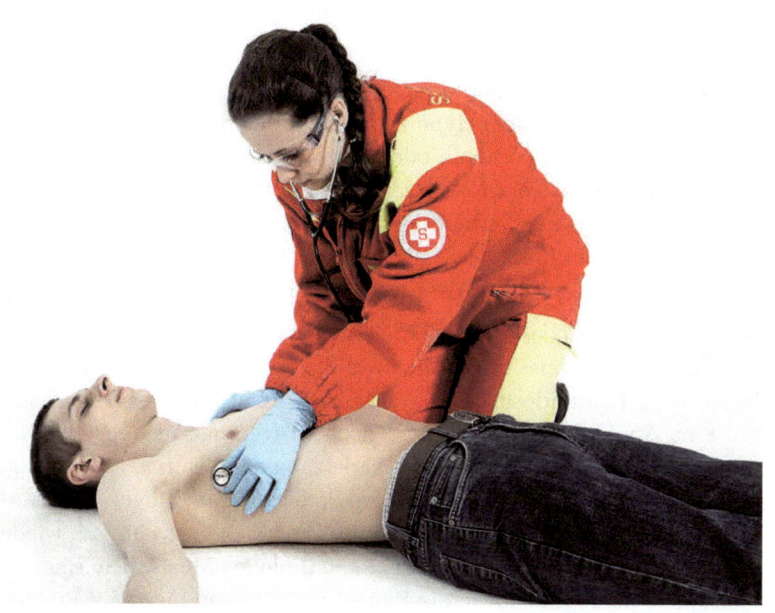

Abbildung 1.22: Inspizieren und palpieren Sie die Brust auf eine Asymmetrie, auf Einziehungen der Interkostalmuskulatur und das adäquate Heben und Senken der Brust. Achten Sie auf einen Fassthorax, auf Narben, die von einer Operation stammen, sowie auf einen implantierten Defibrillator oder Schrittmacher. Auskultieren Sie die Atemgeräusche.

> **Praxistipp**
>
> Wenn ein Patient ein Giemen aufzeigt, ziehen Sie folgende Zustände in Betracht: Asthma, Emphysem, chronische Bronchitis, Herzinsuffizienz, Anaphylaxie, Fremdkörperverlegung auf Bronchialebene und Tracheobronchitis.

Rhonchus, auch als „sonores Giemen" bekannt, ist ein sehr raues, polterndes Geräusch und ist viel deutlicher zu hören. Rhonchus ist während der Exspiration ausgeprägter und erzeugt ein kontinuierliches Geräusch. Ein hochfrequenter Rhonchus ist scharf und wird mit einer Verlegung des Luftstroms in den kleineren Bronchien, wie bei Asthma, in Verbindung gebracht. Ein tieffrequenter Rhonchus ist sonorer und wird in den großen Bronchien erzeugt. Rhonchus wird aufgrund einer Atemwegsverlegung mit Schleim oder einem dickem Sekret, Muskelspasmen, angestiegenem oder äußerem Druck erzeugt. Abhusten kann den Rhonchus beseitigen, was auf Schleim in der Trachea oder den großen Bronchien hinweist. Ein Rhonchus ist oft bei chronischer Bronchitis, Emphysemen und Pneumonie zu hören.

Giemen, auch als „scharfes Giemen" bekannt, ist ein kontinuierliches, hohes, melodisches Geräusch, das während der Inspiration und der Exspiration zu hören ist. Giemen wird durch einen Luftfluss verursacht, der durch verengte Bronchiolen fließt. Bilaterales Giemen wird mit Bronchospasmen assoziiert, wie sie häufig bei Asthma und Bronchitis gesehen werden. Giemen, das unilateral oder lokal auf einen Bereich begrenzt ist, wird meist durch einen Fremdkörper hervorgerufen. Ein Tumor, der Druck auf den Bronchialbaum ausübt, kann ein konstantes Giemen auf der Seite der Läsion verursachen.

Ein Reibegeräusch steht nicht direkt mit dem respiratorischen Trakt in Zusammenhang, wird aber, wenn es vorhanden ist, während der Auskultation entdeckt. Ein Reiben ist ein trockenes, knirschendes, knisterndes, tiefes Geräusch, das während der Inspiration und der Exspiration zu hören ist. Es wird durch Entzündungen und von trockenen Oberflächen hervorgerufen, die übereinander reiben. Ein Reibegeräusch, das über dem Perikard zu hören ist, deutet auf eine Perikarditis hin. Wenn es über der Lunge gehört wird, weist es meist auf eine Pleuritis hin. Das Reibegeräusch des Rippenfells fällt weg, wenn die Luft angehalten wird, wohingegen kardiale Reibegeräusche während des Luftanhaltens weiterhin zu hören sind.

Das Hamman-Zeichen, ein mediastinales Knirschen, weist auf ein mediastinales Emphysem oder auf eingeschlossene Luft im Mediastinum hin. Die zu hörenden Geräusche können rasselnd, klickend oder gurgelnd sein. Sie verlaufen synchron mit dem Herzschlag und weniger mit der Atmung. Ein mediastinales Knirschen kann leichter während der Exspirationsphase gehört werden und wenn der Patient nach links gelehnt wird oder in einer linksseitigen stabilen Seitenlage liegt.

Sie können die Brust perkutieren, um nach abnormen Geräuschen zu lauschen. Gedämpfte Geräusche oder Hyporesonanz weisen häufig auf flüssigkeitsgefüllte Lungen hin, wie bei einer Pneumonie oder einem Lungenödem. Ein Pleuraerguss kann lokalisierte Taubheit bei Perkussion verursachen. Hyperresonanz weist typischerweise auf Lufteinschließungen in Verbindung mit einem Pneumothorax, einer schweren Asthmaattacke oder einem Emphysem hin. Geräusche während der Perkussion können in der präklinischen Umgebung schwer wahrnehmbar sein.

Achten Sie auf jegliches abnorme Atemmuster (siehe *Kapitel 5*). Hyperpnoe (tiefe Atmung) und Tachypnoe (schnelle Atmung), wie die Kussmaul-Atmung in Verbindung mit einer diabetischen Ketoazidose, weisen charakteristischerweise auf ein metabolisches Leiden hin. Eine Atmung, die schnell und flach ist (zentrale neurogene Hyperventilation), ist üblicherweise ein Hinweis auf eine Verletzung des Gehirns, auf einen gesteigerten intrakraniellen Druck oder auf metabolische Probleme. Die Cheyne-Stokes-Atmung zeigt sich im Crescendo-Decrescendo-Apnoemuster, das sich fortwährend wiederholt. Die Biot-Atmung (ataktische Atmung) hat kein koordiniertes Muster. Die Cheyne-Stokes-Atmung, die zentrale neurogene sowie die Biot-Atmung weisen meist auf Probleme des ZNS, wie Kopfverletzungen, Gehirnherniation oder einen erhöhten intrakraniellen Druck, hin.

Beurteilung des Abdomens Untersuchen Sie das Abdomen auf Hinweise von jeglichen vorausgegangenen Operationen, Blähungen oder Verfärbungen und pulsierenden Massen. Das Abdomen kann durch Luft oder Flüssigkeit aufgebläht sein. Aszites, eine abnorme Flüssigkeitsansammlung in der intraperitonealen Höhle, steht häufig in Verbindung mit Zirrhose, Herzinsuffizienz, nephrotischem Syndrom, Bauchfellentzündung oder anderen Krankheiten. Überblähungen können ebenfalls aufgrund einer Ansammlung von Blut infolge einer inneren Blutung entstehen. Es bedarf einer signifikanten Menge an Blut, um das Abdomen eines Patienten, der in Rückenlage liegt, zu dehnen. Bei einem auf dem Rücken liegenden Patienten tendiert das Blut dazu, sich im Flankenbereich anzusammeln. Die daraus folgende Verfärbung ist als Grey-Turner-Zeichen bekannt und ist auf eine Blutansammlung aus einer intraabdominalen Blutungsquelle zurückzuführen. Eine Überblähung und Verfärbung kann sich erst nach etlichen Stunden entwickeln und sollte daher als Spätzeichen einer inneren Blutung betrachtet werden.

Praxistipp

Ein Patient mit einer diabetischen Ketoazidose kann sich mit abdominaler Schmerzempfindlichkeit und Abwehrspannung präsentieren, die sich zu abdominalen Verhärtungen mit Loslassschmerz fortentwickeln kann. Es wird angenommen, dass die abdominalen Anzeichen aufgrund von Dehydratation, Hypotension und Kaliumdefizit entstehen.

Palpieren Sie jeden Quadranten des Abdomens auf Druckempfindlichkeit, Loslassschmerz, Abwehrspannung und Härte (▶*Abbildung 1.23*). Sie sollten mit dem Quadranten beginnen, der am weitesten vom Schmerz entfernt liegt, und den schmerzhaften Quadranten bis zum Schluss übrig lassen. Sie können Loslassschmerz testen, indem Sie den Palpationsdruck schnell reduzieren oder indem Sie mit Ihrer geschlossenen Faust gegen die Fußferse stoßen. Schmerz, der schlimmer wird, wenn die Bauchwand zurückfedert, oder nach einem Schlag mit der Faust gegen den Fuß auftritt, weist auf Loslassschmerz hin. Abwehrspannung, bei der der Patient seine Bauchmuskeln als Reaktion auf Ihre Palpation anspannt, ist meist eine freiwillige Reaktion. Eine Starre des Abdomens ist eine unfreiwillige Muskelspannung, die der Patient nicht kontrollieren kann. Abdominale Druckempfindlichkeit, Schmerz, Loslassschmerz, Abwehrspannung und Starre sind alles Zeichen einer Peritonitis.

Tasten Sie ebenfalls nach jeglicher Form von Massen und Dehnungen. Eine pulsierende Masse, die in der Mittellinie des Abdomens entdeckt wird, weist höchstwahrscheinlich auf ein Aortenaneurysma hin. Aszites fühlt sich schwammig und geschwollen an.

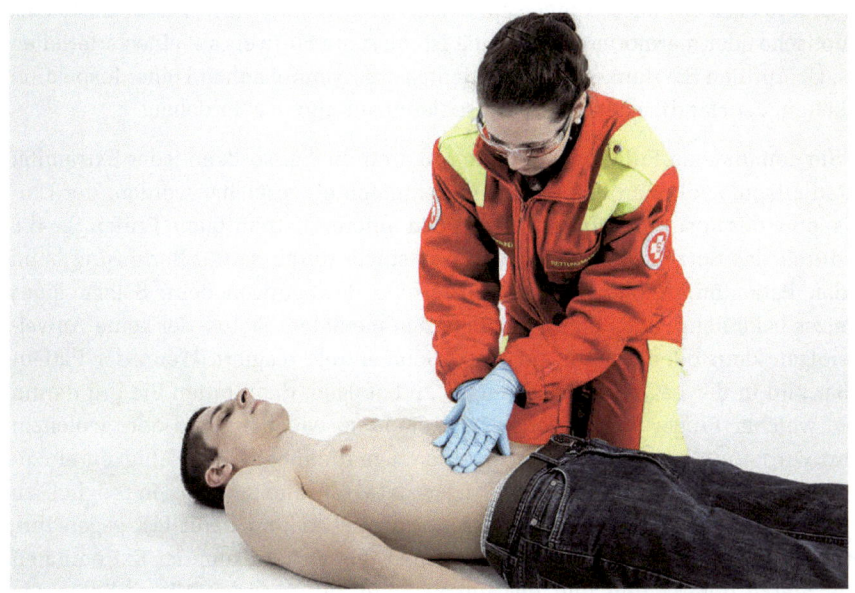

Abbildung 1.23: Inspizieren Sie das Abdomen nach Hinweisen vorangegangener Operationen, Aufblähung, Verfärbungen oder einer pulsierenden Masse. Palpieren Sie auf Druckempfindlichkeit, Druckschmerz, Abwehrspannung, Verhärtung, Aufblähung oder einer pulsierenden Masse.

Beurteilung des Beckens   Untersuchen und palpieren Sie das Becken auf der Suche nach Hinweisen auf eine Blutung oder ein Trauma (▶*Abbildung 1.24*). Untersuchen Sie außerdem kurz auf Hinweise für Darm- oder Blaseninkontinenz oder offensichtliche rektale Blutungen. Bei einer schwangeren Patientin, die sich in den Wehen befindet, untersuchen Sie den Vaginalbereich und den Damm auf eine Wölbung. Untersuchen Sie außerdem auf vaginale Blutungen und jeglichen abnormen abdominalen Ausfluss.

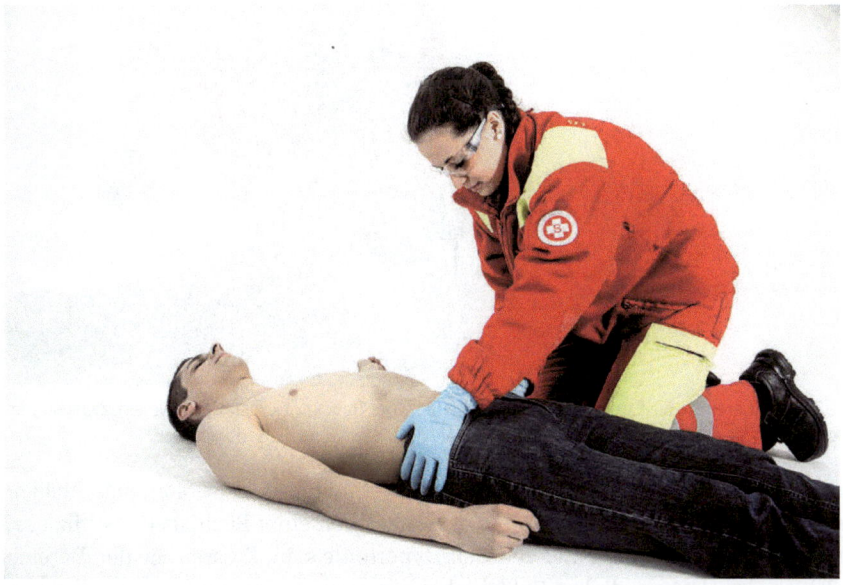

Abbildung 1.24: Inspizieren und palpieren Sie das Becken nach Hinweisen einer Blutung oder eines Traumas. Inspizieren Sie rasch den Patienten nach einer Darm- oder Harninkontinenz bzw. einer schweren Verstopfung.

Beurteilung der Extremitäten Inspizieren Sie die Extremitäten auf Hinweise für ein Trauma, Ekchymose (kleinflächige Hauteinblutungen), unübliche Erytheme (Rötungen), Zyanose oder eine Marmorierung (▶*Abbildung 1.25*). Erytheme an den Extremitäten, die sich warm und trocken anfühlen, können auf einen Venenembolus hinweisen. Eine blasse, kalte, zyanotische oder marmorierte Extremität ist meist ein Hinweis auf einen arteriellen Thrombus. Überprüfen Sie dunkelhäutige Patienten auf Zyanose anhand einer Inspektion der Nagelbetten, der Handflächen, der Mundschleimhaut und der Bindehaut.

Schätzen Sie den distalen Puls sowie die Motorik und die Sensorik an jeder Extremität ein. Der Radialispuls sollte an den oberen Extremitäten eingeschätzt werden, der Dorsalis-Pedis- oder der Posterior-Tibialis-Puls an den unteren Extremitäten. Prüfen Sie die Sensorik durch das Setzen eines Schmerzreizes sowie durch sanfte Berührung beim reagierenden Patienten. Achten Sie auf motorische Bewegungen beim Setzen eines Schmerzreizes bei einem Patient mit verändertem mentalem Status, der keine Anweisungen befolgen kann oder der nur auf einen Schmerzreiz reagiert. Wenn der Patient ansprechbar und in der Lage ist, Anweisungen zu befolgen, dann bitten Sie ihn darum anzugeben, welcher Finger oder welcher Zeh gerade an welcher Hand oder welchem Fuß berührt wird, um die Sensorik zu überprüfen. Um die motorische Fähigkeit einzuschätzen, bitten Sie den Patienten, Ihren Finger zu fassen und so fest wie möglich zu drücken. Lassen Sie den Patienten seinen Fuß hochheben und dann fest gegen Ihre Hand herunterdrücken. Vergleichen Sie bei beiden oberen und unteren Extremitäten jeweils die Stärke der rechten und der linken Seite, miteinander. Wiederholen Sie außerdem die Durchführung der neurologischen Untersuchung, wie sie weiter oben in diesem Kapitel beim reagierenden Patienten beschrieben worden ist.

> **Praxistipp**
>
> Nur 50% der Patienten mit einer tiefen Venenthrombose klagen über Schmerzen und Schwellung des Beines und haben ein positives Homans-Zeichen (Schmerz in der betroffenen Wade bei Dorsalflexion des Fußes). Mehr als 90% der Lungenembolien rühren von einer tiefen Venenthrombose der unteren Extremitäten her.

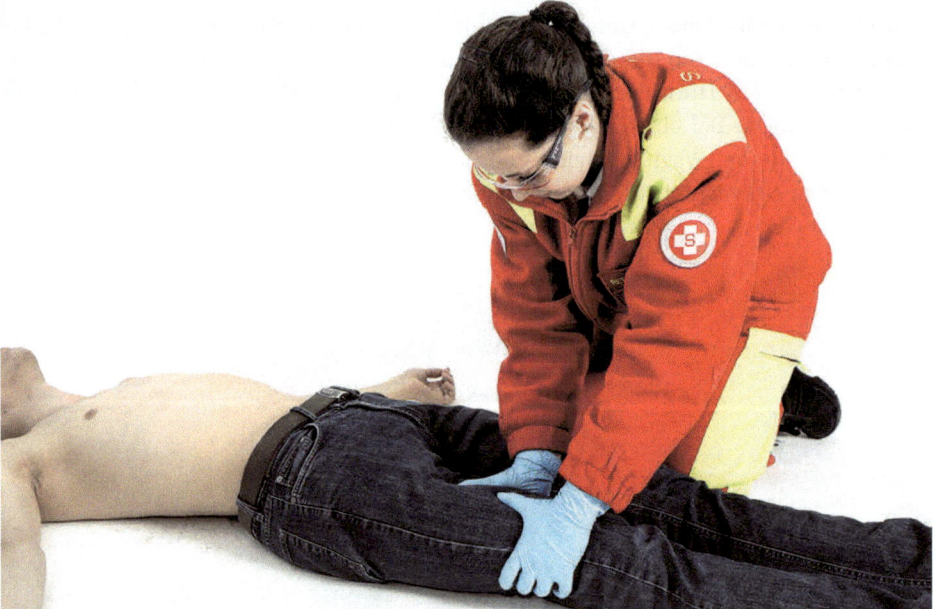

Abbildung 1.25: Inspizieren Sie die Extremitäten nach Hinweisen eines Traumas, Ekchymosen, Erythem, Zyanose oder Marmorierung. Ertasten Sie den distalen Puls und überprüfen Sie die Motorik und die Sensibilität.

Untersuchen Sie die unteren Extremitäten nach peripheren oder versorgungsabhängigen Ödemen (▶*Abbildung 1.26*). Das könnte ein Anzeichen einer Rechtsherzinsuffizienz, einer Volumenüberlastung oder einer venösen Hypertonie sein. Pressen Sie den Bereich über der Tibia oder dem medialen Fußknöchel für etwa 5 s zusammen, um auf versorgungsabhängige Ödeme zu testen. Wenn ein Abdruck in der Haut zurückbleibt, nachdem Sie Ihren Finger oder Daumen weggenommen haben, ist ein eindrückbares Ödem vorhanden. Suchen Sie außerdem nach medizinischen Informationsetiketten. Diese werden häufig als Armband, Fußband oder Halskette getragen.

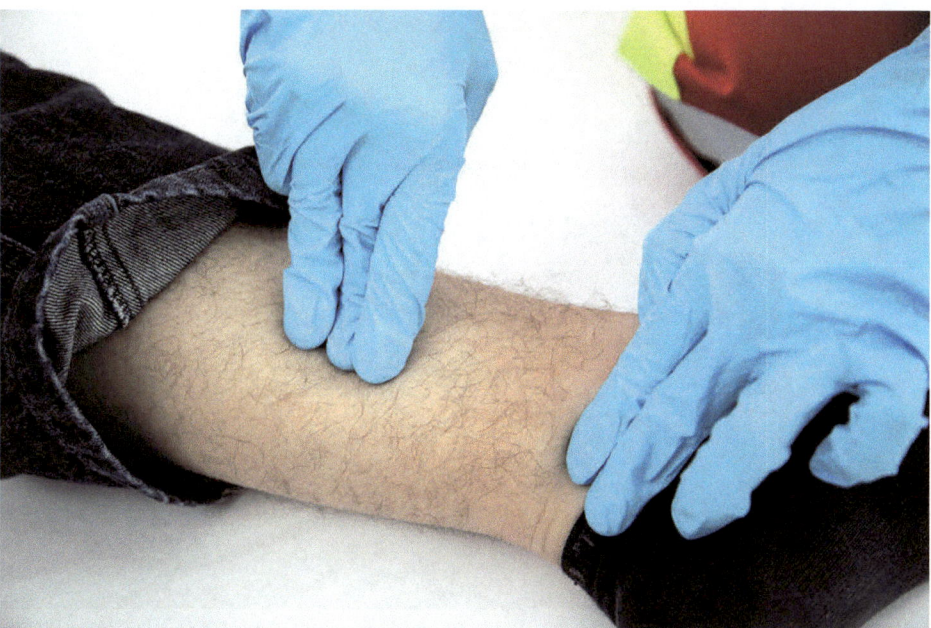

Abbildung 1.26: Untersuchen Sie den Patienten nach peripheren oder versorgungsabhängigen Ödemen der unteren Extremitäten.

Beurteilung des Rückens Untersuchen und palpieren Sie kurz den Rücken. Suchen Sie nach Verfärbungen im Flankenbereich, die auf eine intraabdominale Blutung hinweisen könnten. Tasten Sie das Kreuz nach Hinweisen auf ein Ödem oder eine Flüssigkeitsansammlung ab, die als „präsakrales Ödem" bezeichnet wird. Ein präsakrales Ödem steht häufig mit Zuständen wie Herzinsuffizienz, bei der sich Lymphflüssigkeit aufbaut, in Zusammenhang.

Einsatz von Hilfsmitteln bei Bedarf

Es können Hilfsmittel für Untersuchung, Palpation, Auskultation und Perkussion eingesetzt werden, um zusätzliche Information über die Ursache des Zustands zu gewinnen oder um eine Überwachung der Vitalzeichen zu ermöglichen. Folgende Hilfsmittel sollten für den medizinischen Patienten in Betracht gezogen werden:

■ *Kontinuierliche Herzüberwachung:* Bringen Sie den EKG-Monitor (▶*Abbildung 1.27*) spätestens nach der Erweiterten Untersuchung an. Das EKG (Elektrokardiogramm) kann Informationen bezüglich der Ätiologie der Erkrankung liefern. Es ist wichtig, um lebensbedrohliche Herzrhythmusstörungen zu erkennen und zu behandeln, sowohl medikamentös als auch nicht medikamentös. Herzrhythmusstörungen können zu Brustschmerzen, Schwäche, Synkope, Dyspnoe, verändertem Bewusstseinszustand und anderen Anzeichen und Symptomen einer schwachen Perfusion führen. Eine Veränderung des Rhythmus kann auf eine Verbesserung oder Verschlechterung des Patientenzustands hinweisen. Außerdem lässt eine Herzrhythmusstörung womöglich eine Elektrolytstörung erkennen. Ein kontinuierliches EKG-Monitoring ist unerlässlich bei physiologischer Instabilität oder wenn der Verdacht eines kardiovaskulären, respiratorischen oder neurologischen Problems besteht. Die kontinuierliche EKG-Überwachung liefert außerdem eine minütliche Anzeige der Herzfrequenz. Ein 12-Kanal-EKG sollte immer angelegt werden, sobald ein Myokardinfarkt vermutet wird.

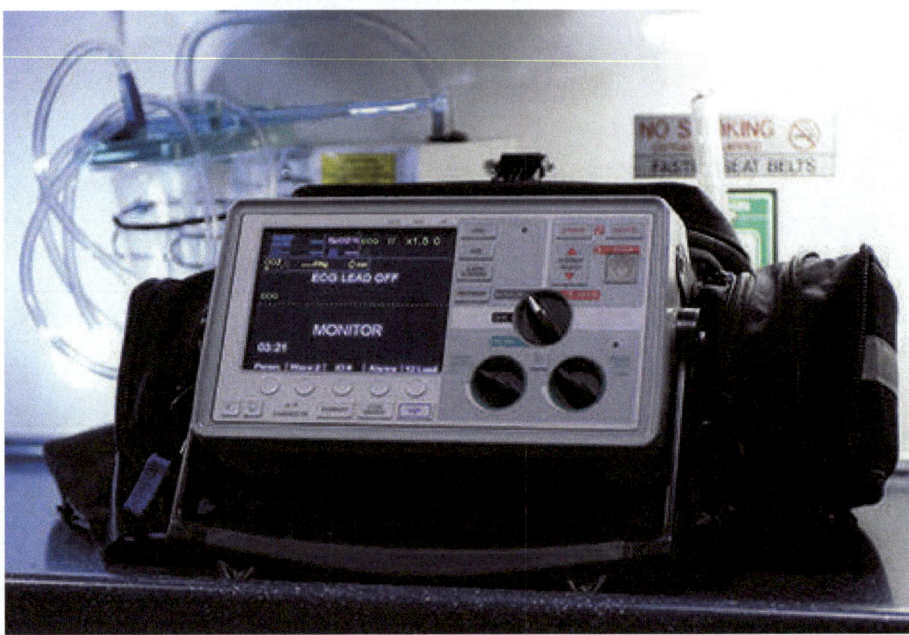

Abbildung 1.27: Führen Sie eine kontinuierliche Herzüberwachung spätestens bei der sekundären Einschätzung durch.

■ *Pulsoxymetrie:* Ein Pulsoxymeter (▶*Abbildung 1.28*) ist ein ausgezeichnetes Ausrüstungsteil, um die Oxygenierung zu überwachen. Studien haben gezeigt, dass ein frühes Erkennen einer verborgenen Hypoxie durch Pulsoxymetrie möglich ist. Ein normales pulsoxymetrisches Ergebnis sollte bei oder über 95% liegen. Ein Sauerstoffsättigungswert unter 95% rechtfertigt typischerweise eine Sauerstofftherapie; ein entsprechender Wert unter 90% entspricht einem arteriellen Blutgassauerstofflevel von ca. 60 mmHg. Sie sollten bei diesem Patienten eine positive Druckbeatmung und eine zusätzliche Sauerstoffgabe in Betracht ziehen. Seien Sie sich der Einschränkungen des Pulsoxymeters bewusst (siehe *Kapitel 5*): Eine schwache Perfusion und Hypothermie sind zwei Zustände, die falsche pulsoxymetrische Ergebnisse erzeugen können. Auch Nagellack, getrocknetes Blut und periphere vaskuläre Erkrankungen verhindern genaue Ergebnisse. Seien Sie sich sicher, bei der Beurteilung der Sauerstoffsättigungswerte den Patienten in seiner Gesamtheit wahrzunehmen. Die Sauerstoffsättigung ist nur ein Puzzleteil in der Ermittlung des Patientenzustands und bei der erforderlichen Notfallversorgung. Behandeln Sie stets den Patienten und nicht den Anzeigewert des Pulsoxymeters.

■ *Blutzuckerspiegel:* Wenn eine Hypoglykämie vermutet wird, der Patient sich mit einem veränderten Bewusstseinszustand präsentiert oder der Grund für die Bewusstseinseinschränkung unbekannt ist, ist es wichtig, eine Baseline des Blutglucosespiegels mithilfe eines elektrischen Blutzuckermessgeräts (▶*Abbildung 1.29*) zu erheben. Wenn Sie den Blutzuckerspiegel mit einem Blutzuckermessgerät für kapillares Vollblut ermitteln, müssen Sie die Blutprobe mittels einer Lanzette aus den Kapillaren gewinnen. Verwenden Sie als Probe kein venöses Blut aus einem i.v. Zugang, oder von einer Blutabnahme. Es wurde herausgefunden, dass ein Unterschied von bis zu 15% zwischen den Blutzuckerwerten von venösem und kapillarem Blut besteht, wobei die kapillaren Proben ein höheres Ergebnis liefern. Eine venöse Probe kann zu einem fälschlich niedrigen Blutzuckerwert führen. Wenn der Blutzuckerwert unter 60 mg/dl liegt und sich Symptome zeigen oder wenn er unter 50 mg/dl liegt, unabhängig davon, ob Symptome vorhanden sind oder nicht, behandeln Sie den Patienten hinsichtlich einer möglichen Hypoglykämie. Das Blutzuckermessgerät ist ebenfalls bei der Messung von einem extrem hohen Blutzuckerwert nützlich, der bei der diabetischen Ketoazidose und beim hyperglykämischen, hyperosmolaren, nicht ketotischen Syndrom gefunden wird; diese Erkrankungen gehen ebenfalls mit einem veränderten mentalen Status einher.

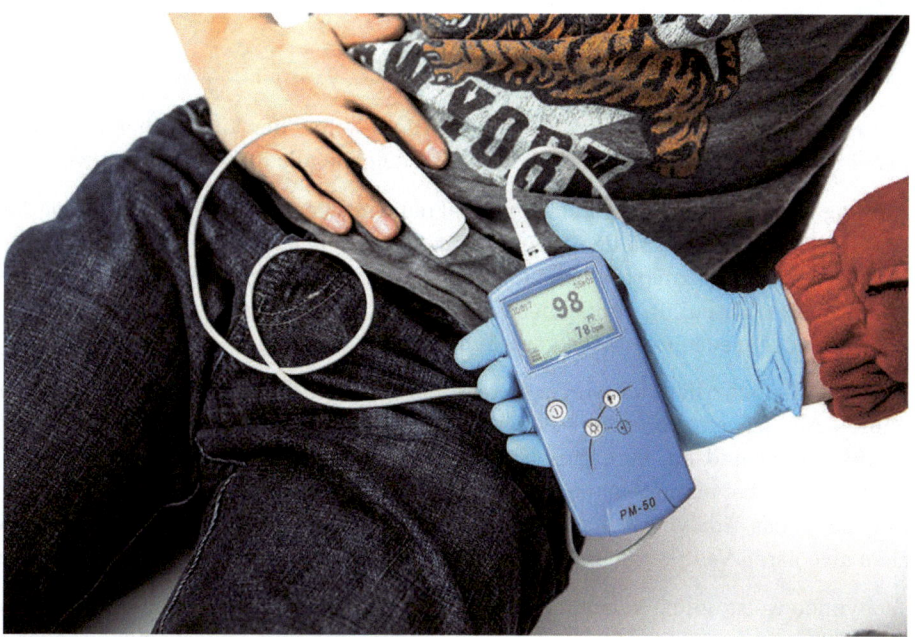

Abbildung 1.28: Verwenden Sie ein Pulsoxymeter zur Überwachung der Oxygenierung.

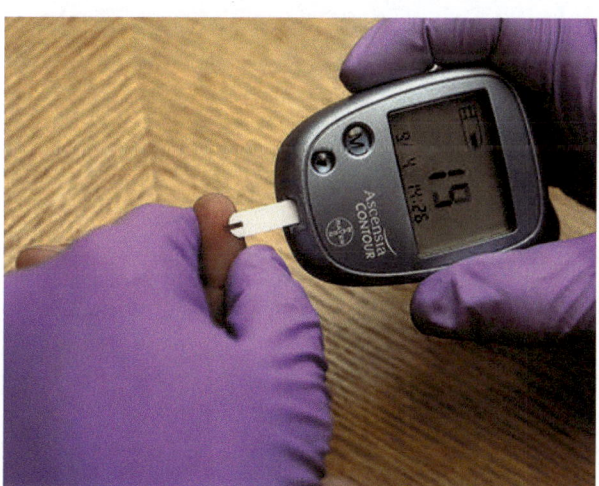

Abbildung 1.29: Verwenden Sie ein elektronisches Blutzuckermessgerät, um den Blutzuckerspiegel zu messen.

Beurteilung der Baseline der Vitalzeichen

Die grundlegenden Vitalzeichen, die nach der körperlichen Untersuchung eingeschätzt werden müssen, sind folgende:

- Atmung
- Puls
- Haut
- Blutdruck
- Pupillen

Merke

Baseline der Vitalzeichen:

- Atmung
- Puls
- Haut
- Blutdruck
- Pupillen

Wenn der Patient stabil ist, untersuchen Sie die Baseline der Vitalzeichen alle 15 min. Bei einem instabilen Patienten sollten die Vitalzeichen alle 5 min gemessen werden.

Atmung Schätzen Sie die Qualität und die Frequenz der Atmung ein (▶Abbildung 1.30). Die Qualität steht mehr mit der Adäquanz des Tidalvolumens und mit der Arbeitslast der Atmung in Zusammenhang. Achten Sie auf Hinweise einer schwerfälligen Atmung, wie Einziehungen, Nasenflügeln oder den Einsatz der Atemhilfsmuskulatur. Untersuchen Sie die Brust auf ein adäquates Heben und Senken.

Ältere Patienten haben charakteristischerweise eine erhöhte Atemfrequenz und ein vermindertes Tidalvolumen.

Die Atemfrequenz liegt bei einem erwachsenen Patienten normalerweise zwischen 8 und 24 Atemzügen/min. Ältere Patienten haben charakteristischerweise eine erhöhte Atemfrequenz und ein vermindertes Tidalvolumen. Daher muss eine erhöhte Ruheatemfrequenz bei einem älteren Patienten nicht besorgniserregend sein. Allerdings ist es wichtig, das Tidalvolumen genau zu überwachen, da eine Abnahme zu einer schwachen alveolären Ventilation und einem schnelleren Eintritt einer Hypoxie führen kann.

Tachypnoe weist üblicherweise auf Hypoxie, Azidose oder andere Gründe einer Ventilationsstörung hin, wie z.B. Lungenödem, Pneumonie und Lungenembolie, oder auf andere Zustände bzw. auf Medikamente, die das Atemzentrum reizen.

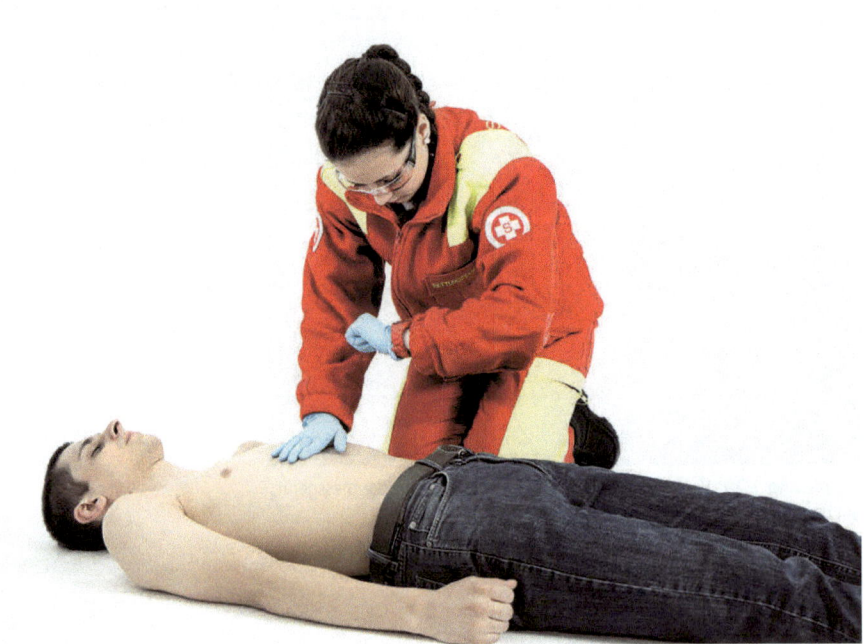

Abbildung 1.30: Erheben Sie die Atemqualität bzw. die Atemfrequenz.

Bradypnoe kann ein bedrohliches Anzeichen einer Atemstörung oder das Ergebnis einer Drogenüberdosis, einer Vergiftung, einer Verletzung des Gehirns durch einen Schlaganfall oder eines anderen Zustands sein, der das Atemzentrum belastet. Schenken Sie den abnormen Atemmustern, die vorher erörtert wurden, besondere Aufmerksamkeit: Cheyne-Stokes-, Biot-, ataktische Atmung, zentrale neurologische Hyperventilation und Kussmaul-Atmung. Diese können auf verschiedene Grade einer Gehirnverletzung oder auf andere medizinische Zustände hinweisen. Abnorme Atemmuster werden in *Kapitel 5 und 7* noch detaillierter besprochen.

Puls   Ermitteln Sie die Frequenz und die Qualität des Pulses (▶*Abbildung 1.31*). Die Herzfrequenz kann von einer großen Anzahl von Faktoren beeinflusst werden, einschließlich kardialen Erkrankungen, Medikamenten, einer Drogenüberdosis, einer Vergiftung, Nervosität oder Angst, Hypoxie, einer Gehirnverletzung und einer Stoffwechselstörung. Sowohl die Bradykardie als auch die Tachykardie müssen in Zusammenhang mit anderen klinischen Anzeichen und Symptomen eingeschätzt werden. Ein kritischer Punkt ist es zu ermitteln, ob die Herzfrequenz die Ursache für einen schwachen Perfusionsstatus ist. Wenn dies der Fall ist, müssen Sie einen Teil Ihrer Notfallbehandlung darauf konzentrieren, die Frequenz zu stabilisieren, um das Herzminutenvolumen und die Perfusion zu steigern.

Die Herzfrequenz reflektiert außerdem den Gesundheitszustand einer Person. Eine extrem gesunde Person kann einen Ruhepuls von 40 Schlägen/min haben. Eine Herzfrequenz von 90 Schlägen/min ist bei diesem speziellen Patienten signifikant. Allerdings können Sie auch eine 48-jährige Person finden, die nicht körperlich fit ist und einen Ruhepuls von 86 Schlägen/min hat. Eine Herzfrequenz von 90 Schlägen/min stellt bei diesem Patienten kein signifikantes Ergebnis dar. Behalten Sie außerdem im Hinterkopf, dass ältere Patienten einen höheren Ruhepuls haben. Ein Ruhepuls von 90 Schlägen/min ist bei einem älteren Patienten normal.

> **Praxistipp**
>
> Die Herzfrequenz steigt mit jedem Anstieg der Körperkerntemperatur um 0,6 °C um 10 Schläge/min.

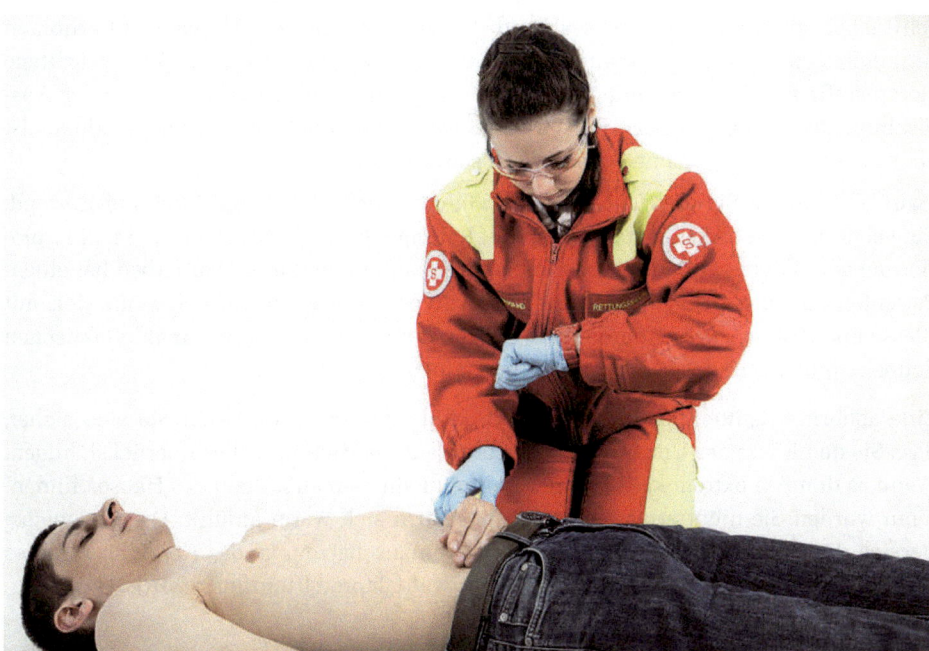

Abbildung 1.31: Erheben Sie die Pulsfrequenz und -qualität.

Seien Sie sich des Effekts bestimmter Medikamente auf die Herzfrequenz bewusst. Wenn ein Patient Betablocker oder Calciumkanalblocker nimmt, würden Sie keine Tachykardie oder eine normal hohe Herzfrequenz erwarten. Wenn Sie daher auf einen Patienten treffen, der Betablocker oder Calciumkanalblocker nimmt und aufgrund einer gastrointestinalen Blutung hypovolämisch ist, kann eine Herzfrequenz von 98 Schlägen/min ein signifikanter Indikator für einen Schock sein. Ebenso würden Sie bei einem Patienten, der Betablocker oder Calciumkanalblocker nimmt, erwarten, dass er einen niedrigen Ruhepuls hat. Außerdem sollte eine niedrigere Herzfrequenz Ihren Verdacht auf eine mögliche Digitalisüberdosis steigern.

Die Fühlbarkeit des Pulses in bestimmten Regionen ist ebenfalls ein wichtiges Zeichen bei der Einschätzung der Perfusion. Zentrale Stellen, wie die Karotis oder die Femoralisarterie, benötigen einen niedrigeren arteriellen Druck, um einen Puls zu erzeugen. Periphere Bereiche (radial oder brachial) brauchen dagegen einen höheren arteriellen Druck, um einen Puls zu produzieren. Daher ist der Verlust der peripheren Pulse ein möglicher Indikator eines reduzierten Herzminutenvolumens, eines verminderten arteriellen Druckes und eines schwachen Perfusionsstatus.

Die Qualität des Pulses kann außerdem Informationen über den Perfusionsstatus liefern. Ein schwacher Puls, ob peripher oder zentral, kann auf ein schwaches Herzminutenvolumen und eine schwache Perfusion hinweisen. Bedenken Sie, dass es wichtig ist, die Pulsqualität nur als ein Zeichen in Ihrer Beurteilung des ganzen Patienten zu sehen. Ein Patient kann unter einem arteriellen Embolus oder anderen vaskulären Erkrankungen in der speziellen Extremität leiden, in der der distale Puls schwach ist. Beurteilen Sie mehr als eine Pulsmessstelle. Ein starker und springender Puls ist meist ein Zeichen für ein adäquates Herzminutenvolumen und eine gute Perfusion.

Wenn Sie den Puls einschätzen, tasten Sie nach Veränderungen der Amplitude während der Inspirationsphase, insbesondere bei Patienten mit Atembeschwerden. Ein schwacher oder fehlender Puls während der Atmung kann ein Hinweis auf erhöhten intrathorakalen Druck, Herzbeuteltamponade, adhäsive Perikarditis, fortgeschrittene Herzinsuffizienz, Hypovolämie oder andere Zustände sein. Diese Abnahme oder Auslöschung des Pulses wird als „Pulsus paradoxus" bezeichnet. Ein Pulsus paradoxus ist ein sehr subtiles Ergebnis und präklinisch schwer zu ermitteln.

Haut Beurteilen Sie die Haut auf Farbe, Temperatur (▶*Abbildung 1.32*) und Zustand. Eine abnorme Hautfarbe liegt bei Zyanose, Rötung oder geröteter Haut, Blässe, Marmorierung oder Ikterus vor. Es ist möglich, eine Kombination dieser Hautfarben bei einem Patienten zu sehen: Der Patient mit einem hypovolämischen Schock kann sich mit Blässe und Zyanose präsentieren, wohingegen der Patient mit einem anaphylaktischen Schock Rötungen und Zyanose aufweisen kann.

Eine abnorme Hauttemperatur kann heiß, kühl oder kalt sein. Seien Sie sich sicher, dass Sie den Effekt der Umgebungstemperatur auf die Hauttemperatur berücksichtigen. Wenn es draußen extrem kalt ist und Sie Ihren Patienten außerhalb des Hauses finden, dann würden Sie nicht erwarten, dass seine Stirn sich warm anfühlt. Der geeignetste Bereich des Körpers, um die Hauttemperatur einzuschätzen, ist das Abdomen, weil es generell bedeckt ist und weniger von den Umweltfaktoren beeinflusst wird.

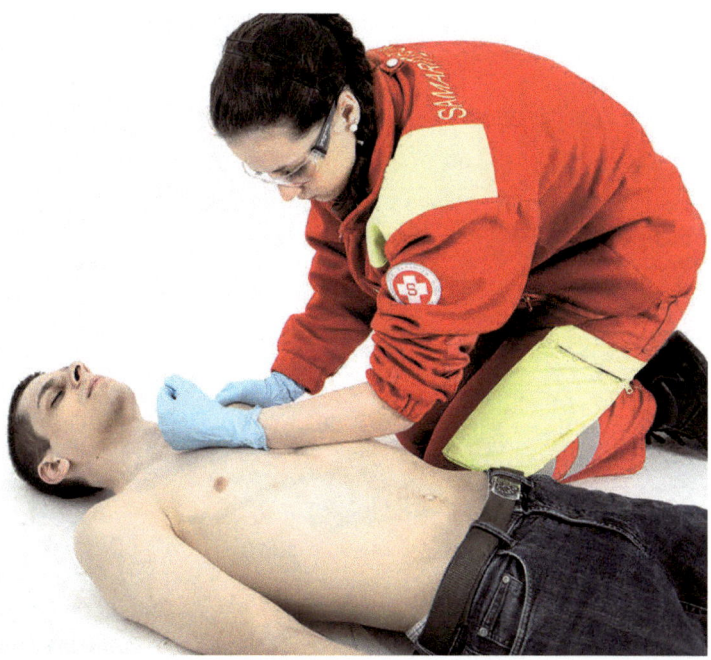

Abbildung 1.32: Ermitteln Sie die relative Haupttemperatur.

Der Hautzustand bezieht sich auf den Grad der Feuchtigkeit oder Trockenheit. Die Haut ist beim Anfassen normalerweise trocken. Wenn ein Patient allerdings schwer dehydriert ist, kann er sich mit einer extrem trockenen Haut präsentieren, die sich aufstellt, wenn man an ihr zieht. Der Begriff „Turgor" bezieht sich auf das normale elastische Zurückschnellen der Haut in die Ausgangslage, nachdem an ihr gezogen wurde. Die beste Stelle, um den Turgor einzuschätzen, befindet auf der Brust über dem Sternum. Wenn Sie eine Dehydratation vermuten, untersuchen Sie die Mundschleimhaut auf Trockenheit und die Augen auf mangelnde Tränenbildung.

Die Rekapillarisierungszeit liefert ebenfalls Hinweise zur peripheren Perfusion. Allerdings kann die Rekapillarisierungszeit, wie vorher erwähnt, extrem durch die Umgebung, Rauchen, den Krankheitsstatus, den medizinischen Zustand, das Alter oder das Geschlecht des Patienten beeinflusst werden. Daher ist eine länger als 2 bis 4 s dauernde Rekapillarisierungszeit, die als abnorm gewertet werden darf, eventuell kein zuverlässiger Indikator für eine schlechte Durchblutung. Beachten Sie die Rekapillarisierungszeit als nur ein Element unter vielen anderen.

Blutdruck Schätzen Sie den Blutdruck durch Auskultation ein (▶ *Abbildung 1.33*), um sowohl einen systolischen als auch einen diastolischen Wert zu erhalten. Die normalen Bereiche sind systolisch 100 bis 140 mmHg und diastolisch 60 bis 90 mmHg. Ein diastolischer Blutdruckwert über 140 mmHg wird meist als hypertensiver Notfall betrachtet.

Die Differenz zwischen Systole und Diastole ist der Pulsdruck. Ein Pulsdruck von weniger als 25 % der Systole wird als niedrig bezeichnet, einer von mehr als 50 % der Systole als hoch. Ein niedriger Pulsdruck ist typisch für eine Vasokonstriktion, einen gesteigerten peripheren Gefäßwiderstand und ein potenziell erniedrigtes Herzminutenvolumen, wie bei einem hämorrhagischen Schock. Ein hoher Pulsdruck (Druckpuls) kann bei einer Gehirnherniation beobachtet werden, wenn der Cushing-Reflex den systolischen, aber nicht den diastolischen Druck steigert.

Praxistipp

Die Haut ist bei älteren Patienten weniger elastisch aufgrund der Veränderung des Elastins in ihrer Haut. Folglich hat die Überprüfung des Hautturgors bei der Untersuchung durch Hochziehen der Haut bei älteren Menschen nur wenig Wert. Es stellt aber einen angebrachten Test bei Kindern dar.

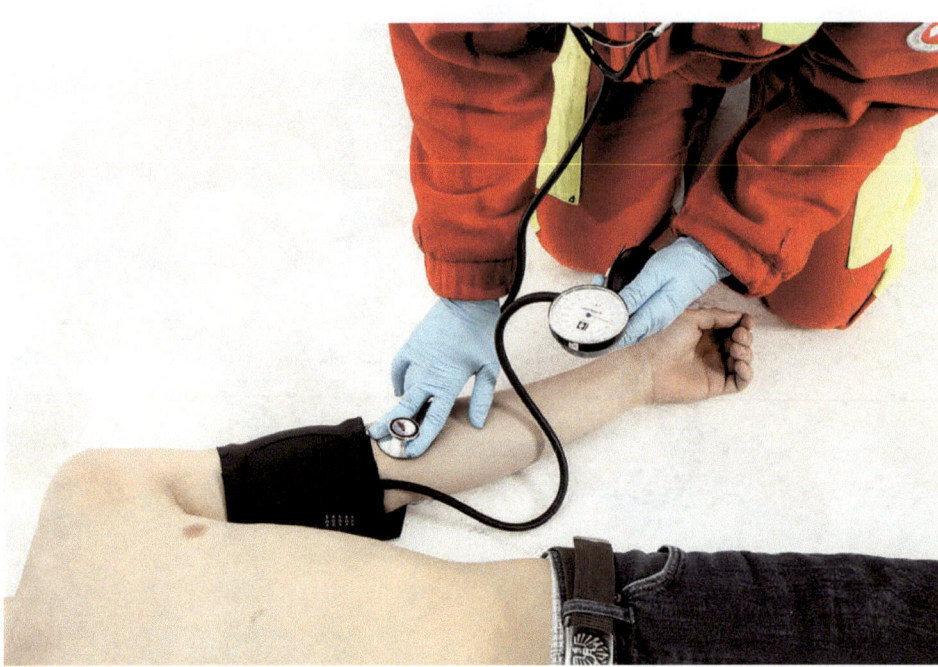

Abbildung 1.33: Erheben Sie den Blutdruck mittels Auskultation.

Wenn ein Flüssigkeits- oder Blutverlust vermutet wird, testen Sie auf orthostatische Hypotension (auch „posturale Hypotension" genannt). Lagern Sie den Patienten für 2 min in Rückenlage und messen Sie dann seinen Blutdruck und Puls. Bringen Sie ihn dann für 1 bis 2 min in eine stehende Position und messen Sie erneut Blutdruck und Puls. Diese Lageveränderung erlaubt es, 7 bis 8 ml/kg Körpergewicht Blut zu den unteren Extremitäten zu leiten sowie die Vorlast, das Herzschlagvolumen und das Herzminutenvolumen zu senken. Eine Zunahme der Herzfrequenz um 20 oder mehr Schläge/min wird als positives Anzeichen für eine orthostatische Hypotension bewertet. Die Herzfrequenz wurde als sensibelster Indikator für Volumenmangel identifiziert. Ein um mehr als 10 mmHg gesunkener systolischer Blutdruck ist ebenfalls signifikant. Orthostatische Hypotension weist meist auf einen signifikanten intravaskulären Blut- oder Flüssigkeitsverlust hin, wie auch auf viele andere Zustände, einschließlich Erkrankungen des ZNS und Medikamentenwirkungen. Helfen Sie dem Patienten immer während dieses Tests, da ein orthostatischer Abfall des Blutdrucks eine Synkope verursachen kann.

Ergänzende Anmerkungen hinsichtlich der Einschätzung des Blutdrucks: Wenn Sie den Blutdruck messen, suchen Sie nach dem Pulsus paradoxus. Eine Differenz im systolischen Blutdruck von 10 bis 20 mmHg zwischen dem linken und dem rechten Arm kann ein Anzeichen einer Aortendissektion sein. Ein Patient im Schock kann eine weitgehende periphere arterielle Vasokonstriktion haben, die das Korotkoff-Geräusch, das normal während der Auskultation gehört wird, abschwächt. Dies verhindert ein effektives Messen und ist die Ursache dafür, dass der systolische und der diastolische Druck unterschätzt werden.

Pupillen   Beurteilen Sie die Pupillen auf Symmetrie, Größe und Reaktivität (▶ *Abbildung 1.34*). Wenn Sie die Pupillen beurteilen wollen, können Sie den okulozephalen Test (Puppenaugenphänomen) durchführen, der für bewusstlose und komatöse Patienten konzipiert wurde: Drehen Sie den Kopf des Patienten schnell von einer Seite zur anderen und beobachten Sie seine Augen. Bei einem Patienten mit einem intakten Hirnstamm werden sich die Augen gemeinsam in die entgegengesetzte Richtung bewegen und werden den

Fokus auf einen entfernten Punkt beibehalten. Bewegen sich die Augen in die Richtung, in die der Kopf gedreht wird, weist dies auf eine Dysfunktion des Hirnstamms hin.

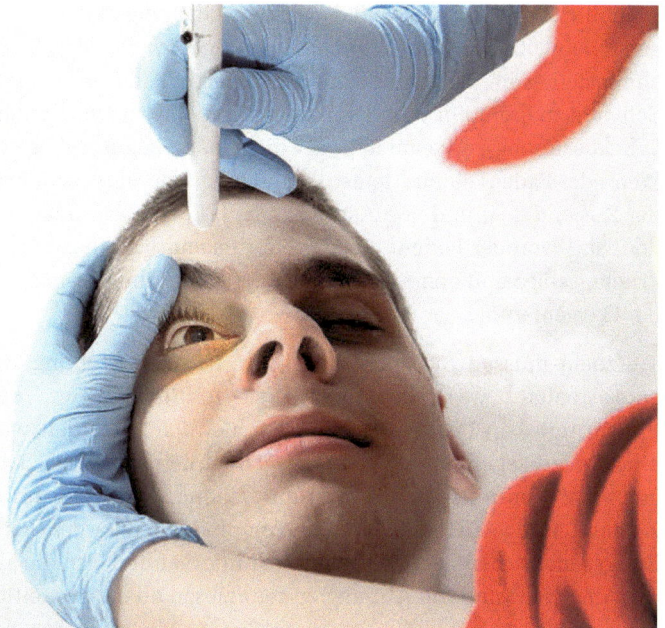

Ein nicht paariger starrer Blick, bei dem die Augen voneinander abweichend verschiedene Richtungen fokussieren, weist meist auf eine Hirnstammläsion hin.

Abbildung 1.34: Beurteilen Sie die Pupillen auf Symmetrie, Größe und Reaktivität.

Untersuchen Sie den Patienten außerdem auf einen konjugierten Blick, bei dem der Blick beider Augen zur gleichen Seite gerichtet ist. Der konjugierte Blick kann auf eine Brückenläsion auf derselben Seite der Blickrichtung oder auf einen frontalen hemisphärischen Infarkt auf der entgegengesetzten Seite der Blickrichtung hinweisen. Ein nicht paariger starrender Blick, bei dem die Augen voneinander abweichen und in verschiedene Richtungen fokussieren, ist ein Zeichen für eine Hirnstammläsion.

Die Pupillen haben einen konsensuellen Reflex. Dieser führt dazu, dass bei Lichteinfall in das rechte Auge auch die linke Pupille reagiert und sich zusammenzieht. Eine Pupille, die geweitet und fixiert ist und keinen konsensuellen Reflex zeigt, ist höchstwahrscheinlich das Ergebnis einer Hirneinklemmung, einer supratentoriellen Läsion oder eines Aneurysmas. Wenn beide Pupillen mittig positioniert und fixiert sind, vermuten Sie eine Mittelhirnläsion oder eine Gehirnherniation.

Prüfen Sie den extraokularen Augenmuskel, indem Sie den Patienten mit dem Blick Ihrem Finger in verschiedene Richtungen folgen lassen. Achten Sie auf ruckartige Bewegungen oder ob ein Auge dem anderen nachhängt. Wenn der Patient wach ist, fragen Sie ihn, ob er doppelt sieht.

Erheben der medizinische Vorgeschichte

Ermitteln Sie beim bewusstlosen Patienten die medizinische Vorgeschichte nach der körperlichen Untersuchung und nachdem die Vitalzeichen beurteilt wurden. Beziehen Sie sich dabei auf den entsprechenden Textabschnitt beim reagierenden Patienten weiter oben in diesem Kapitel. Sammeln Sie beim bewusstlosen Patienten so viele Informationen wie möglich von Familienmitgliedern und anderen Umstehenden.

Praxistipp

Methanol, Chinin, Mutterkornpräparate und Salizylate sind vier Substanzen, die einen schmerzlosen Verlust des Sehvermögens verursachen können.

Durchführung der erforderlichen Maßnahmen

Der Schlüssel zur Notfallversorgung besteht darin, die akuten Lebensbedrohungen so schnell wie möglich während der Ersteinschätzung und der Erweiterten Untersuchung zu behandeln, ohne dass bereits eine eindeutige Arbeits- bzw. Differenzialdiagnose der Ursache gestellt wäre. Wenn der Patient unter einer Atemstörung leidet, ist es wichtiger, deren Schwere zu ermitteln und den Zustand mit einer Sauerstofftherapie oder einer positiven Druckbeatmung zu behandeln, als die genaue zugrunde liegende Ursache zu ermitteln. Wenn der Patient einen Atemstillstand hat, dann muss er sofort beatmet werden, egal, ob der Zustand aufgrund von Asthma, einem Emphysem oder einem Lungenödem entstanden ist. Wenn der Patient einen Herzstillstand hat, konzentrieren Sie sich auf die Herzdruckmassage und den Kreislauf, gefolgt vom Atemwegsmanagement, der Beatmung und der Oxygenierung.

Trotzdem müssen Sie auch bei akuter Lebensbedrohung während der Einschätzung eine Arbeits- bzw. Differenzialdiagnose formulieren, weil der Asthmapatient und der Patient mit dem Lungenödem unterschiedlich behandelt werden und signifikant von einer spezifischen medikamentösen Therapie profitieren. Sobald die Lebensbedrohungen unter Kontrolle sind, nimmt die Behandlung Bezug auf den Patienten und seinen Zustand. Einige Zustände, wie die Anaphylaxie oder der Status asthmaticus, benötigen Einiges mehr an akut-medikamentöser Intervention, um die akute Lebensbedrohung für die Atemwege und die Atmung zu reduzieren oder zu beseitigen.

Mit dem Abschluss der Erweiterten Untersuchung sollten Sie alle akuten lebensbedrohlichen Zustände behoben haben. Während der Ersteinschätzung sollten Sie die Atemwege des Patienten geöffnet, eine positive Druckbeatmung durchgeführt oder eine zusätzliche Sauerstoffgabe in Betracht gezogen haben. Zusätzlich sollten Sie die Anzeichen und Symptome für einen physiologisch instabilen Zustand erkannt und damit begonnen haben, einen Plan zur Notfallversorgung zu entwickeln. Typische Maßnahmen, die während der Ersteinschätzung und der Erweiterten Untersuchung durchgeführt werden, um lebensbedrohliche Zustände sofort zu beheben, umfassen das Atemwegsmanagement, die tracheale Intubation oder das Einsetzen anderer Atemwegshilfsmittel, eine Sauerstofftherapie, die positive Druckbeatmung, eine i.v. Therapie und die Gabe von Medikamenten.

Möglichkeiten gegen Wahrscheinlichkeiten: Erstellung einer präklinischen Arbeits- und Differenzialdiagnose

1.9

Das Erstellen einer präklinischen Arbeits- bzw. Differenzialdiagnose erfordert genaue Aufmerksamkeit für alle Aspekte der Patienteneinschätzung und der Verarbeitung von Informationen zu Beschwerden, Anzeichen, Symptomen und anderen diagnostischen Befunden. Als Fachmann müssen Sie konzentriert bleiben und alle Informationen betrachten, die Sie während des Einschätzungsprozesses gesammelt haben, besonders die subtilen Zeichen und Symptome. Durch einen kritischen Denkprozess müssen Sie die Informationen dann miteinander verknüpfen und eine Liste möglicher Erkrankungen erstellen, unter denen der Patient leiden könnte. Diese Liste ist komplett dynamisch und verändert sich bei jedem Einschätzungsschritt.

Sie beginnen den Prozess mit einer sehr umfangreichen Liste von möglichen Zuständen oder Erkrankungen, unter denen der Patient leiden könnte, basierend auf den ersten Informationen, die Ihnen normalerweise vom Disponenten geliefert werden. Wenn Sie mehr Informationen aus den ersten Szenencharakteristika und über die Hauptbeschwerde des Patienten gesammelt haben, überarbeiten Sie Ihre geistige Liste, indem Sie ein Ausschluss-Einschluss-System einsetzen. Selbstverständlich führen Sie während dieser Zeit die Patientenversorgung und die Einschätzung ohne Unterbrechung fort (▶Abbildung 1.35). Eine anfängliche „Möglichkeit" kann im nächsten Schritt oder der nächsten Untersuchungsphase schon wieder ausgeschlossen werden. Folglich ist dieser Prozess eng mit den Informationen verknüpft, die Sie laufend aus der Patientengeschichte sammeln und im Rahmen der körperlichen Untersuchung erhalten. Wenn Sie mit der Einschätzung und der Behandlung fortfahren, überarbeiten Sie Ihre geistige Liste der „Möglichkeiten".

Während Sie mit der Einschätzung und Behandlung fortfahren, überarbeiten Sie Ihre geistige Liste der möglichen Krankheitsursachen.

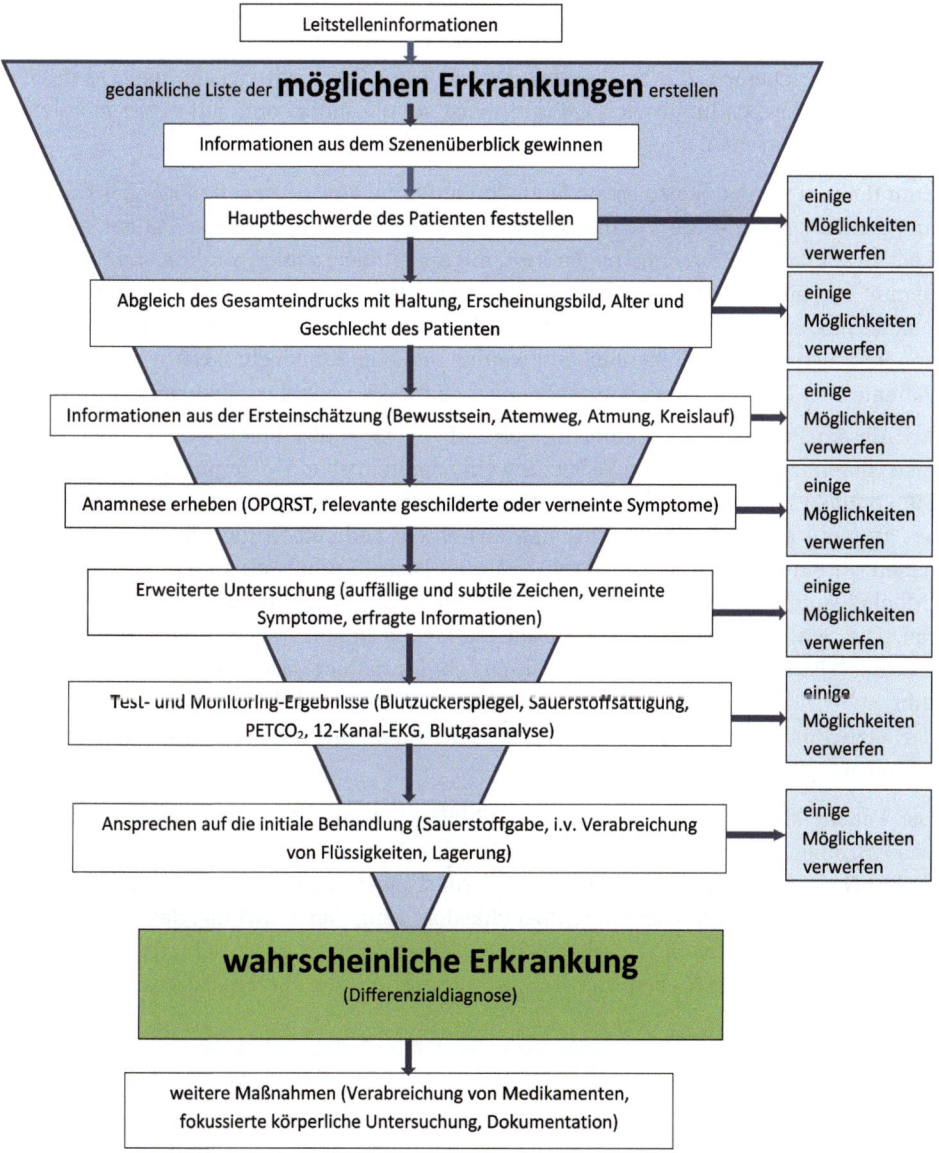

Abbildung 1.35: Algorithmus zur Erstellung einer präklinischen Arbeits – und Differenzialdiagnose

Worauf Sie idealerweise hinarbeiten, ist, dass Sie Ihre „Möglichkeiten" auf eine, zwei oder drei „Wahrscheinlichkeiten" einengen können, an denen der Patient wahrscheinlich leidet. Die Wahrscheinlichkeiten sind Ihre präklinische Differenzialdiagnose. Dann führen Sie normalerweise eine zusätzliche Notfallversorgung durch, basierend auf diesen Wahrscheinlichkeiten oder Notfalldiagnosen. Solange Sie in der „Wahrscheinlichkeiten"-Phase sind, wird Ihr Notfallmanagement des Patienten wahrscheinlich allgemein und nicht sehr umfassend sein. Wenn Sie sich durch den Einschätzungsprozess bewegen, sollte Ihr Denkansatz immer von der kritischsten Differenzialdiagnose hin zum unkritischeren Zustand verlaufen.

Der Sanitäter muss die Informationen, die der Disponent ihm liefert, verarbeiten, wie z. B einen Bericht von einer „56-jährigen, männlichen Person, die über Brustschmerzen klagt". Egal wie viel oder wie wenige Informationen weitergegeben werden, Sie nehmen diese Informationen, verarbeiten sie und beginnen damit zu versuchen, den Patienten als medizinischen oder traumatischen Patient einzuordnen. Wie offensichtlich die Bedingungen jedoch auch scheinen, dürfen Sie doch keinen Tunnelblick entwickeln, denn es besteht dann die Gefahr, dadurch wichtige und meist subtile Indikatoren auf einen möglichen Zustand zu übersehen, einfach weil sie in eine andere Richtung weisen.

Zum Beispiel werden Sie zu einem Notfallort aufgrund von „Sturz mit möglicher Hüftfraktur" gerufen. Als Sie die Wohnung betreten, bemerken Sie, dass der Patient auf dem Rücken auf dem Wohnzimmerboden liegt, mit einer Innenrotation der linken unteren Extremität und einer offensichtlichen Ekchymose an der linken Hüfte; er klagt über Schmerzen des linken äußeren Oberschenkels und des linken Knies. Basierend auf den empfangenen Informationen, den Patientenbeschwerden und dem Szenencharakter würden Sie den Patienten als Traumapatienten mit möglicher Hüftfraktur oder Luxation kategorisieren.

An diesem Punkt wäre es einfach, sich auf die mögliche Fraktur oder Luxation zu fokussieren und nur für diese Verletzung eine medizinische Versorgung durchzuführen. Sie kommen vielleicht in der Notaufnahme mit einer ordentlich immobilisierten Hüfte an, aber mit einem Patienten, der sich aus einem anderen Grund, den Sie übersehen haben, in einem kritischen Zustand befindet. Denn Sie haben es nicht geschafft, alle „Möglichkeiten" in Betracht zu ziehen und eine gründliche Untersuchung durchzuführen. Die Schlüsselfrage, die Sie diesem Patienten stellen müssen, ist: „Wie sind Sie gestürzt?" Es ist wichtig zu unterscheiden, ob der Patient „gestolpert und gefallen ist", ihm „schwindelig wurde" oder er „ohnmächtig wurde" und deshalb gefallen ist. Wenn der letzte Punkt zutrifft, dann kann der Patient unter einem sehr viel ernsteren Problem leiden als unter einer Hüftverletzung.

Der Patient könnte Episoden potenziell tödlicher Herzrhythmusstörungen durchleben, wie z.B. eine ventrikuläre Tachykardie, hat vielleicht einen Schlaganfall erlitten, kann ein Elektrolytungleichgewicht haben oder aufgrund einer Lungenembolie hypoxisch sein. Eine Vielzahl von Zuständen oder „Möglichkeiten" kann den Schwindel des Patienten verursacht haben oder ihn eine synkopische Episode erleiden lassen. Sie müssen alle Möglichkeiten in Betracht ziehen und Ihre Ermittlungen durch die Einschätzung leiten, um nach Hinweisen zu suchen, um die Möglichkeiten zu untermauern oder zu entkräften. Wenn eine Möglichkeit konkreter wird, dann suchen Sie verstärkt sowohl nach Hinweisen, die dieses Ergebnis unterstützen, als auch nach anderen Erklärungsmöglichkeiten.

Der erste Schritt in diesem kritischen Denkprozess ist es, die gelieferten Informationen auszuwerten und eine umfangreiche Liste an Möglichkeiten zu zusammenzustellen.

Diese Liste verhindert, dass Sie einen Tunnelblick entwickeln, und bestimmt das Tempo Ihrer Einschätzung. Als nächstes sammeln Sie Informationen aus dem Szenenüberblick, beginnen damit, ein geistiges Bild des Verletzungsmechanismus zu entwickeln, und schließen Möglichkeiten ein oder aus. Wenn Sie z.B. zu einem Notfallort gerufen werden aufgrund eines Patienten, der über eine „sehr schmerzempfindliche linke Wade" klagt, können Sie eine arterielle Embolie, eine tiefe Venenthrombose, eine Tibia- oder Fibulafraktur, eine Muskelverletzung oder einen Sehnenriss auf Ihre geistigen Liste setzen, um nur einige Möglichkeiten aufzuzählen. Als Sie an der Einsatzstelle ankommen, finden Sie den Patienten in einem Krankenhausbett vor. Die Familie gibt an, dass der Patient nicht gehfähig und bettlägerig ist. Die Familie verneint jegliche Form eines Sturzes oder Druckes, der auf die unteren Extremitäten des Patienten ausgeübt wurde, und weist darauf hin, dass der Patient die letzten paar Monate bettlägerig war. Basierend auf diesen Informationen beginnen Sie damit, eine traumatische Verletzung von Ihrer Liste der „Möglichkeiten" auszuschließen – allerdings behalten Sie diese Möglichkeit im Hinterkopf, bis die körperliche Untersuchung bestätigt, dass es keinen Hinweis auf ein Trauma oder offensichtliche Zeichen einer Verletzung gibt. Erst dann können die Möglichkeiten der Fraktur und der Muskel- und Sehnenverletzung tatsächlich ausgeschlossen werden.

Stattdessen wird bei diesem Patient mit einer schmerzempfindlichen Wade nach einer langen Zeit der Immobilität die Möglichkeit einer tiefen Venenthrombose in Ihrer Liste immer wahrscheinlicher. Wenn während der körperlichen Untersuchung der Extremitäten die eine Wade wärmer und etwas umfangreicher als die andere Wade vorgefunden wird und schmerzempfindlich bei Berührungen mit zunehmenden Schmerzen bei einer Dorsalflexion ist, dann wird die tiefe Venenthrombose von einer Möglichkeit zu einer Wahrscheinlichkeit.

Zusammengefasst ist die präklinische Differenzialdiagnose ein dynamischer geistiger Prozess der Aufnahme und Integration von Informationen aus jedem Aspekt des Szenenüberblicks, der Anamnese und der körperlichen Untersuchung. Der Prozess verläuft wie in *Abbildung 1.34* geschildert. Ein Beispiel für die Entwicklung von „Möglichkeiten" hin zu „Wahrscheinlichkeiten" im kritischen Denkprozess bei dem vorher erwähnten 56-jährigen männlichen Patienten mit Brustschmerzen wird in ▶ *Tabelle 1.3* dargestellt.

Der erste Schritt in diesem kritischen Denkprozess ist es, die Leitstelleninformationen auszuwerten und eine umfangreiche Liste an „Möglichkeiten" zu entwickeln.

Tabelle 1.3

Möglichkeiten zu Wahrscheinlichkeiten: kritisches Denken

Informationen	Mögliche Erkrankungen	Überlegungen zur Verwerfung einiger Möglichkeiten
LEITSTELLENINFORMATION		
56-jähriger Mann mit Brustschmerzen	■ Myokardinfarkt ■ instabile Angina pectoris ■ Aortendissektion ■ Lungenembolie ■ Pneumothorax ■ Spannungspneumothorax ■ akute Perikarditis ■ Ösophagusruptur ■ stabile Angina pectoris ■ Pneumonie ■ ösophagealer Reflux ■ Ösophagusspasmus ■ muskuloskelettale Verletzung ■ Magengeschwür ■ Cholezystitis ■ Herpes zoster ■ Angst- oder Panikstörung ■ Hyperventilation ■ Sichelzellanämie ■ Kokainmissbrauch ■ Rippenfraktur	Noch nicht genügend Informationen
SZENENÜBERBLICK		
Der Patient liegt in seiner Wohnung in Semi-Fowler-Position auf der Wohnzimmercouch; kein Hinweis auf Trauma, kein Sauerstoffequipment, keine Flaschen und kein Drogenbesteck; der Patient ist mit einer Decke zugedeckt.	Keine weiteren Möglichkeiten	Noch nicht genügend Informationen

Möglichkeiten zu Wahrscheinlichkeiten: kritisches Denken *(Forts.)*

Informationen	Mögliche Erkrankungen	Überlegungen zur Verwerfung einiger Möglichkeiten
ERSTEINSCHÄTZUNG		
Gesamteindruck: Weißer männlicher Patient Mitte 50 liegt mit auf Kissen abgestütztem Kopf da, im Schlafanzug um 14 Uhr; er macht einen kranken Eindruck; auffällig sind die angespannten Nackenmuskeln und die rasche Atmung; der Patient ist wach und reagiert, spricht in kurzen Sätzen und schnappt zwischendurch nach Luft. *Atemfrequenz:* ca. 22 Atemzüge/min *Atemzugvolumen:* vermindert *Radialispuls:* stark *Herzfrequenz:* ca. 110 Schläge/min *Haut:* sehr warm und leicht feucht *Rekapillarisierungszeit:* weniger als 2 s *Behandlung:* Unterstützung der Semi-Fowler-Lagerung, Nichtrückatemmaske mit 15 l Sauerstoff/min, Pulsoxymeter, EKG; i.v. Gabe einer isotonischen Kochsalzlösung bei einer offenhaltenden Flussrate	■ Sichelzellanämie mit Krisen ■ Hyperventilation	Die Sichelzellanämie betrifft gewöhnlich Afroamerikaner; der Patient ist aber ein männlicher Weißer. Die Atemfrequenz beträgt nur 22 Atemzüge/min mit einem Tidalvolumen, das niedriger als normal ist.
ANAMNESE		
Hauptbeschwerde: Brustschmerzen *OPQRST:* ■ O: schleichender Beginn über die letzten 3 Tage ■ P: Schmerz verstärkt sich beim Husten und bei tiefer Atmung; keine Besserung in Abhängigkeit von der Lage ■ Q: messerstichartiger Schmerz ■ R: Schmerz strahlt nicht aus; ist über der linken Brustseite und costachondral begrenzt ■ S: fünf auf einer Skala von eins bis zehn ■ T: kurz andauernd nach Husten oder tiefem Einatmen; intermittierend *weitere Beschwerden/Informationen:* ■ Dyspnoe: Beginn vor über einer Woche, zunehmend stärker werdend, im Liegen stärker ■ Husten: dickes Sputum, grün-gelblich ■ Schwäche/Schwindel: im Stehen stärker ■ Fieber: Hitze im Wechsel mit Schüttelfrost ■ Erkältung: Schnupfen seit zwei Wochen	■ Ösophagusruptur	Schmerz bei Ösophagusruptur ist akut, stark, pleuritisch; gewöhnlich nach Erbrechen; Abdominal- oder Rückenschmerzen typisch; Dysphagie. Bei diesem Patienten setzte der Schmerz schleichend ein, ohne andere typische Symptome einer Ösophagusruptur.

Möglichkeiten zu Wahrscheinlichkeiten: kritisches Denken *(Forts.)*

Informationen	Mögliche Erkrankungen	Überlegungen zur Verwerfung einiger Möglichkeiten
■ Allergien: keine bekannt ■ Medikation: Sortis; Aspirin 325 mg ■ frühere Krankheiten: Hyperlipidämie ■ letzte Nahrungsaufnahme: 45 min vor Eintreffen des Rettungsdiensts (Tasse Suppe) ■ vorangegangene Ereignisse: bettlägerig, Schmerz beim Husten oder bei tiefem Atmen über die letzten Tage, keine Verletzung ■ EKG: Sinustachykardie 114/min, 12-Kanal-EKG normal ■ Sauerstoffsättigung: 89% bei Raumluft; 93% mit Nichtrückatemmaske mit 15 l Sauerstoff/min	■ Refluxösophagitis	Schmerz bei einer Refluxösophagitis ist substernal lokalisiert und brennend; Dysphagie, Ausstrahlung interskapulär; tritt nach schwerer Mahlzeit auf, ohne Zusammenhang mit Anstrengung; Schmerz tritt im Liegen auf. Der Schmerz dieses Patienten ist oberhalb der linken Brustseite lokalisiert; es liegen keine anderen für die Refluxösophagitistypischen Symptome vor.
	■ Angst- oder Panikstörung	Dieser Patient ist emotional nicht erregt; er erscheint krank, nicht ängstlich; er zeigt keine der mit einer Angststörung in Zusammenhang stehenden Symptome, wie Seufzeratmung, empfindliche Brustwand bei Palpation, Schmerzlokalisation normalerweise über dem Zwerchfell, und hat auch keine Krankengeschichte mit Angststörung.
	■ Aortendissektion	Der Schmerz bei Aortendissektion setzt typischerweise plötzlich ein, ist konstant und interskapulär lokalisiert, mit einer Amplitudendifferenz des Pulses und einer Blutdruckveränderung. Der Schmerz dieses Patienten hat schleichend eingesetzt, ist intermittierend und nicht interskapulär; es sind keine anderen Symptome vorhanden, die für eine Aortendissektion sprechen.
	■ Lungenembolie	Bei Lungenembolie setzen Dyspnoe und Schmerz plötzlich ein, und der Brustschmerz ist konstant; die Dyspnoe wird als schlimmer als der Brustschmerz empfunden. Dieser Patient leidet zwar unter Dyspnoe; sie setzte aber schleichend ein, und der Schmerz ist intermittierend.
	■ Magengeschwür	Der Schmerz bei Magengeschwür ist stark, brennend und epigastrisch, mit Besserung bei der Nahrungsaufnahme oder unter Antaziden. Die Symptome dieses Patienten sind anders und stehen nicht in Zusammenhang mit der Nahrungsaufnahme.

Möglichkeiten zu Wahrscheinlichkeiten: kritisches Denken *(Forts.)*

Informationen	Mögliche Erkrankungen	Überlegungen zur Verwerfung einiger Möglichkeiten
	■ Cholezystitis	Der Schmerz bei Cholezystitis ist epigastrisch und im rechten oberen Quadranten lokalisiert, mit Schmerzübertragung auf die rechte Skapula; bei Palpation des Abdomens wird Schmerz im rechten oberen Quadranten angegeben. Der Schmerz dieses Patienten ist über der linken Brustseite und den Rippenknorpeln lokalisiert.
	■ Muskuloskelettale Verletzung	Muskuloskelettale Brustschmerzen werden bei Bewegung stärker, und in der Anamnese findet sich eine Verletzung oder Anstrengung der Muskeln; bei Palpation Empfindlichkeit der Brust, bei Anstrengung zunehmend. Dieser Patient hat in der Anamnese keine Verletzung erwähnt, und der Schmerz nimmt eher beim Husten und tiefen Atmen zu als bei Anstrengung.
	■ Rippenfraktur	Der Patient hat kein Trauma erlitten; der Schmerz hat schleichend eingesetzt, was untypisch für eine Rippenfraktur ist.
	■ Ösophagusspasmus	Der Schmerz bei Ösophagusspasmus ist interskapulär lokalisiert; Dysphagie ist häufig. Der Schmerz dieses Patienten ist linklateral und costochondral lokalisiert; keine Dysphagie.
	■ Stabile Angina pectoris	Der Brustschmerz dieses Patienten ist untypisch für eine stabile Angina pectoris; er nimmt bei Anstrengung oder steigender Herzleistung nicht zu; Sauerstoffgabe bewirkt keine Linderung, und der Schmerz hält nicht länger als 15 min an, wie es für die Angina pectoris typisch ist.
	■ Instabile Angina pectoris/ Myokardinfarkt	Der Brustschmerz dieses Patienten ist auch untypisch für eine instabile Angina pectoris oder einen Myokardinfarkt, und es fehlen die für diese Erkrankungen typischen Symptome (plötzliches Einsetzen des ausstrahlenden Schmerzes, kühle und diaphoretische Haut, Übelkeit, konstanter Schmerz). Dieser Patient weist ein normales 12-Kanal-EKG auf.

Möglichkeiten zu Wahrscheinlichkeiten: kritisches Denken *(Forts.)*

Informationen	Mögliche Erkrankungen	Überlegungen zur Verwerfung einiger Möglichkeiten
	■ Perikarditis	Der Schmerz bei Perikarditis strahlt typischerweise in den Rücken, den Arm und die Schulter aus, ist konstant und verstärkt in supinierter Position. Der Schmerz dieses Patienten strahlt nicht aus, ist intermittierend und wird eher durch Husten oder tiefe Atmung verstärkt als durch eine Lageänderung.

ERWEITERTE UNTERSUCHUNG

Pupillen: mittlere Weite, schnelle Reaktion
Bindehaut: leicht zyanotisch
Mundschleimhaut: leicht zyanotisch, trocken
Nacken: keine Weitung der V. jugularis in der Fowler-Position; keine subkutanen Emphyseme; keine Trachealverschiebung; keine Traumaanzeichen; Gebrauch des M. sternocleidomastoideus bei Inspiration
Brust: bei Inspektion keine Traumaanzeichen; keine Zunahme des anterior-posterioren Brustdurchmessers; Gebrauch des M. scalenus und des M. pectoralis; keine Narben; symmetrische Brusthebung; bei Palpation keine Brustberührungsempfindlichkeit; Atmung in allen Lungenbereichen wahrnehmbar; Knistern (Rasseln) in allen linken Lungenfeldern und im unteren rechten Lappen; spürbarer Fremitus als Zeichen zunehmender Vibrationen; dumpfer Klopfschall
Abdomen: weich, unempfindlich; keine Narben; keine Anzeichen für ein Trauma; keine Empfindlichkeit im rechten unteren Quadranten; keine pulsatilen Massen
Extremitäten: starke Pulse in allen Extremitäten; gute neurologische und motorische Funktion; keine Blässe oder Ödeme; leicht diaphoretisch, normale Färbung, warm
Rücken: keine präsakralen Ödeme; keine Blässe; bei Palpation unempfindlich
Vitalzeichen:

- Blutdruck: 114/88 mmHg
- Herzfrequenz: 118 Schläge/min
- Sinustachykardie
- Atemzüge: 22/min, angestrengt
- Sauerstoffsättigung: 93% mit Nichtrückatemmaske
- Temperatur: 38,6 °C

Präklinische Differenzialdiagnose:
Differenzialdiagnose: Pneumonie
Schlüsselindikatoren:

- schleichender Beginn
- kürzlich Erkältung in der Krankengeschichte
- Sputumproduktion
- Patient um 14 Uhr im Schlafanzug
- Patient gibt an, sich schon einige Zeit nicht wohlzufühlen
- angestrengte Atmung mit Einsatz der Atemhilfsmuskulatur
- Haut bei Berührung warm
- Schmerzverstärkung bei Husten oder tiefem Atmen
- messerstichartiger Schmerz
- Dyspnoe mit schleichendem Beginn
- grün-gelbliches Sputum
- Sinustachykardie
- normales 12-Kanal-EKG
- geringe Sauerstoffsättigung
- Knistergeräusche bei der Auskultation
- fühlbarer Fremitus als Anzeichen der Konsolidierung
- Fieber mit 38,6 °C

Maßnahmen:

- den Patienten in eine angenehme Position bringen
- Sauerstofftherapie fortführen
- i.v. Flüssigkeitsgabe mit offenhaltender Flussrate
- weiter Monitoring von EKG und Sauerstoffsättigung

Wiedereinschätzung   1.10

Die Wiedereinschätzung wird nach der Erweiterten Untersuchung durchgeführt. Schritte der Wiedereinschätzung:

- Wiederholen Sie die Ersteinschätzung.
- Erheben Sie die Vitalparameter erneut und dokumentieren Sie sie.
- Wiederholen Sie die körperliche Untersuchung auf der Suche nach zusätzlichen Beschwerden.
- Prüfen Sie die Maßnahmen.
- Achten Sie auf jegliche Veränderungen des Patientenzustands.

Praxistipp

Das Wiedereinschätzen sollte bei allen Patienten durchgeführt werden, unabhängig vom Grad, in dem der Patient kritisch oder reaktionslos ist – alle 15 min bei einem stabilen Patienten und alle 5 min bei einem instabilen Patienten.

Diese Untersuchung kann im Rettungswagen durchgeführt werden, während Sie auf dem Weg in die Notaufnahme sind oder wenn Sie noch vor Ort sind, oder Sie beginnen die Wiedereinschätzung an der Einsatzstelle und führen sie im Rettungswagen fort.

Ziel der Wiedereinschätzung ist es, Veränderungen im Patientenzustand zu erkennen und die Effektivität Ihrer Maßnahmen abzuschätzen. Sie sollten alle Patienten fortwährend wiedereinschätzen, ungeachtet dessen, wie kritisch ihr Zustand ist oder wie ihre Bewusstseinslage ist. Die Wiedereinschätzung lässt erkennen, ob die Behandlung, die Sie durchgeführt haben, effektiv ist oder nicht, und wird Hinweise auf die Verschlechterung oder Verbesserung des Gesamtzustands des Patienten geben.

Der Schlüssel zur Behandlung eines medizinischen Patienten liegt darin, ihn einzuschätzen, zu intervenieren, ihn wieder einzuschätzen, zu intervenieren, ihn wieder einzuschätzen, zu intervenieren, ihn wieder einzuschätzen usw. Ihre Maßnahmen sollten der Wiedereinschätzung folgen. Einen stabilen Patienten schätzen Sie alle 15 min wieder neu ein, wohingegen Sie es bei einem instabilen Patienten alle 5 min machen.

Merke

Wiedereinschätzung:

- Wiederholen Sie die Ersteinschätzung.
- Erheben Sie die Vitalparameter erneut und dokumentieren Sie sie.
- Wiederholen Sie die körperliche Untersuchung auf der Suche nach zusätzlichen Beschwerden.
- Überprüfen Sie Ihre Maßnahmen.
- Achten Sie auf jegliche Veränderungen des Patientenzustands.

1.10.1 Wiederholen der Ersteinschätzung

Der erste Schritt der Wiedereinschätzung besteht darin, die Ersteinschätzung zu wiederholen, um jegliche Veränderungen und neue Lebensbedrohungen der Atemwege, der Atmung oder des Kreislaufs zu erkennen. Ein Beispiel dafür ist ein Patient, bei dem sich im Mund nun Sekrete angesammelt haben. Sie würden das Sekret sofort absaugen, um eine Aspiration zu vermeiden, oder Sie merken während Ihrer Wiedereinschätzung vielleicht, dass das Minutenvolumen des Patienten schlecht ist, und entscheiden sich automatisch dafür, eine positive Druckbeatmung durchzuführen. Die Schritte der Wiedereinschätzung entsprechen denen der Ersteinschätzung:

- Überprüfen Sie den mentalen Status erneut.
- Beurteilen Sie die Atemwege erneut.
- Schätzen Sie den Kreislauf neu ein, inklusive Puls, Blutungen und Perfusionsstatus (Hautfarbe, -temperatur bzw. -zustand und Rekapillarisierungszeit).
- Legen Sie erneut die Patientenpriorität fest.
- Schätzen Sie die Vitalzeichen neu ein und dokumentieren Sie sie.

1.10.2 Wiedereinschätzen und Erheben der Vitalzeichen

Schätzen Sie die Atemfrequenz und -qualität, die Atemgeräusche, die Herzfrequenz und Herzschlagqualität, die Haut, die Pupillen und den Blutdruck erneut ein. Nehmen Sie außerdem den Herzrhythmus am EKG-Monitor, die Pulsoxymeterwerte, den Blutzuckerspiegel, den endtidalen Kohlendioxidwert oder die Ergebnisse anderer Einschätzungswerkzeuge auf. Zeichnen Sie alle Vitalzeichen und deren Werte auf sowie den jeweiligen Zeitpunkt der Messung.

1.10.3 Wiederholen der körperlichen Untersuchung bezüglich anderer Beschwerden

Wenn der Patienten über ein weiteres Symptom oder über eine Veränderung des ursprünglichen Symptoms klagt, dann erheben Sie erneut die Anamnese und setzen Sie das OPQRST in Verbindung mit der speziellen Beschwerde ein. Führen Sie eine körperliche Untersuchung in diesem bestimmten anatomischen Bereich oder den damit in Verbindung stehenden Körpersystemen durch. Wenn der Patient z.B. beginnt, über Atemschwierigkeiten zu klagen, beurteilen Sie Mund, Hals, Brust, Abdomen und Extremitäten erneut auf der Suche nach zusätzlichen Hinweisen auf die Schwere und die Ursache der Atemschwierigkeiten.

1.10.4 Überprüfen der Maßnahmen

Ermitteln Sie, ob Ihre Notfallversorgung effektiv ist und ob sich der Zustand des Patienten verändert hat. Stellen Sie sicher, dass die ganze Ausrüstung in einem betriebsfähigen Zustand ist und dass die Maßnahme nach wie vor angemessen ist. Prüfen Sie z.B. die Lage des Trachealtubus, indem Sie die Atemgeräusche, das Fehlen von Geräuschen über dem Epigastrium, die Monitorwerte der Bestimmung des endtidalen Kohlendioxids, die Pulsoxymeterwerte, die Zentimetermarkierung des Tubus an der Lippenlinie des Patienten, die Sicherheit des Tubushalters und den Pilotballon, um sicherzustellen, dass der Cuff noch immer aufgeblasen ist. Es ist wichtig, das Equipment, das für das Atemwegsmanagement, die Beatmung, die i.v. Therapie und die Medikamentengabe, wie i.v. Infusionen, Infusionspumpen, Oxymeter, Kapnograf, kontinuierliche EKG-Überwachung und andere Geräte, die eingesetzt werden, um den Patientenzustand entweder kontinuierlich zu überwachen und zu behandeln, immer wieder zu überprüfen.

1.10.5 Überprüfung der Entwicklung des Patientenzustands

Veränderungen des Patientenzustands sind die Grundlage für weitere Maßnahmen und Wiedereinschätzungen. Außerdem liefern diese Veränderungen Informationen darüber, ob sich der Zustand Ihres Patienten verbessert oder verschlechtert. Jegliche Trends im Patientenzustand sind wichtig genug, um erkannt und dokumentiert zu werden, mit dem Ziel, eine ununterbrochene Versorgung gewährleisten zu können.

Z U S A M M E N F A S S U N G

Die Informationen, die bei der Einschätzung des Patienten gewonnen werden, sind grundlegend für die Durchführung einer genauen und effektiven Notfallversorgung. Bei einem medizinischen Patienten sind die Informationen, die der Hauptbeschwerde und der Anamnese zu entnehmen sind, generell hilfreicher für die Ausrichtung der Patientenversorgung als die Informationen aus der körperlichen Untersuchung.

Ihr Ziel ist es, akute lebensbedrohliche Zustände während der Ersteinschätzung und der Erweiterten Untersuchung zu erkennen und zu behandeln, ungeachtet der exakten Ursache des Problems, und nach Hinweisen auf eine physiologische Instabilität zu suchen. Sie sollten zusätzliche Informationen sammeln, um sich ein Urteil über die Ursache der Erkrankung als Basis für die erweiterte Notfallversorgung bilden zu können.

So bewegen Sie sich aus einem auf Einschätzungen basierenden Rahmen heraus, der auf die Identifikation und Behandlung von akuten Lebensbedrohungen fokussiert ist, hin zu einem eher diagnosebasierten Denkansatz, mit dem Fokus auf der Erstellung einer präklinischen Differenzialdiagnose, die spezifischere Maßnahmen für diesen speziellen Zustand ermöglichen kann.

Die Wiedereinschätzung ist ebenfalls wichtig und beinhaltet die kontinuierliche Überwachung der Veränderungen des Patientenzustands, das Identifizieren und Erschließen von Lebensbedrohungen und die Überwachung der Maßnahmen und des Equipments, das eingesetzt wird, um den Patienten zu behandeln. Außerdem werden während der Wiedereinschätzung Veränderungen des Patientenzustands entweder als Verbesserung oder als Verschlechterung erkannt und dokumentiert.

Z U S A M M E N F A S S U N G

Fallbeispiel – Fallverlauf

Sie haben den Notfallort erreicht und einen 86-jährigen männlichen Patienten vorgefunden, der auf dem Rücken auf der Couch liegt. Seine Tochter hat Ihnen erklärt, der Patient habe die letzten Tage über Kurzatmigkeit geklagt.

Szenenüberblick Während Sie das Haus betreten, verschaffen Sie sich einen Überblick und erkennen keine potenziellen Gefahren. Ein Sauerstofftank steht im Eck des Raumes, mit einer großen Rolle Schlauch. Keine anderen Szenencharakteristika sind sachdienlich.

Ersteinschätzung Sie erreichen den Patienten und sprechen ihn mit seinem Namen an. Er ist nicht wach und reagiert weder mit Augenöffnen noch mit einer Bewegung. Während Sie sich den Gesamteindruck verschaffen, erkennen Sie eine Zyanose auf der Brust, dem Hals und dem Gesicht. Der Patient ist ein dünner und gebrechlicher älterer Mann, der einen offensichtlich vergrößerten Brustkorbdurchmesser hat – die Fassbrust, die charakteristisch für ein Emphysem ist. Er trägt eine Sauerstoffbrille, über die ihm 2 l/min Sauerstoff zugeführt werden. Sie weisen Ihren Partner an, den Beatmungsbeutel für eine positive Druckbeatmung mit zusätzlichem Sauerstoff bereit zu machen.

Wieder rufen Sie: „Herr Schneider, können Sie Ihre Augen aufmachen?" Der Patient reagiert nicht; also kneifen Sie ihm in das Ohrläppchen. Es folgt keine Reaktion. Sie führen einen oropharyngealen Tubus ein und erkennen, dass der Patient keinen Würgreflex hat. Sie instruieren Ihren Partner, eine Beutel-Masken-Beatmung mit einer Frequenz von 8 Beatmungshüben/min durchzuführen, mit einem Tidalvolumen, das sichtbare Brustkorbhebungen hervorruft und dabei mit jeder Beatmung über 1 s dauert. Sie stellen sicher, dass das Reservoir an den Beatmungsbeutel angeschlossen ist und dass der Sauerstoff mit 10 bis 12 l/min fließt.

Als Nächstes schätzen Sie den Radialispuls des Patienten ein, der schwach und schnell ist. Sie bemerken, dass seine Haut einen leicht pinkfarbenen Ton mit einer Zyanose im Oberkörper aufweist und dass die Haut heiß und feucht ist.

Basierend auf dem Ergebnis der Ersteinschätzung, der Zyanose und der inadäquaten Atmung kategorisieren Sie ihn als physiologisch instabil und als einen Prioritätspatienten.

Erweiterte Untersuchung Da der Patient bewusstlos ist, führen Sie eine schnelle körperliche Untersuchung von Kopf bis Fuß durch. Sie untersuchen die Pupillen, die gleich sind und träge auf Licht reagieren. Die Bindehaut ist blass und zyanotisch. Sie inspizieren die Mundschleimhaut und entdecken eine diffuse Zyanose. Die Jugularvenen des Patienten sind flach, und es gibt keinen Hinweis auf ein subkutanes Emphysem. Sie untersuchen kurz die Brust und bestätigen Ihren früheren Eindruck einer signifikanten Steigerung des anterior-posterioren Brustdurchmessers. Sie erkennen, dass es sich um eine Fassbrust handelt. Sie fragen die Tochter kurz, ob der Patient eine Vorgeschichte von Emphysemen hat. Sie antwortet: „Oh ja, er hat seit 15 Jahren ein Emphysem. Es ist in den vergangenen Jahren viel schlimmer geworden." An diesem Punkt weisen Sie Ihren Partner an, die Beatmungsfrequenz zu verringern, um die Gefahr eines autopositiven endexspiratorischen Druckes zu reduzieren.

Sie legen die Hand auf die Brust des Patienten und spreizen die Finger nach außen, mit dem Daumen am Sternum, und fühlen das Heben und Senken der Brust. Es gibt eine minimale spontane Bewegung. Sie erkennen Einziehungen an den Interkostalmuskeln, der Drosselgrube und der supraklavikularen Grube. Sie kultieren die Brust aus und hören grobe Rasselgeräusche in beiden Spitzen und Basen sowie im lateralen Lappen. Die Perkussion offenbart eine dumpfe Resonanz, die in Verbindung mit einem Emphysem steht.

Das Abdomen ist weich und nicht gebläht. Sie inspizieren und palpieren die Extremitäten und nehmen keine peripheren Ödeme wahr. Die Pulse sind in allen vier Extremitäten vorhanden. Sie drehen den Patienten um und inspizieren und palpieren kurz den posterioren Körper; dabei stellen Sie nichts Relevantes fest.

Sie hängen den Patienten an den EKG-Monitor und stellen eine Sinustachykardie fest, mit einer Frequenz von 126 Schlägen/min. Eine Extrasystole ist gelegentlich erkennbar. Die spontane Atemfrequenz beträgt 42 Atemzüge/min, und die Atmung ist sehr flach. Der Radialispuls des Patienten ist schwach, meistens rhythmisch und fehlt während der Inspiration. Der Blutdruck beträgt 102/84 mmHg. Die Haut ist warm bis heiß, leicht feucht und zeigt eine leichte Zyanose am Oberkörper. Allerdings beginnt sich die Zyanose durch die positive Druckbeatmung zu verbessern. Sie hängen ein Pulsoxymeter an, das einen Sauerstoffsättigungswert von 80% anzeigt.

Während Sie das Equipment für eine tracheale Intubation vorbereiten, beginnen Sie damit, die SAMPLE-Geschichte zu erheben. Die Tochter ist Ihre primäre Informationsquelle. Sie fragen nach den Symptomen, über die der Patient geklagt hat. Sie erzählt, er sei letzte Woche wegen einer extrem starken Bronchitis bei einem Arzt gewesen. Er habe die Medikamente, die der Arzt verschrieben hatte, nicht eingenommen. Er habe einen schlimmen produktiven Husten entwickelt und habe begonnen, sich darüber zu beschweren, dass er noch kurzatmiger sei als sonst. Er habe sich außerdem sehr viel schwächer gefühlt als sonst. Sie erklärt: „Wenn er flach liegt oder tiefer als gewöhnlich, dann geht es ihm richtig schlecht.“ Sie fragen, ob irgendetwas das Atmen leichter macht, und sie antwortet: „Nur Bettruhe und keine Aktivität.“

Sie bitten die Tochter, die Schwere der Symptome anhand der Äußerungen ihres Vaters auf einer Skala von eins bis zehn einzuschätzen, wobei zehn dem schlimmsten Zustand entspricht. Sie schätzt die Schwere der Symptome auf neun. Ihr Vater ist allergisch auf Penicillin und Kontrastmittel. Er nimmt Theophyllin, verwendet einen Inhalator und ist auf 2 l Sauerstoff kontinuierlich eingestellt. Er hat keine signifikante medizinische Vorgeschichte, abgesehen von der Diagnose eines Emphysems vor ca. 15 Jahren. Seine letzte orale Einnahme war gestern Abend gegen 22 Uhr, als er eine Tasse heißen Tee getrunken hat. Sie erzählt: „Ich dachte, er würde auf der Couch nur schlafen, bis ich versucht habe, ihn zu wecken.

Ich dachte mir, dass es ungewöhnlich ist, dass er ohne Kissen daliegt. Er guckte einfach nur Fernsehen, als ich ihn das letzte Mal gesehen habe.“

Sie führen eine orotracheale Intubation durch, beurteilen die Tubusplatzierung und sichern den Trachealtubus. Die Lungen-Compliance ist relativ schlecht. Sie setzen eine 18-G-Venenverweilkanüle, hängen eine isotonische Kochsalzlösung an und nehmen Blut ab. Sie testen wegen seines veränderten mentalen Status schnell den Blutzuckerspiegel und stellen einen normalen Wert von 92 mg/dl fest. Sie setzen die Überwachung seines Herzrhythmus fort, der in der Sinustachykardie bleibt. Sie bereiten den Patienten für den Transport vor und bringen ihn in die Notaufnahme.

Wiedereinschätzung Auf dem Weg zum Krankenhaus beurteilen Sie erneut die Atemwege, indem Sie die Platzierung des trachealen Tubus überprüfen. Es sind keine Geräusche im Epigastrium zu hören, und die Atemgeräusche sind bilateral hörbar. Die diffusen Rasselgeräusche sind ebenfalls über die gesamte Lunge verteilt zu hören. Der Radialispuls ist nach wie vor vorhanden, und der zyanotische Hautton ist zurückgegangen. Die Haut bleibt warm und leicht feucht. Der pulsoxymetrische Wert ist auf 90% gestiegen. Das EKG zeigt eine Sinustachykardie mit weniger ventrikulären Extrasystolen an. Sie untersuchen den i.v. Zugang, um zu überprüfen, ob er nach wie vor offen ist und gut läuft. Sie wechseln vom tragbaren Sauerstoff auf die Sauerstoffflasche im Auto.

Sie vermuten, dass der Patient unter einer Pneumonie leidet, die sein Emphysem verschlimmert. Deshalb ziehen Sie zu diesem Zeitpunkt keine medikamentöse Therapie in Betracht. Sie kontaktieren die medizinische Leitung und liefern einen Bericht ab. Es werden keine weiteren Anweisungen gegeben. Sie fahren damit fort, den Patienten alle 5 min erneut einzuschätzen, bis Sie die Notaufnahme des Krankenhauses erreichen. Der Patient wird mit diffuser bilateraler Pneumonie hospitalisiert. Er wird an ein Beatmungsgerät auf der Intensivstation angeschlossen.

Lernziele

Nach dem Lesen dieses Kapitels sollten Sie in der Lage sein:

- ■ Entscheidungen zu treffen.
- ■ Die Funktionsweise des kritischen Denkens und der Problemlösung zu erläutern.
- ■ Differenzialdiagnosen zu stellen.

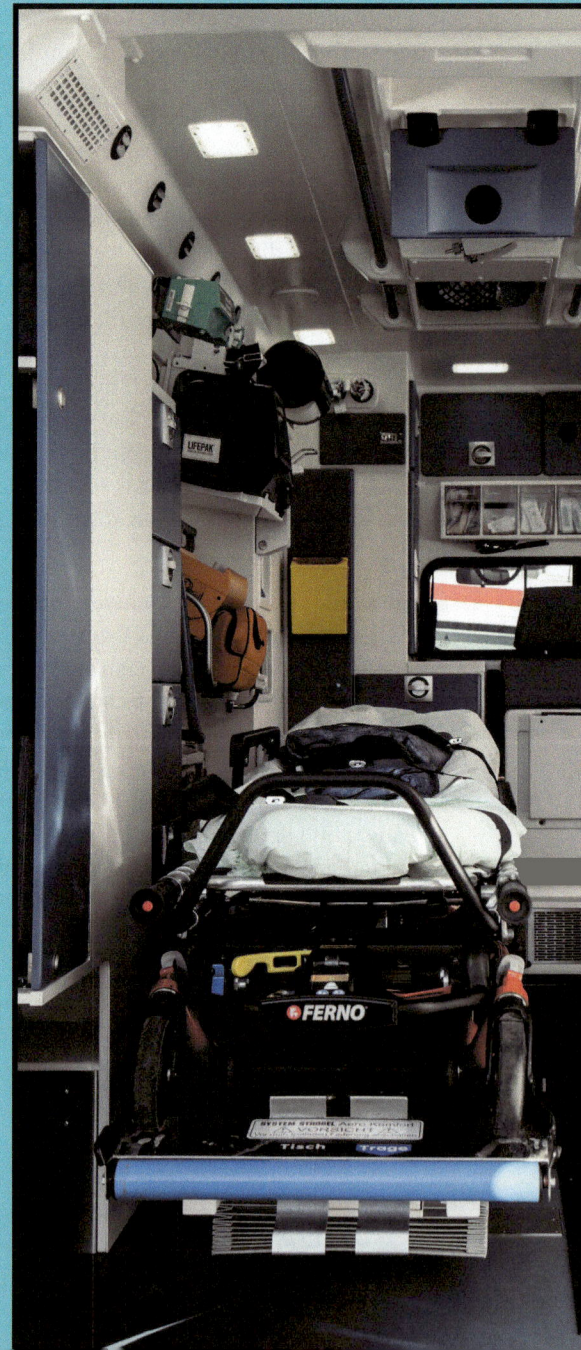

Kritisches Denken und das Treffen von Entscheidungen

ÜBERBLICK

2

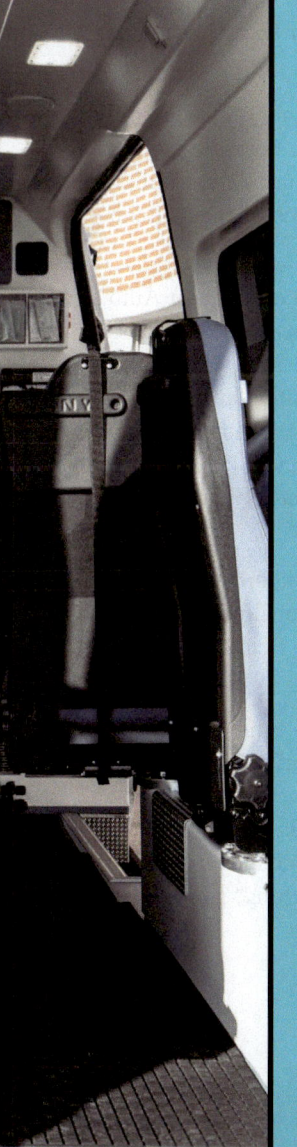

Kritisch zu denken und Entscheidungen zu treffen sind die Konzepte, die Sie in diesem Buch und über den ganzen EMPACT-Kurs verteilt lernen werden. Die Behandlung der erkrankten Person ist wichtig; aber Sie werden niemals die richtigen Maßnahmen durchführen können, solang Sie keine passende Arbeits- und Differenzialdiagnose haben. «

Fallbeispiel 1

Sie werden zu einer betreuten Wohnanlage alarmiert, wo ein Patient Probleme mit der Atmung hat. Sie finden einen 88-jährigen Mann im Bett vor; dabei bemerken Sie, dass der Mann erhöhte Atemarbeit leisten muss.

Die Einschätzung und Behandlung dieses Patienten wird im Laufe des Kapitels detailliert beschrieben.

Einführung

2.1

Wir nutzen kritisches Denken und problemlösende Ansätze in vielen Bereichen unseres täglichen Lebens.

Wir nutzen kritisches Denken und problemlösende Ansätze in vielen Bereichen unseres täglichen Lebens. Ein Beispiel:

Sie gehen an einem düsteren Morgen hinaus zu Ihrem Auto, um zu Ihrem Dienst auf die Dienststelle zu fahren. Seit gestern ist es regnerisch und wechselhaft. Ihr Auto springt beim ersten Startversuch nicht an, was ungewöhnlich ist. Als das Auto dann endlich doch startet, merken Sie, dass es schwerfälliger und langsamer als sonst reagiert. Beim Weiterfahren stirbt das Auto ab, lässt sich aber wieder anlassen.

Ihr Tank ist noch zu etwa einem Viertel gefüllt. Sie haben den Service an Ihrem Auto machen lassen und hatten bis heute nie ein Problem mit dem Auto. Sie befürchten, dass Ihr Auto auf dem Weg zur Arbeit liegen bleiben wird. Sie überlegen sich die möglichen Ursachen für das Problem – und da gibt es einige. Als Sie die Sache überdenken, bringen Sie die relativ niedrige Kraftstoffmenge im Tank und das feuchte Wetter zu dem Schluss, dass sich höchstwahrscheinlich Wasser in Ihrem Tank befindet. Sollten Sie anhalten und tanken oder sollten Sie das Auto besser in die Werkstatt bringen lassen und auf andere Weise zur Arbeit fahren?

Nachdem Sie die möglichen Ursachen und das Verhalten des Autos überdacht haben, entscheiden Sie sich dafür, es mit einer Tankfüllung zu versuchen. Sobald Sie frisches Benzin getankt haben und einige Proberunden gefahren sind, scheint sich das Auto zu erholen, und Sie fahren weiter zu Ihrer Dienststelle.

Faktisch haben Sie eine präklinische Differenzialdiagnose erarbeitet – einer von vielen unkritischen, entscheidungsfindenden Prozesse, die Sie zu Hause und bei Ihrer Arbeit wahrscheinlich des Öfteren durchführen. Sie haben Ihr Auto begutachtet und haben sich mögliche Ursachen für das Verhalten des Fahrzeugs einfallen lassen. Sie haben erkannt, dass einige Ursachen wahrscheinlicher als andere sind. Danach haben Sie eine Risiko-Nutzen-Analyse durchgeführt und eine „Behandlungsentscheidung" getroffen.

Eine passende Differenzialdiagnose ist das Ergebnis verschiedener Faktoren, die anhand des Fallbeispiels 1 geschildert werden sollen:

Fallbeispiel 1 – Fallverlauf

Sie wurden zu einer betreuten Wohnanlage alarmiert, wo ein Patient Probleme mit der Atmung hat. Sie fanden einen 88-jährigen Mann mit erhöhter Atemarbeit im Bett vor.

Der Verlaufsbericht des Teams von der Alzheimer-Station, auf der sich der Patient befindet, gibt an, dass dem Team der Patient gestern "okay" erschien. Heute kommt der Patient aber nicht allein aus dem Bett, und es wirkt so, als sei sein mentaler Zustand im Vergleich zum Vortag deutlich reduziert. Der Mann ist normalerweise sehr aktiv und lebhaft. Das Team berichtet, dass er neben der Alzheimer-Erkrankung auch an einer Hypertonie leidet. Seine Medikamente sind Donezepil, Hydrochloridthiazid und Co-Enac. Er ist vor etwa zwei Wochen gestürzt und hat sich zwei Rippen gebrochen.

Ihre Ersteinschätzung ergibt eine leicht erhöhte und erschwerte Atmung, eine pulsoxymetrische Kontrolle eine kapillare Sauerstoffsättigung von 90%. Auf Ihr Anraten hin stimmt der Patient einer Sauerstoffmaske mit Reservoir zu. Der Radialispuls ist regelmäßig und liegt zwischen 90 und 100 Schlägen/min. Sie merken, dass sich die Haut des Patienten warm anfühlt.

Ihr Partner, ein noch recht unerfahrener Sanitäter, fragt: „Diabetes?" und greift nach dem Blutzuckermessgerät. Sie antworten: „Wir werden seine veränderte Bewusstseinslage und sein Atemproblem abklären, aber ich denke, dass er eine Infektion hat. Lass uns zuerst seine Lunge auskultieren." Der Patient zeigt ein diffuses Giemen; beim Abhören bemerken Sie über dem rechten Lungenflügel ein abgeschwächtes Atemgeräusch. Die untere rechte Lunge klingt im Zuge der Perkussion dumpf; dabei merken Sie, dass sich der Thorax sehr warm anfühlt.

Das initiale EKG zeigt einen Sinusrhythmus mit einer Frequenz von 90 Schlägen/min mit vereinzelten, frühzeitigen ventrikulären Kontraktionen.

Die Sauerstoffsättigung des Patienten ist infolge der Sauerstoffgabe gestiegen. Sie bringen den Patienten zu Ihrem Rettungswagen, um einen i.v. Zugang zu legen und um die restlichen Untersuchungen durchzuführen. Der mentale Zustand des Patienten verbessert sich leicht, möglicherweise aufgrund der Sauerstoffgabe und durch die Bewegung vom Bett in den Rettungswagen. Sie messen die Temperatur mit einem Ohrthermometer und lesen 38,6 °C ab. Das 12-Kanal-EKG zeigt weder Infarkt- noch Ischämiezeichen.

Da der Patient bewusstseinseingetrübt ist, kann die Cincinnati Stroke Scale (Facial Drop, Arm Drift und Speech) nicht angewendet werden, weil der Patient nicht imstande ist, die Anweisungen korrekt zu befolgen. Dennoch schaffen Sie es, ihn zum Lächeln zu bringen, können aber keine Asymmetrie entdecken. Sein Blutzuckerwert beträgt 176 mg/dl.

Während der kurzen Fahrt zum Krankenhaus bleibt der Zustand des Patienten unverändert. Sie übergeben ihn an das Krankenhauspersonal, das Ihnen zustimmt, dass die wahrscheinlichste Ursache für die Beschwerden des Patienten eine Lungenentzündung ist.

Während Sie das Einsatzprotokoll vervollständigen und Ihren Wagen auffüllen, fragt Ihr Partner, warum Sie schon so früh eine Lungenentzündung vermutet haben. Auch möchte er gern wissen, nach welchen Kriterien Sie ihre Entscheidungen getroffen haben, welche Maßnahmen vor Ort und welche erst im Auto durchgeführt werden mussten. Ihr Partner war davon überzeugt, dass es sich um ein diabetisches Zustandsbild handelt.

Entscheidungen treffen

2.2

Während des gesamten Einsatzes treffen wir wichtige Entscheidungen.

Das eben präsentierte Fallbeispiel 1 zeigt, dass es viele Momente gibt, in denen wir Entscheidungen treffen. Viel zu häufig denken wir, dass Entscheidungen zu treffen dasselbe ist, wie eine Diagnose zu stellen. Tatsächlich treffen wir während eines gesamten Einsatzes wichtige Entscheidungen. Betrachten Sie folgende Entscheidungen, die während des Fallbeispiels 1 getroffen worden sind:

- Sie haben die Atmung beurteilt und akute Lebensbedrohungen im Zuge der Ersteinschätzung erkannt bzw. behandelt.

- Sie haben bestimmt, welcher diagnostische Test, basierend auf der Klinik des Patienten, die größte Aussagekraft hat.

- Sie haben eine Prioritäts- und Transportentscheidung getroffen.

- Sie haben, basierend auf Ihrer Beurteilung, Behandlungsentscheidungen getroffen.

Im Fallbeispiel 1 (einem tatsächlichen Notruf) fragt der noch unerfahrene Kollege, wieso Sie bereits so früh eine Lungenentzündung vermutet haben und worauf Ihre Handlungsentscheidungen basierten. Der erfahrene Sanitäter hätte antworten können: „Ich bin einfach dahintergekommen." oder „Es machte Sinn – was hätte es sonst sein können?". Aber eigentlich war dieser Notruf ein Schnittpunkt mehrerer Kernkomponenten. Diese beinhalten:

- *Führen Sie immer eine gründliche Ersteinschätzung durch,* bevor Sie zur weiterführenden Untersuchung übergehen.

- *Sie sollten Kenntnisse über die Pathophysiologie besitzen.* In diesem Fallbeispiel weiß der erfahrene Sanitäter, dass sich eine Lungenentzündung häufig mit einer veränderten Bewusstseinslage präsentiert, die oft das Ergebnis einer bestehenden Infektion des Urinal- oder Respirationstrakts (z.B. Pneumonie) ist. In diesem Fall verursachte die Fraktur der Rippen eine Hypoventilation, die zu einer Pneumonie führte, eine pathophysiologische Komplikation, die besonders bei einem 88 Jahre alten Patienten wahrscheinlich ist.

- *Nutzen Sie einen beschwerdebasierten Ansatz.* In diesem Fallbeispiel achtete der Sanitäter auf die initialen Beschwerden, deretwegen er gerufen worden war (Schwierigkeiten beim Atmen). Er erkannte aber bereits frühzeitig, dass auch noch ein anderes Symptom weiter abzuklären war: die veränderte Bewusstseinslage des Patienten.

- *Nutzen Sie den Möglichkeiten-zu-Wahrscheinlichkeiten-Ansatz für eine präklinische Differenzialdiagnose.* Der Sanitäter schreibt einigen Ursachen eine höhere Wahrscheinlichkeit zu und wählt eine passende diagnostische Untersuchung, basierend auf der Priorität und Wahrscheinlichkeit einer signifikanten Ausbeute an Informationen.

Das Übernehmen dieser Kernkomponenten in Ihrer Einschätzung ermöglicht Ihnen eine angemessene Differenzialdiagnose.

Die Funktionsweise des kritischen Denkens und der Problemlösung

2.3

Beim Versuch, kritisches Denken anzuwenden, probieren wir meist, ein Problem zu lösen. Dieses „Problem" kann zur Entwicklung einer passenden Differenzialdiagnose oder zur Wahl der angemessenen Behandlung für einen Patienten führen.

Im Rettungsdienst arbeiten wir in einer Umgebung, die das Lösen von Problemen zu einer Herausforderung macht. Entscheidungen müssen schnell und unter Berücksichtigung vieler Prioritäten und logistischer Thematiken getroffen werden, mit denen das Krankenhauspersonal meist nicht konfrontiert ist. Zusätzlich dazu müssen Rettungsdienstmitarbeiter Entscheidungen ohne labortechnisches und diagnostisches Equipment treffen, das im Krankenhaus zugänglich wäre.

2.3.1 Problemlösung

Das Lösen von Problemen ist ein komplexer Vorgang, der als Erstes die korrekte Identifikation und das anschließende Sammeln von Informationen über das Problem beinhaltet, bevor eine angemessene Entscheidung getroffen werden kann.

Bei klinischen Notfällen erfordert das Lösen eines Problems ein Basiswissen in den medizinischen Disziplinen (Anatomie, Physiologie, Pathophysiologie) genauso wie Erfahrung und die Verknüpfung der Erkenntnisse dieser Wissenschaften mit dem Notfallgeschehen und dem realen Patienten. Im Wesentlichen sammelt ein Rettungsdienstmitarbeiter Informationen, verarbeitet sie basierend auf seinem Wissen und seiner klinischen Erfahrung und entwickelt anhanddessen Lösungsansätze für das Problem.

In einer klinischen Situation erfordert das Lösen eines Problems Grundkenntnisse der medizinischen Wissenschaften (Anatomie, Physiologie und Pathophysiologie).

Rückblickend auf das Fallbeispiel 1 haben wir analysiert, dass der Sanitäter einen Patienten gesehen hat, der sich mit Kurzatmigkeit präsentiert hatte; während des Szenenüberblicks erkannte der Sanitäter zusätzlich, dass der Patient ebenfalls einen verminderten Bewusstseinszustand hatte. Dies erwies sich als fundamental für die Differenzialdiagnose, da die Liste der Differenzialdiagnosen für Atemschwierigkeiten und die für Bewusstseinsveränderungen Übereinstimmungen aufweisen.

Während der weiterführenden Untersuchung erfuhr der Sanitäter, dass der Beginn der Bewusstseinsveränderung akut war, und bemerkte, während er andere Untersuchungen durchführte, die warme Haut, die auf ein mögliches Fieber hindeutete. Dank seiner medizinischen Vorkenntnisse wusste er, dass Pneumonie ein häufiger Grund für hohes Fieber ist und dass eine vorangegangene Rippenfraktur mit einer hohen Wahrscheinlichkeit zu einer Pneumonie führen kann, vor allem bei älteren Menschen. Denn die Patienten können aufgrund der Schmerzen nur flach atmen; dadurch kommt es zu einer Minderbelüftung der Lunge.

Die andere Komponente, die diesen Rettungsdienstmitarbeiter dazu gebracht hat, in dem vorliegenden Fall eine Lungenentzündung, die zu einer Sepsis führen kann, zu vermuten, war die Tatsache, dass er bei einem vorangegangenen Notruf eine Sepsis übersehen hatte. Bei diesem Notruf war ein älterer Patient zu Hause nach einer Infektion des Harntrakts septisch geworden. Der Sanitäter verkannte damals den häufigen Toilettengang des Patienten, die Abnahme des Urinvolumens und den gering veränderten Bewusstseinsstatus als Zeichen einer möglichen Sepsis. Er besprach den Einsatz mit dem Arzt der Notfallaufnahme bei einer nachfolgenden Rückkehr in das Krankenhaus und wiederholte das Thema „Sepsis" selbst noch einmal im Nachhinein in einem Fachbuch. Das alles war eine Erfahrung mehr für ihn, und erst dies führte dazu, dass er bei späteren Einsätzen solche Vorfälle eher erkannte.

Ein Modell für diese Form der Problemlösung nutzt folgende Schritte (▶*Abbildung 2.1*):

- *Beschaffen Sie Informationen.* Der Rettungsdienstmitarbeiter beurteilt die Informationen der Leitstelle, Beobachtungen am Einsatzort, das Auftreten des Patients und dessen Äußerungen, die Patientenvorgeschichte und Ergebnisse der körperlichen Untersuchung.

- *Integrieren Sie Ihr Wissen.* Der Rettungsdienstmitarbeiter nimmt Informationen, die er im Unterricht (Anatomie, Physiologie, Pathophysiologie) gelernt und in der Praxis erworben hat, und wendet sie am Patienten an.

- *Sortieren Sie die Information und bilden Sie sich eine Meinung.* Die bisher gewonnenen Informationen werden zueinander in Beziehung gesetzt, und daraus wird eine Reihe von Differenzialdiagnosen formuliert. Diese Verdachtsdiagnosen werden präklinischen Untersuchungen unterzogen, damit die unwahrscheinlichen aussortiert werden können. Es werden Entscheidungen für die Erstmaßnahme getroffen.

- *Erweitern und verfeinern Sie Ihr Wissen.* Informationen werden laufend weiter gesammelt, basierend auf der Reaktion des Patienten auf die Behandlung, auf der Wiederbeurteilung usw. Dieses Verfahren läuft im Zuge des gesamten Einsatzes.

Problemlösungsverfahren

Beschaffen von Informationen

↓ ↑

Wissen integrieren

↓ ↑

Meinung bilden

↓ ↑

Wissen erweitern und verfeinern

Abbildung 2.1: Das Problemlösungsverfahren verläuft nicht linear, sondern bewegt sich bei jedem Einsatz mit; mal laufen die einzelnen Schritte in dieser, mal in jener Reihenfolge ab. Dies geschieht kontinuierlich.

Wenn dieses Problemlösungsverfahren bei Ihrem nächsten Notruf erneut beginnt, dann wirken sich die Erkenntnisse, die Sie bei einem früheren Notruf gelernt haben, positiv auf Ihr Wissen und Ihre Erfahrung aus.

Die Anamnese und die körperliche Untersuchung sind ineinander verwoben. Eine Antwort oder ein Ergebnis kann neue Fragen aufwerfen oder dazu führen, dass eine zusätzliche körperliche Einschätzung durchgeführt werden muss.

Am Anfang unserer Übung haben wir gelernt, dass das Erheben der Anamnese ein separater Schritt in der Ersteinschätzung ist und dass es einem eigenen linearen Verlauf folgt. Im Gegensatz dazu werden hier die Krankengeschichte und die körperliche Untersuchung verwoben und so ein dynamischer Prozess kreiert, bei dem eine Antwort oder eine physikalische Auffälligkeit weitere Fragen erzeugen oder die Notwendigkeit einer zusätzlichen körperlichen Untersuchungen zutage bringen.

2.3.2 Wie denken wir?

Ärzte nutzen eine Vielzahl von Methoden, um präklinisch eine Diagnose zu entwickeln. Die Denkweisen, die von Rettungsdienstmitarbeitern verwendet werden, auch „Skripte" genannt, werden von der Ausbildung, vergangenen Erfahrungen und anderen Faktoren geprägt. Idealerweise sind sie eine Kombination aus *induktivem* und *deduktivem Denken*; diese beiden Denkansätze bilden die Grundlage der präklinischen Diagnostik. Diese wird wiederum von anderen Methoden beeinflusst, mit all den Pros und Kontras jeder Methode – jede davon wird im folgenden Abschnitt erklärt.

Denkmethoden

Induktives Denken Induktives Denken bedeutet, dass mit bestimmten Fakten und der Argumentation dieser Fakten eine generelle Schlussfolgerung oder Verdachtsdiagnose erstellt wird. Es ist ein „Von-unten-nach-oben"-Prozess. Der Kliniker nimmt Informationen auf, entwickelt eine Hypothese und führt dann Tests durch, um sie zu verifizieren oder zu falsifizieren. Die Hypothese kann sich aufgrund der Tests oder der Wahrscheinlichkeit, mit der ein gegebener Zustand existiert oder nicht existiert, verändern. Die Methode des induktiven Denkens wird angewendet, wenn der Rettungsdienstmitarbeiter das Problem nicht sogleich erkennt: Alle möglichen (und zugleich plausiblen) Fakten werden der Patientengeschichte und/oder der körperlichen Untersuchung entnommen. Induktives Denken findet häufig statt, wenn das „Prüfen der Funktionen" früh in der Patientenbegegnung durchgeführt wurde (▶ *Tabelle 2.1*). Der Rettungsdienstmitarbeiter sammelt alle bekannten Fakten, um Optionen zu entwickeln.

■ *Pro:* Die Methode des induktiven Denkens ist am effizientesten und objektiv.

■ *Kontra:* Das induktive Denken benötigt eine tragfeste Grundlage aus Bildung und klinischer Erfahrung und kann viel Zeit in Anspruch nehmen.

Tabelle 2.1

Prüfen der Funktionen	
Körperfunktionen	**Symptome/Parameter**
Respiratorisch	Fieber, Husten (Ist der Husten produktiv?), Aussehen des Sputums
Gastrointestinal/urogenital	Harnfrequenz, Erscheinung, Geruch, assoziiertes Unbehagen, Nausea/Erbrechen, Diarrhoe, Erscheinungsbild, Veränderungen in der Diät/Appetit
Kardial	Belastungsdyspnoe, Herzklopfen, der Gebrauch von mehr Kissen zum Schlafen/Schuhe passen nicht (Ödeme), Brustschmerzen, Aktivitätsveränderungen
Neurologisch	Kopfschmerzen, Schwindel/Vertigo, Seh-/Hörstörungen, Verwirrung; Übelkeit/Erbrechen. Die weitere körperliche Untersuchung kann eine grobe kraniale Hirnnervenuntersuchung und eine abgekürzte Schlaganfalluntersuchung enthalten.
Skelettal	Gelenkschmerzen; Taubheit/Kribbeln; Griffstärke

Strukturerkennung/deduktives Denken   Im Gegensatz zum traditionellen induktiven „Von-unten-nach-oben"-Denkprozess, bei dem der Rettungsdienstmitarbeiter von einem spezifischen Teil der Informationen ausgehend zu einer vorläufigen Diagnose kommt, ist Strukturerkennung ein deduktiver „Von-oben-nach-unten"-Prozess. Das bedeutet ein Fortschreiten vom Generellen zum Spezifischen. In diesem Szenario beobachtet der Rettungsdienstmitarbeiter ein allgemeines Muster, das er wiedererkennt. Durch die Beobachtung dieses Musters werden dem Sanitäter damit assoziierte Informationen wieder bewusst. Ein Beispiel ist der Patient, der, in einer Kutscherposition sitzend, mit einer schweren Atemstörung vorgefunden wird. Seine ödematösen Beine baumeln über der Bettkante – das klassische Erscheinungsbild einer Herzinsuffizienz. Durch Beobachtung des Patienten in dieser Position kann der Rettungsdienstmitarbeiter das Muster erkennen und daraus schließen, dass der Patient an einer Herzinsuffizienz leidet.

- *Pro:* Muster sind ein effektiver Weg für erfahrene Rettungsdienstmitarbeiter, um Informationen im Diagnostikprozess zu sammeln. Das Erkennen von Mustern spielt eine signifikante Rolle in der präklinischen Intuition.
- *Kontra:* Weniger erfahrene Rettungsdienstmitarbeiter oder solche, die gar keine anderen Ursachen in Betracht ziehen, könnten in eine falsche klinische Richtung gelenkt werden. Um Muster richtig anwenden zu können, bedarf es des Wissens um die „Ausnahme von der Regel" und wie in solch einer Situation vorgegangen werden muss.

Worst-Case-Szenario ausschließen   Rettungsdienstmitarbeiter werden schnell dazu verleitet, zunächst das Worst-Case-Szenario anzunehmen. Während das zwar in der Ersteinschätzung wichtig ist, kann dadurch aber auch eine Voreingenommenheit entstehen, im Zuge derer geringere Beschwerden im differenzialdiagnostischen Prozess vernachlässigt werden.

- *Pro:* Der Rettungsdienstmitarbeiter übersieht keine wichtigen Beschwerden.
- *Kontra:* Der Rettungsdienstmitarbeiter übersieht geringere Ursachen und führt keine Tests für geringere Beschwerden durch. Diese Methode kann zur Vernachlässigung einfacher Behandlungsmodalitäten, aber auch zu einer Verschwendung von Ressourcen führen.

Erschöpfung   Bei diesem Modell nutzt der Rettungsdienstmitarbeiter einen Ansatz gemäß dem Motto „Wirf alles gegen die Wand und schau, ob es kleben bleibt." Anstatt mit einer praktischen und fokussierten Liste an Differenzialdiagnosen zu beginnen, wirft dieser Ansatz das Netz zu weit aus.

- *Pro:* Der so vorgehende Rettungsdienstmitarbeiter wird nichts übersehen.
- *Kontra:* Diese Vorgehensweise ist ineffizient, weist einen mangelnden Fokus auf und ist unpraktisch. Sie führt zu einer Überbeanspruchung von Ressourcen und trägt das Risiko einer Über- oder unangebrachten Behandlung und damit einer Beschwerde in sich. Es besteht die Möglichkeit, dem Patienten potenziell Schaden zuzufügen.

Passt in die Werkzeugkiste   Dieses Gedankenspiel beinhaltet die Fokussierung auf Dinge, die durch bestimmte Art und Weise im Rettungsdienstbereich behandelt werden können.

- *Pro:* Meistens werden einige Ursachen gefunden und behandelt.
- *Kontra:* Der Rettungsdienstmitarbeiter übersieht mögliche Ursachen, die er präklinisch aufgrund unterschiedlicher Modalitäten nicht behandeln kann. Er scheitert meist an der Übergabe an das Krankenhaus, da er sich keine Zeit für die Schlüsselinformationen nimmt. Der übernehmenden Notfallambulanz werden dadurch Informationen, die bei der Behandlung des Patienten Zeit einsparen könnten, nicht klar kommuniziert.

Einige der erwähnten Denkprozesse haben einen Platz im differenzialdiagnostischen Prozess des präklinischen Personals, andere aufgrund ihrer klaren Nachteile hingegen nicht. Durch das Verinnerlichen von präziseren und effektiveren Denkprozessen gelingt es dem präklinisch tätigen Sanitäter, sich vom Level eines einfachen Sanitäters zum selbstständigen Kliniker zu entwickeln. Der Unterschied zwischen Sensitivität und Spezifität ist hier erwähnenswert:

Viele der soeben beschriebenen Denkprozesse werden den Zustand des Patienten erkennen lassen; daher sagt man, dass sie eine *Sensitivität* für diesen Zustand haben. Gleichzeitig werden aber auch viele dieser Methoden daran scheitern, unpassende Ursachen herauszufiltern, weshalb sie nur eine geringe *Spezifität* für jeden separaten Zustand aufweisen.

> Der Prozess der präklinischen Differenzialdiagnose verlangt beides: Sensibilität und Spezifität.

Wenn ein Rettungsdienstmitarbeiter z.B. annimmt, dass alle Patienten mit Brustschmerzen einen Myokardinfarkt haben, dann wird er auch bei allen Patienten mit dieser speziellen Symptomatik einen Myokardinfarkt diagnostizieren. Zwar könnte man behaupten, dass die Denkprozesse des Rettungsdienstmitarbeiters eine 100%ige Sensitivität für die Erkennung von Myokardinfarkten bei Patienten mit Brustschmerzen haben; allerdings sind diese Denkprozesse sehr unspezifisch, da auch bei anderen Patienten, die in Wirklichkeit an einer Knorpelverletzung, an Pleuritis und anderen Ursachen für Brustschmerzen leiden, ein Myokardinfarkt diagnostiziert wird. In diesem Fall waren die Denkprozesse des Rettungsdienstmitarbeiters nicht imstande, diese anderen potenziellen Ursachen für die Brustschmerzen herauszufiltern.

Vom Anfänger zum Experten: das Training der Patientenversorgung

Alle zuvor diskutierten Methoden, ebenso wie die Charakteristika der Sensibilität und Spezifität, sind Bestandteil der weitgehend fehlerfreien und mitfühlenden Patientenversorgung. Patricia Brenner (Brenner 2001) schlägt vor, dass medizinisches Personal sich auf den fünf Leistungsniveaus bewegen sollte: Anfänger, fortgeschrittener Anfänger, Fachkundiger, Sachkundiger, und Experte.

Dieses Fortschreiten reflektiert die Veränderungen in den drei generellen Aspekten der Leistung:

- eine Bewegung, weg von Vertrauen auf abstrakte Prinzipien der Anfängerebene hin zur Anwendung von in der Vergangenheit gemachten Erfahrungen
- die Wahrnehmung der Situation als einer Sammlung einzelner, gleich relevanter Teile zum Sehen eines Ganzen, innerhalb dessen nur bestimmte Teile relevant sind
- der Wechsel von einem außenstehenden Beobachter zu einem aktiven Teilnehmer, der sich mit der Situation auseinandersetzt

Die fünf Leistungsniveaus

Niveau 1: Anfänger Der Anfänger ist der Neueinsteiger, der keine Erfahrung in der Patientenversorgung hat. Diese Rettungsdienstmitarbeiter wurden in Begriffen von Listen, Gruppen, Symptomen bzw. Anzeichen und generellen Charakteristika von Zuständen ausgebildet. Anfängern werden zwangsläufig Regeln ohne einen kontextabhängigen Bezug beigebracht. Gerade weil sie keine Erfahrung haben, werden ihnen Regeln an die Hand gegeben, die ihre Entscheidungen leiten sollen. Aus diesem Grund tendieren sie dazu, von Regeln bestimmte Entscheidungen zu treffen, die limitiert und unflexibel sind. Der Anfänger ist typischerweise ein Student, der keine präklinische bzw. klinische Erfahrung hat.

- *Beispiel:* Der Anfänger verabreicht jedem Patienten ohne Ausnahme eine Maske mit Reservoir, da „das Protokoll angibt, dass jeder Sauerstoff bekommt".

- *Notiz:* Jeder Rettungsdienstmitarbeiter kann auf die Ebene des Anfängers zurückfallen, wenn er mit einem unbekannten Patientenproblem oder einer unbekannten Bevölkerungsgruppe konfrontiert ist. Beispielsweise würde ein Rettungssanitäter, der seine Haupterfahrungen im Traumabereich gemacht hat, bei Konfrontation mit einem septischen pädiatrischen Patienten auf das Leistungsniveau eines Anfängers zurückfallen.

Niveau 2: Fortgeschrittener Anfänger   Der fortgeschrittene Anfänger hat genug Erfahrung mit klinischen Notfällen gesammelt und dadurch eine grenzwertig akzeptable Leistungsstufe erreicht. Er erkennt beim Notfall genügend Aspekte, um einige angemessene Entscheidungen zu treffen, die mit den Leitlinien (z.B. dem lokalen Protokoll) übereinstimmen. Allerdings hängt die Ausführung der Leitlinien von den Fähigkeiten des Anwenders ab, diese Aspekte in der realen Situation der Patientenversorgung richtig zu erkennen. So erfordert z.B. das Erkennen eines subkutanen Emphysems meist erst einmal einen Kontakt mit einem betroffenen Patienten, bevor das Symptom selbstständig in der Präklinik erkannt und behandelt werden kann. Das Problem mit vielen Leitlinien ist ihr Unvermögen, die verschiedenen Grade der Wichtigkeit hervorzuheben. Die Mustererkennung ist verwirrend. Um seine Erkennungsfähigkeit zu entwickeln, benötigt der Rettungsdienstmitarbeiter sowohl professionelle Anleitung als auch Patientenkontakt.

- *Beispiel:* Der Patient ist eine 56 Jahre alte Person mit COPD, die aktuell über Kurzatmigkeit und ein geschwollenes Gesicht klagt. Der Rettungsdienstmitarbeiter konzentriert sich auf die Verdachtsdiagnose „allergische Reaktion", anstatt die Möglichkeit eines subkutanen Emphysems auszuschließen.

- *Notiz:* Obwohl es nicht möglich ist, alles einmal gesehen zu haben, ist es dennoch möglich, in einer neuen Situation betroffene Körpersysteme zu isolieren und eine Risiko-Nutzen-Analyse durchzuführen, bevor eine Behandlung begonnen wird.

Niveau 3: Fachkundiger   Der fachkundige Anwender hat genügend Erfahrungen gesammelt, um Maßnahmen im Sinne des Endziels zu ermitteln. Er hat eine Perspektive entwickelt und handelt entsprechend. Zwar mangelt es ihm noch an der Geschwindigkeit und Effizienz eines sachkundigen Rettungsdienstmitarbeiters, aber er besitzt bereits die Fähigkeit, eine Vielzahl von Patientensituationen, mit denen er konfrontiert ist, adäquat zu bewältigen, und verspürt auch bereits ein Gefühl der Sicherheit beim Arbeiten. Es entwickelt sich bei ihm eine Mustererkennung; er benötigt aber noch Hilfe bei Mustern, mit denen er nicht vertraut ist und deren Signifikanz er noch nicht einzuschätzen vermag.

- *Beispiel:* Wenn er mit einen älteren Patienten mit einem veränderten Bewusstseinszustand konfrontiert wird, entdeckt der Anwender, dass der Patient sich bei der Berührung kalt anfühlt, und ermittelt, dass der Patient dehydriert ist. Er beginnt umgehend mit einer Flüssigkeitsgabe. Im Krankenhaus wird dem Rettungsdienstmitarbeiter berichtet, dass der Patient eine Harnwegsinfektion hat, septisch ist und eine Untertemperatur von 35,6°C hat.

Niveau 4: Sachkundiger   Der sachkundige Rettungsdienstmitarbeiter nimmt die Situation als Ganzes wahr und wird dabei von Grundsätzen geleitet. Der Schlüssel hierzu ist die Perspektive. Der Sachkundige entwickelt allmählich einen Durchblick, basierend auf seiner Erfahrung und jüngsten Ereignissen. Seine Erfahrung bildet die Grundlage für seine Sichtweise. Bei diesem Rettungsdienstmitarbeiter ist die Mustererkennung voll entwickelt, und er versteht die Körpersysteme und deren Funktion. Er kann Grundsätze gut anwenden, was ein tiefes Verständnis für Details der gegebenen Situation erfordert. Im Gegensatz dazu verwirren die Grundsätze den fortgeschrittenen Anfänger; dies führt dazu, dass er zu einem Zeitpunkt das eine meint und zu einem späteren Zeitpunkt etwas anderes. So würdigt der sachkundige Rettungsdienstmitarbeiter den Grundsatz „Dieses Giemen ist kein Hinweis auf Asthma.", wenn er mit einem Patienten mit einer Herzinsuffizienz konfrontiert wird, der keine anderen pulmonalen Beschwerden aufweist und sich mit einem bilateralen, basilaren Giemen präsentiert. Schlussendlich wird der Rettungsdienstmitarbeiter während der Einleitung der Behandlung seine Prioritäten bezüglich der Schlüsselfragen der Anamnese auf die körperliche Untersuchung übertragen.

- *Beispiel:* Die 46-jährige Patientin sitzt in ihrem Sessel und klagt darüber, dass sie sich „einfach nicht gut fühlt" und „keine Energie" hat; abgesehen davon habe sie keine Schmerzen oder andere Beschwerden. Ihre Medikamente sind Candesartan gegen den hohen Blutdruck und Diamicron gegen den Typ-II-Diabetes. Die Vitalparameter werden erhoben; der sachkundige Rettungsdienstmitarbeiter fragt nach einem i.v. Zugang. Während Sie die klaren Atemgeräusche auskultieren, bemerkt der sachkundige Rettungsdienstmitarbeiter, dass die Patientin gestaute Halsvenen hat, und bittet um ein 12-Kanal-EKG. Die Patientin wird umgehend zum 12-Kanal-EKG abtransportiert. Mit ein paar kurzen Fragen ermittelt er, dass die Beschwerden vor einigen Tagen begonnen haben und sich der Zustand der Patientin seitdem verschlechtert hat. Sie hat auch kaum ihre Blutzuckerwerte überprüft. Das 12-Kanal-EKG zeigt eine inferiore Herzschädigung, woraufhin sich der Sanitäter entscheidet, einen Zugang zu legen. Eine Infusion wird angehängt, und es wird Aspirin verabreicht.

- *Notiz:* Die Protokolle oder Patientenversorgungsrichtlinien werden nicht auswendig gelernt; sie sind zum besseren Verständnis gedacht und werden selten angewandt, es sei denn, ein Kontext wird beigefügt.

Niveau 5: Experte Der Experte hat einen enormen Erfahrungshintergrund und eine intuitive Auffassungsgabe für jede Situation entwickelt. Er konzentriert sich direkt auf die konkrete Problemregion, ohne dabei sinnlose Erwägungen bei der präklinischen Differenzialdiagnose oder den Details zu machen. Dieser Rettungsdienstmitarbeiter verlässt sich nicht länger auf die Grundsätze; stattdessen vertraut er auf seine intuitive Auffassungsgabe in jeder Situation. Er kann einige Schwierigkeiten dabei haben, den Gedankenprozess zu verbalisieren, und reagiert beim Hinterfragen seines Vorgehens mit „Es fühlte sich richtig an." oder „Es schien für mich zu diesem Zeitpunkt richtig.". Es gibt keinen Unterschied zwischen der Performance des sachkundigen Rettungsdienstmitarbeiters und derjenigen des Experten – ausgenommen in einem Bereich: wie sie mit einer Situation umgehen, mit der sie zuvor noch nie zuvor konfrontiert worden sind. Der sachkundige Rettungsdienstmitarbeiter wird nach Mustern suchen, und wenn er nicht in der Lage ist, eines zu erkennen, wird er sich auf das betroffene Körpersystem konzentrieren und einen Behandlungsplan entwickeln. Im Gegensatz dazu wird der Experte zurückgehen und so viele Informationen wie möglich sammeln, um diese Informationen effizient und analytisch sorgfältig zu prüfen, und daraufhin eine entsprechende Maßnahme eruieren. Wenn der Experte mit dem Unbekannten konfrontiert wird, so wird er einen abgeleiteten Ansatz wählen und dabei immer nach einem versteckten Muster suchen. Er fragt sich dabei, welche der Maßnahmen, die er durchführen könnte, möglich bzw. sinnvoll sind (Risiko-Nutzen-Analyse).

Es ist hilfreich, etwas über die Eigenschaften der fünf Leistungsniveaus zu wissen, denn es ermöglicht uns, diese Eigenschaften in der Praxis einzusetzen. Durch das Verständnis der Vor- und Nachteile der unterschiedlichen Denkweisen, die besprochen wurden, können wir eine eigene Mustererkennung entwickeln und diese bewusst einsetzen, um damit unsere höheren Denkprozesse zu verfeinern und sie effizienter anzuwenden, während wir einen Patienten versorgen. Letztendlich führt dieser Ansatz zur besseren Patientenversorgung und einem effizienteren Nutzen der Zeit und der Ressourcen.

Die präklinische Arbeits- und Differenzialdiagnose 2.4

Eines der wichtigen Konzepte, wenn nicht sogar das wichtigste Konzept überhaupt, ist die präklinische Differenzialdiagnose. Die effektive präklinische Differenzialdiagnose ist der Eckstein für die erfolgreiche Behandlung jedes medizinischen Patienten.

Die präklinische Differenzialdiagnose wird am besten als das Entwickeln einer Liste von Möglichkeiten beschrieben, die mittels Ihrer Beurteilung des Patienten auf wenige Wahrscheinlichkeiten reduziert wird. Das Konzept der präklinischen Differenzialdiagnose wird am besten als das Entwickeln einer Liste von Möglichkeiten beschrieben, die mittels Ihrer Beurteilung des Patienten auf wenige Wahrscheinlichkeiten reduziert wird.

Dieser Prozess dient zur Entwicklung angemessener Maßnahmen und zur verfeinerten Herausarbeitung der möglichen Ursachen; es sind folgende Schritte dafür notwendig (siehe Abbildung 2.1):

- ■ Beschaffen Sie Informationen.
- ■ Fassen Sie die Erkenntnisse zusammen.
- ■ Ordnen und entwickeln Sie die Bedeutung dieser Erkenntnisse.
- ■ Erweitern bzw. verfeinern Sie schließlich damit Ihr Grundwissen.

Eine effektive Differenzialdiagnose ist der Eckstein für die erfolgreiche Behandlung jedes medizinischen Patienten. Wie bereits betont, entwickelt sich dieser Prozess nicht linear, sondern kontinuierlich. Beachten Sie den folgenden Fall:

Fallbeispiel 2

Sie werden zu einem Patienten gerufen, der über Brustschmerzen klagt. Der 55-jährige Mann berichtet in der Anamnese von einer Angina pectoris und einer Hypertonie. Er gibt einen schwachen Brustschmerz an; der Schmerz strahle außerdem von der linken Brusthälfte bis zum Hals aus. Es fühle sich anders als der übliche Angina-pectoris-Schmerz an.

Er habe einen Hub Nitrolingual genommen, ohne Linderung der Beschwerden. Sie erheben die restlichen Vitalparameter. Befunde: Der Puls liegt bei 104 Schlägen/min, der Blutdruck bei 130/84 mmHg; die Atemfrequenz beträgt 20 Atemzüge/min und ist leicht erschwert. Die Haut des Patienten ist warm und etwas feucht.

Ein Rettungsdienstmitarbeiter, der blind dem Protokoll folgt, hätte die Möglichkeit, dem Patienten bei der Einnahme einem zweiten oder dritten Hubes des Nitrolingual zu assistieren oder sie ihm selbst zu verabreichen. Ein fortgeschrittener Rettungsdienstmitarbeiter hingegen wählt die Möglichkeit, das Nitroglycerin aus der Medikamentenbox des Rettungswagens zu verabreichen, denn eventuell sind die Medikamente des Patienten abgelaufen und ineffektiv.

Dieser Unterschied hebt einen wichtigen Aspekt der Medizin und der Diagnostik hervor. Der Begriff „Kliniker" wird in diesem Text häufig benutzt. Allgemein gibt es zwei Typen von Sanitätern aus der klinischen Perspektive: den Techniker und den Kliniker. Der Techniker ist darauf trainiert, bestimmten Leitlinien zu folgen und die entsprechend erlernten Maßnahmen durchzuführen. Dagegen wird vom Kliniker erwartet, dass er eine Differenzialdiagnose stellt und die Behandlung wählt, die speziell auf die Bedürfnisse des Patienten abgestimmt ist.

Der Techniker beachtet im Fallbeispiel 2 die Vorgeschichte der Angina pectoris bzw. der Brustschmerzen und die adäquaten Vitalzeichen; außerdem ist er dazu autorisiert, Nitroglycerin zu verabreichen. Der Kliniker dagegen hört dem Patienten zu und erhält dabei eine gründliche Beschreibung der Schmerzen. Obwohl es so erscheint, als hätten die Schmerzen eine kardiale Ursache (aufgrund des bis zum Hals ausstrahlenden Schmerzes), deutet die Tatsache, dass der Patient den Schmerz als „anders als üblich" beschreibt und dass die Nitrotabletten, die er genommen hat, die Schmerzen nicht gelindert haben, auf eine andere Ursache hin. Dementsprechend wäre eine zusätzliche Einschätzung und Differenzialdiagnose angebracht. Der Ansatz zu einer präklinischen Differenzialdiagnose beinhaltet eine Liste möglicher Ursachen für die Beschwerden des Patienten. Diese könnten durch Myokardinfarkt, Pneumonie, Pneumothorax, Lungenembolie oder eine proximale Aortendissektion verursacht oder traumatisch bedingt sein (z.B. Rippenfraktur, Interkostalneuralgie). Offensichtlich sind einige Ursachen wahrscheinlicher als andere. Einige Ursachen können ohne Weiteres von der Liste der Möglichkeiten gestrichen werden.

Ausgenommen das diagnostische 12-Kanal-Monitoring, sind die Methoden zur Bewertung und zum Eingrenzen möglicher Ursachen für alle Ebenen unabhängig vom Ausbildungsstand für Rettungsdienstmitarbeiter, die wie ein Kliniker denken, vorhanden. Selbst wenn es nicht für jede Ursache eine Behandlungsoption gibt, können die Informationen, die aus der Untersuchung hervorgehen, zumindest einen raschen Abtransport fördern, und die Notfallaufnahme kann, falls erforderlich, über eine schwere Erkrankung verständigt werden.

Das Ziel des differenzialdiagnostischen Prozesses ist es, die breite Auswahl möglicher Ursachen auf eine kleine Anzahl zu reduzieren. Betrachten Sie die in ▶ *Tabelle 2.2* aufgeführten Methoden, mit denen die Anzahl möglicher Ursachen als Verdachtsdiagnose für den Patienten des Fallbeispiels 2 entweder erhöht oder verringert werden kann. Nach dem Entwickeln der Liste möglicher Verdachtsdiagnosen, wie sie auf der linken Seite der Tabelle 2.2 gezeigt werden, sind auf der rechten Seite die aktuellen Untersuchungsergebnisse sowie Teile der Vorgeschichte aufgelistet, die keine bedeutende zusätzliche Beurteilungszeit erfordern und klinisch relevant sind.

Tabelle 2.2

Differenzialdiagnosen für den Brustschmerz (Zusammenstellung entwickelt von Alice L. Dalton)

Präklinische Differenzialdiagnose	Erhöhen oder Verringern der Anzahl möglicher Ursachen für die Verdachtsdiagnose durch:
Kardiale Ursache (Ischämie, Infarkt)	■ 12-Kanal-EKG ■ detaillierte Vorgeschichte ■ keine anderen Ursachen im Zuge der Einschätzung
Pneumonie	■ Fieber, Schüttelfrost, Unwohlsein ■ Husten (kann produktiv sein) ■ sukzessiver Ausbruch
Pneumothorax	■ Plötzlicher Beginn (Spontanpneumothorax) ■ Lungengeräusche ■ Schmerz möglicherweise pleuritisch
Lungenembolie	■ Kürzliche Ruhigstellung ■ Schmerz oder Unwohlsein in den Beinen (tiefer Venenthrombus) ■ Bluthusten
Proximale Aortendissektion	■ Schmerzcharakteristika (Lokalisation, Beschreibung) ■ Unterschiede in der Stärke und Qualität des Radialispulses ■ Blutdruckunterschiede zwischen beiden Armen ■ unterschiedliche Hautfarbe der Arme
Trauma	■ Vorgeschichte von Verletzungen (Sturz, Heben) ■ Beschreibung des Schmerzes ■ Schmerz bei Palpation oder Bewegung ■ pleuritische Brustschmerzen

Während Sie mit Ihrer Untersuchung fortfahren und die möglichen Ursachen überarbeiten, verneint der Patient, ein Trauma erlitten zu haben. Der betroffene Bereich ist bei der Palpation schmerzunempfindlich. Der Patient verneint ebenfalls eine Lähmung, Fieber, Husten oder andere Krankheiten. Die Lungengeräusche sind seitengleich, präsent und klar. Die Untersuchung offenbart einen fehlenden Radialispuls im linken Arm, während der Blutdruck bei 130/90 mmHg liegt und im rechten Arm 90/60 mmHg beträgt.

Die proximale Aortendissektion wandert schnell an die Spitze Ihrer Liste. Sie kümmern sich angemessen um Ihren Patienten und wählen ein Krankenhaus mit einer chirurgischen Abteilung zur Behandlung einer möglichen Aortendissektion.

Der differenzialdiagnostische Vorgang ist nicht unfehlbar. Der Kliniker sollte zusätzlich in der Lage sein, neben dem Entwickeln einer Liste mit Verdachtsdiagnosen auch die Risiko-Nutzen-Abwägung zu beherrschen und dementsprechend den klinisch überlegten Prozess abzuwägen. Zum Beispiel wurde berichtet, dass 10 bis 15% der Patienten mit einem Myokardinfarkt Schmerzen haben, die als pleuritisch oder durch Bewegung verursacht beschrieben werden. Es wäre unklug, jede mögliche Ursache völlig auszuschließen oder aufgrund einer einzigen Erkenntnis entgegen dem Rat zu einer Behandlung und zum Transport zu handeln. Folglich ist es ratsam, Vorsichtsmaßnahmen beim Entwickeln einer präklinischen Differenzialdiagnose zu ergreifen und Wahrscheinlichkeiten abzuwägen, anstatt etwas komplett auszuschließen.

Präklinische Rettungsdienstmitarbeiter können von den subtilen diagnostischen Hinweisen lernen, die vom klinischen Personal berücksichtigt werden. Diese sind:

- *Beginn:* Hier ist eine Differenzialdiagnose „plötzlicher Beginn (spontaner Pneumothorax) versus sukzessiver Ausbruch (Pneumonie)" erforderlich.

- *Fieber:* Bei Fieber sollte differenzialdiagnostisch „infektiöser Prozess (Sepsis) versus Schlaganfall oder Blutzuckererkrankung" erwogen werden.

- *Risikofaktor:* Rettungsdienstmitarbeiter tendieren dazu, nach konkreteren Einzelheiten in der Vorgeschichte zu suchen, aber auch Risikofaktoren, wie Hypercholesterinämie, Fettleibigkeit, Rauchen, Diabetes und Hypertonie, spielen eine Rolle in dem klinischen Prozess des Treffens von Entscheidungen und des Erstellens einer Differenzialdiagnose.

Lassen Sie uns einen weiteren Fall betrachten und versuchen, dem Denkprozess zu folgen.

Fallbeispiel 3

Sie werden zu einem 60-jährigen Mann mit einer schweren Magenverstimmung gerufen. Als Sie die Wohnung betreten, sehen Sie, dass der Mann blass ist, offensichtlich schwitzt und vom Gesichtsausdruck her erscheint, als befinde er sich in einer akuten Notlage. Sie merken außerdem, dass er über den epigastrischen Bereich seines Bauches reibt und seine Hand darauf drückt. Ihre Verdachtsdiagnose beginnt damit bereits, Formen anzunehmen, während Sie über mögliche Ursachen, wie AMI (akuter Myokardinfarkt), Ulkus usw., nachdenken.

Aufgrund seiner Blässe vermuten Sie bei dem Patienten eine schwache Perfusion; daher ordnen Sie eine Sauerstoffgabe an. Während die Vitalparameter erhoben werden, finden Sie heraus, dass er eine Magenverstimmung hat und vor etwa einer Stunde Spaghetti gegessen hat. Seitdem wird ihm immer schlechter. Er nimmt Pantoprazol gegen seine GERD (gastroösophageale Refluxkrankheit), Ulsal gegen

Magenverstimmungen und Metoprolol und Enalapril gegen seinen hohen Blutdruck.

Ihre Verdachtsdiagnose beinhaltet einen Ulkus bzw. eine Verschlimmerung von GERD, Cholezystitis, Pankreatitis oder AMI. Die Vitalparameter des Patienten sind ein Puls von 68 Schlägen/min sowie eine Atemfrequenz von 20 Atemzügen/min, und der Blutdruck liegt bei 90/62 mmHg. Aufgrund seines niedrigen Blutdrucks bewegt sich Ihre Verdachtsdiagnose in Richtung GERD; daher ist die Cholezystitis eher unwahrscheinlich. Sie halten einen AMI oder einen Ulkus für wahrscheinlicher.

Ein i.v. Zugang wird gesetzt, und der Blutzuckerwert wird erhoben. Dieser liegt bei 110 mg/dl. Der Patient verneint Erbrechen und jegliche Veränderungen in seinem Stuhlgang. Sie wollen seine Perfusion unterstützen, aber wie treffen Sie rasch diese Entscheidung?

Der fortgeschrittene Anfänger wird umgehend die Flüssigkeitsgabe steigern, weil er sich noch an die „Spielregeln" hält. Diese sind: niedriger Blutdruck = Schock = Flüssigkeitsgabe. Der Anwender auf diesem Niveau hat nicht die Erfahrung, um zu wissen, dass ein kardiogener Schock einen hämorrhagischen Schock mimen kann. Er führt die notwendigen Schritte zur Beurteilung nicht vollständig durch, obwohl es ihm helfen würde, den Unterschied zu erkennen.

Der fachkundige Rettungsdienstmitarbeiter wird den Blutzucker prüfen, die Lungengeräusche auskultieren sowie ein 12-Kanal-EKG und eine erweiterte Anamnese durchführen, bevor er eine Entscheidung trifft. Er wird die richtige Entscheidung treffen, aber es wird mehr Zeit brauchen.

Der sachkundige Rettungsdienstmitarbeiter oder der Experte werden erkennen, dass der niedrige Blutdruck bei einer GERD, Cholezystitis oder frühen Pankreatitis unwahrscheinlich ist. Das Fehlen einer erhöhten Herzfrequenz wird durch die Einnahme des Betablockers, der gegen die Hypertonie eingenommen wird, nicht völlig erklärt. Daher liegt höchstwahrscheinlich ein Infarkt vor. Während die 12-Kanal-Ableitung durchgeführt wird, auskultiert der Sanitäter rasch die Lungengeräusche und leitet eine Flüssigkeitsgabe ein (um den Starling-Mechanismus einzuleiten und den systolischen Druck zu heben); er bestätigt seine Vermutung durch die Analyse der 12-Kanal-Ableitung.

Der sachkundige Rettungsdienstmitarbeiter beginnt damit, Informationen zu sammeln, diese schnell zu integrieren und sie zu einem Gedankenkonstrukt zu organisieren, um einen Behandlungsansatz zu entwickeln.

Der Sachkundige oder Experte beginnt damit, Informationen zu sammeln, diese schnell zu integrieren und sein Gedankenkonstrukt zu organisieren, um einen Ansatz für die Patientenbehandlung zu entwickeln. In diesem Fall beinhaltet dieser Vorgang das Erkennen eines akuten Problems mit der Perfusion und der Notwendigkeit einer Sauerstoffgabe, eines i.v. Zugangs (für Flüssigkeit oder Medikamente) sowie eines schnellen Abtransports. Während des Sammelns zusätzlicher Informationen integriert und organisiert der Rettungsdienstmitarbeiter die gewonnenen Informationen erneut und entdeckt mithilfe der Mustererkennung einen Zusammenhang bzw. die Bedeutung der erhaltenen Informationen (Schock, entweder hämorrhagisch oder kardiogen). Dies führt zur angemessenen Behandlung und Einschätzung (Lungengeräusche und 12-Kanal-EKG), um somit seine Vermutung zu bestätigen.

Wie Sie erkennen werden, verwenden sachkundige Rettungsdienstmitarbeiter und Experten Abkürzungen, basierend auf dem Musterdenken. Gemeinsamkeiten und Methoden zur Unterscheidung möglicher Ursachen werden rasch abgearbeitet. Diese Abkürzungen sind nicht in allen Situationen angebracht; jedoch werden sie vom Kontext sowie der Situation ebenso bestimmt wie durch das Grundwissen und die vorangegangenen Erfahrungen des Sanitäters.

Wenn Fehler bei der Ermittlung einer vernünftigen Verdachtsdiagnose auftreten, findet man die Ursache dafür meist in einem von zwei Bereichen: dem Sammeln von Informationen oder dem Entschlüsseln ihrer Bedeutung. Entweder sind die Informationen unvollständig gesammelt worden (das Erfassen der Patientengeschichte, die Untersuchung oder beides), oder es fehlt die Fähigkeit, eine Bedeutung zu erkennen (ein Fehler beim Deuten und Erkennen der gesammelten Informationen). Die Unfähigkeit, die Bedeutung der gesammelten Informationen zu erkennen, liegt meist an fehlenden Kenntnissen über die Anatomie, die Physiologie und die Pathophysiologie oder einer Kombination dieser Wissensbereiche. Das Fehlen von Erfahrung trägt meist zu all diesen Faktoren bei.

Die Kennzeichen von kompetentem präklinischem Fachpersonal sind ein solides kritisches Denken und die Fähigkeit, Entscheidungen zu treffen. Der Kliniker erkennt und behandelt die lebensbedrohlichen Beschwerden zuerst. Dann wird ein auf den Beschwerden basierender Ansatz am medizinischen Notfallpatienten angewandt. Der Kliniker nutzt seine Grundkenntnisse der Anatomie, der Physiologie und der Pathophysiologie im Entscheidungsprozess. Ein differenzialdiagnostischer Ansatz (von Möglichkeiten zu Wahrscheinlichkeiten) wird angewandt, um eine Liste möglicher Ursachen des Patientenzustands zu erstellen und eine diagnostische Untersuchung zu wählen, die spezifische Ursachen vorläufig ein- oder ausschließen kann.

Erfahrenes Fachpersonal nutzt eine Vielzahl von Methoden oder „Skripten", wenn es im Einsatzgebiet klinisch denkt. Diese Skripte werden aus einer Kombination vieler Faktoren, wie der Ausbildung und den gesammelten Erfahrungen, erstellt und durch die Vorlieben des Klinikers und die vorhandenen Modalitäten verfeinert.

Das Ziel aller Anwender sollte es sein, solide Grundkenntnisse der Anatomie, der Physiologie und der Pathophysiologie als Grundlage für die Interpretation von Beschwerden zu besitzen, und eine Liste von Differenzialdiagnosen zu erstellen, die, wenn sie mit präklinischer Erfahrung kombiniert wird, letztlich verwendet werden kann, um zu einer passenden Arbeits- oder Differenzialdiagnose zu gelangen.

Fallbeispiel 1 – Fallverlauf

Gehen Sie vor dem Hintergrund dieser Erkenntnisse noch einmal durch, wie der 88-jährige Patient mit Atembeschwerden in diesem Fallbeispiel eingeschätzt und behandelt worden ist.

Lernziele

Nach dem Lesen dieses Kapitels sollten Sie in der Lage sein:

- Die Anatomie der Atemwege und die Physiologie der Atmung zu beschreiben.
- Indikationen für eine Sauerstoffgabe und für das Atemwegsmanagement zu nennen.
- Beatmungsequipment und Techniken zu schildern.
- Die Atemwege eines Patienten zu beurteilen.
- Die tracheale Intubation und alternative Methoden der Intubation zu beschreiben.
- Die Grundlagen der chirurgischen Techniken zur Atemwegssicherung und der Rapid Sequence Intubation zu erklären.
- Richtlinien für das Bewältigen einer schwierigen oder fehlgeschlagenen Intubation zu benennen.

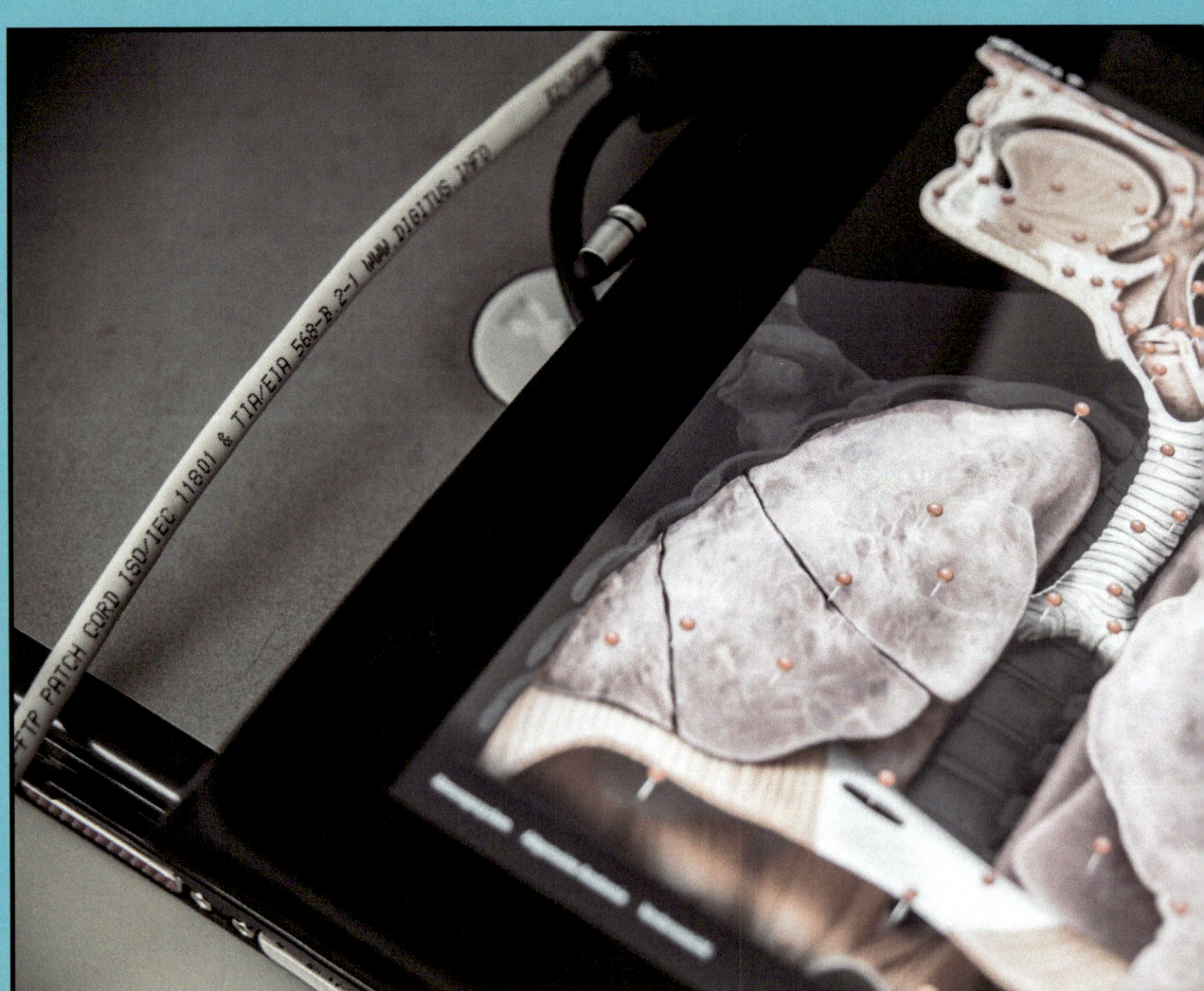

Der schwierige Atemweg

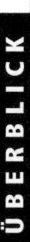

ÜBERBLICK

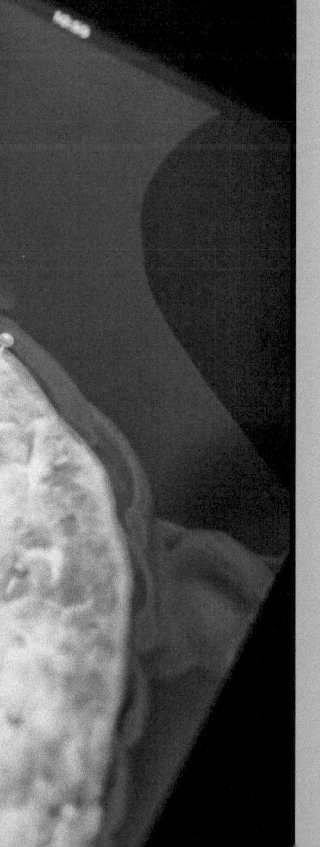

Der Atemweg ist die Pforte für den Eintritt von Sauerstoff in den menschlichen Körper. Das Sichern des Atemwegs hat oberste Priorität bei der Versorgung von Notfallpatienten, denn ohne einen adäquaten gesicherten Atemweg sind alle anderen medizinischen Maßnahmen vergeblich. In der Präklinik muss jede Atemwegssicherung als potenziell schwierig angesehen werden; deshalb ist es wichtig zu wissen, wann zu intubieren ist und was im Falle eines technisch herausfordernden Atemwegs zu tun ist. Mehrere kürzlich erschienene Studien haben die hohe Fehlerquote bei präklinischen Intubationen ebenso wie die signifikante Anzahl aufgetretener Komplikationen hervorgehoben. Am verheerendsten ist eine nicht erkannte Tubusfehllage im Ösophagus.

In diesem Kapitel werden wir eine kurze Wiederholung der grundlegenden Prinzipien des Atemwegsmanagements und der endotrachealen Intubation vornehmen. Der Fokus wird dabei auf der Identifikation des schwierigen Atemwegs und dem kritischen Erwägen von alternativen Möglichkeiten beim Atemwegsmanagement liegen. Mehrere grundlegende und erweiterte Maßnahmen für das Atemwegsmanagement werden diskutiert, u.a. die Rapid Sequence Intubation. Dieses Kapitel hebt außerdem geeignete Methoden zur Überwachung von Patienten hervor, nachdem der Atemweg gesichert worden ist. Es soll betont werden, dass Maßnahmen zur Kontrolle der Atemwege und zur Anwendung alternativer Atemwegshilfen in den regional gültigen Protokollen vorgegeben und durch den ärztlichen Leiter autorisiert sein müssen. 》

Fallbeispiel

Sie werden zu einem Notruf mit der Berufung „bewusstloser Patient" geschickt. Als Sie den Berufungsort erreichen, treffen Sie auf einen Mann, der verzweifelt erklärt, er habe seine Frau bewusstlos neben dem Bett gefunden, nachdem sie vorher über schwere Kopfschmerzen geklagt hatte. Sie prüfen die Umgebung kurz auf mögliche Gefahren und nähern sich, um den Zustand der Patientin einzuschätzen.

Ihnen präsentiert sich eine ältere Frau mit einer Atemfrequenz von 8 Atemzügen/min, mit flacher, schnarchender Atmung und einer Ansammlung von frischem Erbrochenem neben ihr. Sie hat einen eindeutig kurzen Hals und ein kleines, fliehendes Kinn.

Wie würden Sie bei der Versorgung dieser Patientin vorgehen?

Anatomie und Physiologie 3.1

3.1.1 Anatomie der oberen Atemwege

Der obere Atemweg beginnt an den Öffnungen der Nase und des Mundes und endet unterhalb des Larynx.

Die Luft gelangt durch den Mund und die Nase in den Körper. Hier wird die Luft erwärmt, befeuchtet und gefiltert, bevor sie den Pharynx, erreicht. Der hintere Teil der Nase bildet den Nasopharynx, und die große Höhle im hinteren Teil des Mundes bildet den Oropharynx. Der Pharynx repräsentiert den gemeinsamen Beginn des respiratorischen und des Verdauungssystems. Der Pharynx teilt sich distal in zwei Kanäle: Der Ösophagus führt in den Verdauungstrakt, die Trachea in die Lunge. Erbrochenes gelangt als

Mageninhalt in den Pharynx; dort kann es Zugang zum Tracheobronchialbaum erlangen, falls der Schutzmechanismus der Atemwege versagt.

Der Zungenmuskel ist die größte Struktur, die sich in der Mundhöhle befindet. Aufgrund ihrer Größe ist die Zunge die häufigste Ursache einer Atemwegsverlegung und ein Hindernis für eine einfache Intubation, insbesondere bei Menschen mit einem reduzierten Bewusstseinszustand. Die Zunge hat eine charakteristische muskuläre Verbindung zum Unterkiefer oder zum Kieferknochen. Dies erklärt, weshalb ein Vorwärtsbewegen des Unterkiefers (wie beim Chin-Lift) die Zunge nach vorn bewegt und die Atemwegsverlegung dadurch häufig behoben wird.

Eine große knorpelige Struktur, die Epiglottis, schützt die Trachea vor Stoffen, die für das Verdauungssystem bestimmt sind, wie Blut, Sekret und Erbrochenem (▶ *Abbildung 3.1*). Die meisten Techniken der trachealen Intubation erfordern eine Manipulation der Epiglottis. An der Zungenbasis vor der Epiglottis befindet sich eine Vertiefung, die „Vallecula" genannt wird. Bänder verbinden den Zungengrund mit der Epiglottis, sodass beim Vorziehen des Kinnes die Epiglottis mitangehoben wird.

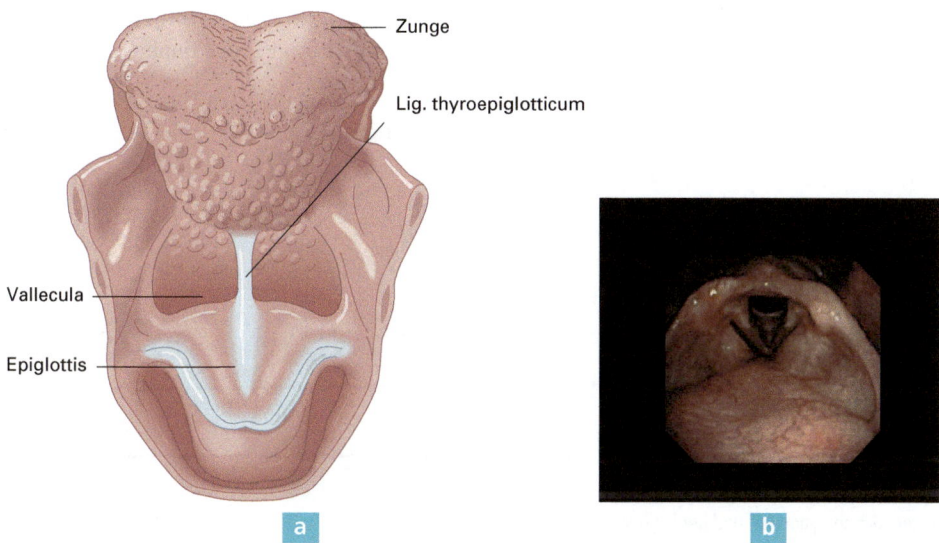

Abbildung 3.1: (a) Die Epiglottis. (b) Sicht auf die Glottis via Laryngoskop. Sie verschließt sich beim Schlucken.

Die aryepiglottische Falte bildet gemeinsam mit der Epiglottis die Glottisöffnung. Der obere Abschnitt der Epiglottis wird durch den Hirnnerv IX versorgt (Zungen-Rachen-Nerv), wohingegen die unteren Abschnitte der Epiglottis und die Stimmbänder durch den Hirnnerv X innerviert werden (Vagusnerv). Durch die Reizung der unteren Abschnitte der Epiglottis kann es zu einem *Laryngospasmus* kommen. Verletzungen an den Ästen des Vagusnervs (N. laryngeus superior und N. laryngeus recurrens) können zu einer dauerhaften Heiserkeit führen.

Mit der Epiglottis beginnt der Larynx. Im Bereich des Larynx – auf Höhe des Schildknorpels, liegen die Stimmbänder – unterhalb schließt sich die Trachea an. Die falschen Stimmbänder liegen über den echten Stimmbändern. Der Larynx wird äußerlich durch den Schildknorpel, auch „Adamsapfel" genannt, definiert. Direkt unter diesem Bereich befindet sich der Krikoid- bzw. Ringknorpel. Der Ringknorpel ist die einzige komplett kreisförmige Stütze im Tracheobronchialbaum. Direkter Druck auf den vorderen Teil des Ringknorpels verschließt den Ösophagus, der dahinter liegt; dies kann helfen, einer passiven Aspiration vorzubeugen und wird als „Krikoiddruck" oder „Sellik-Manöver" bezeichnet. Die Membran zwischen dem Schildknorpel und dem Ringknorpel, das Lig.

> **Definition**
>
> **Laryngospasmus:** Verkrampfung der Stimmritzen, die ein Einatmen bzw. auch Eindringen von Fremdkörpern in den unteren Atemweg verhindern.

cricothyroideum oder auch Lig. conicum , ist ein wichtiger Orientierungspunkt bei der Schaffung eines chirurgischen Atemwegs im Rahmen der Notfallkoniotomie. Dort, wo der Larynx in den Pharynx hineinragt, bildet sich eine tiefe posteriore Nische, der Sinus piriformis. Oftmals wird an dieser Stelle die Spitze eines Trachealtubus positioniert, besonders während einer blinden Intubation.

Eine Verlegung der Atemwege wird meist durch ihre Lokalisation charakterisiert: supraglottische Obstruktionen treten oberhalb des Larynx auf, wohingegen subglottische Obstruktionen sich auf Höhe des Larynx oder unterhalb davon befinden.

Es gibt drei Hauptachsen bei einem normalen Atemweg: die orale, die pharyngeale und die laryngeale Achse (▶ *Abbildung 3.2*). Bei einer normalen, ruhenden Person sind diese Achsen nicht optimal ausgerichtet. Um eine endotracheale Intubation erfolgreich durchführen zu können, müssen diese Achsen so nah wie nur möglich beieinander liegen. Eine entsprechende Lagerung des Patienten in der sog. „Schnüffelposition" kann dabei helfen, diese Achsen günstiger auszurichten und eine bessere Visualisierung durch den Oropharynx zu ermöglichen. Dies verbessert die Chancen einer erfolgreichen Intubation. Umgekehrt wird jeder Zustand, der eine günstige Ausrichtung und Visualisierung der Achsen behindert, einen schwierigen Atemweg zur Folge haben.

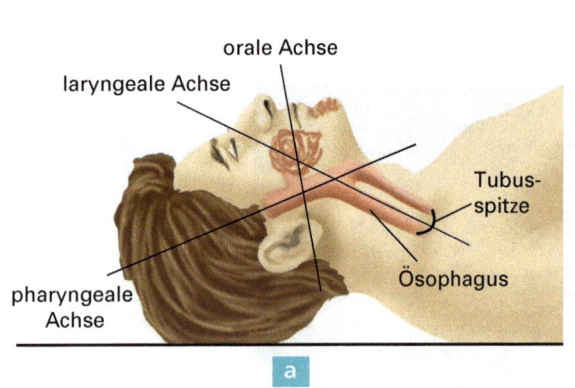 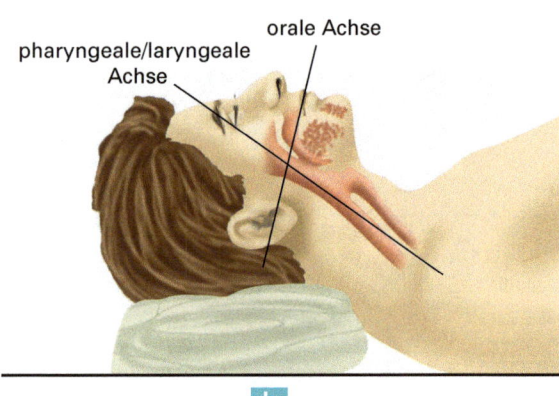

Abbildung 3.2: Ausrichten der oralen, der pharyngealen und der laryngealen Achse

3.1.2 Physiologie der oberen Atemwege

Eine Hauptfunktion des Larynx ist der Schutz der unteren Atemwege. Während des Schluckens oder Hustens sorgen die Kontraktionen der laryngealen Muskulatur für eine Abwärtsbewegung der Epiglottis und einen engen Verschluss der Glottisöffnung. Diese Bewegungen dienen dazu, den Tracheobronchialbaum zu schützen. Ein Laryngospasmus ist eine überschießende Form dieses Schutzmechanismus.

Gehen Sie davon aus, dass jeder Patient, der nicht in der Lage ist, einen sicheren Atemweg ohne Hilfe aufrechtzuerhalten, ein aggressives Atemwegsmanagement benötigt.

Bei der Entscheidung, ob ein Patient eine Atemwegssicherung benötigt oder nicht, ist es klinisch schwer ermittelbar, ob der natürliche Atemwegsschutzmechanismus intakt bleiben wird. Das Überprüfen des Würgreflexes ist kein verlässlicher Indikator. Deshalb sollte angenommen werden, dass jeder Patient, der kontinuierlich Hilfe bei der Aufrechterhaltung freier Atemwege braucht, auch ein aggressives Atemwegsmanagement benötigt.

Eine Manipulation im oberen Atemweg führt zu einer charakteristischen physiologischen Reaktion, z.B. zu einer Vagusreizung mit Bradykardie. Ist der Patient nicht ausreichend narkotisiert, löst der Intubationsreiz typischerweise die Ausschüttung systemischen Katecholamins (Adrenalin und Noradrenalin) aus. Dies wird generell gut toleriert, außer der Patient weist einen erhöhten intrakraniellen Druck (z.B. von einer intrazerebralen Blutung) oder eine zugrunde liegende kardiale Störung auf (z.B. einen kardiogenen Schock). Opioide, wie z.B. Fentanyl, werden eingesetzt, um vor diesem Effekt der erhöhten Katecholaminausschüttung zu schützen.

Ein separater Reflex (z.B. Husten) steigert unabhängig davon den intrakraniellen Druck während des Intubationsversuchs. Dieser Effekt kann unbehandelt besonders schädlich sein, da der Blutfluss im Gehirn durch die Differenz zwischen dem durchschnittlichen arteriellen Blutdruck und dem intrakraniellen Druck bestimmt wird. Wenn der durchschnittliche arterielle Blutdruck unverändert bleibt, kann der Intubationsversuch eine signifikante Reduktion des Blutflusses im Gehirn herbeiführen.

3.1.3 Anatomie der unteren Atemwege

Der untere Atemweg beginnt an den Stimmritzen, an denen sich die Trachea in den rechten und den linken Hauptbronchus aufteilt. Dieser Punkt wird „Carina" genannt. Der rechte Hauptbronchus zweigt in einem spitzeren Winkel als der linke Hauptbronchus ab. Aus diesem Grund ist es wahrscheinlicher, dass aspirierte Fremdkörper in den rechten Hauptbronchus gelangen. Aus demselben Grund kommt ein Trachealtubus, wenn er zu tief eingeführt wird, für gewöhnlich eher im rechten Hauptbronchus zu liegen als im linken.

Unterhalb des Ringknorpels findet sich im Verlauf der Trachea eine Reihe von knorpeligen Ringen, die diesen Anteil des Atemwegs stützen. Jeder dieser trachealen Ringe ist C-förmig. Der M. trachealis vervollständigt die zirkuläre Unterstützung jedes Ringes. Die Trachea verläuft vom Larynx bis zur Carina.

Die Bronchien unterteilen sich in immer kleiner werdende Bronchiolen, die in sackförmigen Alveolen enden. Der Gasaustausch findet zwischen den Alveolen und den pulmonalen Kapillaren statt (▸*Abbildung 3.3*).

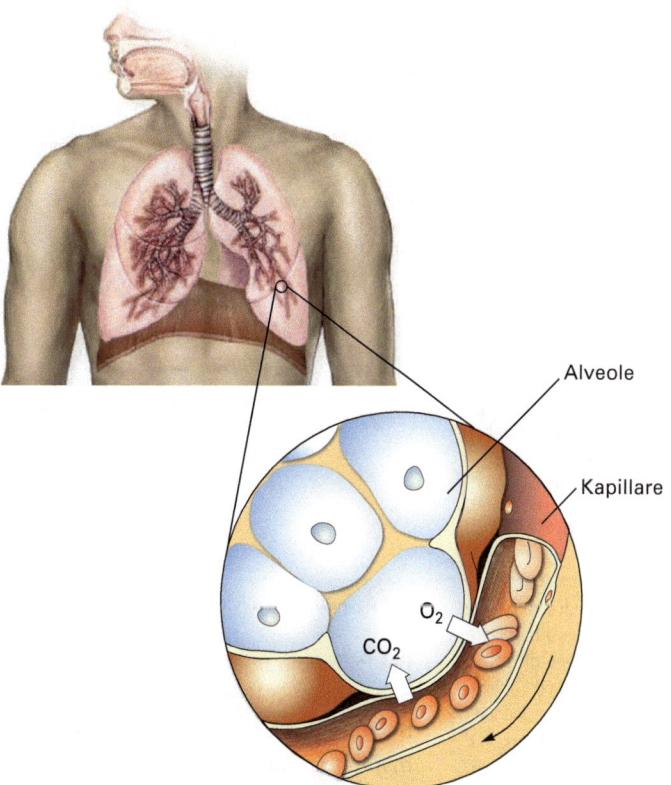

Alveole

Kapillare

O_2

CO_2

Abbildung 3.3: Der Gasaustausch (Sauerstoff und Kohlendioxid) findet zwischen den Alveolen und den pulmonalen Kapillargefäßen durch die alveolär-kapillare Membran statt.

3.1.4 Physiologie der Atmung

Die Hauptfunktion der Atmung ist es, Sauerstoff für den Zellstoffwechsel zu liefern und Kohlendioxid, das bei den Stoffwechselprozessen des Körpers produziert wird, zu beseitigen. Aufgrund des Zusammenhangs zwischen Kohlendioxid und Säuren-Basen-Haushalt liefert die Lunge außerdem die schnellste physiologische Antwort auf Veränderungen des pH-Wertes im Körper.

Der Sauerstoff wird mit der Luft aus unserer Umgebung entnommen und während der inspiratorischen Phase, in die Lungen eingesogen (▶*Abbildung 3.4a*). Während dieser Phase dehnt sich die Brustwand aus, die Interkostal- und Halsmuskeln kontrahieren und das Zwerchfell flacht ab. Diese Aktion lässt einen negativen Druck (Vakuum) innerhalb der Lunge entstehen, sodass der Sauerstoff und andere Gase aus der Umgebung durch die Trachea in den Bronchialbaum gesogen werden. Inspiration ist ein aktiver Prozess, für den eine signifikante Menge an Energie benötigt wird.

Die bestimmenden Faktoren für den alveolären Sauerstoffgehalt sind u.a. der eingeatmete Sauerstoffanteil (allgemein 21% der Raumluft) und die Ventilationsrate, die sich in der gemessenen Konzentration des arteriellen Kohlendioxids widerspiegelt.

Während der Exspiration (▶*Abbildung 3.4b*) kehren das Zwerchfell und die Rippen in ihre normale Ruheposition zurück. Dadurch entsteht in der Brusthöhle ein positiver Druck, der mit CO_2 angereichertes Gas aus der Brust treibt. In den meisten Fällen ist die Exspiration ein passiver Prozess, bei dem keine Energie verbraucht wird. Bei asthmatischen Patienten und solchen mit einer COPD können sich allerdings Obstruktionen des Atemflusses zusammen mit einer reduzierten Elastizität der Lunge ergeben, wodurch die Exhalation zu einem aktiven Prozess wird, der die Aufwendung von Energie erfordert.

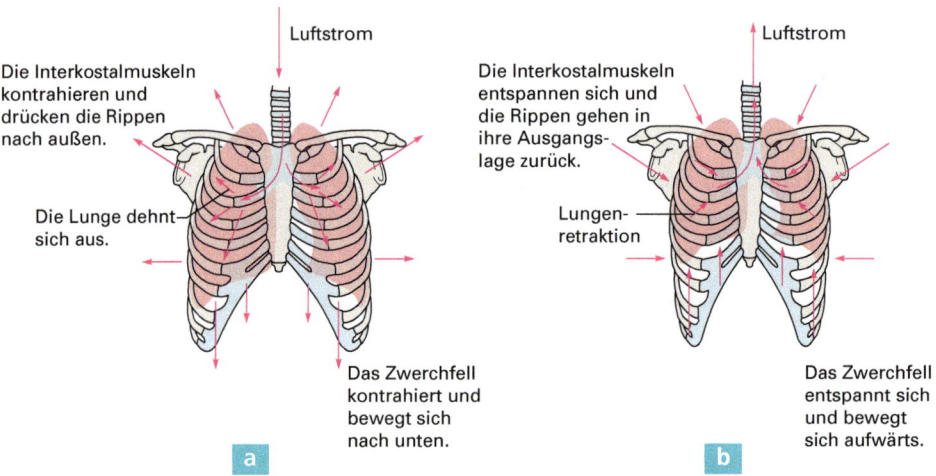

Luftstrom — Die Interkostalmuskeln kontrahieren und drücken die Rippen nach außen. Die Lunge dehnt sich aus. Das Zwerchfell kontrahiert und bewegt sich nach unten. **a**

Luftstrom — Die Interkostalmuskeln entspannen sich und die Rippen gehen in ihre Ausgangslage zurück. Lungenretraktion. Das Zwerchfell entspannt sich und bewegt sich aufwärts. **b**

Abbildung 3.4: Die Phasen der Atmung: (a) Inspiration und (b) Exspiration

Bei Patienten mit einem Atemstillstand wird die Beatmung durch das Notfallversorgungspersonal mithilfe manueller oder maschineller Techniken (beispielsweise Beutel-Masken-Beatmung oder tragbarem Transportrespirator) durchgeführt. In diesem Fall basiert die Inspiration auf positivem Druck, der Sauerstoff und andere Gase in die Lunge zwingt – man spricht hier auch von Überdruckbeatmung. Die Exspiration des Patienten und die Abgabe von Kohlendioxid bleiben passiv.

Zwei Faktoren beeinflussen die Möglichkeit einer Beatmung des Patienten: Resistenz und Compliance.

Ob ein Patient adäquat beatmet werden kann, wird von zwei Faktoren beeinflusst: Resistenz und Compliance. Die *Resistenz* bezieht sich auf die Leichtigkeit, mit der Gase in einen offenen Raum fließen können (Atemweg oder Alveole). Die Hauptfaktoren, die die Atemwegsresistenz beeinflussen, sind die Durchmesser der Trachea und jene der oberen Atemwegsstrukturen. Die Veränderung in der Resistenz ist indirekt proportional zu der vierten Potenz jeder Veränderung des Radius des Atemwegsquerschnitts. Jede Abnahme des Durchmessers führt daher zu einem Anstieg der Atemwegsresistenz um den Faktor zwei (z.B. durch ein Trachealödem von einer Verletzung) bis auf das 16-Fache. Die *Compliance* ist die mathematische Beschreibung der Elastizität der Lunge und wird definiert als die Veränderung des Lungenvolumens, hervorgerufen durch eine Veränderung des Druckes.

Wenn der Sauerstoff die Alveolen erreicht hat, muss er die kleinen Kapillaren im distalen Teil der Lunge passieren. Dieser Vorgang ist als *Diffusion* bekannt. Es ist meist ein sehr effizienter Prozess, vor allem aufgrund der zum Teil gewaltigen Oberfläche der Alveolen und zum Teil wegen des geringen Abstands zwischen der alveolären und der kapillaren Membran.

Die Diffusion ist dann am effizientesten, wenn alle oxygenierten Alveolen in Kontakt mit nicht oxygeniertem Blut des pulmonalen arteriellen Systems kommen. Der Grad des Kontakts zwischen den sauerstoffreichen Alveolen und dem sauerstoffarmen Blut, das durch die Lungen zirkuliert, ist als das V/Q-Verhältnis bekannt, wobei „V" für die ventilierten Lungensegmente steht und „Q" für die pulmonale Perfusion. Bei idealem V/Q-Verhältnis werden alle ventilierten Segmente der Lunge gleichermaßen durch den pulmonalen Kreislauf perfundiert. Normalerweise gibt es ein physiologisches Ungleichgewicht zwischen der *Ventilation* in den Alveolen und dem Blutfluss der alveolären Kapillaren (*Perfusion*). Wenn der Patient z.B. aufrecht steht, besteht eine bessere Ventilation der oberen Segmente der Lunge, aber dafür ein geringerer Blutfluss durch dieselben Segmente aufgrund der Schwerkraft. Dieses physiologische Ungleichgewicht (V/Q-Ungleichgewicht) ist die Ursache dafür, dass die gemessene Differenz zwischen alveolärer und arterieller Sauerstoffkonzentration bei ca. 5–15 mmHg liegt.

> **Definition**
>
> **Ventilation:** Prozess, in dem Luft oder Sauerstoff zu den Alveolen in die Lunge gebracht werden.
>
> **Perfusion:** Die adäquate Versorgung der Gewebe mit Blut.

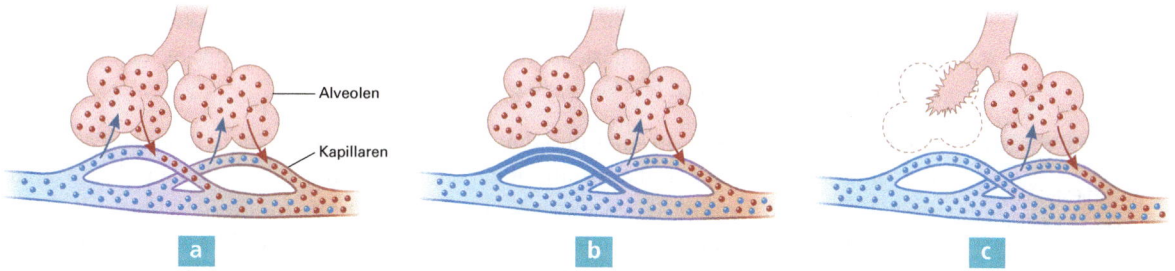

Abbildung 3.5: Diffusion von Sauerstoff durch die Alveolen zu den Kapillaren: (a) normal, (b) Shunting und (c) Atelektasen

Jedes weitere Ungleichgewicht von Ventilation und Perfusion der Lungensegmente würde dazu führen, dass sich nicht oxygeniertes Blut mit sauerstoffangereichertem Blut, das die Lunge verlässt, vermischt. Die Folge ist ein Zustand, der als *pulmonales Shunting* bekannt ist (▶*Abbildung 3.5*). Dieses Shunting kann auftreten, wenn ein Segment der Lunge kollabiert ist (*Atelektase*), wenn eine Pneumonie vorhanden ist oder wenn der Patient an einer Lungenembolie leidet. Bei jedem dieser Zustände wird der alveolär-arterielle Unterschied größer als 15 mmHg sein. Schaden an den Alveolen (z.B. durch Rauchen, Inhalation von Asbest oder eine Flüssigkeitsansammlung durch ein Lungenödem) verhindert ebenfalls eine effektive Diffusion und einen größeren Unterschied zwischen dem alveolären und dem arteriellen Sauerstoffgehalt. Zusätzlich kann jeder Prozess, der das Interstitium zwischen der Alveole und der pulmonalen Kapillare vergrößert, wie etwa ein Lungenödem, die Effizienz der Sauerstoffdiffusion verringern.

> **Definition**
>
> **Pulmonales Shunting:** Die Mischung von nicht oxygeniertem mit oxygeniertem Blut, das die Lunge aufgrund eines Missverhältnisses zwischen der Ventilation und der Perfusion der Lungensegmente verlässt. Entweder erreicht zu wenig Luft die Alveolen, oder zu wenig Blut erreicht die Kapillaren – dies tritt in Zusammenhang mit Atelektasen auf.
>
> **Atelektase:** Kollabierte oder luftlose Lunge oder Lungensegment.

Letztendlich muss Sauerstoff, der in die Blutbahn gelangt, zum Gewebe transportiert werden. Es liegt zwar ein kleiner Prozentsatz des Sauerstoffs (weniger als 1%) im Plasma (nicht zellulärer Anteil des Blutes) gelöst vor; der Großteil wird aber an Hämoglobin gebunden (Protein an der Außenseite der roten Blutkörperchen) zum Gewebe transportiert. Die normale Hämoglobinkonzentration liegt zwischen 12 und 14 g des Proteins pro Deziliter Blut. Patienten mit einer Anämie (vornehmlich weniger als 7 g/dl Hämoglobin) sind daher weniger in der Lage, eine adäquate Sauerstoffversorgung des Gewebes zu gewährleisten. Unter normalen Bedingungen beträgt die gemessene arterielle Konzentration an gelöstem Sauerstoff zwischen 80 und 100 mmHg. Gemessene Sauerstoffkonzentrationen unter 80 mmHg sind als *Hypoxämie* bekannt. Dieser Zustand steht im Gegensatz zur *Hypoxie*. Dieser Begriff bezeichnet die inadäquate Sauerstoffversorgung des Gewebes. Es muss bedacht werden, dass die Sauerstoffversorgung sowohl von einem adäquaten arteriellen Sauerstoffgehalt als auch von einem adäquaten Herzminutenvolumen abhängt.

Sauerstoffgabe

3.2

Viele Patienten, die an medizinischen Erkrankungen leiden, haben einen höheren Sauerstoffbedarf als in gesundem Zustand. Deshalb muss für diese Patienten eine höhere Sauerstoffkonzentration, über dem normalen Level von 21% der Atemluft, zugänglich sein.

Es gibt eine Vielzahl von Möglichkeiten, um die Menge des eingeatmeten Sauerstoffs zu steigern, einschließlich der nasalen Kanüle, der Nichtrückatemmaske, der partiellen Maske mit Reservoir und der Venturi-Maske.

Einige Punkte sind es wert, hier hervorgehoben zu werden. Keinem kranken Patienten, der eine höhere Sauerstoffkonzentration benötigt, sollte, aus welchem Grund auch immer, Sauerstoff vorenthalten werden. Dies gilt insbesondere für Patienten mit COPD (siehe *Kapitel 5*). Es bestand lange die übertriebene Angst, die Gabe von hochdosiertem Sauerstoff könne Patienten atemdepressiv machen. Allerdings überwiegt der schädliche Effekt des Sauerstoffentzugs weit das Risiko jeglicher potenzieller Atemdepression, insbesondere bei der relativ kurzen Dauer während der präklinischen Versorgung. Bedenken Sie außerdem, dass die Sauerstoffsättigung des Blutes, gemessen mittels Pulsoxymetrie, nicht der wahren Sauerstoffkonzentration im Gewebe entspricht. Daher sollten Sie berücksichtigen, dass trotz einer akzeptablen Sauerstoffsättigung das Gewebe nicht ausreichend mit Sauerstoff versorgt werden könnte.

Schließlich sollten Sie beachten, dass am Ende der Exspiration ca. 2500 ml Luft in der Lunge verbleiben. Die Präoxygenierung mit hoher Sauerstoffkonzentration vor einer endotrachealen Intubation stellt dem Patienten eine Sauerstoffreserve zur Verfügung, auf die er während des Verfahrens zurückgreifen kann. Es konnte gezeigt werden, dass *gesunde* Menschen, die chemisch paralysiert wurden, nachdem sie 100% Sauerstoff geatmet hatten, *mehr als 6 min* brauchten, um einen signifikanten Abfall (auf unter 90%) der Blutsauerstoffsättigung zu erfahren. Daher sollten alle Patienten, bei denen Sie eine endotracheale Intubation in Betracht ziehen, vor der Prozedur mit hochdosiertem Sauerstoff versorgt werden.

Indikationen des Atemwegsmanagements   3.3

Alle Patienten, die nicht in der Lage sind, ihre Atemwege selbst adäquat zu schützen, sollten als potenzielle Kandidaten für ein definitives Atemwegsmanagement betrachtet werden.

Die häufigste Ursache für Atemwegsmanagement ist die Unfähigkeit, die Atemwegsdurchgängigkeit zu erhalten, meist als Ergebnis eines verminderten Bewusstseinszustands. Diese Unfähigkeit tritt üblicherweise bei Patienten mit Drogen- oder Alkoholintoxikation, Kopfverletzung, Schlaganfall, Krampfanfall oder anderen Stoffwechselerkrankungen auf. Patienten, die eine Veränderung ihres Bewusstseinszustands aufweisen, sollten auf ihre Fähigkeit, ihre Atemwege offen zu halten, näher untersucht werden. Wenn sie nicht in der Lage sind, ihren Atemweg freizuhalten, sollte eine definitive Atemwegskontrolle etabliert werden. Patienten, die einen Würgreflex haben, können trotzdem eine tracheale Intubation benötigen, falls andere Indikationen für ein Atemwegsmanagement vorhanden sind.

Eine andere wichtige Patientengruppe, die ein Atemwegsmanagement benötigt, ist die, die Anzeichen einer Hypoxie zeigt oder bei der Atemversagen vorliegt. Das extremste Beispiel ist ein Patient mit einem Kreislaufstillstand. Allerdings kann jede respiratorische Erkrankung (siehe *Kapitel 5*) zu dem Punkt fortschreiten, an dem eine Atemhilfe und ein akutes Atemwegsmanagement indiziert sind.

Außerdem sollte bei jedem Patienten, der sich mit medizinischen Veränderungen präsentiert, die letztlich in einer Beeinträchtigung der Atemwege resultieren können, eine Behandlung der Atemwege erfolgen, bevor sich sein Zustand zu einer akuten Atemwegsbeeinträchtigung entwickelt. Eine anaphylaktische Reaktion kann z.B. ein *Angioödem* verursachen. Das Angioödem beeinträchtigt die oberen Atemwege und kann so eine frühe Intervention der Atemwege notwendig machen.

Infektionen, wie die Angina Ludovici (Infektion, die das weiche Gewebe des vorderen Teiles des Halses betrifft) und retropharyngeale Abszesse (siehe *Kapitel 5*), können evtl. ebenfalls zu einer Beeinträchtigung der Atemwege führen. Hier müssen Sie wieder die Atemwege des Patienten sorgfältig auf Hinweise einer Verschlechterung überwachen.

> **Praxistipp**
>
> Das Testen des Würgreflexes ist eine inadäquate Methode zur Überprüfung der Fähigkeit des Patienten, seine Atemwegsdurchgängigkeit zu erhalten. Das Vorhandensein eines Würgreflexes garantiert weder, dass der Patient in der Lage ist, den Atemweg adäquat freizuhalten, noch dass er nicht Schleim, Blut oder Erbrochenes aspirieren könnte.

> **Definition**
>
> **Angioödem:** Eine immunologisch produzierte Schwellung der Haut, der Schleimhaut oder der inneren Organe.

Beatmungsequipment und Techniken   3.4

Viele Patienten sind nicht in der Lage, ihren Sauerstoffbedarf zu decken. Dies ist häufig bei Patienten der Fall, die ein Problem mit dem ZNS haben (z.B. Drogenüberdosis, Alkoholvergiftung, Stoffwechselerkrankungen, Schlaganfall), oder bei Patienten mit einem Atemstillstand. Ein Atemstillstand muss direkt behandelt werden. Es gibt eine Vielzahl atmungsunterstützender Methoden. Die Wahl hängt von dem vorhandenen Equipment und dem vermeintlichen Nutzen jeder Technik ab. Diese Methoden beinhalten die Mund-zu-Maske-Beatmung, die Zwei-Personen-Beutel-Masken-Beatmung und die flusslimitierte, sauerstoffangetriebene Beatmung. Die Eine-Person-Beutel-Masken-Beatmung wird als die ineffektivste Methode der Beatmung eingeschätzt.

Die effektive Beutel-Masken-Beatmung ist eine wichtige Fertigkeit und gleichzeitig eine, die präklinisch schwierig korrekt durchführbar ist und entsprechend erlernt werden muss. Darüber hinaus ist es wichtig, dass der Sanitäter eine effektive Beutel-Masken-Beatmung gewährleisten kann, vor allem wenn er dazu berechtigt ist, paralytische Medikamente zu verabreichen und die Intubation fehlschlägt. Aus diesem Grund ist die Beutel-Masken-Beatmung eine wesentliche Rettungstechnik. Es gibt einige Anzeichen, die auf Schwierigkeiten bei einer bevorstehenden Beutel-Masken-Beatmung hindeuten. Diese Anzeichen kann man sich mit der Gedächtnisstütze MOANS einprägen (Walls, Murphy, Luten und Schneider, 2004, siehe *Literatur*):

- *M:* Mask Seal (Maskendichtung); bezieht sich auf Patienten, die mechanische Barrieren, wie Gesichtsbehaarung oder ein Gesichtstrauma, für die Aufrechterhaltung einer adäquaten Abdichtung aufweisen.

- *O:* Obstruction of the upper Airways (Obstruktion der oberen Atemwege); die Obstruktion kann eine gute Ventilation verhindern.

- *A* Age (Alter): Es wurde festgestellt, dass die Beutel-Masken-Beatmung jenseits eines Patientenalters von 65 Jahren zunehmend schwieriger wird.

- *N:* No Teeth (keine Zähne): Bedenken Sie, dass ein zahnloser Patient, sehr schwer zu beatmen sein kann; daher sollte der Zahnersatz während der Beutel-Masken-Beatmung im Mund des Patienten verbleiben.

- *S:* Stiff (steif): Patienten mit einer schlechten Lungen-Compliance, wie Patienten mit Lungenfibrose , sind schwierig mit der Beutel-Masken-Technik zu beatmen.

Merke

Indikationen für das Atemwegsmanagement: Patienten, die ein Atemwegsmanagement benötigen sind die, die

- einen veränderten oder einen verminderten Bewusstseinszustand (wie bei Drogen- oder Alkoholintoxikation, Kopfverletzungen, Schlaganfall, Krampfanfall oder Stoffwechselerkrankungen) haben,

- Anzeichen einer Hypoxie oder eines Atemstillstands zeigen oder

- einen medizinischen Zustand, wie Anaphylaxie oder Epiglottitis, aufweisen, der schließlich zu einer Beeinträchtigung der Atemwege führen kann.

Mit jeder Technik führt der Retter eine positive Druckbeatmung durch. Das bedeutet, dass der Sanitäter, anstatt Luft aus der Lunge zu saugen, Luft in die Lunge zwingt, indem er den negativen Druck ausnützt, der durch den sich ausdehnenden Thorax entsteht. Diese Maßnahme unterstützt nicht nur die Beatmung, sondern verringert auch den Sauerstoffbedarf des Patienten durch die Reduktion des Energiebedarfs (der durch das Einatmen entsteht) während der Respiration.

Definition

Krikoiddruck: Es wird Druck auf den Ringknorpel ausgeübt, um einer Magenüberblähung, einer Regurgitation und einer Aspiration entgegenzuwirken.

Achten Sie darauf, dass Sie den Patienten bei einer aggressiven Beatmung nicht verletzen. Eine aggressive Beatmung kann zu Komplikationen führen, u.a. zu einem Pneumothorax, zu einem Mediastinalemphysem und zu Luft im subkutanen Gewebe. Zusätzlich kann eine übermäßig aggressive Beatmung eine Magenüberblähung zur Folge haben und das Risiko einer Aspiration erhöhen. Die Insufflation von Luft in den Magen lässt den Druck im Magen über einen tolerierbaren Wert hinaus ansteigen, sodass die normale Muskelanspannung des unteren ösophagealen Sphinktermuskels nicht mehr ausreicht, um diesen verschlossen zu halten. Der *Krikoiddruck* kann helfen, diese Komplikation zu vermeiden, kann aber auch die Ventilation verschlechtern, wenn er nicht richtig durchgeführt wird. In den neueren Richtlinien wird der Krikoiddruck kontrovers diskutiert.

Um den Krikoiddruck anzuwenden (▶*Abbildung 3.6*), lokalisieren Sie zuerst den Ring-knorpel des Patienten. Er ist der erste knorpelige Ring unter dem Schildknorpel. Nut-zen Sie Ihren Daumen und Zeigefinger, um festen Druck auf den vorderen Teil des Ringknorpels auszuüben und dadurch den Ösophagus zu verschließen. Führen Sie die-ses Manöver nicht durch, während der Patient aktiv erbricht, da dies zu einer Ösopha-gusruptur führen kann.

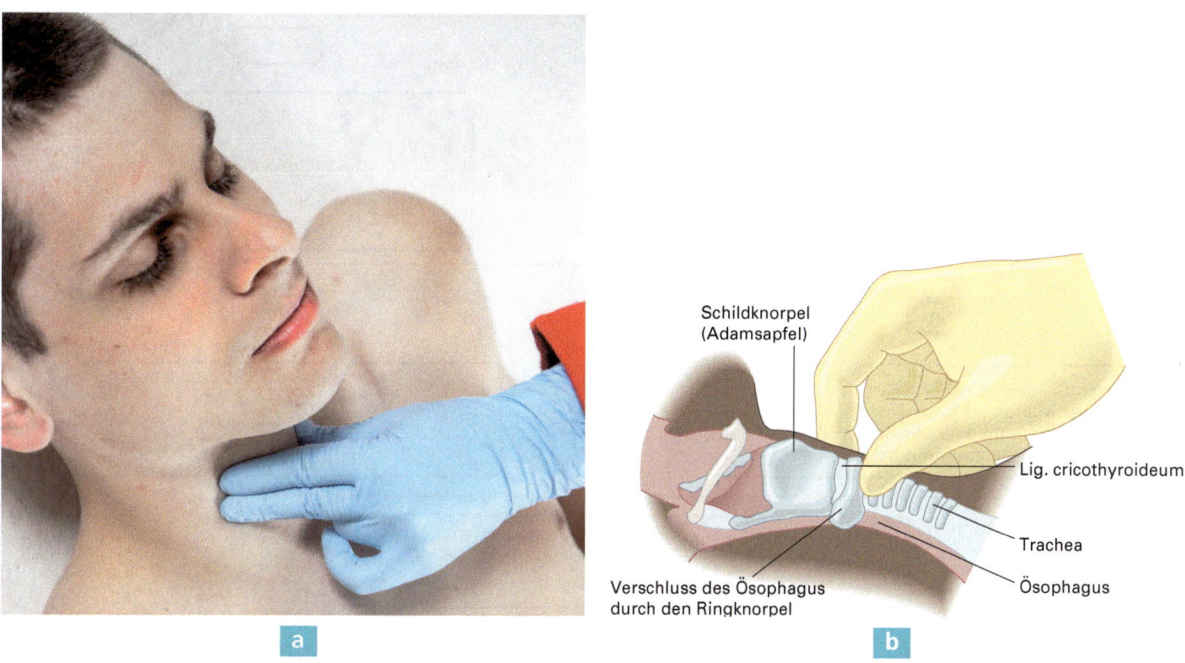

Schildknorpel (Adamsapfel)

Lig. cricothyroideum

Trachea

Ösophagus

Verschluss des Ösophagus durch den Ringknorpel

a

b

Abbildung 3.6: Um den Krikoiddruck auszuüben, legen Sie Ihren Daumen und Zeigefinger auf den Ringknorpel des Patienten und drücken ihn nach unten.

Der Krikoiddruck verhindert, dass Luft in den Magen gedrückt wird, indem er mit einem Druckgradienten von bis zu 100 mmHg entgegengewirkt. Untersuchungen haben gezeigt, dass der Krikoiddruck das Risiko einer Magenüberblähung und einer Aspira-tion reduziert, obwohl dies kontrovers diskutiert wird. Wenn die Intubation richtig durchgeführt wird, kann der Trachealtubus zwischen dem Daumen und dem Zeigefin-ger von der Person ertastet werden, die den Krikoiddruck ausübt; auch die Lage des Tubus kann so erspürt werden. Dies ist eine der Methoden, um die richtige Platzierung des Tubus zu bestätigen.

Beurteilung der Atemwege

3.5

Um die Atemwege und die Atmung des Patienten einzuschätzen und zu behandeln, sollten Sie immer einen organisierten Ansatz wählen, indem Sie sich von der einfachs-ten bis zur komplexesten Methode der Atemwegs- und Atemhilfe vorarbeiten. Eine lau-fende Reevaluierung des Patienten ist zwingend erforderlich, da der Atemwegszustand und der Grad der erforderlichen assistierten Beatmung sich ändern können, falls sich der klinische Zustand des Patienten bessert oder verschlechtert. Schließlich müssen Sie außerdem jegliche Einschränkung des Umfangs Ihrer Tätigkeiten, die durch den lokalen medizinischen Leiter definiert ist, berücksichtigen.

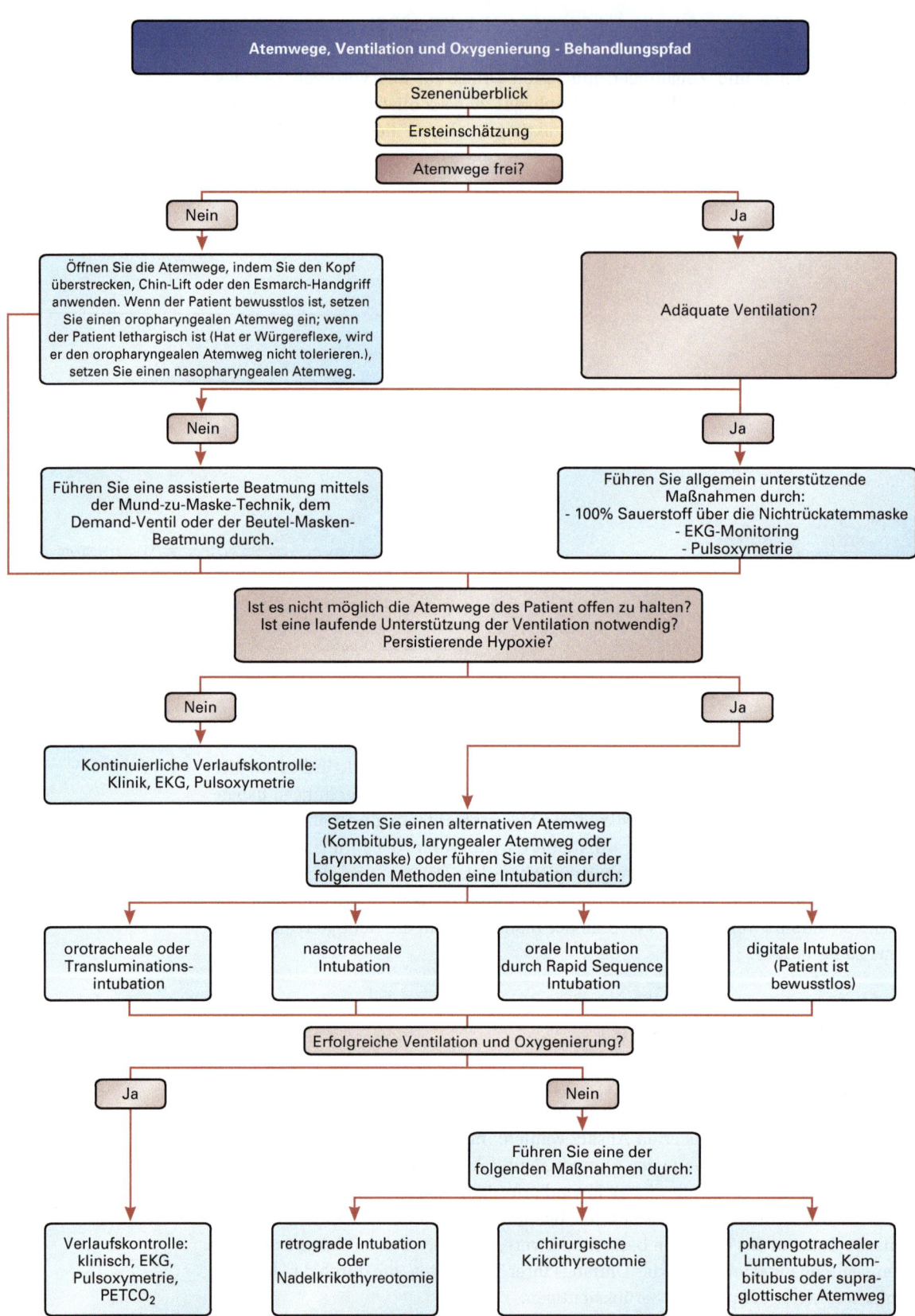

Atemwege, Ventilation und Oxygenierung - Behandlungspfad

Szenenüberblick

Ersteinschätzung

Atemwege frei?

Nein

Öffnen Sie die Atemwege, indem Sie den Kopf überstrecken, Chin-Lift oder den Esmarch-Handgriff anwenden. Wenn der Patient bewusstlos ist, setzen Sie einen oropharyngealen Atemweg ein; wenn der Patient lethargisch ist (Hat er Würgereflexe, wird er den oropharyngealen Atemweg nicht tolerieren.), setzen Sie einen nasopharyngealen Atemweg.

Ja

Adäquate Ventilation?

Nein

Führen Sie eine assistierte Beatmung mittels der Mund-zu-Maske-Technik, dem Demand-Ventil oder der Beutel-Masken-Beatmung durch.

Ja

Führen Sie allgemein unterstützende Maßnahmen durch:
- 100% Sauerstoff über die Nichtrückatemmaske
- EKG-Monitoring
- Pulsoxymetrie

Ist es nicht möglich die Atemwege des Patient offen zu halten? Ist eine laufende Unterstützung der Ventilation notwendig? Persistierende Hypoxie?

Nein

Kontinuierliche Verlaufskontrolle: Klinik, EKG, Pulsoxymetrie

Ja

Setzen Sie einen alternativen Atemweg (Kombitubus, laryngealer Atemweg oder Larynxmaske) oder führen Sie mit einer der folgenden Methoden eine Intubation durch:

| orotracheale oder Transluminations-intubation | nasotracheale Intubation | orale Intubation durch Rapid Sequence Intubation | digitale Intubation (Patient ist bewusstlos) |

Erfolgreiche Ventilation und Oxygenierung?

Ja

Nein

Führen Sie eine der folgenden Maßnahmen durch:

| Verlaufskontrolle: klinisch, EKG, Pulsoxymetrie, PETCO$_2$ | retrograde Intubation oder Nadelkrikothyreotomie | chirurgische Krikothyreotomie | pharyngotrachealer Lumentubus, Kombitubus oder supra-glottischer Atemweg |

Abbildung 3.7: Behandlungspfad für Atemweg, Ventilation und Oxygenierung

Die erste Frage, die geklärt werden muss, ist: *Hat der Patient einen freien Atemweg?* Falls es irgendeinen Hinweis auf eine Obstruktion der oberen Atemwege gibt, sollte die initiale Maßnahme entweder das Überstrecken des Kopfes, das Anheben des Kinnes oder der modifizierte Esmarch-Handgriff (beim Verdacht auf ein Trauma) sein, um den Atemweg zu unterstützen. Wenn der Patient bewusstlos ist, sollte eine oropharyngeale Atemwegshilfe verwendet werden, um eine durchgehende Atemwegsunterstützung zu gewährleisten. Ein lethargischer Patient toleriert eine nasopharyngeale Atemwegshilfe besser. Patienten, die eine kontinuierliche Atemwegsunterstützung benötigen, sind Kandidaten für eine tracheale Intubation.

Die nächste Überlegung ist: *Zeigt der Patient eine adäquate Atemarbeit (▶Abbildung 3.7)? Gibt es Hinweise auf ein Atemversagen?* Patienten, die nicht in der Lage sind, ihre Spontanatmung adäquat aufrechtzuerhalten, benötigen eine assistierte Beatmung. Es sollten nicht invasive Methoden der Beatmung, wie die Beatmung mit CPAP (kontinuierlicher positiver Atemwegsdruck), in Betracht gezogen werden (siehe *Kapitel 5*). Wie vorher bereits erwähnt worden ist, sollte die Wahl einer angemessenen Unterstützung auf dem zur Verfügung stehenden Equipment, den Fähigkeiten des Retters und den Bedürfnissen des Patienten basierend getroffen werden. Die Mund-zu-Maske-Beatmung, die Demand-Ventil-Beatmung oder die Beutel-Masken-Beatmung sollten in Betracht gezogen werden. Sie sollten an eine tracheale Intubation denken, falls der Patient über einen längeren Zeitraum eine assistierte Beatmung benötigt.

Eine abschließende Überlegung ist die Notwendigkeit der Sauerstoffgabe: *Erscheint der Patient hypoxisch oder leidet er an einem klinischen Zustand, wie einem Schock oder Brustschmerzen, der eine Sauerstoffgabe erfordert?* Jeder Patient, der eine Sauerstoffgabe benötigt, sollte, wenn möglich, nahezu 100% Sauerstoff bekommen. Spontan atmenden Patienten sollte eine Nichtrückatemmaske aufgesetzt werden. Bei Patienten, die mittels Beutel und Maske beatmet werden, sollte ein Reservoir zur Beatmungshilfe hinzugefügt werden, um eine nahezu 100%ige Sauerstoffversorgung zu gewährleisten.

Setzen Sie die Patienteneinschätzung fort; verwenden Sie dabei klinische Indikatoren, ein EKG-Monitoring und die Pulsoxymetrie. Etablieren Sie einen definitiven Atemweg bei jedem Patienten, der eine kontinuierliche Atemwegsunterstützung benötigt, hypoxisch erscheint oder an einer andauernden Ateminsuffizienz leidet. Vor der Etablierung eines definitiven Atemwegs müssen Sie die Anatomie des Patienten begutachten, um einzuschatzen, ob Sie Schwierigkeiten beim Sichern der Atemwege bekommen könnten. Auch hier gibt es wieder eine Gedächtnisstütze – LEMON – die hilfreich ist:

- ■ *L:* Look (Begutachtung der Atemwege). Der Patient wird auf etwaige Anzeichen untersucht, die eine Intubation erschweren könnten. Merkmale, wie etwa ein Gesichtstrauma, ein fliehender Unterkiefer, ein dicker Hals oder Schwellungen aufgrund einer Infektion oder eines Ödems, sind offensichtliche Zeichen eines schwierigen Atemwegs.

- ■ *E:* Evaluate (Beurteilung der Atemwege). Als nächstes beurteilen Sie die Anatomie durch das Anwenden simpler Messungen (▶Abbildung 3.8). Der Patient sollte in der Lage sein, seinen Mund drei Finger breit zu öffnen. Zudem sollte der Abstand zwischen der Spitze des Unterkiefers und dem Zungenbein mindestens drei Finger breit sein. Außerdem sollten mindestens zwei Finger zwischen das Zungenbein und den Beginn des Larynx passen.

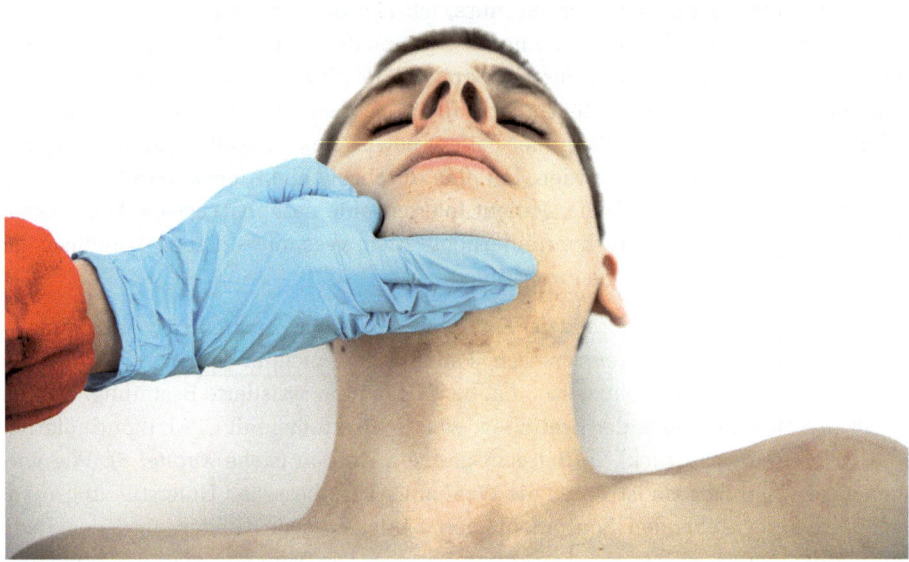

Abbildung 3.8: Um eine Rapid Sequence Intubation ohne Schwierigkeiten durchführen zu können, sollten Sie in der Lage sein, drei Finger zwischen dem Kinn und dem Zungenbeinknochen des Patienten zu platzieren.

- *M:* Mallampati-Klassifikation. Bei einem kooperativen Patienten sollten Sie eine Mallampati-Klassifikation durchführen, indem Sie den Patienten darum bitten, den Mund, wenn möglich, weit zu öffnen (▶*Abbildung 3.9*).

- *O:* Obesity (Adipositas): Adipöse Patienten können einen schwierigen Atemweg aufgrund der Faltenbildung des weichen Gewebes im Nacken aufweisen. Ebenso haben schwangere Frauen ein erhöhtes Risiko für einen schwierigen Atemweg.

- *N:* Neck Mobility (Halsmobilität). Ältere Patienten mit Arthritis und einer übersteigerten Lordose können eine spezielle Herausforderung darstellen, wie auch Traumapatienten mit einer Halskrause.

Durch die Anwendung der LEMON-Charakteristika werden Sie eine recht gute Einschätzung der möglichen Schwierigkeiten beim Intubationsversuch Ihres Patienten vornehmen können. Bedenken Sie, dass geübte Anästhesisten bei allen Patienten der Auffassung sind, dass diese „einfach" sind; in 3% der Fälle irren sie sich, und es stellt sich heraus, dass diese Patienten einen schwierigen Atemweg haben.

Abbildung 3.9: Bevor Sie die Rapid Sequence Intubation durchführen, bitten Sie den Patienten, den Mund aufzumachen. Idealerweise sollten der hintere Teil des Pharynx, die Mandeln und die Uvula sichtbar sein. Die Mallampati-Klassifizierung dient zur Vorhersage des Schwierigkeitsgrads der Intubation, die hier gezeigt wird.

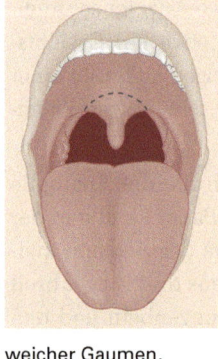

weicher Gaumen, Uvula, Rachen und seitliche Gaumenbögen sichtbar

keine Schwierigkeiten

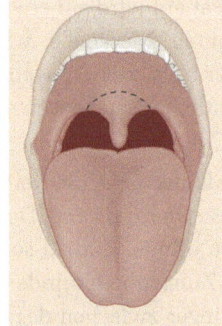

weicher Gaumen, Uvula und Rachen sichtbar

keine Schwierigkeiten

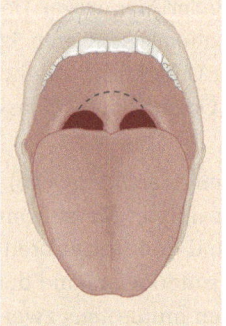

weicher Gaumen und Basis der Uvula sichtbar

mittlere Schwierigkeiten

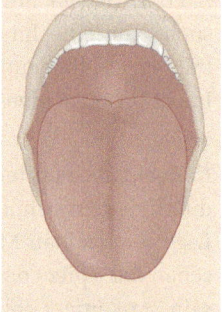

nur harter Gaumen sichtbar

ernsthafte Schwierigkeiten

Tracheale Intubation 3.6

Die erfolgreiche Platzierung eines Trachealtubus ist die definitive Methode zur Sicherung eines Atemwegs. Sie können die Lunge darüber direkt mit Sauerstoff versorgen und das Atemzugvolumen des Patienten manipulieren. Unterdessen schützt der Trachealtubus die unteren Atemwege vor einer Kontamination durch Erbrochenes, Blut oder Sekrete. Es wird vorausgesetzt, dass das Rettungsdienstpersonal in der Technik der trachealen Intubation, in der Bestätigung der korrekten Tubuslage und im Umgang mit Komplikationen dieser Atemwegstechnik geübt ist. Daten zeigen, dass erfahrene Sanitäter in mehr als 95 % der Fälle innerhalb der ersten drei Versuche erfolgreich sind. Allerdings haben diejenigen, die diese Maßnahme selten durchführen, eine niedrigere Erfolgs- und eine höhere Komplikationsrate. Die folgende Diskussion bezieht sich auf die 5 % der Patienten, die einen schwierigen Atemweg haben.

Eine Hilfe zur trachealen Intubation sollte an diesen Punkt erwähnt werden: Der elastische Bougie. Er wird zur Unterstützung der trachealen Intubationen eingesetzt, wenn keine adäquate Sicht auf die Stimmbänder vorhanden ist. Der elastische Bougie ist ein langes, röhrenartiges Hilfsmittel mit einer flexiblen Spitze, das hinter die Epiglottis eingeführt werden kann und blind die Stimmbänder passiert. Der Trachealtubus wird über das proximale Ende des Hilfsmittels geschoben und weiter in die Trachea, mit dem elastischen Bougie als Leitvorrichtung (▶Abbildung 3.10). Verwenden Sie einen elastischen Bougie, wenn Sie keine ausreichende Sicht auf die Stimmbänder haben und all Ihre Versuche, den Patienten zu repositionieren, erfolglos sind.

> Das erfolgreiche Einführen eines Trachealtubus ist die definitive Methode zur Sicherung der Atemwege.

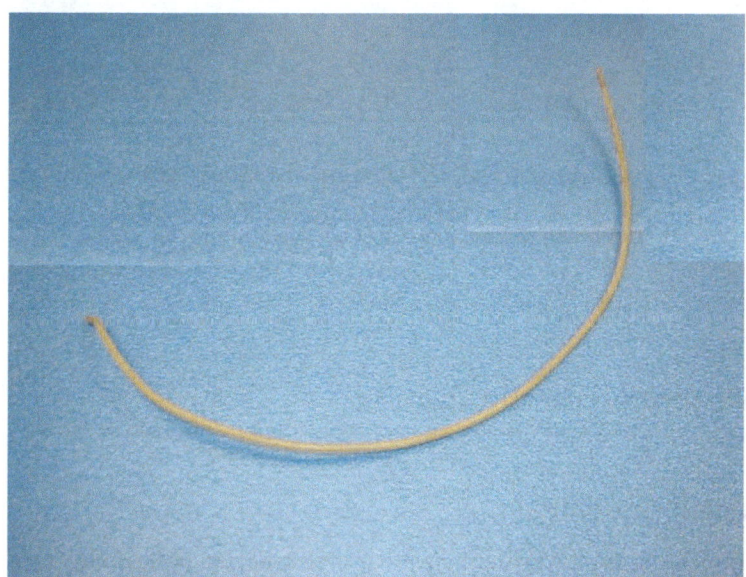

Abbildung 3.10: Der elastische Bougie

Bedenken Sie, dass Sie eine tracheale Intubation ohne sedierende Medikamente nur bei Patienten durchführen können, die tief bewusstlos sind oder einen Herzstillstand haben. In vielen anderen Fällen erfordert die Intubation den begleitenden Einsatz von Sedativa und/oder paralytischen Substanzen (sog. Rapid Sequence Intubation, später in diesem Kapitel) oder den Gebrauch einer Kombination aus sedierenden Medikamenten in niedriger Dosis und eine lokale tracheale Anästhesie, um die Schutzreflexe zu unterdrücken.

Das folgende Equipment sollte zur Patientenüberwachung für jeden Patienten, bei dem eine Beeinträchtigung der Atemwege vermutet wird, und während des Intubationsvorgangs bereitstehen:

- EKG-Monitor
- Pulsoxymeter

Legen Sie, wenn möglich, dem Patienten ein EKG und ein Pulsoxymeter an, bevor Sie mit der trachealen Intubation beginnen.

Legen Sie dem Patienten ein EKG und ein Pulsoxymeter an, bevor Sie mit der Intubation beginnen, außer Sie führen eine Intubation in einer dringenden Notfallsituation durch, wie z.B. bei einem Patienten mit einer Apnoe.

Der Verlauf des EKG und die Sauerstoffsättigung sollten während der Intubation kontinuierlich überwacht werden.

Neben der klinischen Beurteilung zur Bestätigung der korrekten Tubuslage ist es wichtig, eine zusätzliche Methode zur Beurteilung der Tubusplatzierung zur Verfügung zu haben, wie u.a. (▶ *Abbildung 3.11*):

- Endtidal-CO_2-Detektor
- ösophageale Detektionshilfsmittel (bulbus- oder spritzenartig)

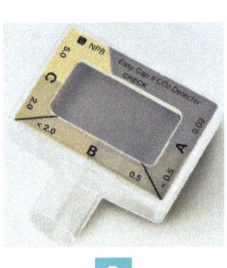 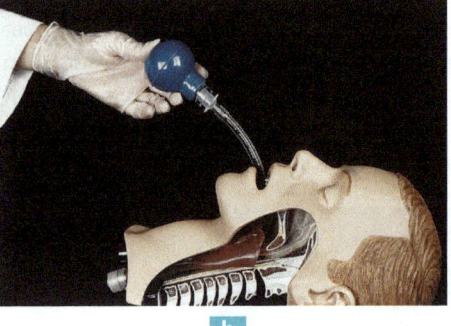 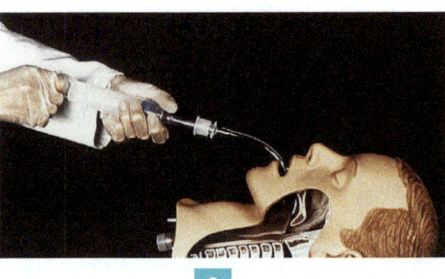

| a | b | c |

Abbildung 3.11: (a) Endtidal-CO_2-Detektor, (b) ballonartige ösophageale Detektionshilfsmittel und (c) spritzenartige ösophageale Detektionshilfsmittel

Diese Hilfsmittel ergänzen das klinische Vorgehen zur Lagebestätigung des Tubus in der Trachea. Studien weisen darauf hin, dass in einigen Fällen klinische Methoden allein nicht ausreichen, um eine falsche Tubuslage festzustellen.

Alternative Methoden der Intubation   3.7

3.7.1 Nasotracheale Intubation

Definition

Trismus: Muskelspasmus, der zu einer Verkrampfung des Kiefers führt.

Die nasotracheale Intubation kann als Alternative zur orotrachealen Intubation eingesetzt werden. Er bietet viele Vorteile gegenüber der orotrachealen Intubation. Es ist dies ein alternativer Zugang, falls Schwierigkeiten im Oropharynx einen orotrachealen Zugang verhindern. Sie können die nasotracheale Intubation bei Patienten mit Krampfanfällen oder einem verkrampften Kiefer, bei Patienten mit einer signifikanten Schwellung im Oropharynx oder bei Patienten mit einem *Trismus* (Kontraktion der Kaumuskeln) als Ergebnis eines infektiösen Prozesses anwenden.

Der nasotracheale Zugang hat jedoch auch Nachteile: Die nasotracheale Blindintubation erfordert, verglichen mit dem orotrachealen Zugang, Geschick und Beharrlichkeit. Die Erfolgsrate der Maßnahme ist signifikant niedriger als die einer trachealen Intubation, und Verletzungen des weichen Gewebes kommen bei dieser Technik häufiger vor. Außerdem muss der Patient eine Spontanatmung vorweisen, damit diese Maßnahme erfolgreich durchgeführt werden kann. Die Technik kann nicht bei einem vollständig apnoeischen Patienten eingesetzt werden.

Zudem gibt es einige Spätfolgen der nasotrachealen Intubation, die in Betracht gezogen werden müssen. Als Regel gilt, dass ein Trachealtubus, der nasotracheal eingeführt wird, ein schmaleres Lumen haben sollte als ein Tubus, der orotracheal eingeführt wird. Kleinere Trachealtuben erhöhen den Atemwegswiderstand, was die Spontanatmung erschwert; daher kann es schwierig werden, den Patienten von seiner mechanischen Beatmung wieder zu entwöhnen. Darüber hinaus können einige Verfahren im Krankenhaus, wie etwa die Bronchoskopie, nur mit einem mindestens 8,0 mm großen Trachealtubus durchgeführt werden. Solche Tuben sind für eine nasotracheale Intubation üblicherweise zu groß. Schließlich kommt es bei der nasotrachealen Intubation zu einem vermehrten Auftreten von Komplikationen, wie einer Sinusitis und einer Weichteilverletzung.

Merke

Indikationen für eine nasotracheale Intubation: Die nasotracheale Intubation ist als eine Alternative zur orotrachealen Intubation geeignet, wenn der Patient

- nicht in Rückenlage gebracht werden kann,
- lethargisch, aber nicht bewusstlos ist,
- Schwierigkeiten mit dem Oropharynx hat, wie Schwellungen oder umfangreiche Sekretansammlungen, die die Visualisierung der Stimmbänder verhindern, oder
- einen verkrampften Kiefer hat.

Das folgende Equipment wird für die nasotracheale Intubation benötigt:

- Sauerstoffquelle
- Maske des Beatmungsbeutels
- Trachealtubus
- wasserlösliches Gleitmittel
- Spritze
- Absaugequipment
- Methoden zur Sicherung des Trachealtubus (Tape, Fixierungspflaster für i.v. Zugänge oder ein kommerziell erhältliches Hilfsmittel)
- Stethoskop

Die nasotracheale Intubation sollte folgendermaßen durchgeführt werden (▶*Abbildung 3.12*):

1. Der Patient sollte mit 100% Sauerstoff gut präoxygeniert werden, beim spontan atmenden Patienten mittels einer Sauerstoffmaske, beim Patienten mit einer verminderten Atemarbeit mithilfe einer Maske mit Beatmungsbeutel. Geben Sie Sauerstoff hochdosiert für ca. 3 bis 5 min. Bereiten Sie den nasalen Zugang vor, indem Sie vor der Maßnahme einen nasopharyngealen Tubus (Wendel-Tubus) einführen. Bevor Sie intubieren, sollten Sie den nasopharyngealen Tubus gleitfähig machen und ihn an der passenden Nasenöffnung platzieren. Es sollte ein wasserlösliches Gleitmittel eingesetzt werden, vorzugsweise ein Lidocaingel. Geben Sie vor dem Versuch ebenfalls gefäßverengende Substanzen, wie 0,25%iges Phenylephrin (Neo-Synephrin) lokal. Entfernen Sie den nasalen Atemweg, kurz bevor Sie mit der Intubation beginnen.

2. Führen Sie den eingeschmierten Trachealtubus (mit einem Durchmesser von 6,5 bis 7,5 mm) direkt posterior durch das Nasenloch. Sie könnten einen Widerstand spüren. Diesen können Sie durch sanftes Rotieren des Tubus überwinden; aber üben Sie dabei keinen signifikanten Druck aus. Rollen Sie den Tubus vor der Maßnahme kurz auf, um während des Einführens ein anteriores Verschieben der Tubusspitze zu ermöglichen. Alternativ kann ein Endotrol-Tubus eingesetzt werden. Dieser Tubus hat einen Strang, der dazu verwendet wird, um während der Intubation die Spitze des Tubus anterior drehen zu können, indem man am beigefügten Ring zieht.

3. Schieben Sie den Tubus sanft und langsam durch den Pharynx zu dem Punkt vor, an dem die Atemgeräusche am lautesten zu hören sind. An diesem Punkt liegt der Tubus genau über der glottischen Öffnung. Das Weiterschieben des Tubus über diesen Punkt hinaus führt zu einem deutlichen Abfall der hörbaren Geräusche. Sie können die Auskultation erleichtern, indem Sie das Schallstück des Stethoskops entfernen und das offene Rohr am Adapterende des Trachealtubus platzieren. Alternativ kann ein pfeifenähnliches Hilfsmittel, wie z.B. der BAAM (Beck-Atemwegs-/Atemflussmonitor), über dem Trachealtubusadapter angelegt werden, um die Atemgeräusche zu verstärken.

4. Beobachten Sie den Patienten bei jeder Inspiration. Schieben Sie den Tubus während einer tiefen Einatmung, schnell weiter vor. Das Ziel sollte sein, dass der Tubus die Stimmbänder zu dem Zeitpunkt passiert, wenn sie weit geöffnet sind. Typischerweise wird sich ein Patient nach einer erfolgreichen Intubation zur Wehr setzen und husten. Eine Auswölbung auf jeder Seite des Larynx deutet darauf hin, dass der Tubus im Sinus piriformis zu liegen gekommen ist. Wenn dies der Fall ist, müssen Sie den Tubus etwas zurückziehen und ihn während eines weiteren Versuchs lateral drehen. Gelegentlich kann eine leichte Flexion oder Extension des Halses erforderlich sein, um bei der korrekten Platzierung mitzuhelfen.

5. Bestätigen Sie die Tubuslage. Tun Sie dies, nachdem Sie den Cuff mit 5 bis 10 ml Luft aufgeblasen haben.

6. Sichern Sie den Tubus mit einer geeigneten Methode. Notieren Sie die Zentimetermarkierung des Trachealtubus an der Stelle, an der er in der Nasenöffnung steckt. Als generelle Richtlinie sollte der Adapter des Trachealtubus sich wenige Zentimeter im Inneren der Nasenöffnung befinden. Überprüfen Sie die Markierung und die Tubuslage nach jeder Patientenbewegung oder -umlagerung.

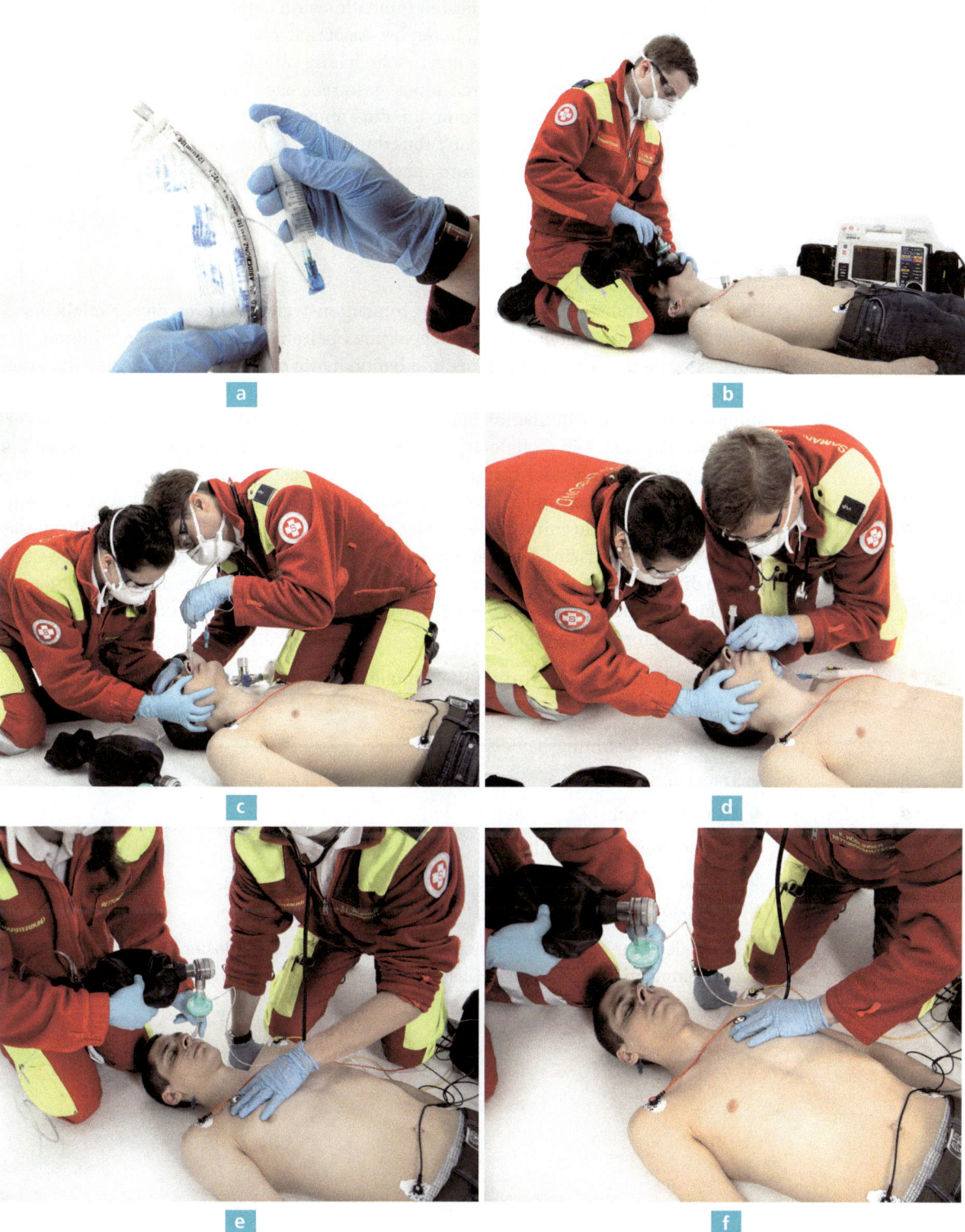

Abbildung 3.12: (a) Vergewissern Sie sich, dass das Material hergerichtet ist und überprüft wurde. (b) Oxygenieren Sie den Patienten gut mit 100% Sauerstoff. (c) Bringen Sie den Kopf des Patienten in Position und führen Sie den eingeschmierten Tubus in das Nasenloch ein. (d) Schieben Sie den Tubus weiter vor, bis er ordnungsgemäß platziert ist. (e) Vergewissern Sie sich der (richtigen) Tubuslage. (f) Sichern Sie den Tubus und vergewissern Sie sich erneut der richtigen Tubuslage.

Die Komplikationen der nasotrachealen Intubation sind jenen der orotrachealen Intubation ähnlich. Wie bereits erwähnt, treten bei nasotrachealen Techniken infektiöse Komplikationen und Weichteilverletzungen sehr häufig auf. Es sollte außerdem erwähnt werden, dass nach dem Einführen eines nasotrachealen Tubus in den Pharynx ein Laryngoskop verwendet werden kann, um die Tubusspitze zu lokalisieren. Wenn nötig, kann mittels einer Magill-Zange der Tubus durch die Stimmbänder geführt werden. Die Technik ist ähnlich der bei der orotrachealen Intubation, wichtig ist dabei jedoch eine ausreichende Narkose.

3.7.2 Digitale Intubation

Die digitale Intubation ist eine blinde Intubationstechnik die es dem Notfallversorgungspersonal ermöglicht, einen Trachealtubus bei einem Patienten einzuführen, der bewusstlos ist und sich in einer Position befindet, die eine orale oder nasale Intubation unmöglich macht. Ziehen Sie diesen alternativen Ansatz daher in Betracht, wenn andere Methoden der Intubation bei einem bewusstlosen Patienten bereits erfolglos versucht worden sind. Die digitale Technik ist besonders dann nützlich, wenn Sekrete die Sicht auf die Stimmbänder behindern oder ein Ausrüstungsdefekt von vornherein die ausreichende Sicht verhindert. Diese Technik benötigt wenig Equipment, weil der Sanitäter den Tubus allein mithilfe der Finger in den Larynx führt. Die große Gefahr dieses Verfahrens besteht darin, dass der Sanitäter sich an den Zähnen des Patienten verletzen und so direkten Kontakt zu oralen Sekreten haben kann. Diese Technik ist für Patienten gedacht, die einen stark reduzierten Bewusstseinszustand haben und nicht reagieren oder chemisch paralysiert sind.

Das folgende Equipment wird für die digitale Intubation benötigt:

- Sauerstoffquelle
- Maske des Beatmungsbeutels
- Trachealtubus
- Führungsdraht
- wasserlösliches Gleitmittel
- Spritze
- Absaugequipment
- Methoden, zur Trachealtubussicherung (Tape, Fixierungspflaster für i.v. Zugänge oder ein kommerziell erhältliches Hilfsmittel)
- Stethoskop

Merke

Indikationen für eine digitale oder Transilluminationsintubation (siehe folgenden Textabschnitt): Die digitale oder Transilluminationsintubation ist als Alternative zur orotrachealen oder nasotrachealen Intubation gedacht, wenn der Patient

- einen stark reduzierten Bewusstseinszustand aufweist und nicht reagiert oder chemisch paralysiert ist,

- sich in einer Position befindet, die nicht für eine orotracheale oder nasotracheale Intubation geeignet ist,

- reichlich Sekrete produziert, die eine Sicht auf die Stimmbänder verhindern, oder

- bereits einen nicht erfolgreichen orotrachealen Intubationsversuch mittels einer Rapid-Sequence-Intubation-Technik hinter sich hat.

Die digitale Intubation sollte auf folgende Weise durchgeführt werden (▶ *Abbildung 3.13*):

1. Der Patient sollte mit 100% Sauerstoff gut präoxygeniert werden, beim spontan atmenden Patienten mittels einer Sauerstoffmaske, beim Patienten mit einer verminderten Atemarbeit über eine Maske mit Beatmungsbeutel. Geben Sie Sauerstoff hochdosiert für ca. 3 bis 5 min.

2. Führen Sie den Zeige- und Mittelfinger Ihrer dominanten Hand in den Mund des Patienten ein und verwenden Sie die Finger, um die Zungenbasis nach vorn zu ziehen. Sie können einen Beißkeil einführen, um sich vor Verletzungen durch den Patienten zu schützen. Lokalisieren Sie die Epiglottis und ziehen Sie sie mithilfe Ihres Mittelfingers nach vorn.

3. Verwenden Sie die andere Hand, um den eingeschmierten Tubus in den Mund einzuführen. Der eingeschmierte Führungsdraht wird dabei im Lumen des Tubus platziert und in eine J-Form gebracht. Führen Sie dann den Tubus durch die Stimmbänder in die Trachea, indem Sie den Tubus mittels Zeige- und Mittelfinger führen.

4. Entfernen Sie den Führungsdraht und blocken Sie den Cuff mit 5 bis 10 ml Luft.

5. Überprüfen Sie die Tubuslage, indem Sie die Methoden anwenden, die weiter oben in diesem Kapitel bei der orotrachealen Intubation beschrieben worden sind.

6. Sichern Sie mit einer geeigneten Methode den Tubus. Markieren Sie die Zentimetermarkierung am Trachealtubus an der Stelle, wo dieser im Mundwinkel zu liegen kommt. Überprüfen Sie die Markierung nach jeder Patientenbewegung und jedem Umlagern.

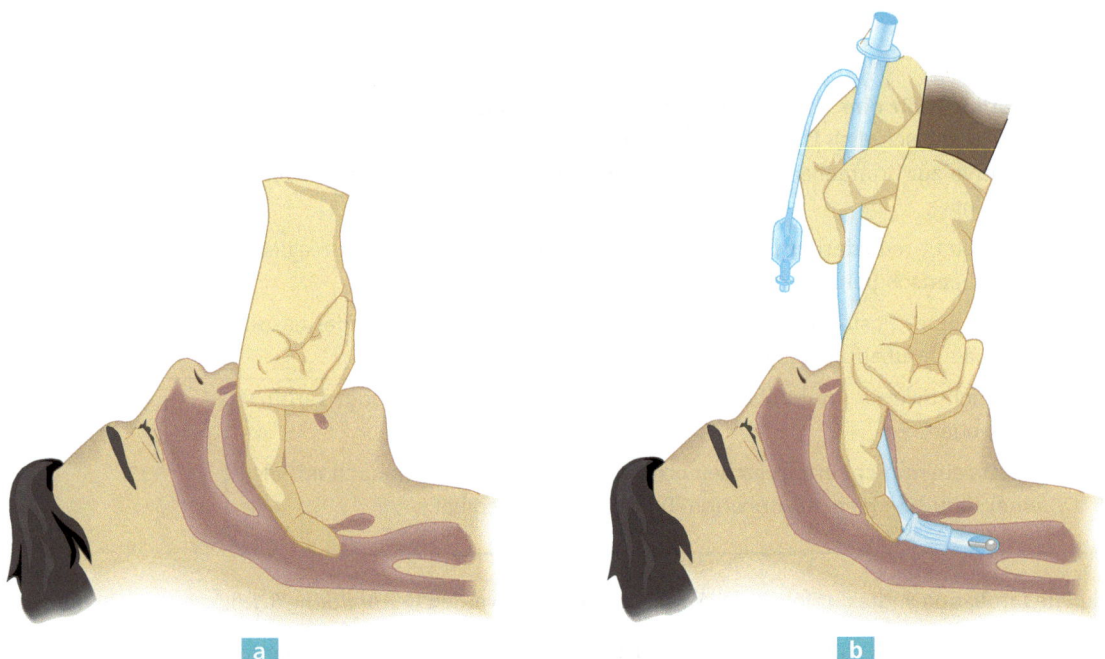

a

b

Abbildung 3.13: (a) Um eine digitale Intubation durchzuführen, sollten Sie den Zeige- und Mittelfinger der dominanten Hand in den Mund des Patient einführen und dabei die Zungenbasis nach vorn ziehen. Lokalisieren Sie die Epiglottis und ziehen Sie sie mit dem Mittelfinger nach vorn. (b) Verwenden Sie die andere Hand, um den eingeschmierten Tubus und den Führungsdraht durch den Mund vorbei an den Stimmbändern in der Trachea zu platzieren.

3.7.3 Transilluminationsintubation

Die Transilluminationsintubation (Trachlight) zieht ihren Vorteil aus der Tatsache, dass ein extrem intensives Licht am Ende des Trachlights durch das weiche Gewebe des Halses scheint, wenn es korrekt in der Trachea platziert worden ist. Bei dieser Technik werden der Trachealtubus und das Trachlight blind in den Mund eingeführt und durch den Larynx in die Trachea vorgeschoben.

Die Transilluminationsintubation wird besser als die digitale Intubation toleriert und birgt ein geringeres Risiko für den Sanitäter.

Die Indikationen für diese Technik sind ähnlich wie die der anderen blinden Methoden. Ziehen Sie diese Technik dann in Betracht, wenn eine orotracheale Intubation nicht durchführbar ist, weil sich der Patient in einer ungünstigen Position befindet, aufgrund einer Ansammlung von Sekreten oder wenn ein Equipmentfehler vorliegt. Dieses Vorgehen hat kleine Einschränkungen. Es ist schwierig, das Licht des Trachlights bei hellem Umgebungslicht zu erkennen, wie z.B. im Sonnenlicht. Allerdings wird die Transilluminations- besser als die digitale Intubation toleriert und birgt ein geringeres Risiko für den Sanitäter.

Das folgende Equipment wird für die Transilluminationsintubation benötigt:

- Sauerstoffquelle
- Maske des Beatmungsbeutels
- Trachealtubus
- speziell hochintensiv leuchtender Führungsstab
- wasserlösliches Gleitmittel
- Spritze
- Absaugequipment
- Materialien zur Sicherung des Tubus (Tape, Fixierungspflaster für i.v. Zugänge oder ein kommerziell erhältliches Hilfsmittel)

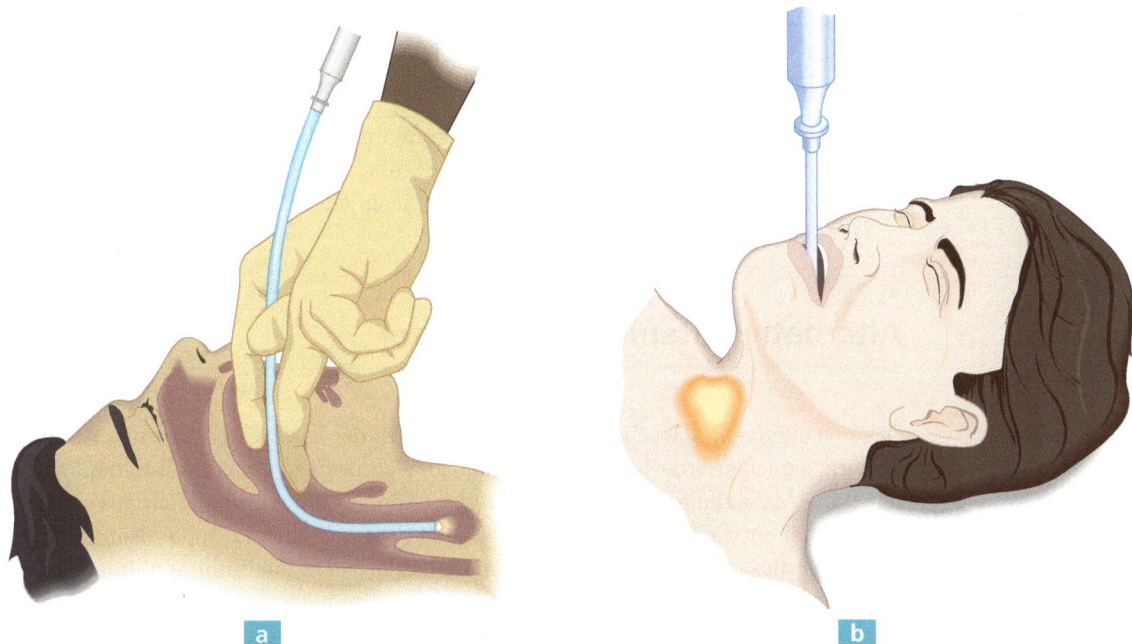

Abbildung 3.14: (a) Um eine Transilluminationsintubation durchzuführen, sollten Sie den Zeige- und Mittelfinger der dominanten Hand in den Mund des Patient einführen und dabei die Zungenbasis niederdrücken. Führen Sie den Tubus und den Führungsdraht tief in den Pharynx und hinter die Epiglottis. (b) Die Spitze des Führungsdrahts ist dann korrekt in der Trachea platziert, wenn ein deutliches, helles Licht im mittleren Teil des Halses zu sehen ist.

Die Transilluminationsintubation sollte folgendermaßen durchgeführt werden (▶*Abbildung 3.14*):

1. Der Patient sollte mit 100% Sauerstoff präoxygeniert werden. Verwenden Sie eine komplette Gesichtsmaske beim spontan atmenden Patienten oder eine Beutelbeatmungsmaske im Falle abnehmender Atemarbeit des Patienten. Geben Sie Sauerstoff hochdosiert für ca. 3 bis 5 min.

2. Fädeln Sie den Tubus über das distale Ende des Trachlights und passen Sie den Adapter dem Ende des Tubus an. Biegen Sie das Trachlight außerhalb des Trachealtubus zu einem „J" oder bringen Sie es in eine Hockeyschlägerform.

3. Führen Sie den Zeige- und Mittelfinger in den Mund des Patienten ein, wobei Sie die Zungenbasis herunterdrücken. Verwenden Sie den Daumen, um das Kinn zu stabilisieren. Alternativ können Sie das Laryngoskop verwenden, um die Zunge anzuheben. Führen Sie den Tubus und den Führungsstab entlang der Mittelinie tief in den Pharynx ein, sodass die Spitze die Epiglottis passiert.

4. Die Spitze des Trachlights ist in der korrekten Position, wenn Sie ein deutliches, helles Licht im mittleren Teil des Halses sehen. Nachdem Sie bestätigt haben, dass das Licht deutlich zu sehen ist, führen Sie den Tubus um weitere 1 bis 2 cm tief hinein und entfernen Sie danach das Trachlight.

   – Wenn das Licht, dass Sie im Hals sehen, schwach oder diffus ist, dann befindet sich der Tubus im Ösophagus. Entfernen Sie den Tubus und das Trachlight und biegen Sie das distale Ende in eine ausgeprägtere Form, bevor Sie eine erneute Intubation versuchen.

   – Wenn Sie ein deutliches, helles Licht lateral des Schildknorpels sehen, dann ist die Spitze des Trachlights in den Sinus pyriformis eingeführt worden. Ziehen Sie Tubus und Trachlight zurück und leiten Sie sie dann der Mittelinie entlang.

5. Nachdem Sie den Cuff mit 5 bis 10 ml Luft aufgebläht haben, kontrollieren Sie die Lage des Tubus, indem Sie eine der Methoden anwenden, die bereits weiter oben in diesem Kapitel bei der orotrachealen Intubation beschrieben worden sind.

6. Sichern Sie mit einer geeigneten Methode den Tubus. Markieren Sie die Zentimetermarkierung am Trachealtubus an der Stelle, wo dieser im Mundwinkel zu liegen kommt. Überprüfen Sie die Markierung nach jeder Patientenbewegung und jedem Umlagern.

Alternative Atemwegshilfsmittel 3.8

Das Platzieren eines Trachealtubus unter Sicht ist der beste Weg, um einen Atemweg zu sichern; jedoch erfordert es ein hohes Maß an technischem Geschick und häufige Praxis, um diese Maßnahme sicher durchführen zu können. Es wurden alternative Atemwegshilfsmittel entwickelt, die mit wenig Übung dennoch eine adäquate Beatmung ermöglichen. In diesem Abschnitt werden Geräte beschrieben, die mithilfe blinder Techniken eingesetzt werden können und die außerdem akzeptable und verlässliche Methoden sind, um einen Patienten zu beatmen und zu oxygenieren. Geschick ist erforderlich, um beim jeweiligen Patienten das passende Lumen zur Beatmung auszuwählen.

Der EOA (Ösophagus-Obturator-Atemweg) war, historisch gesehen, das erste dieser Hilfsmittel, das als alternative Methode zur Beatmung angewandt worden ist. Der Obturator schützte den Atemweg, indem er den Ösophagus abdichtete. Dieses Hilfsmittel wurde später modifiziert, damit ein nasogastrischer Tubus in den Magen gesetzt werden konnte, um den Magen bei einer Überblähung zu entlasten. Diese Modifizierung wurde als EGTA (ösophagealer gastrischer Tubus) bezeichnet. Obwohl beide Hilfsmittel bei richtiger Anwendung eine effektive Beatmung ermöglichen, kam es in zahlreichen Fällen zur Hypoxie und zu vielen Todesfällen. Grund dafür war das unbemerkte Setzen des Tubus (EGTA) in die Trachea; dies stellt auch die schwerwiegendste Komplikation dar. Aus diesem Grund werden diese Hilfsmittel nicht mehr verwendet. Die meisten Dienstleister haben diese Hilfsmittel durch den PtL oder Combitube (werden im folgenden Abschnitt beschrieben) ersetzt.

Der PtL (pharyngotrachealer Atemweg) und der ösophageal-tracheale Combitube sind Verfeinerungen des EOA- bzw. EGTA-Konzepts, die einen zusätzlichen Sicherheitsfaktor und den Vorteil mit sich brachten, die Trachea zu belüften, wenn sie in der richtigen Position zu liegen gekommen sind. Jedoch ermöglicht jedes Hilfsmittel den Verschluss des Pharynx und somit die indirekte Ventilation der Trachea mit einem alternativen Port.

3.8.1 Pharyngotrachealer Atemweg

Der PtL-Atemweg wurde so konzipiert, dass ein langer Tubus durch einen kürzeren und breiteren Tubus geführt wird. Jeder dieser Tuben hat seinen eigenen distalen Ballon (▶ *Abbildung 3.15*). Ein Führungsstab wird im Lumen des längeren Tubus platziert, der so konzipiert worden ist, dass er entweder in der Trachea oder im Ösophagus zu liegen kommt. Der kürzere Tubus hat einen größeren Ballon, der beim Blocken den Pharynx verschließt.

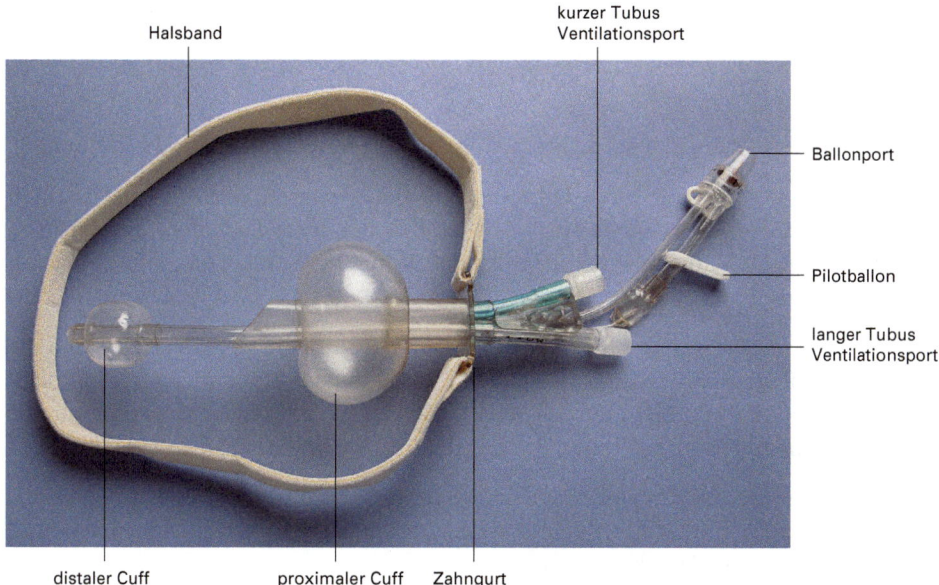

Abbildung 3.15: Der PtL (pharyngotrachealer Atemweg)

Während des Einsetzens wird, falls der längere Tubus in die Trachea gesetzt wurde, der Führungsstab entfernt und die Trachea durch den Ventilationsport direkt belüftet. Wenn der PtL allerdings in den Ösophagus intubiert wird, wird der distale Ballon geblockt, um den Ösophagus zu verschließen; daher wird dann die Beatmung über die Öffnung am kürzeren Tubus durchgeführt. In diesem Fall erfolgt die Beatmung der Trachea indirekt; da der Pharynx und der Ösophagus verschlossen sind, wird die Luft in die Trachea geleitet. Das einzigartige Merkmal dieser Atemwegshilfsmittel ist, dass die Cuffs separat oder simultan geblockt werden können. Da der pharyngeale Ballon den Pharynx verschließt, bietet er den Vorteil, dass weder Blut noch Sekrete vom Mund oder der Nase in die Trachea gelangen können.

Die größte Einschränkung des PtL ist, dass der Sanitäter ermitteln muss, ob der längere Tubus im Ösophagus oder in der Trachea platziert worden ist. Studien haben gezeigt, dass diese Aufgabe ohne ausreichendes Training oder Supervision schwierig zu meistern ist.

Dieses Hilfsmittel wird bei Patienten eingesetzt, die bewusstlos sind und keinen Würgreflex haben, und bei jenen, bei denen eine oro- oder nasotracheale Intubation nicht durchgeführt werden kann oder nicht in der Kompetenz des Sanitäters liegt. Vor der Verwendung dieses Hilfsmittels ist die Zustimmung der medizinischen Direktion erforderlich.

Der PtL wird nicht bei Patienten eingesetzt, die jünger als 16 Jahre oder kleiner als 152 cm sind. Er sollte nicht bei Patienten verwendet werden, die an einer bekannten Erkrankung des Ösophagus leiden oder die unter Umständen eine ätzende Substanz zu sich genommen haben.

Folgendes Equipment ist erforderlich:

- Sauerstoffquelle
- Beatmungsbeutel
- PtL
- wasserlösliches Gleitmittel

- Spritze
- Absaugequipment
- Stethoskop

Das Einführen des PtL sollte auf folgende Weise durchgeführt werden (▶*Abbildung 3.16*):

1. Der Patient sollte mit 100% Sauerstoff gut präoxygeniert werden, beim spontan atmenden Patienten mittels einer Sauerstoffmaske, beim Patienten mit einer verminderten Atemarbeit über eine Maske mit Beatmungsbeutel. Geben Sie Sauerstoff hochdosiert für ca. 3 bis 5 min.

2. Der Kopf des Patienten sollte leicht überstreckt sein. Ziehen Sie den Kiefer und die Zunge mit Ihrer schwächeren Hand vor. Führen Sie den PtL durch den Mund ein, entlang der natürlichen Form des Pharynx. Führen Sie den Tubus weiter ein, bis die Zahnmarkierung am Tubus sich auf Höhe der Zähne des Patienten befindet.

3. Befestigen Sie das Umhängeband um den Hals des Patienten. Blasen Sie beide Cuffs simultan auf, indem Sie in den gemeinsamen Ballonbefüllungsschlauch mit kontinuierlichem Druck hineinblasen.

4. Nach dem Blocken belüften Sie den kürzeren, breiteren Tubus. Wenn keine Luftgeräusche aus dem Magen zu hören sind und sich die Brust symmetrisch hebt und senkt, dann verschließt der Ballon den Ösophagus richtig. Da der Pharynx und der Ösophagus verschlossen sind, kann nun die Luft in die Lunge gelangen. Verwenden Sie bei der Beatmung weiterhin diesen Anschluss.

5. Falls Luftgeräusche aus dem Magen zu hören sind und die Brust sich nicht bei jedem Atemzug hebt, dann wurde der längere Tubus in die Trachea eingeführt. Entfernen Sie den Führungsstab und verwenden Sie den Beatmungsbeutel, um den 15-mm-Anschluss des längeren Tubus zu belüften. Bestätigen Sie die Tubuslage, indem Sie die Lunge und die Magengrube auskultieren. Ein Endtidal-CO_2-Detektor oder ein ösophageales Detektionshilfsmittel können verwendet werden, um die Tubuslage zu ermitteln.

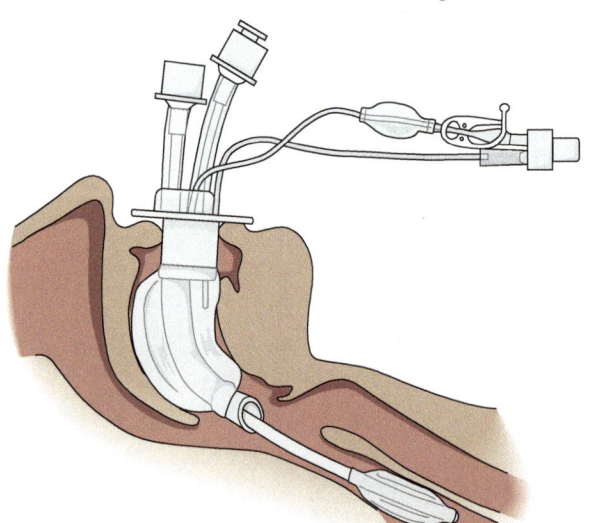

Sollte der Patient das Bewusstsein zurückerlangen oder einen Würgreflex entwickeln, entfernen Sie den PtL schnellstmöglich. Drehen Sie den Patienten auf die linke Seite in eine leichte Trendelenburg-Position oder bringen Sie ihn in Beckenhochlagerung. Entlüften Sie die Cuffs und entfernen Sie rasch den Tubus. Ein nasogastrischer Tubus kann durch den unbelüfteten Zugang geschoben werden, um den Mageninhalt, der vor dem Tubus liegt, zu entfernen.

Abbildung 3.16: Der PtL-Atemweg im Ösophagus

3.8.2 Ösophagotrachealer Combitube

Der Combitube (Kombitubus) ist vom Grunddesign dem PtL ähnlich, jedoch mit kleinen Unterschieden. Der Kombitubus hat im Gegensatz zum PtL keine ineinander gesteckten Tuben, sondern ist ein Tubus, der zwei durch eine Trennwand getrennte Lumen hat (▶Abbildung 3.17). Es gibt jeweils einen separaten Belüftungsanschluss für jedes Lumen. Der längere, blaue Tubus (Nr. 1) ist die proximale Öffnung; der kürzere, durchsichtige Tubus (Nr. 2) ist die distale Öffnung. Beide Lumen enden gemeinsam am distalen Ende des Tubus.

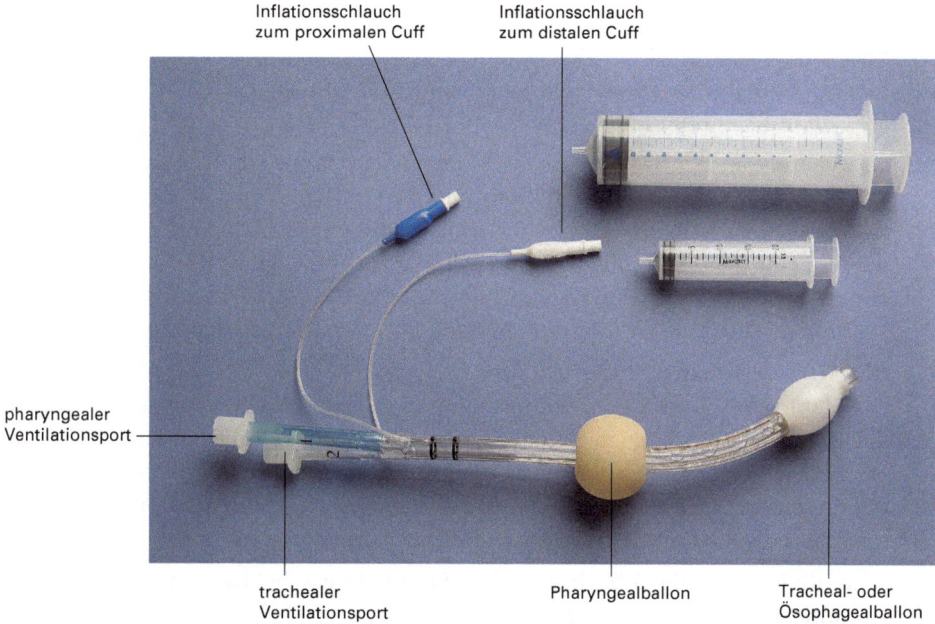

Abbildung 3.17: Ösophagotrachealer Combitube

Der Kombitubus hat zwei aufblasbare Cuffs, einen 100-ml-Cuff unmittelbar proximal der distalen Öffnung und einen 15-ml-Cuff, der distal der proximalen Öffnung liegt.

Wie der PtL wurde der Kombitubus zu dem Zweck entwickelt, im Ösophagus oder in der Trachea zu liegen zu kommen. Die gängigste Variante ist, dass die Beatmung zuerst am ersten längeren, blauen Anschluss (Nr. 1) getestet wird; falls dieser Versuch erfolgreich ist, so deutet dies darauf hin, dass der Tubus im Ösophagus zu liegen gekommen ist. Wenn die Beatmung durch den Anschluss Nr. 1 nicht erfolgreich ist, dann wurde der Tubus in der Trachea platziert; daher wird die Beatmung durch den kürzeren, durchsichtigen Anschluss (Nr. 2) erfolgreich sein.

Der Combitube hat dieselben Einschränkungen wie der PtL. Der angemessene Einsatz basiert auf den Fähigkeiten des Sanitäters, denn er muss die korrekte Lage bestimmen können. Die Kontraindikationen bezüglich der Verwendung sind denen des PtL ähnlich.

Folgendes Equipment ist erforderlich:

- Sauerstoffquelle
- Beatmungsbeutel
- Combitube
- wasserlösliches Gleitmittel
- Spritzen
- Absaugequipment
- Stethoskop

Das Setzen des Combitubes sollte auf folgende Weise durchgeführt werden:

1. Der Patient sollte mit 100% Sauerstoff gut präoxygeniert werden, beim spontan atmenden Patienten mittels einer Sauerstoffmaske, beim Patienten mit einer verminderten Atemarbeit über eine Maske mit Beatmungsbeutel. Geben Sie Sauerstoff hochdosiert für ca. 3 bis 5 min.

2. Der Kopf des Patienten sollte in die Neutralposition gebracht werden. Ziehen Sie den Kiefer und die Zunge mit Ihrer schwächeren Hand vor. Führen Sie den Combitube in den Mund entlang der natürlichen Form des Pharynx ein. Führen Sie den Tubus so weit ein, bis der schwarze Markierungsring am Tubus sich auf Höhe der Zähne des Patienten befindet.

3. Blocken Sie beide Cuffs, erst den proximalen Cuff mit 100 ml Luft, dann den distalen Cuff mit 15 ml Luft.

4. Verwenden Sie den Beatmungsbeutel, um durch den längeren, blauen Anschluss (Nr. 1) zu beatmen. Wenn keine Luftgeräusche aus dem Magen zu hören sind und sich die Brust symmetrisch hebt und senkt, dann ist die Beatmung erfolgreich. Es wird Luft aus den Anschlüssen entlang des Tubus gedrückt, da der Ösophagus und der Pharynx durch die geblockten Cuffs verschlossen sind. Daher kann der Sauerstoff nur in die Trachea fließen (▶*Abbildung 3.18a*). Verwenden Sie einen dieser belüfteten Anschlüsse zum Beatmen.

5. Falls Luftgeräusche aus dem Magen zu hören sind und die Brust sich nicht bei jedem Atemzug hebt, können Sie davon ausgehen, dass der Tubus in die Trachea geschoben worden ist. Verwenden Sie den Beatmungsbeutel, um durch den kürzeren, durchsichtigen Anschluss (Nr. 2) zu beatmen; dies führt dazu, dass die Luft durch das distale Ende des Tubus in die Trachea geleitet wird (▶*Abbildung 3.18b*).

6. Kontrollieren Sie die Tubuslage, indem Sie die Lunge beidseitig und den Magen auskultieren. Ein Endtidal-CO_2-Detektor oder ein ösophageales Detektionshilfsmittel können verwendet werden, um die Tubuslage zu ermitteln.

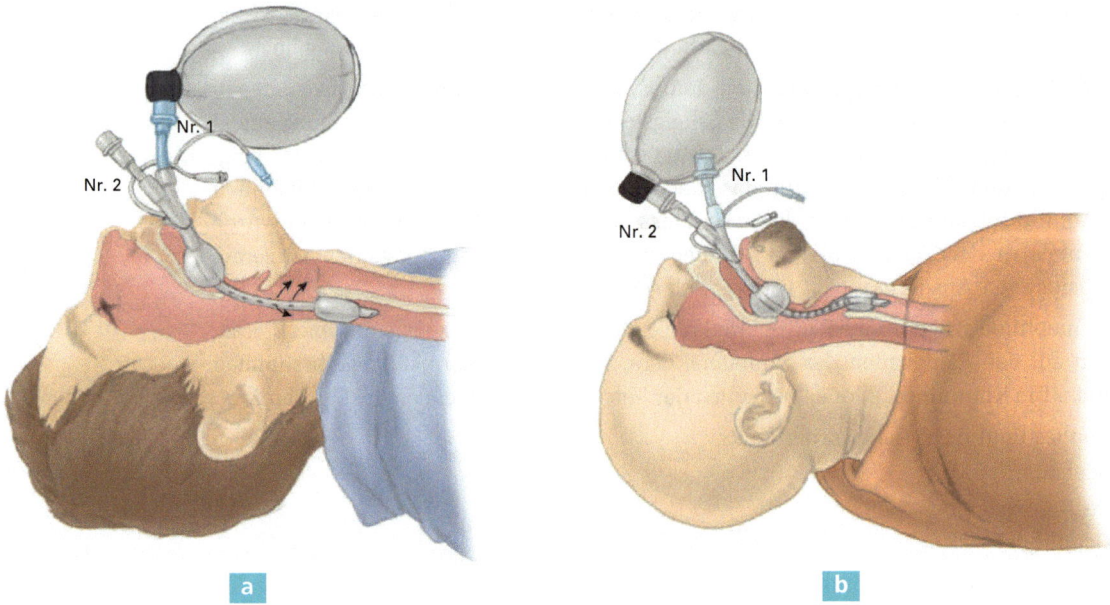

Abbildung 3.18: (a) Beatmen Sie beim Combitube zuerst über den langen, blauen Tubus (Nr. 1). Die Beatmung ist dann erfolgreich, wenn der Tubus im Ösophagus gesetzt worden ist; dies ist am häufigsten der Fall. (b) Wenn die Beatmung über den Tubus Nr. 1 nicht erfolgreich ist, dann ventilieren Sie über den kürzen, durchsichtigen Tubus (Nr. 2). Wenn die Beatmung jetzt erfolgreich ist, dann wurde der Tubus in der Trachea platziert.

Sollte der Patient das Bewusstsein zurückerlangen oder einen Würgreflex entwickeln, entfernen Sie den Kombitubus schnellstmöglich. Drehen Sie den Patienten auf die linke Seite in eine leichte Trendelenburg-Position. Entlüften Sie die Cuffs und entfernen Sie rasch den Tubus. Das Absaugequipment sollte bereitstehen, da es häufig vorkommt, dass der Patient sich übergibt, nachdem der Tubus entfernt worden ist.

3.8.3 Larynxmaske

Die LMA (Larynxmaske) ist ein alternatives Atemwegshilfsmittel, das eine direkte Beatmung durch die glottische Öffnung ermöglicht. Die LMA wird ohne direkte Sicht über die Glottis eingesetzt. Sie besteht aus drei Komponenten: dem Tubus, der Markierungslinie am Tubus und der Maske (▶Abbildung 3.19). Wenn die Larynxmaske richtig eingesetzt worden ist, dann liegt Letztere direkt über der glottischen Öffnung (daher ein supraglottischer Atemweg). Zwei Balken, die über der Maskenöffnung sitzen, verhindern, dass die Epiglottis das Lumen verschließt. Die Beatmung wird über einen standardisierten 15-mm-Adapter durchgeführt, der mit einem Beatmungsbeutel verbunden werden kann. Dieses Hilfsmittel ist besonders bei Patienten nützlich, die nicht mit den herkömmlichen Methoden intubiert werden können bzw. bei denen die Beutel-Masken-Beatmung nicht möglich ist. Studien haben gezeigt, dass die LMA mit nur wenig Übung verwendet werden kann. Die Erfolgsrate ist mit der der trachealen Intubation vergleichbar.

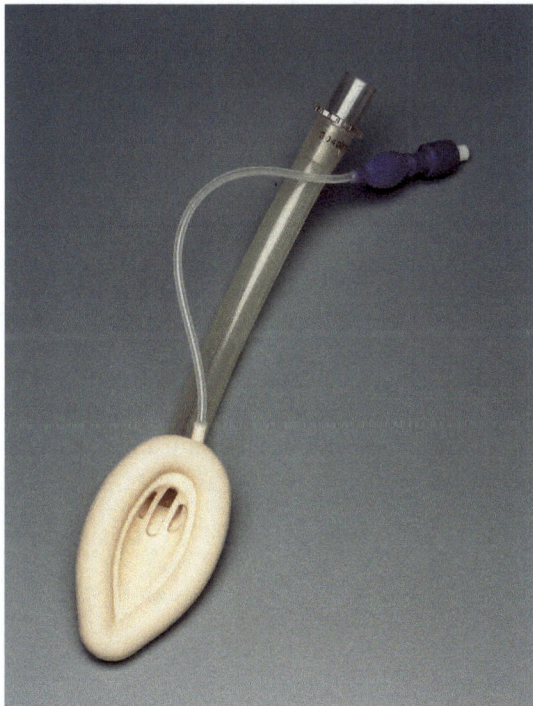

Abbildung 3.19: LMA (Larynxmaske)

Die LMA gibt es in den Größen von 1 bis 6. Die Größen 2, 2½ und 3 werden bei Kindern eingesetzt. Bei Frauen wird typischerweise die Größe 4 und für Männer die Größe 5 verwendet.

Um eine LMA einzuführen, ist folgendes Equipment notwendig:

- Sauerstoffquelle
- Beatmungsbeutel
- Larynxmaske
- wasserlösliches Gleitmittel
- Spritze
- Absaugequipment
- Stethoskop

Das Einführen einer LMA sollte folgendermaßen durchgeführt werden (▶*Abbildung 3.20* und ▶*Abbildung 3.21*):

1. Der Patient sollte mit 100% Sauerstoff gut präoxygeniert werden, beim spontan atmenden Patienten mittels einer Sauerstoffmaske, beim Patienten mit einer verminderten Atemarbeit über eine Maske mit Beatmungsbeutel. Geben Sie Sauerstoff hochdosiert für ca. 3 bis 5 min.

2. Platzieren Sie den Kopf des Patienten in der klassischen Schnüffelposition. Der Cuff der LMA sollte komplett entlüftet sein. Machen Sie die Rückseite der Maske gleitfähig.

3. Ziehen Sie den Kiefer und die Zunge des Patienten mit der schwächeren Hand nach vorn. Führen Sie die LMA durch den Mund entlang der natürlichen Form des Pharynx ein, wobei Sie sie wie einen Bleistift am Übergang vom Tubus zur Maske mit der Öffnung nach vorn richten. Führen Sie die Maske so weit ein, bis Sie auf Widerstand stoßen.

4. Wenn die LMA richtig sitzt, blocken Sie den Cuff auf ca. 60 cmH_2O. Das bedeutet, dass bei einer Größe-4-Maske ca. 30 ml benötigt werden bzw. bei einer Maske mit der Größe 5 ca. 40 ml (siehe Tabelle mit den Cuff-Volumina unter der Abbildung 3.20). Ist es nicht möglich, die glottische Öffnung zu verschließen, so kann dies auf eine Überblähung des Cuffs hindeuten.

5. Beatmen Sie den Patienten mit einem Beatmungsbeutel, wobei der Druck 20 cmH_2O nicht überschreiten sollte. Diese Methode verhindert eine gröbere Mageninsufflation. Ein Endtidal-CO_2-Detektor oder ein ösophageales Detektionshilfsmittel können eingesetzt werden, um die Tubuslage zu ermitteln.

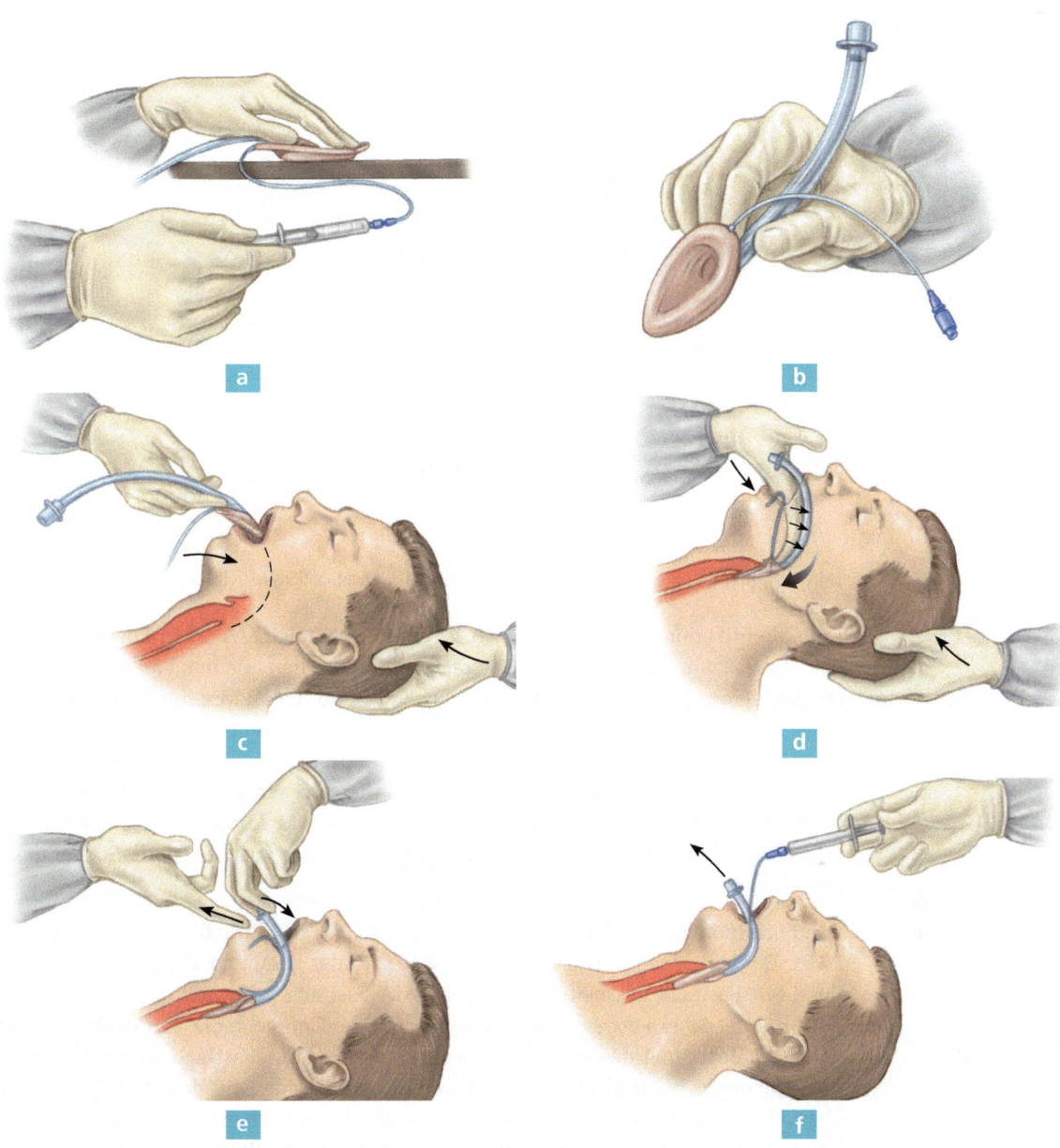

Abbildung 3.20: (a) Entlüften Sie den Cuff sorgfältig, damit sich eine „Löffelform" bildet. Befeuchten Sie die Oberfläche auf der Rückseite der Maske mit einem wasserlöslichen Gleitmittel. (b) Halten Sie die LMA wie einen Stift, mit dem Zeigefinger am Übergang vom Tubus zum Cuff. (c) Bei erhöhtem Kopf oder gebeugtem Nacken des Patienten drücken Sie vorsichtig die LMA gegen den harten Gaumen. (d) Nutzen Sie Ihren Zeigefinger, um die LMA kopfwärts zu drücken. Halten Sie dabei den Druck auf der Maske mit Ihrem Finger aufrecht. Schieben Sie die Maske so lange vor, bis Sie einen deutlichen Widerstand an der Basis des Hypopharynx spüren. (e) Halten Sie sanft den kopfwärts gerichteten Druck mit einer Hand, während Sie Ihren Zeigefinger wegnehmen. (f) Ohne den Tubus dabei zu halten, blocken Sie den Cuff mit ausreichend Luft, damit die Maske abdichtet (bis zu einem Druck von durchschnittlich 60 cmH$_2$O).

Maximales Cuffvolumen der Larynxmaske

LMA Größe	Cuff-Volumen (Luft)	LMA Größe	Cuff-Volumen (Luft)
1	bis zu 4 ml	3	bis zu 20 ml
1½	bis zu 7 ml	4	bis zu 30 ml
2	bis zu 10 ml	5	bis zu 40 ml
2½	bis zu 14 ml	6	bis zu 50 ml

Quelle: LMA Instruction Manual, Tabelle 5, Seite 28

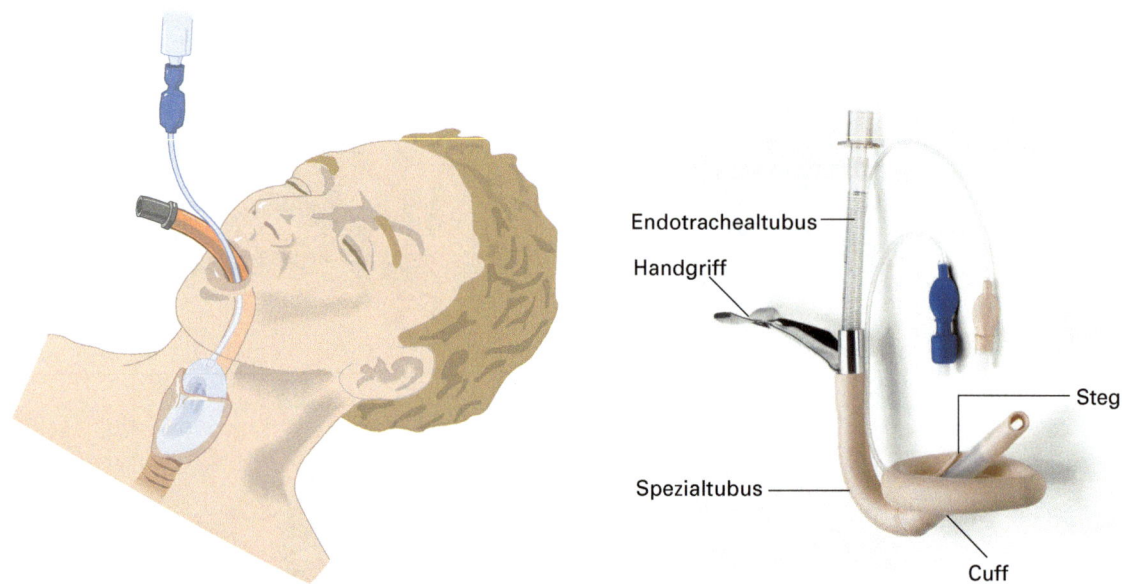

Abbildung 3.21: Die platzierte LMA (Larynxmaske)   **Abbildung 3.22:** Die Intubations-LMA (LMA-Fastrach)

Eine Modifikation der Standard-LMA ist die Intubations-LMA (*LMA-Fastrach*). Ein Trachealtubus kann durch die LMA-Fastrach geführt werden, um den Patienten erfolgreich zu intubieren. Bei diesem Hilfsmittel wurde die normale LMA durch das Hinzufügen eines starren Stahlstiels mit Handgriff am Beatmungstubus modifiziert. Zusätzlich dazu gibt es eine V-förmige Führung an der Maskenöffnung, die den Trachealtubus in Richtung der glottischen Öffnung leitet. Außerdem ersetzt ein epiglottishebender Steg die zwei Stege der Standard-LMA (▶*Abbildung 3.22*). Das Einführen des LMA-Fastrach erfordert mehr Geschick seitens des Anwenders als das anschließende Setzen des Trachealtubus.

Das Einführen der LMA-Fastrach (▶*Abbildung 3.23*) ist ähnlich wie das der Standard-LMA. Der Unterschied liegt darin, dass während des gesamten Vorgangs mit dem Griff der LMA-Fastrach gearbeitet wird. Die LMA-Fastrach wird zur Glottis geführt; dort wird mit der Maske etwas Druck ausgeübt und der Cuff geblockt. Ein Beatmungsbeutel kann zur Beatmung des Patienten am Adapter der LMA-Fastrach angeschlossen werden. Um einen Trachealtubus einzuführen, heben Sie den Griff der LMA-Fastrach nach oben, damit Sie den eingeschmierten Tubus durch das Lumen der LMA-Fastrach schieben können. Der Trachealtubus ist dann in der korrekten Position, wenn Sie beim Einführen einen leichten Widerstand bemerken. Kompatible Trachealtuben sind separat erhältlich.

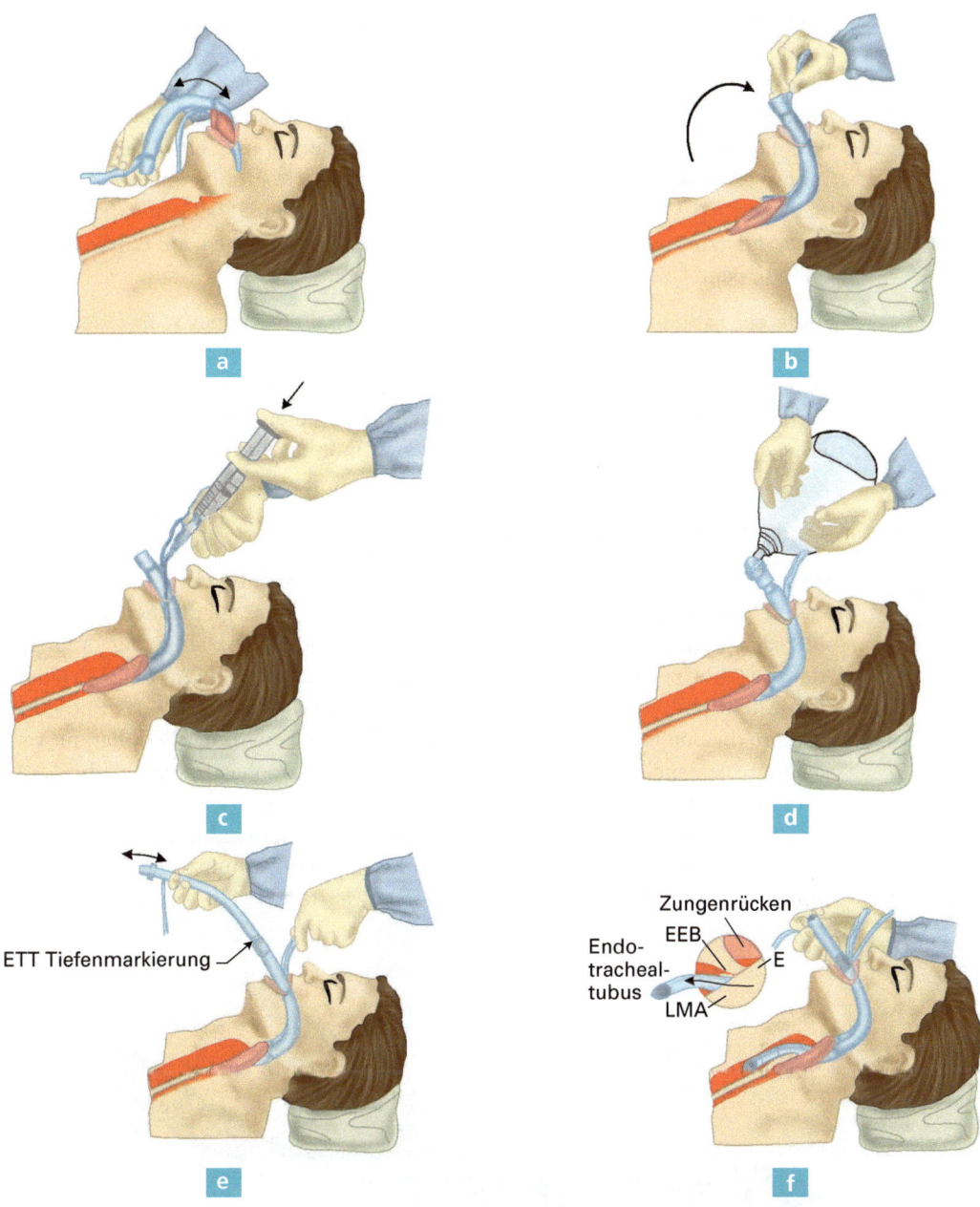

Abbildung 3.23: (a) Halten Sie die LMA-Fastrach parallel zur Brust des Patienten. Setzen Sie die Maskenspitze so an, dass sie flach gegen den harten Gaumen gedrückt liegt, hinter den oberen Schneidezähnen. (b) Bringen Sie die Maske mit einer Drehbewegung in Position; halten Sie dabei den Druck gegen Gaumen und Hypopharynx aufrecht. (c) Blocken Sie die Maske, ohne dabei den Tubus oder den Griff zu halten, mit einem Druck von etwa 60 cmH₂O. (d) Verbinden Sie die LMA-Fastrach mit einem Beatmungsbeutel oder einem anderen Beatmungsgerät und beatmen Sie den Patienten, bevor Sie ihn intubieren. (e) Halten Sie den LMA-Fastrach-Griff fest, während Sie den eingeschmierten Endotrachealtubus in den Metallschaft einführen. (f) Falls Sie keinen Widerstand spüren, dann schieben Sie den Endotrachealtubus weiter, während Sie den Griff der LMA-Fastrach festhalten, bis Sie die Intubation beendet haben. Nach erfolgreicher Intubation entfernen Sie die LMA-Fastrach und ventilieren Sie den Patienten gründlich.

Die LMA-Fastrach sollte nach der erfolgreichen Intubation entfernt werden; der Patient sollte jetzt gut zu beatmen sein. Der Cuff der Maske ist zu diesem Zeitpunkt geblockt, und der 15-mm-Adapter des Trachealtubus wurde entfernt. Während Sie die LMA-Fastrach entfernen, führen Sie eine rotierende Bewegung am Griff durch und üben Sie einen Anpressdruck auf das proximale Ende des Endotrachealtubus aus. Wenn das Ende des Endotrachealtubus auf derselben Höhe wie das Ende des LMA-Fastrach-Griffes ist, führen Sie einen Mandrin ein und entfernen Sie die LMA-Fastrach vollständig.

Die größte Komplikation der LMA ist die mögliche Aspiration. Dies ist ein spezielles Problem, vor allem bei schwangeren Patienten bzw. bei Patienten mit einer Überblähung des Magens, die durch die Beutel-Masken-Beatmung verursacht wird. Dieser Atemweg schützt die glottische Öffnung nicht vollständig. Andere Komplikationen sind u.a. ein Laryngospasmus, ein Atemwegstrauma und eine Fehlplatzierung des Tubus bei weniger als 2% der Patienten. Spezifische Komplikationen mit der LMA-Fastrach sind sog. Ödeme der hinteren Rachenhinterwand und bei Patienten, die eine mögliche Verletzung der Wirbelsäule haben, der ablenkende Druck auf die Halswirbelsäule, der evtl. beim Überstrecken des Kopfes verursacht wird.

Sollte der Patient das Bewusstsein zurückerlangen oder einen Würgreflex entwickeln, entfernen Sie die LMA-Fastrach schnellstmöglich. Drehen Sie den Patienten auf die linke Seite in eine leichte Trendelenburg-Position. Entlüften Sie den Cuff und entfernen Sie rasch den Tubus. Das Absaugequipment sollte bereitstehen, da es häufig vorkommt, dass der Patient sich übergibt, nachdem der Tubus entfernt worden ist.

3.8.4 Andere supraglottische Atemwege

Mehrere neuere supraglottische Hilfsmittel wurden so entwickelt, dass sie blind in die oberen Atemwege platziert werden können. Diese supraglottischen Atemwegshilfen sind: der perilaryngeale Atemweg (Cobra PLA), der Larynxtubus, der oropharyngeale Atemweg (PA[xpress]) und der pharyngeale Atemweg (SLIPA, COPA). Jedes dieser Hilfsmittel wird blind eingeführt. Im Falle des Larynxtubus führt das Ende des Tubus zum proximalen Ösophagus. Beim Blocken des Tubus wird der Oropharynx verschlossen und in manchen Fällen auch der proximale Ösophagus, sodass die Luft in die Trachea strömen kann. Der Larynxtubus (Einwegmodell) wird für den präklinischen Einsatz empfohlen (▶Abbildung 3.24). Diese Hilfsmittel sind in ihrer Verwendung verlässlicher, da sie nicht in der Trachea zu liegen kommen und außerdem das Handling einfacher ist und eine effektive Ventilation gewährleistet.

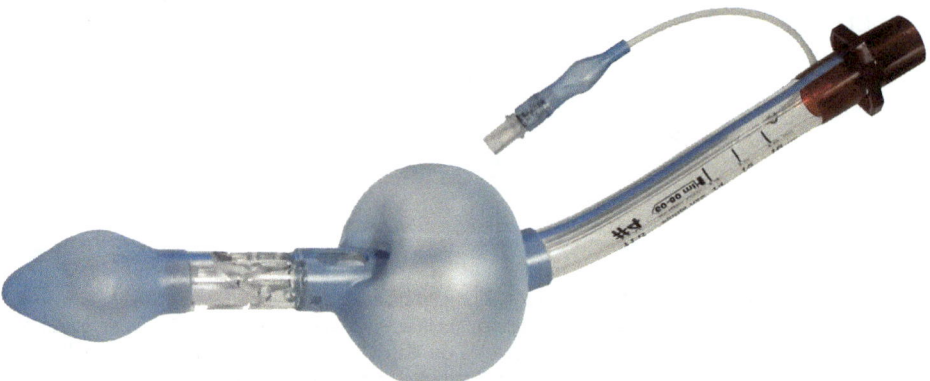

Abbildung 3.24: Larynxtubus

Chirurgische Techniken zur Atemwegssicherung 3.9

Den Trachealtubus orotracheal zu setzen, ist die ideale Methode zur Atemwegssicherung bei Patienten, die es benötigen. Bedauerlicherweise werden alle Sanitäter irgendwann einmal einem Patienten begegnen, der entweder aus technischen Gründen oder aufgrund medizinischer Kontraindikationen mit keinem der möglichen Ansätze intubiert werden kann. Das können Patienten sein, die eine anatomische Deformierung der Orientierungspunkte haben, die für die Intubation verwendet werden (z.B. Patienten mit vorangegangenen Operationen am Kopf oder am Hals), oder solche mit einer direkten Verlegung der oberen Atemwegsstruktur (z.B. durch eine Infektion oder Anaphylaxie).

Merke

Indikationen für einen chirurgischen Atemweg: Eine chirurgische Technik ist bei Patienten angebracht, bei denen ein Notfallatemweg indiziert ist und bei denen die tracheale Intubation nicht erfolgreich durchgeführt werden kann bzw. alternative Beatmungshilfsmittel versagen. Bei folgenden Patienten besteht eine erhöhte Wahrscheinlichkeit, dass ein chirurgischer Atemweg geschaffen werden muss:

- Patienten, die eine anatomische Deformierung der Orientierungspunkte haben, die für die Intubation verwendet werden (z.B. Patienten mit vorangegangenen Operationen am Kopf oder am Hals)

- Patienten, die eine direkte Verlegung der oberen Atemwegsstruktur haben (z.B. durch eine Infektion oder Anaphylaxie)

Ein Notfallatemweg ist bei jenen Patienten indiziert, bei denen eine tracheale Intubation nicht durchgeführt werden kann und bei denen andere Beatmungsmethoden fehlgeschlagen. Dementsprechend sollte eine chirurgische Technik zur Atemwegssicherung in Betracht gezogen werden. Bedenken Sie, dass es wichtig ist, sich Gedanken darüber zu machen, ob nicht weniger invasive Maßnahmen (z.B. Beutel-Masken-Beatmung, PtL, Combitube oder LMA) zur Verfügung stehen, bevor Sie sich für den Einsatz eines präklinischen chirurgischen Atemwegs entscheiden. Allgemein sind chirurgische Ansätze dann am erfolgreichsten, wenn sie in einer kontrollierten Umgebung durchgeführt werden.

Beachten Sie, dass die Vorstellung chirurgischer Maßnahmen in diesem Text die Sanitäter nicht dazu autorisiert diese Maßnahmen entgegen des lokalen Protokolls durchzuführen. Um chirurgische Techniken durchzuführen zu dürfen, benötigt der Sanitäter die vorherige Genehmigung den lokalen ärztlichen Leiter.

Bei all diesen chirurgischen Techniken ist die Lokalisation des Lig. cricothyroideum für die Durchführung ausschlaggebend. Diese Membran liegt im vorderen Bereich, zwischen dem unteren Teil des Schildknorpels (Adamsapfel) und dem Ringknorpel (▶*Abbildung 3.25*).

Sie können das Lig. cricothyroideum am besten lokalisieren, indem Sie den breiten, flachen Schildknorpel ertasten. Palpieren Sie den oberen Teil dieser Struktur, um die Thyroidkerbe zu finden. Die Kerbe ist die Stelle, an der es am häufigsten zur falschen Platzierung des chirurgischen Atemwegs kommt. Führen Sie dann Ihre Finger entlang des Schildknorpels in Richtung der Füße des Patienten, bis Sie die erste ringähnliche Struktur ertasten, die den Ringknorpel darstellt. Die diamantförmige Nische, die über dem oberen Teil des Ringes liegt, ist das Lig. cricothyroideum. Sie werden sie als weiche Delle im Knorpel wahrnehmen.

Praxistipp

Ein chirurgischer Zugang zum Atemwegsmanagement sollte bei der Atemwegssicherung das Mittel letzter Wahl sein. Wenn Sie versuchen, eine tracheale Intubation durchzuführen, sollten Sie sicherheitshalber zumindest eine andere alternative Methode parat haben, um den Atemweg sichern zu können, falls die tracheale Intubation nicht gelingt. Wenn der Patient adäquat sediert oder paralysiert wurde, so wären die digitale oder die Transilluminationsintubation Alternativen zur trachealen Intubation. In anderen Fällen sollten eine LMA, ein LT oder ein Kombitubus noch vor der chirurgischen Atemwegssicherung versucht werden.

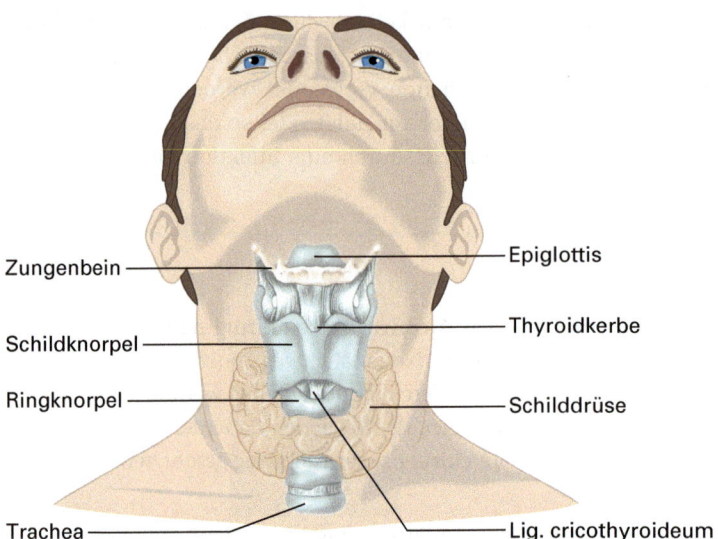

Zungenbein

Epiglottis

Thyroidkerbe

Schildknorpel

Ringknorpel

Schilddrüse

Trachea

Lig. cricothyroideum

Abbildung 3.25: Das Lig. cricothyroideum befindet sich auf der Vorderseite, zwischen dem unterem Teil des Schild-knorpels (Adamsapfel) und dem Ringknorpel.

Wie bei allen Techniken der Atemwegssicherung sollten Sie sich auch hier über die Gefahren, die ein chirurgischer Ansatz mit sich bringen kann, im Klaren sein. So wird jeder Patient mit einer Deformation der vorderen Halsanatomie aufgrund einer vorherigen Operation, einer Bestrahlung, einer Infektion, eines Traumas oder einfach wegen Fettleibigkeit die Durchführung eines chirurgischen Atemwegs erschweren.

> **Merke**
>
> **Chirurgische Techniken zur Atemwegssicherung:**
>
> - Nadelkrikothyreotomie bzw. perkutane transtracheale Jet-Ventilation
> - retrograde Intubation
> - chirurgische Krikothyreotomie

3.9.1 Nadelkrikothyreotomie bzw. perkutane transtracheale Jet-Ventilation

Bei der Nadelkrikothyreotomie wird das Lig. cricothyroideum mit einer Nadel penetriert. Die perkutane transtracheale Jet-Ventilation ist eine Technik, bei der im Zuge der Nadelkrikothyreotomie mit hohem Druck Sauerstoff in den Tracheobronchialbaum gepresst wird. Es muss bedacht werden, dass dieses Verfahren nur eine temporäre Lösung des Atemwegsmanagements ist, bis ein endgültiger Atemweg etabliert werden kann. Selbst wenn der Patient durch diese Technik eine adäquate Sauerstoffversorgung erhält, ist der Erfolg der perkutanen transtrachealen Beatmung durch die Ansammlung von Kohlendioxid im Körper des Patienten beschränkt. Daher kann diese Beatmungsmethode für nur 30 bis 45 min sicher angewandt werden.

Der Sauerstoff wird bei dieser Technik über den 3,5-bar-Druckeingang am Sauerstofftankregulierer zum Patienten geleitet. Um dies zu ermöglichen, befindet sich am proximalen Ende des kommerziell hergestellten Jet-Ventilationstubus ein Gewinde, über das er sicher an das gewundene Hochdruckventil des Tankregulierers angeschlossen werden kann. Zusätzlich ist der kommerziell hergestellte Sauerstofftubus verstärkt, sodass er in der Lage ist, dem hohen Druck, der für diese Technik vonnöten ist, standzuhalten. Da ein hoher Druck notwendig ist, wird empfohlen, die Jet-Ventilationstechnik *nicht* einzusetzen wenn das kommerziell hergestellte Hochdruckventilationsequipment nicht zur Verfügung steht. Nur in einem extremen Notfall sollte eine Alternative zum kommerziellen Equipment verwendet werden, um eine Jet-Ventilation durchzuführen. Die Alternative besteht darin, dass der Adapter eines 3,0-mm-Trachealtubus (der von diesem entfernt werden kann) als Nabe zwischen dem i.v. Zugang und dem Beatmungsbeutel verwendet wird . Die Beatmung kann anschließend mit dem Beatmungsbeutel und Sauerstoff unter langsamem, aber beständigem Druck durchgeführt werden. Wenn es Schwierigkeiten bei der Ausatmung gibt, kann eine zusätzliche 14- oder 12-G-Nadel als zusätzliche Ausatemöffnung neben der ersten platziert werden.

Es sollte bedacht werden, dass ein Patient, der jünger als zwölf Jahre ist, noch keine komplette zirkuläre Unterstützung der Trachea besitzt. Folglich wird eine chirurgische Krikothyreotomie in dieser Altersgruppe nicht durchgeführt. Die Nadelkrikothyreotomie ist die erste Wahl als Notfallatemweg bei Kindern, die jünger als zwölf Jahre sind.

Folgendes Equipment wird für die perkutane transtracheale Jet-Ventilation benötigt:

- antiseptische Lösung
- 14- oder 12-G-Übernadelkatheter
- 10-ml-Spritze
- hochdosierte Sauerstoffquelle
- Sauerstoffschlauch mit Konnektor und Anschluss oder Ventil

Die perkutane transtracheale Jet-Ventilation sollte auf folgende Weise durchgeführt werden (▶ *Abbildung 3.26*):

1. Lokalisieren Sie das Lig. cricothyroideum und desinfizieren Sie die darüber liegende Haut.

2. Straffen Sie die Haut mit dem Daumen und dem Zeigefinger Ihrer nicht dominanten Hand. Stechen Sie die Nadel mit der angesteckten Spritze in die untere Hälfte des Lig. cricothyroideum, in einem 45°-Winkel in Richtung der Füße.

3. Führen Sie den Katheter ein, während Sie mit der Spritze einen negativen Druck ausüben. Das Einströmen von Luft in die Spritze deutet auf den Eintritt der Nadel in die Trachea hin.

4. Lassen Sie den Katheter von der Nadel rutschen und führen Sie ihn weiter ein, bis die Nabe am Hals anliegt. Fixieren Sie den Katheter an der Haut.

5. Verbinden Sie den Sauerstoffschlauch mit der Nabe. Das andere Ende des Schlauches sollte mit der Sauerstoffquelle verbunden sein.

6. Beatmen Sie den Patienten, indem Sie den Hahn des Ventils drücken, um den Sauerstoff für 1 s in die Trachea strömen zu lassen. Lassen Sie den Hahn für 2 s los, um dem Patienten das Ausatmen zu ermöglichen (▶ *Abbildung 3.27*). Die Brustwand sollte sich merklich symmetrisch heben und senken; außerdem sollte keine Schwellung des Halses ersichtlich sein.

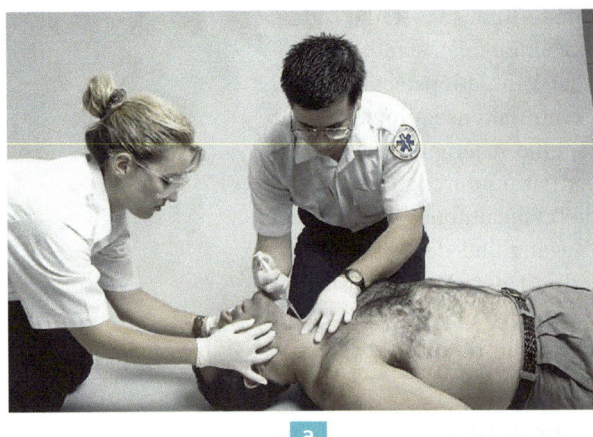
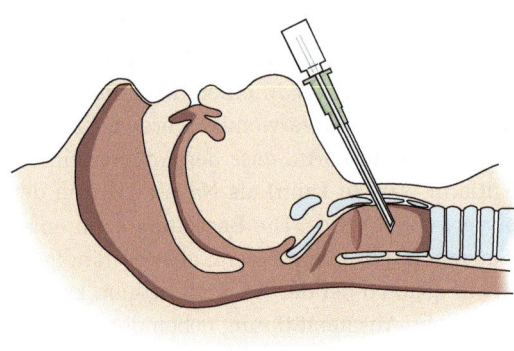

a   **b**

Abbildung 3.26: (a) Um eine perkutane transtracheale Jet-Ventilation durchzuführen, müssen Sie eine Nadel, an der eine Spritze hängt, in der unteren Hälfte des Lig. cricothyroideum in einem 45°-Winkel in Richtung der Füße setzen. (b) Der Katheter wird ordnungsgemäß durch das Lig. cricothyroideum in die Trachea platziert.

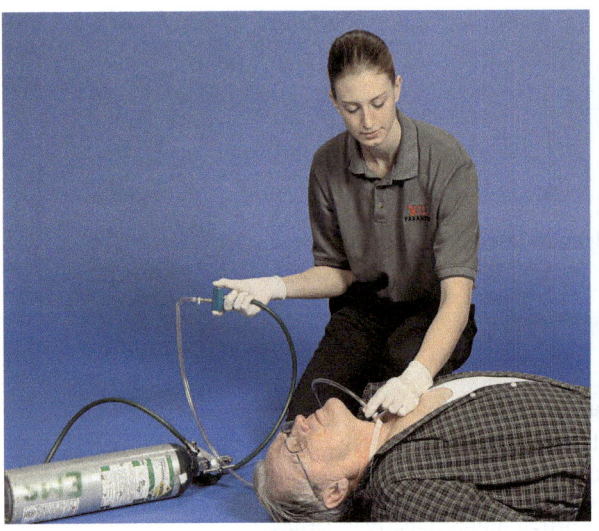
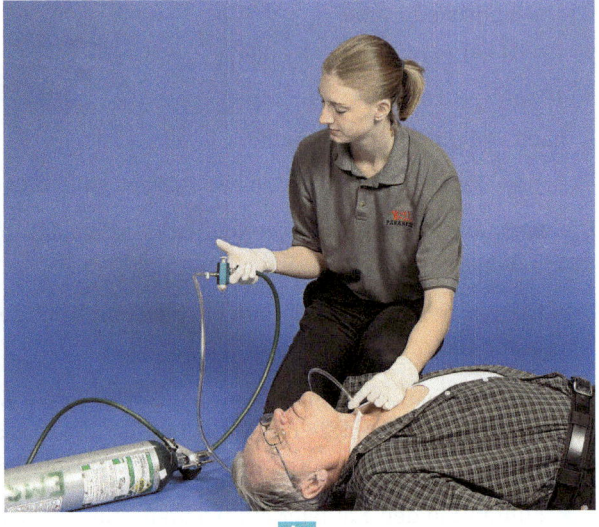

a   **b**

Abbildung 3.27: (a) Zur Durchführung der perkutanen transtrachealen Jet-Ventilation drücken Sie den Auslöser am Ventil, um eine Insufflation zu ermöglichen. (b) Lassen Sie den Auslöser los, um die Insufflation zu unterbrechen.

Komplikationen dieser Technik sind u.a. eine falsche Punktionsstelle, speziell in der Thyroidkerbe. Es kommt vor, dass die Hinterwand der Trachea punktiert wird bzw. dass es zu einer Extension des Ösophagus kommt. In diesem Bereich liegen einige große Blutgefäße, weswegen es bei einer Punktion zu schweren Blutungen und Hämatombildungen kommen kann; dies kann mitunter zu einem Schock, einer Infektion und einer Atemwegsverlegung führen. Die Schilddrüse, die sich direkt unter dem Lig. cricothyroideum befindet, kann während dieses Verfahrens verletzt werden. Letztlich kommt es vor, dass Luft in das weiche Gewebe des Halses oder im Mediastinum einlagert wird, wenn die Katheterspitze unsachgemäß im subkutanen Gewebe platziert worden ist.

3.9.2 Retrograde Intubation

Die retrograde Intubation ist eine Maßnahme, bei der mittels einer Nadelkrikothyreotomie ein Führungsdraht eingeführt wird, um den Trachealtubus in die richtige Position zu bringen. Diese Technik unterscheidet sich von der normalen Nadelkrikothyreotomie. Bei der retrograden Intubation wird die Nadel in Richtung Kopf platziert; somit ist es möglich, den Führungsstab von der Glottis in den Mund zu führen. Der Trachealtubus wird dann über den Führungsstab geschoben, in die Trachea geführt und schließlich platziert. Diese Technik ist besonders bei Patienten nützlich, deren medizinischer Zustand in Verlust oder Deformation der normalen Atemwegsorientierungspunkte resultiert, wie bei Patienten mit Angioödem, schweren Verbrennungen oder nach chirurgischer Resektion des Larynx.

Folgendes Equipment wird für die retrograde Intubation benötigt:

- Sauerstoffquelle
- Beatmungsbeutel
- antiseptische Lösung
- 14- oder 12-G-Übernadelkatheter
- 10-ml-Spritze
- Führungskatheter
- passende Größe des Trachealtubus

Eine retrograde Intubation sollte auf folgende Weise durchgeführt werden (▶*Abbildung 3.28*):

1. Lokalisieren Sie das Lig. cricothyroideum und desinfizieren Sie die darüber liegende Haut.

2. Spannen Sie die Haut mit dem Daumen und dem Zeigefinger Ihrer nicht dominanten Hand. Stechen Sie die Nadel mit der angesteckten Spritze in die untere Hälfte des Lig. cricothyroideum ein, in einem 45°-Winkel in Richtung des Kopfes.

3. Schieben Sie den Katheter hinein, während Sie negativen Druck (Ansaugen) über die Spritze ausüben. Das Einströmen von Luft in die Spritze deutet auf den Eintritt der Nadel in die Trachea hin.

4. Lassen Sie den Katheter von der Nadel rutschen und führen Sie ihn weiter ein, bis die Nabe am Hals anliegt.

5. Schieben Sie den Führungskatheter in den Katheter und führen Sie diesen dann weiter ein, während Sie darauf warten, dass er im Oropharynx des Patienten erscheint. Ein „J"-förmiger Führungskatheter sollte verhindern, dass das weiche Gewebe verletzt wird. Zwecks leichteren Handlings sollte der Führungsdraht mindestens 61 cm lang sein. Greifen Sie das distale Ende des Führungskatheters (falls vorhanden, mit einem Hämostat) und ziehen Sie ihn durch den Mund des Patienten heraus. Sichern Sie den Führungskatheter am proximalen Ende, sodass er nicht komplett durch den Katheter hinausgezogen werden kann.

6. Führen Sie dann das distale Ende des Führungskatheters durch das Lumen des Trachealtubus oder durch das sog. Murphy's Auge (schmale Öffnung an der Spitze des Trachealtubus). Während Sie den Zug an beiden Enden des Führungskatheters aufrechterhalten, lassen Sie den Tubus entlang des Führungskatheters in den Oropharynx gleiten, bis Sie auf Widerstand stoßen. An diesem Punkt liegt die Spitze des Trachealtubus unter der Glottis, auf Höhe des Lig. cricothyroideum.

7. Ziehen Sie den Katheter und den Führungskatheter mit einer Hand zurück, während Sie einen leichten Abwärtsdruck auf das Ende des Trachealtubus ausüben. Wenn Sie den Führungskatheter über das Ende des Trachealtubus herausziehen, werden Sie einen schwächer werdenden Widerstand am Ende des Tubus spüren. Dies erlaubt Ihnen, diesen weiter in die Trachea vorzuschieben.

8. Bestätigen Sie die ordnungsgemäße Tubusplatzierung auf gleiche Weise, wie es bei den anderen Intubationstechniken üblich ist.

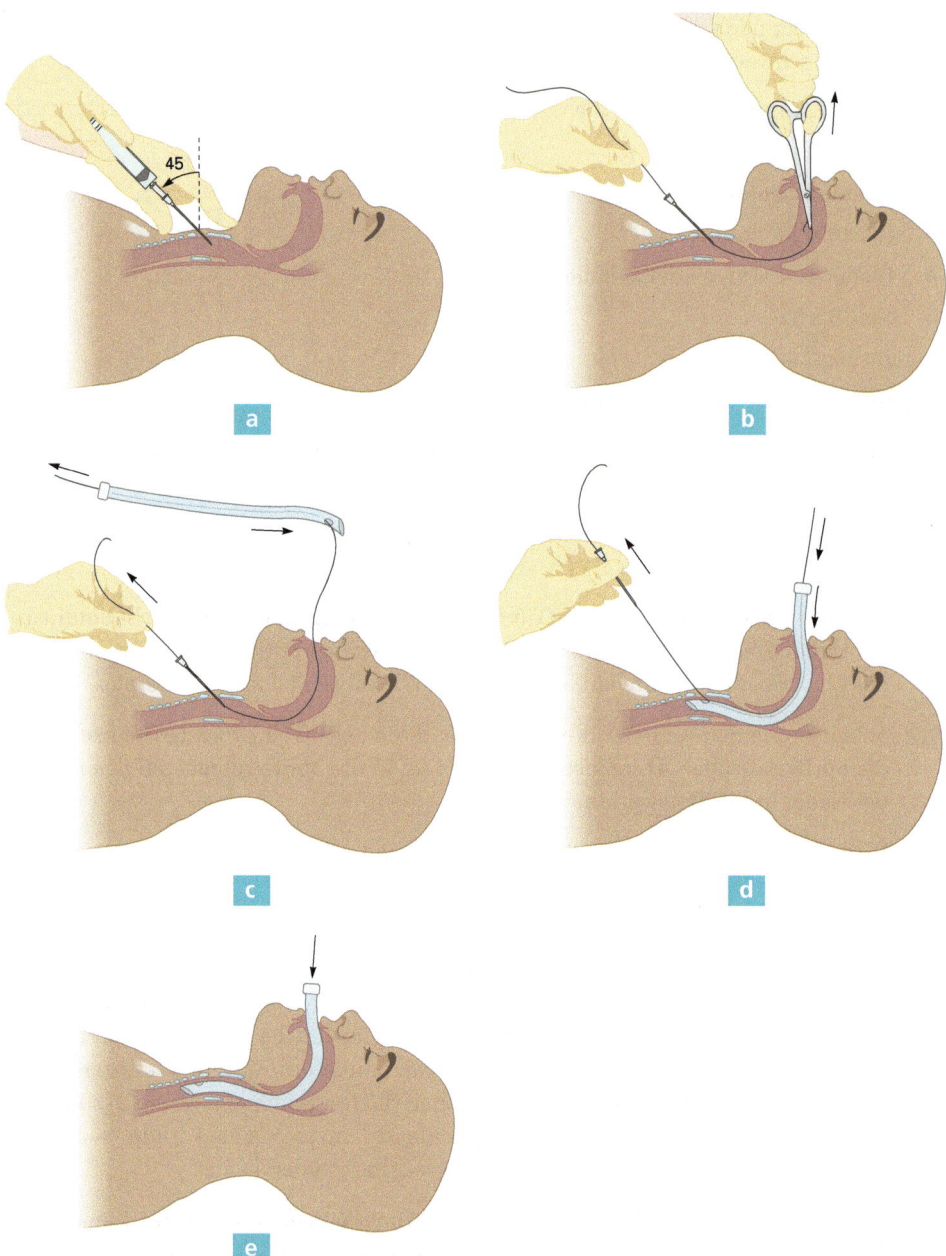

Abbildung 3.28: (a) Um die retrograde Intubation durchzuführen, punktieren Sie die Nadel, an der eine Spritze hängt, in die untere Hälfte des Lig. cricothyroideum in einem 45°-Winkel in Richtung des Kopfes. (b) Schieben Sie den Führungskatheter durch die Nadel in den Oropharynx. Greifen Sie das distale Ende des Katheters und ziehen Sie es durch den Mund heraus. (c) Verbinden Sie den Katheter mit dem Ende des Trachealtubus. (d) Ziehen Sie den Trachealtubus in die Trachea. (e) Bestätigen Sie die korrekte Tubuslage.

Obwohl es keine absoluten Kontraindikationen gibt, erfordert diese Technik ein hohes Maß an Geschicklichkeit. Dieses Verfahren kann in unerfahrenen Händen zeitintensiv sein. Es sollte nur von Sanitätern durchgeführt werden, die in dieser Technik geübt sind und eine Erlaubnis von der lokalen medizinischen ärztlichen Leiter haben.

Die Komplikationen dieser Technik ähneln denen der Nadelkrikothyreotomie. Letztlich ist eine Verletzung der Stimmbänder und des Oropharynx durch den Trachealtubus und den Führungskatheter möglich.

> Auch wenn es keine absoluten Kontraindikationen gegen die retrograde Intubation gibt, erfordert sie ein hohes Maß an Geschicklichkeit und kann in unerfahrenen Händen zeitintensiv sein.

3.9.3 Chirurgische Krikothyreotomie

Die Technik der chirurgischen Krikothyreotomie beinhaltet einen direkten Einschnitt in das Lig. cricothyroideum und das anschließende Einführen eines entsprechenden Atemwegshilfsmittels. Obwohl ein Tracheostoma verwendet werden kann und andere kommerzielle Krikothyreotomiesets erhältlich sind (z.B. Rusch QuickTrach®), so ist die Platzierung eines standardisierten Trachealtubus in die Inzision eine akzeptable Methode zur präklinischen Atemwegssicherung. Die Tubusgröße sollte normalerweise um eine Größe unter der typischen Wahl liegen, die sonst bei einer orotrachealen Intubation verwendet wird. Folglich ist eine 5,0-Größe bei einem Mann zum Einführen durch die Inzision angemessen. Hingegen sollten bei einer erwachsenen Frau die Größen 4,0 oder 4,5 eingesetzt werden.

Bedenken Sie, dass eine chirurgische Inzision in den Hals eine sehr invasive Lösung des Atemwegsmanagements ist und nur dann in Betracht gezogen werden sollte, wenn andere Maßnahmen versagen. Der Sanitäter sollte weniger invasive Methoden, wie die Beutel-Masken-Beatmung, in Erwägung ziehen, bis eine besser kontrollierbare Umgebung erreicht wird. Wenn diese Maßnahmen, die Oxygenierung und Beatmung, insuffizient sind, dann sollte eine chirurgische Krikothyreotomie versucht werden. Die Voraussetzung dafür ist, dass diese Technik innerhalb der Kompetenzen des Sanitäters liegt und durch das lokale medizinische Protokoll definiert bzw. freigegeben ist. Ein chirurgischer Atemweg sollte nicht bei Kindern unter zwölf Jahren durchgeführt werden, da der Ringknorpel die einzige Stütze bei pädiatrischen Patienten ist.

Das folgende Equipment wird für die chirurgische Krikothyreotomie benötigt:

- Sauerstoffquelle
- Beatmungsbeutel
- antiseptische Lösung
- Skalpellklinge (Nr. 10 oder 11)
- Hämostat (Gefäßklemme; optional)
- passende Größe des Trachealtubus

Eine chirurgische Krikothyreotomie sollte wie folgt durchgeführt werden (▶*Abbildung 3.29*):

1. Lokalisieren Sie das Lig. cricothyroideum und desinfizieren Sie die darüber liegende Haut.

2. Spannen Sie die Haut mit dem Daumen und dem Zeigefinger Ihrer nicht dominanten Hand. Machen Sie einen 2 cm langen, längs verlaufenden Einschnitt in die Haut über dem Lig. cricothyroideum.

3. Nutzen Sie die Skalpellklinge, um direkt quer das Lig. cricothyroideum zu punktieren.

4. Benutzen Sie den kleinen Finger, um die Öffnung an der Punktionsstelle aufrecht-zuerhalten. Führen Sie den Griff des Skalpells in den Einschnitt und drehen Sie ihn um 90°, um damit den Einschnitt zu eröffnen. Alternativ können Sie die Spitze des Hämostats in den Einschnitt einschieben und „öffnen", um einen Zugang zur Trachea zu erhalten.

5. Führen Sie den Trachealtubus in die Trachea ein, mit der Spitze in Richtung der Füße des Patienten. Der Tubus sollte nur 1 bis 2 cm über dem Ende des Cuffs ein-geführt werden. Alternativ können Sie den Tubus kürzen, indem Sie von der Spitze ein paar Zentimeter wegschneiden und den 15-mm-Adapter dort ansetzen. Dieses Vorgehen erleichtert die Handhabe des Tubus.

6. Blocken Sie den Cuff und stabilisieren Sie den Tubus. Beatmen Sie den Patienten mit dem Beatmungsbeutel.

7. Bestätigen Sie die Tubusplatzierung.

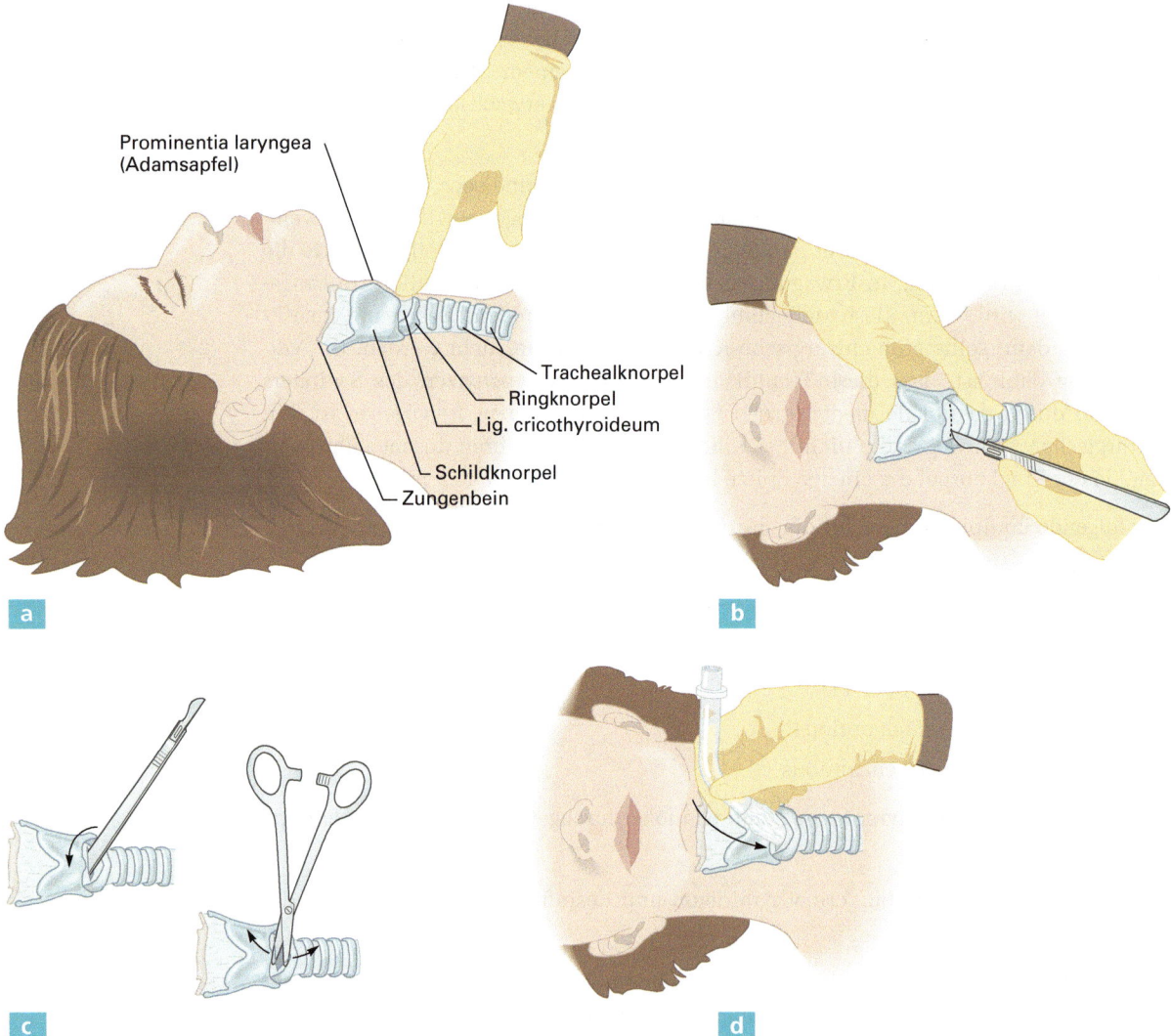

Abbildung 3.29: Durchführung einer chirurgischen Krikothyreotomie: (a) Lokalisieren Sie das Lig. cricothyroideum. (b) Verwenden Sie eine Skalpell-klinge, um das Lig. cricothyroideum zu punktieren. (c) Setzen Sie den Skalpellgriff oder die Spitze der Gefäßklemme ein, um die Inzision zu eröffnen. (d) Führen Sie den Trachealtubus durch die Inzision in die Trachea ein.

Einige kommerziell erhältliche Sets verwenden eine Nadelkrikothyreotomie, durch die ein Führungskatheter und ein Dilatator eingeführt werden, um die Öffnung im Lig. cricothyroideum zu erweitern.

Die Komplikationen einer chirurgischen Krikothyreotomie ähneln denjenigen der Nadelkrikothyreotomie. Aufgrund der Tatsache, dass ein großer Einschnitt gemacht wird, sind Blutungen und lokale Infektionen ernst zu nehmende Probleme des chirurgischen Ansatzes.

Rapid Sequence Intubation 3.10

Sanitäter müssen die Atemwege eines Patienten oftmals unter den schwierigsten Bedingungen sichern. Im Idealfall wird die Intubation in einer kontrollierten Umgebung durchgeführt, ähnlich wie ein chirurgischer Eingriff. Bedauerlicherweise sind Notfallpatienten im Allgemeinen nicht gut auf eine Intubation vorbereitet: Man muss beim Notfallpatienten prinzipiell davon ausgehen, dass er immer einen vollen Magen hat.

In Anbetracht dieser Einschränkungen kann die Intubation mithilfe von Medikamenten, die einen profunden Zustand der Sedierung und Amnesie (*Induktion*) auslösen, und der zusätzlichen Gabe von paralysierenden Medikamenten gesteuert werden.

Dieses Verfahren wird häufig bei Patienten mit z.B. einem drohenden Atemstillstand durchgeführt, die jedoch zu wach oder zu aggressiv sind, um diese Maßnahme zu tolerieren. Diese kontrollierte Abfolge von Induktion und Paralyse wird häufig als *„Rapid Sequence Intubation"* oder manchmal als „Rapid Sequence Induction" bezeichnet.

Dieses Verfahren ist nicht ohne Konsequenzen. Studien haben gezeigt, dass die Rapid Sequence Intubation zu einem schlechteren Outcome führt, wenn sie präklinisch von Ungeübten durchgeführt wird. Muskelrelaxanzien verbessern die Intubationsbedingungen. Die erfolgreiche Anwendung erfordert regelmäßiges Training, eine sorgfältige Patientenüberwachung, ein engmaschiges medizinisches Monitoring und eine kontinuierliche Verlaufskontrolle der durchgeführten Maßnahmen.

Es sollte rasch klar werden, dass im Sinne des präklinischen Atemwegsmanagements dieses Vorgehen alles andere als schnell ist. Tatsächlich benötigt die richtige Durchführung ein genaues Timing und das Beobachten sämtlicher Details. Dieses Verfahren erfordert meist deutlich mehr Zeit als eine Standardintubation.

Bevor die Rapid Sequence Intubation durchführt wird, sollten Sie alle möglichen Schwierigkeiten abklären. Wenn möglich, befragen Sie den Patienten über vorangegangene Intubationen und Komplikationen mit anästhetischen oder sedierenden Medikamenten. Beurteilen Sie die Atemwege mithilfe der LEMON-Gedächtnishilfe, die vorher in diesem Kapitel unter „Beurteilung der Atemwege" vorgestellt worden ist. Körperliche Befunde, die eine schwierige Intubation befürchten lassen, sind ein kurzer, dicker Hals, auffällige Schneidezähne, ein kleiner Unterkiefer, eine Bewegungseinschränkung des Kiefers und des Halses, vorausgegangene Operationen oder Veränderungen der Anatomie aufgrund eines Traumas.

Zusätzlich ist eine Einschätzung der Durchführbarkeit einer Beutel-Masken-Beatmung vor der Rapid Sequence Intubation unerlässlich (MOANS-Gedächtnisstütze, besprochen im Kapitel „Beatmungsequipment und Techniken"). Erinnern Sie sich daran, dass im Falle der Verabreichung eines paralytischen Medikaments und des Fehlschlagens des Versuchs eine assistierte Beatmung durchgeführt werden muss, bis das Medikament aufgehört hat zu wirken bzw. die Eigenatmung wieder einsetzt.

Definition

Induktion: Das Einleiten einer Sedierung durch Medikamente, die u.a. Amnesie verursachen.

Rapid Sequence Intubation: Eine kontrollierte Abfolge von Induktion und Paralyse, um bei invasiven Maßnahmen kontrollierend und unterstützend zu wirken, wie z.B. bei einer Intubation.

3.10.1 Das generelle Vorgehen

Eine allgemeine Übersicht zur Rapid Sequence Intubation wird im folgendem Abschnitt vermittelt. Die spezielle Medikation, die während des Vorgangs eingesetzt wird, variiert je nach lokalem Protokoll. Es muss erneut betont werden, dass der Schlüssel für eine erfolgreiche Rapid Sequence Intubation in der Vorbereitung für den eigentlichen Vorgang, im Bereithalten einer Atemwegsalternative und in ausreichendem Personal liegt.

1. Das Vorgehen beginnt mit der frühzeitigen Vorbereitung aller Materialien. Ein passender Trachealtubus mit einem intakten Cuff sollte vorhanden sein. Ein funktionierendes Laryngoskop sowie Absaugequipment sollten ebenfalls bereitstehen. Zudem sollten alle Medikamente, die für das Vorgehen benötigt werden, aufgezogen werden und zur sofortigen Applikation bereitstehen.

2. Präoxygenieren Sie den Patienten für 3 bis 5 min. Die Füllung der Lungen mit 100% Sauerstoff erlaubt es dem Patienten, während des Vorgangs ohne eine assistierende Beatmung eine adäquate Sauerstoffsättigung aufrechtzuerhalten. Geben Sie dem spontan atmenden Patienten hochdosierten Sauerstoff via Nichtrückatemmaske. Versuchen Sie nicht, den Patienten assistiert zu beatmen, wenn die Ventilation adäquat ist, da dieser Versuch das Risiko einer Magenüberblähung und infolgedessen einer Aspiration erhöht. Wenn der Patient allerdings keine adäquate Atemarbeit zeigt, sollten Sie ihn mit 100% Sauerstoff assistiert beatmen. Es sind vier bis fünf volle Atemzüge nötig, um den Patienten vollständig zu oxygenieren. Falls es Probleme bei der Rapid Sequence Intubation gibt, können Sie den Krikoiddruck anwenden.

3. Überwachen Sie aufmerksam den Patienten während des Vorgangs. Führen Sie zumindest das EKG-Monitoring und eine kontinuierliche Pulsoxymetrie durch. Beobachten Sie genau den Bewusstseinszustand und die Spontanbewegungen des Patienten während des Vorgangs.

4. Es gibt mehrere Medikamente, die Sie in Betracht ziehen können, bevor Sie mit der Rapid Sequence Intubation beginnen. Achten Sie auf Ihre Auswahl, da es gilt, mögliche Nebenwirkungen zu vermeiden. Folgende Medikamente sind geeignet:

   – Atropin kann verabreicht werden, um einer Bradykardie vorzubeugen, die sich bei der Applikation bestimmter paralytischer Medikamente entwickeln kann und mit der Intubation in Zusammenhang steht. Dieses Medikament ist speziell für pädiatrische Patienten geeignet. Verabreichen Sie eine Dosis von 0,02 mg/kg Körpergewicht (Minimaldosis: 0,1 mg). Die Dosis für Erwachsene beträgt 0,5 bis 1,0 mg i.v. und sollte 3 min vor dem Vorgang appliziert werden.

   – Um einem Anstieg des intrakraniellen Druckes vorzubeugen, kann Lidocain verabreicht werden. Dieser Anstieg des intrakraniellen Druckes wird mit dem Gebrauch von Succinylcholin in Verbindung gebracht und kann auch bei der Intubation selbst entstehen. Eine Dosis von 1,0 bis 1,5 mg/kg Körpergewicht i.v. wird wenige Minuten vor der Intubation appliziert.

   – Eine „defaszikulierende" Dosis eines nicht depolarisierenden Paralytikums kann verabreicht werden, wenn Succinylcholin eingesetzt wird. (Faszikulationen sind feine muskuläre Bewegungen, die nach der Gabe von Succinylcholin auftreten.) Die Dosis beträgt üblicherweise ein Zehntel der normalen i.v. Dosis des gewählten Medikaments. Zum Beispiel ist die defaszikulierende Dosis von Vecuronium 1 mg; die normale paralysierende Dosis liegt bei etwa 10 mg i.v.. Die aktuelle Literatur hat die Bedeutung der „defaszikulierenden" Dosis von Medikamenten jedoch herabgesetzt.

5. Verabreichen Sie dann die Induktionsdosis eines Sedativums bzw. Hyponotikums, um einen Zustand der Sedierung herzustellen, der das Vorgehen vereinfacht. Idealerweise verursacht diese Medikation eine Amnesie. Es sind verschiedene Medikamente verfügbar; sie sollten abhängig von der Übung des Sanitäters und dem klinischen Zustand des Patienten auswählt werden.

6. Verabreichen Sie in Verbindung mit einem Induktionsstoff auch ein Paralytikum, um einen Zustand der vollständigen Muskelrelaxation zu erreichen. Die Beutel-Masken-Beatmung sollte nur dann durchgeführt werden, wenn die Sauerstoffsättigung unter 90% sinkt.

7. Führen Sie die orotracheale Intubation so schnell und vorsichtig wie möglich durch. Bestätigen Sie die Tubusplatzierung, indem Sie eine der bereits beschriebenen Standardmethodenanwenden, und blocken Sie den Cuff. Falls Sie den Krikoiddruck durchgeführt haben, können Sie jetzt damit aufhören. Fixieren Sie schließlich den Tubus.

8. Die zusätzliche Sedierung und Paralyse des Patienten sollte entsprechend dem lokalen Protokoll durchgeführt werden.

3.10.2 Sedativa

Es gibt einige pharmakologische Mittel, die eingesetzt werden können, um einen Sedierungszustand hervorzurufen und um einen Patienten vor der Intubation zu paralysieren. Diese Mittel variieren in ihrer Fähigkeit, einen angemessenen Sedierungszustand hervorzurufen. Andere Eigenschaften dieser Medikamente sind die Analgesie (Schmerzlosigkeit) und Amnesie (die Unfähigkeit, sich an das Prozedere zu erinnern). Diese Medikamente sollten gemeinsam mit paralysierenden Medikamenten eingesetzt werden. Behalten Sie im Hinterkopf, dass viele dieser Medikamente eine kürzere Wirkdauer als Muskelralaxanzien haben. Daher müssen mehrere Dosen verabreicht werden, während der Patient paralysiert ist. Im nächsten Abschnitt sind einige der häufigsten Wirkstoffe, die zur Sedierung eingesetzt werden, aufgeführt.

Spezielle Sedativa

Midazolam Midazolam ist ein kurz wirksames Benzodiazepin, das sowohl eine Sedierung als auch eine Amnesie erzeugt. Zusätzlich nimmt das Medikament die Angst vor dem jeweiligen Eingriff (Anxiolyse). Das Medikament hat keine analgetischen Eigenschaften. Die übliche Induktionsdosis von Midazolam ist 0,1 mg/kg Körpergewicht i.v., und die typische Erwachsenendosis liegt bei 5 bis 10 mg. Ältere Menschen sind für dieses Medikament besonders empfänglich. Die Wirkung des Medikaments setzt nach etwa 60 bis 90 s ein und hält ca. 30 min lang an. Zusätzlich kann Midazolam eine beträchtliche Atemdepression und eine deutliche Hypotonie verursachen. Diazepam (Valium) kann in Dosen von 0,2 mg/kg Körpergewicht appliziert werden, aber es braucht länger, um seine Wirkung zu entfalten, und es hat eine längere Wirkdauer. Ein weiterer Nachteil von Diazepam sind Schmerzen an der i.v. Punktionsstelle. Dieser Effekt kann durch die Gabe von Muskelrelaxanzien verlängert werden. Letztendlich kann auch Lorazepam (Ativan) in einer Dosis von 0,1 mg/kg Körpergewicht verabreicht werden. Sowohl Diazepam als auch Lorazepam werden selten zur Induktion genutzt; vielmehr werden sie als Sedativum eingesetzt.

Thiopental   Thiopental ist ein sehr kurz wirkendes Barbiturat. Dieses Medikament verursacht eine Sedierung, hat aber keine analgetische oder amnestische Wirkung. Die typische Dosis für Thiopental liegt bei 3 bis 5 mg/kg Körpergewicht. Die Wirkung setzt nach etwa 30 s ein, und es wirkt etwa 5 bis 10 min lang; das ist die Zeit, in der das Medikament vom Gehirn in das umliegende Gewebe umverteilt wird. Ebenso wie die Benzodiazepine kann Thiopental sowohl eine Atemdepression als auch Hypotonie erzeugen. Das Medikament sollte bei Patienten mit vermindertem Flussvolumen und Hypertonie mit äußerster Vorsicht eingesetzt werden, da es einen tiefgreifenden Einfluss auf den Blutdruck dieser Patienten haben kann. Außerdem kann dieses Medikament einen Laryngospasmus verursachen. Letztlich wurde bei diesem Stoff zusätzlich zur gesteigerten Schleimsekretion auch eine übersteigerte Vagusreaktion beobachtet. Aus diesem Grund sollte Thiopental bei Patienten mit einer Atemwegsverlegung, einer schweren Herzerkrankung und Asthma mit Vorsicht eingesetzt werden.

Methohexital   Methohexital ist ein schnell wirkendes Barbiturat. Es hat eine ähnliche Wirkungsweise wie Thiopental. Beide Medikamente haben den Vorteil, dass sie den intrakraniellen Druck senken. Das Medikament hat keine analgetische Wirkung. Die Methohexitaldosis beträgt i.v. 0,75 bis 1,5 mg/kg Körpergewicht. Es kommt vor, dass sich Patienten über Schmerzen am Injektionsort beklagen. Die Wirkung setzt nach 30 bis 45 s ein (etwa eine Zirkulation vom Arm zum Gehirn), mit einer Wirkdauer von 2 bis 4 min, obgleich einige Effekte dieses Medikaments noch Stunden nach der Gabe anhalten. Die Komplikationen sind denen vom Thiopental ähnlich.

Propofol   Propofol ist ein schnell wirkendes Phenol, das zum Einleiten einer raschen Narkose eingesetzt wird. Ähnlich wie beim Methohexital setzt die Wirkung von Propofol schnell ein (nach 15 bis 30 s). Der Patient erholt sich von der i.v. Gabe schnell. Die Nachteile des Medikaments sind u.a. Schmerz am Injektionsort, eine profunde kardiale Depression (speziell bei älteren oder hypotensiven Patienten bei einer Bolusgabe des Medikaments). Das Medikament wird bei Erwachsenen mit einer Gesamtdosis von 2,0 bis 2,5 mg/kg Körpergewicht verabreicht. Die Dosis sollte bei älteren Menschen um etwa die Hälfte reduziert werden. Eine kontinuierliche Gabe kann zur Langzeitsedierung eingesetzt werden.

Fentanyl ist nicht nützlicher als andere Mittel, die in der Präklinik eingesetzt werden, da der Wirkungseintritt später stattfindet und die unterschiedlichen Effekte dosisabhängig sind.

Fentanyl   Fentanyl ist ein opioides Betäubungsmittel, das 100 Mal wirksamer als Morphium ist. Es kann eine Sedierung hervorrufen und hat außerdem einen potenten analgetischen Effekt. Die typische sedierende Dosis liegt bei 3 bis 5 µg/kg Körpergewicht. Diese Dosis wirkt nach etwa 90 s und hält ca. 30 bis 40 min lang an. Wie bei anderen Sedativa kann eine Hypotonie auftreten, obgleich die kardiovaskulären Effekte von Fentanyl minimal sind. Bei dieser Substanz wird die Hypotonie typischerweise durch eine parasympathisch induzierte Bradykardie verursacht. In höheren Dosen kann es zu einer Steifheit (besonders der Brustmuskeln) kommen, speziell bei einer schnellen Applikation. Das Fentanyl ist in diesem Rahmen nicht so wirksam wie andere Mittel, da seine Wirkung verzögert eintritt und die unterschiedlichen Effekte des Medikaments dosisabhängig sind. Jedoch ist es primär auch nicht zur Sedierung vorgesehen, sondern stellt einen wichtigen Bestandteil der Narkose dar.

Ketamin   Ketamin ist ein Medikament, das chemisch mit PCP (Phencyclidin) verwandt ist und einen Zustand hervorruft, der als „dissoziative Narkose" bezeichnet wird. Dieses Medikament hat eine sedative, analgetische und amnestische Wirkung. Es kann zu einem Anstieg der Herzfrequenz und des myokardialen Sauerstoffbedarfs führen; daher sollte es mit Vorsicht bei Patienten eingesetzt werden, die an einer schweren koronaren Herzerkrankung leiden. Ketamin kann ebenso bizarre Halluzinationen auslösen.

Diesen Halluzinationen kann durch die begleitende Gabe von Benzodiazepinen vorbeugend entgegengewirkt werden. Es gibt wenige hämodynamische und respiratorische Effekte dieses Medikaments. Es kann Patienten, die an einer milden Hypotonie leiden, sicher verabreicht werden. Ketamin verursacht ebenfalls eine Bronchodilatation. Dieser Effekt wird bei zu intubierenden Patienten ausgenutzt, die an einer reaktiven Atemwegserkrankung leiden. Die Dosis liegt bei 2 mg/kg Körpergewicht i.v.; bei dieser Dosis tritt innerhalb von 60 s die Wirkung ein. Die Wirkdauer beträgt 10 bis 15 min. Ketamin vermindert nicht die schützenden Atemwegsreflexe und kann infolgedessen während der Intubation einen Laryngospasmus verursachen.

Etomidat Etomidat ist ein sedatives bzw. hypnotisches Arzneimittel, das kein Barbiturat ist. Das Medikament ist wegen der schnell einsetzenden Wirkung, der kurzen Wirkungszeit und der begrenzten Nebeneffekte sinnvoll. Es wird mit einer Dosis von 0,3 bis 0,6 mg/kg Körpergewicht i.v. appliziert. An der Injektionsstelle können Schmerzen spürbar sein. Das Medikament erreicht seine Wirkungsspitze nach 2 bis 4 min. Nach der Gabe des Medikaments kann es zu Muskelzuckungen (Myoklonie) kommen; außerdem kann der Patient unter Übelkeit und Erbrechen leiden. Es können Wiederholungsdosen des Medikaments sicher verabreicht werden, da kein kumulativer Effekt bekannt ist. Das Medikament sollte bei Patienten mit dem Verdacht auf eine Sepsis mit Vorsicht verabreicht werden, da es die körperliche Produktion von Steroiden unterdrückt, einen wichtigen Teil der Stressreaktion.

3.10.3 Neuromuskuläre Blockade

Das wichtigste Mittel für eine erfolgreiche Intubation im Zuge einer Rapid Sequence Intubation ist ein paralysierendes Medikament. Um die verschiedenen Medikamente und ihre Nebenwirkung einschätzen zu können, müssen Sie die Grundlagen der Impulsübertragung an der *motorischen Endplatte* einer Nervenfaser verstehen (▶*Abbildung 3.30*). Die motorische Endplatte ist der Punkt, an dem Nerv und Muskel interagieren, sodass der Nervenimpuls eine Muskelkontraktion auslöst.

Damit eine Muskelkontraktion stattfindet, muss ein Impuls den Nerv entlang zur motorischen Endplatte weitergeleitet werden. Wenn der Impuls die Endplatte erreicht, wird das dort gelagerte *Acetylcholin* (chemischer Botenstoff) ausgeschüttet und diffundiert zu den Rezeptoren auf der Muskelzelle. Die Bindung des Acetylcholins am passenden Rezeptor verursacht eine elektrische Veränderung entlang der Muskelzelle, die wiederum zu einer chemischen Veränderung in der Muskelzelle führt; infolgedessen kommt es zu einer muskulären Reaktion. Es ist wichtig zu erkennen, dass Acetylcholin als chemischer Botenstoff sowohl im parasympathischen als auch im sympathischen Nervensystem agiert.

Paralytische Medikamente wirken auf zwei Arten: depolarisierend oder nicht depolarisierend. *Depolarisierende Substanzen* sind dem Acetylcholin chemisch ähnlich und wirken, indem sie sich an Rezeptoren der Muskelzellen binden und eine spontane Kontraktion aller Muskeln verursachen. Die Rezeptoren verbleiben dementsprechend durch die depolarisierenden Stoffe besetzt und sind daher unfähig, weitere Kontraktionen auszulösen. Succinylcholin, das strukturell an zwei Acetylcholinmoleküle gebunden ist, ist der einzige klinisch verfügbare depolarisierende Wirkstoff.

Praxistipp

Etomidat ist als Mittel zur Narkoseeinleitung eine ausgezeichnete Wahl für eine Rapid Sequence Intubation. Seine Wirkung setzt schnell ein, und es hat eine kurze Wirkdauer. Zusätzlich hat es einen neuroprotektiven Effekt und nahezu keine Wirkung auf das kardiovaskuläre System, im Gegensatz zu den anderen aufgeführten Narkoseeinleitungsmitteln. Auch macht es nicht atemdepressiv und kann Intubationsbedingungen schaffen ohne die Notwendigkeit eines paralysierenden Medikaments.

Definition

Motorische Endplatte: Der Punkt, an dem Nerv und Muskel interagieren.

Acetylcholin: Es wird chemisch freigesetzt, wenn ein Nervenimpuls die motorische Endplatte der Nervenzelle erreicht, die mit den Rezeptoren der Muskelzellen interagiert. Dies löst elektrische und chemische Veränderungen der Muskelzellen aus, sodass es zu Muskelkontraktionen kommt.

Anatomie

Physiologie

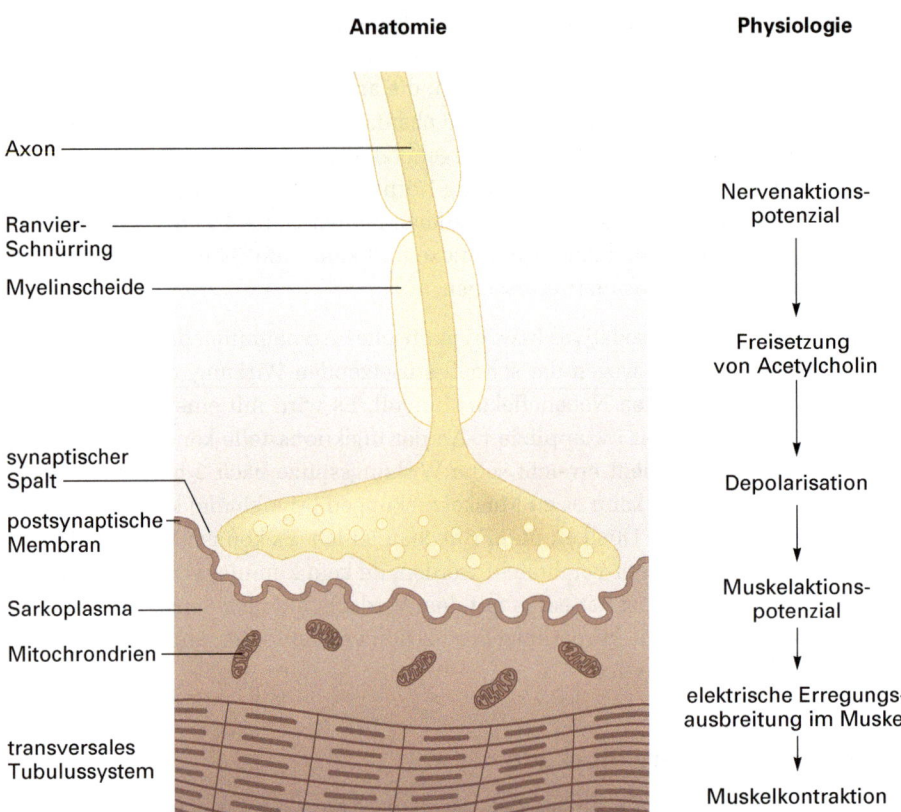

Axon

Ranvier-Schnürring

Myelinscheide

synaptischer Spalt

postsynaptische Membran

Sarkoplasma

Mitochrondrien

transversales Tubulussystem

Nervenaktions-potenzial

↓

Freisetzung von Acetylcholin

↓

Depolarisation

↓

Muskelaktions-potenzial

↓

elektrische Erregungs-ausbreitung im Muskel

↓

Muskelkontraktion

Abbildung 3.30: Die motorische Endplatte: der Punkt, an dem Nerv und Muskel interagieren

Nicht depolarisierende Substanzen binden ebenfalls an den Acetylcholinrezeptoren der Muskelzellen. Allerdings lösen sie dort keine chemischen Veränderungen aus; daher findet keine Depolarisation statt. Stattdessen werden Muskelkontraktionen verhindert, weil die Rezeptoren nun durch die nicht depolarisierenden Substanzen besetzt sind. Es gibt viele nicht depolarisierende Stoffe, die in ihrem Wirkungseintritt, ihrer Wirkdauer und ihren Nebenwirkungen variieren.

Depolarisierende Wirkstoffe

Succinylcholin Wie bereits vorher erwähnt, wirkt Succinylcholin, indem es Kontraktionen der Muskeln auslöst; es verbleibt dabei chemisch mit den Rezeptoren der Muskelzellen verbunden. Klinisch werden diese Kontraktionen durch Faszikulation erklärt, die als schwache, unorganisierte Kontraktionen von verschiedenen Muskeln beschrieben wird. Gebundenes Succinylcholin macht die Muskeln für das von den Nervenenden ausgeschüttete Acetylcholin unempfänglich, bis das Medikament im Stoffwechsel abgebaut wurde. Das Enzym, das für die Spaltung von Succinylcholin verantwortlich ist, ist die Pseudocholinesterase.

Die Standarddosis von Succinylcholin für einen Erwachsenen liegt bei 1,5 bis 2 mg/kg Körpergewicht i.v.. Die Wirkung setzt nach 30 bis 60 s ein; die Wirkdauer liegt bei 3 bis 10 min. Das rasche Einsetzen der Wirkung und die kurze Wirkdauer machen das Succinylcholin nahezu ideal für die Applikation im Zuge der Rapid Sequence Intubation. Wenn der Patient nicht erfolgreich intubiert werden kann, muss die Atmung 10 min lang unterstützt werden, bevor die spontane Eigenatmung wieder einsetzt.

Succinylcholin hat eine wichtige Nebenwirkung, die bei der Auswahl der Patienten, bei denen es eingesetzt werden soll, in Betracht gezogen werden muss: Das Medikament kann einen Anstieg des Kaliumserumspiegels verursachen. Dies ist bei Patienten mit einem erhöhten Kaliumspiegel (z.B. Patienten mit chronischem Nierenversagen) besorgniserregend, ebenso wie bei Patienten mit einer neuromuskulären Erkrankung (Guillain-Barré-Syndrom, Schlaganfall, Myasthenia gravis) oder einer übermäßigen Gewebeverletzung (z.B. durch ein größeres Trauma, Verbrennungen, Muskelerkrankungen, Sepsis und Tetanus). Letztlich kommt es jedoch erst Tage nach einer Verletzung zum Anstieg des Kaliumspiegels. Daher kann Succinylcholin für ein frühes Atemwegsmanagement eingesetzt werden.

Succinylcholin verursacht einen Anstieg des intrakraniellen, intragastrischen und intraokularen Druckes. Bei Patienten mit Kopfverletzungen kann eine Vorbehandlung mit Lidocain den ungewollten Anstieg des intrakraniellen Druckes verhindern.

Abschließend sollte erwähnt werden, dass Acetylcholin an mehreren Stellen im para- bzw. sympathischen Nervensystem reagiert. Deshalb können auch diverse Effekte von Succinylcholin beobachtet werden, z.B. Bradykardie, Tachykardie, Hypertonie und Herzrhythmusstörungen. Eine Bradykardie kann jedoch durch eine Vorbehandlung mit Atropin verhindert werden.

Nicht depolarisierende Wirkstoffe

Vecuronium   Vecuronium ist ein sofort wirkender, nicht depolarisierender Wirkstoff. Bei einer Dosis von 0,1 mg/kg Körpergewicht tritt seine Wirkung nach ca. 1 min ein, und es entfaltet die komplette Wirkung nach 3 bis 5 min. Die Wirkungsdauer von Vecuronium beträgt ca. 30 bis 45 min; sie kann bei hypothermen Patienten verlängert sein. Generell hat Vecuronium wenige Nebenwirkungen.

Pancuronium   Pancuronium ist ein lang wirkender, nicht depolarisierender Wirkstoff. Eine verabreichte Dosis von 0,04 bis 0,1 mg/kg Körpergewicht verursacht eine Paralyse von 2 bis 3 min Dauer, mit einer Wirkdauer von 60 bis 75 min. Bei der Gabe von Pancuronium ist als Begleiterscheinung mit dem Anstieg der Herzfrequenz und Hypertonie zu rechnen. Die Histaminausschüttung, die ein bedeutendes Problem der nicht depolarisierenden Wirkstoffe ist und sich in Form von Hypotonie und Flush (Hautrötung) zeigt, ist beim Gebrauch von Pancuronium nicht auffällig. Pancuronium wird aufgrund seiner langen Wirkdauer und dem relativ späten Wirkungseintritt oft zur Aufrechterhaltung der Paralyse verabreicht, statt eines anderen primären, paralysierenden Wirkstoffs im Zuge einer Rapid Sequence Intubation.

Rocuronium   Rocuronium ist eine kurz wirkende, nicht depolarisierende Substanz. Bei einer Dosis von 0,6 bis 1,2 mg/kg Körpergewicht tritt die Wirkung von Rocuronium nach ca. 1 min ein. Die volle Wirkung wird nach 2 bis 3 min erreicht. Rocuronium hat eine Wirkungsdauer von 20 bis 30 min. Wie Vecuronium hat Rocuronium einige Nebenwirkungen: Das Medikament sollte bei Patienten mit Lebererkrankungen und Fettleibigkeit mit Vorsicht eingesetzt werden.

Es sollte angemerkt werden, dass die Medikamente im vorangegangen Abschnitt nur eine Auswahl aller Medikamente darstellen, die zur Rapid Sequence Intubation eingesetzt werden. Es werden immer wieder neue Medikamente vorgestellt. Sie sollten sich mit der Literatur der Notfallmedizin oder Anästhesie befassen, um mehr über die jeweiligen bekannten bzw. neuen Medikamente zu erfahren.

Richtlinien zur Behandlung einer schwierigen oder fehlgeschlagenen Intubation

3.11

3.11.1 Allgemeine Patienteneinschätzung

Die orotracheale Intubation ist der allgemein akzeptierte Standard zur Atemwegskontrolle. Allerdings ist nicht jede orotracheale Intubation beim ersten Versuch erfolgreich. In diesem Zusammenhang müssen zwei Problemfälle vorgestellt werden: der *schwierige Atemweg* und der *fehlgeschlagene Atemweg*. Nach Ihrer ersten Beurteilung der Atemwege werden Sie jeden Patienten als einen „kritischen Atemweg" bezeichnen, bei dem Sie eine offensichtliche Barriere erkennen können (LEMON), die eine erfolgreiche Intubation verhindert. Auf der anderen Seite weisen drei erfolglose Versuche einer Intubation sowie die Unmöglichkeit, die Sauerstoffsättigung mittels der Beutel-Masken-Beatmung oder einer alternativen Atemwegshilfe auf über 90% zu halten, auf einen fehlgeschlagenen Atemweg hin.

3.11.2 Entscheidung zum Atemwegsmanagement

Die Entscheidung, ob ein Patient mit einem Atemversagen oder einem Herz-Kreislauf-Stillstand zu intubieren ist, ist nicht schwierig: Grundsätzlich wird normalerweise eine orotracheale Intubation ohne assistierender Medikamente durchgeführt. Dieser Vorgang wird auch als „Crash Intubation" bezeichnet. Ebenso sollte auch bei wachen Patienten, die laut Tastbefund eine ausgezeichnete Anatomie der Atemwege haben, aber dennoch eine Atemwegssicherung benötigen, wenn es das lokale Protokoll erlaubt, eine Rapid Sequence Intubation in Betracht gezogen werden. Wenn dies nicht möglich ist, so sollte eine medikamentenassistierte Maßnahme durchgeführt werden (unter dem Einsatz einer sedierenden Dosis einer Induktionssubstanz, wie vorher beschrieben). Auf jeden Fall sollte ein alternativer Atemweg als Absicherung bereitgehalten werden (PtL, Combitube, LMA oder supraglottische Atemwegssicherung).

Sobald Sie den Patienten einmal als potenziell *schwierigen Atemweg* erkannt haben, sollten Sie einige Überlegungen anstellen. Betrachten Sie als Erstes die Möglichkeit einer adäquaten Beutel-Masken-Beatmung. Wenn eine gute Aussicht auf Erfolg besteht *und* der Sanitäter großes Geschick und viel Erfahrung in der endotrachealen Intubation hat, sollte dennoch nach wie vor die Rapid Sequence Intubation in Betracht gezogen werden. Ein elastischer Bougie sollte vorhanden sein. Techniken, wie BURP (nach hinten, oben und rechts gerichteter Druck) oder ELM (externe laryngeale Manipulation), sollten als Hilfe eingesetzt werden; außerdem sollte ein alternativer Atemweg bereitstehen. Zusätzlich können Sie, sobald der Patient paralysiert ist, eine digitale Intubation in Betracht ziehen.

Der Nachteil der Rapid Sequence Intubation besteht darin, dass es dabei keinen defintiv geschützten Atemweg gibt, ein Ergebnis, das generell nicht ideal ist, wenn eine schwierige Intubation zu erwarten ist. Letztlich müssen Sie die Intubation mit einem alternativen Atemweg in Betracht ziehen.

Wie bereits erwähnt, weisen drei Fehlversuche der Intubation oder die Unmöglichkeit, die Sauerstoffsättigung über 90% (mittels Beutel-Masken-Beatmung) aufrechtzuerhalten, auf einen *fehlgeschlagenen Atemweg* hin. Wenn das passiert, besteht größte Dringlichkeit einer Atemwegssicherung.

Bedenken Sie als Erstes, dass nach drei fehlgeschlagenen Intubationsversuchen bei jedem weiteren Intubationsversuch etwas anders gemacht werden muss. Einfache Veränderungen der nachfolgenden Versuche können z.B. die Repositionierung des Patientenkopfes, einen Wechsel des Laryngoskopspatels (gebogen oder gerade), ein anderer Anwender oder die Verwendung eines elastischen Bougie beinhalten. Andere Möglichkeiten, wie der Einsatz eines direkten Visualisierungshilfsmittels (z.B. Airtraq; ▶*Abbildung 3.31a*) oder eines indirekten Visualisierungshilfsmittels (z.B. GlideScope Ranger; ▶*Abbildung 3.31b*), sollten ebenfalls in Betracht gezogen werden.

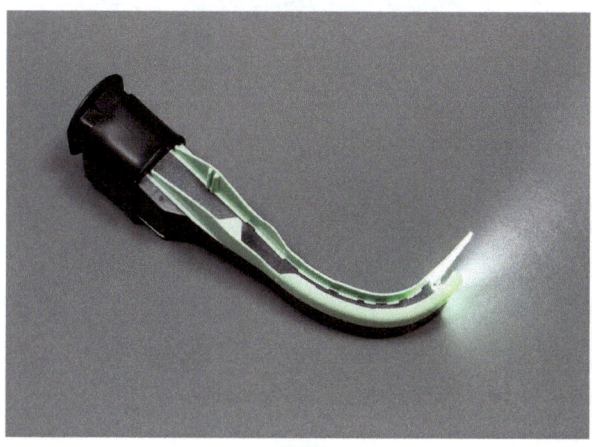 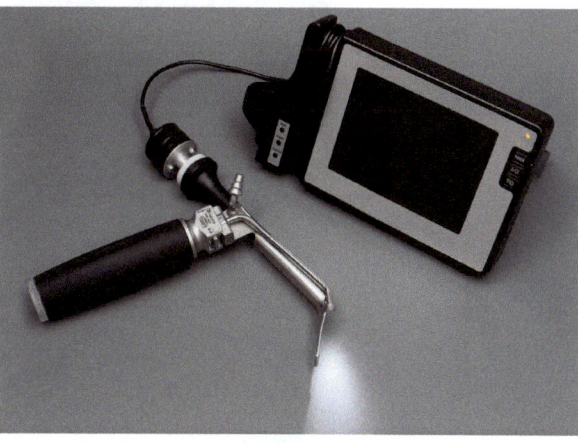

Abbildung 3.31: Alternative Visualisierungshilfsmittel: (a) Airtraq, Gerät zur direkten Visualisierung; (b) GlideScope Ranger, Gerät zur indirekten Visualisierung

Wenn ein *fehlgeschlagener Atemweg* einmal erkannt worden ist, so ist die erste Maßnahme, einen alternativen Atemweg einzuführen, um zu ermitteln, ob die Sauerstoffsättigung auf über 90% gehalten werden kann. Wenn dieser Ansatz sofort erfolgreich ist, fahren Sie mit PtL, Kombitubus, LMA oder einer pharyngealen Atemwegshilfe fort, um den Patienten weiterhin beatmen zu können. Wenn sich allerdings herausstellt, dass der Patient *weder* intubiert *noch* beatmet werden kann, muss eine chirurgische Maßnahme durchgeführt werden (chirurgische Krikothyreotomie, Nadelkrikothyreotomie oder retrograde Intubation).

Am wichtigsten ist, dass jeder Sanitäter mit den Techniken des Atemwegsmanagements vertraut ist, die in seinem Rettungssystem vorhanden sind, bzw. mit den Methoden, die bei *schwierigen* oder *fehlgeschlagenen Atemwegen* bevorzugt angewandt werden.

3.11.3 Patientenüberwachung

Bei der Behandlung der Atemwege des Patienten und der Beatmung müssen wir uns daran erinnern, dass wir eine der grundlegenden Funktionen des Körpers manipulieren. Diese Manipulation verursacht meist eine Reaktion des Patienten. Häufig kommt die Reaktion vom parasympathischen bzw. sympathischen Nervensystem. Aufgrund dessen ist es wichtig, dass der Patient genau überwacht wird, gerade wenn eine Atemwegsmanipulation durchgeführt wird.

Die folgenden Parameter sollten kontinuierlich bei jedem Patienten überwacht werden, bei dem eine Intervention der Atemwege und der Ventilation stattfindet. Diese Parameter sind der Patientenzustand, das EKG, die Sauerstoffsättigung im Blut und der Blutdruck. Zusätzlich wird eine kontinuierliche, wellenförmige Kapnografie bei intubierten Patienten empfohlen (▶*Abbildung 3.32*).

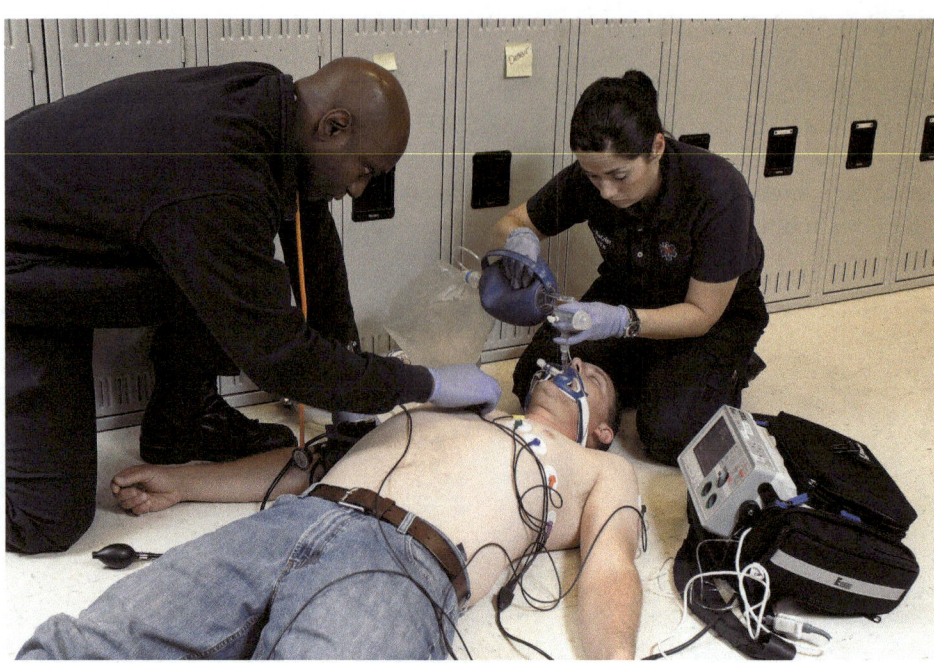

Abbildung 3.32: Ein intubierter Patient mit EKG, Oxymeter, Blutdruckmesser und Kapnografie

Beobachtung des Patienten

Die klinische Beobachtung des Patienten ist extrem wichtig. Technologien, wie z.B. das EKG, die Pulsoxymetrie und die Kapnometrie oder die Kapnografie, dienen als Ergänzung.

Bei jedem Patienten, der eine Atemwegsintervention benötigt, müssen Sie regelmäßig das Bewusstsein, die Hautfarbe und die Schleimhaut überprüfen. Die Haut und die Schleimhaut sollten aufmerksam auf Anzeichen einer adäquaten Oxygenierung begutachtet werden. Das Auftreten einer Zyanose, insbesondere an den Schleimhäuten um den Mund, weist auf eine inadäquate Oxygenierung hin. Wenn der Patient jedoch nach einer Atemwegsintervention wacher und ruhiger wird, dann ist dies ein Zeichen einer adäquaten Sauerstoffversorgung des Gehirns. Wenn der Patient nach der Intervention allerdings weniger reaktiv oder erregter wird, müssen Probleme mit der Sauerstoffversorgung in Betracht gezogen werden.

Bei Patienten die eine assistierte Beatmung erhalten, müssen Sie bei der Beatmung kontinuierlich darauf achten, dass sich die Brust gleichmäßig hebt und senkt. Falls eine Maske verwendet wird, dann schätzen Sie die Dichtheit der Maske und die Beatmungstiefe ein. Achten Sie ebenfalls auf die Leichtgängigkeit der Beatmung. Dies gibt Aufschluss über den Spitzendruck in den Atemwegen und die Lungen-Compliance. Der Patient sollte die Anzeichen einer angemessenen Sauerstoffsättigung zeigen, wie vorher erwähnt.

EKG-Monitoring

Eine zusätzliche Komponente der Patienteneinschätzung ist das kontinuierliche EKG-Monitoring (▶ *Abbildung 3.33*). Patienten, die zusätzlichen Sauerstoff benötigen, laufen Gefahr, eine Hypoxie zu entwickeln.

Die frühen Anzeichen einer Hypoxie sind mitunter Herzrhythmusstörungen, Tachykardie und Bradykardie, ebenso wie vorzeitige Vorhof- und Kammerkontraktionen. Ventrikuläre Tachykardie, Kammerflimmern, pulslose elektrische Aktivität und Asystolie sind Rhythmen, die sich bei einer profunde Hypoxie entwickeln können.

> Bei jedem Patienten, der eine Atemwegsintervention benötigt, muss regelmäßig der Bewusstseinszustand überprüft werden, ebenso wie die Hautfarbe und die Schleimhaut. Achten Sie dort genau auf Anzeichen einer Hypoxie.

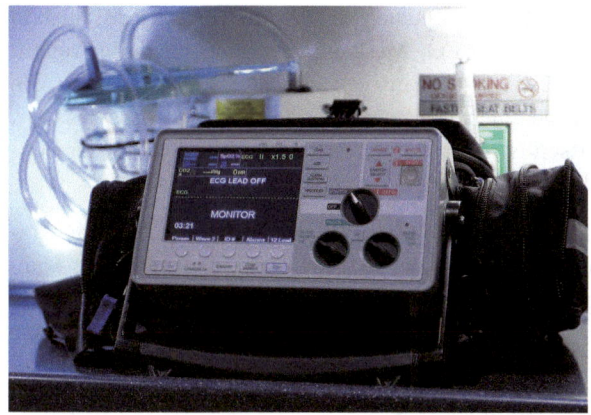

Abbildung 3.33: EKG-Monitor

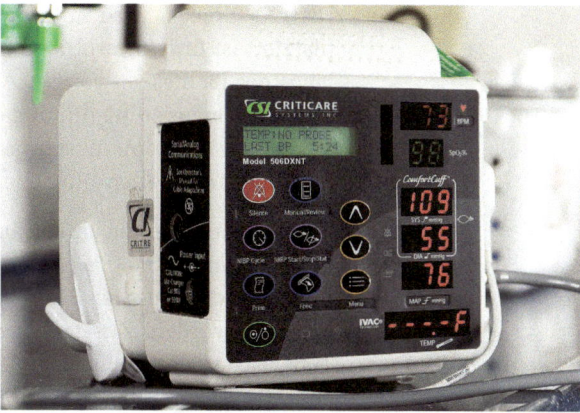

Abbildung 3.34: Blutdruckmonitor

Ein anderes wichtiges Argument für ein kontinuierliches EKG-Monitoring ist, dass jede Manipulation des Atemwegs beim Patienten eine starke autonome (parasympathische bzw. sympathische) Reaktion des Körpers verursacht. Tachykarde bzw. bradykarde Rhythmen können sich aufgrund der Beteiligung der oberen Atemwege entwickeln. Zusätzlich kann sich der Blutdruck des Patienten während einer Intervention signifikant verändern (▶Abbildung 3.34). Wenn sich eine signifikante bradykarde Reaktion entwickelt, dann verabreichen Sie Atropin 0,5 bis 1,0 mg i.v., bevor Sie weitere Versuche der Atemwegsmanipulation durchführen.

Pulsoxymetrie

Die Pulsoxymetrie (▶Abbildung 3.35) ist für die kontinuierliche Messung der Sauerstoffsättigung im Blut nützlich. Im Speziellen misst die Pulsoxymetrie die Menge an gesättigten Hämoglobinzellen. (Erinnern Sie sich daran, dass Hämoglobin ein Blutprotein ist, das für den Sauerstofftransport verantwortlich ist, aber auch mit anderen Gasen gesättigt werden kann, wie z.B. Kohlenmonoxid.) Der Sanitäter sollte erkennen, wann die Ergebnisse der Pulsoxymetrie nicht stimmen können (z.B. schlechte Perfusion, kalte Extremitäten) oder einen falschen Wert vortäuschen (z.B. Kohlenmonoxidvergiftung).

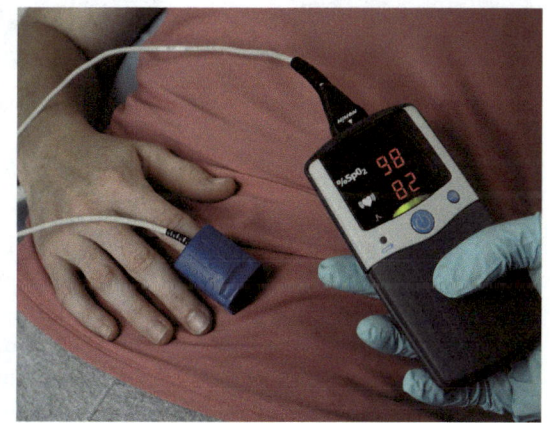

Abbildung 3.35: Pulsoxymeter

> **Praxistipp**
>
> Erinnern Sie sich daran, dass Hämoglobin, an dem Kohlenmonoxid gebunden ist, absorbierende Eigenschaften hat, ähnlich wie Oxyhämoglobin. Daher kann es bei einem Patienten mit einer Kohlenmonoxidvergiftung vorkommen, dass das Pulsoxymeter eine normale Sauerstoffsättigung anzeigt. Deshalb ist die Pulsoxymetrie beim Bestimmen der Sauerstoffsättigung oder der Reaktion auf eine Sauerstofftherapie bei Patienten mit einer Kohlenmonoxidvergiftung, nicht nützlich.

Kapnometrie bzw. Kapnografie

Die Kapnografie wird zur Ermittlung des Kohlendioxidspiegels (CO_2) während der Atmung verwendet. Einige Geräte zeigen einfach nur einen Zahlenwert (Kapnometrie) der CO_2-Messung am Ende jedes Atemzugs an (endtidales CO_2 bezeichnet als „$PETCO_2$"; ▶Abbildung 3.36).

Der CO_2-Spiegel wird mithilfe eines Adapters gemessen, der im Ventilationskreislauf platziert ist und Infrarotlicht ausstrahlt. Zur CO_2-Messung wird eine spezielle Wellenlänge des Lichtes verwendet. Alternativ werden Einweg-CO_2-Detektoren eingesetzt, die eine Farbveränderung durch das ausgeatmete CO_2 messen. Als Regel gilt, dass das CO_2, das mittels der Kapnometrie gemessen wird, ca. 2 bis 5 mmHg niedriger ist als der CO_2-Spiegel im arteriellen Blut; aber dies ist von Patient zu Patient unterschiedlich.

Andere Geräte verfolgen kontinuierlich den CO_2-Gehalt in der Ausatemluft (Kapnografie; ▶ *Abbildung 3.37*). Die kontinuierliche Endtidal-CO_2-Messung ist geeignet als Maßstab der Adäquanz der Beatmung und wird im Speziellen bei Patienten eingesetzt, die intubiert wurden. Zusätzlich zeigt das Vorhandensein von Endtidal-CO_2 die richtige Tubuslage in der Trachea an. Aufgrund dessen wird die wellenförmige Kapnografie insbesondere bei intubierten Patienten sehr empfohlen. Viele Systeme erfordern nach der Platzierung eines Trachealtubus eine Messung des Endtidal-CO_2. Diese Methoden werden zur Bestätigung der richtigen Tubuslage verwendet.

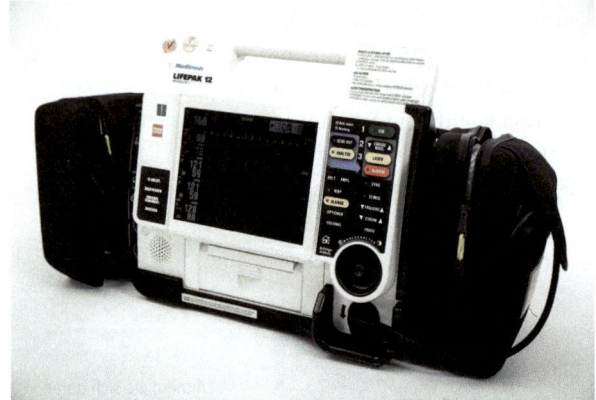

Abbildung 3.36: Quantitativer, elektronischer Endtidal-CO_2-Detektor

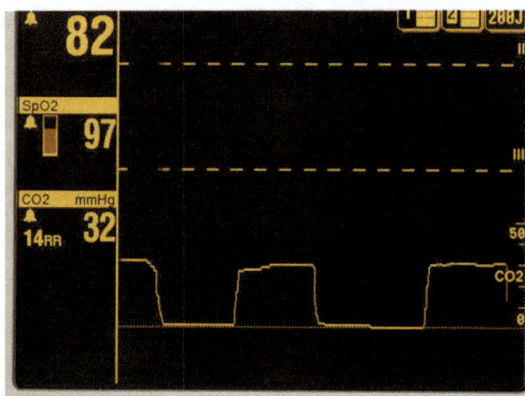

Abbildung 3.37: Kontinuierliche (Wellenform-)Kapnografie

ZUSAMMENFASSUNG

Die Sicherstellung einer adäquaten Sauerstoffversorgung und einer angemessenen Ventilation (Belüftung) jedes Notfallpatienten haben absolute Priorität.

Patienten mit einem verminderten Bewusstseinszustand, strukturellen Atemwegsproblemen oder einer inadäquaten Ventilation benötigen zum Aufrechterhalten der Atemwege Unterstützung. Die gängigsten Methoden, um einen adäquaten Atemweg und eine ausreichende Ventilation zu gewährleisten, sind manuelle Atemwegsmanöver, mechanische Atemwegshilfen und die tracheale Intubation.

Obwohl die orotracheale Intubation die ideale Methode zur Atemwegssicherung und Ventilationsunterstützung ist, gibt es dazu viele Alternativen, insbesondere zur Behandlung von Patienten mit voraussehbaren Atemwegsschwierigkeiten. Diese Alternativen sind die nasotracheale Intubation, die digitale Intubation und einige chirurgische Techniken. Für die Situationen, bei denen keine endgültige Intubation möglich ist, können Alternativen, wie PtL, Combitube, LMA oder pharyngealer Atemweg, zur Atemwegsunterstützung eingesetzt werden.

Patienten, die eine solche Unterstützung benötigen, sollten laufend und sorgfältig mittels wiederholter klinischer Beobachtung, mit einem EKG-Monitoring und einer kontinuierlichen Pulsoxymetrie überwacht werden. Die Kapnometrie oder Kapnografie ist bei intubierten Patienten nützlich.

ZUSAMMENFASSUNG

Fallbeispiel – Fallverlauf

Sie sind zu einem Notruf mit der Berufung „bewusstloser Unbekannter" geschickt worden und haben am Berufungsort eine bewusstlose Frau vorgefunden. Ihr Mann hat Ihnen berichtet, er habe seine Frau bewusstlos aufgefunden, nachdem sie sich über schwere Kopfschmerzen beklagt hatte.

Beim Annähern an die bewusstlose Patientin kontrollieren Sie die Umgebung auf potenzielle Gefahren. Da bei der Patientin augenscheinlich eine sofortige Atemwegsintervention und Atmungsunterstützung erforderlich ist, ziehen Sie sich umgehend Ihre Handschuhe und die Atemschutzmaske an und setzen Ihre Schutzbrille auf. Da kein offensichtliches Trauma erkennbar ist, überstrecken Sie sofort den Kopf der Patientin und bitten Ihren Partner, die Beatmungsausstattung und die Absaugeinheit an die Patientenseite zu bringen.

Sie befreien den Oropharynx von groben Nahrungspartikeln durch Auswischen mit Ihren Fingern. Anschließend setzen Sie einen Absaugkatheter ein, um die oberen Atemwege freizumachen. Die Patientin reagiert nur minimal auf die durchgeführten Maßnahmen und zeigt auch keine Verbesserung der Hautfarbe oder der Atemfrequenz. Nachdem Ihr Partner nach kurzer Zeit mit einem Beatmungsbeutel und einer Sauerstoffquelle zurückgekehrt ist, beginnen Sie mit einer Zwei-Personen-Beutel-Masken-Beatmung. Der dritte Sanitäter klebt die EKG-Elektroden und schließt den EKG-Monitor und das Pulsoxymeter an. Die Herzfrequenz steigt infolge der assistierten Beatmung von 50 auf 80 Schläge/min an, und auch die Sauerstoffsättigung verbessert sich von 80 auf 96%. Der mentale Status und die Atemfrequenz bleiben allerdings unverändert.

Sie folgern, dass die Patientin eine anhaltende Beatmungs- und Atemwegsunterstützung benötigt, und stellen die akute Indikation zur Intubation fest.

Obwohl Sie der Meinung sind, dass eine normale orotracheale Intubation das Beste für die Patientin wäre, könnten die Unmengen an Schleim und Erbrochenem im Oropharynx dieses Vorhaben erschweren. Darüber hinaus ist die Patientin nicht mehr die allerjüngste, weshalb die Mobilität ihres Halses vermutlich eingeschränkt ist; dies könnte eine Beutel-Masken-Beatmung erschweren. Zusätzlich macht der kleine, zurückstehende Kiefer eine adäquate Orientierung der oralen, der pharyngealen und der trachealen Achse sehr unwahrscheinlich. Die Patientin zeigt außerdem reflexartige Bewegungen des Mundes, weshalb ein digitales Vorgehen zu unsicher ist.

Sie erkennen einen potenziell schwierigen Atemweg und entscheiden sich daher für einen nasotrachealen Zugang, wobei Ihnen bewusst ist, dass eine erfolgreiche Durchführung bei der flachen Atmung der Patientin schwierig sein wird. Glücklicherweise ist die Maßnahme erfolgreich. Sie saugen den Trachealtubus mit einem flexiblen Katheter ab und fahren anschließend mit der Stabilisierung der Patientin fort.

Sie transportieren die Patientin zum Krankenhaus. Später erhalten Sie eine Mitteilung vom Ehemann der Patientin, der sich bei Ihnen für die Hilfe bedankt und Ihnen mitteilt, dass sich seine Frau von einer intrazerebralen Blutung erholt hat. Sie befindet sich zurzeit in einem Rehabilitationszentrum und macht laufend Fortschritte.

Lernziele

Nach dem Lesen dieses Kapitels sollten Sie in der Lage sein:

- Hypoperfusion und Schock zu definieren.
- Die Anatomie und die Physiologie der Gewebeperfusion zu schildern.
- Die Pathophysiologie des Schocks zu erklären.
- Die präklinische Arbeits- und Differenzialdiagnose zu erstellen.
- Die Untersuchungsprioritäten zu nennen.
- Die Behandlungsprioritäten wiederzugeben.

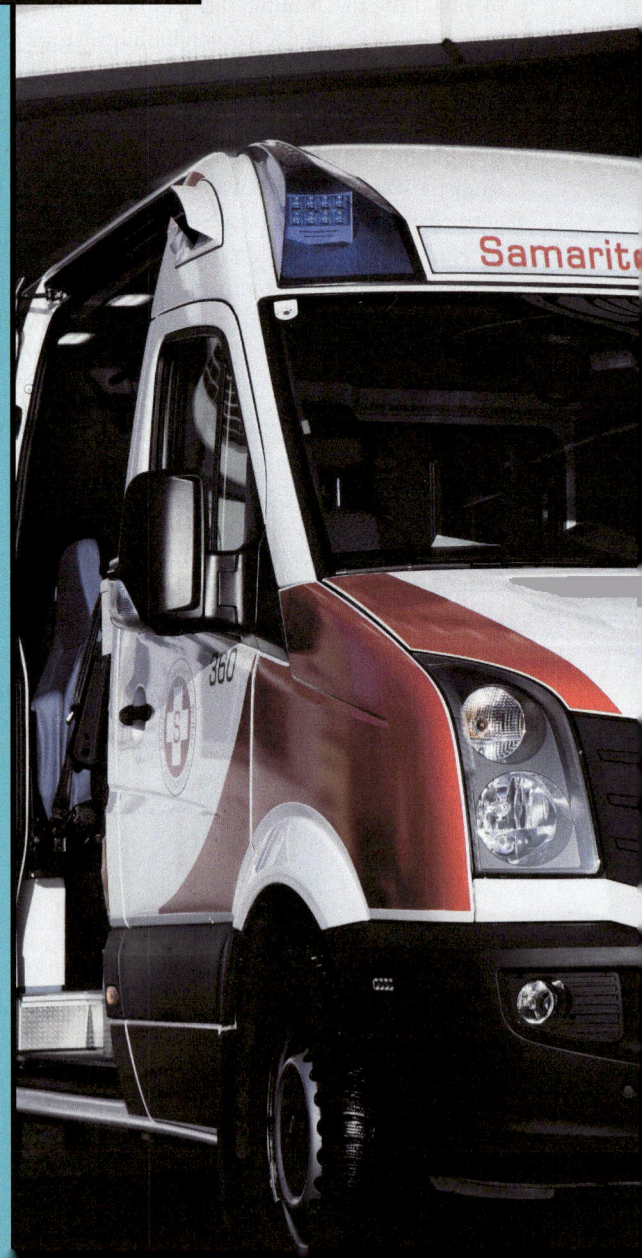

Schock und die Stadien der Hypoperfusion

ÜBERBLICK

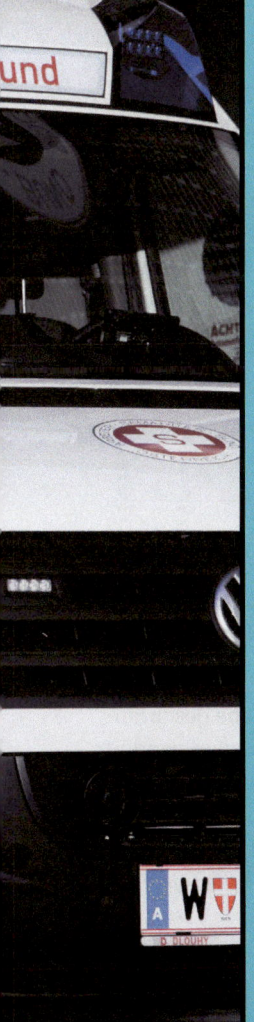

》 Hypoperfusion ist eine inadäquate Versorgung des Körpergewebes mit Sauerstoff und Nährstoffen und der ungenügende Abtransport von Abfallprodukten. Der Zustand der Hypoperfusion kann viele verschiedene Ursachen haben und ist das Endergebnis einer Vielzahl von Krankheitsprozessen. Wenn sie nicht rechtzeitig erkannt und behandelt wird, kann eine Hypoperfusion zum Tod führen. Tatsächlich ist die Hypoperfusion (Schock) die Haupttodesursache des Menschen. Aus diesem Grund muss der Sanitäter die Umstände und Zustände verstehen, bei denen ein Schock auftreten kann, muss eine sorgfältige Beurteilung durchführen und die Anzeichen und Symptome eines Schocks erkennen. Basierend auf diesen Ergebnissen muss der Sanitäter entsprechende Maßnahmen ergreifen, um die Perfusion zu unterstützen und um ein Fortschreiten des Schocks zu verhindern oder die Entwicklung der Schockzeichen umzukehren. 《

Fallbeispiel

Sie werden zu einem Notfall gerufen, bei dem ein 59-jähriger Mann bewusstlos in seinem Haus gefunden wurde. Bei Ihrer Ankunft finden Sie Ihren Patienten in Rückenlage auf dem Boden des Wohnzimmers vor. Er reagiert nicht auf Ansprache und murmelt als Reaktion auf einen Schmerzreiz. Seine Haut ist rosa und trocken. Als Sie sich ihm nähern, bemerken Sie seine schnelle und flache Atmung. Sein Radialispuls ist schwach, bei einer Frequenz von 148 Schlägen/min. Seine Haut ist sehr warm. Seine Frau berichtet Ihnen, dass sie von der Arbeit heimkam und ihren Mann auf dem Boden vorgefunden hat. Als er auf sie nicht reagierte, rief sie 112 an. Laut der Gattin hatte der Mann in den letzten Tagen Schnupfen, Kopf- und Ohrenschmerzen.

Gestern klagte er über einen gelb-grünen Ausfluss aus dem rechten Ohr. Er hatte ein rezeptfreies Dekongestivum eingenommen, nachdem er den Ausfluss aus seinem Ohr bemerkt hatte. Als sie gegen 7:30 Uhr zur Arbeit ging, beschwerte ihr Mann sich über Kopfschmerzen und wollte im Bett bleiben.

Welche physiologischen Mechanismen können aufgrund der Hauptbeschwerde, der Vorgeschichte und der Ersteinschätzung vermutet werden – und welche präklinische Arbeits- bzw. Differenzialdiagnose legen diese Mechanismen an diesem Punkt nahe? Wie würden Sie bei der weiteren Einschätzung vorgehen, um sich auf eine weitere oder engere Auswahl für Ihre präklinische Differenzialdiagnose festzulegen? Wie würden Sie mit der Versorgung dieses Patienten beginnen?

Definition von Hypoperfusion und Schock   4.1

Die *Perfusion* ist die Lieferung von Sauerstoff und anderen Nährstoffen an das Gewebe des Körpers. Sie ist das Ergebnis einer konstanten und adäquaten Zirkulation des Blutes, das ebenso auch für den Abtransport von Abfallprodukten sorgt. Die *Hypoperfusion* wird als „inadäquate Gewebeperfusion" definiert.

Eine inadäquate Perfusion des Gewebes kann sich auf ein Organ oder Gewebe beschränken, wie im Falle einer Obstruktion einer Koronararterie, die zu einer ungenügenden Versorgung des Herzgewebes mit oxygeniertem Blut führt. Sie kann auch auf eine Extremität beschränkt sein, wie bei einem Kompartment-Syndrom oder einem durch einen Embolus eingeschränkten Blutfluss in einem Arm oder einem Bein. Hypoperfusion kann ebenso systemisch sein; der Terminus „Schock" ist ein Synonym für die systemische Hypoperfusion.

Von den verschiedenen Typen der Hypoperfusion ist der Schock jener, der die meiste Aufmerksamkeit erhält, die – was diskutiert wird – am häufigsten vorkommt und am wenigsten verstanden wird. Im weiteren Verlauf dieses Kapitels werden die Begriffe „Hypoperfusion" und „Schock" synonym verwendet.

> **Definition**
>
> **Schock:** Systemische Hypoperfusion; inadäquate Versorgung des Körpergewebes mit Sauerstoff und Nährstoffen.

Schock ist ein Zustand, in dem die Perfusion nicht ausreicht, um den zellulären Bedarf des Körpers zu decken. Dies führt zu Ischämie, Hypoxämie und beeinträchtigtem zellulärem Stoffwechsel. Ein Schock kann eine Vielzahl von Ursachen haben. Er kann aus einem Problem mit der Lunge, dem Herz, den Blutgefäßen, dem Blut oder dem Nervensystem entstehen – alles Systeme und Organe, die eine Schlüsselrolle in der Perfusion spielen. Kann der Schock sich unbehindert entwickeln, endet er in einem Zusammenbruch der Verarbeitung von oder des Zugangs zu Sauerstoff, Glucose und Substraten, die für den Stoffwechsel notwendig sind. Letztlich führt ein Schock zum Tod. Daher ist es sehr wichtig, das Vorhandensein von Hypoperfusionsstadien in Betracht zu ziehen und die Behandlung korrekt und effizient durchzuführen.

Wenn eine Hypoperfusion besteht, versucht der Körper, sie zu kompensieren. Der kompensatorische Mechanismus resultiert in sichtbaren Anzeichen und Symptomen. Diese können den Sanitäter auf das Bestehen eines Schocks, auf seine wahrscheinliche Ursache und auf seinen Schweregrad hinweisen.

Es können nur dann präzise Schlussfolgerungen gezogen und angemessene Behandlungsentscheidungen getroffen werden, wenn Basiswissen zu folgenden Punkten vorhanden ist:

- Mechanismen, die einen Schock verursachen
- Bedeutung der Einschätzungsergebnisse
- Indikatoren, die sachdienlich für die Arbeitsdiagnose sind

Bei einem Trauma kann der Schock die Folge einer Verletzung sein; bei medizinischen Notfällen sind die Stadien der Erkrankung als Schockursache in Betracht zu ziehen. Bei einem Trauma ist der Verletzungsmechanismus plötzlich, klar und üblicherweise offensichtlich (z.B. ein Autounfall, eine Schusswunde oder auch ein Sturz). Der Großteil der Hinweise auf den Verletzungsmechanismus findet sich bei Betrachtung der Umgebung. Bei einem medizinischen Problem allerdings braucht der Mechanismus der Krankheit Zeit, um sich zu entwickeln, und ist meist subtiler als ein Verletzungsmechanismus. Der Großteil der Hinweise in Bezug auf den Krankheitsmechanismus ist in diesem Fall in der Krankengeschichte zu finden. Daher erfordert die Anamnese eine zielgerichtete Befragung und wird durch körperliche Untersuchungsergebnisse, die Symptome und deren Entwicklung untermauert. Das Auswerten der Einschätzungsergebnisse und das Erkennen von Warnzeichen, die sachdienlich für die Arbeitsdiagnose sind, erfordern gründliche Kenntnisse der Anatomie, der Physiologie und der Pathophysiologie. Dieses Kapitel hat folgende Ziele:

Die Untersuchungsergebnisse und die diagnostischen Hinweise richtig zu deuten, erfordert eine gründliche Kenntnis von Anatomie, Physiologie und Pathophysiologie.

- Hintergrundwissen über Anatomie, Physiologie und Pathophysiologie zu liefern, sodass Sie die Indikatoren der Hypoperfusion leichter erkennen können;
- Hinweise zur Ursache der Hypoperfusion hervorzuheben, die Sie im Rahmen der Anamnese und der körperlichen Untersuchung finden können;
- Ihre Fähigkeiten zu verbessern, den Grad der Schwere der Hypoperfusion einzuschätzen;
- Interventionen zu erklären, die Sie durchführen können, um den Prozess der Hypoperfusion zu verlangsamen.

Anatomie und Physiologie der Gewebeperfusion 4.2

Die Perfusionsleistung (der Austausch von Sauerstoff, Nährstoffen und Abfallprodukten zwischen Blut und Zellen) erfolgt auf kapillarer Ebene. Um eine adäquate Perfusion zu gewährleisten, benötigt der Körper ein intaktes respiratorisches System (für den Austausch von Sauerstoff und Kohlendioxid), eine suffiziente Menge an sauerstoff- (meist an Hämoglobin gebunden transportiert) und nährstoffreichem Blut, ein intaktes Gefäßsystem und ein funktionierendes Herz (um das Blut durch das Gefäßsystem zu pumpen). Wenn eines dieser Systeme versagt, kann die Perfusion inadäquat werden (Schock).

4.2.1 Respiratorisches System

Damit Sauerstoff und Kohlendioxid auf zellulärer Ebene ausgetauscht werden können, muss Sauerstoff an Hämoglobin gebunden im Blut vorhanden sein, und dieses Blut muss die Zellen erreichen (Näheres zur Anatomie und Physiologie des respiratorischen Systems siehe *Kapitel 5*).

Die Bronchiolen besitzen überall im Bronchialbaum β2-Rezeptoren. Wenn sie stimuliert werden, bewirken die β2-Rezeptoren eine Dilatation der glatten Muskulatur, die die Bronchiolen umgibt. Zwei Drittel des Bronchialbaums sind durch das parasympathische Nervensystem innerviert. Dieses stimuliert die Becherzellen, damit diese Schleim produzieren. Der Schleim hat den Zweck, die eingeatmeten Feinstaubpartikel einzufangen. Gemeinsam kontrollieren das sympathische und das parasympathische Nervensystem den Innendurchmesser der Bronchiolen.

Die Alveolen und die Kapillargefäße, die sie umgeben, haben besondere Eigenschaften und Funktionen, die im Schockzustand von Bedeutung sind. Spezialisierte Zellen in den Alveolen produzieren Surfactant. Dies ist ein tensidähnliches Lipoprotein, das die Alveolen offen hält, die Oberflächenspannung reduziert und die Alveolen trocken hält. Wenn die Surfactant-Produktion gestört ist oder wenn Surfactant nicht in ausreichender Menge produziert wird, dann steigt die alveoläre Oberflächenspannung; dies führt zu einem alveolären Kollaps, zu einer reduzierten Lungenausdehnung und zu einer erhöhten Atemarbeit.

Normalerweise kann die Lunge jede Blutmenge aufnehmen, die in den rechten Vorhof des Herzes einfließt (Vorlast) und dann von der rechten Herzkammer in die Lunge gepumpt wird. Die Rate des Sauerstoff- und Stickstoffaustauschs in der Lunge ist sehr effizient und hält normalerweise mit der Vorlast Schritt.

Neben den Zellen, die Surfactant produzieren, stellen andere spezialisierte Zellen in den Alveolen ein Enzym her (ACE), das, wenn es in den Blutstrom ausgeschüttet wird, Angiotensin I in Angiotensin II umwandelt. Angiotensin II ist ein starker Vasokonstriktor, der zudem die Sekretion von Aldosteron stimuliert, das dabei hilft Körperwasser zurückzuhalten. Die Ausschüttung und Wirkung von Angiotensin II wird im Schockstadium sehr wichtig. Ebenfalls wichtig ist, dass die alveolären und kapillaren Wände sehr empfindlich auf die Anreicherung von Toxinen im Blut und auf *Azidose* (niedriger pH) reagieren.

Werden die alveolären Wände geschädigt und steigert sich ihre Permeabilität, können die ACE-produzierenden Zellen ineffizient werden oder sogar in der Umwandlung von Angiotensin I zu Angiotensin II versagen. Das Endresultat ist die eingeschränkte Fähigkeit, auf den Schock zu reagieren.

4.2.2 Herz

Eine adäquate Gewebeperfusion hängt vom *Herzminutenvolumen* ab; dies ist definiert als die Blutmenge, die innerhalb 1 min aus dem linken Ventrikel gepumpt wird. Die klassische Formel, um das Herzminutenvolumen (in l/min) zu errechnen, verwendet das *Schlagvolumen* (Blutmenge, die bei jedem Herzschlag aus dem linken Ventrikel gepumpt wird) und die Herzfrequenz (Schläge/min).

$$Schlagvolumen \cdot Herzfrequenz = Herzminutenvolumen$$

Damit das Herzminutenvolumen ausreicht, um eine Perfusion aufrechtzuerhalten, muss sowohl eine suffiziente Menge Blut zum Herz geliefert werden als auch ein effizient funktionierendes Herz vorhanden sein.

Um das Herzminutenvolumen aufrechtzuerhalten, benötigt der Herzmuskel genügend Sauerstoff und Glucose, um ausreichend Energie zu produzieren, damit die Arbeitsleistung aufrechterhalten werden kann. Seine Kontraktionen werden durch den *Frank-Starling-Mechanismus* beeinflusst. Bei diesem wird die Kontraktion stärker, je mehr (in Grenzen) der Herzmuskel (vor-)gedehnt wird.

Je größer also die *Vorlast* (Blutvolumen, das vom venösen System zum Herz transportiert wird) ist, desto größer wird die Kraft der Kontraktion, wenn das Herz gesund und adäquat versorgt ist. Der Frank-Starling-Mechanismus ist der lebensnotwendige Mechanismus, der die Perfusion unterstützt, wenn Sie sich anstrengen.

Bei einigen Patienten allerdings wurde der Herzmuskel oder dessen Struktur beschädigt (z.B. durch Myokardinfarkt, Kardiomyopathie oder Schädigung der Klappen), und er hat seine Fähigkeit verloren, auf den Stimulus der Vorlast in vollem Umfang zu reagieren. Wenn der Herzmuskel nicht gesund ist oder es ihm an ausreichend Sauerstoff oder Glucose fehlt, um die Nachfrage decken zu können, kann Herzversagen die Folge sein.

4.2.3 Gefäßsystem

Aufgrund der großen Dimension des Gefäßsystems des Körpers (96.000 km an Gefäßen einschließlich Kapillarsystem) und der relativ geringen totalen Blutmenge von 5 bis 6 l stellt die Regulation des Blutflusses einen konstanten und kritischen Prozess dar.

Der Körper reguliert den Blutfluss, indem er die Gefäßgröße oder die in das Gefäßsystem fließende Blutmenge kontrolliert. Das sympathische und das parasympathische Nervensystem sind an der Regulation der Gefäßdurchmesser (sowohl der Arterien als auch der Venen) beteiligt; sie stimulieren die Rezeptoren in den Gefäßwänden. Das arterielle System hat eine dickere Muskelschicht; daher reagiert es mit einer stärkeren Vasokonstriktion. Normalerweise besteht ein gewisser Grundtonus in den Gefäßwänden. Die Arteriolen regulieren den Blutfluss zu den Kapillarbetten (▶ *Abbildung 4.1*). Die Kapillarbetten sind eine Zellschicht dick und erlauben den Austausch von Substanzen durch die Kontaktstellen zwischen den endothelialen Zellen, durch Fensteröffnungen und durch Diffusion oder aktiven Transport über Vesikel. Am Übergang der kleinsten Arteriolen (Metaaterriolen) in das Kapillarbett liegen präkapillare Schließmuskeln. Diese Schließmuskeln kontrahieren und entspannen sich, um den Blutfluss in die Kapillarbetten zu regulieren Die Funktion dieser Sphinkteren wird durch den Bedarf der Zellen an Sauerstoff und Nährstoffen sowie durch die Ansammlung von metabolischen Säuren und anderen Toxinen beeinflusst, die den pH-Wert verändern. Die Schließmuskeln entspannen sich, soweit es nötig ist, um genug Blut in die Kapillarbetten gelangen zu lassen, damit ausreichend Sauerstoff und Nährstoffe angeliefert und

Definition

Herzminutenvolumen: Die Blutmenge, die pro Minute aus dem linken Ventrikel gepumpt wird.

Schlagvolumen: Die Blutmenge, die bei jedem Herzschlag aus dem linken Ventrikel gepumpt wird.

Frank-Starling-Mechanismus: Ein Kennzeichen des Herzmuskels: Je mehr er gedehnt wird, desto stärker kontrahiert er.

Vorlast: Das Blutvolumen, das zum Herz transportiert wird.

Abfallprodukte ausgeschwemmt werden. Die Schließmuskeln kontrahieren, wenn der Bedarf an Sauerstoff und Nährstoffen reduziert ist. Dilatation der Gefäße in einem Bereich kann durch Verengung in einem anderen ausgeglichen werden, um das Gesamtvolumen des Gefäßsystems konstant zu halten und den Stoffwechselbedarf zu decken.

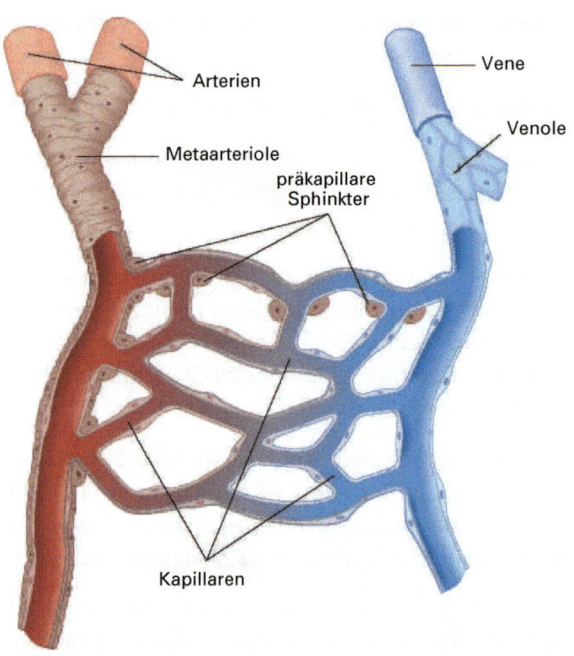

Abbildung 4.1: Kapillarbett mit präkapillaren Sphinkteren (glatte Muskelbänder) am Übergang der Arteriolen in die Kapillaren. Kontrahieren die Sphinkteren, dann ist der Blutfluss durch die Kapillargefäße vermindert oder gestoppt.

Definition

Nachlast: Der Widerstand, gegen den das Herz anpumpen muss.

Wenn die Arterien und Venen auf die Stimulation der α-Rezeptoren mit Vasokonstriktion reagieren, dann nimmt der periphere Gefäßwiderstand, die *Nachlast*, zu. Die Nachlast ist als der Widerstand definiert, gegen den das Herz anpumpen muss. Venöse Engstellung spielt ebenfalls eine wichtige Rolle in der Kontrolle der Vorlast; dies beeinflusst in der Folge das Schlagvolumen und das Herzminutenvolumen. Vasokonstriktion primär der Venen kann genug Druck im System aufrechterhalten, um die lebenswichtigen Organe (Herz, Gehirn und Lunge) fast normal zu perfundieren, auch wenn nahezu 25% des gesamten Blutvolumens verloren gegangen sind. Die Priorität des Körpers liegt im Schock darin, die Blutversorgung der lebenswichtigen Organe zu sichern.

Weil es mehr Venen als Arterien im Körper gibt, dienen Venen und Venolen im Bedarfsfall als Blutspeicher. Wenn der Mechanismus der Vasokonstriktion versagt, dann kann eben jenes Verhältnis der Venen- zur Arterienanzahl eine relative Hypovolämie verursachen.

Das Endothel (die Auskleidung der Gefäße) ist sensibel für die Ansammlung von metabolischen Säuren, Reizstoffen – wie bei einer Entzündung – und Toxinen, die als Reaktion auf protrahierte Ischämie und Hypoxämie freigesetzt wurden. Diese Substanzen können Vasokonstriktion, Vasodilatation und/oder einen Anstieg der Permeabilität (speziell auf Kapillarebene) und die Auslösung der Gerinnungskaskade verursachen. Dieser Prozess hilft dabei, das Ausschwemmphänomen zu erklären, das im späteren Schockstadium auftritt, sowie das selektive Drittraumphänomen, zu dem es sowohl beim anaphylaktischen als auch beim septischen Schock kommt.

4.2.4 Blut

Blut spielt eine Schlüsselrolle in der Perfusion. Sauerstoff wird, an Hämoglobin gebunden, in den roten Blutzellen zu den Körperzellen transportiert, und Kohlendioxid wird in Form von Bikarbonat, aufgelöst im Blutplasma, von den Zellen wegtransportiert. Blut ist ebenso die Haupttransportflüssigkeit für Glucose und andere Nährstoffe, Blutplättchen und andere Gerinnungsfaktoren, Hormone und Substrate ebenso wie metabolische Abfallprodukte.

Proteine und andere große Moleküle im Blut helfen, den osmotischen Druck des Blutstroms aufrechtzuerhalten; dadurch wird Wasser von außerhalb in die Blutgefäße hineingezogen. Dieser Prozess gleicht den Effekt des hydrostatischen Druckes innerhalb der Gefäße aus, der Wasser aus dem Blutgefäßsystem hinausdrückt, und hilft, den Wasserhaushalt im Blut zu regulieren. Wenn ein Mangel an Proteinen oder anderen größeren Molekülen im Blut herrscht, dann wird weniger Wasser in die Gefäße gezogen, und mehr Wasser verbleibt im Interstitium außerhalb der Gefäße. Daraus können ein Verlust normaler Proteine oder Moleküle und eine konsequente Abnahme des osmotischen Druckes resultieren, wie bei einem langsamen, allmählichen Blutverlust; die Folge kann ein lageabhängiges und/oder ein Lungenödem sein.

Um die Perfusion sicherzustellen und um den metabolischen Bedarf, verursacht durch Hypoperfusion, zu decken, kommen einige Hormone ins Spiel. Diese Hormone, die über den Blutfluss transportiert werden, verbessern die Arbeitsfähigkeit der Organsysteme.

Pathophysiologie des Schocks 4.3

Ein Schock kann durch die Fehlfunktion jedes Teiles des komplexen Systems entstehen, das normalerweise die Perfusion aufrechterhält. Bei Pumpversagen reicht die Kontraktionsfähigkeit des Herzmuskels nicht mehr aus, um ein adäquates Herzminutenvolumen zu erzeugen und genügend oxygeniertes Blut zu liefern. Bei Verlust von Körperwasser reichen weder das Blutvolumen noch die Anzahl an roten Blutkörperchen aus, um eine suffiziente Menge an oxygeniertem Blut zu liefern. Bei Verlust des Gefäßtonus mit oder ohne erhöhte Permeabilität ist der systemische Gefäßwiderstand zu niedrig und der Perfusionsdruck auf kapillarer Ebene zu gering, um Sauerstoff in die Zellen zu transportieren. Im Falle einer massiven Infektion steigert das Fieber den Sauerstoffbedarf; dies führt wiederum zu einer Zunahme der Hypoxämie. Endotoxine und entzündliche Mediatoren tragen zur Beeinträchtigung der Sauerstoff- und Glucoseverwertung der Zellen bei. Unabhängig von der Ursache ist das Resultat dasselbe: beeinträchtigte Sauerstoff- bzw. Glucoseverwertung und/oder beeinträchtigte Diffusion in die Zellen. Die Zellen zerstören sich selbst, die Organe beginnen zu versagen, und schließlich stirbt der Organismus.

Da die Hauptursachen des Schocks unterschiedlich sind und die Körpergewebe in verschiedenen Stadien der metabolischen Beeinträchtigung versagen, variieren Anzeichen und Symptome eines Schocks und widersprechen sich gelegentlich. Die Hautfarbe kann gerötet, blass oder marmoriert sein. Die Herzfrequenz kann bradykard, normal oder tachykard sein. Die Lungen können frei oder voll mit Flüssigkeit sein. Die Kerntemperatur kann hypertherm, normal oder hypotherm sein. Schwitzen kann ausbleiben, generalisiert sein oder sich auf Kopf und Nacken beschränken.

Bei solch einer großen Vielzahl von scheinbar widersprüchlichen Anzeichen und Symptomen ist offensichtlich, dass es keine sichere Möglichkeit gibt zu erkennen, ob ein Patient einen Schock hat oder nicht. Allerdings gibt es ein klassisches Schocksyndrom: die Ansammlung von Anzeichen und Symptomen, die mit der *Hypovolämie* oder, spezifischer, mit dem *hämorrhagischen Schock* assoziiert ist.

Da die Hauptursachen des Schocks unterschiedlich sind und die Körpergewebe in verschiedenen Stadien der Beeinträchtigung versagen, variieren Anzeichen und Symptome eines Schocks und widersprechen sich gelegentlich.

Definition

Hypovolämie: Verlust von Körperflüssigkeiten, der ultimativ zum Schock führt (hypvolämisch).

Da die Hämorrhagie die häufigste Schockursache ist, wird der Verlauf des hämorrhagischen Schocks zur festen Größe, mit der alle anderen Arten des Schocks verglichen werden. Präklinisches Personal kann den Schockverlauf und seine Stadien an bestimmten Anzeichen und Symptomen erkennen. Allerdings lassen sich unsere Patienten selten in diese Kategorien einordnen.

Deshalb sollten Sie nicht nur einer Liste von Anzeichen und Symptomen vertrauen, sondern Sie sollten ebenso die zugrunde liegenden Vorgänge bei einem Schock kennen. Das ermöglicht Ihnen, einen Schock leicht erkennen, den Grad seiner Schwere bestimmen, eine angemessene Behandlung beginnen und einen zeitgerechten Transport initiieren zu können.

Die Stadien des Schocks werden im folgenden Abschnitt so beschrieben, wie sie typischerweise in einem Zustand des hämorrhagischen Schocks ablaufen. Andere Arten des Schocks werden später besprochen. Obwohl ein hämorrhagischer Schock häufiger mit Trauma einhergeht, tritt er auch ausgelöst durch medizinische Ursachen auf, wie bei gastrointestinaler Blutung oder bei rupturierter Bauchhöhlenschwangerschaft. Auch wenn die anderen Arten des Schocks im Zuge medizinischer Ursachen häufiger auftreten, bedenken Sie, dass der hämorrhagische Schock die Grundprinzipien des Schocks veranschaulicht, mit denen andere Arten des Schocks verglichen werden.

4.3.1 Klassische Stadien des Schocks

Ein Schock ist letztendlich ein zelluläres Ereignis (▶ *Tabelle 4.1*), das durch eine Serie von definierbaren zellulären Veränderungen hindurchschreitet, beginnend mit dem sauerstoffabhängigen Stoffwechsel, übergehend zum anaeroben Stoffwechsel und letztlich in zellulärer Selbstzerstörung endend. Diese Veränderungen resultieren in beobachtbaren Zeichen und Symptomen, die in eine Reihe von Stadien unterteilt werden, von mild bis letal – von kompensierbar über fortschreitend (nicht mehr kompensierbar) bis zu irreversibel.

Tabelle 4.1

Verlauf der Zellzerstörung im Schock

Stadium	Zelluläre Vorgänge
I	Normale Zelle
II	Hypoxie und zelluläre Ischämie treten auf; anaerober Stoffwechsel beginnt, die Milchsäureproduktion steigt generell an, was zur metabolischen Azidose führt; die Natrium-Kalium-Pumpe versagt.
III	Ionenverschiebung tritt auf; Natrium wandert in die Zelle und nimmt Wasser mit.
IV	Zelluläre Schwellung tritt auf.
V	Mitochondriale Schwellung tritt auf; das Versagen der Energieproduktion verbreitet sich weitläufig.
VI	Intrazellulärer Zusammenbruch setzt Lysosomen frei; Brüche in der Plasmamembran werden sichtbar.
VII	Zelluläre Zerstörung beginnt.

Kompensierter Schock

Ein Abfall des Herzminutenvolumens ist bei allen Typen und Stadien des Schocks der gemeinsame Faktor. Er kann eine Ursache, eine Folge oder beides sein. Der Zyklus des hämorrhagischen Schocks beginnt mit einer Verminderung der Vorlast; diese verursacht wiederum eine Verringerung des Herzminutenvolumens.

Unabhängig vom auslösenden Ereignis erkennen die Barorezeptoren im Aortenbogen, in der A. carotis und in den Nieren den Abfall des Herzminutenvolumens, und fast augenblicklich beginnt die Kompensation, eine Phase, die als *„kompensierter Schock"* bekannt ist. Die Barorezeptoren schicken eine Nachricht an den Hirnstamm, der dann einen Reiz an die Medulla der Nebenniere (Medulla suparenalis) weiterleitet, die daraufhin Adrenalin und Noradrenalin produziert. Diese Stimulation des sympathischen Systems hängt von einem intakten Rückenmark ab (Th1 bis Th12); nur so kann der Stimulus an die Nebenniere übermittelt werden.

> **Definition**
>
> **Kompensierter Schock:** Die Phase des Schocks, während der der Körper in der Lage ist, die Effekte des Schocks zu kompensieren und eine adäquate Gewebeperfusion aufrechtzuerhalten.

Die Hormone Adrenalin und Noradrenalin sind Katecholamine, die die Nebennieren direkt in den Blutstrom absondern. Adrenalin und Noradrenalin interagieren mit $\alpha1$- und $\alpha2$- sowie mit $\beta1$- und $\beta2$-Rezeptoren, die sich auf den Membranen der meisten Organe befinden, einschließlich des Herzes, der Lunge, der Blutgefäße und der Schweißdrüsen.

Die Stimulation der α-Rezeptoren (sowohl $\alpha1$- als auch $\alpha2$-Rezeptoren beeinflussen das Gefäßsystem) verursacht eine Vasokonstriktion. Die Vasokonstriktion steigert die Vorlast und das Herzschlagvolumen. Sowohl die Vorlast als auch das Schlagvolumen tragen, wie bereits geschildert, zum Herzminutenvolumen bei.

Die Vasokonstriktion tritt zuerst in jenen Organen auf, die weniger wichtig für das unmittelbare Überleben sind. Zu diesen Organen gehören der Gastrointestinaltrakt und die Haut (Peripherie). Der Grad der Vasokonstriktion, der benötigt wird, um das Herzminutenvolumen zu erhalten, bestimmt den Grad der Blässe, die Sie sehen. Blässe kann anfänglich bei Patienten mit einem dunkleren Hautton sehr dezent sein. Üblicherweise ist Blässe am besten an der Schleimhaut, in der Bindehaut des Auges und an der Haut unter den Augen, um den Mund und der Nase, an den Händen, an den Armen, den Füßen und den Beinen erkennbar. Die Vasokonstriktion sorgt zudem dafür, dass die Haut kühl wird.

Zusätzlich zur Auslösung von Vasokonstriktion verursacht die Stimulation der α-Rezeptoren Schwitzen. Anfangs ist das Schwitzen dezent, mit Frühanzeichen von Schwitzen an der Oberlippe und unter den Augen.

β-Rezeptoren verursachen eine Bronchodilatation ($\beta2$-Rezeptoren) und eine Stimulation der Herzfunktion ($\beta1$-Rezeptoren). Beide helfen wiederum dabei, die reduzierte Perfusion zu kompensieren. Die Bronchodilatation führt dazu, dass mehr Sauerstoff die Alveolen in der Lunge erreicht und in der Folge auch die Körperzellen. Gleichzeitig wird auch die Entsorgung von Abfallprodukten in Form von Kohlendioxid verbessert. Die $\beta1$-Effekte auf die Herzfunktion sind in der Gedächtnisstütze „CARDIO" zusammengefasst; die $\beta1$-Rezeptoren bewirken einen Anstieg folgender Herzparameter:

- *C:* Contractility (Kontraktilität)
- *A:* Automaticity (Automatisierung)
- *R:* Rate (Frequenz)
- *D:* Dilatation (Dilatation der Koronararterien)
- *I:* Irritability (Erregbarkeit)
- *O:* Oxygen Demand (Sauerstoffbedarf)

Zusammen steigern die gefäßverengenden Effekte der α-Stimulation und die kardialen Effekte der β-Stimulation das Herzminutenvolumen.

Behalten Sie im Hinterkopf, dass der Anstieg der Herzfrequenz im Verhältnis zur Ruheherzfrequenz der Person zu sehen ist. Der Anstieg der Frequenz wird bei Menschen, die eine niedrige Ruheherzfrequenz haben, vielleicht nicht direkt erkannt. Bei Patienten, die bestimmte Medikamente einnehmen, wie z.B. Betablocker, kann der Anstieg der Herzfrequenz unter Umständen limitiert oder sogar verhindert werden.

Kombinierte Effekte der α- und β-Stimulation in anderen Organen führen zu einer vermehrten Bereitstellung von Energie, indem Glykogen zu Glucose verstoffwechselt wird. Die Körperzellen (mit Ausnahme derjenigen der Leber, der Nieren und der Muskeln) haben begrenzte Glykogenspeicher und können den Stoffwechsel nur über ein paar Stunden unterstützen, ohne dass diese Speicher wieder aufgefüllt werden. Anhaltende Zustände der Hypoperfusion erschöpfen die Ressourcen und tragen zur Zellzerstörung bei.

> **Praxistipp**
>
> Da die kompensatorische Leistung den Blutdruck innerhalb des normalen Bereichs aufrechterhält, während der Schock fortschreitet, sollten Sie im Hinterkopf behalten, dass ein normaler Blutdruck das Vorliegen eines Schocks nicht ausschließt.

In Notfallsituationen und am Einsatzort ist der Blutdruck ein grober Indikator für das Herzminutenvolumen; ein relativ verlässlicher Indikator für die Perfusion ist der mentale Zustand. Der Blutdruck ist eine Funktion der Kontraktilität und des Widerstand, gegen den die Kontraktion arbeitet. Wenn die Leistungen der Kompensation erfolgreich darin sind, die Kontraktionsfähigkeit des Herzes ausreichend zu stimulieren, und wenn genug Vorlast durch Gefäßverengung erzeugt wird, dann hält der Körper seinen Blutdruck innerhalb normaler Grenzen. Zusätzlich wird das Gehirn suffizient durchblutet; also wird der mentale Status wach bis leicht ängstlich sein. Deshalb wird diese Phase als *kompensiert* betrachtet. Behalten Sie im Hinterkopf, dass normale Blutdruckergebnisse die Existenz eines Schocks nicht ausschließen.

Fortschreitender (dekompensierter) Schock

Wenn der Schock ungebremst fortschreitet, erhöht sich die Aktivität des sympathischen Systems. Der juxtaglomeruläre Komplex der Nieren schaltet in den höchsten Gang und stimuliert die Ausschüttung des ADH (antidiuretisches Hormon) aus der Hypophyse und steigert die Ausschüttung von Renin. Renin ist ein renales Enzym, das bei Ausschüttung in das Blut die Umwandlung von Angiotensinogen in Angiotensin I fördert. Im Blutstrom wird Angiotensin I durch das Enzym ACE, das durch die Alveolen ausgeschüttet wird, in Angiotensin II umgewandelt. Sowohl das ACE als auch Angiotensin II sind starke Vasokonstriktoren, die noch zusätzlich Arteriolen, die präkapillaren Sphinkteren der Kapillarbetten und die Venen verengen. Angiotensin II stimuliert zudem die Aldosteronproduktion. Aldosteron wirkt direkt auf die Nieren, um Natrium zurückzuhalten, das wiederum das Körperwasser zurückhält. Die Kombination aus der verstärkten Gefäßverengung und der Zurückhaltung des Körperwassers unterstützt die Vorlast und das Schlagvolumen und trägt dadurch zum Herzminutenvolumen bei.

> Ist nicht genügend Sauerstoff vorhanden, stellt der normale, aerobe Metabolismus sich auf anaerob um.

An diesem Punkt werden die Zellen und das Gewebe, die von den Kapillarbetten versorgt werden, der steigenden Hypoxämie und dem sich ausbreitenden anaeroben Metabolismus unterworfen. Infolgedessen wird eine große Menge von Abfallprodukten erzeugt und weniger ATP hergestellt (Adenosintriphosphat, die grundlegende Energiequelle des zellulären Stoffwechsels). Wenn metabolische Säuren entstehen, versucht das Atmungssystem, dies durch die Erhöhung der Atemfrequenz und der Atemtiefe zu kompensieren.

Der Körper kann ein adäquates Tidalvolumen bis zu einer Atemfrequenz von bis zu 30 Atemzügen/min aufrechterhalten. Allerdings überholt bei einer Atemfrequenz von mehr als 30 Atemzügen/min die Frequenz die Tiefe; dies beeinträchtigt das Tidalvolumen und trägt des Weiteren dazu bei, dass sich Abfallprodukte im Blutstrom ansammeln. Eine schnelle, flache Atmung ist charakteristisch für dieses Schockstadium.

Die zunehmende Vasokonstriktion und die damit zusammenhängende Verengung der präkapillaren Sphinkteren bewirken, dass Blut zu den lebenswichtigen Organen hingeleitet wird, aber sie schließt das verbliebene Blut auch ein, wodurch eine Stauung im Kapillarbett verursacht wird. Auch wenn das Blut auf der kapillaren Ebene nicht bewegt wird, läuft der Metabolismus in den Zellen weiter. Die Sauerstoffspeicher werden schnell aufgebraucht, und Abfallprodukte sammeln sich in einer exponentiellen Rate an. Eine Stauung kann eine Marmorierung der Haut verursachen. Die Blässe geht als Ergebnis der Hypoxämie und der Gewebehypoxie in eine Zyanose über. Die Zyanose wird meistens zuerst im Bereich der Nase, des Mundes, der Ohrläppchen und der distalen Extremitäten beobachtet.

Es kann Umstände geben, wie z.B. schwaches Licht oder Patienten mit einem dunkleren Hautton, die das Erkennen einer Zyanose erschweren. Nutzen Sie in solchen Fällen andere klinische Befunde, wie z.B. die Veränderung des mentalen Status oder das Aussehen der Schleimhäute, um den Grad der Perfusion einzuschätzen.

Während dieser Phase – dem *progressiven Schock* (auch als *„dekompensierter Schock"* bekannt) – können die klassischen Anzeichen eines Schocks beobachtet werden:

■ Veränderung des mentalen Status (Benommenheit, Lethargie, oder Streitlust; besonders auffällig im Vergleich zum üblichen mentalen Zustand)

■ kalte oder kühle, feucht-kalte Haut, auffällig blass oder leicht zyanotisch

■ großflächiges Schwitzen

■ Tachykardie

■ schnelle und flache Atmung

■ fallender Blutdruck

Wenn der Patient in diesem Zustand angetroffen wird, dann ist üblicherweise deutlich ersichtlich, dass etwas nicht in Ordnung ist.

> **Definition**
>
> **Progressiver Schock:** Dies ist das Schockstadium, in dem der Körper beginnt, die Fähigkeit zu verlieren, den Schock zu kompensieren („dekompensieren"); er ist nicht mehr in der Lage, eine adäquate Gewebeperfusion aufrechtzuerhalten. Der progressive Schock ist ebenfalls als „dekompensierter Schock" bekannt.

4.3.2 Irreversibler Schock

An einem gewissen Punkt kommt es im Verlauf des Schocks zu einem Zellschaden durch die kontinuierliche Bildung metabolischer Säuren und zu einer Verschlechterung des pH-Wertes. Das zirkulierende Blut wird tatsächlich toxisch für die umliegenden Zellen. Die Zellmembranen brechen auseinander und setzen Lysozyme frei (extrem saure Substanzen aus dem Zellinneren). Die Kapillarsphinkteren werden ineffektiv und geben das toxische kapillare Blut an den sowieso schon sauren Kreislauf ab. Diese Toxine lösen eine Gerinnungskaskade aus und bringen die roten Blutzellen dazu, sich zu deformierten Ketten anzuhäufen. Diese Ketten werden auch „Rouleaux" genannt. Nicht in der Lage, sich wie normale rote Blutzellen zu verformen, bilden die Rouleaux Mikroembolien, bleiben in den Kapillarbetten der Organe hängen und steuern zusätzlich zur Organischämie bei. Zusammen reizen die zirkulierenden Enzyme, Säuren und

Mikroembolien das Endothelium der Gefäße und aktivieren die Entzündungsmediatoren die zum Versagen der Organe führen, die bis jetzt noch perfundiert wurden – speziell der Lunge, des Gehirns, des Herzes und der Nieren. Schließlich sterben so viele Zellen ab, dass die Organe versagen. Ab einem gewissen Punkt ist der Schock irreversibel. Wann genau das eintritt, kann erst ermittelt werden, wenn die Ursache des Schocks bekannt ist.

Zu diesem Zeitpunkt sind die meisten Patienten bewusstlos; Ausnahmen sind die Patienten, bei denen der Schock langsamer beginnt. Der Puls verschwindet. Das anfällige Herz kann eine nervöse Arrhythmie zeigen (z.B. vorzeitige ventrikuläre Kontraktion und ventrikuläre Tachykardie). Ohne eine nervöse Arrhythmie wird der Herzrhythmus schließlich bradykard. Auf dem EKG verschwindet die P-Welle, der QRS-Komplex wird breiter und der idioventrikuläre Rhythmus schreitet zur Asystolie fort (kein Rhythmus, Nulllinie). Es kann kein Blutdruck mehr gemessen werden, und die Atmung wird agonal. Die Haut ist meist grau oder marmoriert, und die Hände bzw. Füße erscheinen wächsern oder zyanotisch. Die Schweißproduktion hört auf, aber die Haut bleibt klebrig, wenn keine Verdunstung stattgefunden hat.

> **Definition**
>
> **Irreversibler Schock:**
> Ein fortgeschrittener Zustand des Schocks, bei dem das Zellgewebe und der Organschaden nicht rückgängig gemacht werden können; führt in den meisten Fällen zum Tod.

Als Folge der Verschlechterung des pH-Wertes, des Voranschreitens der Gerinnungskaskade und der aktivierten Entzündungsprozesse gibt es bestimmte, häufige Komplikationen des Schocks. Die akute Tubulusnekrose der Nieren, das Atemnotsyndrom des Erwachsenen (ARDS), eine Störung, die aus einer abnormen Permeabilität der Lungenkapillargefäße oder der Alveolarepithelien resultiert, Herzversagen (Unfähigkeit, den Blutdruck aufrechtzuerhalten) und das hypoxische Hirnsyndrom treten besonders häufig auf. Bei den Patienten, die in dieser Phase reanimiert werden, besteht eine sehr hohe Mortalität. Diese Phase des Schocks wird als *„irreversibler Schock"* bezeichnet, weil die Prognose so schlecht ist. Werden jedoch die Körpersysteme lange genug unterstützt, dann können sie wieder heilen, was zu einem positiven Outcome führen kann. Falls jedoch das hypoxische Hirnsyndrom aufgetreten ist, dann wird das Outcome schlecht sein.

Präklinische Arbeits- und Differenzialdiagnose 4.4

4.4.1 Schockarten

Das Ermitteln einer akkuraten präklinischen Differenzialdiagnose des Schocktyps am Notfallort hängt von einer scharfsinnigen Beobachtung der Anzeichen und Symptome unter Berücksichtigung der Kompensationsmechanismen ab. Das ursprünglich betroffene Organsystem und/oder die Schockursache bestimmen üblicherweise die auftretenden Anzeichen und Symptome. Die Arten des Schocks werden entweder nach ihrer Ursache eingeteilt (kardiogen, hypervolämisch, anaphylaktisch, neurogen oder septisch), nach allgemeinen pathophysiologischen Prozessen oder nach der klinischen Manifestation. Die Weil-Shubin-Klassifizierung des Schocks ist in ▶ *Tabelle 4.2* aufgelistet und kurz beschrieben:

Tabelle 4.2

Arten des Schocks

Arten des Schocks	Unterscheidungskriterien
Hypovolämischer Schock	Wird durch eine insuffiziente Menge an Blut oder Körperwasser verursacht. Die häufigste Ursache für die Hypoperfusion ist ein schwerer Blutverlust (Hämorrhagie). Ein hypovolämischer Schock, der durch Blutverlust verursacht wird, wird üblicherweise als „hämorrhagischer Schock" bezeichnet.
Obstruktiver Schock	Wird durch eine Obstruktion, üblicherweise mechanisch, verursacht; die Obstruktion verhindert den ausreichenden Rückfluss von Blut in das Herz (z.B. Herzbeuteltamponade, Lungenembolie oder Spannungspneumothorax).
Distributiver Schock	Wird durch eine abnorme Verteilung von Blut und durch insuffizienten Rückfluss von Blut zum Herz verursacht, hervorgerufen durch unkontrollierte Vasodilatation, extreme vaskuläre Permeabilität oder eine Kombination aus beidem. Es gibt verschiedene Arten des distributiven Schocks: Wenn dieser Zustand aus einer Dysfunktion des sympathischen Nervensystems resultiert, handelt es sich um einen neurogenen Schock, wenn er von einer schweren allergischen Reaktion herrührt, dann ist es ein anaphylaktischer Schock; wenn er Folge einer Sepsis ist (die Präsenz pathogener Bakterien im Blut), dann handelt es sich um einen septischen Schock.
Kardiogener Schock	Wird durch eine insuffiziente Herzpumpkraft verursacht. Die häufigste Ursache für einen kardiogenen Schock ist ein akuter Myokardinfarkt, der zur Verletzung und zum Absterben des Herzmuskels und zum konsequenten Versagen des linken Ventrikels, der die effektive Pumpleistung erbringt, führt. Andere Ursachen sind solche, die nicht durch einen Infarkt, ein Muskelversagen, ein Herzklappenversagen und eine abnorme Herzfrequenz (z.B. zu schnell oder zu langsam) hervorgerufen werden.

■ hypovolämischer Schock (beinhaltet den hämorrhagischen Schock)

■ obstruktiver Schock (beinhaltet die Herzbeuteltamponade, den Spannungspneumothorax und die Lungenembolie)

■ distributiver Schock (beinhaltet den neurogenen, den anaphylaktischen und den septischen Schock)

■ kardiogener Schock

Alle Arten des Schocks durchlaufen, wenn sie nicht behandelt werden, die kompensierte, die fortschreitende und die irreversible Phase, obwohl sich diese bei den verschiedenen Schockformen unterschiedlich manifestieren. Die klassischen Anzeichen des hämorrhagischen Schocks, wie vorher beschrieben, sind in der ▶ *Tabelle 4.3* zusammengefasst.

Tabelle 4.3

Klassische Schocksyndrome: hämorrhagischer Schock

Stadium	Mechanisimus	Anzeichen und Symptome					
		Mentaler Status	**Haut**	**Blutdruck**	**Puls**	**Atmung**	**Andere**
Kompensierter Schock	Volumenverlust → Körper merkt, dass das Herzminutenvolumen abnimmt → das sympathische Nervensytem stimuliert die Sekretion von Adrenalin und Noradrenalin, die wiederum die α- und die β-Rezeptoren stimulieren → Stimulation der α-Rezeptoren führt zu Vasokonstriktion, die der β-Rezeptoren zu Bronchodilatation; beide stimulieren dadurch das Herz	■ Hyperwachsam, schreitet bis zur Ängstlichkeit voran.	■ Wird kühl und blass. ■ Schwitzen beginnt an der Oberlippe und unter den Augen und weitet sich allmählich auf andere Bereiche aus.	■ Normal	■ Normal bis schnell	■ Normal bis schnell	
Fortschreitender Schock	Nieren schütten Substanzen aus, die die weitere Vasokonstriktion beeinflussen und das Körperwasser zurückhalten → aufgrund der gesteigerten Hypoperfusion werden Zellen abgebaut, und es bildet sich eine metabolische Azidose.	■ Schläfrigkeit, Lethargie oder Kampfbereitschaft	■ Kühl bis kalt, klebrig ■ Blut-Pools führen zur Marmorierung der Haut. ■ Blässe wird zur Zyanose, vor allem um die Nase und um den Mund, an den Ohrläppchen und den unteren Extremitäten. ■ verzögerte Rekapillarisierungszeit	■ Beginnt zu fallen.	■ Wird schneller.	■ Wird schneller und oberflächlich.	■ weniger Urinbildung
Irreversibler Schock	Kompensatorische Mechanismen sind nicht mehr in der Lage, die Perfusion aufrechtzuerhalten → Hypoxie, weitere Bildung von metabolischen Säuren und anderen Abfällen → Zirkulation von Säuren, Enzymen und Mikroembolien → Zellschaden und -tod → Organversagen.	■ Verliert das Bewusstsein.	■ Grau, marmoriert, zyanotisch, wachsbleich ■ keine Schweißproduktion, bleibt bei langsamer Verdunstung klebrig	■ Vermindert, wird nicht mehr detektierbar.	■ Langsam, bis er verschwindet	■ Agonale Atmung	■ Nervöses Herz, anfällig für Arrhythmien, verschlechtert sich zur Asystolie.

Wenn die Schockursache etwas anderes als Blutverlust ist, dann wird es einige Unterschiede zum klassischen Syndrom geben, die auch bei der Behandlung beachtet werden müssen. Bei der Unterscheidung zwischen einem anaphylaktischen und einem kardiogenen Schock bestimmt die korrekte pharmakologische Behandlung das Outcome.

Im Großteil der Fälle enthüllt eine gut aufgearbeitete Patientenanamnese die wahrscheinliche Schockursache, während die körperliche Untersuchung bestätigen wird, was die Anamnese bereits aufgezeigt hat. Wenn die Anamnese allerdings unklar oder verwirrend ist, dann kann die präklinische Arbeits- bzw. Differenzialdiagnose darauf beschränkt sein, das betroffene Körpersystem zu identifizieren, anstatt eine spezifischere Ursache für das Problem zu finden.

Festzustellen, welches Körpersystem eine genaue Wiederbeurteilung benötigt, wird Ihnen dabei helfen, der wahrscheinlichsten Ursache näher zu kommen. Zu ermitteln, ob das Problem seiner Natur nach kardial ist und sich damit von allen anderen Ursachen abgrenzen lässt, ist ein erster Schritt. Dies ist insofern grundlegend, da alle anderen Schockarten von einer Flüssigkeitsrückführung profitieren, wohingegen ein Schock, der durch ein kardiales Problem verursacht wird, sich wahrscheinlich durch eine Flüssigkeitsgabe nicht bessert.

Der respiratorische Status des Patienten ist einer der Leitfäden für die präklinische Differenzialdiagnose, wodurch eine adäquate Überprüfung des respiratorischen Systems einen besonderen Stellenwert erhält. Da das Hören von Lungengeräuschen im Patientenraum eines fahrenden Rettungswagens sehr schwierig ist, muss der Sanitäter einen Eindruck der Schockursachen gewinnen, bevor die Einsatzstelle verlassen wird; indem er diese ersten Untersuchungsergebnisse, inklusive des Atemarbeit, als Baseline nimmt, kann er später weitere Untersuchungsergebnisse damit vergleichen. Ein Lungenödem präsentiert sich bei einem kardiogenen Schock oft, kann sich aber auch bei einem anaphylaktischen oder einem septischen Schock zeigen.

Der Einsatz des Monitorings des endtidalen Kohlendioxids hilft ebenfalls bei der Ermittlung des Fehlens oder Vorhandenseins eines Bronchospasmus; in diesem Fall wird eine bronchospastische Wellenform angezeigt. Da das Gerät, das den endtidalen Kohlendioxidgehalt misst, die Perfusion der pulmonalen Kapillarbetten wiedergibt, erwarten Sie keine zahlenmäßig hohen Werte bei hypotensiven Patienten.

Eine andere Orientierungshilfe, um zwischen den Schockursachen zu unterscheiden, ist die Herzfrequenz. Wenn die Herzfrequenz entweder zu langsam (meist unter 60 Schlägen/min) oder zu schnell ist (meist über 150 Schlägen/min), um die Perfusion zu unterstützen, dann ist die Schockursache kardiogen, und das Anpassen der Frequenz dürfte das Problem wahrscheinlich korrigieren.

Der folgende Textabschnitt und die ▶ *Tabelle 4.4* fassen die Schockarten zusammen, mit dem Schwerpunkt auf den Mechanismen, Anzeichen und Symptomen, die von denen eines „klassischen" Schocksyndroms (siehe Tabelle 4.3) abweichen.

Praxistipp

Es ist wichtig, die Vor- und Nachteile einer gründlichen Einschätzung vor Ort und eines raschen Transports gegeneinander abzuwägen. Da die Lungengeräusche ein Schlüsselwegweiser zu einer präklinischen Differenzialdiagnose des Schocks sind und das Hören von Lungengeräuschen in einem sich bewegenden Rettungswagen sehr schwierig ist, sollten Sie dafür sorgen, dass Sie eine Baseline des respiratorischen Zustands erheben, bevor Sie den Notfallort verlassen.

Arten des Schocks – Anzeichen und Symptome, die von denen des klassischen Schocksyndroms

Arten des Schocks	Mechanismen	Anzeichen und Symptome (Kennzeichen der spezifischen Schockarten; Anzeichen und Symptome, die sich von denjenigen des klassischen Schocksyndroms unterscheiden)	
		Mentaler Status	**Haut**
Hypovolämischer Schock	Volumenmangel		
	Durch Blutverlust (hämorrhagischer Schock) → siehe Tabelle 4.3 („klassisches Schocksyndrom")		
	Durch Dehydratation → Volumenmangel		■ Kein Schwitzen ■ schlechter Hautturgor
Obstruktiver Schock	Obstruktion, die die Vor- und/oder Nachlast stört		
	Durch Lungenembolie → Lungenkreislauf blockiert	■ Angst: Gefühl eines drohenden Unheils	■ Blässe bis Zyanose, insbesondere um die Nase und den Mund
	Durch Spannungspneumothorax und Herzbeuteltamponade → Druck in der Brusthöhle, Druck auf die Aorta und die Ventrikel, verstärkt durch den venösen Druck		■ Zyanose tritt als erstes um die Nase und den Mund auf.
Distributiver Schock	Abnorme Gefäßerweiterung oder -permeabilität oder beides; stört die Vor-/Nachlast im Fall einer Überdosis oder eines Toxins		
■ **Neurogener Schock** (durch eine Verletzung des Rückenmarks oder eine Störung der Funktion des Nervensystems)	■ Vasodilatation ■ Hemmung des Sympathikus		■ Im Bereich der Vasodilatation: Zuerst wird die Haut warm und trocken mit einer normalen Hautfarbe. ■ Beim späteren Pooling: Marmorierung in dem betroffenen Bereich, Blässe und Zyanose an den Oberflächen
■ **Anaphylaktischer Schock** (durch eine starke allergische Reaktion)	■ Vasodilatation ■ Permeabilität der Gefäße ■ Flüssigkeitsaustritt aus dem Gefäßsystem in die Zellen ■ Kontraktion der glatten Muskulatur ■ Mikrogerinnsel		■ Nesselausschlag ■ Jucken ■ mögliche Petechien ■ Flush, Blässe oder Zyanose möglich
■ **Septischer Schock**	Überwältigende Infektion verursacht die Bildung von Endotoxinen.		■ Variiert von einem Flush bzw. pink-farbener Haut (bei Fieber) bis zu blass und zyanotisch. ■ mögliche Petechien ■ mögliche violette Flecken ■ mögliches Abschälen der Haut (allgemein oder an den Handflächen und den Fußsohlen) ■ rote Streifen, die proximal verlaufen
Kardiogener Schock	Herzversagen (Pumpe); Abfall der Herzleistung.		■ Zyanose

Tabelle 4.4

abweichen

Anzeichen und Symptome
(Kennzeichen der spezifischen Schockarten; Anzeichen und Symptome, die sich von denjenigen des klassischen Schocksyndroms unterscheiden)

Blutdruck	Puls	Atmung	Andere
			▪ Durst (außer bei Älteren mit einem eingeschränkten Durstempfinden)
			▪ Mögliche Brustschmerzen ▪ klare Lungengeräusche ▪ mögliche Synkope ▪ mögliche Arrhythmie (vorzeitige ventrikuläre Kontraktion, Vorhofflimmern)
	▪ Pulsus paradoxus; enger Pulsdruck	▪ Plötzlicher stechender Brustschmerz und Kurzatmigkeit bei COPD-Patienten mit einem Emphysem ▪ klare Lungengeräusche	▪ Gestaute Hals- und Handvenen ▪ unterscheidende Anzeichen: ungleiche Lungengeräusche beim Spannungspneumothorax, fehlende Herzgeräusche bei der Herzbeuteltamponade (im Freien schwer zu erkennen)
	▪ Sehr unterschiedlich, abhängig von der Wirkung der Droge/des Giftes: kann abnorm langsam oder abnorm schnell sein.	▪ Sehr unterschiedlich ▪ Patient kann den Atemstimulus verlieren.	▪ Durch die Wirkung der Droge/des Giftes kann sich ein Lungenödem entwickeln.
	▪ Abnorm langsam	▪ Stark beeinträchtigt ▪ Wird flach mit einem abnormen Atemmuster. ▪ Patient verliert den Atemstimulus.	▪ Hypothermie
	▪ Abrupter Abfall der Herzleistung	▪ Schnell, flach ▪ mögliche Kurzatmigkeit ▪ mögliche Dyspnoe mit Stridor, Giemen und Knistern ▪ möglicher Atemstillstand	▪ Schwellung der Schleimhäute ▪ mögliches Lungenödem
▪ Früh: Herzleistung erhöht, aber die Toxine können den peripheren Gefäßwiderstand ausfallen lassen. ▪ Später: Hypotonie, extremer Blutdruckabfall		▪ Dyspnoe mit veränderten Lungengeräuschen	▪ Mögliches hohes Fieber (außer bei älteren oder sehr jungen Patienten) ▪ später: Lungenödem (Frank-Starling-Mechanismus)
	▪ Frequenz kann bradykard, tachykard oder innerhalb der normalen Grenzen sein.	▪ Erst verminderte Lungengeräusche, später Giemen und Knistern ▪ Patient klagt über zunehmende Atemschwierigkeiten. ▪ Aushusten eines weißen oder rosagefärbten schaumigen Sputums	▪ Lungenödem

Hypovolämischer Schock

Der hypovolämische Schock entsteht durch den Verlust von Flüssigkeitsvolumen: Blut, Plasma oder Körperwasser. Wie bereits vorher erklärt wurde, wird der Blutverlust als „hämorrhagischer Schock" bezeichnet. Das ist, wie vorher beschrieben, der klassische Schock. Ein Trauma ist dafür die häufigste Ursache. Medizinische Ursachen für innere Blutungen sind rupturierte Zysten, eine ektopische Schwangerschaft, rupturierte Aortenaneurysmen, gastrointestinale Blutungen und die Vaginalblutung.

Dehydratation ist ein akutes Problem, das insbesondere bei sehr jungen oder älteren Patienten beobachtet wird. Der Verlust von Körperwasser führt zur Dehydratation und ist meist die Folge von Erbrechen und/oder Diarrhoe bzw. exzessivem Schwitzen oder extremem Harnabgang. Der Verlust in den dritten Raum (Übertreten von Flüssigkeit aus dem Gefäßsystem oder den Zellen in das Interstitium des Körpers) aufgrund einer Infektion, wie z.B. einer Peritonitis, dem Verlust von Proteinen oder anderen Ursachen, ist ein weiterer Mechanismus des Körperwasserverlusts, der massive Ödeme verursachen kann.

Die *Vitalzeichen der Haut* eines Patienten im Schock aufgrund einer Dehydratation können etwas von denen bei einem hämorrhagischen Schock abweichen. Es kann sein, dass kein Schwitzen wahrnehmbar ist, und die Haut kann einen schlechten Turgor haben. Ein häufiges Untersuchungsergebnis bei einem dehydrierten Patienten ist eine trockene, unelastische Haut: Die Haut verbleibt in einer Zeltform, nachdem sie nach oben gezogen und losgelassen wurde (▶*Abbildung 4.2*; s. auch Tabelle 4.4). Ein häufiger Befund, der bei hypovolämischem Schock beobachtet wird, ist Durst. Die Ausnahme bilden ältere Menschen, die ein eingeschränktes Durstgefühl haben.

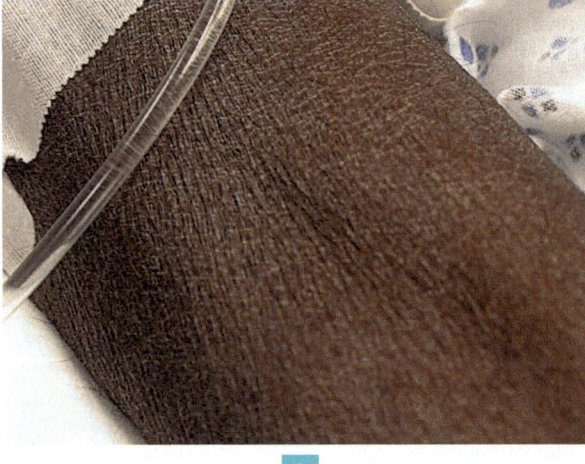
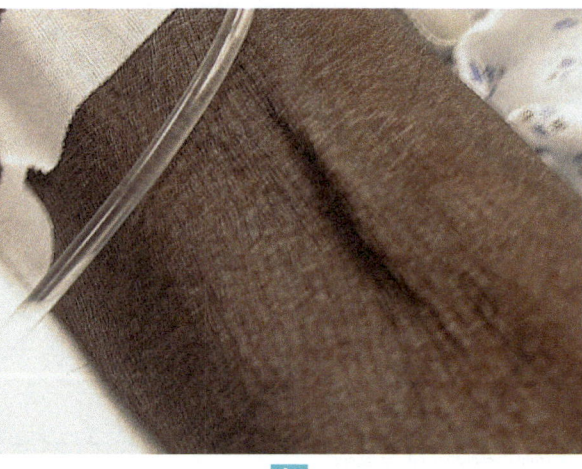

a   b

Abbildung 4.2: Eine stehende Hautfalte ist ein Zeichen, das mit einer Dehydratation assoziiert wird. (a) Der Arm, bevor er gekniffen wird. (b) Wenn die Person dehydriert ist, bleibt die Haut „stehen", nachdem sie losgelassen wurde.

Wenn Sie eine Hypovolämie vermuten, dann setzen Sie einen i.v. Zugang und hängen Sie eine kristalloide Lösung zur Flüssigkeitszufuhr an. Entsprechende Lösungen sind die normale Kochsalzlösung (0,9% Natriumchlorid) oder das Ringer-Lactat. Verabreichen Sie die Lösung mit einer schnellen Flussrate, üblicherweise im Bolus 250 bis 500 ml auf einmal, und schätzen Sie dann die Atemfunktion, den mentalen Status und die Vitalzeichen erneut ein. Generell gilt: Je älter der Patient ist, desto kleiner muss die Flüssigkeitsmenge sein, die pro Bolus verabreicht wird; so vermeiden Sie das Herbeiführen einer Herzinsuffizienz. Diese Regel gilt für diejenigen, deren Herz bereits durch eine gesteigerte Arbeitslast beeinträchtigt ist (z.B. bei einer Vorgeschichte von Hypertonie, koronarer Herzkrankheit oder einer anderen zugrunde liegenden Herzerkrankung).

Studien weisen darauf hin, dass eine große Menge an kristalloider Lösung die Gerinnungsfaktoren im Blut verdünnt. Um diesem Effekt vorzubeugen, erwägen Sie, die i.v. Gabe der kristalloiden Lösung auf 3 l zu beschränken. Ein systolischer Druck, der höher als 100 mmHg ist, wird bei inneren Blutungen als Ursache für das Losreißen von Blutgerinnseln in Betracht gezogen. Eines der Ziele der Flüssigkeitstherapie ist es, einen systolischen Druck zwischen 70 und 100 mmHg aufrechtzuerhalten.

Studien, die dieses Konzept unterstützen, wurden primär an Traumapatienten durchgeführt. Es ist unklar, wie sich die Flüssigkeitsgabe auf Patienten mit einer nicht traumatischen Ursache einer Blutung, auf Ältere oder auf jene Patienten auswirkt, die eine zugrunde liegende Vorgeschichte von Hypertonie haben. Das lokale medizinische Protokoll bestimmt die spezifischen Richtlinien.

Obstruktiver Schock

Der obstruktive Schock ist eine Schockkategorie, die jegliche mechanische Obstruktion, wie z.B. Spannungspneumothorax, Herzbeuteltamponade oder Lungenembolie, umfasst und die Vor- und/oder die Nachlast beeinträchtigt.

Spannungspneumothorax und Herzbeuteltamponade   Der Spannungspneumothorax und die Herzbeuteltamponade beeinflussen sowohl die Vor- als auch die Nachlast. Sie sind häufig mit Trauma assoziiert, können aber auch als Resultat ernster medizinischer Zustände auftreten. Ein *Spannungspneumothorax* (Luft oder Gas, eingeschlossen im Pleuraspalt; ▶*Abbildung 4.3*) kann bei Patienten mit COPD beobachtet werden, wenn eine Luftblase (eine Blase auf der Oberfläche der Lunge) platzt und es zum fortlaufenden Entweichen von pleuralen Luftmengen in den Pleuraspalt kommt. *Pleuritische Brustschmerzen* mit plötzlicher, akuter Kurzatmigkeit sind eine häufige Beschwerde bei einer spontanen Ruptur dieser Blase. Eine *Herzbeuteltamponade* (Beschränkung der kardialen Füllung, verursacht durch eine Flüssigkeitsansammlung im Herzbeutel; ▶*Abbildung 4.4*) kann aus einem großen Herzbeutelerguss entstehen, der bei einer Perikarditis, einem rupturierten Myokard nach Myokardinfarkt, einer rupturierten Koronararterie nach einer Herzkatheterisierung, einer Leukämie, bei renalem Versagen und bei einigen anderen chronischen Zuständen vorkommen kann. Allerdings tritt eine Herzbeuteltamponade selten unabhängig von einem Trauma auf.

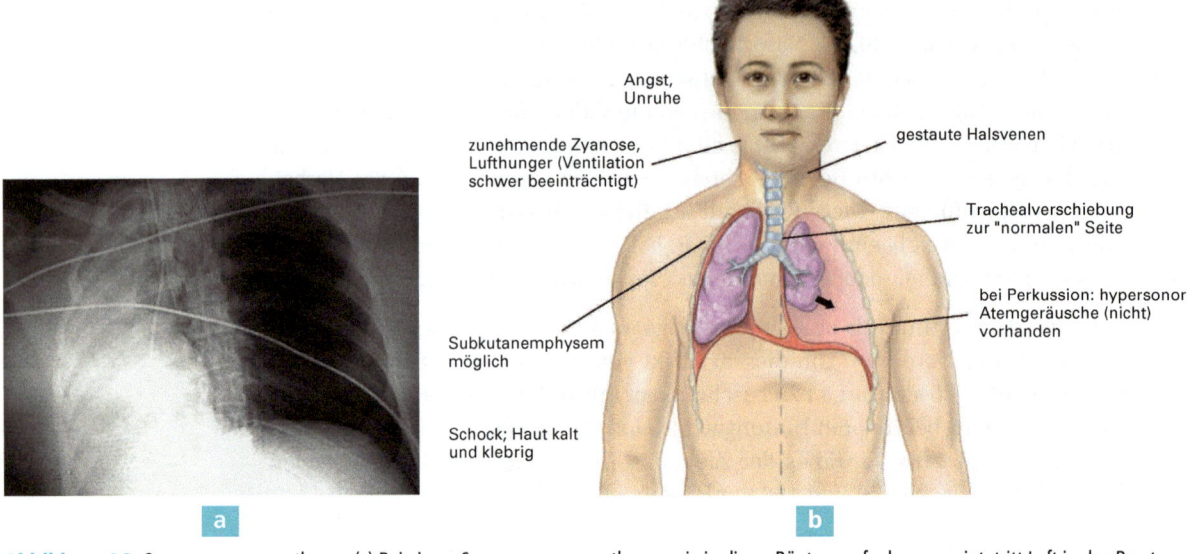

a

b

Abbildung 4.3: Spannungspneumothorax. (a) Bei einem Spannungspneumothorax, wie in dieser Röntgenaufnahme gezeigt, tritt Luft in den Brustraum ein; die betroffene Lungenhälfte kollabiert, übt Druck auf die gegenüber liegende Lungenhälfte aus und verursacht dadurch eine Trachealverschiebung zur nicht betroffenen Seite. (b) Die körperlichen Befunde bei einem Spannungspneumothorax.

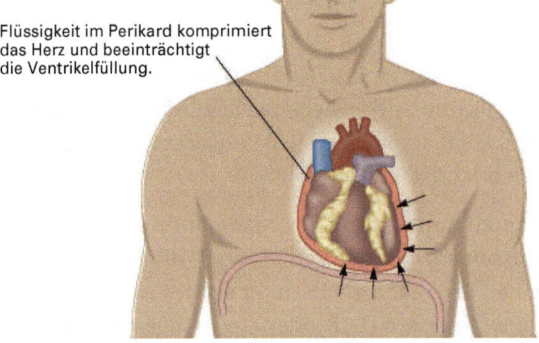

Abbildung 4.4: Die Herzbeuteltamponade ist eine Flüssigkeitsansammlung im Herzbeutel.

Definition

Paradoxer Puls: Abfall des Pulses am Ende der Einatmung; auch „Pulsus paradoxus" genannt.

Pulsdruck: Die Differenz zwischen dem systolischen und dem diastolischen Blutdruck.

Sowohl der Spannungspneumothorax als auch die Herzbeuteltamponade werden beide mit dem Phänomen des Pulsus paradoxus sowie der gestauten Hals- und Handvenen (▶*Abbildung 4.5*) und einem schwachen Pulsdruck assoziiert. Ein *paradoxer Puls* (Abfall des Pulses am Ende der Einatmung) tritt auf, wenn der Druck auf den Ventrikeln ansteigt, wie bei einer Herzbeuteltamponade, bzw. wenn der Druck auf die V. cava (verhindert, dass das Blut in das rechte Atrium fließt) steigt oder sich der Druck auf die Aorta (verhindert, dass Blut den linken Ventrikel verlässt) durch unilateralen Druckanstieg in der Thoraxhöhle erhöht, wie bei einem Spannungspneumothorax.

Ein Patient mit einer Herzbeuteltamponade oder einem Spannungspneumothorax kann eine Zyanose entwickeln; üblicherweise wird sie zuerst um den Mund und um die Nase erkannt. Beide Zustände führen ebenfalls zu einer Verstärkung des venösen Druckes, zu erkennen an den gestauten Hals- und Handvenen in Anwesenheit eines fallenden, geringen *Pulsdrucks* (der Unterschied zwischen dem systolischen und dem diastolischen Druck).

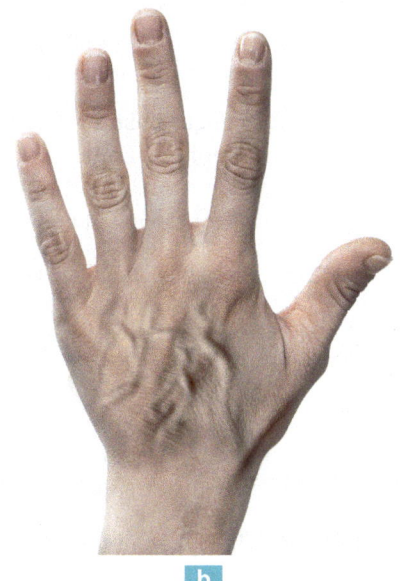

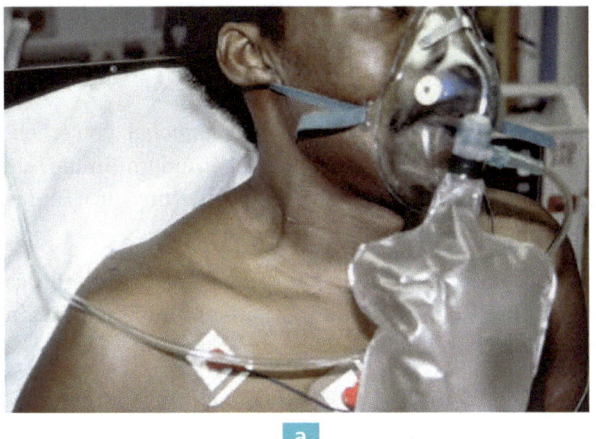a b

Abbildung 4.5: (a) Gestaute Halsvenen. (b) Gestaute Handvenen können sowohl mit einem Spannungspneumothorax als auch mit einer Herzbeuteltamponade in Zusammenhang stehen.

Die Herzbeuteltamponade präsentiert sich mit klaren Lungengeräuschen, ein Spannungspneumothorax mit ungleichen Atemgeräuschen. Bei einem Spannungspneumothorax zeigt die beeinträchtigte Seite wahrnehmbar verminderte Atemgeräusche sowohl beim Ein- als auch beim Ausatmen; dies entwickelt sich bis zu einem vollständigen Fehlen von Geräuschen auf der beeinträchtigten Seite fort, was als Unterscheidungsmerkmal vor Ort genutzt werden kann. Die Herzbeuteltamponade weist ein dumpfes Herzgeräusch auf. Dieses Unterscheidungsmerkmal kann vor Ort schwierig einzuschätzen sein.

Wenn die Anamnese und die Ergebnisse der körperlichen Untersuchung auf einen Spannungspneumothorax hinweisen, dann ist eine Sauerstoffgabe notwendig.

Das Anwenden einer positiven Druckbeatmung kann das Problem häufig verschlimmern. Zunehmende Dyspnoe und Blässe, neben den Schwierigkeiten bei der positiven Druckbeatmung, sind Indikatoren für einen sich entwickelnden Spannungspneumothorax. Die Behandlung der Wahl bei einem Spannungspneumothorax ist eine Nadeldekompression mit einer großlumigen Venenverweilkanüle (z.B. 10, 12 oder 14 G). Eine Nadeldekompression ist an zwei Stellen möglich: Die eine Stelle befindet sich auf der betroffenen Seite, zwischen der zweiten und dritten Rippe auf der Medioklavikularlinie. Die zweite Stelle liegt medioaxillar auf der betroffenen Seite, zwischen der vierten und fünften Rippe. Die gewählte Stelle ist üblicherweise von der Situation abhängig oder von der medizinischen Direktion vorgegeben. Bei beiden Techniken wird die Nadel oberhalb und über der unteren Rippe eingeführt, um Verletzungen der Arterie, der Vene und des Nervs im Interkostalraum, die sich direkt unter der Rippe befinden, zu vermeiden. Die Nadeldekompression sollte den Druck entlasten. Es sollte eine Verbesserung des Hautkolorits, der Herzfrequenz, der Pulsstärke und der Atmung zu erkennen sein.

Wenn die Anamnese und die Befunde der körperlichen Untersuchung auf eine Herzbeuteltamponade hinweisen, dann ist die geeignete Behandlung die Perikardiozentese, die üblicherweise im Krankenhaus durchgeführt wird. Präklinisch wird meist ein Flüssigkeitsbolus verabreicht, um den Füllungsdruck des Herzes temporär zu steigern. Die erfolgreichste Maßnahme ist, das Aufnahmekrankenhaus über die Anzeichen und Symptome in

Der Einsatz von positiver Druckbeatmung verschlimmert meist den Spannungspneumothorax. Die Nadeldruckentlastung ist die Behandlung der Wahl für einen Spannungspneumothorax.

Kenntnis zu setzen, die Sie dazu geführt haben, eine Tamponade als Problem zu vermuten. Diese Benachrichtigung wird das Krankenhauspersonal bezüglich des Zustands des Patienten vorwarnen und ihm Zeit geben, sich auf den Patienten vorzubereiten.

Lungenembolie Das feine Kapillarnetz der Lunge dient als natürlicher Filter für mikroskopische Embolisate, die sich regelmäßig im menschlichen Körper bilden. Embolisate sind üblicherweise Blutgerinnsel. Sie können sich aber auch aus Fett, Knochenmark, Tumorfragmenten, Fruchtwasser oder Luftblasen bilden.

> **Definition**
>
> **Lungenembolie:** Verlegung der Pulmonalarterie, meist durch ein Blutgerinnsel.

In manchen Fällen sind Embolisate, die in der Lunge stecken (*Lungenembolie*), von erheblicher Größe oder zahlreich genug, um auch die Herzfunktion zu behindern, indem sie die Vorlast des linken Ventrikels und/oder die suffiziente Oxygenierung des Blutes beeinträchtigen.

Brustschmerzen treten nicht immer bei einer Lungenembolie auf. Wenn sie allerdings vorhanden sind, dann sind sie häufig pleuritischer Natur. Der Patient nimmt häufig ein Vernichtungsgefühl aufgrund der hypoxischen Effekte auf das Gehirn wahr.

> **Definition**
>
> **Gerinnselregen:** Auftreten multipler Blutgerinnsel.

Tachykardie und Tachypnoe sind häufige Befunde. Die Herzfrequenz steigt an, um die verminderte Vorlast zu kompensieren und das Herzminutenvolumen aufrechtzuerhalten, während die Atemfrequenz sich erhöht, um die Hypoxämie zu kompensieren. Die Lungengeräusche sind normalerweise klar, hängen aber vom Muster des *Gerinnselregens* und dem Zeitintervall ab. Abhängig von der Art, dem Ausmaß und der Verteilung des Gerinnselregens kann eine Vielzahl anderer Anzeichen und Symptome auftreten (z.B. eine Synkope, ein Herzstillstand oder ein feiner petechialer Hautausschlag um den Hals, was sehr häufig bei einer Fettembolie vorkommt). Hautveränderungen können von Blässe zu Zyanose oder einem Graustich reichen, insbesondere um die Nase und den Mund herum; Ursache ist die Hypoxie.

Zusätzlich kann eine Lungenembolie eine Entzündungsreaktion hervorrufen, die Substanzen freisetzt, die ebenfalls eine Veränderung der Lungengeräusche (Giemen wird sehr häufig beschrieben) und Husten hervorrufen können, ebenso wie Herzrhythmusstörungen. Zu den häufigsten Herzrhythmusstörungen zählen die VES (ventrikuläre Kontraktion) und die intermittierende Rechtsherzbelastung. Diese EKG-Veränderungen treten wahrscheinlicher auf, wenn ein Gerinnselregen über eine Zeitspanne erfolgte, normalerweise über mehrere Tage. Es gibt ein Muster, das S-I/Q-III/T-III (eine prominente S-Welle in Ableitung I, eine eindeutige Q-Welle in Ableitung III und eine negative oder niederspannende T-Welle in Ableitung III), das als ein Indikator für eine Lungenembolie gewertet wird. Allerdings hat dieses Muster keine hohe Spezifität oder Sensitivität. Es ist sinnvoller, die differenzialdiagnostische Aufmerksamkeit bevorzugt den Hauptbeschwerden der Patienten und ihren körperlichen Untersuchungsergebnissen zu widmen. Die Messung des endtidalen Kohlendioxids kann eine ausgeprägte Wellenform, aber mit niedriger Amplitude, aufweisen; dies deutet auf eine schwache Lungenperfusion hin.

Wenn die Anamnese und die körperliche Untersuchung auf eine Lungenembolie hinweisen, sind hochkonzentrierte Sauerstoffgabe, Sicherung eines adäquaten Tidalvolumens, Herzrhythmusüberwachung und das Legen eines i.v. Zugangs Maßnahmen, die am Notfallort angebracht sind. Wenn ein Schock vorliegt, droht vielleicht ein Herzstillstand. Bedauerlicherweise gibt es keine spezifische pharmakologische Therapie für die Behandlung einer Lungenembolie am Notfallort; die Behandlung am Einsatzort ist eher unterstützend.

Distributiver Schock

Der distributive Schock ist eine Kategorie des Schocks, die aus einer abnormen Vasodilatation, Vasopermeabilität oder beidem resultiert. Die Ursache bestimmt normalerweise die sich präsentierenden Anzeichen und Symptome. Wenn eine Vasodilatation allein auftritt, handelt es sich meistens um einen neurogenen Schock. Wenn die Vasodilatation mit einer erhöhten Permeabilität einhergeht, dann ist die Ursache üblicherweise Anaphylaxie oder Sepsis. Es kann zudem zu einem distributiven Schock führen, wenn eine Person sich in einer Umgebung aufhält, in der ein Toxin ausgeschüttet wurde, oder wenn eine absichtliche oder unabsichtliche Überdosis Drogen oder anderer Stoffe aufgenommen wurde, die eine massive Stimulation des parasympathischen Nervensystems verursachen oder das sympathische Nervensystem blockieren.

> **Definition**
>
> **Distributiver Schock:** Schockform aufgrund einer abnormen Vasodilatation oder Vasopermeabilität oder beidem.

Normalerweise halten die Blutgefäße einen gewissen Tonus, weder völlig verengt noch total geweitet, mit verschiedenen Graden der Verengung bzw. Weitung in verschiedenen Geweben zu verschiedenen Zeiten. Wenn der Stoffwechselbedarf in einem Gewebe ansteigt, dann weiten sich die Arteriolen, die diese Kapillarbetten versorgen, und die präkapillaren Sphinkteren entspannen sich; dadurch werden vermehrt Sauerstoff und Nährstoffe an das Gewebe geliefert. Die Venolen dehnen sich ebenfalls aus, um sich der Menge der Abfallprodukte anzupassen. Wenn der Bedarf des Gewebes abnimmt, dann ziehen sich die Arteriolen zusammen, die präkapillaren Sphinkteren verengen sich und die Venolen nehmen wieder ihre Normalgröße ein.

Normalerweise dilatieren nicht alle Gefäße des Körpers zur selben Zeit. Während sich die einen Gefäße zusammenziehen, dilatieren üblicherweise andere. Diese Methode beugt einem Druckverlust im System vor und deckt gleichzeitig den metabolischen Bedarf der spezifischen Körpergewebe. Wenn allerdings ein distributiver Schock auftritt, dann zieht sich eine große Anzahl an Blutgefäßen, manchmal alle Gefäße im Körper, zur gleichen Zeit zusammen. Das Blutvolumen bleibt dasselbe; jedoch erhöht sich die Gefäßkapazität. Das Ergebnis ist die relative Hypovolämie, und das Herzminutenvolumen fällt. Durch den mangelnden Einfluss des Sympathikus entsteht eine Bradykardie, die zusätzlich zum Sinken des Herzminutenvolumens beiträgt.

Im Falle einer Drogenüberdosis oder einer Vergiftung kann die toxische Substanz die Übertragung der Impulse des Neuraltrakts beeinträchtigen, indem sie die Neurotransmitter, wie Acetylcholin und Adrenalin, blockiert. Aufgrund dieses Mechanismus kann eine Vielzahl von Zuständen, beginnend bei der Dehydratation (Verlust von Körperflüssigkeiten) über eine schwere Hypoxie bzw. Hypoxämie (beeinflusst die Sauerstoffaufnahme und/oder -verwertung) bis hin zur ausgedehnten Unterbrechung des Gefäßspannung, zum Schockzustand beitragen. Wenn eine ausgedehnte Unterbrechung der Gefäßspannung auftritt, dann ist ein distributiver Schock das Resultat.

Wenn ein neurogener Schock auftritt, dann weitet sich eine große Anzahl der Gefäße – manchmal alle Gefäße des Körpers – zur selben Zeit.

Der distributive Schock führt zu Anzeichen und Symptomen, die sich von denen des klassischen Schockbilds unterscheiden. So können die Vitalzeichen der Haut vom üblichen Schockbild abweichen. In den Vasodilatationsbereichen bleibt die Haut warm und trocken. Aufgrund der fehlenden Stimulation der Schweißdrüsen durch den Sympathikus kann es geschehen, dass kein Schwitzen auftritt. Allerdings kann sich die Hautfarbe verändern, abhängig von der Ursache und Lage eines angestiegenen oder verminderten Blutvolumens. Letztendlich können Blutansammlungen in den abhängigen Teilen des Körpers (Effekt der Schwerkraft!) eine gerötete oder rosafarbene Haut hervorrufen; aber derselbe Prozess lässt die äußere Oberfläche blass werden, manchmal zyanotisch oder mit einem Stich ins Graue. Wann genau diese Veränderung auftritt, ist sehr individuell und kann, wenn ein Toxin die Schockursache ist, davon abhängen, welcher Droge oder welchem Gift Ihr Patient in welcher Dosis ausgesetzt war. Eine Vasodilatation kann evtl. zur Hypothermie führen, da die Blutgefäße, die nahe an der Hautoberfläche liegen, nicht in der Lage sind, sich zusammenzuziehen und die Körperwärme zu speichern.

Der Schock aufgrund eines Toxins oder eines Giftes wird meist von einer Vielzahl anderer Anzeichen und Symptome begleitet. Einige sind so spezifisch für bestimmte Verbindungen, dass sie als *„Toxidrom"* bekannt sind. Zwei der häufigeren Signale sind die Veränderung der Herzfrequenz und die Beeinträchtigung der Atmung.

Die Herzfrequenz ist beim distributiven Schock aufgrund der vielen möglichen Ursachen sehr variabel. Ein Medikament oder Gift – z.B. Heroin oder eine toxische Dosis eines verschreibungspflichtigen Medikaments, wie z.B. Methyldopa oder Propranolol – oder die Exposition gegenüber landwirtschaftlichen Insektiziden, wie z.B. Organophosphaten oder Carbamat – beeinflussen das sympathische Nervensystem; in der Folge kann die Herzfrequenz verlangsamt sein. Wenn die Substanz spezifisch für das Gefäßsystem ist, kann die Herzfrequenz tachykard werden, in der Bemühung zu kompensieren.

Beim neurogenen Schock, einer Form des distributiven Schocks (wird später genauer erörtert), beeinträchtigt ein Mangel an sympathischen Impulsen am Herzbeutel die Stimulation einer tachykarden Reaktion auf die Hypoperfusion beim Versuch, das Herzminutenvolumen zu steigern. Eine „normale" oder bradykarde Frequenz kann in diesem Fall festgestellt werden, selbst in Gegenwart einer profunden Hypotonie. In diesem spezifischen Zustand kann die Gabe von Atropin durch die pharmakologische Hemmung der parasympathischen Kontrolle (Vagostimulation) des Herzes und einer chronotropen Antwort helfen, die Bradykardie rückgängig zu machen. Die erfolgreiche Aufrechterhaltung dieser Umkehr erfordert normalerweise eine hohe Dosis an Atropin.

In den meisten Fällen führt der distributive Schock zu einer Beeinträchtigung der Atmung. In vielen Fällen kann der medikameninduzierte distributive Schock die Nervenkontrolle des Atemsystems stark behindern. Die Ergebnisse sind eine abnorme Atemfrequenz (meist vermindert, aber bei manchen Erkrankungen auch erhöht), eine verminderte Atemtiefe, ein abnormes Atemmuster oder sogar ein Verlust des Atmungsstimulus.

Auch ein *Lungenödem* kann bei einem drogen- oder giftinduzierten Schock auftreten, abhängig von der physiologischen Wirkung der eingenommenen Substanz. Wenn die Anamnese und die Befunde der körperlichen Untersuchung auf einen distributiven Schock hinwiesen, kann ein effektives Atemwegsmanagement einen positiven Effekt auf die Herzfrequenz haben. Wenn der Zustand medikameninduziert ist und das fragliche Medikament bekannt ist, dann könnte es ein Antidot geben. Im Falle einer narkotisierenden Überdosis beinhaltet das Toxidrom typischerweise einen veränderten mentalen Status, bilateral verengte Pupillen und einen verminderten Atemantrieb. Allerdings kann eine zerebrale Hypoxie durch einen geschwächten Atemantrieb die Pupillenverengung überlagern und stattdessen eine bilaterale Pupillendilatation hervorrufen. Wenn eine narkotisierende Überdosis vermutet wird, dann kann Naloxon (Narcanti) langsam über einen i.v. Zugang als Gegenmittel verabreicht werden. Es wird eine fraktionierte Gabe in 0,4-mg-Schritten angeraten, eher mit dem Ziel, die Atemdepression rückgängig zu machen, als einen normalen mentalen Zustand wiederherzustellen. Die Nebenwirkungen einer vollen Dosis von 2 mg können den Patienten jedoch aggressiv machen oder zu einem Lungenödem führen.

Definition

Toxidrom: Eine Sammlung von Anzeichen und Symptomen, die typisch für ein spezifisches Toxin oder eine Drogenüberdosis sind.

Praxistipp

Wenn die Herzfrequenz sich verlangsamt und die Vorlast gleich bleibt oder fällt, sinkt auch das Herzminutenvolumen. Wenn das sympathische System blockiert oder gehemmt ist, dann fällt der Blutdruck.

Definition

Lungenödem: Ansammlung von Flüssigkeit in der Lunge (detailliertere Erklärung siehe weiter unten in diesem Kapitel).

Im Falle von Diazepam (Valium) ist das Gegenmittel Flumazenil. Flumazenil wird allerdings aufgrund der potenziellen schweren Nebenwirkungen, wie u.a. unkontrollierter Krampfanfälle, nicht für den Einsatz im Rettungsdienst empfohlen. Glucagon wird gegen eine Überdosis Betablocker (Propranolol) eingesetzt, und Calciumgluconat kann, ebenso wie Glucagon, zur Behandlung einer Überdosis Calciumkanalblocker (Isoptin) verwendet werden usw. Die Möglichkeit, bei einer Vergiftungsinformationszentrale nachzufragen, ist von Vorteil, und ein direkter Kontakt mit dem Zielkrankenhaus kann dabei helfen, Sie durch die Behandlung zu lotsen. Bei klaren Lungengeräuschen sind Flüssigkeitsboli angemessen. Die Einschätzung und Behandlung der Hypoglykämie und die Überwachung des Herzrhythmus sind essenziell für die Behandlung von Herzrhythmusstörungen, gemäß den Richtlinien der American Heart Association for Advanced Cardiac Life Support.

Wenn das Lungenödem und die Hypotonie nach dem initialen Flüssigkeitsbolus unverändert bleiben, dann hängt das nächste Medikament der Wahl von der Substanz oder dem Toxin ab, dem der Patient ausgesetzt war. In diesem Fall ist die Kontaktaufnahme mit einer Vergiftungs-Informationszentrale von Vorteil. In manchen Fällen kann Dopamin hilfreich sein. Eine niedrige Dosis (1 bis 2 µg/[kg·min]) stimuliert die Dopaminrezeptoren und schützt die Nieren und das Mesenterium. Dosisgaben von 5 bis 10 µg/(kg·min) stimulieren die β-Effekte der erhöhten Kontraktionsfähigkeit und der Dilatation der Koronararterien. Wenn die Hypotonie anhält, werden höhere Dopamindosen (10 bis 20 µg/[kg·min]) die α-Rezeptoren zu stimulieren beginnen. Diese Effekte steigern die Herzfrequenz und verursachen eine Vasokonstriktion. Bei einer Dosis von etwa 15 bis 20 µg/(kg·min) werden die Tachykardie und die Vasokonstriktion ausgeprägter. Sowohl ein Anstieg der Herzfrequenz als auch der Anstieg der Vasokonstriktion erhöhen den Sauerstoffbedarf signifikant.

Neurogener Schock   Ein neurogener Schock tritt auf, wenn es zu einer Hemmung des sympathischen Nervensystems oder einer Überreizung des parasympathischen Nervensystems kommt. Wenn die Kontrolle des sympathischen Systems gehemmt oder unterbrochen ist, tritt eine umfassende Vasodilatation ein. Bei einem Trauma entsteht die Vasodilatation generell aufgrund einer Verletzung des Hirnstamms oder des Rückenmarks bzw. einer Hypoxie des Rückenmarks, meist über Th6. (Das sympathische System tritt bei Th1 bis Th12 aus.) Ist der Hirnstamm betroffen, kann das Atemzentrum ebenfalls beeinträchtigt sein. Auch im Fall eines Wirbelsäulentraumas gibt es einen Ausfall der Motorik über dem Level der Verletzung; daher ist „spinaler Schock" der Begriff, der benutzt wird, wenn ein Trauma der Schockauslöser ist. Die medizinischen Ursachen für einen neurogenen Schock beinhalten Zustände, die die Sauerstoff- oder Glucoseversorgung der Medulla beeinträchtigen, und Tumoren, die den Hirnstamm oder das Rückenmark komprimieren.

Anaphylaktischer Schock   Ein anaphylaktischer Schock ist eine schwere und überschießende allergische Reaktion. Milde allergische Reaktionen sind normalerweise Einzelsystemproblematiken (z.B. Nesselausschlag) und sind meist eher unangenehm als lebensbedrohlich. Gelegentlich breiten sich allergische Reaktionen auf mehrere Körpersysteme aus. Der Grad der Beeinflussung der normalen Sauerstoffversorgung und der Perfusion entscheidet über die Schwere der Reaktion.

> **Definition**
>
> **Neurogener Schock:**
> Ein Schock, resultierend aus einer abnormen Vasodilatation, verursacht durch einen Verlust der Reaktion des sympathischen Nervensystems.

Anaphylaktische Reaktionen betreffen mehrere Körpersysteme und sind lebensbedrohlich. Ein hereditäres Angioödem kann lebensbedrohlich sein, wenn es die Atemwege oder das kardiovaskuläre System betrifft. Der Mechanismus beider Reaktionen ist eng an das körpereigene Immunsystem gebunden. Bei der Anaphylaxie sind die Immunoglobuline IgE und IgG als Auslöser der basophilen Mastzelldegranulation involviert, nicht aber beim nicht allergischen hereditären Angioödem. In beiden Fällen – bei Anaphylaxie oder hereditärem Angioödem – kann die Reaktion innerhalb von Sekunden auftreten oder auch bis zu mehrere Stunden, nachdem der Kontakt mit einem Allergen stattgefunden hat, anhalten. Auch bei einem hereditären Angioödem kann die Reaktion noch Stunden bis zu sieben Tage nach einem auslösenden Ereignis, wie z.B. einer Infektion oder einer kleinen Verletzung, persistieren. Bei der Anaphylaxie wird die Reaktionsgeschwindigkeit vom Grad der Empfindlichkeit, die der Patient vorher entwickelt hat, und vom Übertragungsweg bestimmt: Injektion, Ingestion, Absorption oder Inhalation. Erste Anzeichen und Symptome hängen von der Reaktionsgeschwindigkeit und dem Zielorgan ab. Die Zielorgane sind von der Allergenart und der lokalen Konzentration an Mastzellen abhängig.

Wenn der Kontakt mit einem Allergen stattfindet, dann degranulieren die Mastzellen, die sich in der Nähe der Schleimhäute und direkt außerhalb der kleinen Blutgefäße befinden, ebenso wie die Basophilen im Blutstrom und setzen gewaltige Mengen an Histamin, Tryptase, Chymase, Leukotrienen, Zytokinen, Prostaglandinen, Heparin, plättchenaktivierenden Faktoren und anderen gefäßverändernden Stoffen frei. Diese Substanzen verursachen eine umfassende Bronchokonstriktion, eine Kontraktion der glatten Muskulatur und eine extreme Vasodilataton sowie eine erhöhte Kapillarpermeabilität (▶ *Abbildung 4.6*). Es tritt ein deutlicher Flüssigkeitsverlust aus dem Gefäßsystem in das umliegende Gewebe auf. Histamin wirkt schnell und löst eine sofortige Reaktion aus. Leukotriene, Zytokine und Prostaglandine verstärken und verlängern die Reaktion. Aufgrund der Unterschiedlichkeit der Zielorgane kann eine Vielfalt von abnormen Gewebereaktionen auftreten, abhängig von der Art des Gewebes, bei dem die Reaktion auftritt, und von der Geschwindigkeit der Reaktion.

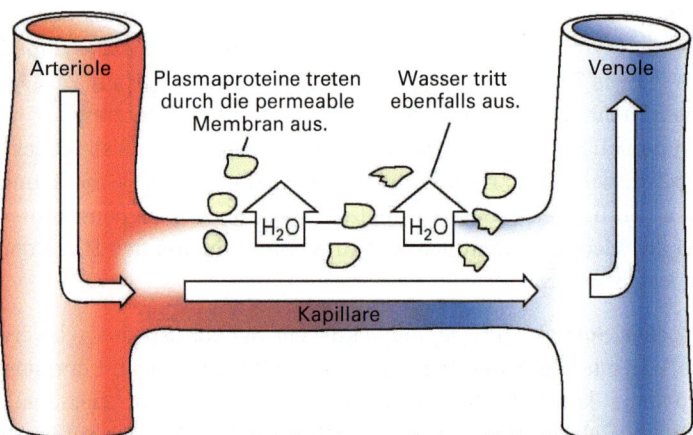

Abbildung 4.6: Wenn die Kapillargefäße durchlässiger werden, wie z.B. bei einer anaphylaktischen Reaktion, tritt die überschüssige Flüssigkeit aus dem Gefäßsystem in das umliegende Gewebe über und verursacht dadurch Ödeme bzw. in extremen Fällen eine Hypovolämie oder einen Schock. Normalerweise sind die Kräfte, die die Flüssigkeit aus den Kapillaren drücken, und die Kräfte, die sie in die Kapillaren bringen, ausgeglichen. Wenn jedoch die Kapillarpermeabilität steigt, dann treten Plasmaproteine aus. Diese großen Moleküle erzeugen eine hypertone Lösung, die Wasser zum Zwecke ihrer Verdünnung anzieht, um den osmotischen Druck auf beiden Seiten der Membran, sowohl innerhalb als auch außerhalb der Kapillare, auszugleichen. Sobald Plasmaproteine aus den durchlässigen Kapillaren entschlüpfen, werden sie auch Flüssigkeit aus den Kapillaren ziehen.

In der Haut können die Vasodilatation und eine erhöhte Permeabilität eine generalisierte Rötung und/oder Nesselausschlag (▶ *Abbildung 4.7*) verursachen. Ein starker Juckreiz führt zur Hautdehnung und zu einer damit verbundenen Dehnung der Nervenfasern, die durch eine massive Flüssigkeitsverlagerung verursacht wird. Die erhöhte Permeabilität bewirkt, dass Körperwasser aus den Kapillarbetten sickert; dies hat Schwellungen zur Folge, die insbesondere an den Schleimhäuten, einschließlich denen des Larynx (was einen Stridor verursacht), der Trachea und des Bronchial-

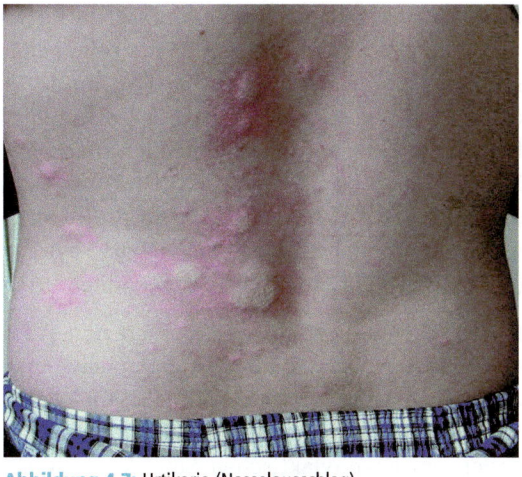

Abbildung 4.7: Urtikaria (Nesselausschlag)

Bei der Anaphylaxie kann die große Vielzahl von Reaktionen eine gleich große Vielzahl von Effekten auf die Haut haben.

baums (worin ein Giemen ausgelöst wird), erkennbar sind. Die Gefäßpermeabilität kann extrem genug sein, um eine Flüssigkeitsverlagerung in die Alveolen zu verursachen (was Rasselgeräusche verursacht und manchmal ein Lungenödem auslöst). Die Permeabilität und Mikrogerinnung (durch die Plättchenaktivierung) kann so groß sein, dass sie Petechien oder Purpura verursacht (kleine Einblutungen unter der Haut; ▶ *Abbildung 4.8*).

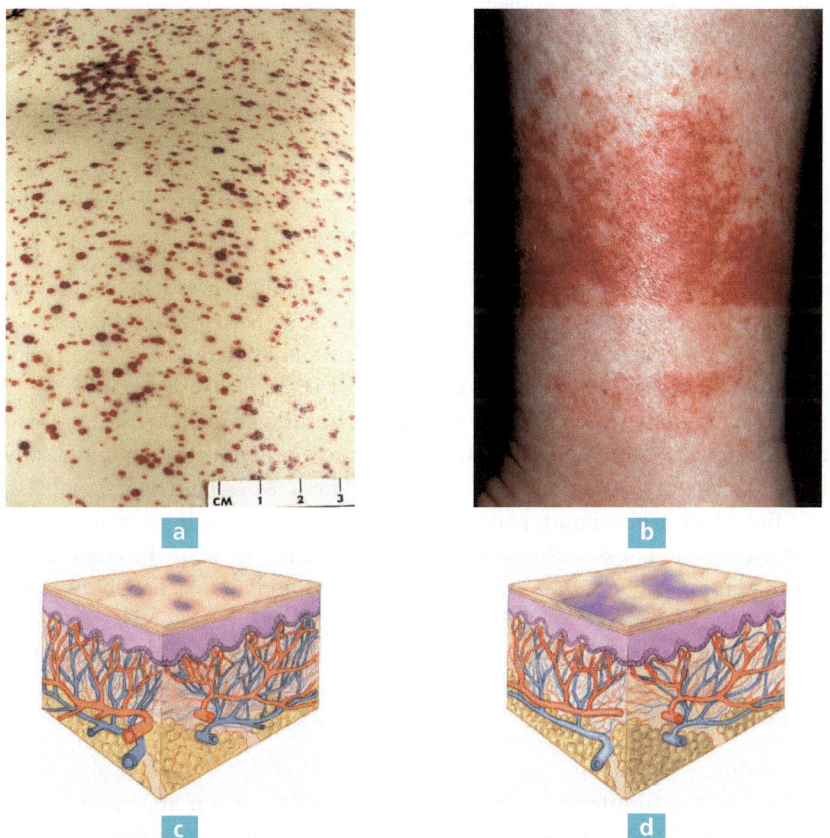

a

b

c

d

Abbildung 4.8: Hautveränderungen, wie Petechien, Purpura, Hautauschlag oder das Schälen der Haut, können von einer Sepsis hervorgerufen werden. (a) Klinisches Bild von Petechien. (b) Klinisches Bild von Purpura. (c) Petechien sind rötlich-violette Flecken mit einem kleineren Durchmesser als 0,5 cm. (d) Purpura besteht aus rötlich-violetten Flecken, die einen größeren Durchmesser als 0,5 cm haben.

Körperliche Merkmale hierfür können Blässe, Rötungen, Zyanose, Petechien, Nesselausschlag oder jede Kombination davon sein, abhängig vom Allergen und vom Zielorgan. Die Kontraktionen der glatten Muskulatur, in Kombination mit der Vasodilatation und dem Anstieg der Permeabilität im Gastrointestinaltrakt, können zu Magenkrämpfen, Erbrechen und einer langanhaltenden Diarrhoe führen. Im Atemtrakt kann das Gleiche, Kontraktionen der glatten Muskulatur und gesteigerte Permeabilität, Bronchospasmen (Giemen) und Laryngospasmen (Stridor) oder einen Atemstillstand verursachen. Stellen Sie die Bronchospasmen mit einer Überwachung des endtidalen Kohlendioxids fest (Auftreten von bronchospastischen Wellenformen), bevor Sie das Giemen auskultieren.

Die Kombination von Vasodilatation und Anstieg der Gefäßpermeabilität verursacht einen plötzlichen Abfall des Herzminutenvolumens. Die Herzfrequenz steigt an, um dies zu kompensieren, und erreicht dabei oft Werte von 150 bis 180 Schlägen/min. Da die Effekte auf die unterschiedlichen Körpersysteme meist gleichzeitig auftreten, ist der Patient im anaphylaktischen Schock häufig stark hypotensiv, mit unterschiedlichem Grad einer Dyspnoe. Gelegentlich kann das Zielorgan das Gefäßsystem sein, wobei eine Hypotonie entsteht und eher eine extreme Blässe als eine verräterische Rötung oder Nesselausschlag hervorgerufen wird. In solchen Fällen ist es nicht unüblich, dass Juckreiz und Nesselausschlag erst auftreten, nachdem ein ausreichendes Flüssigkeitsvolumen die Perfusion wiederhergestellt hat.

Wenn die Vorgeschichte und die Ergebnisse der körperlichen Untersuchung eine Anaphylaxie vermuten lassen, benötigen das respiratorische und das kardiovaskuläre System energische Unterstützung.

Wenn die Anamnese und die Ergebnisse der körperlichen Untersuchung eine Anaphylaxie vermuten lassen, dann benötigen das respiratorische und das kardiovaskuläre System massive Unterstützung. Die pharmakologische Therapie hängt von dem Grad ab, in dem nur das eine oder aber beide Systeme betroffen sind. Das Medikament der ersten Wahl ist Adrenalin aufgrund seiner Effekte auf die α- und β-Rezeptoren (als ein Vasokonstriktor und Bronchodilatator). Seine Fähigkeit, die basophilen Mastzellwände zu stabilisieren und die Freisetzung von Histamin und anderen Stoffen einzuschränken, ist schnell, aber nur kurz wirksam. Daher muss der Behandlung mit Adrenalin die Gabe zusätzlicher pharmakologischer Mittel folgen, wie später erörtert.

> **Praxistipp**
>
> Das Ermitteln einer gründlichen Anamnese kann ein wichtiger Bestandteil der Behandlung sein. Zum Beispiel könnte bei einem Patienten mit einer kardialen Vorgeschichte die Gabe von Adrenalin bei einer milden allergischen Reaktion einen AMI auslösen; daher sollten in diesem Fall alternative Medikamente in Betracht gezogen werden. Gemeinsam mit der pharmakologischen Therapie werden Flüssigkeitsboli empfohlen, um den Flüssigkeitsverlust in den dritten Raum zu kompensieren.

Adrenalin kann subkutan, intramuskulär oder i.v. verabreicht werden. Die intramuskuläre Gabe wird bevorzugt, wenn die Perfusion intakt ist. Nutzen Sie hingegen den i.v. Zugang, wenn ein Kreislaufkollaps auftritt. Die intramuskuläre Dosis für Erwachsene beträgt 0,2 bis 0,5 mg bei einer 1:1000-Verdünnung. Diese Dosis kann alle 5 bis 15 min wiederholt verabreicht werden, wenn eine Verbesserung ausbleibt. Die i.v. Dosis von 0,1 mg bei einer Verdünnung von 1:10.000 ist meist der Behandlung eines schweren Kreislaufkollaps vorbehalten. Wenn ein Patient, dem Adrenalin verabreicht wurde, ebenfalls Betablocker einnimmt, kann die Wirkung des Adrenalins unvollständig sein. In diesen Fällen ziehen Sie die Gabe von Glucagon in Betracht, in einer Dosis von 0,5 bis 1 mg langsam über einen i.v. Zugang. Eine hämodynamische Überwachung ist besonders wichtig, wenn eine mehrfache Dosis von Adrenalin appliziert worden ist. Die Guidelines for Cardiopulmonary Resuscitation and Emergency Cardiac Vascular Care der American Heart Association von 2010 berichten, dass Fälle einer Adrenalinüberdosis bei der Behandlung gegen die Anaphylaxie dokumentiert sind.

Wenn das primäre Anzeichen der allergischen Reaktion des Patienten ein Giemen ist und der systolische Blutdruck über 70 mmHg liegt, dann kann ein Bronchodilatator, wie Albuterol oder Metaproterenol, ausreichen. Sind allerdings mehrere Körpersysteme betroffen oder schwere Beeinträchtigungen des Herzes vorhanden, dann wird Adrenalin empfohlen. In solchen Fällen sollte Adrenalin nie vorenthalten werden.

In milderen Fällen einer allergischen Reaktion kann die Gabe von Adrenalin allerdings aufgrund des Alters des Patienten und seiner medizinischen Vorgeschichte fraglich sein. Als Ergebnis einiger Einzelfälle wird nahegelegt, dass bei Patienten, die älter als 40 Jahre sind und eine kardiale Vorgeschichte haben (z.B. einen AMI im vergangenen Jahr, Angina pectoris oder Herzinsuffizienz), die α- und β-Effekte von Adrenalin eine solche zusätzliche Belastung auf das Herz ausüben, dass dies zu einem weiteren AMI führen kann. Dies ist ein Beispiel dafür, weshalb das Ermitteln der Vorgeschichte entscheidend die Wahl der Behandlung bestimmt. Die genauen Parameter, die auf eine positive kardiale Vorgeschichte hinweisen, werden durch die lokale Medizinische Direktive bestimmt.

Wenn ein Patient sich mit einem milden Fall einer allergischen Reaktion präsentiert oder Adrenalin aufgrund der Medizinischen Direktive kontraindiziert ist, dann sind die nächsten Medikamente der Wahl Diphenhydramin (Benadryl) oder Dopamin. Diphenhydramin, das auch zusammen mit Adrenalin appliziert werden kann, ist ein potentes Antihistaminikum, das die H_1-Rezeptoren blockiert. Es wird allgemein angenommen, dass H_1-Rezeptoren, stimuliert durch die Freisetzung von Histamin während der allergischen Reaktion, Bronchokonstriktion, gesteigerte Kapillarpermeabilität, Rhinorrhoe, Tachykardie, Nesselausschlag und Kontraktionen der Eingeweide verursachen. H_2-Rezeptoren lösen, wenn sie durch Histamin stimuliert werden, u. a die Sekretion von Magensäure aus. Sowohl die H_1- als auch die H_2-Rezeptoren sind an der Vasodilatation beteiligt.

Histamin verursacht Effekte, wie Kopfschmerzen, Rötungen, Hypotonie, Übelkeit, Erbrechen, Abdominalkrämpfe und Diarrhoe. Die Stimulation der H_1-Rezeptoren führt zu einem unmittelbaren Wirkungseintritt, während die Stimulation der H_2-Rezeptoren eine verspätete Reaktion auslöst. Obwohl die H_3- und H_4-Rezeptoren am wenigsten bekannt sind, lassen Studien darauf schließen, dass H_3-Rezeptoren außerhalb des ZNS zu finden sind, wo sie die Ausschüttung einer großen Anzahl an Neurotransmittern modulieren, und zu einem geringeren Ausmaß im peripheren Nervensystem, wo sie eine Rolle bei neuropathischen Schmerzen spielen können. H_4-Rezeptoren können die motorische Aktivität erhöhen und Entzündungen beeinflussen. Es ist wichtig zu erkennen, dass Diphenhydramin keinen Effekt auf die bronchoverengende Wirkung von Leukotrien hat. Dies erklärt, zusammen mit dem kurz wirkenden Effekt von Adrenalin, weshalb die Bronchokonstriktion nach der initialen Behandlung wiederkehren kann. Bronchodilatatoren, wie Albuterol (Sultanol, Ventolin, Salbutamol), oder Metaproterenol (Alupent, Metaprel), bleiben eine der wichtigsten Hauptstützen bei der Behandlung einer vorliegenden Bronchokonstriktion.

Der Wirkungseintritt von Diphenhydramin ist nicht so schnell wie der von Adrenalin, aber seine Wirkung hält länger an. Diphenhydramin kann i.v. oder intramuskulär appliziert werden. Die Erwachsenendosis liegt bei 10 bis 50 mg i.v. bei einer langsamen Gabe oder bei 25 bis 50 mg intramuskulär. Diphenhydramin wird ebenfalls im Falle einer Anaphylaxie oder aufgrund eines notwendigen längeren Transports zusätzlich zu Adrenalin verabreicht. Mit dem Aufkommen der H_2-Blocker, wie z.B. Ranitidin (Zantac), Famotidin (Ulcusan) und Cimetidin (Ulcostad), befürworten mittlerweile viele Ärzte die Gabe von Ranitidin, Famotidin oder Cimetidin, um schwere Reaktionen zu kontrollieren. Diese Medikamente haben ein breites Spektrum entsprechender Dosen. Beziehen Sie sich auf das lokale Protokoll bezüglich der Verfügbarkeit und der empfohlenen Dosis. Die am häufigsten empfohlenen Dosen sind:

- *Rantidin*: 50 mg in 50 bis 100 ml; kann über 10 bis 15 min via Infusion verabreicht werden.

- *Famotidin:* 20 mg in 100 ml; kann über 15 bis 30 min über eine Infusion verabreicht werden.

- *Cimetidin:* 300 mg in 50 bis 100 ml; kann im Zeitraum von 15 bis 20 min via Infusion verabreicht werden.

Neben der pharmakologischen Therapie werden Flüssigkeitsboli mit 0,9%iger Kochsalzlösung oder Ringer-Lactat-Lösung empfohlen, um die Flüssigkeitsverluste in den dritten Raum zu ersetzen. Flüssigkeitsverlust kann einige Liter bedeuten; daher werden üblicherweise Boli von 500 bis 1000 ml gegeben.

Im Falle einer persistierenden Hypotonie – nach der initialen Gabe von Adrenalin, einem Flüssigkeitsbolus und Histaminblockern – kann Dopamin ausgewählt werden. Die Anfangsdosis liegt meist im Bereich von 5 bis 10 µg/(kg·min); falls keine oder nur eine schwache Reaktion auftritt, wird die Dosis erhöht. Wenn Dopamin nicht zur Verfügung steht oder nicht erfolgreich ist, ziehen Sie eine i.v. Tropfinfusion mit Adrenalin bei einer Dosis von 5 bis 15 µg/min in Betracht.

Jeder Patient, der an einer allergischen Reaktion leidet, die eine Behandlung vor Ort erfordert, sollte ein Steroid, wie Methylprednisolon (Solu-Medrol), in einer Dosis von 125 mg über den i.v. Zugang langsam als Bolus erhalten. Abhängig vom lokalen Protokoll sollte diese Medikation, neben anderen Mitteln, so schnell wie möglich nach der unmittelbaren Behandlung verabreicht werden. Methylprednisolon wirkt auf die Zellwände der Mastzellen und Basophilen stabilisierend und ist lang wirksam. Die Gabe verhindert, dass Leukotrien den Degranulationsprozess der Zellwände der Mast- und Basophilenzellen wiederholt stimuliert.

Septischer Schock Ein septischer Schock tritt als Ergebnis einer überwältigenden Infektion auf. Der Verlauf des septischen Schocks kann protrahiert sein und mit einer großen Vielzahl anderer Erkrankungen verwechselt werden, wie z.B. einer hypoglykämischen Episode. Diese Art des Schocks beginnt mit einer Infektion, die eine übermäßige systemische Reaktion des Immunsystems hervorruft und dabei zu Hypotonie, Hypoperfusion und Endorganversagen führt. Die Infektion kann durch Bakterien, durch einige Viren und, ganz selten, durch Pilze verursacht werden. Eine gramnegative Bakteriämie verursacht eher (50% der Infektionen) eine Sepsis als eine grampositive Bakteriämie (25% der Infektionen).

Die entzündlichen und zellulären Reaktionen sind komplex und signifikant. Wenn ein infektiöser Organismus selbst oder ein Teil seines Proteinmantels durch den Blutstrom in das Körpergewebe eindringt, aufgrund der Ausbreitung einer lokalen Infektion, dann stimulieren Teile des Proteinmantels (meistens als „Endotoxine" oder „Exotoxine" bezeichnet) unser natürliches Immunsystem dazu, seine eigenen endogenen Mediatoren freizusetzen (z.B. Zytokine von Monozyten oder Prostaglandin von Neutrophilen, gemeinsam mit Histamin, Heparin und TNF [Tumornekrosefaktor]). Freigesetzt in normalen Mengen, helfen diese Substanzen dabei, die eingedrungenen Organismen zu lokalisieren und zu zerstören und die Gewebereparatur anzuregen. Wenn die Reaktion allerdings übermächtig wird und sich auf das gesunde Gewebe ausbreitet, dann kommt es zu einer tiefgreifenden Wirkung auf das Gefäßsystem und die Organsysteme.

Neben der pharmakologischen Therapie werden Flüssigkeitsboli empfohlen, um den Flüssigkeitsverlust in den dritten Raum zu kompensieren.

Definition

Septischer Schock: Schock aufgrund einer übermächtigen Infektion.

Die generalisierte Reaktion wird als *„SIRS"* bezeichnet. SIRS zeigt sich anhand von zwei oder mehr der folgenden Symptome:

- Temperatur über 38,8 oder unter 36 °C

- Herzfrequenz über 90 Schlägen/min

- Atemfrequenz über 20 Atemzügen/min oder Kohlendioxidpartialdruck unter 32 mmHg

- Anzahl der weißen Blutkörperchen (Leukozyten) über 12.000 Zellen/mm^3 oder unter 4000 Zellen/mm^3 oder mehr als 10% unreife Leukozytenformen

SIRS ist häufig und kann auftreten, ohne sich weiter zu verschlimmern. Wenn der Zustand allerdings anhält, dann wird diese Ansammlung von Anzeichen und Symptomen meist als erste Stufe der Sepsis bezeichnet; diese kann für einige Zeit anhalten, bevor die Anzeichen einer Organdysfunktion auftreten.

Wenn SIRS anhält, dann geschehen mehrere Dinge: Mediatoren, die sich schließlich in übermäßigen Mengen ansammeln, lösen zwei Reaktionen aus: Als Erstes führt die Beschädigung der endothelialen Zellen des Gefäßsystems zum Austreten von Flüssigkeit. Der zweite Effekt löst beim Versuch, die Infektion abzuwehren, die Gerinnungskaskade aus; da sich die Infektion jedoch ausgebreitet hat oder sich im Blutstrom befindet, bilden sich viele kleine Gerinnsel. Weil das Auslaufen der Flüssigkeit aus den Gefäßen die Hypoperfusion verschlimmert und die Mechanismen, die die Blutgerinnsel zerlegen, beeinträchtigt sind, werden das Gewebe, die Organe und die Organsysteme ischämisch. Die Gesamteffekte auf das Gewebe und die Organsysteme beinhalten mikrovaskuläre Permeabilität, Vasodilatation, Organischämie bzw. Organdysfunktion und Schock.

Eine schwere Sepsis hat sich entwickelt, wenn Hypotonie, Hypoperfusion und Anzeichen einer Organischämie auftreten. Diese Effekte werden üblicherweise bemerkt, wenn die Urinproduktion abnimmt oder aufhört, wenn eine akute Veränderung des mentalen Zustands auftritt oder wenn eine Lactatazidose vorliegt. Der Lactatspiegel wird heute als ein wertvoller Wegweiser für die Therapie und als ein früher Indikator für das Outcome anerkannt. Infolgedessen kann ein Lactatbluttest nun auch vor Ort durchgeführt werden, um der Therapie die Richtung zu weisen und um das Empfangskrankenhaus auf die Ernsthaftigkeit des Patientenzustands aufmerksam zu machen. Der Lactatbluttest ist noch kein weit verbreiteter präklinischer Test. Die Geräte dafür sind teuer, und man benötigt Übung und die Patientenüberwachung, damit sie richtig angewendet werden.

Der septische Schock ist definiert als SIRS mit Hypotonie, nicht reagierend auf Flüssigkeitszufuhr, bei vorliegendem Organversagen oder einer akuten Veränderung des mentalen Status. Eine große Anzahl von Anzeichen und Symptomen kann auftreten, abhängig von der Lage der Infektion, vom Erreger, von der Stärke der Immunreaktion und von vorbestehenden Umständen, die das Immunsystem beeinflussen, wie chronische Krankheiten, Diabetes und Krebs sowie die Einnahme von Immunsuppressiva.

Es wurden Versuche unternommen, um die Stadien des septischen Schocks zu klassifizieren. Die erste Stufe ist die hypermetabolische Stufe, in der das Herzminutenvolumen ansteigt; aber Toxine im Organismus, die Vasodilatation verursachen, verhindern manchmal einen höheren Blutdruck. Der Patient kann krank, aber noch nicht kritisch erscheinen. In der letzten Stufe hat sich meist eine so große Menge an Toxin im Organismus angesammelt, dass sie eine derartige Permeabilität des Gefäßsystems verursachen, dass ein abrupter Abfall des Blutdrucks gemeinsam mit Anzeichen des Multiorganversagens eintritt.

> **Definition**
>
> **SIRS (systemisches Entzündungsreaktionssyndrom):** Übermäßige generalisierte Reaktion des Immunsystems auf Infektionen, die sich auf das gesunde Gewebe ausbreitet, mit tiefgreifendem Effekt auf das Gefäßsystem und die Organsysteme.

Der septische Schock ist die Form des Schocks, die am häufigsten übersehen wird.

Es gibt viele Verlaufsarten durch diese Stufen, und als eine Konsequenz der subtilen Effekte der verschiedenartigen Erreger, die die Infektion verursachen können, fehlt ein einheitliches Erscheinungsbild. Folglich ist der septische Schock die am häufigsten übersehene Schockart im Rettungsdienst.

Allerdings gibt es einige Merkmale des septischen Schocks, die erwähnenswert sind. Viele, aber nicht alle Patienten haben hohes Fieber (über 38 °C). Ausnahmen sind ältere Menschen und sehr junge Personen, die vielleicht kein Fieber haben oder sogar hypotherm sind. Die Haut kann gerötet oder rosa sein (durch das Fieber) bzw. sehr blass bis zyanotisch, insbesondere wenn die Lungen beteiligt sind, oder in den späteren Stadien des Schocks. Menschen mit einem dunkleren Hautton können unter Umständen nicht eindeutig krank aussehen. Der einzige einheitliche Befund, der bei der Identifikation der Sepsis oder des septischen Schocks helfen kann, ist der Lactatspiegel. Eine ausführliche Krankengeschichte, einschließlich der letzten Erkrankung und Fieber, wird dabei helfen, die Sepsis als wahrscheinliche Ursache zu identifizieren, selbst wenn die Haut normal erscheint.

Meist erleidet das Zielorgansystem zuerst eine Vasodilatation mit gesteigerter Permeabilität. Die anfälligsten Organsysteme sind die Lungen und der Gastrointestinaltrakt. Schließlich tritt eine deutliche Vasodilatation im ganzen Körper auf. Da die Lunge als eines der ersten Organe betroffen ist, ist die zunehmende Dyspnoe mit veränderten Lungengeräuschen und Hypotonie ein frühes Anzeichen des septischen Schocks. Diese Anzeichen können mit einer Herzinsuffizienz oder einem kardiogenen Schock verwechselt werden, besonders bei älteren Menschen.

Anfänglich ist ein hohes Herzminutenvolumen vorhanden, das durch eine hohe Stoffwechselrate (durch die Infektion) und eine Vasodilatation an anderer Stelle im Körper verursacht wird. Ein beeinträchtigter Sauerstoff- und Glucosestoffwechsel kommt häufig vor; des Weiteren trägt dies zur Gewebeischämie in mehreren Organsystemen (multiples Organsystemversagen) einschließlich des Gehirns bei. Daraus folgt häufig ein veränderter mentaler Status.

Im gesamten Körper können sich Mikroembolien bilden, was in Kombination mit der vermehrten Gefäßpermeabilität zu Petechien führen kann (kleine rötlich-violette Flecken). Spezifische Erreger, wie Meningokokken, verursachen Purpura (große rötlich-violette und bläuliche Flecken, die als sehr große Petechien betrachtet werden können), die auf der Haut verteilt sind (siehe Abbildung 4.8b). Andere Erreger können zu Exanthemen oder Hautablösungen führen, die gleichmäßig über den Körper verteilt oder auf die Handflächen oder Fußsohlen beschränkt sind.

Praxistipp

Die Schlüsselmerkmale einer möglichen Sepsis sind das Vorhandensein von SIRS und eines veränderten mentalen Zustands, mit einer Vorgeschichte von Fieber und Infektionen.

Die Schlüsselanzeichen bzw. -symptome, die den Sanitäter auf eine mögliche Sepsis aufmerksam machen sollten, sind die Anwesenheit von SIRS und ein veränderter mentaler Status bei Vorliegen einer Infektion bzw. Krankheit.

Ein septischer Schock wird meist durch eine Vorgeschichte einer Infektion oder Erkrankung vor dem Einsetzen des Schocks bestätigt. Wenn die Vorgeschichte und die Ergebnisse der körperlichen Untersuchung den septischen Schock als Ursache vermuten lassen, dann kann die Behandlung des respiratorischen Systems von hochkonzentrierter Sauerstoffgabe über eine Nichtrückatemmaske über die Verabreichung von Bronchodilatatoren bis zur Intubation des bewusstlosen Patienten reichen. Die Gabe einer kristalloiden Lösung ist die nächste Behandlungsoption, gefolgt von der Verabreichung von Dopamin. Die Dosis ist dieselbe wie beim neurogenen Schock; es wird mit niedrigen Dosen begonnen, die wiederholt verabreicht werden. Großes Augenmerk liegt auf der

Überwachung des Herzrhythmus. Vorzeitige ventrikuläre Kontraktionen werden durch Sauerstoffgabe behandelt, zusammen mit der Gabe von Lidocain oder Amiodaron als letzte Möglichkeit. Letztlich muss eine passende Antibiotikatherapie begonnen werden.

Kardiogener Schock

Der kardiogene Schock resultiert aus einer abnormen Herzfunktion. Dies kann durch ein Versagen des Herzmuskels, durch eine Herzklappeninsuffizienz oder durch Rhythmusstörungen bedingt sein. Von allen Ursachen für einen kardiogenen Schock ist das Versagen des Herzmuskels durch einen AMI am häufigsten. Ein kardiogener Schock tritt allerdings so lange nicht auf, bis mindestens 40% des linken Ventrikels versagen.

Ein Schock durch einen AMI, eine Herzklappeninsuffizienz oder eine Herzfrequenz, die nicht in der Lage ist, das Herzminutenvolumen aufrechtzuerhalten (eine Frequenz von meistens weniger als 50 oder mehr als 150 Schlägen/min bei Erwachsenen) führen zur ähnlichen Anzeichen und Symptomen.

Der kardiogene Schock unterscheidet sich vom hämorrhagischen vor allem durch das Vorhandensein eines Lungenödems. Während die Kontraktionen des linken Ventrikels nachlassen und ineffizienter werden, fließt das Blut zurück in das Gefäßsystem der Lunge. Dieser Gegendruck stört die hydrostatische Druckbalance, und der kapillare Flüssigkeitsdruck übersteigt den Luftdruck in den Alveolen. Wasser aus dem Plasma wird in das Interstitium gedrückt, was die Bronchiolen belastet und eine Bronchokonstriktion als Schutzmechanismus verursacht. Schließlich fließt Körperwasser in die Alveolen.

In der Frühphase kann sich das Lungenödem mit verminderten Lungengeräuschen präsentieren, weil Flüssigkeit in das Interstitium eindringt und Druck auf die Atemwege ausübt. Giemen der Frühphase (ist nicht immer hörbar) wird von Rasselgeräuschen gefolgt, weil die Flüssigkeitsmenge ansteigt. Der Patient wird sich über zunehmende Atemschwierigkeiten beklagen, während dieser Prozess fortschreitet. Schließlich entwickelt sich ein produktiver Husten mit einem weißen oder blutig gefärbten, rosaschaumigen Auswurf. Zyanose ist ein typisches Anzeichen, weil die direkte Diffusion der Gase durch die alveoläre Membran gehemmt wird. Dies reduziert die im Blut verfügbare Sauerstoffmenge und verursacht Hypotonie, die die Zirkulation und die Perfusion verrlngert.

Wenn Sie einen kardiogenen Schock vermuten, haben die Gabe von hochkonzentriertem Sauerstoff und die Sicherstellung der Adäquanz des Tidalvolumens mit einer positiven Druckbeatmung Priorität. Setzen Sie einen peripheren i.v. Zugang und hängen Sie eine 0,9%ige Kochsalzlösung an, mit einer offen haltenden Flussrate. Eine Flüssigkeitsgabe ist die erste Behandlung, während ein pharmakologischer Ansatz bei jenen Patienten eingesetzt wird, deren Zustand sich auf Flüssigkeitsgabe hin nicht bessert.

Viele Patienten, die einen kardiogenen Schock erleiden, haben eine Vorgeschichte von Hypertonie und wurden mit Diuretika behandelt. Daher zeigen sie zusätzlich zum kardiogenen Schock auch einen gewissen Grad der Dehydratation. Manchmal hilft ein Flüssigkeitsbolus, um die Perfusion zu unterstützen, aber dieser muss umsichtig verabreicht werden, mit einer engen Überwachung seiner Effekte auf das respiratorische System. Es ist üblich, 250 bis 350 ml kristalloider Lösung zu verabreichen, um den Frank-Starling-Mechanismus zu stimulieren. Diese Behandlung ist besonders bei Patienten mit einem Rechtsherzinfarkt hilfreich.

Definition

Kardiogener Schock: Ein Schock aufgrund einer Funktion des Herzes, die von der Norm abweicht: Versagen des Herzmuskels; Herzklappeninsuffizienz oder Rhythmusstörungen.

Praxistipp

Das Vorhandensein eines *Lungenödems* ist einer der wichtigsten Indikatoren des kardiogenen Schocks; dadurch unterscheidet er sich vom hämorrhagischen Schock.

Praxistipp

Eine *Zyanose* ist ein typisches Anzeichen für einen kardiogenen Schock aufgrund zweier Faktoren, die gemeinsam auftreten: die Hemmung der Sauerstoffdiffusion durch die alveoläre Membran und Hypotonie. Bei einem Patienten unter Schock wird die Behandlung meist gleichzeitig mit der Aufnahme der Anamnese und der körperlichen Untersuchung begonnen und bestimmt zusammen mit diesen die pharmakologischen und alle weiteren Maßnahmen.

Ein kardiogener Schock kann von der Herzfrequenz abhängig sein; daher ist es wichtig, den Herzrhythmus zu überwachen. Die Korrektur einer perfusionsverändernden Herzfrequenz hat Priorität. Atropin (0,5 mg und wiederholbar bis maximal 3 mg) gegen eine Sinusbradykardie und die Nutzung eines externen Schrittmachers für andere Bradykardien werden empfohlen. Tachykarde Rhythmen (meist mehr als 150 Schläge/min), die zu einem kardiogenen Schock führen, werden beim wachen Patienten mittels Sedierung und Kardioversion behandelt. Wenn der Blutdruck eine Kardioversion nicht zulässt, dann sind andere pharmakologische Therapien angebracht, wie die Gabe von Adenosin und/oder Diltiazem.

Dopamin ist das Medikament der Wahl beim kardiogenen Schock, der nicht mit der Herzfrequenz in Zusammenhang steht und auf Flüssigkeitsgabe reagiert. Die gewünschte Dosis liegt zwischen 5 und 10 μg/(kg·min). Eine typische Dosis beträgt 5 μg/(kg·min). Das Ziel ist eine langsame und stufenweise Erhöhung der Dosis, bis der systolische Druck ausreichend ist, um die Perfusion zu unterstützen (wie indiziert bei einem systolischen Druck von 70 bis 100 mmHg und/oder verbessertem mentalem Status). Eine zu schnelle Herzfrequenz sollte vermieden werden, da diese den Sauerstoffbedarf steigert. Dosen von 10 bis 20 μg/(kg·min) lösen oftmals eine Tachykardie und einen vasopressiven Effekt aus.

Dobutamin wird oft in Kombination mit Dopamin zur pharmakologischen Behandlung des kardiogenen Schocks empfohlen. Dobutamin ist eine synthetische, sympathikusstimulierende Substanz mit einigen Unterschieden zu Dopamin: Dobutamin stimuliert primär die β-Rezeptoren und hat, bei normalen Dosen (2 bis 20 μg/[kg·min]), einen minimalen Einfluss auf die α-Rezeptoren. Im Vergleich zum Dopamin strebt Dobutamin, Dosis für Dosis, eine stärkere inotrope Reaktion (Wirkung auf die Kontraktionskraft) an, mit vergleichbar schwacher chronotroper Reaktion (Wirkung auf die Frequenz). Bei höheren Dosen kann Dobutamin allerdings die Produktion von endogenem Noradrenalin anregen, was einen tiefgreifenden Effekt auf das Myokard haben kann. Die Dosis ist besonders wichtig, weil schon Dosen unter 0,5 μg/(kg·min) einen signifikanten Unterschied machen. Eine präzise Flussrate ist extrem wichtig. Daher ist Dobutamin eine Alternative, die meist auf den Gebrauch in kontrollierter Umgebung mit einer präzisen volumetrischen Kontrolle beschränkt ist.

Es kann vorkommen, dass die Gabe eines Flüssigkeitsbolus auch als präklinischer diagnostischer Test dient. Wenn die Lungengeräusche klar sind, aber der Patient offensichtlich hypotensiv ist, kann ein Flüssigkeitsbolus in Kombination mit einer Wiedereinschätzung der Lungengeräusche die Richtung der Behandlung bestimmen (z.B. Einsatz von Flüssigkeit anstatt von Medikamenten).

4.4.2 Den Schock beeinflussende Faktoren

Das Tempo, mit dem sich die Schockzeichen entwickeln, hängt von mehreren Faktoren ab:

- *Schocktyp:* Der anaphylaktische Schock kann innerhalb von Minuten nach der Exposition auftreten, während der septische evtl. für einen bis zwei Tage unbemerkt bleibt.

- *Alter:* Je jünger der Patient, desto effektiver ist der Kompensationsmechanismus. Bei älteren Patienten, besonders bei jenen, die älter als 50 Jahre sind, kann der kompensatorische Mechanismus länger für seine Funktion benötigen, und er ist aufgrund der Veränderungen im Alter nicht so effektiv.

- *Vorbestehende Erkrankungen:* Dadurch können kompensatorische Mechanismen nicht richtig funktionieren oder überhaupt versagen.

■ *Eintrittsart:* Generell gilt: Je langsamer die Schockursache (z.B. eine langsame gastrointestinale Blutung) eintritt, desto mehr Zeit bleibt dem Körper, um zu kompensieren. Dadurch wird der Schock erst in einer späteren Phase erkannt.

■ *Medikamenteneffekte:* Die medikamentöse Kontrolle vorhandener Krankheitszustände kann die Kompensationsmechanismen des Körpers beeinträchtigen (z.B. Betablocker, ACE-Inhibitoren). Der Konsum von Alkohol und anderen Freizeitdrogen kann ebenfalls die normale Körperreaktion auf einen Schock gravierend erschweren oder stören. Manchmal kann der Konsum von Freizeitdrogen selbst zu einem distributiven Schock führen. Wenn die Patientengeschichte nicht mit den Ergebnissen der körperlichen Untersuchung übereinzustimmen scheint, dann müssen Sie vermuten, dass es ein zusätzliches Problem gibt, das eingeschätzt und behandelt werden muss.

Untersuchungsprioritäten

4.5

4.5.1 Ersteinschätzung

Erstmalig können Sie die Anzeichen und Symptome eines Schocks während Ihrer Ersteinschätzung des mentalen Patientenstatus, der Atemwege, der Atmung, und des zirkulären Status sowie während Ihrer Einschätzung der Baseline der Vitalzeichen wahrnehmen. Sobald Sie einen Schock vermuten, stellen Sie sicher, dass die Atemwege offen sind, und verabreichen Sie hochkonzentrierten Sauerstoff, wenn nötig, mittels assistierter Beatmung. Die Lagerung hilft sowohl der Ventilation als auch der Perfusion der Lunge sowie der Perfusion der restlichen Körpers. Eine Rückenlage oder eine stabile Seitenlage liefern auch den größtmöglichen Flächeninhalt an herabhängender Lungenfläche, die optimal belüftet und durchblutet wird. Die Rückenlage oder die stabile Seitenlage sind zudem die beste Hilfe bei der Perfusion von so lebenswichtigen Organen wie dem Gehirn und dem Herz. Wenn ein Lungenödem vorhanden ist, dann kann eine Hochlagerung des Kopfes und der Schulter helfen, die respiratorischen Schwierigkeiten zu lindern.

4.5.2 Patientenanamnese und körperliche Untersuchung

Dio Erhebung cincr gründlichen und genauen Patientengeschichte und die körperliche Untersuchung sind entscheidend, um eine Basis für eine angemessene weitere Behandlung zu ermitteln, wie z.B. für eine i.v. Flüssigkeits- und medikamentöse Therapie. Der Einsatz eines besonderen Wirkstoffs für einen bestimmten Schocktyp (z.B. Adrenalin bei Anaphylaxie) kann für eine andere Schockart kontraindiziert sein (z.B. Adrenalin bei kardiogenem Schock). Sie werden Ihre Entscheidungen vor Ort aufgrund Ihres Eindrucks treffen, welches Körpersystem am wahrscheinlichsten versagt oder das Versagen verursacht.

Während Sie im Patienten-Assessment mit der Erhebung der Patientengeschichte und der körperlichen Untersuchung fortfahren, achten Sie aufmerksam auf Hinweise auf eine zugrunde liegende Ursache und auf die Schockart, unter der der Patient leidet. Die Bestimmung des endtidalen Kohlendioxidwerts und der Wellenform, das Anlegen eines 12-Kanal-EKG und das Ermitteln des Blutzuckerwerts (und des Lactatwerts, wenn erhältlich), können von unschätzbarem Wert sein. Diese Informationen sind Richtlinien für Sie, die angemessene Behandlung festzulegen. Kritische Körpersysteme müssen unterstützt werden, wobei das respiratorische System oberste Priorität hat.

Schlüsselpunkte der Patientenanamnese

Bei einem medizinischen Patienten ist die Anamnese der Schlüssel zur Ermittlung des Problems. Die Patientengeschichte sollte Details bezüglich der Hauptbeschwerde beinhalten. Im Falle eines medizinischen Notfalls kann die Hauptbeschwerde Symptome beinhalten, wie Brustschmerzen, Atemschwierigkeiten oder Abdominalschmerzen. Details, wie etwa der Beginn der Beschwerden, die Aktivitäten zum Zeitpunkt des Beginns der Beschwerden, assoziierte Anzeichen und Symptome, Linderung, die Intensität und das Ausstrahlen der möglichen Schmerzen, können wichtige Hinweise sein. Gedächtnisstützen, wie das OPQRST (Beginn, Linderung/Provokation, Qualität, Ausstrahlung, Intensität und zeitlicher Verlauf), helfen dabei zu entscheiden, welche wichtigen Fragen zuerst gestellt werden müssen. Fragen von sekundärer Wichtigkeit sind spezifischer und werden durch die Antworten auf die wichtigen Fragen näher bestimmt. Das Alter des Patienten und seine persönliche Krankengeschichte sind ebenfalls wichtige Angaben.

> Bei einem Schockpatienten erfolgt die Behandlung meist gleichzeitig mit der Aufnahme der Patientengeschichte und der körperlichen Untersuchung. Letztere bestimmen die pharmakologische und andere Behandlungen.

Bei einem Schockpatienten erfolgt die Behandlung meist gleichzeitig mit der Aufnahme der Patientengeschichte und der körperlichen Untersuchung, wobei beide, die Patientengeschichte und die körperliche Befundung, die pharmakologische und andere Behandlungen vorgeben. Der folgende Abschnitt beschäftigt sich mit den Hinweisen, die im Hinterkopf behalten werden sollten und Ihnen den Weg weisen können.

Der hämorrhagische Schock bei medizinischen Patienten umfasst üblicherweise Abdominalschmerzen. Organe und Organsysteme, die stark genug bluten können, um einen Schock auszulösen, sind der Gastrointestinaltrakt, die Leber, die Milz und die Ovarien oder die Eierstöcke. Auch vaskuläre Probleme, wie Aneurysmen, können einen Schock auslösen. Die Vorgeschichte kann einen plötzlichen Schmerzbeginn enthalten, gefolgt von einer Synkope oder Schwindel. Eine Vorgeschichte von Schwindel, der auftritt, wenn sich der Patient von einer liegenden in eine sitzende Position bringt oder von einer sitzenden in eine aufrechte Position, ist höchst wahrscheinlich ein Volumenproblem (sog. orthostatische Hypotension; siehe weiter unten in diesem Kapitel).

Schmerzen können auf die potenzielle Quelle des Schocks hinweisen. In den Hals oder die Schulter ausstrahlende Schmerzen können durch einer Irritation des Zwerchfells ausgelöst werden, meist aufgrund einer erfolgten oder erfolgenden Ruptur der Eingeweide. Dehnung oder Ruptur von Eingeweiden produziert einen viszeralen Schmerz, der im Abdomen verspürt, aber nur schlecht lokalisiert werden kann. Ausstrahlende Schmerzen können auch aufgrund eines expandierenden Bauchaortenaneurysmas entstehen. Wo die Schmerzen wahrgenommen werden, hängt von der Lage des Aneurysmas, vom Ausmaß der Dehnung der Gefäßwand und, in den seltensten Fällen der Dissektion, von der Richtung der Teilung der Aortenwandschichten ab. Aortenaneurysmen treten oft rund um den Bereich der Nieren auf, von wo aus die Schmerzen in die Flanken oder in den Rücken ausstrahlen. Wenn der Defekt posterior liegt, können die Schmerzen in den Rücken ausstrahlen oder, wenn der Defekt anterior lokalisiert ist, vom Rücken bis in die Vorderseite. Ist der Defekt auf die iliakale Arterie ausgedehnt, dann können die Schmerzen auch hinunter in eines oder beide Beine ausstrahlen.

> **Praxistipp**
>
> Eine häufige Ursache für Sepsis bei älteren Menschen ist eine Infektion des Harnwegs. Als einzige primäre Anzeichen können Harninkontinenz und Verwirrung auftreten.

Eine Vorgeschichte von Erkrankungen (z.B. Husten, Kopfschmerzen, Symptome des Harntrakts), gefolgt von plötzlichem Schwindel oder von Kurzatmigkeit beim Aufstehen, kann auf eine Sepsis hinweisen. Wenn dieselben Symptome einem Abdominalschmerz folgen, dann kann ein Organ, meist der Appendix oder die Milz, spontan rupturiert sein. Eine Vorgeschichte von Diabetes sollte den Sanitäter auf spezielle Probleme aufmerksam machen: Diabetiker neigen zur Entwicklung eines septischen Schocks und zu stillen (schmerzlosen) abdominalen Blutungen. Bei einem Diabetiker oder bei älteren Patienten kann eine vorangegangene Erkrankung, gefolgt von einer ansteigenden Dyspnoe oder vermehrtem Schwitzen bei Anstrengung, darüber hinaus auf einen kardiogenen Schock durch einen stillen (schmerzlosen) AMI hinweisen. Bei einem Diabetiker mit grippeähnlichen Symptomen ist es häufig schwierig, einen stillen AMI zu erkennen, der durch eine Herzinsuffizienz aufgrund des septischen Schocks verursacht wird.

Eine Vorgeschichte von Missbrauch von Freizeitdrogen oder eine plötzliche Veränderung des mentalen Zustands nach einer Party können auf eine drogenverbundene Ursache hinweisen. Ziehen Sie bei diesem hypotensiven Patienten einen distributiven Schock in Betracht. Eine genaue Einschätzung des respiratorischen und kardialen Systems ist notwendig.

Bei einem zuvor gesunden Patienten, der mit einem Allergen in Kontakt gekommen ist oder ein plötzliches Eintreten von Schwindel, Atemschwierigkeiten, Juckreiz (mit oder ohne Nesselausschlag) oder Schwellungen bei einem niedrigen Blutdruck aufweist, kann dies auf einen anaphylaktischen Schock hinweisen. Achten Sie ebenfalls auf das gleichzeitige Auftreten von Übelkeit bzw. Erbrechen und Diarrhoe. Behalten Sie im Hinterkopf, dass der wesentliche Unterschied zwischen einer Lebensmittelvergiftung und einer schweren allergischen Reaktion die Anzeichen und Symptome eines Schocks, vor allem mit Atembeschwerden, sind. Da Dehydratation bei einer infektiösen Enteritis möglich ist, ermitteln Sie die Zeitspanne des Auftretens des Erbrechens und der Diarrhoe. Ein Schock, der bei Patienten mit einer infektiösen Enteritis aufgrund von verdorbener Nahrung auftritt, wird wahrscheinlich durch Dehydratation verursacht und braucht bei einem Erwachsenen meist etwas Zeit, um sich zu entwickeln.

Eine Vorgeschichte von Rauchen, die Einnahme der Antibabypille, andauernde Bettruhe, kürzliche Operationen, Schwangerschaft im ersten Trimenon und eine Fraktur der Röhrenknochen sind Risikofaktoren für eine Lungenembolie. Wenn die Anamnese außerdem den plötzlichen Beginn eines Vernichtungsgefühls und pleuritische Brustschmerzen beinhaltet, dann ist eine Lungenembolie am naheliegendsten. Diese Symptome werden oft von Tachykardie und Tachypnoe begleitet, während der Körper versucht, die beeinträchtigte Lungenfunktion zu kompensieren. Anzeichen einer Rechtsherzbelastung lassen ebenfalls eine Lungenembolie vermuten.

Eine Anamnese mit COPD und plötzlichen, scharfen und gut lokalisierbaren Brustschmerzen lässt an eine geplatzte Emphysemblase mit konsekutivem Spannungspneumothorax denken. Aktivitäten zum Zeitpunkt des Einsetzens der Beschwerden können Lachen, Husten oder eine Anstrengung (besonders beim Heben) beinhalten. Ein rupturiertes Emphysem, das zu einem Spannungspneumothorax führt, kann ebenfalls auftreten, wenn der COPD-Patient mit positivem Druck beatmet wird, entweder mittels einer Beutel-Masken-Beatmung oder über ein Beatmungsgerät. Ein frühes Anzeichen sind Schwierigkeiten bei der Beutelbeatmung oder regelmäßige Warnhinweise vom Druckminderungsventil.

Patienten mit einer Herzbeuteltamponade aufgrund einer medizinischen Ursache gibt es nicht häufig. Solche Fälle umfassen meist einen chronischen Krankheitsprozess, wie z.B. den systemischen Lupus erythematodes, oder einen Entzündungsprozess, wie z.B. die Perikarditis. Die Entwicklung einer Tamponade aufgrund einer medizinischen Ursache ist ein relativ langsamer Prozess. Sie wird meist anhand der Ergebnisse der körperlichen Untersuchung identifiziert, wie z.B. gestaute periphere Venen, diffuse Brustschmerzen und ein erhöhter diastolischer Druck.

Die Vorgeschichte und die Beschwerden im Einklang mit dem AMI bei einem hypotensiven Patienten mit einem Lungenödem deuten auf eine Komplikation des kardiogenen Schocks hin.

Schlüsselpunkte der körperlichen Untersuchung

Das Wissen über die Zusammenhänge zwischen den Körpersystemen und den Krankheitsstadien ist von unschätzbarem Wert, um die körperlichen Anzeichen und Symptome mit der Anamnese und der Pathophysiologie zu verknüpfen, und hilft folglich dabei, sich ein genaues Bild von der Schwere der Situation zu machen.

Mentaler Status   Ein veränderter mentaler Status ist das erste Anzeichen einer veränderten Perfusion. Das Gehirn reagiert sehr empfindlich auf Hypoxie, sei es durch Hypoxämie (geringer Sauerstoffgehalt des Blutes) oder durch ein geringes Herzminutenvolumen. Da das Gehirn ein überlebenswichtiges Organ ist, setzt der Körper alles daran, es gut zu perfundieren. Adrenalin und Noradrenalin, die von der Nebenniere ausgeschüttet werden, haben nur einen geringen Einfluss auf das Gehirn oder dessen Durchblutung. Diese wird vor allem durch das Herzminutenvolumen beeinflusst. Das Gehirn reagiert jedoch auf Konzentrationsänderungen von Noradrenalin und Dopamin, die lokal produziert wurden. Diese Katecholamine interagieren mit dem retikulären Aktivierungssystem im Hirnstamm und stimulieren die Wach- und Aufmerksamkeitsphase. Diese Stimulation trägt im Anfangsstadium eines Schocks dazu bei, dass der Patient eher ängstlich ist. Im Verlaufe des Schocks nimmt die Konzentration der Katecholamine zu, gemeinsam mit der Konzentration metabolischer Säuren im Gehirn und der zerebralen Hypoxie bzw. der Ischämie, die zu Verwirrung, Desorientierung, Agitation oder sogar, in Extremzuständen, zur Kampfeslust führen kann.

In den späteren Stadien des Schocks, wenn die Noradrenalin- und Dopaminvorräte aufgebraucht sind, leiten die zurückgehende Zerebralperfusion und die anhaltende Hirnzellenischämie dann Schläfrigkeit und einen verschlechterten mentalen Status ein. Wegen der extremen Sensitivität des Gehirns für einen verminderten Sauerstoffspiegel und eine Erhöhung des Kohlendioxidspiegels sowie einer Ansammlung von metabolischen Säuren ist ein veränderter Bewusstseinszustand einer der ersten Indikatoren eines erhöhten oder verminderten Herzminutenvolumens. Während der Schockprozess fortschreitet, verändert sich der mentale Status weiter. Je langsamer der Prozess des Schocks fortschreitet, desto länger bleibt ein wacher mentaler Status erhalten. Bei einigen Patienten (z.B. bei Älteren oder bei Menschen mit Gehirnverletzungen), kann die Baseline der Wachsamkeit vermindert sein und die Einschätzung derselben erschweren.

Die Noradrenalinmenge im Gehirn kann anfänglich durch einen Abfall des Herzminutenvolumens eingeschränkt sein, mit der Folge, dass sich ein ausgeprägter Zustand der Verwirrung, der Schläfrigkeit oder sogar der Benommenheit als Bewusstseinszustand präsentiert.

Vitalzeichen der Haut   Hautfarbe, -temperatur und -feuchtigkeit gehören zu den ersten Dingen, die der Sanitäter bei der Annäherung an den Patienten wahrnimmt.

Vasodilatation der peripheren Gefäße führt bei Patienten mit heller Haut zu einem erröteten Erscheinungsbild. Patienten mit einer dunklen Haut können ihren Familienmitgliedern noch dunkler erscheinen als üblich. Es gibt drei Hauptgründe für eine Vasodilatation:

- Wärmeverlust

- Hemmung des sympathischen Nervensystems oder Stimulation des parasympathischen Nervensystems

- Beeinträchtigung der normalen Funktionen des Nervensystems, wie beim septischen Schock

Vasodilatation mit einer erhöhten Gefäßpermeabilität, wie bei der Anaphylaxie, kann zu Urtikaria, einem Nesselausschlag, führen; dieser tritt in Form von großen, erhöhten, juckenden Flecken auf der Haut in Erscheinung. Die Flecken können konzentrisch oder unregelmäßig geformt sein und verblassen, wenn man auf sie drückt. Eine extreme Permeabilität ermöglicht den roten Blutzellen, durch die Haut zu sickern; dies verursacht Petechien, die als ein feiner Ausschlag mit bordeauxroten Punkten auftreten, die nicht erbleichen, speziell in Hautfalten und auf den Hautoberflächen im Bereich der Gelenkbeugen. Gelegentlich zeigen sich Purpura (große violette Flecken, die durch Blutaustritt aus den Kapillarbetten entstehen). Bei bestimmten Formen des septischen Schocks können entweder Petechien oder Purpura auftreten.

Eine *Vasokonstriktion* verursacht ein blasses Aussehen. Die Konstriktion ist eigentlich ein Mechanismus zur Wärmekonservierung oder eine Methode, um das Blutvolumen umzuleiten. Im Falle des Schocks ist es die sympathische Reaktion, die dazu dient, das Blut zu den lebenswichtigen Organen zu leiten; sie wird primär durch die Stimulation der α-Rezeptoren verursacht. Die Vasokonstriktion wird normalerweise nur so weit ausgelöst, wie es notwendig ist, um durch die Vorlasterhöhung das Herzminutenvolumen aufrechtzuerhalten. Wenn die Notwendigkeit relativ gering ist, dann kann der Grad der Vasokonstriktion zu nicht wahrnehmbaren Anzeichen führen.

Nicht überlebenswichtige Bereiche sind am ehesten von der Vasokonstriktion betroffen. Dieser Effekt ist zuerst an den Extremitäten wahrnehmbar, insbesondere an den Füßen und Händen und an der Haut speziell in der Gesichtsregion. Blässe tritt insbesondere in den Konjunktiven, um die Augen, an den Mundschleimhäuten, im Gebiet um Nase und Mund sowie an den Ohrläppchen auf. Die Blässe ist in diesen Bereichen aufgrund ihrer relativ hohen Konzentration an Blutgefäßen leichter wahrnehmbar. Die fehlende Pigmentation in der Bindehaut und in der Schleimhaut des Mundes macht die Blässe besser erkennbar. Bei Patienten mit einem dunkleren Hautton macht die Vasokonstriktion die Haut aschfarben und grau. Bei asiatischen oder indianischen Patienten bzw. gebräunten Patienten nimmt die Haut eine gelbliche Färbung an.

Die Haut kann ebenfalls zyanotisch sein; die charakteristische Blaufärbung um die Nase, den Mund und in den Nagelbetten wird durch ein Sauerstoffdefizit im Blut verursacht. Patienten mit dunklerer Haut erscheinen noch dunkler, mit einem gräulichen Kolorit. Bei asiatischen oder indianischen Patienten verursacht die Zyanose einen grünlichen Hautton. Die Schleim- und die Bindehaut sind die geeignetsten Stellen, um nach einer Zyanose zu suchen. Eine Zyanose kann sich langsam oder relativ schnell entwickeln. Patienten im kardiogenen Schock, mit einem Spannungspneumothorax oder einer Herzbeuteltamponade entwickeln eine Zyanose sehr schnell.

Bei einigen Schockursachen, wie z.B. einer Lungenembolie, kann auch eine Demarkationslinie oder Farbveränderung auftreten. Wenn diese Demarkationslinie zu erkennen ist, meist auf Höhe der Nippel, dann befindet der Patient sich in einem extremen Schock. Ein Bauchaneurysma kann zu einer Marmorierung der Haut über dem Abdomen führen, als Resultat der Blutansammlung in den Kapillarbetten.

Bei manchen Ursachen des Schocks, wie z.B. Lungenembolie, kann eine Demarkationslinie oder eine Farbveränderung auftreten.

Die Hauttemperatur und -feuchtigkeit korreliert mit der Menge an ausgeschüttetem Adrenalin und Noradrenalin. Wenn der Adrenalin- und Noradrenalinspiegel ansteigt, dann nimmt die Stoffwechselaktivität in der Haut ab, und das Ergebnis ist ein Abfall der dermalen Wärmeproduktion. Auch wenn der Körper bezweckt, durch die Umleitung des Blutes zum Körperkern eine adäquate Temperatur aufrechtzuerhalten, kann sich der Patient über ein Kältegefühl beklagen. Die Haut des Patienten kann sich kühl oder kalt anfühlen. Wenn die Umgebungstemperatur allerdings heiß ist (über der normalen Körpertemperatur von 37 °C), dann kann sich die Haut des Patienten trotz der Umleitung des Blutes weg von der Haut warm anfühlen.

Schwitzen kann, muss aber nicht auftreten. Beim hämorrhagischen, kardiogenen und obstruktiven Schock tritt Schwitzen häufig auf. Bei Dehydratation, einer Lungenembolie oder einem neurogenen Schock ist Schwitzen dagegen meist nicht vorhanden. Bei einem anaphylaktischen oder septischen Schock kann Schwitzen präsent sein, muss es aber nicht. Das Vorhandensein oder Fehlen von Schwitzen schließt einen hypoperfundierten Zustand nicht aus. Vielmehr ist der plötzliche Beginn von Schwitzen ein typisches Zeichen einer Ausschüttung von Adrenalin bzw. Noradrenalin und erfordert eine weitere Beurteilung.

Ein wichtiger Punkt, an den Sie sich erinnern müssen, ist, dass bei Zuständen, bei denen es zur verbreiteten Vasodilatation und zum distributiven Schock kommt, die Gefahr einer Hypothermie aufgrund der Übertragung der Körperwärme an die Umgebung besteht. Die Faustregel ist, dass der Patient im Schock vor einem weiteren Wärmeverlust geschützt werden muss, weil sonst die Aktivierung der körpereigenen Mechanismen zur Wärmeerzeugung in weiterer Folge den wertvollen Sauerstoff und die Nährstoffe verbraucht.

Gestaute Halsvenen (an den Händen und am Hals) bei einem hypotensiven Patienten deuten auf eine Obstruktion oder einen Rückfluss im venösen System hin. Zusätzlich ist ein Pulsus paradoxus (ein flacher Pulsdruck und ein unregelmäßiger Puls, der beim Einatmen verschwindet und beim Ausatmen zurückkehrt) ein Schlüsselanzeichen für einen Anstieg des intrathorakalen Druckes. Der Patient sollte auf einen Spannungspneumothorax oder eine Herzbeuteltamponade hin untersucht werden.

Vitalzeichen Die Vitalzeichen sind der Puls, der Blutdruck und die Atemfrequenz. Zur Messung der Vitalzeichen gehört allgemein die Pulsoxymetrie ebenso wie die Beobachtung von Hautfarbe, -tonus, -temperatur und -feuchtigkeit, genauso wie die Pupillengröße und -reaktion. Die Messung des endtidalen Kohlendioxidwerts ist typischerweise bei der Bestimmung der Vitalzeichen eines intubierten Patienten mitinbegriffen.

Bei einem gesunden Herz verbleibt die Pulsfrequenz bis zu einem Volumendefizit von 15 % innerhalb der normalen Grenzen, da eine periphere Vasokonstriktion stattfindet und das Herz seine Kontraktionskraft erhöhen kann. Der Puls ist allerdings, neben den anderen Hautvitalzeichen, gemeinsam mit der Hypoperfusion eines der ersten wahrnehmbaren Anzeichen des Kompensationsmechanismus. Die Perfusion kann besser anhand der Pulsqualität als anhand der Pulsfrequenz beurteilt werden. Das Auffinden des Pulses kann durch den Grad des peripheren Gefäßwiderstands beeinträchtigt werden. Ein gesteigerter peripherer Widerstand schwächt den Puls, was dafür sorgt, dass er schwer zu fühlen ist oder nur schwach und faserig wahrnehmbar ist.

Praxistipp

Das Vorhandensein von Diaphorese ist klinisch bedeutsam, während deren Fehlen es nicht sein muss – weil Schwitzen bei einigen Formen des Schocks häufig ist, nicht aber bei anderen. Anders gesagt, bedeutet die Abwesenheit von Schwitzen nicht notwendigerweise, dass kein Schock

---

Bei manchen Schockarten kann die Herzfrequenz langsam sein, wie beim neurogenen Schock. Bei einem obstruktiven Schock kann die Herzfrequenz dagegen schnell und regelmäßig sein, während der Puls unregelmäßig ist. Der unregelmäßige Puls wird durch eine Obstruktion der großen Gefäße verursacht. Dies führt zum Aussetzen des Pulses am Ende jedes Einatemvorgangs, ein Phänomen, das als „paradoxer Puls" oder „Pulsus paradoxus" bezeichnet wird. Ein kardiogener Schock kann durch eine zu langsame, zu schnelle, normale oder unregelmäßige Herzfrequenz verursacht werden. Darüber hinaus ist ein krankes Myokard für Herzrhythmusstörungen anfällig.

Die Atmung wird durch Chemorezeptoren im Hirnstamm stimuliert, die auf die Kohlendioxidkonzentration und den pH-Wert (Anteil von Säure zu Base) des Blutes reagieren. Während der Schockkreislauf den anaeroben Stoffwechsel und die Säureproduktion stimuliert, erhöhen sich Atemfrequenz und Atemtiefe, um die Sauerstoffbindung an das Hämoglobin zu erhöhen und um den Körper von den metabolischen Säuren mittels einer vermehrten Kohlendioxidabatmung zu befreien. Während der Schockkreislauf fortschreitet, wird die Atemfrequenz schneller und die Atemtiefe geringer; schließlich wird die Atmung schnell und flach.

> **Praxistipp**
>
> Der *Charakter des Pulses* ist ein verlässlicherer Frühindikator für eine beeinträchtige Perfusion als die Pulsfrequenz. Kompensatorische Steigerungen im peripheren Gefäßwiderstand können die Herzkontraktionsstärke und die Pulsfrequenz fördern, aber auch dazu führen, dass der Puls schwach und fadenförmig gefühlt wird.

Der Blutdruck ist das letzte Vitalzeichen, das ein vermindertes Herzminutenvolumen anzeigt. Die normalen Kompensationsmechanismen, wie periphere Vasokonstriktion, Steigerung der Kontraktilität und Flüssigkeitsverteilung, können den systolischen Blutdruck bis zu einem Volumenverlust von 25 bis 30% aufrechterhalten. Je langsamer sich der Schock entwickelt, desto länger bleibt der systolische Blutdruck konstant. Wenn aber die Kontraktilität des Herzes beeinträchtigt ist (wie beim kardiogenen Schock), kann sich der Schock viel schneller entwickeln. Wie bereits erwähnt, ist ein schwacher Pulsdruck ein Anzeichen eines gesteigerten intrathorakalen Druckes; daher sollten eine Herzbeuteltamponade oder ein Spannungspneumothorax in Betracht gezogen werden.

> Der Blutdruck ist das letzte der Vitalzeichen, das ein vermindertes Herzminutenvolumen widerspiegelt.

In frühen Schockstadien sind der Puls und die Atemfrequenz empfindlichere Zeichen als der Blutdruck. Behalten Sie ebenfalls im Hinterkopf, dass eine wiederholte Messung der Vitalzeichen, speziell in den Frühstadien des Schocks, mehr wert ist als ein einfaches Messergebnis. Erinnern Sie sich daran, dass Patienten eine weite „normale" Bandbreite aufweisen, insbesondere bei der Herzfrequenz. Die durchschnittliche Herzfrequenz eines normalen Erwachsenen im Schlaf liegt bei 70 Schlägen/min und beschleunigt sich auf mehr als 100 Schläge/min während einer Muskeltätigkeit oder einer emotionalen Anspannung. Bei gut konditionierten Athleten liegt die Herzfrequenz im Ruhezustand bei normalerweise ca. 50 bis 60 Schlägen/min. Ein Anstieg der Herzfrequenz um 20 Schläge/min würde bei einem Athleten wahrscheinlich nicht als abnorm eingeschätzt werden und wäre bei anderen Menschen nicht auffällig.

Daher dient eine erste Herzfrequenz als Baseline, mit der spätere Messungen verglichen werden sollten.

Wenn die Kompensationsmechanismen des Körpers sehr gut funktionieren, dann können die ersten Vitalzeichen normal erscheinen. Eine wiederholte Messung des Pulses, der Atmung und des Blutdrucks ist dann besonders nützlich, wenn Sie im Kontext mit dem Gesamtzustand des Patienten betrachtet wird. Wiederholte Messungen der Vitalzeichen helfen unter Berücksichtigung des Erkrankungs- oder Verletzungsmechanismus, der Anamnese und anderer Untersuchungsergebnisse dabei, die Entwicklung des Patienten zu zeigen. Die Reaktionsmuster sind es, die beobachtet werden müssen. Die Erkennung dieser Muster kann Hinweise auf denjenigen Patientenzustand liefern, der eine aggressive Behandlung benötigt.

> **Praxistipp**
>
> Normale Vitalzeichen variieren von Person zu Person. Wiederholte Messungen helfen dabei, Trends zu erkennen.

Das Ermitteln des Vorliegens eines Lungenödems ist wichtig, um zu entscheiden, ob eine Flüssigkeitsgabe angemessen ist.

Lungengeräusche Lungengeräusche können wichtige Hinweise auf die möglichen Ursachen des Schocks geben. Krankheitsstadien, die das Gleichgewicht des hydrostatischen Druckes im Lungenkreislauf stören und zur Ausbildung eines Lungenödems führen, benötigen üblicherweise spezifische Therapien, die bei anderen Erkrankungen gegebenenfalls kontraindiziert sind. Bei einem Schock sind solche Behandlungsentscheidungen wichtig für das Outcome. Daher ist es zwingend notwendig, ein bestehendes Lungenödem erkennen zu können.

Weiter sind die Atemgeräusche Indikatoren der Reaktion des Herzes auf eine erhöhte Vorlast, insbesondere bei älteren Menschen mit einer Vorgeschichte einer bereits bestehenden Herzerkrankung. Toleriert das Herz die erhöhte Vorlast nicht, besonders wenn i.v. Flüssigkeit schnell verabreicht wird, kann dies die Probleme älterer Patienten mit einer Vorgeschichte mit Herzerkrankung oder im Schock verkomplizieren.

Die Schockarten, die ein Lungenödem fördern, sind der kardiogene, der septische, der anaphylaktische und, selten, der drogeninduzierte neurogene Schock. In den Anfangsstadien tritt Flüssigkeit aus den Kapillargefäßen, die die Entfernung zwischen den Kapillar- und den Alveolarwänden erhöht, über die der Sauerstoff und das Kohlendioxid diffundieren müssen. Wenn sich die Flüssigkeit um die alveolären Cluster ansammelt, dann sind die Endbronchiolen betroffen, und Spasmen treten auf, die als Giemen wahrnehmbar sind. Wenn die Flüssigkeitsmenge ansteigt und der hydrostatische Druck die Balance des Luftdrucks in den Alveolen übersteigt, dann sammelt sich die Flüssigkeit in den Alveolen an, was als Rasselgeräusch wahrgenommen werden kann. Generell muss sich etwa 1 l Flüssigkeit in den Lungen befinden, bevor das Flüssigkeitsungleichgewicht zu Rasselgeräuschen führt. Da die Flüssigkeit der Schwerkraft folgt, sind die Rasselgeräusche zuerst im basalen Teil der Lungenfelder zu hören; sie sind im Rücken leichter wahrnehmbar.

Es gibt allerdings auch Anzeichen dafür, dass sich Flüssigkeit ansammelt, schon bevor Rasselgeräusche zu hören sind. Da das Wasser dazu neigt, der Schwerkraft zu folgen, wird sich das Körperwasser bei einem Patienten, der auf dem Rücken liegt, im posterioren Teil der Lungenlappen sammeln und sich dann von dort ausbreiten. Dieser Zustand verursacht das Gefühl von Luftnot. Der Patient wird sich über ein Gefühl von Kurzatmigkeit beschweren und sich aufsetzen wollen. Wenn der Patient sitzt, dann wird das Körperwasser in den unteren Lappen der Lunge gehalten, in einem eingeschränkten Ausbreitungsbereich. Deshalb hilft Sitzen dem Patienten, da in dieser Position mehr freie Lungenfläche zum Atmen zur Verfügung steht.

Das Beibehalten einer sitzenden Position geht allerdings auf Kosten der Aufrechterhaltung der Perfusion des Gehirns. Meistens ist die beste Position für einen hypotensiven Patienten mit einem Lungenödem in Rückenlage mit angehobenem Kopf und Schultern. Je schlimmer das Lungenödem ist, desto aufrechter muss der Patient sitzen, um zu atmen. Der Einsatz zusätzlicher Muskeln beim Atmen oder Beschwerden über Atemschwierigkeiten oder Kurzatmigkeit während des flachen Liegens sind ein wichtiger Hinweis auf ein Lungenödem. Gelegentlich wird ein Patient in einer liegenden Position mit erhöhtem Kopf und Schultern vorgefunden. Wenn sich der Patient in dieser Position befunden hat und sich für einige Zeit nicht bewegt hat, dann macht der Kompensationsgrad, der erreicht wurde, die Rasselgeräusche unhörbar, bis der Patient gezwungen ist, sich anzustrengen (z.B. bei der Umlagerung auf die Transportliege). Aufgrund dieses Phänomens sollten die Lungengeräusche nach der Bewegung des Patienten neu eingeschätzt werden.

Bei einem Spannungspneumothorax sind die Lungengeräusche ein entscheidendes Zeichen. Es ist wichtig, sowohl das Einatmen als auch das Ausatmen auszukultieren. Wenn die Lungengeräusche früh im Verlauf untersucht werden, kann das Einatmen der Luft bilateral auskultiert werden; die Ausatmung kann jedoch auf der beeinträchtigten Seite nicht vollständig gehört werden. Wenn der Prozess fortschreitet und die Lufteinschlüsse Druck aufbauen, dann werden sowohl das Ein- als auch das Ausatmen nachlassen, bis schließlich die betroffene Seite keine Luftbewegungen mehr aufweist. Wenn ein Spannungspneumothorax bis zu diesem Punkt fortgeschritten ist, dann werden keine Lungengeräusche auf der beeinträchtigten Seite hörbar sein. Diese Entwicklung kann sehr schnell eintreten, speziell bei einem Patienten, der kaum Atemreserve hat, wie z.B. ein Patient mit COPD.

Der plötzliche Beginn von Luftnot ist ein typisches Zeichen einer Lungenembolie. Allerdings ist Luftnot ebenfalls ein Ergebnis der Hypoxie, und alle Schockpatienten weisen an irgendeinem Punkt Luftnot auf. Was bei Luftnot wichtig ist, ist, dass sie erkannt und dass Sauerstoff verabreicht wird.

Orthostatische Hypotension Orthostatische Hypotension, auch bekannt als „posturale Hypotension", ist ein Abfall des Blutdrucks wenn die Körperposition verändert wird, z.B. wenn der Patient sich schnell aufsetzt oder aufsteht – ein Vergleich des Blutdrucks des Patienten im Liegen mit dem Blutdruck, nachdem er sich aufgesetzt hat oder aufgestanden ist, ist als „Kippuntersuchung" bekannt. Solche Veränderungen der Körperposition stören die kompensatorischen Mechanismen, und das Resultat können offensichtlichere Anzeichen und Symptome sein. Diese Symptome beinhalten Veränderungen des mentalen Status, der Vitalzeichen der Haut (Blässe und Schwitzen) und der anderen Vitalzeichen (besonders Tachykardie), ebenso wie Patientenbeschwerden über Schwindel oder Übelkeit.

Manche betrachten die orthostatische Hypertension als hauptdiagnostisches Anzeichen des frühen Schocks. Als solches kann es ein nützliches diagnostisches Hilfsmittel für alle Arten des Schocks sein. Gewöhnlich wird diese Einschätzung durchgeführt, nachdem der Patient in Rückenlage gelegen hat und die initiale Baseline des Pulses und des Blutdrucks ermittelt wurde. Danach werden, nachdem der Patient in eine sitzende oder stehende Position gebracht wurde, die Vitalparameter ermittelt, und wenn die Herzfrequenz um mehr als 20% angestiegen und der systolische Blutdruckwert um 10 mmHg gefallen ist, dann wird das Vorliegen einer posturalen Hypotension erwogen. Im Notfalleinsatz sind ein plötzliches Einsetzen von Schwindel und Blässe (mit oder ohne Übelkeit oder ein „Ohnmachtsgefühl") sowie das Aussetzen des Pulses oder ein Anstieg der Pulsfrequenz ausreichend, um eindringlich auf ein Volumendefizit hinzudeuten.

Gelegentlich verschlechtert sich der Zustand des Patienten rapide, wenn er bewegt wird. In Fall einer inneren Blutung resultiert die Verschlechterung aus der Verlagerung eines existierenden Blutgerinnsels, was zusätzliche Blutungen nach innen verursacht. Daher müssen Patienten, die mutmaßlich im Schock sind, behutsam behandelt werden.

> **Definition**
>
> **Orthostatische Hypotension:** Ein Abfall des Blutdrucks wenn der Körper sich aus einer liegenden in eine sitzende oder aus einer sitzenden in eine stehende Position begibt; auch „posturale Hypotension" genannt.

Behandlungsprioritäten

4.6

4.6.1 Generelle Vorgehensweise

Die entsprechende Behandlung eines Patienten im Schock sollte rasch und effizient durchgeführt werden, mit einem schnellen Transport zu der nächsten geeigneten Einrichtung. Dies ist die beste Vorgehensweise, um ein gutes Outcome zu ermöglichen. Die führenden Prinzipien zur Behandlung sind folgende:

1. Öffnen Sie die Atemwege.

2. Verabreichen Sie hochkonzentrierten Sauerstoff mittels einer Nichtrückatemmaske mit Reservoir, mit 15 l Sauerstoff/min oder mehr, um einen gefüllten Reservoirbeutel aufrechtzuerhalten. Im Falle einer inadäquaten Atemarbeit assistieren Sie dem Patienten mit einem Beatmungsbeutel samt Reservoir mit 15 bis 20 l Sauerstoff/min bei einer Frequenz von 10 bis 14 Atemhüben/min, um ein ausreichendes Tidalvolumen sicherzustellen. Wenn die Messung des endtidalen Kohlendioxidgehalts verfügbar ist, entweder durch eine Sauerstoffbrille oder durch einen Trachealtubus, sollten sowohl die Wellenform als auch die numerischen Werte beurteilt werden.

3. Setzen Sie einen i.v. Zugang und hängen Sie eine normale Kochsalz- oder Ringer-Lactat-Lösung an. Ermitteln Sie den Blutzuckerspiegel. Verabreichen Sie einen initialen Flüssigkeitsbolus von 250 bis 500 ml. Es sollte zusätzlich Flüssigkeit bereitgehalten werden, abhängig von der Art des Schocks und der Reaktion des Patienten.

4. Bringen Sie einen EKG-Monitor an. Achten Sie darauf, ob der Rhythmus die Perfusion überhaupt gewährleisten kann. Wenn der Rhythmus zu schnell oder zu langsam ist, um die Perfusion zu sichern, befolgen Sie die ACLS-Richtlinien, um Perfusionsabnormitäten zu korrigieren. Erheben Sie dann ein 12-Kanal-EKG, wenn notwendig.

Wenn erst einmal der Rhythmus die Perfusion tragen kann, können eine gründliche Anamnese und eine körperliche Untersuchung Sie zu weiteren Behandlungsmaßnahmen führen.

> Es ist entscheidend, zwischen einem kardiogenen und einem nicht kardiogenen Schockzustand unterscheiden zu können.

Ihre erste Aufgabe ist es, zwischen einem kardiogenen und einem nicht kardiogenen Schockzustand zu unterscheiden. Das Beurteilen der Lungengeräusche, der Atemarbeit und der EKG-Veränderungen ist von enormer Bedeutung.

Eine Vorgeschichte von Abdominalschmerzen mit klaren Lungengeräuschen in Gegenwart einer normalen oder tachykarden supraventrikulären Frequenz lässt ein nicht kardiogenes Problem vermuten, das sich auf Volumenunterstützung hin bessern könnte. Allerdings ist eine kontinuierliche Überwachung der Lungengeräusche und der Atemarbeit notwendig, um das Unvermögen des Herzes, die Vorlasterhöhung auszuhalten, zu erkennen. Wenn die Lungengeräusche klar bleiben, sind wiederholte Boli die Behandlung der Wahl. Das wichtigste Element ist hier die mehrmalige Wiederbeurteilung der Lungengeräusche und der Atemarbeit.

Im seltenen Fall, wenn die Lungengeräusche klar bleiben und die Atemarbeit ausreichend ist, aber der Zustand des Patienten sich weiterhin verschlechtert, suchen Sie nach einem unregelmäßigen Puls, der sich während der Inhalation zu verringern oder der zu verschwinden scheint (Pulsus paradoxus), und nach einer Stauung der Jugularvenen. Diese Ergebnisse können die Herzbeuteltamponade als verursachendes Problem erkennen lassen. In der präklinischen Umgebung ist ein Flüssigkeitsbolus die angebrachte Methode der ersten Wahl. Die endgültige Behandlung ist eine Perikardiozentese, die am besten in der Notaufnahme durchzuführen ist. Das Auskultieren dumpfer Herzgeräusche kann helfen, diesen Zustand zu identifizieren, kann aber in einer lauten Notfallortumgebung unmöglich sein.

In manchen Fällen kann sich auch eine Lungenembolie auf diese eben beschriebene Weise präsentieren. Die Patientengeschichte kann helfen, zwischen einer Herzbeuteltamponade und einer Lungenembolie zu unterscheiden, aber die eigentliche Behandlung findet im Krankenhaus statt.

Wenn die Lungengeräusche klar, aber auf einer Seite vermindert oder abwesend sind, kann das Problem ein Spannungspneumothorax sein. Gestaute Jugularvenen und ein Pulsus paradoxus können ebenfalls wahrgenommen werden; eine Herzbeuteltamponade und ein Spannungspneumothorax werden anhand der Lungengeräusche unterschieden. Die Behandlung eines Spannungspneumothorax erfordert eine Nadeldruckentlastung auf der Seite mit den veränderten Lungengeräuschen.

4.6.2 Vorgehensweise bei Lungenödem

Wenn nach Gabe eines Flüssigkeitsbolus oder während Ihrer Einschätzung der Atmung ein Giemen und/oder Rasselgeräusche hörbar werden oder die Atemarbeit schwerfällig wird, ist es wichtig zu ermitteln, ob eine Beteiligung des Herzes vorliegt. Es ist von großer Bedeutung, zwischen einem Schock aufgrund einer kardialen Ursache und einem Schock infolge einer allergischen Reaktion zu unterscheiden. Die Vorgeschichte des Patienten und Ihre Beachtung der Hautfärbungen werden helfen.

Eine Vorgeschichte eines Bienenstichs, einem Allergen ausgesetzt gewesen zu sein, das Auftreten von geröteter Haut, Urtikaria oder Quaddeln bei einem reaktionslosen Patienten sind eindeutig. Respiratorische Effekte können Stridor, Giemen oder ein extremes Lungenödem beinhalten. Bei einem schweren kardiovaskulären Kollaps geben Sie Adrenalin, 0,1 mg einer 1:10.000-Verdünnung, i.v. als Bolus. Bei geringeren Reaktionen geben Sie die Erwachsenendosis von Adrenalin (0,3 bis 0,5 mg der 1:1000-Verdünnung) subkutan oder intramuskulär. Was als „schwer" gilt, wird durch die lokalen Medizinischen Direktiven festgelegt. Bei Reaktionen mit massivem Angioödem (▸ *Abbildung 4.9*) oder als Unterstützung des Adrenalineffekts erwägen Sie die Gabe von Diphenhydramin (25 bis 50 mg als langsamer i.v. Bolus) und eines H_2-Blockers, wie z.B. Cimetidin, oder eines Zellwandstabilisators, wie z.B. Methylprednisolon.

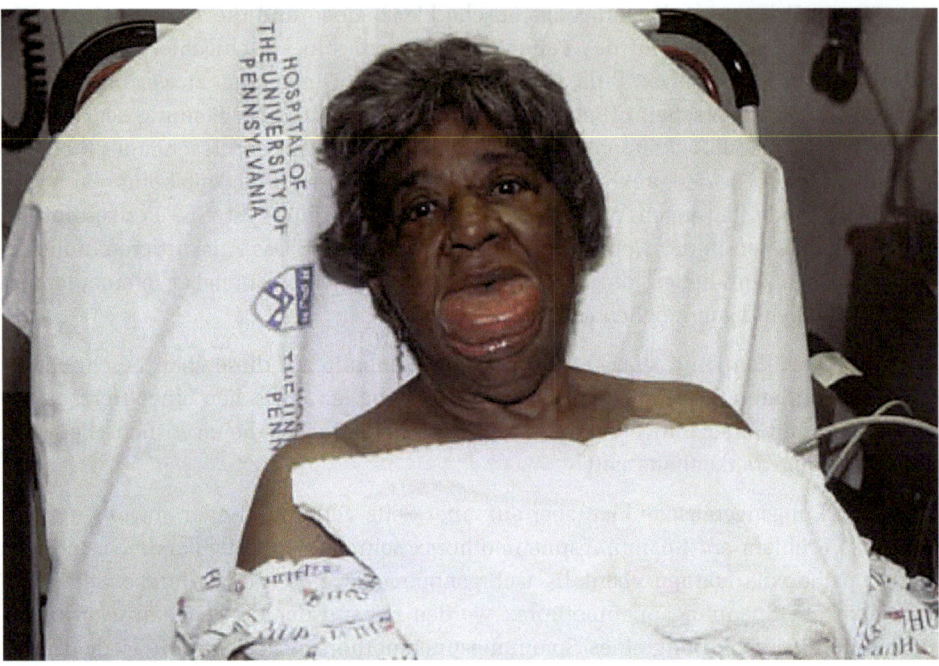

Abbildung 4.9: Eine allergische Reaktion: ein lokalisiertes Angioödem an der Zunge

Wenn die Herzfrequenz einmal korrigiert ist (Atropin oder Pacing bei Bradykardie, Adenosin oder Kardioversion bei supraventrikulärer Tachykardie), lässt ein bestehen bleibendes Lungenödem ein kardiales Muskelversagen vermuten. Der Patient kann eine Vorgeschichte passend zu einem AMI haben oder auch nicht, weil kardiales Muskelversagen auch durch Faktoren wie eine Überdosis verursacht werden kann. Bei erkannter Überdosis kontaktieren Sie die Vergiftungsinformationszentrale. Wenn das Herz die Vorlast nicht verträgt, wird Dopamin mit 5 bis 10 µg/(kg·min) wegen seines kardialen Effekts empfohlen. Dopamin in höheren Dosen von 10 bis 20 µg/(kg·min) stimuliert vorrangig die α-Rezeptoren für einen vasopressorischen Effekt.

In einer ähnlichen Situation, in der die Vorgeschichte eine Infektion vermuten lässt (Dysurie, Behandlung gegen Harnwegsinfektion, Infektion der oberen Atemwege oder ein gesetzter Dauerkatheter), kann das Problem ein septischer Schock sein. Flüssigkeitsersatz hat erste Priorität, mit Dopamin als Medikament der Wahl. Der Dosierbereich reicht von 5 bis 20 µg/(kg·min), um beides abzudecken, den kardialen und den vasopressorischen Effekt.

ZUSAMMENFASSUNG

Der Schock ist das Endresultat einer Vielzahl von Krankheitsprozessen. Viele Arten des Schocks sind vermeidbar. Der Sanitäter muss erlernen zu vermuten, wann es zu einem Schock kommen kann, eine gründliche Untersuchung durchzuführen, den Schock zu erkennen sobald er auftritt, und die geeignetste Maßnahme zum passendsten Zeitpunkt für das bestmögliche Outcome wählen (▶*Abbildung 4.10*).

Um dieses Ziel zu erreichen, muss der Sanitäter sowohl die Anatomie, die Physiologie und die Pathophysiologie des Schocks verstehen als auch die daran beteiligten Organsysteme erkennen, die bereits laufenden Kompensationsmechanismen unterstützen und die sofort behandelbaren Ursachen angehen.

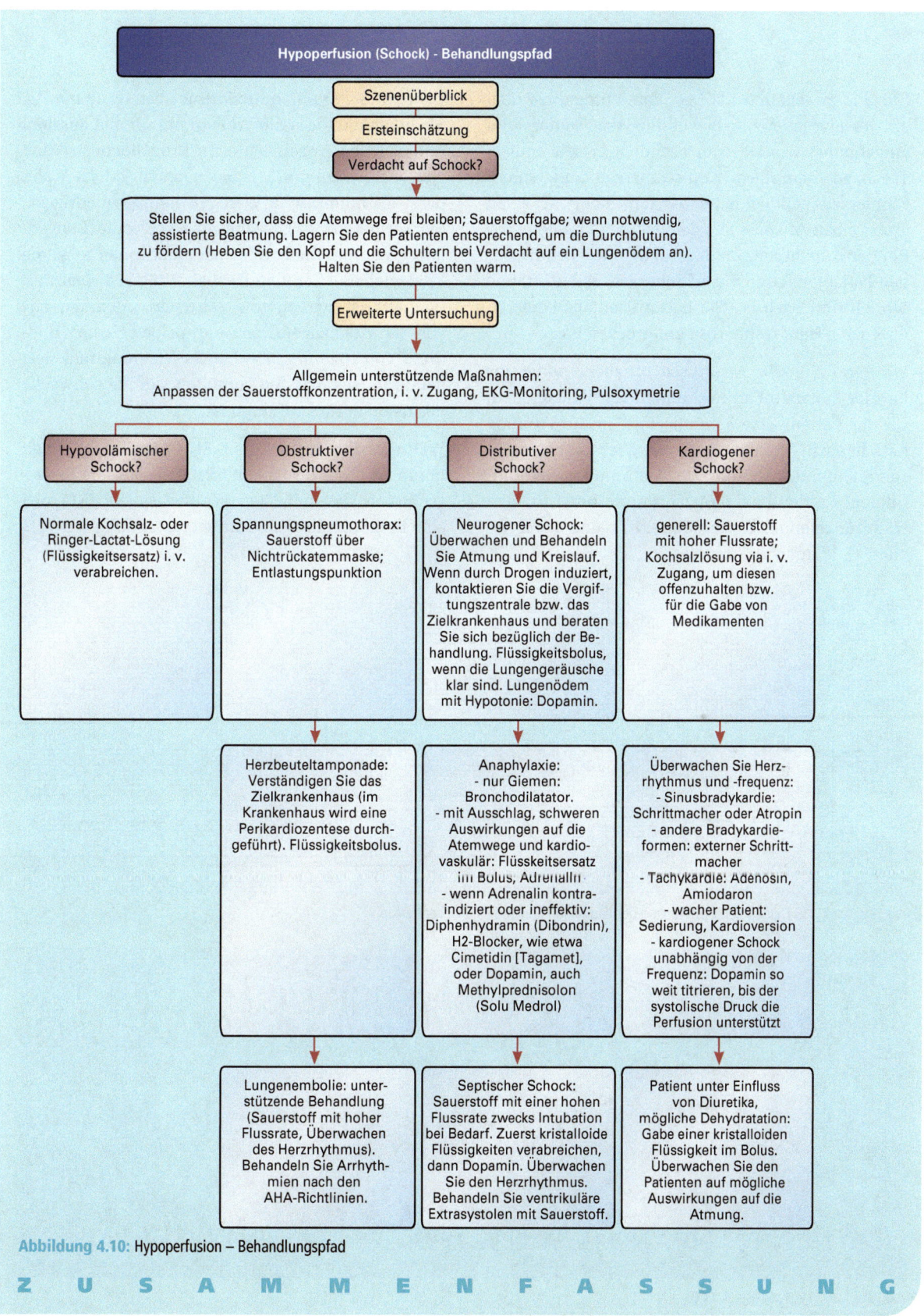

Hypoperfusion (Schock) - Behandlungspfad

Szenenüberblick

Ersteinschätzung

Verdacht auf Schock?

Stellen Sie sicher, dass die Atemwege frei bleiben; Sauerstoffgabe; wenn notwendig, assistierte Beatmung. Lagern Sie den Patienten entsprechend, um die Durchblutung zu fördern (Heben Sie den Kopf und die Schultern bei Verdacht auf ein Lungenödem an). Halten Sie den Patienten warm.

Erweiterte Untersuchung

Allgemein unterstützende Maßnahmen:
Anpassen der Sauerstoffkonzentration, i. v. Zugang, EKG-Monitoring, Pulsoxymetrie

Hypovolämischer Schock? | Obstruktiver Schock? | Distributiver Schock? | Kardiogener Schock?

Normale Kochsalz- oder Ringer-Lactat-Lösung (Flüssigkeitsersatz) i. v. verabreichen.

Spannungspneumothorax: Sauerstoff über Nichtrückatemmaske; Entlastungspunktion

Neurogener Schock: Überwachen und Behandeln Sie Atmung und Kreislauf. Wenn durch Drogen induziert, kontaktieren Sie die Vergiftungszentrale bzw. das Zielkrankenhaus und beraten Sie sich bezüglich der Behandlung. Flüssigkeitsbolus, wenn die Lungengeräusche klar sind. Lungenödem mit Hypotonie: Dopamin.

generell: Sauerstoff mit hoher Flussrate; Kochsalzlösung via i. v. Zugang, um diesen offenzuhalten bzw. für die Gabe von Medikamenten

Herzbeuteltamponade: Verständigen Sie das Zielkrankenhaus (im Krankenhaus wird eine Perikardiozentese durchgeführt). Flüssigkeitsbolus.

Anaphylaxie:
- nur Giemen: Bronchodilatator.
- mit Ausschlag, schweren Auswirkungen auf die Atemwege und kardiovaskulär: Flüsskeitsersatz im Bolus, Adrenalin
- wenn Adrenalin kontraindiziert oder ineffektiv: Diphenhydramin (Dibondrin), H2-Blocker, wie etwa Cimetidin [Tagamet], oder Dopamin, auch Methylprednisolon (Solu Medrol)

Überwachen Sie Herzrhythmus und -frequenz:
- Sinusbradykardie: Schrittmacher oder Atropin
- andere Bradykardieformen: externer Schrittmacher
- Tachykardie: Adenosin, Amiodaron
- wacher Patient: Sedierung, Kardioversion
- kardiogener Schock unabhängig von der Frequenz: Dopamin so weit titrieren, bis der systolische Druck die Perfusion unterstützt

Lungenembolie: unterstützende Behandlung (Sauerstoff mit hoher Flussrate, Überwachen des Herzrhythmus). Behandeln Sie Arrhythmien nach den AHA-Richtlinien.

Septischer Schock: Sauerstoff mit einer hohen Flussrate zwecks Intubation bei Bedarf. Zuerst kristalloide Flüssigkeiten verabreichen, dann Dopamin. Überwachen Sie den Herzrhythmus. Behandeln Sie ventrikuläre Extrasystolen mit Sauerstoff.

Patient unter Einfluss von Diuretika, mögliche Dehydratation: Gabe einer kristalloiden Flüssigkeit im Bolus. Überwachen Sie den Patienten auf mögliche Auswirkungen auf die Atmung.

Abbildung 4.10: Hypoperfusion – Behandlungspfad

Z U S A M M E N F A S S U N G

Fallbeispiel – Fallverlauf

Sie sind zu einem Notfall gerufen worden, bei dem ein 59-jähriger Mann bewusstlos von seiner Frau aufgefunden worden war, nachdem er seit einigen Tagen an Schnupfen, Kopfschmerzen und Ohrenschmerzen gelitten hatte. Gestern hatte er einen grün-gelben Ausfluss aus dem rechten Ohr bemerkt. Bei der Annäherung an den auf dem Rücken liegenden Patienten haben Sie erkannt, dass seine Atmung schnell und flach ist. Sie haben ebenfalls bemerkt, dass seine Haut warm, rosa und trocken ist.

Während Sie die Anamnese erheben, hängt Ihr Partner Sauerstoff an und erhebt die Vitalzeichen. Da der Patient eine schnelle und flache Atmung hat, hängen Sie ihn zunächst über eine Nasensonde an einen Monitor zur Bestimmung der endtidalen Kohlendioxidkonzentration und an eine Nichtrückatemmaske mit Reservoir und verabreichen 15 l Sauerstoff/min.

Der endtidale Kohlendioxiddruck beträgt 28 mmHg. Sie erkennen, dass die Wellenform normal aussieht und es keine Anzeichen einer Bronchokonstriktion gibt (▶Abbildung 4.11). Sie nehmen jedoch wahr, dass der numerische Wert (28 mmHg) niedrig ist. Sie vermuten als Ursache eine schlechte Lungendurchblutung. Ihr Partner berichtet Ihnen folgende Vitalzeichen: Carotispuls bei 148 Schlägen/min (Radialis ist schnell und schwach), Atemfrequenz von 34 Atemzügen/min und palpatorischer Blutdruck von 80 mmHg. Der Sauerstoffpartialdruck liegt bei 78%, was, wie Sie vermuten, auf die schwache Perfusion zurückzuführen ist.

Während Ihr Partner den EKG-Monitor anhängt, hören Sie, dass Ihr Patient bilaterale, basilare Rasselgeräusche, aber kein Giemen aufweist. Das EKG zeigt eine Breitkomplextachykardie (▶Abbildung 4.12).

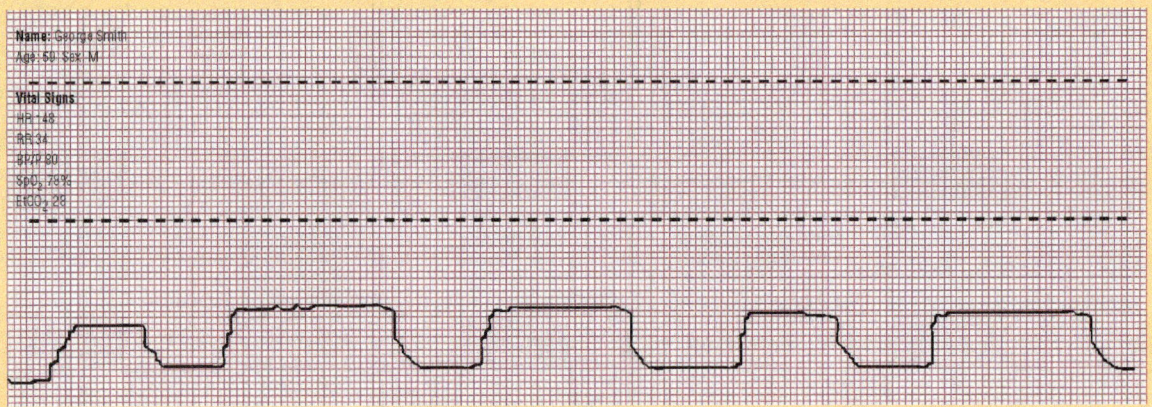

Abbildung 4.11: Fallbeispiel: Bestimmung der endtidalen Kohlendioxidkonzentration

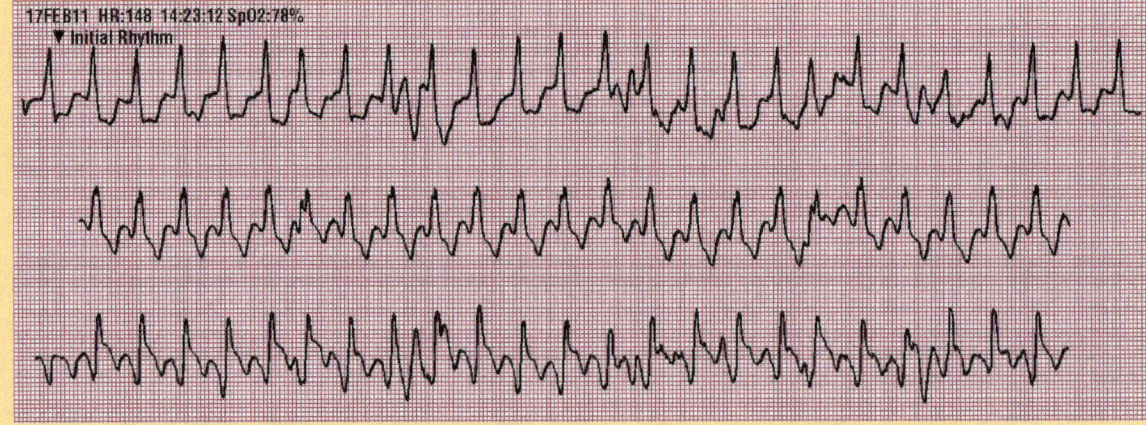

Abbildung 4.12: Fallbeispiel: EKG

Während Ihr Partner beginnt, Ihren Patienten zu beatmen, versuchen Sie, einen i.v. Zugang zu setzen. Sie beginnen mit normaler Kochsalzlösung, und Sie geben einen Bolus von 500 ml Flüssigkeit, um die Flüssigkeit zu ersetzen, die bei der Flüssigkeitsverschiebung verloren gegangen ist. Ein rascher Test des Blutzuckerspiegels ergibt einen Wert von 188 mg/dl. Die Lungengeräusche verändern sich nicht, und der Blutdruck des Patienten zeigt minimale Veränderung und liegt jetzt bei 82/56 mmHg. Seine Körpertemperatur beträgt 39,2 °C.

Während Sie den Patienten für den Transport verladen, befragen Sie die Frau über das Einsetzen des Fiebers, die Vorerkrankungen des Patienten, besonders seine kardiale Vorgeschichte, welche Medikamente er nimmt und ob irgendeine alternative Behandlung erfolgte. Die Frau berichtet, dass er vor acht Jahren einen Stent eingesetzt bekommen hatte und seitdem keine Schwierigkeiten mit dem Herz hatte. Er nimmt Glucophage (Metformin) wegen des Diabetes, Vasotec (Enalapril) gegen hohen Blutdruck und Robitussin bzw. Theraflu gegen seinen Schnupfen, und soweit sie weiß, hat er seine Temperatur nicht gemessen. Aufgrund seiner Vorgeschichte von Schnupfen, Kopfschmerzen bzw. Ohrenschmerzen, bestehendem Fieber und Ausfluss aus dem rechten Ohr vermuten Sie eine Infektion. Seine Vorgeschichte der Diabetes, der veränderte mentale Status, seine Tachykardie und sein niedriger Blutdruck, der minimal auf die Flüssigkeitsgabe reagiert, bringt Sie zur Verdachtsdiagnose des septischen Schocks.

Da die Lungengeräusche des Patienten sich nicht verändern, fahren Sie fort, indem Sie einen zweiten Bolus von 500 ml normaler Kochsalzlösung verabreichen. Eine erneute Überprüfung der Vitalparameter offenbart einen Puls von 130 Schlägen/min, eine Atemfrequenz von 24 Atemzügen/min und einen Blutdruck von 88/64 mmHg. Der Patient reagiert nun auf verbale Anweisungen, ist aber sehr verwirrt bzw. desorientiert und hat eine verwaschene Sprache. Bei einem schnellen Check der Gesichtssymmetrie, der Griffstärke und des Armvorhalteversuchs fallen die linksseitige Schwäche und das positive linksseitige Zeichen durch Absinken des Armes auf. Die erneut erhobenen Vitalparameter sind: Pulsfrequenz von 120 Schlägen/min, Atemfrequenz bei 24 Atemzügen/min und Blutdruck von 96/72 mmHg. Die Sauerstoffsättigung ist auf 88% gestiegen, aber Sie sind nach wie vor achtsam aufgrund der persistierenden Hypotonie.

Bei der Ankunft im Krankenhaus haben sich die Vitalzeichen Ihres Patienten nicht verändert. Ihm wird ein dritter 500-ml-Flüssigkeitsbolus angehängt, während ein Zentralvenenkatheter platziert wird; Blutproben werden analysiert, und es wird eine Röntgenaufnahme der Brust gemacht. Der Patient hat eine Leukozytenzahl von 32.000 und einen Lactatspiegel von 6 mmol/l. Er wird sediert, intubiert und an das Beatmungsgerät angeschlossen. Er wird auf der Intensivstation aufgenommen mit der vorläufigen Differenzialdiagnose „ARDS aufgrund von Sepsis/septischem Schock".

Lernziele

Nach dem Lesen dieses Kapitels sollten Sie in der Lage sein:

- Die Anatomie und Physiologie der Atemwege zu erklären.
- Den Schweregrad einer Atemnot zu bestimmen.
- Die Differenzialdiagnose zu erstellen und Behandlungsprioritäten zu nennen.

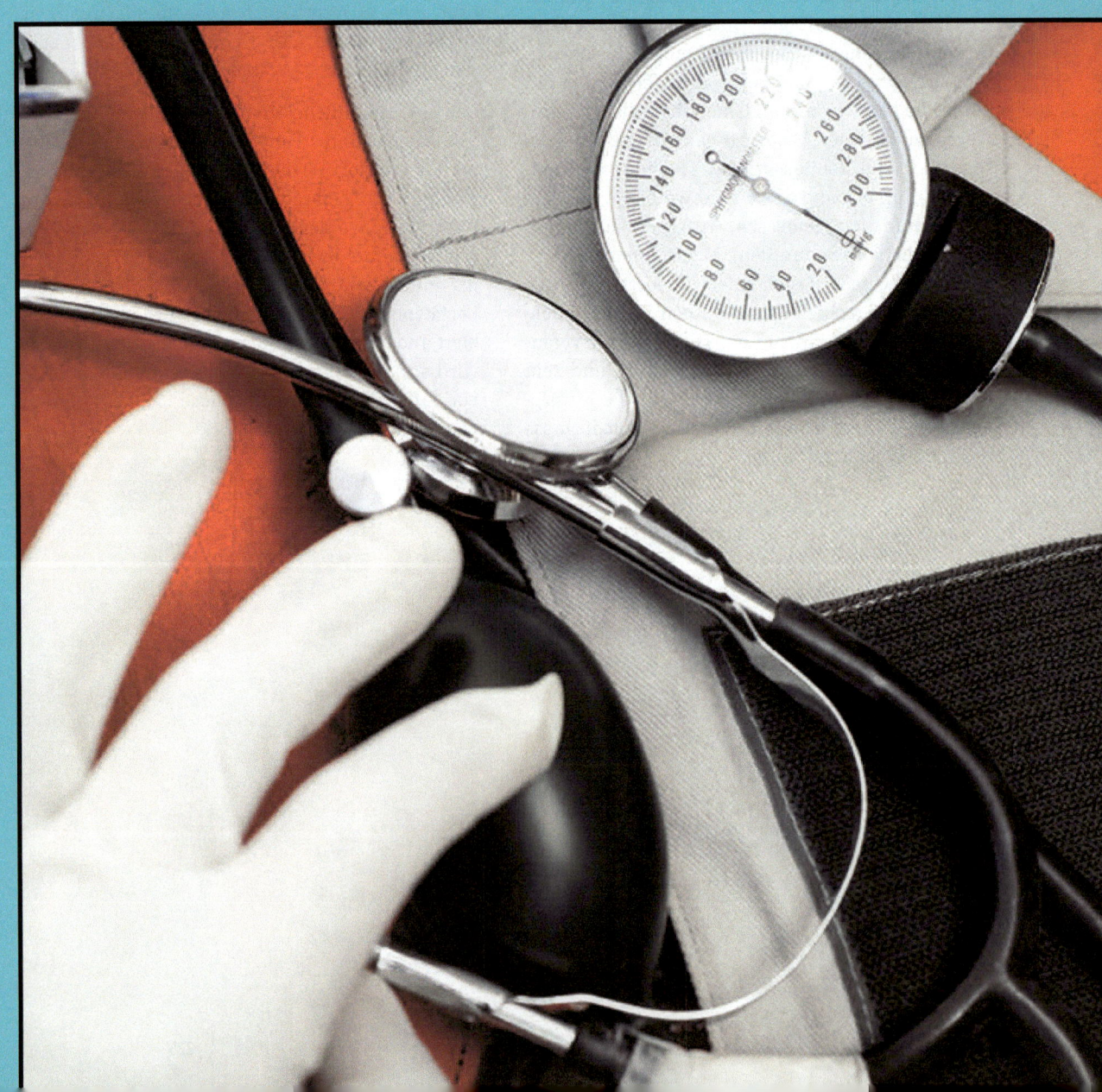

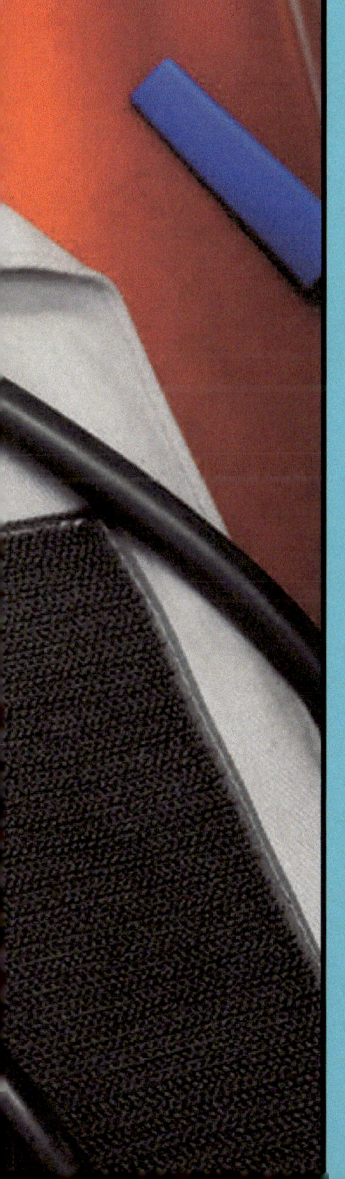

Dyspnoe, Atemnot oder Atemstillstand

ÜBERBLICK

5

>> Eine beträchtliche Anzahl von Patienten beansprucht das Notfallversorgungssystem wegen Beschwerden der Atemwege, Kurzatmigkeit oder Atemnot. Patienten beschreiben Dyspnoe meist auf unterschiedliche Art und Weise; z.B. fühlen sie sich „atemlos", empfinden die Dyspnoe als „erstickend", „können nicht atmen" oder „bekommen nicht genügend Luft". Die unterschiedlichen Beschreibungen dieser Beschwerde machen es schwer, die Dyspnoe zu charakterisieren. Obwohl Dyspnoe hauptsächlich auf eine Beeinträchtigung des Atmungssystems zurückgeführt wird, sind auch andere Ursachen außerhalb des respiratorischen Systems möglich. Bei der Konfrontation mit Atembeschwerden muss der Sanitäter, soweit nötig, umgehend Maßnahmen ergreifen, um Atmung und Ventilation zu unterstützen. Anschließend muss er eine gründliche Untersuchung durchführen, um Hinweise bezüglich der zugrunde liegenden Ursache der Atembeschwerden zu erhalten, und eine angemessene Behandlung anbieten. <<

Fallbeispiel

Sie verbringen einen ruhigen Nachmittag auf der Feuerwache, als Ihr Team zu einem Patienten mit „Atemnot" alarmiert wird. Als Sie am Einsatzort ankommen, werden Sie von einem älteren Herrn begrüßt, der Ihnen berichtet, dass seine Frau Schwierigkeiten beim Atmen hat. Sie gehen mit ihm durch das Haus, wobei Sie erkennen, dass die Umgebung frei von jeglicher unmittelbarer Gefahr zu sein scheint.

Der ältere Herr erzählt Ihnen, dass seine Frau eine Vorgeschichte mit sowohl Lungen- als auch Herzproblemen hat.

Sie wurde erst vor Kurzem nach einer zweiwöchigen Behandlung der „Atemprobleme" aus dem Krankenhaus entlassen. Sie raucht schon sehr lange und verwendet nachts ein Heimsauerstoffgerät.

Als Sie die Patientin erreichen, sehen Sie eine unwohl aussehende ältere Dame. Sie atmet ca. 40 Mal in der Minute und scheint mit jedem Atemzug zu kämpfen. Es ist ein Giemen hörbar. Sie erscheint verwirrt, als Sie damit beginnen, eine kurze Anamnese zu erheben.

Wie würden Sie bei der unmittelbaren Behandlung der Patientin vorgehen?

Anatomie und Physiologie

5.1

Der *obere Atemweg* setzt sich aus den respiratorischen Strukturen der Nase über den Mund bis hinunter zur *Carina* zusammen. Der *untere Atemweg* besteht aus allen Strukturen unterhalb der Carina (▶*Abbildung 5.1*). An der Carina teilt sich die Trachea in die beiden *Hauptbronchien*, die sich in weitere kleinere Bronchien aufteilen und rechts zu drei und links zu zwei Lungenlappen führen. Die Bronchien, die sich in jedem Lappen verzweigen, teilen sich weiter auf bis zur kleinsten funktionalen Einheit, den sog. *Endbronchien*. Zuletzt teilen sich diese in kleine gasgefüllte Säcke auf, die „Alveolen" genannt werden. Innerhalb der Alveolen ist die eingeatmete Luft von der Blutzirkulation nur durch eine dünne Membran getrennt, die den Austausch von Sauerstoff und Kohlendioxid zwischen dem Körper und der Atmosphäre erlaubt.

Die Lunge besteht aus schwammähnlichen Strukturen, in denen der Gasaustausch stattfindet. Die äußere Oberfläche der Lunge ist durch eine dünne Membran bedeckt, die *viszerale Pleura* (Lungenfell). Die *parietale Pleura* befindet sich zwischen den Rippen und den Muskeln und kleidet die Brusthöhle aus. Die *Pleurahöhle* (der Raum zwischen der viszeralen und der parietalen Pleura) ist normalerweise mit einer kleinen Menge einer schmierenden Flüssigkeit gefüllt. Diese Höhle ist aber auch ein Raum, in dem sich potenziell Blut (Hämothorax) oder andere Flüssigkeiten (Pleuraerguss) sowie Luft (Pneumothorax) ansammeln können und der von Infektionen betroffen sein kann.

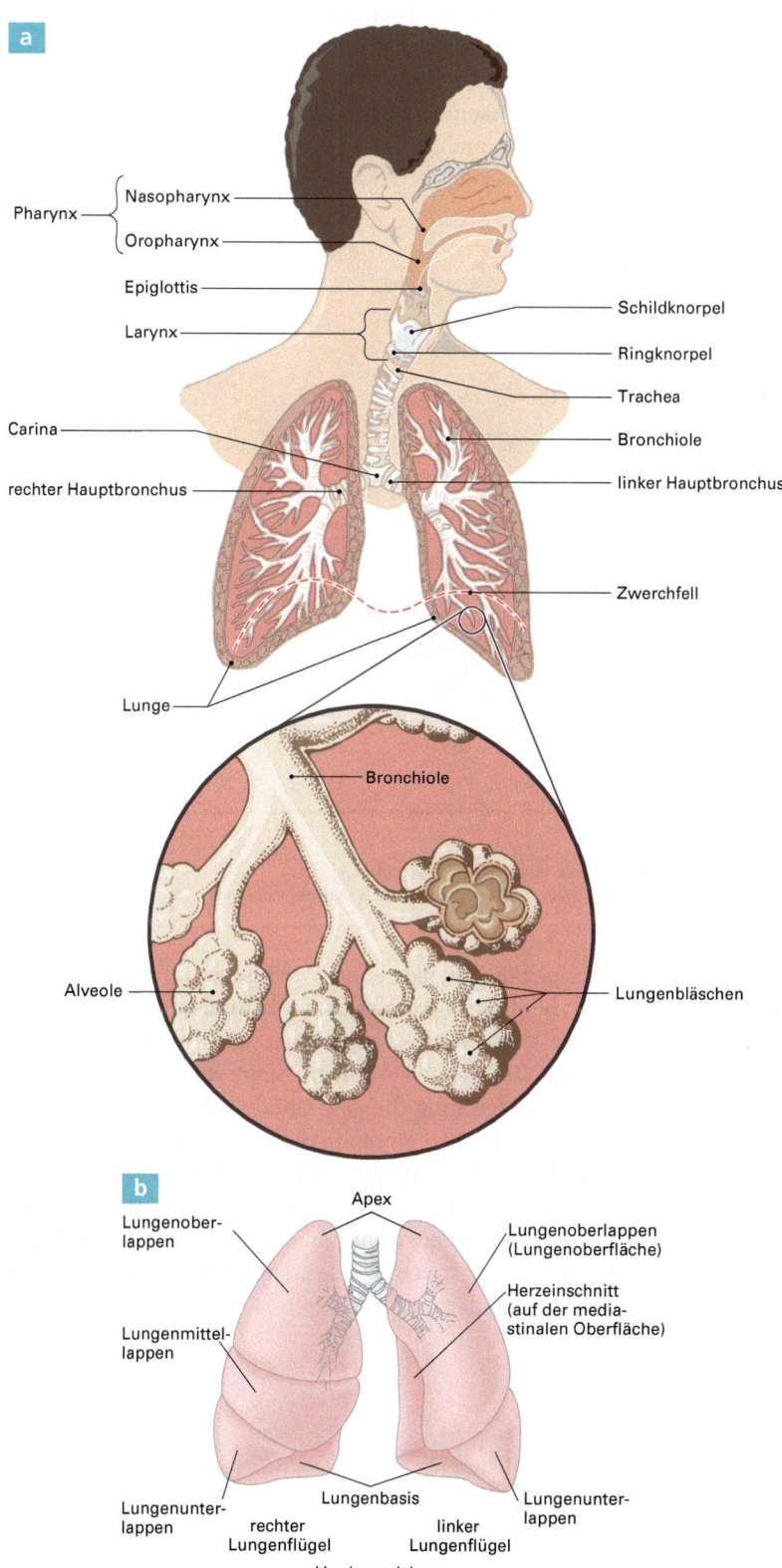

a

Pharynx
— Nasopharynx
— Oropharynx
Epiglottis
Larynx
Carina
rechter Hauptbronchus
Lunge

Schildknorpel
Ringknorpel
Trachea
Bronchiole
linker Hauptbronchus
Zwerchfell

Bronchiole
Alveole
Lungenbläschen

b

Apex

Lungenober-
lappen

Lungenmittel-
lappen

Lungenunter-
lappen

Lungenbasis

rechter
Lungenflügel

linker
Lungenflügel

Lungenoberlappen
(Lungenoberfläche)

Herzeinschnitt
(auf der media-
stinalen Oberfläche)

Lungenunter-
lappen

Vorderansicht

Abbildung 5.1: (a) Das Atemsystem. Der obere Atemweg
beinhaltet alle Strukturen von
der Nase und dem Mund bis zur
Carina. Der untere Atemweg
besteht aus jenen Strukturen,
die distal der Carina liegen.
(b) Die rechte Lunge besitzt drei,
die linke Lunge zwei Lappen.

Die Hauptmuskeln der Atmung (▶*Abbildung 5.2*) sind das Zwerchfell, die Interkostal- und die Nackenmuskulatur, vor allem die Treppenmuskulatur und der M. sternocleidomastoideus. Das *Zwerchfell* ist ein kuppelartiger Muskel, der den Thorax vom Abdomen trennt. Es führt den größten Teil der Atemarbeit aus. Die *Interkostalmuskeln* sind motorisch und sensorisch durch die spinalen Interkostalnerven innerviert. Dehnungsrezeptoren an diesen Muskeln spielen eine wesentliche Rolle bei der Wahrnehmung einer Dyspnoe oder Atemnot. Denken Sie daran, dass der *M. sternocleidomastoideus* des Halses normalerweise in Ruhe nicht eingesetzt wird, jedoch bei einer erschwerten Atmung wichtig ist.

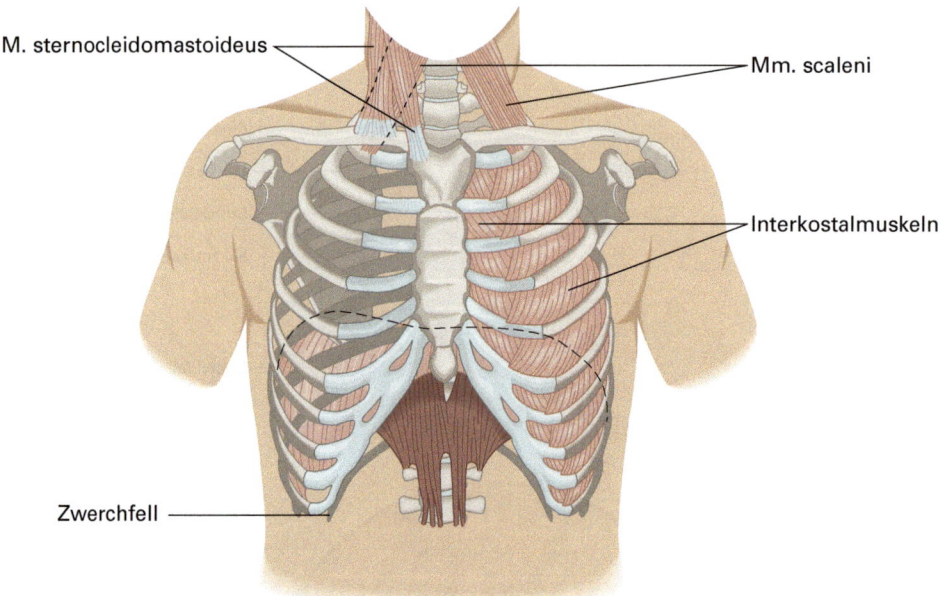

M. sternocleidomastoideus

Mm. scaleni

Interkostalmuskeln

Zwerchfell

Merke: Die Mm. scaleni liegen hinter dem M. sternocleidomastoideus.
Auf der linken Seite dieser Abbildung sind die Strukturen der Mm. scaleni nicht zu sehen.

Abbildung 5.2: Die Atemmuskulatur

Dyspnoe wird als eine abnorme oder unangenehme Wahrnehmung der Atmung definiert. Generell wird die Dyspnoe vom Gehirn dann erkannt, wenn der ventilatorische Einsatz den Bedarf des Stoffwechsels des Körpers inadäquat erfüllt. Obwohl die genauen Mechanismen, die das Gefühl der Dyspnoe erzeugen, nicht vollständig verstanden werden, sind jedoch einige Faktoren bekannt, die zum Gefühl der Atemnot beitragen. Dies sind u.a. Informationen, die über die Rezeptoren in der Lunge und der Atemmuskulatur übermittelt werden, sowie der pH-Wert im Blut und die Sauerstoffkonzentration im Serum. Es ist allerdings wichtig zu bedenken, dass es keinen direkten Zusammenhang zwischen dem Grad der Hypoxie und dem Gefühl der Dyspnoe gibt; viele Hypoxiepatienten (z.B. Patienten mit COPD) beschweren sich nicht über Kurzatmigkeit, während andere Patienten mit einem normalen pO_2-Wert (z.B. Patienten mit Lungenembolie) über Dyspnoe klagen.

Bestimmen des Schweregrads der Atemnot oder des Atemstillstands

5.2

Die Ersteinschätzung des Patienten mit Dyspnoe zielt auf die Ermittlung der Schwere der Atembeschwerden und des Zustands des Patienten ab. Anzeichen einer schweren Atemnot:

- Haltung sitzend, sich auf den Armen abstützend
- Unfähigkeit, in ganzen Sätzen zu sprechen, ohne dabei „Luft zu holen"
- Kurzatmigkeit in Ruhe merkbar
- Verwirrung oder Unruhe
- drohende Ateminsuffizienz oder Atemversagen, indiziert durch Bradykardie, Bradypnoe, agonale Atmung, Apnoe

Die Geschwindigkeit, mit der Sie therapeutische Maßnahmen durchführen, und die Gründlichkeit Ihrer Einschätzung hängen von dem Zustand des Patienten ab. Im Allgemeinen heißt es, je kritischer der Patient ist, desto früher werden Sie Interventionen initiieren und desto weniger Zeit werden Sie darauf verwenden, eine Anamnese zu erheben, eine körperliche Untersuchung durchzuführen und eine Arbeitsdifferenzialdiagnose zu entwickeln.

> Generell heißt es, je kritischer der Patient ist, desto früher sollten Interventionen initiiert werden und desto weniger Zeit sollte darauf verwendet werden, die Anamnese aufzunehmen und eine körperliche Untersuchung durchzuführen.

5.2.1 Szenenüberblick

Wie in allen anderen Notfallsituationen ist der erste Schritt auch hier die Beurteilung der Einsatzstelle. Während des Näherkommens können Sie, unter zusätzlicher Absicherung Ihrer Person und der folgenden Sanitäter, bereits Hinweise auf den Patientenzustand erhalten. Achten Sie auf die Lage des Patienten: Sie würden sich einem sitzenden oder liegenden und ruhigen Patienten anders nähern als einem Patienten, der sich nach vorn lehnt und sich auf seinen Armen abstützt. Betrachten Sie den Atemeinsatz des Patienten: Ein normaler Patient atmet zwischen acht und 24 Mal pro Minute mit einem Tidalvolumen von 400 bis 800 ml. Ein Patient, der immer tiefer und schneller atmet, hat Atemschwierigkeiten. Beachten Sie zusätzlich seine Bewusstseinslage: Patienten mit einer signifikanten Atemnot sind häufig aufgewühlt, verwirrt oder lethargisch. Bewerten Sie schließlich die Atemarbeit: Der Einsatz der Sternokleidomastoid- und Interkostalmuskeln zur Unterstützung der Atmung ist ein besonders besorgniserregendes Anzeichen.

Sie können vor Ort weitere hilfreiche Hinweise finden, während Sie den Einsatzort inspizieren. Suchen Sie nach Heimsauerstoffgeräten, tragbaren mechanischen Ventilatoren, nicht invasiven Beatmungsgeräten (z.B. CPAP) oder Heimvernebler-Equipment (▶Abbildung 5.3). Suchen Sie zusätzlich nach Zigaretten oder Aschenbechern als Hinweis auf Rauchen. Diese Indizien können Hinweise auf die zugrunde liegende Erkrankung liefern. Sie sollten kurz die Medikamente überprüfen, die der Patient einnimmt. Richten Sie Ihre Aufmerksamkeit besonders auf den Gebrauch von Nitraten, Diuretika, Betablockern, Medikamenten gegen Herzrhythmusstörungen, Inhalatoren, Steroiden, Antibiotika oder Blutverdünnern.

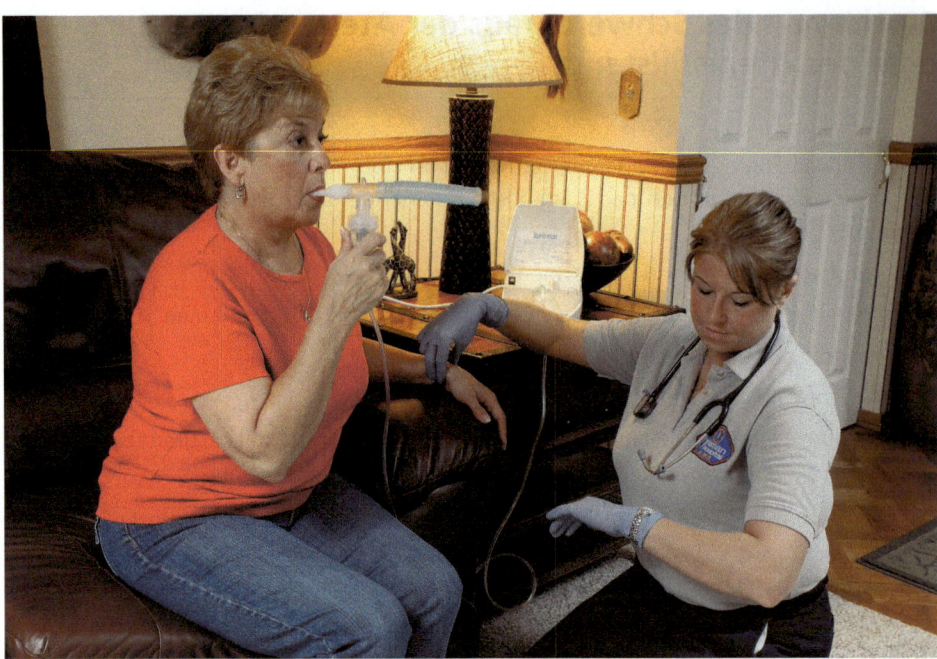

Abbildung 5.3: Ein Heimsauerstoffgerät oder Vernebler-Equipment kann bei einem Asthmatiker oder COPD-Patienten vor Ort entdeckt werden.

5.2.2 Ersteinschätzung

Der Beurteilung der Einsatzstelle folgt eine kurze Ersteinschätzung des Patienten. Diese beinhaltet die Einschätzung der Atemwege, der Atmung, des Kreislaufstatus und der Bewusstseinslage des Patienten. Bei Patienten mit Atemnot soll Ihnen Ihre Ersteinschätzung bei der Entscheidung helfen, ob es irgendeine Verlegung der Atemwege gibt und/oder ob Atemversagen droht.

Bei der Ersteinschätzung liegt ein besonderer Fokus auf den Atemwegen des Patienten. Atemwegsverlegungen können unabhängig von der Ursache zu Beschwerden über Atemlosigkeit führen. Bedenken Sie, dass die normale Atmung ein ruhiger Prozess ist. Wenn Sie sich also einem Patienten mit Atembeschwerden nähern, hören Sie auf mögliche Geräusche der oberen Atemwege, wie Grunzen, Schnarchen oder einen Stridor, die eine Verlegung der oberen Atemwege vermuten lassen.

Ermitteln Sie sofort, ob eine Obstruktion komplett oder inkomplett ist.

Wenn eine Verlegung vorhanden ist, dann ermitteln Sie, ob sie komplett oder inkomplett ist. Darüber hinaus müssen Sie schnell feststellen, ob die Verlegung aufgrund einer Fremdkörperaspiration oder aufgrund einer anderen Ursache entstanden ist. Im Falle einer kompletten Verlegung werden Sie bemerken, dass der Patient einen ineffektiven Husten, Stridor, schwache Atembewegungen und einen verminderten mentalen Status aufweist oder bewusstlos ist.

Für Patienten mit einem aspirierten Fremdkörper leiten Sie die Basic-Life-Maßnahmen für die Fremdkörperentfernung ein. Beim Patienten mit einem Tracheostoma sollte der Atemweg abgesaugt werden, da bei ihnen häufig eine Schleimverstopfung die Ursache für eine Verlegung ist. Wenn diese Versuche erfolglos bleiben oder andere Ursachen der Verlegung zu erkennen sind (z.B. Infektion, Laryngospasmus, Angioödem), dann versuchen Sie, einen sicheren Atemweg zu etablieren.

Sobald Sie die Atemwege behandelt haben, wenden Sie Ihre Aufmerksamkeit der Möglichkeit eines Atemversagens zu. Patienten mit einer Ateminsuffizienz werden aufgewühlt, verwirrt oder sehr lethargisch vorgefunden. Diese Reaktionen werden entweder durch Hypoxie (die zum Aufgewühltsein führt) oder durch einer Ansammlung von Kohlendioxid im Blutstrom verursacht, als Ergebnis einer inadäquaten Elimination von Gas durch das Atemsystem (was Verwirrung und Lethargie zur Folge hat). Der Patient wird oft dabei beobachtet, wie er mit dem Kopf nickt und mit herabhängenden Augenlidern schläfrig zu sein scheint. Wenn ein Atemstillstand droht, dann entwickelt der Patient eine langsamere Herzfrequenz (Bradykardie) sowie eine langsame Atemfrequenz (Bradypnoe) und zeigt schwache Atemarbeit; dies ist bei der Auskultation der Lunge festzustellen; Hypotonie ist ein unheilvolles Anzeichen bei diesen Patienten. Der Atemstillstand kann die letzte Konsequenz dieser Entwicklung sein.

Sobald Sie die bevorstehende respiratorische Insuffizienz erkannt haben, müssen Sie eine assistierte Beatmung des Patienten mittels Beutel und Maske durchführen oder einen sicheren Atemweg etablieren. Häufig müssen Sie eine Trachealintubation durchführen, außer die Ursache der Atembeschwerden des Patienten ist einfach reversibel. Die Dringlichkeit der Situation wird Sie daran hindern, eine detailliertere Beurteilung des Patienten durchzuführen. In weniger dringenden Situationen können nicht invasive Techniken, wie die CPAP-Atmung, eingesetzt werden; sie werden später in diesem Kapitel diskutiert.

> **Praxistipp**
>
> Nach der Kontrolle des Atemwegs hat das drohende Atemversagen die nächste Priorität. Unruhe, Verwirrung und niedrige Pulsoxymetermessergebnisse lassen eine Hypoxie vermuten. Verwirrung und Somnolenz weisen auf eine Anhäufung von Kohlendioxid im Blutstrom hin. Verdächtige Anzeichen sind eine niedrige Atemfrequenz (weniger als 8 Atemzüge/min), Bradykardie und Hypotonie. Führen Sie eine sofortige Unterstützung der Atmung durch (Beatmung).

5.2.3 Erweiterte Untersuchung

Nachdem Sie die akuten Probleme der Atemwegsverlegung und des Atemstillstands behandelt sowie die Zirkulation eingeschätzt haben, sollten Sie als Nächstes die Anamnese erheben und eine körperliche Untersuchung durchführen. Diese sollte sich auf die Identifizierung der sofort behandelbaren Ursachen der Dyspnoe konzentrieren.

Anamnese

Bei der Untersuchung des dyspnoeischen Patienten führen Sie eine SAMPLE-Anamnese durch (Anzeichen/Symptome, Allergie, Medikamente, Patientenvorgeschichte, letzte orale Aufnahme und das Ereignis, das zu der Erkrankung führte). Setzen Sie die Gedächtnisstütze OPQRST (Beginn, Linderung/Provokation, Qualität, Ausstrahlung, Intensität, und zeitlicher Verlauf) ein, um umfassende Informationen über die Hauptbeschwerde zu sammeln:

Wenn eine Atemwegsobstruktion und eine Ateminsuffizienz ausgeschlossen worden sind, führen Sie allgemein unterstützende Maßnahmen durch, während Sie die Anamnese erheben und eine körperliche Untersuchung durchführen, um die wahrscheinlichste Ursache der Dyspnoe zu ermitteln. Die unterstützenden Maßnahmen sollten zusätzlich Sauerstoffgabe, i.v. Zugang, EKG und Pulsoxymetrie beinhalten.

1. **Onset (Beginn):**

   – *„Hat Ihre Kurzatmigkeit sich allmählich oder plötzlich entwickelt?"* Ein plötzlicher Beginn ist typisch für Zustände, wie Atemwegsverlegung durch Fremdkörper, Anaphylaxie, Angioödem, Asthma, Pneumothorax und Pulmonalembolie. Hingegen werden Erkrankungen, wie COPD, Pneumonie, Herzinsuffizienz und verschiedene neuromuskuläre Erkrankungen, ein stufenweises Einsetzen von Dyspnoe verursachen.

2. **Palliation/Provocation (Linderung/Provokation):**

   – *„Was bessert die Symptome? Was verschlechtert sie?"* Patienten mit COPD berichten von einer Verbesserung der Symptome nach dem Husten. Symptome, die sich in einer aufrechten Position bessern, lassen eine kardiale Ursache der Dyspnoe vermuten. Aktivität verschlimmert die Dyspnoe bei Patienten mit einer zugrunde liegenden kardialen und respiratorischen Ursache.

3. **Quality (Qualität):**

– *„Können Sie die Atmungsschwierigkeiten beschreiben? Haben Sie andere Beschwerden in Verbindung damit? Wie sind die Beschwerden?"* Patienten mit Asthma können eine Brustenge beschreiben. Patienten mit einem Pleuraerguss, einem Pneumothorax oder einer Pulmonalembolie können von einem scharfen, stechenden pleuritischen Schmerz berichten. Patienten mit einem kardialen Problem können brennende, drückende oder quetschende Brustschmerzen schildern.

4. **Radiation (Ausstrahlung):**

– *„Falls Sie Schmerzen haben, strahlen diese irgendwohin aus?"* Patienten mit einem zugrunde liegenden kardialen Problem können Schmerzen beschreiben, die in den Rücken, den Kiefer, den Hals oder die Arme ausstrahlen.

5. **Severity (Intensität):**

– *„Wie hat Ihr Atemproblem Ihre normale Tätigkeit beeinträchtigt?"* Patienten mit einer chronischen Erkrankung, wie COPD oder Herzinsuffizienz, sollten in der Lage sein zu beschreiben, wie einschränkend ihre Symptome während typischer täglicher Aktivitäten sind, wie beim Treppensteigen oder beim Gehen über eine längere Distanz. Darüber hinaus kann das Sprechmuster einige Hinweise auf die Ernsthaftigkeit der Beschwerde geben: Ist der Patient nicht in der Lage, in vollständigen Sätzen zu sprechen, ist das ein beunruhigendes Zeichen.

– *„Haben Sie die Atemstörung im Sitzen oder beim Ausruhen bemerkt?"* Über Atemlosigkeit im Ruhezustand zu klagen, weist auf eine eher fortgeschrittene Erkrankung hin. Zum Beispiel zeigen Patienten mit einer schweren Herzinsuffizienz diese Symptome in Ruhe; sie haben auch eine schlechte Prognose.

6. **Time (zeitlicher Verlauf):**

– *„Über welchen Zeitraum hat sich die Kurzatmigkeit entwickelt?"* Im Allgemeinen beschreiben Patienten mit einer sich verschlimmernden COPD, Pneumonie, Kardiomyopathie oder Herzinsuffizienz ein stufenweises Fortschreiten der Symptome. Im Gegensatz dazu berichten dyspnoeische Patienten, die an Asthma, Pulmonalembolie, spontanem Pneumothorax oder Fremdkörperaspiration leiden, von einem plötzlichen Beginn der Beschwerden.

– *„Wurden Sie aufgrund ähnlicher Probleme in der Vergangenheit bereits einmal behandelt?"* Die Anamnese des Patienten kann auf die Ursache der Dyspnoe hinweisen. Typischerweise schildern Patienten mit chronischen Erkrankungen, wie Asthma, COPD, Herzinsuffizienz oder Pneumonie, wiederkehrende Episoden mit Atmungsschwierigkeiten. Bedenken Sie allerdings, dass andere Ursachen, wie eine chronische Atemwegserkrankung, eine Dyspnoe verschlimmern können. Ein Beispiel wäre ein Patient mit COPD, der plötzlich einen spontanen Pneumothorax entwickelt. Bei einem Asthmapatienten kann es zu einem Wiederauftreten der Symptome aufgrund einer Pneumonie kommen.

7. **Additional Considerations (weitere Überlegungen):**

– *„Haben Sie irgendwelche zusätzlichen Symptome bemerkt?"* Andere Auffälligkeiten können dabei helfen, die Ursache der Dyspnoe festzustellen. Zum Beispiel können Fieber, Halsschmerzen und Schmerz beim Schlucken auf eine Infektion als Ursache der Atemwegsobstruktion bei kurzatmigen Patienten hinweisen. Brustschmerzen,

Orthopnoe (Atemschwierigkeit im Liegen) und PND (krampfartige, nächtliche Dyspnoe; plötzliches Aufwachen in der Nacht mit Atemnot) sind häufig bei Patienten mit Herzinsuffizienz. Bei Patienten mit einer Pneumonie sind Fieber, Husten, pleuritische Brustschmerzen und eine erhöhte Sputumproduktion zu beobachten.

– *„Was für Medikamente nehmen Sie?"* Aktuell eingenommene Medikamente können dem Sanitäter helfen, die zugrunde liegende Erkrankung des Patienten zu erkennen. Diuretika, ACE-Hemmer und Nitrate werden häufig von Patienten mit einer Herzinsuffizienz eingenommen. Medikamente zum Inhalieren und Steroide werden typischerweise von Patienten mit Asthma oder COPD benutzt. Leidet ein Patient, der eben erst seine medikamentöse Therapie begonnen hat, unter einer Atemwegsobstruktion, kann dies ein Hinweis auf eine allergische Ursache der Dyspnoe sein. Allerdings muss der Sanitäter darauf achten, sich durch die Medikamente des Patienten und dessen medizinische Vorgeschichte nicht in seiner objektiven Einschätzung der Situation beeinflussen zu lassen.

Körperliche Untersuchung

Der Fokus der körperlichen Untersuchung liegt auf der Identifikation der unmittelbar behandelbaren Ursache der Atemnot.

Ein akuter Hinweis auf die Schwere der Atembeschwerden des Patienten ist die Anzahl der Worte, die der Patient sprechen kann, wenn er auf Ihre Fragen antwortet, während Sie die Patientengeschichte erheben. Seien Sie besorgt, wenn der Patient bereits nach einigen wenigen Worten nach Luft schnappen muss. Achten Sie außerdem auf den Gesamteindruck, den der Patient macht: Gibt es irgendein Anzeichen einer Zyanose? In welcher Position befindet sich der Patient? Patienten mit einer schweren Dyspnoe nehmen eine aufrechte Position ein, auf den Armen aufgestützt (die sog. Kutscherposition).

> Sie sollten bei einem Patienten besorgt sein, der sich nach wenigen Worten Zeit nehmen muss, um Luft zu holen.

Betrachten Sie außerdem die Körperform des Patienten: Eine sehr dünne, aber breitbrüstige und ausgezehrte (abgemagerte) Erscheinung weist auf eine chronische obstruktive Atemwegserkrankung (Emphysem) hin. Eine große, dünne Person hingegen entwickelt eher einen spontanen Pneumothorax.

Beginnen Sie die fokussierte körperliche Untersuchung mit der Einschätzung der Vitalzeichen. Bei Patienten, die unter einer schweren Dyspnoe leiden, sind häufig Tachypnoe und Tachykardie festzustellen. Bradykardie, Bradypnoe und Apnoe sind besorgniserregende Zeichen, die ein Atemversagen vermuten lassen. Es ist äußerst wichtig, die Körpertemperatur des Patienten zu verfolgen, weil sie auf eine Infektion als Ursache für die Dyspnoe hinweisen kann, wie z.B. Pneumonie, Epiglottitis oder Krupp. Zusätzlich können Patienten mit einer Pulmonalembolie und einem akuten Myokardinfarkt ein leichtes Fieber aufweisen.

Überlegen Sie sich als Nächstes, ob ein von der Norm abweichendes Atemmuster vorliegt (▶*Abbildung 5.4*).

> **Praxistipp**
>
> Patienten beschreiben klassischerweise ihren kardialen Schmerz als quetschend, vernichtend oder als Druckgefühl. Allerdings haben viele Patienten keine klassischen Brustschmerzen. Senioren, Frauen und Diabetiker neigen besonders dazu, untypische Beschwerden bei akuten kardialen Syndromen zu haben. Dyspnoe ist häufig die einzige Beschwerde dieser Patienten.

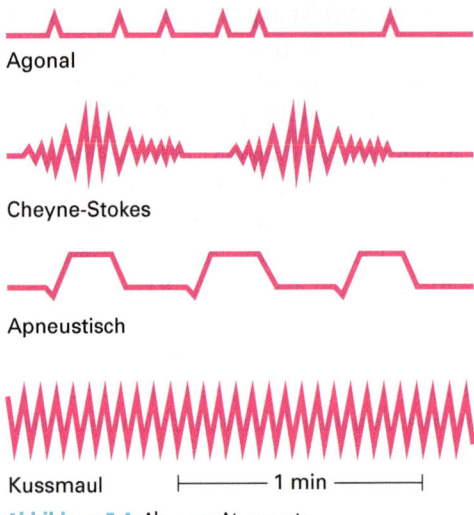

Abbildung 5.4: Abnorme Atemmuster

Die *agonale Atmung* ist langsam, unregelmäßig, flach und keuchend und kann bei Patienten mit einer respiratorischen Störung und einem drohenden Atemversagen beobachtet werden. Die *Cheyne-Stokes-Atmung* tritt typischerweise bei älteren Patienten mit Stoffwechselerkrankungen, einer Hirnblutung, Anoxie, Herzinsuffizienz oder Schlaganfall auf. Sie wird durch regelmäßige apnoeische Zyklen charakterisiert, mit schrittweisem Übergang in hyperventilatorische Phasen. Bei Cheyne-Stokes-Atmung ist keine Behandlung der Atemwege indiziert. Die *apneustische Atmung* wird durch lange, tiefe Atemzüge mit unabhängigen apnoeischen Phasen charakterisiert. Eine solche Atmung wird mit einer schweren Erkrankung des ZNS assoziiert und erfordert meist ventilatorische Unterstützung. Bei der *Kussmaul-Atmung* gehen tiefe, schnelle und regelmäßige Atemzüge mit einer metabolischen Azidose einher. Patienten mit diesem Atemmuster klagen gelegentlich über Dyspnoe.

Die Körperbereiche, die Sie während der fokussierten Untersuchung genauer begutachten, sind der Oropharynx und die Brust mit einer Herzuntersuchung. Inspizieren Sie den *Oropharynx* bezüglich offensichtlicher Fremdkörper bzw. achten Sie auf Hinweise einer Infektion. Zwei Punkte wären hierbei erwähnenswert:

Merke

Seien Sie extrem vorsichtig beim Versuch, einen möglicherweise vorhandenen Fremdkörper zu entfernen, der nicht sichtbar ist. Ein blinder Versuch, den Fremdkörper zu entfernen, könnte die Verlegung verschlimmern. Außerdem müssen Sie bei der Untersuchung eines Patienten vorsichtig sein, bei dem eine Infektion vermutet wird, die den supraglottischen Bereich betrifft. Unnötige Manipulationen können zum Laryngospasmus führen und die Obstruktion verschlimmern, speziell bei Kindern.

Untersuchen Sie Oropharynx und Brust vorsichtig auf eine Rötung, eine Schwellung, ein Ödem, eine Deformation der normalen Anatomie und Eiter. Der Patient ist vielleicht nicht in der Lage, zu schlucken oder seinen Mund zu öffnen. Untersuchen Sie den Hals auf eine Trachealverschiebung, eine Jugularvenenstauung und den Einsatz der Atemhilfsmuskulatur. Denken Sie daran, dass bei einem tracheostomierten Patienten aufgrund des Verklebens des Stomas durch Schleim oder Blut häufig abgesaugt werden muss.

Inspizieren Sie die Brust auf die Atemarbeit und symmetrische Bewegungen. Eine Asymmetrie kann bei einem Pneumothorax, einer Pneumonie oder einer Pulmonalembolie vorhanden sein. Die Palpation der Brust kann Krepitation oder ein subkutanes Emphysem offenbaren. Auskultieren Sie sorgfältig die Brust. Die in- und exspiratorischen Phasen sollten frei von Geräuschen sein. Stridor, Giemen, Knistern und Rasselgeräusche sind abnorme Geräusche, die während der Atmung wahrgenommen werden können. Es ist wichtig zu erkennen, ob diese Geräusche nur in einem Bereich der Lunge zu hören sind oder in beiden Lungenhälften. Darüber hinaus sollte die Exspiration ca. zwei Mal so lang dauern wie die Inspiration. Jegliche Verlängerung der Exspirationsphase weist auf einen obstruktiven Prozess hin, wie etwa Asthma oder COPD.

Untersuchen Sie schließlich das Herz. Konzentrieren Sie sich besonders auf abnorme Herzgeräusche, wie etwa einen galoppierenden Rhythmus oder ein Murmeln. Ein knirschendes Geräusch, das bei jedem Herzschlag zu hören ist, wird als „Hamman-Zeichen" bezeichnet und deutet auf Luft im Mediastinum hin. Ferne oder dumpfe Herzgeräusche können auf einen Perikarderguss hinweisen. Untersuchen Sie ebenfalls die Regelmäßigkeit des Herzschlags. Jegliche Unregelmäßigkeiten können auf eine beeinträchtigte Herzfunktion hinweisen und zu Herzrhythmusstörungen führen. (Es sollte darauf hingewiesen werden, dass eine kardiale Einschätzung ausreichend Geschick vonseiten des Untersuchers erfordert. Es kann präklinisch aufgrund der Hintergrundgeräusche schwierig sein, Herzgeräusche einzuschätzen bzw. zu interpretieren.)

Eine vollständige Anamnese und eine körperliche Untersuchung können angebracht sein, wenn die zuvor erwähnten Ergebnisse keine offensichtliche Ursache der Dyspnoe liefern. Generell stellen unterstützende Maßnahmen die präklinische Behandlung anderer Ursachen der Dyspnoe dar.

Differenzialdiagnosen und Behandlungsprioritäten 5.3

Die Hauptursachen der Dyspnoe sind die Verlegung der oberen Atemwege, Atemwegserkrankungen, Herzerkrankungen, neuromuskuläre Krankheiten und andere Ursachen, wie Anämie, Hyperthyreose und metabolische Azidose (▶ Tabelle 5.1).

Die psychogene Hyperventilation wird nach dem Ausschluss aller anderen Ursachen für Atemlosigkeit diagnostiziert und sollte präklinisch nicht als Hauptdiagnose betrachtet werden.

Zugrunde liegende Ursachen für Dyspnoe können eine Obstruktion sowie respiratorische, kardiale und neuromuskuläre Erkrankungen sein.

	Tabelle 5.1

Ursachen der Dyspnoe

Betroffenes Organsystem	Ursachen der Dyspnoe
Obere Atemwegsverlegung	■ Fremdkörper
	■ Trauma
	■ Verbrennungen
	■ Ödem durch Anaphylaxie
	■ Infektionen:
	– Krupp
	– Epiglottitis
	– Ludwig-Angina
	– Retropharyngealabszess
Respiratorische Ursachen	■ Aspiration
	■ Asthma
	■ COPD
	■ chronische Bronchitis
	■ Emphysem
	■ Pneumonie, Emphysem
	■ nicht kardiales Lungenödem
	■ Pleuraerguss
	■ Pleuritis, Pleurodynie
	■ Pneumothorax
	■ Pulmonalembolie
	■ Inhalation toxischer Stoffe
Kardiovaskuläre Ursachen	■ Akutes Lungenödem/Herzinsuffizienz
	■ akuter Myokardinfarkt
	■ Kardiomyopathie
	■ Herzbeuteltamponade
	■ Herzrhythmusstörungen
Neuromuskuläre Krankheiten	■ Muskuläre Dystrophie
	■ ALS (amyotrophische laterale Sklerose, Lou-Gehrig-Syndrom)
	■ Guillain-Barré-Syndrom
	■ Myasthenia gravis
Andere Ursachen	■ Anämie
	■ Hyperthyreose
	■ metabolische Azidose, toxische Inhalation
	■ psychogene Hyperventilation

5.3.1 Atemwegsverlegung

Die frühzeitige Verlegung der Atemwege präsentiert sich meist mit einer initialen Dyspnoe. Ein Stridor oder Giemen kann diese Beschwerde begleiten. Eine Vorgeschichte eines Fremdkörpergefühls in Hals oder Brust, das nach dem Essen auffällt, lässt stark auf ein Nahrungsmittel als Fremdkörper schließen. Dies ist die häufigste Ursache einer Atemwegsverlegung. Der Beginn der Symptome kann akut sein, wenn ein Fremdkörper oder eine allergische Reaktion die Ursachen der Obstruktion sind. Jegliche Beschwerden von Dyspnoe oder Atemschwierigkeiten bei einem Patienten, der ein Tracheostoma hat, sollten sofort den Verdacht auf einen verlegten Atemweg aufgrund einer Schleimverstopfung nahelegen.

Allerdings kann das Einsetzen der Dyspnoe heimtückischer sein, wenn eine Infektion die Ursache ist. Infektionen, die das Gewebe unter der Zunge (Ludwig-Angina), in der Epiglottis (Epiglottitis), unter der Glottis (Krupp) oder hinter dem Pharynx (retropharyngealer Abzess) betreffen, können ebenfalls zur Atemwegsverlegung führen. Fieber, Schluckschmerzen und Schwierigkeiten beim Öffnen des Mundes deuten gleichfalls alle auf eine infektiöse Ursache hin.

Bei Patienten, die blutverdünnende Medikamente, wie Warfarin (Coumadin), nehmen, kann durch die spontane Entwicklung von Hämatomen innerhalb des weichen Gewebes des Halses eine Atemwegsverlegung entstehen.

Schließlich kann die Schwellung des Gewebes als Folge einer Anaphylaxie oder eines Angioödems zu einem verlegten Atemweg führen.

Der plötzliche Beginn der Symptomatik nach der Einnahme von Nahrungsmitteln bzw. Medikamenten oder nach einem Insektenstich erhöht die Wahrscheinlichkeit einer *Anaphylaxie* als Ursache. Zusätzliche Symptome sind ein juckender Ausschlag, ein Giemen in allen Lungenbereichen, Hypotonie, Übelkeit, Abdominalkrämpfe oder die Unfähigkeit zu urinieren.

Ein *Angioödem* kann aufgrund von Erbfaktoren entstehen, die durch Stress, ein Trauma oder eine Operation verschlimmert werden. Das Resultat ist ein plötzliches Auftreten von Schwellungen im Gesicht (einschließlich der Atemwege), an den Händen und an den Bauchorganen. Bestimmte Medikamente, speziell ACE-Hemmer, können ebenfalls ein Angioödem auslosen.

Ein *Laryngospasmus* ist ein plötzlicher Verschluss der Glottisöffnung, der durch eine Infektion, Reizstoffe oder Manipulation ausgelöst werden kann. Das Ergebnis kann das klinische Bild einer Atemwegsverlegung sein.

Die Behandlung dieser Erkrankungen hängt von den Symptomen des Patienten zum Zeitpunkt der Präsentation ab. Führen Sie unterstützende Maßnahmen bei Patienten durch, die über eine milde Dyspnoe klagen, z.B. mittels zusätzlichen Sauerstoffs und eines i.v. Zugangs, während Sie nach einer Ursache suchen. Beobachten Sie den Patienten genau auf eine plötzliche Verschlechterung des Atemwegszustands. Zur präklinischen Behandlung einer Anaphylaxie und eines Angioödems können Sie intramuskulär (0,1 bis 0,3 mg) oder i.v. (0,1 mg) Adrenalin oder Diphenhydramin (Dibondrin; 25 bis 50 mg), Albuterol (2,5 bis 5 mg über den Zerstäuber) und Methylprednisolon (Solu-Medrol; 125 mg) verabreichen. Wenn der Patient nicht in der Lage ist, seinen Atemweg aufrechtzuerhalten, oder es einen Grund zur Besorgnis über den Verlauf hinsichtlich einer kompletten Verlegung gibt, ist die Herstellung eines sicheren Atemwegs indiziert, einschließlich der möglichen Notwendigkeit eines chirurgischen Atemwegs (siehe *Kapitel 3*).

Definition

Anaphylaxie: Schwere allergische Reaktion.

Angioödem: Schwellung oder Nesselsucht, die die Haut, die Schleimhäute oder die Organe befällt. Es gibt eine Vielzahl von Ursachen; möglicherweise erblich, inklusive Sensibilität für Nahrungsmittel, Medikamente bzw. andere Stoffe oder Umwelteinflüsse.

Laryngospasmus: Plötzlicher Verschluss der glottischen Öffnung.

5.3.2 Atemwegserkrankungen

Verschiedene Atemwegserkrankungen und Zustände können zur Beschwerde über Atemlosigkeit führen.

Asthma

Asthma ist eine häufige Ursache für Dyspnoe und kann in der Regel durch eine geeignete Therapie behoben werden. Das zugrunde liegende Problem eines Asthmatikers ist die gesteigerte Reaktionsfähigkeit der glatten Bronchialmuskulatur (Bronchokonstriktion) aufgrund einer Vielzahl von Stimulatoren und einer Entzündungsreaktion innerhalb des Tracheobronchialbaums. Die animierenden Stimuli sind Allergene, Wetterveränderungen, Bewegung, Infektion der Atemwege, Nahrungsmittel und Medikamente.

Die klassischen Symptome von Asthma sind Dyspnoe, Husten und Giemen. Die betroffenen Patienten klagen gelegentlich über Kurzatmigkeit bei Belastung und über ein Engegefühl in der Brust, das zu einer Verwechslung mit einer kardialen Ursache der Dyspnoe führen kann. Asthmapatienten präsentieren sich anfänglich mit einem Giemen, das beim Auskultieren zu hören ist. Schließlich kann eine verlängerte exspiratorische Phase festgestellt werden. In schweren Fällen werden Sie merken, dass der Patient die Atemhilfsmuskulatur verwendet (sternale und interkostale Einziehungen) und aufgrund des verminderten Luftflusses ein *schwächeres* Giemen hat.

Die präklinische Behandlung einer Dyspnoe aufgrund von Asthma beinhaltet unterstützende Maßnahmen, wie die Sauerstoffgabe, einen i.v. Zugang und eine Überwachung mittels Pulsoxymetrie. β_2-Symphatomimetika, wie Albuterol (2,5 bis 5,0 mg), Levalbuterol (0,63 bis 1,25 mg) und Metaproterenol (0,2 bis 0,3 ml), sind bei der präklinischen Behandlung von Asthma effektiv. Die subkutane Gabe von Adrenalin (0,3 mg) oder Terbutalin (0,25 mg) ist speziellen Fällen vorbehalten. Andere geeignete Wirkstoffe sind parenteral (Methylprednisolon 125 mg) oder oral verabreichte Steroide (Prednison 60 mg) und Anticholinergika (Parasympatholytika), die durch Inhalation verabreicht werden (Ipratropiumbromid [Atrovent] 0,5 mg).

Chronisch-obstruktive Lungenerkrankung

Die COPD ist eine weitere Hauptursache für Dyspnoe und z.B. Folge des Zigarettenrauchens. Andere Patienten entwickeln COPD aufgrund von beruflicher Exposition, Schadstoffen, wiederkehrenden Infektionen und einer genetischen Prädisposition (z.B. a1-Antitrypsinmangel).

COPD wird weiter in die chronische Bronchitis und Emphyseme untergliedert. Patienten mit *chronischer Bronchitis* präsentieren sich häufig mit Symptomen eines chronisch-produktiven Hustens. Da diese Patienten häufig etwas fettleibig sind und eine chronisch niedrige Sauerstoffsättigung haben, zeigen sie ein charakteristisches Aussehen, bezeichnet als „Blue Bloater". Zusätzlich zum Giemen können typischerweise bei der Untersuchung der Lunge auch ein Knistern und Rasselgeräusche zu hören sein. Wenn sie krank werden, zeigen sich die betroffenen Patienten oft mit einer zunehmenden Somnolenz durch den erhöhten Kohlendioxidspiegel im Blut.

Patienten mit *Emphysem* sind typischerweise dünner und haben eine große, breite Brust. Die Symptome werden durch eine fortschreitende Zerstörung der unteren Atemwegsstruktur verursacht. Diese Patienten neigen dazu zu hyperventilieren, um eine normale Sauerstoffsättigung im Blut aufrechtzuerhalten, was zu der Beschreibung „Pink Puffer" geführt hat. Wenn die Erkrankung erst einmal auftritt, atmen diese Patienten vermehrt durch gespitzte Lippen, um den positiven Druck aufrechtzuerhalten, der die Alveolen offen hält. Die Atemgeräusche erscheinen bei diesen Patienten sehr gedämpft.

Die meisten COPD-Patienten weisen sowohl Aspekte einer chronischen Bronchitis als auch eines Emphysems auf. Das akute Auftreten wird durch das Husten, das Giemen, die erhöhte Schleimproduktion und die Hypoxie charakterisiert. Oft teilen die Patienten eine Veränderung des normalen Hustens mit. Die Verschlechterung der zugrunde liegenden Erkrankung wird typischerweise durch eine Infektion, eine schlechten Compliance bezüglich der verschriebenen Medikamente, Wetteränderungen, Umwelteinflüsse und bestimmte Medikamenten, wie Narkotika und Sedativa, verursacht.

Die präklinische Behandlung der Symptome der COPD besteht in einer Sauerstofftherapie mit einer hohen Flussrate und Konzentration (zusammen mit einer sorgfältigen Überwachung der pulsoxymetrischen Werte und des Bewusstseinszustands) sowie der Verabreichung von β_2-Symphatomimetika (Albuterol 2,5 bis 5,0 mg); Levalbuterol [Xopenex] 0,63 bis 1,25 mg; Metaproterenol 0,2 bis 0,3 ml; Adrenalin 0,3 mg) und von Anticholinergika (Ipratropiumbromid [Atrovent] 0,5 mg). Parenterale Steroide (Methylprednisolon [Solu-Medrol] 125 mg) werden meist in der klinischen Umgebung verabreicht.

Seit geraumer Zeit werden nicht invasive positive Druckbeatmungstechniken , wie z.B. BiPAP (biphasischer positiver Atemwegsdruck) und CPAP dazu verwendet, um bei intubierten Patienten mit einer akuten COPD eine Verschlimmerung zu vermeiden. Allerdings wurden bisher präklinisch wenig Erfahrungen mit dieser Technik gemacht. BiPAP und CPAP (▶ *Abbildung 5.5*) werden als nicht invasive Formen der Ventilation betrachtet. Die positive Druckbeatmung wird über eine eng sitzende Maske durchgeführt. Der Hauptunterschied zwischen CPAP und BiPAP ist, dass der positive Druck bei CPAP während der Inspiration und Exspiration konstant ist, wohingegen bei BiPAP der inspiratorische Druck immerhin 3 cmH$_2$O höher ist als der exspiratorische Druck.

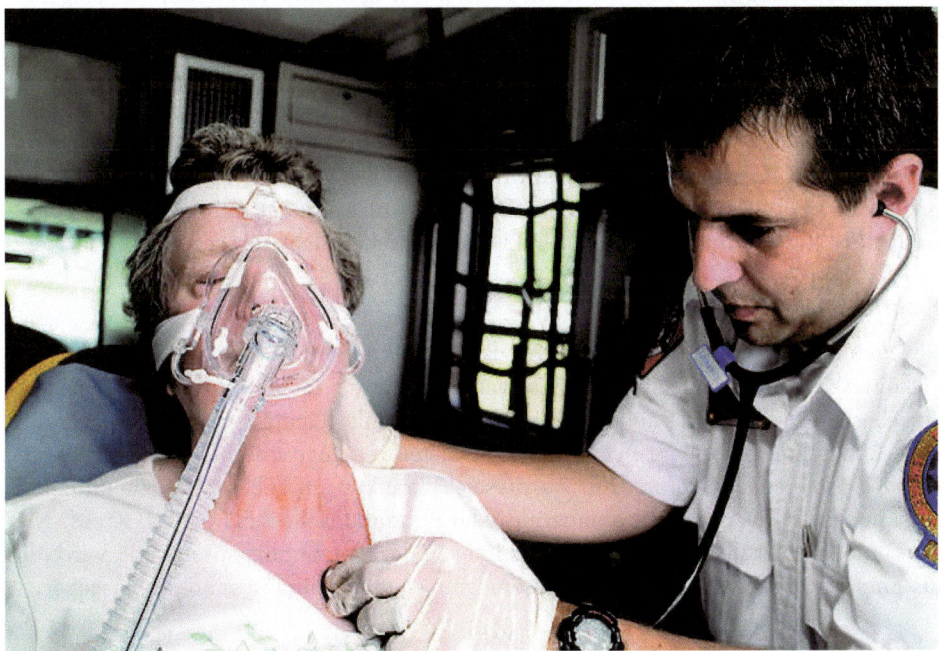

Abbildung 5.5: Nicht invasive positive Beatmungshilfsmittel, wie BiPAP und CPAP, können dabei helfen, eine Intubation bei einer akuten Exazerbation eines COPD-Patienten zu verhindern.

Eine nicht invasive Beatmung hat zumindest zwei Vorteile für den Patienten: Während der Inspiration verringert der Überdruck die Atemarbeit, die der Patient leisten muss. Während der Exspiration sorgt der positive Druck zudem dafür, dass die Alveolen offen bleiben und daher für den Gasaustausch zur Verfügung stehen. Um von einer nicht invasiven Beatmung zu profitieren, muss der Patient wach und in der Lage sein, das Gerät zu tolerieren. Die Atemwege des Patienten müssen nicht laufend abgesaugt werden, um sie frei zu halten. CPAP ist zunehmend außerhalb der Krankenhäuser erhältlich und hat Vorteile für Patienten mit einer Herzinsuffizienz in der präklinischen Umgebung erbracht, die bereits gut untersucht sind.

Andere Einsatzmöglichkeiten liegen bei exazerbierender COPD, Pneumonie, Asthma und frühzeitigem Atemversagen. Zu den Komplikationen gehören Gesichtstraumata durch die Maske, Aspiration und ein Barotrauma, wie etwa ein Pneumothorax.

Pneumonie

Die Pneumonie ist eine Infektion der unteren Atemwege, die regelmäßig zu Beschwerden von Dyspnoe führt. Wie vorher erwähnt wurde, kann bei diesen Patienten der Grad der Hypoxie mittels Pulsoxymetrie nicht bestimmt werden.

Die Pneumonie unterteilt sich klassischerweise in die Form mit bakteriellen und die Form mit nicht bakteriellen Ursachen (z.B. Mykoplasmen, Chlamydien, virale Pneumonie, Tuberkulose). Patienten mit einer verminderten mentalen Funktion und einer ZNS-Erkrankung können anaerobe Bakterien aspirieren und daraufhin eine Pneumonie entwickeln, die durch diese Organismen verursacht wird. Patienten mit einer Pneumonie beschreiben Schüttelfrost, Fieber und pleuritische Brustschmerzen zusätzlich zur Kurzatmigkeit. Andere Symptome, wie z.B. Unwohlsein, Gliederschmerzen und Kopfschmerzen, sind häufiger bei nicht bakteriellen Erkrankungen zu entdecken. Die Befunde der körperlichen Untersuchung beinhalten erhöhte Temperatur, Tachykardie und Tachypnoe. Die Untersuchung der Lunge wird ein Knistern, Rassel- und verminderte Atemgeräusche in den betroffenen Lungenbereichen aufzeigen. Außerdem kann ein lokales Giemen festgestellt werden.

Die präklinische Behandlung der Pneumonie beinhaltet eine unterstützende Versorgung, wie die Sauerstoffgabe, das Legen eines i.v. Zugangs und die pulsoxymetrische Überwachung. Die i.v. und orale Gabe von Antibiotika erfolgt typischerweise im Krankenhaus nach der Erstellung von Röntgenaufnahmen, dem Anlegen von Kulturen und der Evaluierung der Notfallaufnahmedaten, sobald der wahrscheinliche Erreger identifiziert ist.

Pleuraerguss

Ein Pleuraerguss entwickelt sich, wenn es zu einer abnormen Ansammlung von Flüssigkeit in der Pleurahöhle kommt. Diese verursacht durch die Kompression des Lungengewebes die Dyspnoe. Das andere wichtige Symptom des Pleuraergusses ist der pleuritische Brustschmerz. Andere Symptome reflektieren die zugrunde liegende Erkrankung, die den Pleuraerguss verursacht. Zu diesen Erkrankungen gehören Herzinsuffizienz, Infektionen, Pulmonalembolie, entzündliche Erkrankungen, Pankreatitis, Krebs, Nieren- und Lebererkrankungen. Wenn sich Eiter in der Pleurahöhle ansammelt, wird dies als *Emphysem* bezeichnet. Ein Emphysem kann ebenfalls eine Dyspnoe verursachen.

Definition

Pneumonie: Entzündung der Lungen, verursacht durch Bakterien, Viren oder chemische Reizstoffe.

Praxistipp

Es ist oft sehr schwierig, zwischen einer bakteriellen Pneumonie und einer Pulmonalembolie zu unterscheiden. Klinisch zeigt sich die bakterielle Pneumonie eher bei älteren Menschen, auch wenn viele junge Patienten akute Fälle entwickeln. Symptome wie pleuritischer Brustschmerz und Dyspnoe treten bei beiden Erkrankungen auf. Fieber, Tachykardie, Tachypnoe und Rasselgeräusche können bei beiden entdeckt werden. Glücklicherweise ist die präklinische Behandlung beider Erkrankungen primär unterstützend.

Definition

Pleuraerguss: Ansammlung von Blut oder anderen Flüssigkeiten, von Luft oder von Eiter aufgrund einer Infektion im Pleuraraum.

Die Ergebnisse der körperlichen Untersuchung sind charakterisiert durch die reduzierten Atemgeräusche auf der betroffenen Seite und durch dumpfe Geräusche bei der Perkussion der Brust auf der Seite des Ergusses. Die präklinische Behandlung ist unterstützend.

Pneumothorax

Ein Pneumothorax ist eine abnorme Ansammlung von Luft im Pleuraraum. Er kann infolge einer traumatischen Verletzung der Brust auftreten, aber ebenso spontan bei jungen Personen, insbesondere bei Männern, die groß und dünn gebaut sind. Darüber hinaus können gewisse Erkrankungen, wie Asthma, Pneumonie und COPD, den Patienten aufgrund der Ausdünnung des Lungengewebes für die Entwicklung eines Pneumothorax anfällig machen. Schließlich kann jeder Patient, der eine positive Druckbeatmung (Beutel-Masken-Beatmung, CPAP oder Intubation) erhält, einen Pneumothorax entwickeln.

Patienten mit einem Pneumothorax klagen meist über pleuritische Brustschmerzen und Dyspnoe. Die Schmerzen beginnen in der Regel plötzlich, meistens nach Husten oder Anstrengung. Zusätzlich sind verminderte Atemgeräusche festzustellen, speziell in den Lungenspitzen. Beim Perkutieren der Brust kann eine basstrommelähnliche Resonanz (Hypersonor) entdeckt werden, aber diese Resonanz wird gewöhnlich mit einem Spannungspneumothorax assoziiert. Diese Erkenntnisse können präklinisch schwer einzuordnen sein.

Die präklinische Behandlung eines Pneumothorax ist in erster Linie unterstützend mittels Sauerstoffgabe. Die definitive Therapie eines Pneumothorax, wobei es sich in mehr als 10% der Fälle um einen involvierten Hemithorax handelt, beinhaltet die Platzierung eines Tubus mittels Thorakostomie (Einführen einer Thoraxdrainage). Achten Sie sorgfältig auf die mögliche Entwicklung eines *Spannungspneumothorax*, der auftreten kann, wenn Luft über einen Einwegventilmechanismus in die Brust gelangt. Bei einem Spannungspneumothorax sammelt sich Luft in der Pleurahöhle in solch einem Umfang, dass die betroffene Lunge kollabiert und die mediastinale Struktur komprimiert wird, einschließlich der V. cava superior und der V. cava inferior. Dies hat eine signifikante Reduktion des venösen Rückflusses zum Herz zur Folge. Das Resultat ist eine deutliche Hypotonie. Im späteren Verlauf dieses Zustands wird die Trachea verschoben, und die nicht involvierte Lunge wird komprimiert. Es tritt eine deutliche Atemnot auf, und der Patient wird schwieriger zu beatmen. Die lebensrettende Behandlung ist die Druckentlastung des Spannungspneumothorax durch das Einführen eines großlumigen Katheters in den zweiten Interkostalraum entlang der Medioklavikularlinie. Dies ist eine temporäre Methode, die unter Umständen in der Präklinik wiederholt werden muss, die aber effektiv ist, solange der Patient in der Notaufnahme eine Thoraxdrainage bekommt.

Pulmonalembolie

Die Pulmonalembolie wird durch eine Blockade des arteriellen Lungenkreislaufs verursacht. Die klassische Lehrmeinung war lange, dass ein Gerinnsel vom Becken oder den tiefen Fermoralisvenen aufsteigt, obwohl das Gerinnsel mitunter auch von den oberen Extremitäten kommen kann. Tatsächlich kann jedes Venengerinnsel (einschließlich eines Wadenvenengerinnsels) Ausgangspunkt eines Embolus sein. Diese Erkrankung ist häufiger bei Patienten mit kürzlicher Immobilität der unteren Extremitäten (aufgrund einer kurz zurückliegenden Operation, eines Gipses oder einer Langstreckenreise), bei jenen, die ein östrogenhaltiges Medikament einnehmen (orale Antibabypille), oder bei Patienten mit einer erblichen Gerinnungsstörung. Neben Blutgerinnseln können Embolien durch Fett, Knochenmark, Tumorfragmente, Fruchtwasser oder Luftblasen verursacht werden, die in den Blutbahnen transportiert werden. Die Pulmonalembolie ist in den USA die dritthäufigste Ursache für einen plötzlichen Tod, gleich hinter der koronaren Herzerkrankung.

Patienten mit einer Pulmonalembolie präsentierten sich typischerweise mit Symptomen, wie Dyspnoe, pleuritischen Brustschmerzen und Husten. Tachykardie und Tachypnoe sind häufig zu beobachten. Gelegentlich wird von einer Synkope, einer Hämoptysis (Bluthusten) und sogar von einer Brustwandschmerzempfindlichkeit berichtet. Es darf nicht vergessen werden, dass die Symptome dieser Krankheit nicht spezifisch und sehr variabel sind. Autopsiestudien zeigen, dass diese Diagnose bei der initialen Präsentation oft übersehen wird. Körperliche Untersuchungsergebnisse des Brustkorbs sind selten und für die Pulmonalembolie nicht spezifisch. Es wird gelegentlich von einem zweiten, lauten Herzgeräusch berichtet; außerdem können Befunde einer tiefen Venenthrombose vorhanden sein (geschwollenes Bein, Schmerzempfindlichkeit und fühlbare Verhärtung entlang des Verlaufs der Vene). Eine massive Pulmonalembolie kann durch einen schwachen venösen Rücklauf in den linken Ventrikel eine Hypotonie verursachen. Die präklinische Behandlung einer Pulmonalembolie ist unterstützend. Im Krankenhaus werden Gerinnungshemmer und Fibrinolytika zur Behandlung dieses Zustands eingesetzt, und das Gerinnsel wird chirurgisch entfernt.

Andere Atemwegserkrankungen

Auch einige andere Atemwegserkrankungen können zur Beschwerde der Kurzatmigkeit führen. *Pleuritis* und *Pleurodynie* sind entzündliche Erkrankungen der Brustwand. Die Patienten können aufgrund des Schmerzes, der durch tiefes Einatmen verursacht wird, dyspnoeisch sein. Ein zeitweises Reibegeräusch (klingt, als würden Teile von trockenem Leder aneinander gerieben werden) kann während der Atmung zu hören sein. Die *toxische Inhalation* gewisser Chemikalien kann aufgrund der Reizung des bronchialen Durchgangs, thermischer Verletzungen, Bronchospasmen und der Ansammlung von Flüssigkeit in den Alveolen zur Dyspnoe führen. Die *primäre pulmonale Hypertension* ist eine seltene Störung, bei der sich der Druck innerhalb der Pulmonalarterien erhöht. Es gibt keine bekannte Ursache dafür. Diese Erkrankung ist am häufigsten bei jungen Frauen im gebärfähigen Alter zu finden, obwohl es auch eine zweite Spitze in der fünften und sechsten Lebensdekade gibt. Dyspnoe wird bei mehr als der Hälfte der Patienten mit dieser Störung als Leitsymptom beobachtet. Diese Erkrankung ist in der Regel tödlich. Die präklinische Therapie ist primär unterstützend. Patienten in diesem Zustand können unterstützend konstant eine Infusion des Medikaments Epoprostenol (Flolan), eines pulmonalen Vasodilatators, erhalten. Dieses Medikament wird per Infusion durch eine externe Pumpe verabreicht, an der eine zentrale Venenverweilkanüle angebracht ist. Es wurden einige neuere Stoffe entwickelt, die keine kontinuierliche Infusion erfordern.

Letztlich können nicht kardiale Ursachen des Lungenödems aufgrund der Ansammlung von Flüssigkeit im alveolären Raum infolge einer Veränderung des pulmonalen Flüssigkeitshaushalts ebenfalls Dyspnoe verursachen. *ARDS* z.B. beschreibt die Anwesenheit eines Lungenödems bei einem Patienten ohne Hinweise auf eine Volumenüberlastung oder ein Linksherzversagen. Eine Vielzahl von Ursachen, darunter Sepsis, Trauma, Aspiration, inhalierte Gase, Drogen, große Höhen, Hypothermie, geburtshilfliche Komplikationen und ZNS-Erkrankungen, können zu einem nicht kardialen Lungenödem führen. In diesem Krankheitszustand ist die präklinische Behandlung unterstützend und umfasst die Sauerstoffgabe, ein Herz- und pulsoxymetrisches Monitoring und das

---

Definition

Pleuritis/Pleurodynie: Entzündlicher Zustand der Brustwand. Die Pleuritis ist eine Entzündung der Pleura; die Pleurodynie ist eine Entzündung des Rippenfells.

Toxische Inhalation: Das Einatmen chemischer Reizstoffe oder giftiger Substanzen.

Primäre pulmonale Hypertension: Erhöhter Druck innerhalb der Pulmonalarterien ohne bekannte Ursache.

ARDS (Adult Respiratory Distress Syndrome): Das Vorhandensein eines Lungenödems ohne Hinweis auf eine Volumenüberlastung oder ein Linksherzversagen.

Legen eines i.v. Zugangs. Es kann eine Intubation erforderlich sein; diese erfolgt dann aber mit 100% Sauerstoff und zusätzlich einem PEEP-Ventil (positiver endexspiratorischer Druck), um eine adäquate Oxygenierung sicherzustellen. Die nicht invasive Beatmung wird bei leichten Fällen von ARDS eingesetzt.

5.3.3 Herzerkrankungen

Einige kardiale Krankheitsstadien können sich ebenfalls mit Dyspnoe als Hauptbeschwerde präsentieren.

Ischämische Herzerkrankung

Obwohl sich Patienten mit einer ischämischen Herzerkrankung (*Angina pectoris* oder *AMI*) klassischerweise mit Brustschmerzen präsentieren, kann Atemlosigkeit bei manchem Patienten das einzige Symptom sein. Dies gilt insbesondere für Patienten mit zugrunde liegendem Diabetes, für Frauen und für älteren Patienten. Zusätzliche Symptome, wie Übelkeit, Schwitzen, Erschöpfung, Schwindel und Schwäche, sind ebenfalls häufig zu beobachten.

Erheben Sie sorgfältig die Anamnese hinsichtlich aktueller oder vergangener Episoden von Brustschmerzen oder Unwohlsein. Sie können vielleicht in der Lage sein, andere Risikofaktoren zu entdecken, wie Fettleibigkeit, einen hohen Blutdruck oder einen hohen Cholesterinwert, eine positive Familiengeschichte der koronaren Herzerkrankung, Hypertonie, Rauchen, männliches Geschlecht oder weiblich im postmenopausalen Status oder eine sehr angespannte Persönlichkeit.

Typischerweise präsentieren sich Patienten mit einer ischämischen Herzerkrankung mit wenigen abnormen körperlichen Befunden. Rasselgeräusche können über der Lungenbasis zu hören sein, wenn es irgendwelche Elemente einer linksseitigen Herzinsuffizienz gibt. Befunde, wie z.B. sanfte primäre Herzgeräusche, geteilte sekundäre Herzgeräusche und ein galoppierender Rhythmus, sind in der Präklinik schwer einzuschätzen. Zusätzlich zu den üblichen unterstützenden Maßnahmen (Sauerstoffgabe, Legen eines i.v. Zugangs) leiten Sie eine sorgfältige Überwachung des Herzes ein, wenn der Verdacht einer ischämischen Herzerkrankung besteht.

> **Definition**
>
> **Angina pectoris:** Brustschmerzen, verursacht durch eine verminderte Sauerstoffversorgung des Herzmuskels.
>
> **AMI (akuter Myokardinfarkt):** Absterben des Herzmuskels aufgrund einer unterbrochenen Blutversorgung des Myokards und eines darauffolgenden Sauerstoffmangels.

> **Merke**
>
> Behandeln Sie abnorme Herzrhythmen aggressiv.

Passen Sie besonders auf den hämodynamischen Zustand des Patienten auf. Behandeln Sie den kardiogenen Schock mit vorsichtigen Flüssigkeitsbelastungen und der Verabreichung inotroper Stoffe, wie Dopamin (5 bis 20 µg/[kg·min]) oder Dobutamin (10 bis 20 µg/[kg·min]). Die präklinischen Maßnahmen bei Brustschmerzen sind eine Sauerstoffgabe sowie die Verabreichung von Nitrat sublingual (0,4 mg) oder i.v. über eine Infusion (10 bis 100 µg/min) und von Aspirin (81 bis 325 mg). Morphinsulfat (2 bis 5 mg i.v.) wird zur Schmerzlinderung, zur Vorlastsenkung und um die Angst zu lindern verabreicht. Überprüfen Sie Patienten, bei denen ein Verdacht auf einen Myokardinfarkt besteht, genau bezüglich der Gabe von Fibrinolytika und stellen Sie einen Kontakt mit dem Zielkrankenhaus her.

Das Erheben eines präklinischen EKG (siehe *Anhang B*) zur Früherkennung eines ST-Streckenhebungsmyokardinfarkts hat breite Unterstützung in der medizinischen Literatur erhalten und ist der Versorgungsstandard für Patienten mit Symptomen, wie Dyspnoe, die auf ein akutes Koronarsyndrom hinweisen können.

Herzinsuffizienz

Definition

Herzinsuffizienz: Ein Zustand, der durch eine beeinträchtigte Pumpfähigkeit des Herzes verursacht wird. Dadurch wird der Bedarf des Stoffwechsels nicht mehr erfüllt.

Die Herzinsuffizienz kann ebenfalls Dyspnoe hervorrufen. Sie tritt auf, wenn das ventrikuläre Output so insuffizient ist, dass es den Stoffwechselbedarf des Körpers nicht mehr erfüllt. Eine Vielzahl von Zuständen kann zur Herzinsuffizienz führen, einschließlich ischämischer Herzerkrankung, Herzklappenerkrankung, Kardiomyopathie, Herzrhythmusstörungen, Hyperthyreose und Anämie. Jegliche Form von umfeldbedingtem Stress bei Patienten mit diesem Zustand kann ein akutes Lungenödem (akutes Linksherzversagen) verursachen.

Die Kardiomyopathie ist charakteristisch für die Dysfunktion des Herzmuskels. Drei Arten der Kardiopathie werden beschrieben: erweitert, restriktiv und hypertrophisch. Die erweiterte Kardiomyopathie, mit Abstand die häufigste Art, kann aus einer Vielzahl von Verschlüssen am Myokard entstehen, wie koronarer Herzerkrankung, Alkohol, Schwangerschaft, Drogen (speziell Kokain), Toxinen, Schilddrüsenerkrankung und Infektionen. Patienten mit einer erweiterten Kardiomyopathie weisen eine schwache systolische Funktion auf. Die Kardiomyopathie wird mit zwei Hauptkomplikationen assoziiert: Herzinsuffizienz und Herzrhythmusstörungen. Dyspnoe ist das Resultat von vielen Faktoren bei Herzinsuffizienz, einschließlich der gesteigerten Atemarbeit und der zugrunde liegenden Hypoxie. Die Symptome sind Dyspnoe in Ruhe (z.B. wenn ein Patient einfach in einem Sessel sitzt) oder Atemschwierigkeiten, die im Liegen (Orthopnoe) oder in der Nacht (PND) schlimmer werden. Die klassischen Befunde bei Patienten mit akutem Herzversagen sind Rasselgeräusche in den Lungenfeldern, obgleich mitunter das Giemen (Herzasthma) ausgeprägter sein kann. Die Patienten können ebenso Knöchelödeme und eine vergrößerte Leber haben. Es kann eine Jugularvenenstauung vorhanden sein, die bei Druck auf die Leber (hepatojugulärer Rückfluss) verstärkt werden kann. Ein galoppierender Rhythmus kann bei der kardialen Untersuchung gehört werden.

Die präklinische Behandlung bei akutem Herzversagen beinhaltet die sofortige Gabe von Sauerstoff und die Etablierung eines i.v. Zugangs ebenso wie eine Herzüberwachung und den Einsatz der Pulsoxymetrie. Es wird hauptsächlich Nitroglycerin als Medikament eingesetzt. Es wird sublingual (0,4 mg), lokal (0,4 mg) oder i.v. (10 bis 100 µg/min) verabreicht, um sowohl die Vor- als auch die Nachlast zu senken. Furosemid (Lasix; 40 bis 80 mg i.v.) kann aufgrund seiner diuretischen und vorlastsenkenden Fähigkeiten gegeben werden. Wenn diese Behandlung ineffektiv ist, werden inotropische Substanzen, wie Dopamin (5 bis 20 µg/[kg·min]), Dobutamin (10 bis 20 µg/[kg·min]) und Adrenalin (0,1 bis 5,0 µg/[kg·min]), gegeben, um die Effektivität der Herzkontraktion zu steigern. Morphinsulfat (2 bis 5 mg i.v.) wird vorsichtig eingesetzt, um die Vorlast zu senken und die Angst zu lindern, obwohl seine Anwendung bei Herzinsuffizienz umstritten ist.

Merke

Vorsicht ist bezüglich der medikamentösen Behandlung eines Patienten mit akutem Herzversagen bei Hypotonie oder einer möglichen Atemdepression geboten.

Viele präklinische Systeme verwenden bei Herzinsuffizienzpatienten CPAP mit Erfolg. Intravenöse ACE-Hemmer können eingesetzt werden, um einigen pathophysiologischen Veränderungen, die im versagenden Herz auftreten, entgegenzuwirken. Enalapril ist der einzig verfügbare i.v. zu verabreichende ACE-Hemmer.

Ein diagnostisches Dilemma entwickelt sich, wenn der Patient trotz des akuten Herzversagens ein Giemen zeigt. Dies ist eine besonders schwierige Situation, weil viele ältere Patienten Elemente einer COPD und einer Herzinsuffizienz aufweisen. Eine endgültige Diagnose kann nur nach diagnostischen Untersuchungen gestellt werden, wie Thoraxröntgen im Krankenhaus. Es ist vernünftig, einem Patienten mit Herzinsuffizienz, der sich mit Giemen präsentiert, ein β_2-Sympathomimetikum (Albuterol 2,5 mg, Metaprel 0,2 bis 0,3 ml) inhalativ zu geben, um seinen Bronchospasmus zu behandeln, bis eine definitivere diagnostische Untersuchung, wie eine Untersuchung des Gehirns, im Speziellen des Spiegels von BNP (natriuretisches Peptid), in einem Krankenhaus durchgeführt werden kann. Schließlich sollten jegliche mitwirkenden Herzrhythmusstörungen, die zu einer beeinträchtigten Herzleistung führen können, in Übereinstimmung mit den ACLS-Richtlinien (Advanced cardiac Life Support) behandelt werden.

Herzbeuteltamponade

Eine verwandte klinische Entität, die Atemlosigkeit verursacht, ist die Herzbeuteltamponade. Sie ist eine lebensbedrohliche Komplikation der akuten Perikarditis, bei der sich der Herzbeutel mit Flüssigkeit füllt. Dadurch wird die kardiale Füllung eingeschränkt. Die Hauptursachen einer Perikarditis sind Infektionen (sowohl viral als auch bakteriell), Nierenversagen, Krebs, Drogen und Bindegewebeerkrankungen, wie z.B. Lupus erythematodes. Die Hauptsymptome der Herzbeuteltamponade sind Dyspnoe, Orthopnoe und PND. Die Jugularvenen können gestaut, die Leber vergrößert und der Patient hypoton sein. Ein Abfall des systolischen Blutdrucks um mehr als 10 mmHg kann bei der Inspiration bemerkt werden (Pulsus paradoxus). Pulsus paradoxus ist allerdings kein eindeutiger Befund bei einer Herzbeuteltamponade und ist nicht immer vorhanden. Ein perikardiales Reibegeräusch kann zu hören sein, und es kann fern klingen. Jedoch sind diese Befunde präklinisch schwer einzuschätzen. Die präklinische Behandlung ist in erster Linie unterstützend. Eine Perikardiozentese oder eine chirurgische „Fensterung" kann später im Krankenhaus durchgeführt werden, um das Problem zu beheben.

5.3.4 Neuromuskuläre Erkrankungen

Mehrere neuromuskuläre Erkrankungen können ein Gefühl der Dyspnoe auslösen. Der Mechanismus der Atemlosigkeit in diesem Krankheitsstadium ist die Unfähigkeit der geschwächten Atemmuskulatur, eine adäquate Atemarbeit zu leisten, um den Stoffwechselbedarf des Patienten zu decken. Dies gilt insbesondere, wenn der Patient durch eine Infektion der oberen Atemwege, wie eine Pneumonie oder eine andere Infektion, durch Stress oder ansteigende Bedürfnisse aufgrund von Anstrengung beeinflusst wird.

Praxistipp

Viele ältere Patienten haben eine medizinische Vorgeschichte sowohl mit einer COPD als auch mit Herzinsuffizienz. Diese beiden Erkrankungen können bei älteren dyspnoeischen Patienten schwer zu unterscheiden sein. Ein Giemen kann bei beiden Zuständen beobachtet werden. In Verbindung mit einer schweren COPD können die Atemgeräusche fern klingen und daher schwierig zu interpretieren sein. Aufgrund von Rechtsherzversagen und pulmonaler Hypertonie sind Hepatomegalie und periphere Ödeme bei beiden Zuständen üblich. Meist bleibt den Sanitätern nichts anderes übrig, als beide Zustände zu behandeln. Die Behandlung besteht in der Gabe von zusätzlichem Sauerstoff und inhalativ zu verabreichenden β_2-Sympathomimetika, von Nitraten, um den Blutdruck und die Vorlast zu senken, und letztlich von Diuretika.

Definition

Herzbeuteltamponade: Abnorme Ansammlung von Flüssigkeit im Perikard.

Muskeldystrophie:
Erkrankung, die zu Muskelschwäche bzw. Muskelschwund führt.

ALS (amyotrophische laterale Sklerose): Eine muskuläre Dystrophie, die eine Degeneration der motorischen Neurone des Rückenmarks verursacht; auch „Lou-Gehrig-Krankheit" genannt.

Myasthenia gravis: Eine Erkrankung, die durch Muskelschwäche und Ermüdung charakterisiert ist. Bei wiederholter Aktivität wird der Zustand schlimmer, in Ruhe besser.

Guillain-Barré-Syndrom: Eine Erkrankung unbekannter Ursache, charakterisiert durch Schmerzen und Schwäche, beginnend in den distalen Extremitäten und über die gesamten Extremitäten und möglicherweise den Körperstamm voranschreitend.

Anämie: Ein Zustand, der besteht, wenn das Hämoglobin den Sauerstoffbedarf des Körpers inadäquat erfüllt.

Hyperthyreose: Ein Zustand, der infolge einer extremen Schilddrüsensekretion entsteht, die dann zu einer gesteigerten Stoffwechselaktivität führt.

Metabolische Azidose: Übermäßige Azidität der Körperflüssigkeiten, die aus metabolischen Veränderungen resultieren kann.

Einige neuromuskuläre Krankheiten, die sich mit Dyspnoe präsentieren, sind die angeborene *Muskeldystrophie*, degenerative Erkrankungen, wie ALS oder Lou-Gehrig-Syndrom und Myasthenia gravis, oder immunologische Erkrankungen, wie das Guillain-Barré-Syndrom.

Patienten mit *ALS* präsentieren sich mit einer chronischen, stetig fortschreitenden Muskelschwäche. Dies betrifft primär die proximalen Muskeln in den Extremitäten, die Schluckmuskulatur und die Sprech- und Atemmuskulatur. Die mentale Funktion und die Sensorik bleiben allerdings erhalten.

Im Gegensatz dazu zeigen sich Patienten mit dem *Guillain-Barré-Syndrom* mit einer Schwäche, die sich vom distalen Teil des Körpers (Hände und Füße) auf die proximaleren Regionen einschließlich der Brustmuskeln ausbreitet. Es können Sensibilitätsstörungen bzw. ein Ausfall oder eine Abschwächung der Reflexe auftreten. In der Regel geht dem Guillain-Barré-Syndrom eine virale Infektion voraus.

Krankheiten, wie *Myasthenia gravis*, beeinflussen die Verbindungsstellen (der motorischen Endplatte), an denen Nervenimpulse auf die Muskeln übertragen werden. Die betroffenen Patienten weisen eine Schwäche der proximalen Muskulatur und der Gesichtsmuskeln auf, die durch wiederholte Nutzung verschlimmert wird und sich in Ruhe bessert. Visuelle Veränderungen treten häufig auf. Die Patienten können eine myasthenische Krise entwickeln, in der es zu einer ausgeprägten Muskelschwäche kommt, die die Atemmuskulatur miteinbezieht.

Die präklinische Behandlung dieser neuromuskulären Zustände ist unterstützend, mit besonderem Augenmerk auf der Unterstützung der Ventilation und einer zusätzlichen Gabe von Sauerstoff. Patienten mit einem gedämpften ZNS infolge von Drogen, einem Schlaganfall oder Kopfverletzungen können entweder hypoxisch oder hyperkarbisch werden. Trotzdem wird in diesen Fällen aufgrund des veränderten mentalen Zustands selten von einer Dyspnoe berichtet.

5.3.5 Andere Ursachen für Dyspnoe

Letztendlich können auch verschiedene andere Erkrankungen eine Dyspnoe verursachen. Eine *Anämie* kann aus einer Vielzahl von medizinischen Zuständen resultieren (Blutverlust, Eisen- oder Vitaminmangel, Malignom, chronische Krankheiten). Der Patient kann tachykard sein, und wenn signifikanter Blutverlust aufgetreten ist, kann eine Hypotonie erkennbar sein. Die klassischen körperlichen Befunde des anämischen Patienten sind eine blasse Schleimhaut und Haut. Dyspnoe wird durch die erhöhte Atemarbeit als Reaktion auf eine verminderte Verfügbarkeit des Hämoglobins verursacht. Das Hämoglobin ist für den Sauerstofftransport zum Gewebe verantwortlich und liegt bei anämischen Patienten in verringerter Konzentration vor. Zusätzlich kann eine schwere Anämie zu einer Herzinsuffizienz führen, die im weiteren Sinne eine Dyspnoe zur Folge haben kann.

Patienten mit *Hyperthyreose* können infolge einer gesteigerten Atemarbeit des Körpers ebenfalls dyspnoeisch sein. Die erhöhte Atemfrequenz ergibt sich aus dem gesteigerten Stoffwechselbedarf, der durch die exzessive Ausschüttung zirkulierender Schilddrüsenhormone verursacht wird. Diese Patienten sind typischerweise dünn, haben eine fettige Haut und Haarverlust. Es wird auch von Nervosität, Zittern und Diarrhoe berichtet. Die Schilddrüse kann geschwollen sein, und es sind gesteigerte Reflexe zu erkennen.

Patienten mit einer *metabolischen Azidose* können ebenfalls kurzatmig sein. Diese Zustände können aufgrund verschiedener Ursachen entstehen, wie Infektionen, Nierenversagen, Medikamenten einschließlich Aspirin, Alkohol, Kohlenmonoxid und Zyanidintoxikation sowie Diabetes. Diese Patienten präsentieren sich typischerweise mit tiefen, schnellen Atemzügen (Kussmaul-Atmung) und haben klare Atemgeräusche. Die Dyspnoe wird durch eine unangenehme bewusste und erhöhte Atemarbeit als Antwort auf die akkumulierten Körpersäuren verursacht.

Die *psychogene Hyperventilation* entsteht aufgrund psychologischer Ursachen und führt zu einem abnormen Atemmuster. Dyspnoe kann eine Begleitbeschwerde sein. Die Diagnose kann gestellt werden, nachdem medizinische Ursachen, die die Atemstörung verursacht haben könnten, ausgeschlossen wurden. Da dies präklinisch nicht mit Sicherheit möglich ist, sollten Patienten, bei denen dieser Zustand vermutet wird, generelle unterstützende Maßnahmen erhalten, einschließlich einer zusätzlichen Sauerstoffgabe während des Transports. Es ist unangebracht, diese Patienten so zu versorgen, dass man sie ihr ausgeatmetes Kohlendioxid rückatmen lässt (d.h. lassen Sie sie z.B. nicht in eine Papiertüte atmen).

> **Praxistipp**
>
> Bei einem Patienten, der eine tiefe, angestrengte Atmung, aber bei der Auskultation klare Lungen aufweist, sollten Sie sofort an eine metabolische Ursache für die Dyspnoe denken. Die präklinische Differenzialdiagnose einer neu einsetzenden Diabetes mit diabetischer Ketoazidose kann aus diesen klinischen Hinweisen abgeleitet werden.

> **Definition**
>
> **Psychogene Hyperventilation:** Gesteigerte Ventilation, verursacht durch einen mentalen Zustand, wie Angst. Diese präklinische Diagnose kann nur gestellt werden, nachdem andere mögliche Ursachen der hyperventilatorischen Aktivität ausgeschlossen wurden.

ZUSAMMENFASSUNG

Nähern Sie sich allen Patienten, die sich über eine Atemstörung beklagen, auf dieselbe systematische Art und Weise (wie sonst auch), um keine signifikante, zugrunde liegende Ursache der Beschwerde zu übersehen. Das Hauptaugenmerk liegt beim Szenenüberblick darin, sich eine rasche Vorstellung von der Schwere der Erkrankung zu verschaffen und so viele hilfreiche Hinweise wie möglich zu sammeln, um die Grundbeschwerde des Patienten festzustellen. Führen Sie eine Ersteinschätzung durch, untersuchen Sie die Atemwege des Patienten und identifizieren Sie jegliche Anzeichen eines drohenden Atemstillstands. Ein drohender Atemstillstand wird durch Befunde, wie Veränderungen des mentalen Status (Lethargie, Verwirrung, Aufregung), Verlust des Muskeltonus und eine verminderte Atemarbeit, angedeutet. An diesem Punkt müssen Sie einen definitiven Atemweg etablieren und eine ventilatorische Unterstützung durchführen.

Wenn eine Atemwegsverlegung und ein Atemstillstand ausgeschlossen sind, führen Sie allgemeine unterstützende Maßnahmen durch, während Sie die Anamnese erheben und eine körperliche Untersuchung durchführen, um den wahrscheinlichsten Grund für die Dyspnoe des Patienten herauszufinden (▶Tabelle 5.2). Die allgemein unterstützenden Maßnahmen sollten die Gabe von Sauerstoff, das Legen eines i.v. Zugangs und eine Herz- und pulsoxymetrische Überwachung sein.

Die zugrunde liegenden Ursachen der Atemnot können eine Atemwegsverlegung, Atemwegserkrankungen, Herzerkrankungen, neuromuskuläre Krankheiten und andere Ursachen, wie eine Anämie, metabolische Azidose, Hyperthyreose und psychogene Hyperventilation, beinhalten. Bestimmte Erkrankungen, die präklinisch identifiziert werden sollten, sind reaktive Atemwegserkrankungen (z.B. Asthma, COPD), gegen die von den Sanitätern inhalierbare β_2-Symphatomimetika verabreicht werden können. Behandeln Sie eine Atemwegsverlegung aufgrund einer Anaphylaxie mit Adrenalin und β_2-Symphatomimetika (via Inhalator oder Vernebler) sowie mit einer aggressiven Flüssigkeitszufuhr. Behandeln Sie ein akutes Lungenödem in Verbindung mit Herzinsuffizienz mit Diuretika, Nitraten und Morphinsulfat, um die Vor- und Nachlast zu senken und um die Herzfunktion zu verbessern. Behandeln Sie letztlich die Dyspnoe aufgrund einer ischämischen Herzkrankheit mit Nitraten, Aspirin und Morphinsulfat. Ziehen Sie in Betracht, ein 12-Kanal-EKG zu erheben. Alle anderen Zustände erfordern eine unterstützende Versorgung mit besonderem Fokus auf den Atemwegen und dem Ventilationsstatus (▶*Abbildung 5.6*).

Tabelle 5.2

Ursachen einer Dyspnoe: typische Befunde

Ursachen der Dyspnoe	Typische Befunde		
	Szenenüberblick	Vorgeschichte	Körperliche Untersuchung
ATEMWEGSVERLEGUNG			
Fremdkörper	Hinweis auf kürzlich eingenommene Mahlzeit oder Snack	Plötzliches Einsetzen während des Essens; Fremdkörpergefühl im Hals	Möglicher sichtbarer Fremdkörper
Infektion		Allmähliches Einsetzen; Schmerz beim Schlucken	Fieber, Schwierigkeiten beim Öffnen des Mundes
Anaphylaxie	Hinweis auf eine Mahlzeit oder einen Vorfall in der Außenumgebung (Insektenstich)	Plötzliches Einsetzen nach dem Essen, nach Einnahme von Medikamenten oder nach einem Insektenstich	Juckender Ausschlag, Giemen, Hypotonie, Übelkeit Abdominalkrämpfe, Harnverhalt
Angioödem		Plötzlicher Beginn; Patient nimmt ACE -Hemmer	Plötzlich auftretende Schwellungen im Gesicht, an den Händen und den Organen im Abdomen
Andere Ursachen		Blutverdünnende Medikamente (z.B. Coumadin) verursachen Hämatome im Hals.	Hinweis auf Infektion, Reizmittel oder Manipulation, die zum Laryngospasmus führen können
RESPIRATORISCHE URSACHEN			
Asthma	Asthmamedikamente (Inhalatoren); Heimvernebler	Plötzliches Einsetzen; Dyspnoe bei Anstrengung; Brustenge; Vorgeschichte von Asthmabehandlung	Husten, Giemen, evtl. verlängerte Ausatmung (drei Mal so lang wie die Einatmung)
COPD (chronische Bronchitis, Emphysem)	Heimsauerstoff-Equipment; Inhalatoren	Stufenweises Einsetzen; Beeinflussung der normalen Aktivitäten (Treppensteigen, Gehen über eine Distanz); Verbesserung nach dem Husten; Vorgeschichte von COPD-Behandlung	Erscheinungsbild: ■ chronische Bronchitis: Fettleibigkeit, niedriger Blutsauerstoff („Blue Bloaters") ■ Emphysem: dünn mit breiter Brust; normaler Blutsauerstoff; Tendenz zu hyperventilieren („Pink Puffers") ■ beide: Giemen, Auswurf, produktiver Husten
Pneumonie		Stufenweises Einsetzen; Schüttelfrost; pleuritische Brustschmerzen	Fieber, Tachykardie, Tachypnoe, Rasselgeräusche, Giemen, verminderte Atemgeräusche in den betroffenen Lungenbereichen

Ursachen einer Dyspnoe: typische Befunde *(Forts.)*

Ursachen der Dyspnoe	Typische Befunde		
	Szenenüberblick	Vorgeschichte	Körperliche Untersuchung
Pleuraerguss		Stufenweises Einsetzen; pleuritischer Brustschmerz; andere Symptome verbunden mit der zugrunde liegenden Ursache (z.B. Herzinsuffizienz, Infektion, Pulmonalembolie, Entzündungskrankheiten, Pankreatitis, Leberkrankheit)	Verminderte Atemgeräusche; dumpfes Geräusch bei Perkussion der betroffenen Seite
Pneumothorax		Plötzliches Einsetzen; pleuritische Brustschmerzen	Verminderte Atemgeräusche, speziell in den Lungenspitzen; basstrommelähnliche Qualität der Perkussion; Spannungspneumothorax, verschobene Trachea; Hypotonie; zunehmende Schwierigkeiten bei der Beatmung des Patienten
Pulmonalembolie		Plötzliches Einsetzen; pleuritische Brustschmerzen; Vorgeschichte einer kürzlichen Operation oder Immobilisation der unteren Gliedmaßen; östrogenhaltige Medikamente (Antibabypille); vererbte Gerinnungsstörung	Husten; gelegentliche Synkope; Bluthusten; Schmerzempfindlichkeit der Brustwand
Pleuritis, Pleurodynie		Stufenweises Einsetzen	Gelegentliche Reibegeräusche
KARDIALE URSACHEN			
Generell	Kardiale Medikamente, wie Nitrate, Betablocker, Aspirin	Vergangene Episoden von Brustschmerzen; Vorgeschichte einer diagnostizierten kardialen Erkrankung oder Dysfunktion; Vorgeschichte von Fettleibigkeit; hoher Blutcholesterinspiegel; Familiengeschichte von kardialen Krankheiten; männlich oder postmenopausale Frauen; hochnervöse Persönlichkeit	Rasselgeräusche in der Lungenbasis mit Linksherzversagen, weichen primären Herzgeräuschen, geteilten sekundären Herzgeräuschen; galoppierender Rhythmus; andere abnorme Herzrhythmen

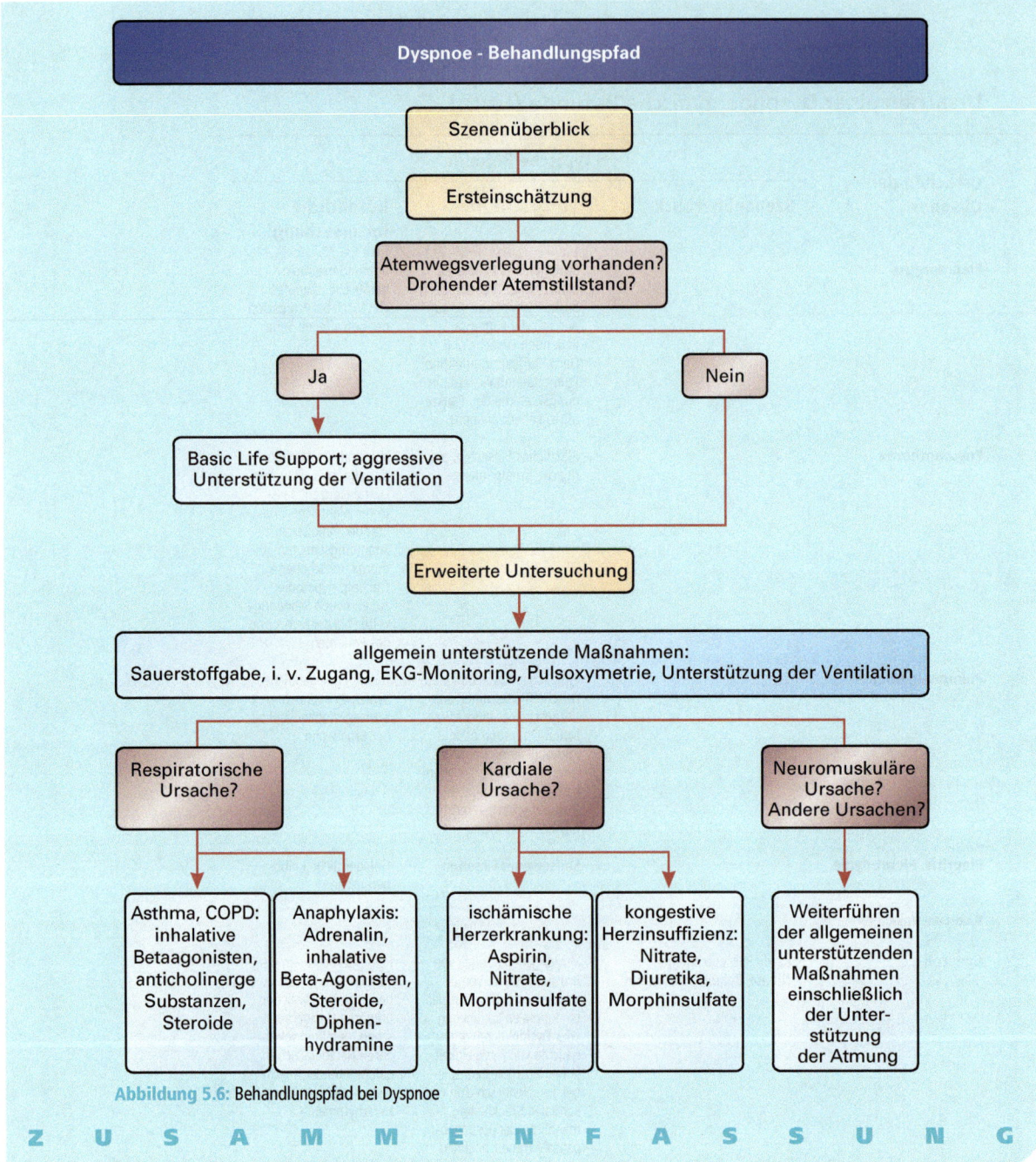

Abbildung 5.6: Behandlungspfad bei Dyspnoe

Z   U   S   A   M   M   E   N   F   A   S   S   U   N   G

Fallbeispiel – Fallverlauf

Ihr Team wurde zu einem Haus einer älteren Frau mit „Atemnot" geschickt. Sie erfuhren vom Ehemann, dass sie eine Vorgeschichte von Lungen- und Herzproblemen hat. Sie ist Langzeitraucherin und verwendet nachts ein Heimsauerstoffgerät. Bei Ihrer Ankunft haben Sie bemerkt, dass sich die Patientin sehr unwohl fühlt.

Als Sie sich ihr nähern, erkennen Sie, dass die Atemwege der Patientin frei erscheinen. Die Atmung ist schnell (40 Atemzüge/min) und erschwert. Sie hören ein Giemen. Sie erkennen eine Zyanose an den Lippen und Nagelbetten der Patientin. Sie wirkt verwirrt.

Da die Dyspnoe der Patientin, die Zyanose und der veränderte Bewusstseinszustand auf eine mögliche Hypoxie hinweisen, weisen Sie Ihren Partner an, 100% Sauerstoff via Nichtrückatemmaske zu verabreichen. Sie bringen die Patienten in eine Position, die für sie angenehm ist. (Wie viele Dyspnoepatienten gibt diese Patientin an, dass sie beim aufrechten Sitzen besser atmen kann.) Andere Atemwegshilfsmittel bleiben griffbereit. Sie weisen Ihren Partner an, die Vitalzeichen zu erheben, während Sie das Giemen beim Ein- und Ausatmen bestätigen. Sie verabreichen über einen Vernebler 2,5 mg Albuterol aufgrund seiner die Bronchien weitenden Wirkung, legen einen i.v. Zugang und hängen eine Infusion an. Sie erheben ein EKG. Es zeigt eine Sinustachykardie mit einer Frequenz von 120 Schlägen/min.

Nun beginnen Sie mit einer direkten Befragung des Ehemanns der Patientin. Zur selben Zeit werfen Sie einen genauen Blick auf die griffbereiten Medikamente der Patientin. Diese sind Albuterol- und Ipratropiumbromid- (Atrovent-)Inhalatoren, ein Antibiotikum, Enalapril und ein Diuretikum (Lasix). Der Ehemann der Patientin berichtet, dass sie die letzten Nächte in einem Stuhl schlafen musste und dass „ihre Füße total geschwollen sind". Während des letzten Klinikaufenthalts wurde ihr erklärt, sie habe „Wasser in den Lungen".

Sie führen eine kurze, fokussierte körperliche Untersuchung durch, die gestaute Halsvenen, Rasselgeräusche in beiden Lungenhälften etwa auf halber Höhe beider Lungen und einen galoppierenden Herzrhythmus offenbart. Als Sie die Beine der Patientin untersuchen, erkennen Sie eindrückbare Ödeme an beiden Knöcheln.

Die vom Ehemann gelieferten Informationen, die Medikamente der Patientin und die Ergebnisse der körperlichen Untersuchung bezüglich der abnormen Lungengeräusche, des galoppierenden Herzrhythmus und der eindrückbaren Ödeme an den Knöcheln der Patientin weisen darauf hin, dass die Patientin wahrscheinlich an Herzinsuffizienz oder COPD oder beidem leidet.

Zu diesem Zeitpunkt hat sich der Zustand der Patientin bereits durch die Sauerstoffgabe und die Aerosolbehandlung verbessert. Sie verabreichen Nitroglycerin sublingual, um die kardiale Vor- und Nachlast zu senken; außerdem geben Sie diuretisches Fursemid 80 mg i.v., um den Flüssigkeitsstau zu vermindern, während Sie die Patientin für den Abtransport vorbereiten. Ein 12-Kanal-EKG wird abgeleitet und an die regionale Herzklinik übermittelt, in der die Patientin zuletzt hospitalisiert war.

Ihre Behandlungsmaßnahmen richten sich auf die Unterstützung der Oxygenierung des Gewebes der Patientin ebenso wie auf die Öffnung der Atemwege, die Erleichterung des Flüssigkeitsstaus, die Entlastung der Arbeitslast des Herzes und das Erleichtern der Atmung.

Während des Transports fahren Sie mit der Überwachung des mentalen Status der Patientin und ihrer Atemarbeit fort, die sich kontinuierlich zu verbessern scheinen. Sie sind darauf vorbereitet, eine CPAP-Atmung durchzuführen, falls sich der Zustand der Patientin verschlechtert. Die Atemfrequenz der Patientin sinkt aber auf 32 Atemzüge/min, und sie scheint nicht länger um jeden Atemzug zu kämpfen. Ihre Herzfrequenz sinkt auf 104 Schläge/min.

Bei Ankunft im Krankenhaus geben Sie Ihren Bericht an das in Empfang nehmende Personal weiter, das diese Patientin schon gut kennt und Ihnen für Ihre Bemühungen dankt.

Lernziele

Nach dem Lesen dieses Kapitels sollten Sie in der Lage sein:

- Die Anatomie und Physiologie des Thorax wiederzugeben.
- Die Herangehensweise bei Brustbeschwerden oder -schmerzen zu schildern.
- Die präklinische Arbeits- bzw. Differenzialdiagnose zu stellen und Behandlungsprioritäten zu setzen.

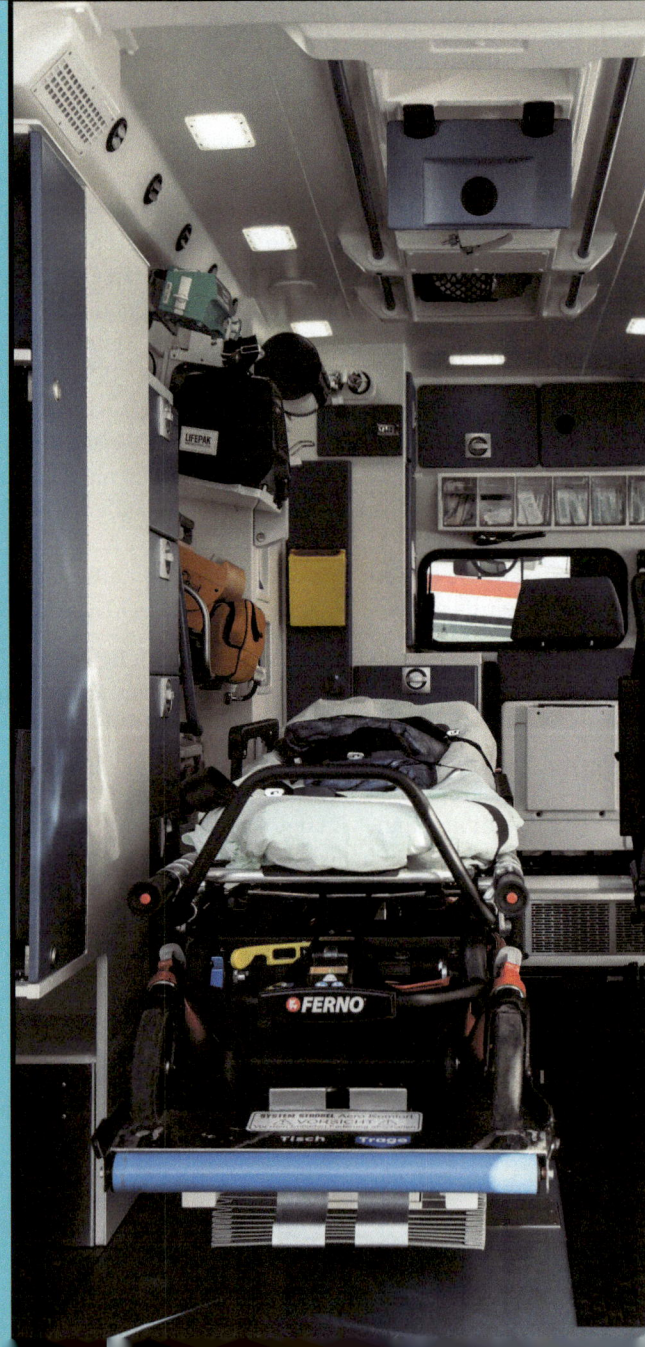

Brustbeschwerden oder -schmerzen

ÜBERBLICK

>> Brustbeschwerden gehören zu den häufigsten Gründen, weshalb Patienten nach notfallmedizinischer Hilfe rufen. Die Brustbeschwerden sind ein Symptom, das durch eine Vielzahl von ernsten und ebenso auch weniger gefährlichen Erkrankungen verursacht werden kann. Während mehr als 1,5 Millionen Menschen jährlich auf einer Herzüberwachungsstation hospitalisiert werden, repräsentiert diese Zahl nur einen Bruchteil jener Patienten, die einen Arzt zur Beurteilung ihrer Brustbeschwerden aufsuchen. Leitsymptome können dem Sanitäter dabei helfen, mögliche Ursachen auf eine oder mehrere wahrscheinliche Möglichkeiten einzugrenzen. Allerdings sind die wichtigsten Aufgaben des Sanitäters, primär die Vitalfunktionen zu unterstützen und sich dann auf die Identifizierung lebensbedrohlicher Erkrankungen zu konzentrieren, wie z.B. des MCI (Myokardinfarkt) und im Speziellen des STEMI (ST-Strecken-Hebungsmyokardinfarkt). Dabei muss der Sanitäter in der Lage sein, diese Erkrankungen sofort zu erkennen, da dies für ein erfolgreiches Outcome des Patienten entscheidend ist. <<

Merke

Die Bezeichnung „Brustbeschwerden" beinhaltet ebenso Schmerzen. Brustbeschwerden sind Empfindungen, die jeder Patient auf eine andere Art und Weise wahrnimmt, wie z.B. „brennend", „schmerzend" oder „drückend". In diesem Kapitel werden die Begriffe „Beschwerde" und „Schmerz" verwendet, wobei „Beschwerde" den weiter gefassten Terminus darstellt, der auch den Schmerz miteinschließt.

Fallbeispiel

Sie werden zu einem Notfall aufgrund der Brustbeschwerden eines Mannes entsandt. Bei Ihrer Ankunft vor Ort finden Sie einen 45-jährigen Patienten auf einer Sitzbank vor einem vollbesetzten Büro sitzend vor. Er ist ein stämmiger Mann, dessen Krawatte von einem Umstehenden gelöst worden ist. Er erscheint etwas verschwitzt. Der Patient ist trotz seiner Kurzatmigkeit in der Lage, Ihre Fragen zu beantworten.

Sie bitten ihn, das Gefühl zu beschreiben, das seine Brustbeschwerden verursachen. Er berichtet Ihnen, dass er Schmerzen in der Brustmitte hat, die er aber ebenfalls im Rücken spürt. Dieses Gefühl (er beschreibt es nicht als „Schmerz") habe vor etwa einer Stunde begonnen. Es fühle sich anders an als alle Beschwerden, die er je hatte, und die Beschwerden werden immer schlimmer.

Wie würden Sie bei Ihrer Einschätzung dieses Patienten weiter vorgehen? Welche Fragen würden Sie dem Patienten stellen? Mit welcher Behandlung würden Sie beginnen?

Einführung 6.1

Es gibt eine Vielzahl von Erkrankungen, die sich mit Brustschmerzen präsentieren können. Obwohl einige Krankheiten, wie die Kostochondritis (Entzündung der Rippen und der Knorpel, die den Brustkorb unterstützen), recht harmlos – aber selten – sind, so gibt es andere Erkrankungen, wie den AMI und die Aortendissektion, die unmittelbar lebensbedrohlich sind. Die Ermittlung der Ursache von Brustbeschwerden vor Ort kann sich als recht schwierig erweisen. Bedenken Sie, dass bis zu 2% der Patienten, bei denen sich herausstellt, dass sie einen AMI haben, vorher schon selbst in einer Notaufnahme vorstellig geworden sind, wo ein EKG, ein Thoraxröntgen und Laboruntersuchungen durchgeführt wurden, bevor diese Patienten wieder aus der Notaufnahme entlassen wurden. Daher sollten Sie mit allen Patienten, die über Brustbeschwerden klagen, so umgehen, als hätten sie eine vital bedrohliche Erkrankung.

Anatomie und Physiologie 6.2

Jeglicher Krankheitsprozess, der die intrathorakalen Strukturen (▶*Abbildung 6.1*) beeinträchtigt, kann Brustschmerzen verursachen. Diese Strukturen sind das Herz, das Perikard, die Lunge, die Pleurahöhle, der Ösophagus, die Aorta, das Zwerchfell, die Rippen, die Brustwirbelsäule, die Brustwand und die damit verbundenen Muskeln, das Bindegewebe und die Haut. Auch alle Strukturen, die proximal des Thorax liegen oder die neurologisch mit den Strukturen innerhalb des Thorax verbunden sind, können Brustschmerzen verursachen. Zum Beispiel leiten dieselben Nerven die Impulse aus dem Magen weiter, die auch für die Impulsfortleitung aus dem inferioren Herzbereich zuständig sind. Daher kann ein Magengeschwür retrosternale Beschwerden verursachen. Gleichermaßen kann ein Bandscheibenvorfall sich mit Brustbeschwerden im oberen Thorax präsentieren.

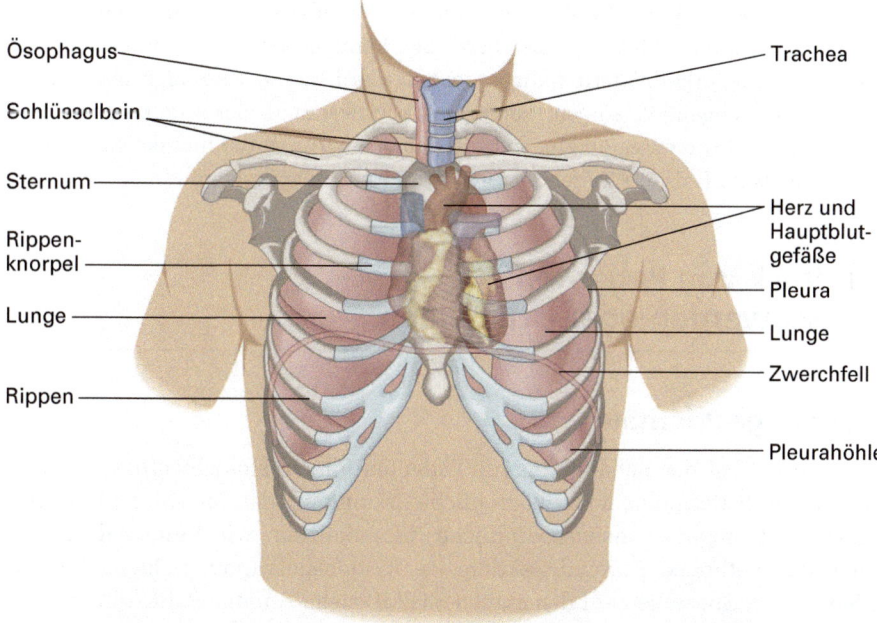

Abbildung 6.1: Thoraxstrukturen

Somatischer Schmerz: Schmerz, der von Nervenfasern stammt, die in der Haut oder der parietalen Pleura lokalisiert sind. Typischerweise wird dieser Schmerz als „scharf" und „gut zu lokalisieren" wahrgenommen.

Viszeraler Schmerz: Schmerzen, die von den Nervenfasern der Organe oder der viszeralen Pleura entspringen. Der Schmerz wird als „schwer lokalisierbar" und „undeutlich im Charakter" wahrgenommen. Oftmals wird er als „Druck- bzw. Schweregefühl", als „brennend" oder als „dumpf" beschrieben.

Pleura: Dünne, seröse Haut, die die Lunge, die Wände des Thorax und das Zwerchfell auskleidet. Zwischen der viszeralen und der parietalen Pleura befindet sich eine seröse Flüssigkeit, die die Reibung während der Atembewegungen der Lunge reduziert. Gewisse Erkrankungen oder Verletzungen können die Trennung der viszeralen und der parietalen Pleura verursachen; dabei dringt Luft oder Flüssigkeit in den Zwischenraum ein.

Parietale Pleura: Teil der Pleura, der die innere Thoraxwand auskleidet.

Viszerale Pleura: Teil der Pleura, der die Lunge bedeckt.

Die Stimulation der peripheren Schmerznervenfasern in der Brust führt dazu, dass das Gehirn „Unwohlsein" oder „Schmerzen" wahrnimmt. Nervenfasern können durch Ischämie, Infektion, Entzündung oder mechanische Verlagerung der thorakalen Organe stimuliert werden. Zum Beispiel wird das Unwohlsein bei einer myokardialen Erkrankung typischerweise durch eine lokale Ischämie ausgelöst, die durch eine kritische Verengung der Koronararterien verursacht wird.

Der Brustschmerz kann entweder als somatischer oder als viszeraler Schmerz charakterisiert werden. *Somatische Schmerzen* werden überwiegend durch oberflächliche Nervenfasern vermittelt, die in der Haut oder der *parietalen Pleura* angesiedelt sind. Die entsprechenden Impulse erregen die Nervenwurzeln an einem Einzelsegment des Rückenmarks und werden zu einem speziellen Punkt im Gehirn weitergeleitet. Als Ergebnis dieses Vorgangs ist der Schmerz typischerweise gut lokalisierbar und wird meist als „stechend" und „begrenzt" beschrieben. Ein Beispiel für somatische Brustschmerzen ist der stechende, lokalisierte Schmerz nach einer Rippenverletzung.

Viszerale Schmerzen können von jedem Organ in der Brust herrühren. In diesen Organen oder entlang der *viszeralen Pleura* befinden sich Schmerzfasern. Die Impulse werden von diesen Organen zum Gehirn durch sog. „langsame" Nervenfasern weitergeleitet, die generell eine Schmerzwahrnehmung auslösen, aber nur eine vage Lageeinschätzung des Schmerzes ermöglichen. Eine entzündliche oder infektiöse Reaktion innerhalb dieser Organe führt zu einer Stimulation einiger sensorischer Nerven, die in multiplen Segmenten in das Rückenmark eintreten und Beschwerden verursachen, die schwer lokalisierbar und undeutlich im Charakter sind. Oftmals teilen sich einige Organe ähnliche sensorische Nervenbahnen. Deshalb kann es schwierig sein, die genaue Lokalisation oder das Organ, von dem der Schmerz ausgeht, zu bestimmen. Typischerweise werden viszerale Beschwerden oder Schmerzen als „Druck", als „Schweregefühl", als „brennend" oder als „schmerzhaft" beschrieben.

Die Wahrnehmung von viszeralen Beschwerden oder Schmerzen kann vom Gehirn fehlinterpretiert werden, speziell wenn sie von somatischen Nerven übermittelt werden, und das Ergebnis ist jener Zustand, der als „Übertragungsschmerz" bezeichnet wird. Ein Beispiel für dieses Phänomen ist die Wahrnehmung von Schulterschmerzen, die durch die Reizung des Zwerchfells entstehen. Gleichermaßen können Schmerzen der Gallenblase oft zwischen den Schulterblättern wahrgenommen werden. Die viszeralen Nervenäste, die die thorakalen Organe versorgen, treten in das Rückenmark der unteren zervikalen und der oberen thorakalen Region ein, sodass Schmerzen, die in der thorakalen Struktur entstehen, oftmals im Hals, im Kiefer oder im Oberkörper zu spüren sind.

Ersteindruck von Patienten mit Brustbeschwerden oder -schmerzen

6.3

6.3.1 Sofortige Prioritäten

Die erste Priorität bei der Behandlung von Patienten mit Brustbeschwerden ist es zu ermitteln, ob der Patient eine lebensbedrohliche Erkrankung hat. Sie sollten Ihre Aufmerksamkeit auf mögliche lebensbedrohliche Erkrankungen, wie Pulmonalembolie, Spannungspneumothorax, Aortendissektion oder Ösophagusruptur, richten. Konzentrieren Sie sich im Speziellen auf den akuten STEMI (siehe *Anhang B*, EKG-Interpretation), weil der AMI die häufigste lebensbedrohliche Ursache für Brustbeschwerden ist.

Der derzeitige Fokus bei diesen Patienten liegt bei der frühen mechanischen (perkutanen koronaren) Intervention (PTCA – perkutane transluminale koronare Angioplastie) oder der fibrinolytischen (gerinnselzerstörenden) medikamentösen Therapie. Der aktuelle Schwerpunkt liegt beim Erheben eines präklinischen EKG. Diese Maßnahme wird in die Hände eines Entscheidungsträgers gelegt, der die EKG-Befunde auch interpretieren kann. Allerdings können Brustbeschwerden auch andere lebensbedrohliche Ursachen haben, die dieselbe Aufmerksamkeit verdienen (▶ *Tabelle 6.1*).

Praxistipp

Bei einem Patienten mit Verdacht auf einen AMI liegen die Prioritäten beim Erheben der Vorgeschichte und der sofortigen Behandlung. Wägen Sie jede Intervention, die die Prähospitalzeit verlängert, gegen den Vorteil einer schnellen Krankenhausversorgung (einschließlich der perkutanen koronaren Intervention oder der fibrinolytischen Therapie) ab. Bedenken Sie: Zeit ist Muskel!

Tabelle 6.1

Ursachen von Brustschmerzen

Potenziell lebensbedrohlich	Nicht lebensbedrohlich
■ AMI	■ Perikarditis
■ instabile Angina pectoris	■ Kostochondritis
■ Aortendissektion	■ Pleuritis
■ Pulmonalembolie	■ Pneumonie
■ Ösophagusruptur	■ Pneumothorax
■ Herzbeuteltamponade	■ Ösophagusspasmus
■ Spannungspneumothorax	■ Refluxösophagitis
	■ akute Cholezystitis
	■ Mitralklappenprolaps

Ein weiterer wichtiger Punkt bei der Untersuchung von Brustbeschwerden ist Folgender: Obwohl es „klassische" Beschreibungen der Beschwerden gibt, können diese Beschwerden jedoch verschiedenen zugrunde liegenden Erkrankungen zugeordnet werden, die alle Brustschmerzen auslösen (z.B. der zerreißende Schmerz eines dissezierenden Aneurysmas). Daher gibt es weitreichende Überlappungen in den Beschwerdemustern, die mit diesen Erkrankungen in Verbindung stehen. Zum Beispiel beschreiben Patienten mit Kostochondritis klassischerweise einen scharfen Schmerz, der durch die Palpation der Brust reproduzierbar ist. Allerdings präsentiert sich eine signifikante Anzahl an Patienten mit einem AMI und einer Pulmonalembolie ebenfalls mit reproduzierbaren Brustschmerzen.

Mit diesen Überlegungen im Hinterkopf sollte Ihr erster Schritt das Befragen des Patienten sein. Es sollten folgende Fragen beantwortet werden:

■ Gibt es unmittelbare, akute Anzeichen einer Beeinträchtigung der Atemwege, der Atmung oder der Zirkulation?

■ Gibt es eine kardiale Ursache für die Beschwerden des Patienten, speziell: Hat der Patient einen STEMI?

■ Hat der Patient andere potenziell lebensbedrohliche medizinische Erkrankungen (siehe Tabelle 6.1)?

Sie sollten bei jedem Patienten mit Brustbeschwerden eine ernsthafte zugrunde liegende medizinische Erkrankung vermuten.

Bei Patienten mit Brustbeschwerden sollten Sie, wie bei allen anderen medizinischen Erkrankungen, einen freien Atemweg gewährleisten können. Als Nächstes sollten Sie die Atmung des Patienten einschätzen und jegliche ventilatorischen Beeinträchtigungen behandeln (siehe *Kapitel 5*). Sie sollten dann die Zirkulation des Patienten beurtei-

Sie sollten bei jedem Patient mit Brustbeschwerden eine ernsthafte, zugrunde liegende Erkrankung vermuten.

len. Ermitteln Sie die Qualität und die Frequenz des Radialispulses. Schätzen Sie die Hautvitalzeichen ein. Ermitteln Sie schließlich den mentalen Status des Patienten. Behandeln Sie, wenn möglich, sofort jegliche Herzrhythmusstörung oder eine mögliche Hypoperfusion (siehe *Kapitel 4*).

6.3.2 Erweiterte Untersuchung

Wenn Sie den mentalen Status des Patienten und das ABC (Atemwege frei, Beatmung gesichert, Puls spürbar?) während der Ersteinschätzung des Patienten beurteilt haben, ziehen Sie ein 12-Kanal-EKG in Betracht (und senden Sie möglicherweise das EKG an die empfangende Notaufnahme). Führen Sie eine gründliche Anamnese und körperliche Untersuchung durch, um die den Beschwerden des Patienten zugrunde liegende Ursache vorläufig zu bestimmen.

Anamnese

In den meisten Fällen ist eine gründliche SAMPLE-Anamnese bei der Entwicklung einer frühen Differenzialdiagnose hilfreich. Die Anamnese sollte sich auf die sorgfältige Charakterisierung der Brustbeschwerden des Patienten fokussieren. (Bedenken Sie allerdings, dass die Beschreibung des Patienten bezüglich der Lage der involvierten Organe nicht immer verlässlich ist.) Sie sollten ebenfalls das Vorhandensein möglicher Risikofaktoren ermitteln, die eine bestimmte zugrunde liegende Erkrankung wahrscheinlich machen.

Um den Charakter der Beschwerden des Patienten zu ermitteln, müssen Sie einige wichtige Fragen stellen. Setzen Sie die Gedächtnisstütze OPQRST ein, um sicherzustellen, dass alle Punkte sorgfältig beurteilt werden. Verwenden Sie den Begriff „Schmerz", wenn der Patient selbst über Schmerzen klagt. Verwenden Sie hingegen den Begriff „Unwohlsein", wenn der Patient Schmerzen verleugnet oder andere Empfindungen, wie z.B. „schmerzhaft", „brennend" oder „drückend", beschreibt.

1. **Onset (Beginn):**
   – *„Haben die Beschwerden plötzlich oder allmählich begonnen?"* Der Beginn der Beschwerden bei AMI, Pulmonalembolie und Aortendissektion ist typischerweise abrupt. Im Gegensatz dazu ist der Beschwerdebeginn bei einer Perikarditis oder Pneumonie eher allmählich. Befragen Sie den Patienten zu allen Vorkommnissen, die er unmittelbar vor dem Einsetzen der Beschwerden bemerkt hat. Zum Beispiel lassen stechende Schmerzen nach schwerem Heben oder Husten einen Pneumothorax vermuten. Fragen Sie den Patienten, ob er vor Kurzem ein Thoraxtrauma hatte, und fragen Sie ihn außerdem, welche Drogen (insbesondere Kokain) er zu sich genommen hat, bevor sich die Beschwerden entwickelt haben.

2. **Palliation/Provocation (Linderung/Provokation):**
   – *„Was lindert die Beschwerden? Was macht die Beschwerden schlimmer?"* Patienten mit Brustbeschwerden infolge einer instabilen Angina pectoris erfahren typischerweise eine Linderung der Beschwerden durch Nitroglyceringabe, wohingegen Patienten mit einem AMI eine nur unvollständige oder aber gar keine Linderung der Beschwerden nach der Gabe von Nitroglycerin schildern. Die Beschwerden oder Schmerzen bei Pneumonie, Pneumothorax, Pulmonalembolie und Perikarditis werden als „pleuritisch" bezeichnet (oder respirophasisch), wenn die Beschwerden bzw. Schmerzen sich bei tiefer Inspiration ver-

schlimmern. Zwei zusätzliche Punkte sollten beachtet werden: Die Linderung der Beschwerden durch Nitroglycerin bestätigt nicht notwendigerweise eine kardiale Ursache der Brustbeschwerden. Patienten mit Ösophagusspasmen können retrosternale Beschwerden haben, die denen von Patienten mit kardialen Erkrankungen ähneln; auch diese können sich unter Umständen durch die Gabe von Nitroglycerin verbessern. Die Beschwerden bei einer Erkrankung des Ösophagus können nicht von jenen, die eine kardiale Ursache haben, unterschieden werden; sie treten sogar in derselben Alterskategorie auf. Daher sollte man beim Erstellen einer Differenzialdiagnose, die sich auf Ösophagusspasmen bezieht, sehr vorsichtig sein. Umgekehrt ist die Linderung der Beschwerden nach der Einnahme von Antazida (Säureblockern) keine Bestätigung für gastrointestinale Beschwerden, da Antazida auch die Symptome eines MCI oder einer instabilen Angina pectoris lindern können.

3. Quality (Qualität):

– *„Wo ist die Beschwerde lokalisiert? Wie sind die Beschwerden bzw. wie ist der Schmerz? Sind die Beschwerden stechend, reißend, brennend, quetschend, dumpf oder drückend?"* Bedenken Sie, dass Patienten, die einen Herzinfarkt befürchten, oft aus Angst Schmerzen verneinen. Einige – insbesondere diejenigen, die allgemeinere Beschwerden haben – werden verleugnen, dass sie „Schmerzen" haben. Der Schmerz einer Aortendissektion wird klassisch als ein „zerreißender" Schmerz beschrieben; allerdings wird auch von atypischen Fällen berichtet.

4. Radiation (Ausstrahlung):

– *„Wohin strahlt der Schmerz aus?"* Die Schmerzen eines klassischen AMI strahlen in die Arme, in den Hals oder in den Kiefer aus. Die Schmerzen einer Aortendissektion strahlen dagegen typischerweise geradewegs in den Rücken aus. Die Schmerzen einer akuten Cholezystitis (Gallenblasenentzündung) können zwischen den Schulterblättern wahrgenommen werden.

5. Severity (Intensität):

– *„Auf einer Skala von eins bis zehn: Wie stark sind die Beschwerden?"* Der Patient sollte aufgefordert werden, die Stärke der Beschwerden einzuschätzen, basierend auf einer Skala von eins bis zehn. Dem Patienten wird erklärt, dass Stufe zehn für „die schlimmsten Schmerzen" steht, die er je gespürt hat, und Stufe eins minimalem Unbehagen entspricht. Ein wiederholtes Einsetzen dieser Skala erlaubt ein kontinuierliches Einschätzen der Beschwerden. Damit kann während des gesamten Behandlungsverlaufs die Wirksamkeit jeder einzelnen Intervention ermittelt werden.

6. Time (zeitlicher Verlauf):

– *„Wie lange haben Sie die Beschwerden schon?"* Bei Brustbeschwerden ist die Frage nach dem Beginn, wie bereits vorher aufgeführt, wahrscheinlich nützlicher als die Frage danach, wie lange die Beschwerden bereits vorhanden sind. Der Patient kann sich oft nicht genau erinnern, wann die Beschwerden begonnen haben. Allerdings ist das Erheben des exakten Zeitpunkts des Einsetzens der Beschwerden bei einem Patienten mit einem AMI ein wichtiger Faktor bei der Feststellung der Indikation für eine fibrinolytische Therapie oder eine Herzkatheterisierung.

7. **Associated Symptoms (Begleitsymptome):**

– *„Was für andere Symptome oder Probleme haben Sie noch bemerkt?"* Befragen Sie den Patienten speziell zu Symptomen, wie z.B. Kurzatmigkeit, Übelkeit, Schwitzen, Bluthusten (Hämoptyse), Synkope, Vernichtungsgefühl und Ausschlag.

8. **Preexisting Medical Conditions (medizinische Vorerkrankungen):**

– *„Haben Sie irgendwelche medizinische Erkrankungen, von denen Sie wissen? Haben Sie vorher jemals solche Beschwerden gehabt?"* Befragen Sie zum Schluss den Patienten über alle bereits bestehenden medizinischen Erkrankungen, die eine bestimmte zugrunde liegende Ursache für die Brustbeschwerden wahrscheinlicher machen als andere. Wenn Sie einen möglichen MCI oder eine instabile Angina vermuten, fragen Sie den Patienten nach zugrunde liegenden Risikofaktoren, die eine koronare Arterienkrankheit wahrscheinlicher machen. Dies beinhaltet eine Vorgeschichte mit einer vorangegangenen Angina pectoris oder einem MCI, Hypertonie, Diabetes mellitus, Rauchen oder einen erhöhten Cholesterinwert. Eine Vorgeschichte mit koronarer Arterienkrankheit bei nahen Familienmitgliedern (Eltern oder Geschwistern) ist ein weiterer Risikofaktor. Patienten mit einer Vorgeschichte mit einer verlängerten Immobilisation nach einer Operation oder mit einer Reise, einer tiefen Venenthrombose (einem Blutgerinnsel in den tiefen Venen der Beine oder des Beckens), einer Pulmonalembolie, einer kürzlichen Schwangerschaft, Rauchen, einer zugrunde liegenden Tumorerkrankung, einer Gerinnungsstörung (APC-Resistenz – Resistenz gegenüber aktiviertem Protein C) oder dem Gebrauch von Östrogenpräparaten („Pille") haben ein höheres Risiko für eine Pulmonalembolie. Patienten mit einer Tumorerkrankung, Nierenversagen oder anderen entzündlichen Erkrankungen sind gefährdet, eine Perikarditis zu entwickeln. Ein Patient mit einer Tumorerkrankung ist zudem gefährdet, einen großen Perikarderguss (eine Ansammlung von Flüssigkeiten um das Herz) zu entwickeln, was zu einer Herzbeuteltamponade führen kann. Sie sollten ermitteln, ob der Patient eine zugrunde liegende Hypertonie oder das *Marfan-Syndrom* hat. Beide Krankheiten sind Risikofaktoren für eine Aortendissektion.

Körperliche Untersuchung

Definition
Marfan-Syndrom: Eine vererbbare Erkrankung des Bindegewebes, die eine Schwäche der Gelenke, eine Aortendissektion und Probleme mit der optischen Linse verursacht.

Die körperliche Untersuchung liefert einige spezifische Befunde bei der Suche nach der Ursache der Brustbeschwerden des Patienten. Möglicherweise ist das wichtigste Indiz bei der Untersuchung das Erscheinungsbild des Patienten. Das Notfallpersonal sollte sofort über jeden Patienten besorgt sein, der ängstlich, dyspnoeisch, diaphoretisch und unwohl erscheint. Ein Patient, der die Faust über der Brust ballt (Levine-Zeichen; ▶*Abbildung 6.2*), lässt eine kardiale Erkrankung vermuten.

Schätzen Sie die Vitalzeichen des Patienten ein, um Hinweise auf die möglichen Ursachen der Beschwerden zu erhalten. Die Temperatur kann erhöht sein, wenn eine Infektion als Ursache für die Brustbeschwerden vorliegt, wie z.B. Pneumonie oder Perikarditis. Allerdings können sich Patienten mit einer Pulmonalembolie und einem AMI ebenfalls mit einer leichten Temperaturerhöhung präsentieren. Hypertonie, Tachypnoe und Tachykardie sind meistens bei Patienten zu beobachten, die eine Katecholaminreaktion (Adrenalin) auf die den Brustschmerzen zugrunde liegende Erkrankung aufweisen. Hypotonie sollte unmittelbar Besorgnis auslösen, denn sie kann durch Pulmonalembolie, Aortendissektion, Herzbeuteltamponade, AMI oder Ösophagusruptur hervorgerufen worden sein. Ein flacher Pulsdruck und ein Pulsus paradoxus sind im Falle einer Herzbeuteltamponade zu beobachten. Dokumentieren Sie die Blutdruckwerte beider Arme, wenn Sie eine Aortendissektion vermuten: Gelegentlich wird ein signifikanter Unterschied (mehr als 20 mmHg) bei Patienten mit einer aktiven Dissektion erkannt.

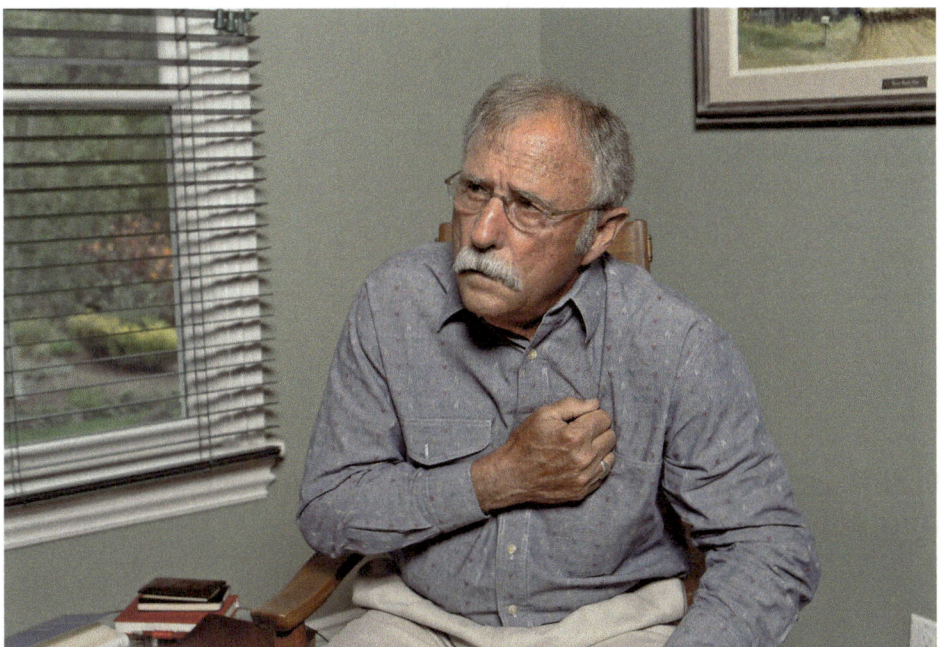

Abbildung 6.2: Levine-Zeichen – geballte Faust über dem Sternum. Dies deutet auf eine Herzerkrankung hin.

Sie sollten eine sorgfältige Lungenuntersuchung durchführen. Rasselgeräusche weisen auf Flüssigkeit in den Alveolen hin und können sich bei einer Pneumonie präsentieren. Sie können aber auch in einigen Fällen mit Pulmonalembolie und AMI hörbar sein. Patienten mit einem einfachen Pneumothorax oder einem Spannungspneumothorax präsentieren sich mit verminderten oder fehlenden Atemgeräuschen auf der betroffenen Seite. Die Atemgeräusche können während der Untersuchung vor Ort schwer zu erfassen sein, insbesondere bei subtileren Fällen oder bei Umgebungslärm. Ein *Pleurareibegeräusch* kann im Falle einer Pulmonalembolie während jedes Atemzugs wahrgenommen werden.

Neben der Auskultation der Brust sollten Sie wegen der Schmerzempfindlichkeit ebenfalls die Brustwand palpieren. Ein lokalisierter Schmerz kann bei muskuloskelettalen Ursachen, wie Kostochondritis oder Brustwandverletzungen, erkannt werden, aber bei bis zu 10% der Fälle auch auf einen AMI und eine Pulmonalembolie oder Pleuritis hindeuten.

Eine sorgfältige kardiale Untersuchung kann nützlich sein, um die zugrunde liegende Ursache für Brustbeschwerden zu ermitteln; dies kann aber vor Ort schwierig durchführbar sein. Einer der klassischen Befunde einer Herzbeuteltamponade ist ein dumpfes Herzgeräusch (▶*Abbildung 6.3*). Extrasystolen, ein galoppierender Rhythmus oder Herzgeräusche können in Fällen eines AMI wahrgenommen werden. Ein Herzgeräusch kann ebenfalls im Falle einer Aortendissektion zu hören sein, wenn die Aortenklappe involviert ist. Ein Unterschied zwischen den Pulsen der oberen Extremitäten wird gleichfalls mit diesem Zustand assoziiert. Ein mesosystolisches Klicken wird klassischerweise bei einem Mitralklappenprolaps gehört. Ein Reibegeräusch, das vom Herzschlag unabhängig ist, ist gelegentlich bei einer akuten Perikarditis und einer Ösophagusruptur hörbar.

Sie sollten bei jedem Patienten mit Brustbeschwerden eine sorgfältige Untersuchung des Abdomens in Ihre Einschätzung miteinschließen, um eine intraabdominale Ursache als Grund für die Brustbeschwerden auszuschließen (siehe *Kapitel 8*).

> **Definition**
>
> **Reibegeräusch:**
> Geräusch, das zu hören ist, wenn trockene Oberflächen gegeneinander reiben (z.B. wenn pleuritisches oder perikardiales Gewebe entzündet ist).

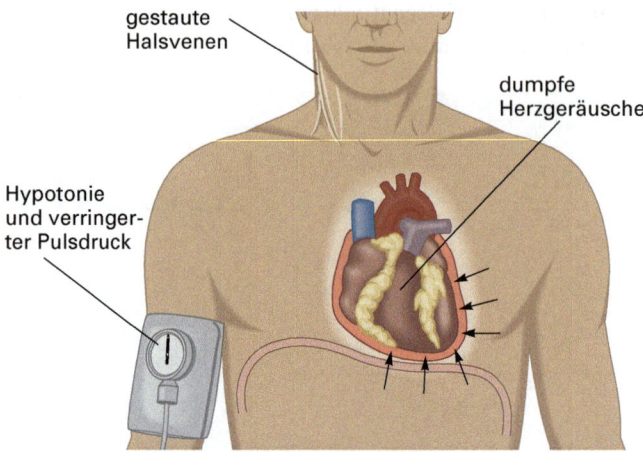

Abbildung 6.3: Zeichen einer Herzbeuteltamponade

gestaute Halsvenen

dumpfe Herzgeräusche

Hypotonie und verringerter Pulsdruck

Präklinische Arbeits- bzw. Differenzialdiagnose und Behandlungsprioritäten

6.4

Es wird großer Wert auf die Vermeidung unnötiger Verzögerungen in der Versorgung von Patienten mit Brustbeschwerden gelegt, besonders bei jenen mit einem STEMI. Der Grund dafür ist, dass in diesen Fällen die frühzeitige Anwendung einer mechanischen Intervention (PTCA) oder einer fibrinolytischen (gerinnselzerstörenden) Medikamententherapie die Überlebenschancen des Patienten signifikant verbessern kann. Andere Zustände, insbesondere Aortendissektion, Pulmonalembolie und Ösophagusruptur, erfordern ebenfalls eine frühe präklinische Verdachtsdiagnose und Intervention.

Etablieren Sie bei jedem Patienten mit nicht traumatischen Brustbeschwerden einen i.v. Zugang, verabreichen Sie zusätzlich Sauerstoff, basierend auf dem mentalen Status des Patienten und der Sauerstoffsättigung, und führen Sie, wenn vorhanden, eine kontinuierliche kardiale Überwachung und Pulsoxymetrie durch. Es ist wichtig, einen i.v. Zugang zu legen, da der Patient eine Medikamententherapie oder einen Flüssigkeitsbolus benötigen könnte. Eine Hypotonie kann bei einigen der potenziellen lebensbedrohlichen Ursachen für Brustbeschwerden auftreten, einschließlich Pulmonalembolie, Aortendissektion (in ca. einem von fünf Fällen), Ösophagusruptur, Herzbeuteltamponade und AMI (insbesondere bei einem Rechtsherzinfarkt). Die präklinische Behandlung von Patienten mit diesen Erkrankungen beinhaltet die Gabe von Flüssigkeitsboli und darüber hinaus von vasopressorischen Substanzen.

Sie sollten jedem Patienten zusätzlich Sauerstoff verabreichen, der über Brustbeschwerden klagt. Einige der anderen Erkrankungen, die Brustbeschwerden verursachen, können mit einem gewissen Grad einer Hypoxie einhergehen. Dies sind u.a. Pulmonalembolie, Pneumonie, Pneumothorax, Pleuraerguss (Flüssigkeit in der Pleurahöhle, die die Lunge umschließt) und AMI. Überwachen Sie den Patienten kontinuierlich pulsoxymetrisch, wenn ein entsprechendes Gerät vorhanden ist; anderenfalls überwachen Sie ihn hinsichtlich klinischer Anzeichen einer Hypoxie, wie Verwirrung, Unruhe oder Zyanose. Verabreichen Sie Sauerstoff über eine Sauerstoffbrille oder eine Nichtrückatemmaske. Bei anderen Erkrankungen können Hinweise auf einen Schock vorhanden sein (siehe *Kapitel 4*). Geben Sie in diesem Fall hochkonzentrierten Sauerstoff über eine Nichtrückatemmaske, um die Sauerstoffversorgung des Gewebes zu maximieren.

Letztlich sollten Sie, wie bei anderen schweren Erkrankungen, den Herzrhythmus des Patienten dauerhaft überwachen. Viele zugrunde liegende Ursachen für Brustbeschwerden (z.B. AMI, Aortendissektion, Pulmonalembolie) können zu Herzrhythmusstörungen führen, insbesondere bei begleitender Hypoxie.

6.4.1 Akuter Myokardinfarkt

Wenn die Maßnahmen, die vorher beschrieben wurden, eingeleitet wurden, müssen Sie Ihre Aufmerksamkeit darauf richten, ob die Brustbeschwerden des Patienten eine kardiale Ursache haben.

Diese Bestimmung ist aus zwei Gründen wichtig:

- Zum einen kann eine Therapie für kardiale Brustbeschwerden vor Ort in die Wege geleitet werden.
- Zum anderen kann eine schnelle Identifikation eines AMI einen signifikanten Einfluss auf das Überleben des Patienten haben. Es hat sich gezeigt, dass jede weitere 15-minütige Verzögerung in der definitiven Therapie des STEMI die Mortalität um 20% steigert.

Vermuten Sie immer einen *AMI*, wenn Sie einen Patienten im passenden Alter behandeln (männlich: älter als 30 Jahre, weiblich: älter als 40 Jahre), der über Brustschmerzen klagt. Jegliche Vorgeschichte einer koronaren Arterienerkrankung sollte sofort Ihren Verdacht erhärten, ebenso wie das Vorhandensein anderer Risikofaktoren für Herzkrankheiten, wie Diabetes mellitus, Hypertonie, Rauchen, Fettleibigkeit, erhöhte Cholesterinwerte oder eine positive familiäre Vorgeschichte mit koronarer Arterienkrankheit. Der AMI mit ST-Hebung ist der häufigste Vertreter eines breiten Spektrums an Krankheiten, das allgemein als „akutes Koronarsyndrom" bezeichnet wird. Dieses umfassende Syndrom beinhaltet die instabile Angina pectoris, NSTEMI (Nicht-ST-Strecken-Hebungsmyokardinfarkt; keine Q-Welle) und STEMI (siehe *Anhang B*).

Patienten mit einem AMI (▶*Abbildung 6.4*) beschreiben klassischerweise retrosternale oder epigastrische Beschwerden, wie „brennend", „vernichtend", „drückend" oder „einengend". Bedenken Sie allerdings, dass nur die Hälfte dieser Patienten die Brustbeschwerden mit diesen Begriffen beschreibt. Einer von vier Patienten, bei dem später ein AMI nachgewiesen wurde, berichtet von einem scharfen oder stechenden Schmerz. Der Schmerz kann häufig in die Arme, in die linke Halsseite oder in den Kiefer ausstrahlen.

> **Definition**
>
> **AMI:** Absterben eines Teiles des Herzmuskels, verursacht durch eine insuffiziente Sauerstoffversorgung. Dazu kommt es meist infolge einer Blockade einer oder mehrerer Koronararterien.

Achten Sie besonders auf die Möglichkeit eines AMI und behandeln Sie diesen Patienten in angemessener Weise.

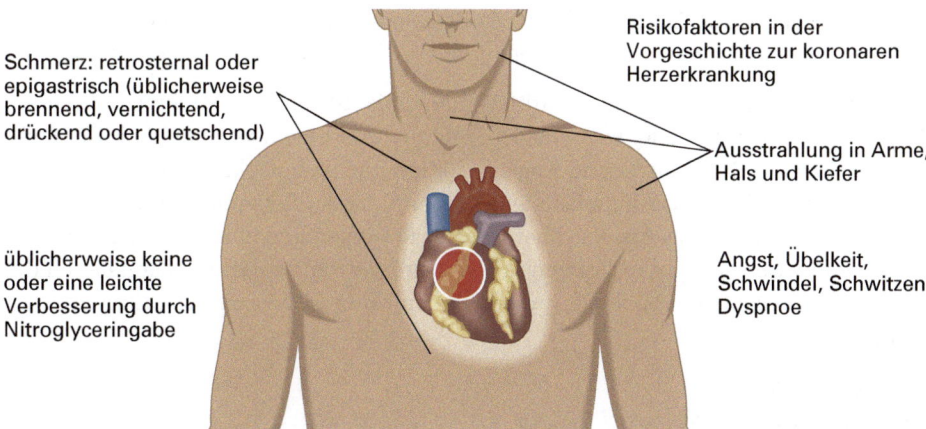

Schmerz: retrosternal oder epigastrisch (üblicherweise brennend, vernichtend, drückend oder quetschend)

Risikofaktoren in der Vorgeschichte zur koronaren Herzerkrankung

Ausstrahlung in Arme, Hals und Kiefer

üblicherweise keine oder eine leichte Verbesserung durch Nitroglyceringabe

Angst, Übelkeit, Schwindel, Schwitzen, Dyspnoe

Abbildung 6.4: Zeichen und Symptome eines AMI

Die Begleitsymptome eines AMI sind Schwitzen, Kurzatmigkeit, Übelkeit oder Schwindel. Bei älteren Patienten oder Diabetikern können diese Begleitsymptome die vorherrschenden Beschwerden sein („stille Herzattacke", MCI ohne Brustschmerzen). Zusätzlich klagen Frauen oftmals über Dyspnoe und Übelkeit; außerdem beklagen sie atypischerweise kein Druckgefühl in der Brust. Deshalb wird die Differenzialdiagnose eines AMI bei Frauen häufiger verzögert gestellt oder übersehen als bei männlichen Patienten.

Eine sorgfältige Erhebung der Patientengeschichte ist essenziell, um die Differenzialdiagnose eines AMI zu stellen. Die körperlichen Befunde sind sehr unspezifisch. Zusätzlich zeigt das initiale EKG in vielen Fällen keine klassische ST-Strecken-Hebung, die eigentlich mit dieser Erkrankung assoziiert wird.

Praxistipp

Ein Rechtsherzinfarkt steht typischerweise in Verbindung mit einem inferioren AMI. Sie sollten einen Rechtsherzinfarkt bei jedem Patienten mit einem inferioren AMI vermuten, der sich mit einer unerklärlichen Hypotonie präsentiert. Establieren Sie die Verdachtsdiagnose durch das Anlegen eines EKG mit Brustwandableitungen über der rechten Brustseite. Klassische ST-Strecken-Hebungen in der rechten Brustwandableitung sind diagnoseführend. Die Behandlung von Hypotonie angesichts eines Rechtsherzinfarkts besteht in der Verabreichung von Flüssigkeit. Diese Therapie führt zu einer Erhöhung des rechtsseitigen Füllungsdrucks und verbessert daher das Herzminutenvolumen (Frank-Starling-Mechanismus). Vorsicht: Nitroglycerin kann einen signifikanten Abfall des Blutdrucks verursachen.

Zusätzlich zu den allgemeinen unterstützenden Maßnahmen, die weiter oben beschrieben worden sind, beinhaltet die präklinische Behandlung eines Patienten mit einem AMI die Gabe von Nitroglycerin 0,4 mg sublingual oder via Spray alle 5 min in bis zu drei Dosen oder weniger, wenn es zu einer Linderung der Beschwerden kommt. Einige präklinische Alternativen beginnen mit einer i.v. Gabe von Nitroglycerin 10 bis 100 µg/min über eine Infusion, falls es zu keiner Linderung der Beschwerden mit den vorher beschriebenen Methoden der Nitroglycerinverabreichung kommt. Die Versorgung sollte bei der Anwendung von Nitroglycerin bei Patienten mit einer Rechtsherzinsuffizienz trainiert werden. Sie können einen Rechtsherzinfarkt eindeutig erkennen, indem Sie ein rechtsseitiges EKG ableiten (siehe *Anhang B*). Solche Patienten können sich mit einer Hypotonie präsentieren und benötigen vor der Gabe vom Nitroglycerin Flüssigkeit, um die Ventrikelfüllung zu verbessern. Zusätzlich sollten Männer zur Einnahme von Medikamenten gegen erektile Dysfunktion befragt werden (z.B. Sildenafil [Viagra]), da die Gabe von Nitroglycerin in Kombination mit diesen Medikamenten eine profunde Hypotonie verursachen kann.

Aspirin sollte ebenfalls verabreicht werden: Der Patient kaut und schluckt eine ASS-Tablette (Azetylsalizylsäure; 500 mg). Dieses Medikament hemmt die Plättchenaggregation, eine wichtige Komponente im Rahmen der arteriellen Okklusion beim akuten Koronarsyndrom. Clopidogrel (Plavix) ist ein weiterer Plättchenaggregationshemmer, der in manchen Protokollen beinhaltet ist, insbesondere, wenn ein STEMI vermutet wird. Neuere Medikamente, die „GP-IIb/IIIs-Hemmer" genannt werden, sind noch spezifischere Plättchenaggregationshemmer.

Die Rolle von Betablockern bei diesen Patienten wurde bereits erwähnt: Beide, GP-IIb/IIIa-Hemmer und Betablocker, sollten erst gegeben werden, wenn eine definitive Differenzialdiagnose gestellt wurde. Durch die Gabe von Betablockern, wie Metoprolol oder Atenolol, innerhalb der ersten zwölf bis 24 Stunden nimmt die Mortalität infolge eines AMI ab.

Morphinsulfate können in 2-mg-Schritten alle 5 bis 10 min i.v. verabreicht werden. Morphin hat einige Vorteile, wenn es bei Patienten mit einem vermuteten MCI verabreicht wird, wie z.B. Schmerz- und Angstreduktion und eine Senkung der Vorlast. Letzteres verbessert die myokardiale Leistung. Fentanyl hat an Bedeutung gewonnen, weil es anxiolytische Eigenschaften hat, aber weniger Rötungen und eine mildere Hypotonie als Morphin verursacht. Das Akronym MONA wird verwendet, um die Sanitäter an die wichtigsten Elemente der Versorgung eines akuten Koronarsyndroms zu erinnern:

- Morphium
- Oxygen (Sauerstoff)
- Nitroglycerin
- Aspirin

Wann immer es möglich ist, ziehen Sie die Übertragung oder Interpretation des 12-Kanal-EKG bei Patienten mit einem vermuteten MCI in Betracht (siehe *Anhang B*). Regionale Systeme wurden entwickelt, um eine frühe Identifizierung von Patienten mit einem tatsächlichen MCI zu ermöglichen, da die Patienten von einer sofortigen Koronarangioplastie oder der Gabe fibrinolytischer Substanzen profitieren. Diese zwei Methoden bewirken entweder eine mechanische (angioplastische) oder chemische (durch fibrinolytische Substanzen) Unterbrechung des Gerinnungsprozesses, der bei einem akuten STEMI auftritt. In einigen Gebieten mit hochqualifizierten Sanitätern und Transportzeiten von 30 bis 60 min wird der präklinische Einsatz fibrinolytischer Substanzen empfohlen. Obwohl ältere Medikamente, wie Streptokinase und tPA (Alteplase) noch immer häufig eingesetzt werden, sind zwei neuere Medikamente (Retevase, Tenectaplase [TNKase]), die im Bolus verabreicht werden können, weit verlässlicher. Diese Systeme führen zudem eine Anamnese durch, um zu ermitteln, ob es Kontraindikationen gegen eine fibrinolytische Therapie gibt (▶*Tabelle 6.2*).

Tabelle 6.2

Kontraindikationen und Vorsichtsmaßnahmen für den Einsatz fibrinolytischer Substanzen bei einem STEMI

Absolute Kontraindikationen	Relative Kontraindikationen
■ Jegliche vorausgegangene intrakraniale Blutung	■ Vorgeschichte chronischer schwerer, schwer zu kontrollierender Hypertonie
■ bekannte strukturelle zerebrovaskuläre Läsionen (z.B. arteriovenöse Malformation)	■ schwere, nicht kontrollierte Hypertonie (Systole höher als 180 mmHg oder Diastole höher als 110 mmHg)
■ bekannte bösartige intrakraniale Neoplasie (primär oder metastatisch)	■ vorangegangener ischämischer Schlaganfall, der länger als drei Monate zurückliegt, Demenz oder bekannte intrakraniale Pathologie, die nicht in den Kontraindikationen aufgeführt ist
■ ischämischer Schlaganfall innerhalb der letzten drei Monate, ausgenommen ein akuter ischämischer Schlaganfall innerhalb der letzten drei Stunden	■ Trauma oder verlängerte CPR (kardiopulmonale Reanimation; mehr als 10 min) oder größere Operationen (vor weniger als drei Wochen)
■ vermutete Aortendissektion	■ kürzliche innere Blutungen (innerhalb der letzten zwei bis vier Wochen)
■ aktive Blutungen oder hämorrhagische Diathese (außer Menstruation)	■ nicht abdrückbare vaskuläre Einstiche
■ eindeutiges geschlossenes Schädel- oder Gesichtstrauma innerhalb der letzten drei Monate	■ bei Streptokinase/Anistreplase: vorangegangene Aussetzung (mehr als fünf Tage vergangen) oder vorangegangene allergische Reaktionen auf diese Stoffe
	■ Schwangerschaft
	■ aktives Magengeschwür
	■ derzeitiger Gebrauch von Antikoagulanzien: je höher die INR (International normalized Ratio), desto höher das Risiko einer Blutung

6.4.2 Instabile Angina pectoris

Definition

Angina pectoris: Dabei handelt es sich buchstäblich um eine „Enge in der Brust", bedingt durch die Unterversorgung mit Blut und Sauerstoff, die eine gesteigerte Arbeitslast des Herzes verursacht; die stabile Angina pectoris wird unmittelbar durch Sauerstoffgabe, Ruhe oder Nitroglyceringabe gelindert; die instabile Angina pectoris ist die häufigere und schwerere Art des anginalen Schmerzes, der in Ruhe auftreten und der Vorbote eines AMI sein kann.

Patienten mit einer Angina pectoris präsentieren sich typischerweise mit Beschwerden, die denen anderer akuter Koronarsyndrome ähneln. Die Beschwerden dauern allgemein zwischen 5 und 15 min an und werden unmittelbar durch Ruhe oder Nitroglyceringabe gelindert. Es gibt jedoch viele Abweichungen von der klassischen Beschreibung. Die Unterscheidung der instabilen Angina vom AMI ist vor Ort sehr schwierig.

Das anginale Muster des Patienten ist instabil, wenn die Symptome häufiger auftreten. Sie werden bei geringer Anstrengung, in Ruhe oder beim erstmaligen Auftreten erkannt. Das ist eine besonders beunruhigende Vorgeschichte, die ein 10- bis 20%iges Risiko für die Entwicklung eines AMI vermuten lässt. Die initiale Behandlung dieser Patienten entspricht im Wesentlichen derjenigen von Patienten mit einem vermuteten MCI. Diese Patienten werden generell hospitalisiert und bekommen i.v. Nitroglycerin, Plättchenaggregationshemmer und Heparin verabreicht, kombiniert mit einer Untersuchung der Koronargefäße.

6.4.3 Aortendissektion

Die Aortendissektion ist eine seltene, aber lebensbedrohliche Ursache von Brustschmerzen. Sie wird bei einer von 1000 Krankenhauseinweisungen diagnostiziert. Patienten mit dieser Erkrankung haben eine Mortalität von 1 bis 2% pro Stunde in den ersten 24 bis 48 Stunden der Hospitalisierung und eine Gesamtmortalität von 90%.

Definition

Aortendissektion: Ein Riss der unversehrten Aortenwand, die zu einer Ruptur des Gefäßes führen kann.

Ehlers-Danlos-Syndrom: Eine erbliche Erkrankung des Bindegewebes, die eine leicht verletzliche Haut, extrem bewegliche Gelenke und viszerale Fehlbildungen sowie andere Effekte verursacht.

Die Erkrankung wird am häufigsten bei hypertensiven Männern im Alter zwischen 40 und 70 Jahren diagnostiziert. Sie kann auch bei jüngeren Patienten beobachtet werden, die eine seltene Bindegewebeerkrankung, wie z.B. das Marfan- oder das *Ehlers-Danlos-Syndrom* haben. Die Ursache einer Aortendissektion ist ein Einreißen der inneren Gefäßwand der Aorta (Intimariss). Der Druck des Blutstroms, der durch die Aorta fließt, verursacht eine Gefäßspaltung der Intima vom muskulären Anteil der Aorta; daher entsteht eine falsche Bahn, in der das Blut zu fließen versucht (▶*Abbildung 6.5*).

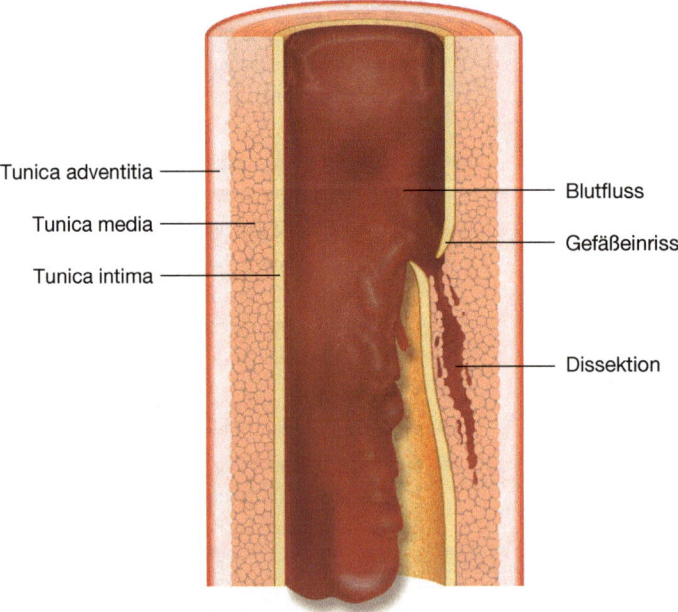

Tunica adventitia —
Tunica media —
Tunica intima —

— Blutfluss
— Gefäßeinriss

— Dissektion

Abbildung 6.5: Aortendissektion

Der Schmerz bei einer Aortendissektion wird klassischerweise als von „reißendem" Charakter beschrieben, mit Ausstrahlung in den Rücken, die Flanken und die Arme. Andere Umschreibungen des Schmerzes sind ein „Schneiden" oder „Zerreißen". Der Schmerz ist beim Einsetzen am intensivsten. Einige Patienten können ein Fortschreiten des Schmerzes hinunter in den Rücken spüren, wenn sich die falsche Bahn über der Aorta ausdehnt.

Die Symptome, die bei einer Aortendissektion beschrieben werden, hängen von der Lage des Intimarisses ab und stehen in direktem Zusammenhang mit der Beeinträchtigung der Hauptarterienzweige der Aorta. Wenn der Aortenbogen involviert ist, kann die Beeinträchtigung der A. carotis und der A. subclavia schlaganfallähnliche Symptome oder pulslose obere Extremitäten verursachen. Wenn die Dissektion proximal fortschreitet, kann der Patient einen Verschluss der Koronararterien, ein Hämoperikard, eine Herzbeuteltamponade (Blut im perikardialen Sack) oder eine Aortenklappeninsuffizienz entwickeln. Körperliche Befunde werden durch die Beeinträchtigung der Hauptzweige der Aorta hervorgerufen und beinhalten neurologische Auffälligkeiten (A. carotis) oder den Verlust eines oberen Extremitätenpulses (A. subclavia).

Eine Aortenklappenbeeinträchtigung verursacht ein diastolisches Herzgeräusch und Anzeichen einer Linksherzinsuffizienz. Eine weiter proximal lokalisierte Dissektion kann in einer Kombination aus Herzbeuteltamponade mit Hypotonie, gestauten Halsvenen und dumpfen Herzgeräuschen resultieren (Beck-Trias; siehe Abbildung 6.3). Selten kann die Dissektion einen Schaden an den Nieren und an der Wirbelsäule verursachen.

Die Aortendissektion stellt einen medizinischen Notfall dar. Die präklinische Behandlung einer Aortendissektion beinhaltet eine allgemein unterstützende Versorgung. Es kann schwierig sein, diese Erkrankung von einem AMI zu unterscheiden, weil beide in Bezug auf die Beschreibung der Schmerzen und die EKG-Befundung ähnlich sind. Zudem kann eine Aortendissektion zu einem AMI führen, wenn die Koronargefäße durch sie beeinträchtigt sind. Glücklicherweise sind die Behandlungsmethoden des AMI, wie z.B. die Gabe von Nitroglycerin und Morphinsulfat und die Kontrolle des Blutdrucks und der Angst, auch bei Patienten hilfreich, die an einer Aortendissektion leiden. Das Ziel bei der Behandlung einer Aortendissektion ist, einen systolischen Blutdruck zwischen 100 und 120 mmHg zu erhalten, um die zerebrale, kardiale und renale Perfusion aufrechtzuerhalten. Die Behandlung eines stationären Patienten hängt von der Lage der Dissektion ab. Wenn der Aortenbogen betroffen ist, wird eine chirurgische Reparatur mit der Verpflanzung von Körpergewebe durchgeführt. Bei Dissektionen, die die absteigende Aorta allein betreffen, wird dieselbe medizinische Behandlung von Hypertonie wie in der Intensivpflege genutzt.

6.4.4 Pulmonalembolie

Die Pulmonalembolie (oder auch Lungenembolie genannt; ▶Abbildung 6.6) ist eine potenziell lebensbedrohliche Erkrankung, die Brustschmerzen verursachen kann. Die lebensbedrohlichste Form dieser Erkrankung tritt auf, wenn mehr als die Hälfte des pulmonalen Gefäßsystems durch ein Gerinnsel beeinträchtigt ist. Sie können diese Verdachtsdiagnose nach dem Erheben einer sorgfältigen Anamnese vermuten; allerdings kann diese präklinische Diagnose nur durch eine spezielle radiologische Untersuchung sichergestellt werden. Ein abgelöstes Gerinnsel, das seinen Ursprung im Becken oder den unteren Extremitätenvenen hat, ist in sehr vielen Fällen die Ursache einer Pulmonalembolie. Allerdings kann ein Thrombus aus jeder vaskulären Struktur eine Pulmonalembolie erzeugen. Auch wenn Embolien üblicherweise Blutgerinnsel sind, kann eine Embolie ebenfalls aus Fett, Knochenmark, Tumorfragmenten, Fruchtwasser oder einer Luftblase,

Definition

Pulmonalembolie: Obstruktion der Pulmonalarterie oder einer Arterie durch Hindernisse im Blutstrom. Normalerweise ist dies ein Blutgerinnsel, das sich aus einer Vene in den unteren Extremitäten gelöst hat und in das pulmonale Gefäßsystem gewandert ist.

die im Blutstrom transportiert wird, entstehen. Einige Risikofaktoren steigern die Wahrscheinlichkeit einer Pulmonalembolie, wie z.B. eine Vorgeschichte von Immobilität, Schwangerschaft, kürzlich zurückliegendem Trauma oder Operation, zugrunde liegendem Krebs, der Einnahme oraler Östrogenpräparate, wie z.B. der Antibabypille, von angeborenen Gerinnungserkrankungen und Rauchen. Sie sollten allerdings bedenken, dass einer von fünf Patienten, der sich mit einer Lungenembolie präsentiert, keinen der Risikofaktoren aufweist. Es wurden Beurteilungssysteme entwickelt, um dem Sanitäter zu helfen, das Risiko der Pulmonalembolie zu quantifizieren. Patienten, die folgende Kriterien erfüllen, müssen nicht weiter auf eine Lungenembolie hin untersucht werden (Pulmonalembolie-Ausschlusskriterien):

- Alter unter 50 Jahre

- Herzfrequenz unter 100 Schläge/min

- Sauerstoffsättigung bei Raumluft über 94%

- keine Vorgeschichte von tiefer Venenthrombose oder Pulmonalembolie

- kein kürzliches Trauma oder Operation

- keine Hämoptyse

- kein körperfremdes Östrogen

- keine klinischen Anzeichen, die eine tiefe Venenthrombose vermuten lassen

Patienten mit einer Pulmonalembolie beschreiben oft einen scharfen, pleuritischen Brustschmerz, der mit Dyspnoe, Tachypnoe und Tachykardie in Verbindung gebracht wird (siehe *Kapitel 5*). Die Schmerzen der Pulmonalembolie sind wahrscheinlich das Ergebnis einer Stauung der Pulmonalarterien. Hypoxie ist meistens vorhanden. Ein normales Pulsoxymeterergebnis schließt allerdings die Differenzialdiagnose der Pulmonalembolie nicht aus. Selten präsentieren sich diese Patienten mit einer Hypotonie (siehe *Kapitel 4*).

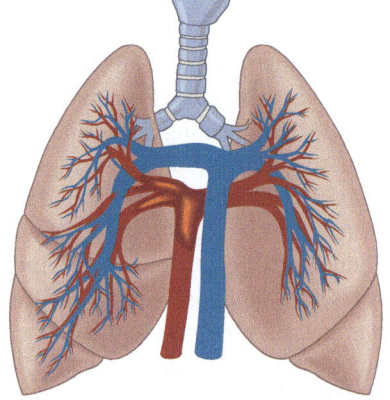

Abbildung 6.6: Pulmonalembolie. Hier führt eine Fettablagerung zu einem Verschluss der Pulmonalarterien.

Die körperlichen Befunde sind nicht markant und können Rasselgeräusche, ein Pleurareiben und eine warme, gerötete, schmerzempfindliche Extremität beinhalten. Der aussagekräftigste körperliche Befund ist ein warmer, schmerzempfindlicher venöser Strang in einer unteren Extremität (tiefe Venenthrombose); allerdings ist solch ein venöser Strang häufig nicht tastbar.

Die präklinische Behandlung besteht aus unterstützender Versorgung inklusive der vorher beschriebenen Maßnahmen. Die klinische Behandlung umfasst eine Heparingabe, um weitere Gerinnselbildungen zu vermeiden, die Platzierung mechanischer Barrieren gegen das Gerinnsel und die Gabe fibrinolytischer Medikamente. Das Gerinnsel kann in schwereren Fällen chirurgisch entfernt werden.

6.4.5 Ösophagusruptur

Die Ösophagusruptur ist eine lebensbedrohliche Erkrankung, die durch eine Perforation des Ösophagus verursacht wird. Diese Erkrankung wird typischerweise durch einen plötzlichen, starken Anstieg des intraabdominalen oder intrathorakalen Druckes verursacht, was zu einer kompletten Ruptur der ösophagealen Struktur führt. Moderne ösophageale Instrumente (nasogastrischer Tubus, Endoskop) können diesen Riss ebenfalls herbeiführen. Der Inhalt des Gastrointestinaltrakts tritt in das Mediastinum über, was zu starken Brustschmerzen und einer gefährlichen Infektion führt. Flüssigkeit sammelt sich infolge der vorhandenen Säure im Mediastinum; daher ist das Ergebnis ein Flüssigkeitsverlust des intravaskulären Raumes.

Der Schmerz, der mit dieser Krankheit assoziiert wird, ist ein scharfer, beständiger Schmerz, der in der anterioren Brust, im Rücken oder im Epigastrium zu spüren ist. Häufig strahlt er in den Hals aus. Ein Anamnese mit massivem Erbrechen (insbesondere bei Alkoholikern, Schwangeren und bulimischen Patienten), Husten oder moderneren medizinischen Instrumenten (z.B. nasogastrischer Tubus, Endoskop) erhöht das Risiko der Ösophagusruptur. Schmerzen beim Schlucken oder gelegentlicher Bluthusten (blutiger Auswurf) werden mit dieser Erkrankung assoziiert. Die körperlichen Befunde beinhalten Fieber, Tachykardie, Tachypnoe und Hypotonie. Ein Pleurareibegeräusch kann bei der Auskultation der Brust gehört werden. Das Pleurareibegeräusch ist vom Perikardreibegeräusch anhand der Tatsache zu unterscheiden, dass Ersteres während der Phase der Respiration zu hören ist.

Die präklinische Versorgung besteht in einer aggressiven Flüssigkeitsrückführung und einer Überwachung mittels eines EKG. Die klinische Behandlung umfasst eine aggressive Flüssigkeitsrückführung, i.v. Antibiotikagabe, chirurgische Drainage und sorgfältige Überwachung auf der Intensivstation. Diese Erkrankung hat eine hohe Mortalitätsrate.

Definition

Ösophagusruptur: Eine Ruptur des Ösophagus wird meist durch einen plötzlichen, starken Anstieg des intraabdominalen Druckes verursacht, z.B. durch massives Erbrechen oder Husten.

6.4.6 Herzbeuteltamponade

Die Herzbeuteltamponade ist eine lebensbedrohliche Erkrankung, die durch eine Flüssigkeitsansammlung im Perikard verursacht wird. Die angesammelte Flüssigkeit beeinflusst letztendlich die Fähigkeit des Herzes, sich mit Blut zu füllen; dies verhindert in der Folge ein adäquates Herzminutenvolumen. Wenn sich die Flüssigkeit wegen einer Infektion oder einer entzündlichen Erkrankung, wie einer Perikarditis, sammelt, so kann Brustschmerz ein Begleitsymptom sein. Andere Ursachen, wie z.B. ein bösartiger oder urämischer Perikarderguss, werden typischerweise nicht mit Brustschmerzen in Verbindung gebracht. Im Allgemeinen sind die Ursachen einer Herzbeuteltamponade ähnlich wie bei den Erkrankungen, die eine Perikarditis verursacht; außerdem ist der Schmerz mit dem einer akuten Perikarditis vergleichbar.

Zusätzlich zu Brustschmerzen kann die Herzbeuteltamponade anhand der Trias aus gestauten Halsvenen, Hypotonie und dumpfen Herzgeräuschen (Beck-Trias; siehe Abbildung 6.3) erkannt werden. Begleitzeichen und Symptome sind Dyspnoe, Tachykardie und Tachypnoe. Ein flacher Pulsdruck und ein Pulsus paradoxus werden ebenfalls mit dieser Erkrankung assoziiert.

Die präklinische Behandlung besteht generell aus den unterstützenden Maßnahmen, die vorher aufgelistet worden sind. Meistens sind Flüssigkeitsboli notwendig, um einen normalen kardialen Füllungsdruck aufrechtzuerhalten. Die Notfallmaßnahme ist die Durchführung einer Perikardiozentese; dabei wird ein großer Röhrenkatheter in den

Definition

Herzbeuteltamponade: Große Flüssigkeitsansammlung im Perikard, die durch eine Verletzung, eine Perikarditis oder eine andere medizinische Ursache verursacht wird.

Herzbeutel geführt. Dann wird Einiges von der umgebenden Flüssigkeit entfernt. Dieses Verfahren wird präklinisch selten angewendet und sollte durch das lokale Protokoll geleitet und durch einen Arzt der medizinischen Direktion bewilligt werden.

Um eine Notfallperikardiozentese durchzuführen, befestigen Sie einen 16- oder 18-G- (Maß-)Katheter an einer Spritze. Reinigen Sie den linken Bereich um das Xiphoid (Schwertfortsatz) mit einer antiseptischen Lösung und betäuben Sie den Bereich, wo es möglich ist. Führen Sie den Katheter in die linke Subxiphoidregion ein und richten Sie ihn auf den inferioren Teil des linken Schulterblatts. Halten Sie den negativen Druck in der Spritze aufrecht, bis entweder die Flüssigkeit eingezogen wird oder Sie Anzeichen einer kardialen Reizung sehen (ST-Strecken-Veränderungen sind auf dem Monitor zu sehen, oder es fällt eine ventrikuläre Ektopie auf.). Sie sollten genug Flüssigkeit abziehen, um eine klinische Verbesserung zu erzielen. In einigen Fällen wird der Katheter über die Nadel geführt und mit einem Dreiwegehahn befestigt, damit, falls notwendig, weitere Flüssigkeit abgesaugt werden kann.

Bei Patienten mit medizinischen Ursachen für eine Herzbeuteltamponade kann die Beschaffenheit der Flüssigkeit von dünn und strohfarben bis dickflüssig und trüb reichen. Anzeichen einer Reizung des Herzes lassen vermuten, dass der Katheter direkt an das Epikard des Herzes stößt.

Die Perikardiozentese hat zwei Ziele:

- Zum einen sollten geringe Mengen Flüssigkeit (30 bis 50 ml) entfernt werden; dadurch kommt es zu einer dramatischen Verbesserung des Herzminutenvolumens.
- Zum anderen kann die Flüssigkeit auf die zugrunde liegende Ursache für den Zustand analysiert werden.

Die definitive Behandlung kann die Platzierung eines kleinen „Fensters" im Perikard sein, um die Flüssigkeit ableiten oder die komplette chirurgische Entfernung des Herzbeutels durchführen zu können.

6.4.7 Pneumothorax/Spannungspneumothorax

Definition

Pneumothorax: Eine abnorme Ansammlung von Luft im Raum zwischen der parietalen und der viszeralen Pleura. Ein Spannungspneumothorax ist ein Pneumothorax, bei dem Luft eintritt, aber den Pleuraraum nicht mehr verlassen kann. Dadurch steigt der Druck, was zu einem Lungenkollaps führt und die Strukturen im Mediastinum komprimiert.

Ein *einfacher Pneumothorax* entsteht, wenn Luft in den Pleuraraum zwischen der parietalen und der viszeralen Pleura eintritt, der normalerweise nur seröse Flüssigkeit beinhaltet. Diese seröse Flüssigkeit dient als Schmiermittel. Ein *Spannungspneumothorax* entsteht, wenn ein einfacher Pneumothorax, einen Einwegventilmechanismus entwickelt. In dieser Situation kann die Luft während der Inspiration in den Pleuraspalt eintreten, aber während der Exspiration nicht mehr austreten. Ein Pneumothorax entwickelt sich normalerweise bei Patienten mit einer erblichen oder vorbestehenden Lungengewebeschwäche (Blebs). Er wird aber ebenso bei Patienten mit COPD, Lungenkrebs oder Lungeninfektion beobachtet.

Der Schmerz bei einem einfachen Pneumothorax entwickelt sich plötzlich und ist vom Charakter her meist scharf und pleuritisch. Die Patienten atmen schnell und flach, da tiefe Atemzüge den Schmerz verschlimmern. Entwickelt sich ein Spannungspneumothorax, so kommt es zur Stauung der Halsvenen, zu schweren Atemstörungen, zu einer Trachealverschiebung (ein spätes Anzeichen), zu deutlich verminderten Atemgeräuschen und in extremen Fällen zu Hypotonie (▶*Abbildung 6.7*).

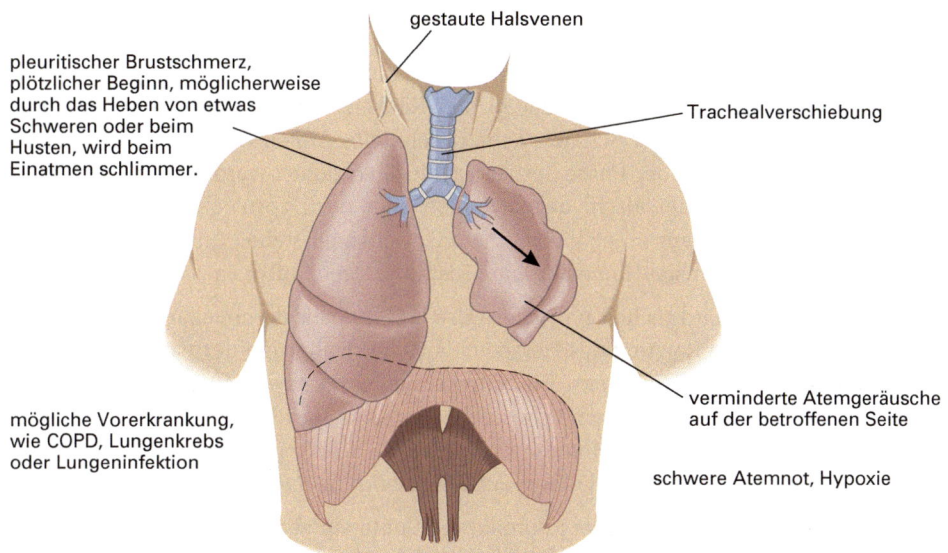

gestaute Halsvenen

pleuritischer Brustschmerz, plötzlicher Beginn, möglicherweise durch das Heben von etwas Schweren oder beim Husten, wird beim Einatmen schlimmer.

Trachealverschiebung

verminderte Atemgeräusche auf der betroffenen Seite

mögliche Vorerkrankung, wie COPD, Lungenkrebs oder Lungeninfektion

schwere Atemnot, Hypoxie

Abbildung 6.7: Zeichen und Symptome eines Spannungspneumothorax

Ein Spannungspneumothorax wird bei spontan atmenden Patienten nicht häufig festgestellt. Er entwickelt sich weit häufiger bei Patienten, die mit positiver Druckbeatmung via Beatmungsbeutel oder mit nicht invasiven Techniken, wie CPAP oder BiPAP, oder durch einen Trachealtubus beatmet werden, insbesondere, wenn die Patienten die prädisponierenden Risikofaktoren aufweisen, die vorher aufgelistet wurden.

Wenn diese Erkrankung einmal identifiziert worden ist, sollten Sie die involvierte Lunge mithilfe einer Nadel entlasten, die ein großes Lumen hat (14 oder 16 G). Diese Nadel wird über der dritten Rippe auf der Medioklavikularlinie platziert (▶*Abbildung 6.8*). Die präklinische Anwendung dieser Maßnahme sollte von den lokalen Protokollen geleitet und von einem Arzt der medizinischen Direktion genehmigt werden.

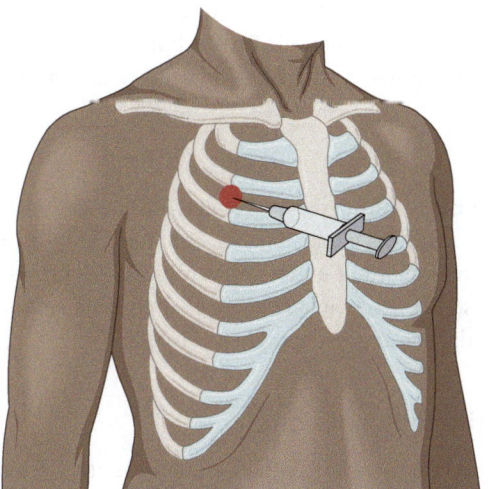

Abbildung 6.8: Entlastungspunktion eines Pneumothorax. Setzen Sie eine großlumige Nadel oberhalb der dritten Rippe auf der Medioklavikularlinie an.

Praxistipp
Der früheste und aussagekräftigste Befund bei Patienten mit einem sich entwickelnden Spannungspneumothorax, die eine positive Druckbeatmung erhalten, ist die schwieriger werdende Beutelbeatmung des Patienten oder ein anhaltender Hochdruckalarm beim mechanischen Beatmungsgerät. Die Verschiebung der Trachea und seitenungleiche Atemgeräusche können anfangs im Verlauf des Spannungspneumothorax schwierig festzustellen sein. Hypotonie und Zyanose sind späte Befunde. Sie sollten zuerst sicherstellen, dass der Trachealtubus oder der Atemweg nicht verlegt sind, wenn die Beatmung schwierig wird. Eine Nadeldekompression sollte durchgeführt werden, wenn das lokale Protokoll dies erlaubt.

6.4.8 Perikarditis

Die Perikarditis ist ein entzündliches Zustandsbild, das einen ständigen, brennenden, retrosternalen Schmerz verursacht, der in den Rücken, den Hals, die Schulterblätter und den Kiefer ausstrahlt. Der Schmerz kann durch tiefes Atmen verschlimmert werden; er kann gelegentlich bei jeder Phase des Herzzyklus beobachtet werden. Die Schmerzen sind im Liegen schlimmer als in der sitzenden oder nach vorn lehnenden Position. Diese Erkrankung kann aus einer Vielzahl von Ursachen entstehen und auch bei jüngeren Patienten ohne offensichtliche koronare Risikofaktoren auftreten.

Der Schmerz bei Perikarditis hält typischerweise länger an als der myokardiale Schmerz. Er entsteht durch eine Reizung des Herzbeutels. Die Erweiterung der parietalen Pleura führt zum pleuritischen Schmerz. Ein unregelmäßiges Reibegeräusch, das sich mit jedem Herzzyklus ändert, kann gehört werden, aber es kann schwierig sein, dies präklinisch zu evaluieren. Der EKG-Monitor kann eine ST-Strecken-Hebung oder -Senkung zeigen, ähnlich den Befunden bei einem AMI (▶*Abbildung 6.9*).

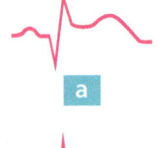
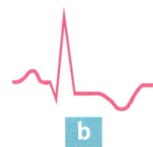

Abbildung 6.9: Der EKG-Befund einer Perikarditis und eines AMI kann ähnlich sein: (a) ST-Strecken-Hebung oder (b) ST-Strecken-Senkung.

Die präklinische Behandlung dieser Erkrankung ist unterstützend. Die definitive Behandlung beinhaltet die Gabe von NSAR (nicht steroidalen Entzündungshemmern), wie z.B. Ibuprofen. Die Differenzialdiagnose wird erst nach dem Ausschluss des akuten Koronarsyndroms gestellt, das sich mit Brustschmerzen und einer ST-Strecken-Veränderung im EKG präsentiert.

6.4.9 Kostochondritis

Kostochondritis ist eine Entzündung der Rippen und der Knorpel, die den Brustkorb stützen; sie entwickelt sich nach einer Infektion der oberen Atemwege. Der Schmerz, der mit dieser Erkrankung assoziiert wird, ist typischerweise scharf im Charakter und wird durch die Bewegung der Brustwand verschlimmert. Eine tiefe Atmung oder das Heben der Arme können die Schmerzen intensivieren. Die körperliche Untersuchung zeigt Schmerzen bei direkter Palpation der Brustwand. Bedenken Sie, dass ein kleiner, aber signifikanter Prozentsatz der Patienten mit einer Pulmonalembolie und AMI ebenfalls Brustwandschmerzempfindlichkeit aufweisen kann. Treffen Sie die präklinische Diagnose „Kostochondritis" nur, nachdem andere kritische Ursachen für Brustschmerzen ausgeschlossen wurden. Die definitive Behandlung umfasst heiße oder kalte Umschläge und die Gabe von NSAR.

6.4.10 Pleurodynie

Die Pleurodynie ist eine Entzündung der parietalen Pleura. Patienten mit dieser Erkrankung klagen über einen scharfen, pleuritischen Schmerz. Es gibt wenige Begleitsymptome. Die körperliche Untersuchung ergibt selten positive Befunde, obwohl ein Pleurareibegeräusch zu hören ist. Ebenso wie bei der Kostochondritis beinhaltet die Behandlung warme oder kalte Umschläge und die Therapie mit NSAR.

6.4.11 Gastrointestinale Krankheiten

Gastrointestinale Erkrankungen, wie Ulkuskrankheit, akute Gallenblasenentzündung, Ösophagitis, Ösophagusspasmen und GERD, können ebenfalls Brustbeschwerden verursachen. Der Grund dafür ist, dass sich die abdominalen Strukturen und die Organe im Thorax die sensorischen Nervenfasern teilen.

Die Beschwerden werden mit gastrointestinalen Krankheiten assoziiert und meist als ein retrosternales Brennen beschrieben, ähnlich wie bei AMI; daher werden diese Beschwerden oft ähnlich charakterisiert. Der Schmerz kann in den Hals ausstrahlen, und es wird meist ein Säuregeschmack geschildert, beschrieben als „Sodbrennen". Die Beschwerden können nachts schlimmer sein, insbesondere wenn der Patient liegt oder sich weit nach vorn lehnt. Bei der körperlichen Untersuchung können Sie Beschwerden durch Palpation des Epigastriums oder der oberen Quadranten des Abdomens lokalisieren. Diese nicht spezifischen Befunde können jedoch auch bei anderen, signifikanteren Problemen entdeckt werden.

Der *Ösophagusspasmus* ist ein spezielles Dilemma, weil die Beschwerden von ihrer Natur und ihrem Charakter her nicht von kardialen Beschwerden zu unterscheiden sind und durch die Gabe von Nitroglycerin gelindert werden. Es sollte auch bedacht werden, dass einige Patienten mit AMI von einer Verbesserung der Symptome nach der Gabe von Säureblockern berichten. Daher ist die Reaktion auf den Einsatz von Nitroglycerin und Säureblockern nicht aussagekräftig, vor allem unter Berücksichtigung aller möglichen Ursachen für Brustbeschwerden.

Aufgrund der signifikanten Überlappung zwischen den Symptomen eines AMI und denjenigen von gastrointestinalen Krankheiten sollten Sie generell unterstützende Maßnahmen durchführen. Ziehen Sie die Möglichkeit in Betracht, dass ein lebensbedrohlicher Zustand die Ursache für die Beschwerden des Patienten ist, und behandeln Sie den Patienten dementsprechend.

Für weitere Informationen über gastrointestinale Erkrankungen lesen Sie in *Kapitel 8* und *Kapitel 9* nach.

6.4.12 Mitralklappenprolaps

Ein Mitralklappenprolaps kann gelegentlich Episoden von Brustschmerzen erzeugen. In diesem Zustand erweitert sich die elastische Mitralklappe während der Systole in das linke Atrium. Es wird angenommen, dass der Brustschmerz vom Dehnen des muskulären und sehnigen Anhängsels (Chordae tendineae und Papillarmuskeln) an den Klappen herrührt. Die betroffenen Patienten können ebenfalls über Schwindel, Dyspnoe, Palpationen und Synkope klagen. Die körperlichen Befunde, die diese Verdachtsdiagnose vermuten lassen, beinhalten ein systolisches Geräusch oder ein mesosystolisches „Klicken". Herzrhythmusstörungen können bei dieser Erkrankung ebenfalls entdeckt werden. Die meisten Patienten mit einem Mitralklappenprolaps sind jedoch asymptomatisch.

Definition

Mitralklappenprolaps: Ausweitung der Mitralklappe in das linke Atrium während der Systole.

Die präklinische Behandlung beinhaltet die unterstützenden Maßnahmen, die vorher beschrieben worden sind, bis andere wichtige Ursachen der Brustschmerzen ausgeschlossen werden können.

Z U S A M M E N F A S S U N G

Brustbeschwerden präsentieren sich häufig und stehen für eine Vielzahl von Erkrankungen. Neben den Krankheitsauswirkungen, die die thorakalen Strukturen beeinträchtigen, können alle Krankheitsprozesse die Strukturen in nächster Nähe beeinflussen oder neurologische Verbindungen zum Thorax haben. Dies führt dann zu Brustbeschwerden. Obwohl charakteristische Muster mit gewissen Krankheiten assoziiert werden, gibt es zu viele Variationen, als dass die Qualität der Brustbeschwerden spezifisch genug wäre, um dem Sanitäter zu erlauben, die medizinische Ursache für die Brustbeschwerden mit Sicherheit zu identifizieren. Körperliche Befunde sind selten hilfreich beim Versuch, die verschiedenen Ursachen von Brustbeschwerden zu unterscheiden (▶ Tabelle 6.3). Behalten Sie im Hinterkopf, dass beim AMI die Patienten eher über Brustbeschwerden als über Schmerzen klagen (der Patient verneint vielleicht Brustschmerzen) oder sich einfach mit Symptomen wie Schwitzen, Dyspnoe, Schwindel oder Nausea präsentieren – insbesondere Frauen, Diabetiker und ältere Patienten.

Tabelle 6.3

Ursachen für Brustschmerzen: typische Befunde

Ursachen des Brustschmerzen	Vorgeschichte	Körperliche Untersuchung
AMI	Plötzliches Einsetzen; Schmerz typischerweise mesosternal oder epigastrisch mit Ausstrahlung in die Arme, den Hals oder den Kiefer; typischerweise beschrieben als „Unbehagen", „Brennen", „Zerdrücken", „Druck" oder als „quetschend" und manchmal als „scharf" oder „stechend" (oder Schmerz wird verneint); wird meist nicht durch Nitroglycerin gelindert; Angst, Nausea, Schwindel; Vorgeschichte oder Risikofaktoren für eine koronare Arterienerkrankung (u.a. vorangegangene Arterienkrankheit, Diabetes, Hypertonie, Rauchen, Fettleibigkeit, erhöhte Cholesterinwerte oder eine familiäre Vorgeschichte).	Schwitzen, Dyspnoe, mögliche Hypotonie, Hypoxie, leichtes Fieber, Rasselgeräusche, lokalisierte Brustwandschmerzempfindlichkeit, Extrasystolen, galoppierender Rhythmus oder neue Geräusche; initiales EKG kann unter Umständen keine ST-Strecken-Veränderungen zeigen, die typisch für AMI/STEMI sind.
Instabile Angina pectoris	Schmerz ähnlich wie bei AMI; allgemein Dauer von 5 bis 15 min; meist Linderung durch Ruhe oder Nitroglyceringabe; Vorliegen von Risikofaktoren für eine koronare Arterienerkrankung; Muster „instabil", wenn Symptome häufiger auftreten, bei weniger Aufregung oder in Ruhe, oder die Muster sind bei Ausbruch neu (10 bis 20%iges Risiko eines AMI mit instabilen Angina-pectoris-Symptomen).	Präklinisch schwierig vom AMI zu unterscheiden.
Aortendissektion	Plötzliches Einsetzen; Schmerz typischerweise als „reißend", „schneidend" oder „zerreißend" beschrieben; Schmerz ist zu Beginn intensiver; manchmal fühlt es sich an, als würde der Schmerz sich nach unten ausbreiten; typischerweise strahlt er direkt in den Rücken, die Seiten oder den Arm aus; zugrunde liegende Hypertonie.	Mögliche Hypotonie, diastolische Herzgeräusche, unterschiedlicher Puls der oberen Extremitäten; Herzrhythmusstörungen; präklinisch schwierig vom AMI zu unterscheiden
Pulmonalembolie	Plötzlicher Ausbruch; pleuritischer Schmerz, verschlimmert sich meist durch tiefes Einatmen, Vorgeschichte mit Immobilität, tiefer Venenthrombose, kürzlicher Schwangerschaft, Rauchen, zugrunde liegendem Tumor, Gebrauch von Östrogenpräparaten (tritt aber oft ohne Risikofaktoren auf)	Reibegeräusch; meist mit Husten, Atemnot, Tachypnoe, Tachykardie, Hypoxie, möglichem Fieber, Rasselgeräuschen, Brustwandschmerzempfindlichkeit, dem Husten von Blut, Synkope, Herzrhythmusstörungen; selten bei Hypotonie; hinweisende Befunde: warme, gerötete, schmerzempfindliche Venenlinie in der unteren Extremität
Ösophagusruptur	Plötzliches Einsetzen; stechender, kontinuierlicher Schmerz in der anterioren Brust, im Rücken oder im epigastrischen Bereich, häufig in den Hals ausstrahlend; möglicher Schmerz beim Schlucken; Vorgeschichte mit starkem Erbrechen oder Husten oder einer kürzlichen nasogastrischen Intubation, Endoskopie oder dem Einsatz anderer medizinischer Instrumente	Mögliches Fieber, Tachykardie, Tachypnoe, Hypotonie, Reibegeräusch, blutiger Auswurf

Ursachen für Brustschmerzen: typische Befunde *(Forts.)*

Ursachen des Brustschmerzen	Vorgeschichte	Körperliche Untersuchung
Herzbeuteltamponade	Brustschmerzen vorhanden oder nicht vorhanden; mögliche Schmerzen, wenn es entzündliche Ursachen, wie Perikarditis, gibt; möglicherweise keine Schmerzen bei anderen Ursachen	Beck-Trias: gestaute Halsvenen, Hypotonie, dumpfe Herzgeräusche; damit verbundene Befunde: Dyspnoe, Tachykardie, Tachypnoe, schwacher Pulsdruck, Pulsus paradoxus
Pneumothorax/ Spannungspneumothorax	Plötzliches Einsetzen, möglich nach schwerem Heben oder Husten; pleuritischer Schmerz, meist verschlimmert durch tiefes Einatmen; Krebs oder Lungeninfektionen	Verminderte Atemgeräusche auf einer Seite; Spannungspneumothorax wird durch schwere Atemstörungen charakterisiert; Halsvenenstauung; Verschiebung der Trachea; Hypoxie und in extremen Fällen Hypotonie.
Perikarditis	Stufenweises Einsetzen; kontinuierlicher, brennender, retrosternaler Schmerz, möglicherweise ausstrahlend in den Rücken, den Hals, das Schulterblatt oder den Kiefer; meist verschlimmert durch tiefes Atmen; manchmal bei jeder Phase des kardialen Zyklus zu erkennen, schlimmer im Liegen, verbessert durch Sitzen oder Nach-vorn-Lehnen, typischerweise von längerer Dauer als myokardialer Schmerz; Vorgeschichte mit Krebs, Nierenversagen oder anderen entzündlichen Erkrankungen	Reibegeräusch, das sich vom Herzschlag abhebt, mögliche Temperaturerhöhung; möglicher Nachweis von ST-Strecken-Veränderungen, ähnlich wie AMI im EKG
Kostochondritis	Stufenweises Einsetzen, stechender Schmerz, typischerweise verschlimmert durch Brustwandbewegungen, wie beim tiefen Atmen oder beim Heben der Arme	Lokalisierte Schmerzempfindlichkeit der Brustwand; mögliches Fieber
Pleurodynie	Plötzliches Einsetzen, pleuritischer Schmerz, meist verschlimmert durch tiefes Einatmen; wenige damit verbundene körperliche Symptome	Mögliches Pleurareiben
Pneumonie	Stufenweises Einsetzen, pleuritischer Schmerz, meist verschlimmert durch tiefes Einatmen; Schüttelfrost	Fieber, Tachykardie, Tachypnoe, Rasselgeräusche, Rhonchus, verminderte Atemgeräusche in beeinträchtigten Teilen der Lunge, Hypoxie
Gastrointestinale Krankheiten	Schmerz und andere Symptome meist ähnlich wie bei AMI	Präklinisch möglicherweise schwierig von lebensbedrohlichen kardialen Erkrankungen zu unterscheiden
Mitralklappenprolaps	Episoden von Brustschmerzen, möglicher Schwindel, Herzklopfen, Synkope	Mesosystolisches Klicken; mögliche Herzrhythmusstörungen, mögliche Dyspnoe

Sie sollten bei einem Patienten, der über Brustbeschwerden klagt, als Erstes die Atemwege, die Atmung und den Kreislaufstatus behandeln (▶*Abbildung 6.10*). Als Nächstes sollten Sie generell unterstützende Maßnahmen durchführen, einschließlich des Legens eines i.v. Zugangs, einer Sauerstoffgabe und einer EKG-Überwachung.

Sie sollten sich dann auf die Möglichkeit eines AMI konzentrieren. Seine Identifikation ist wichtig, weil die präklinische Behandlung wichtig für den Patienten sein kann und weil ein schnelles Erkennen das endgültige Outcome verbessert.

Die präklinische Behandlung kann das MONA-Schema beinhalten. Interpretieren Sie das 12-Kanal-EKG oder versenden Sie es frühzeitig an das Krankenhaus; dies wird dabei helfen, das klinische Personal auf eine perkutane Koronarintervention oder die Einleitung einer frühzeitigen fibrinolytischen Therapie vorzubereiten.

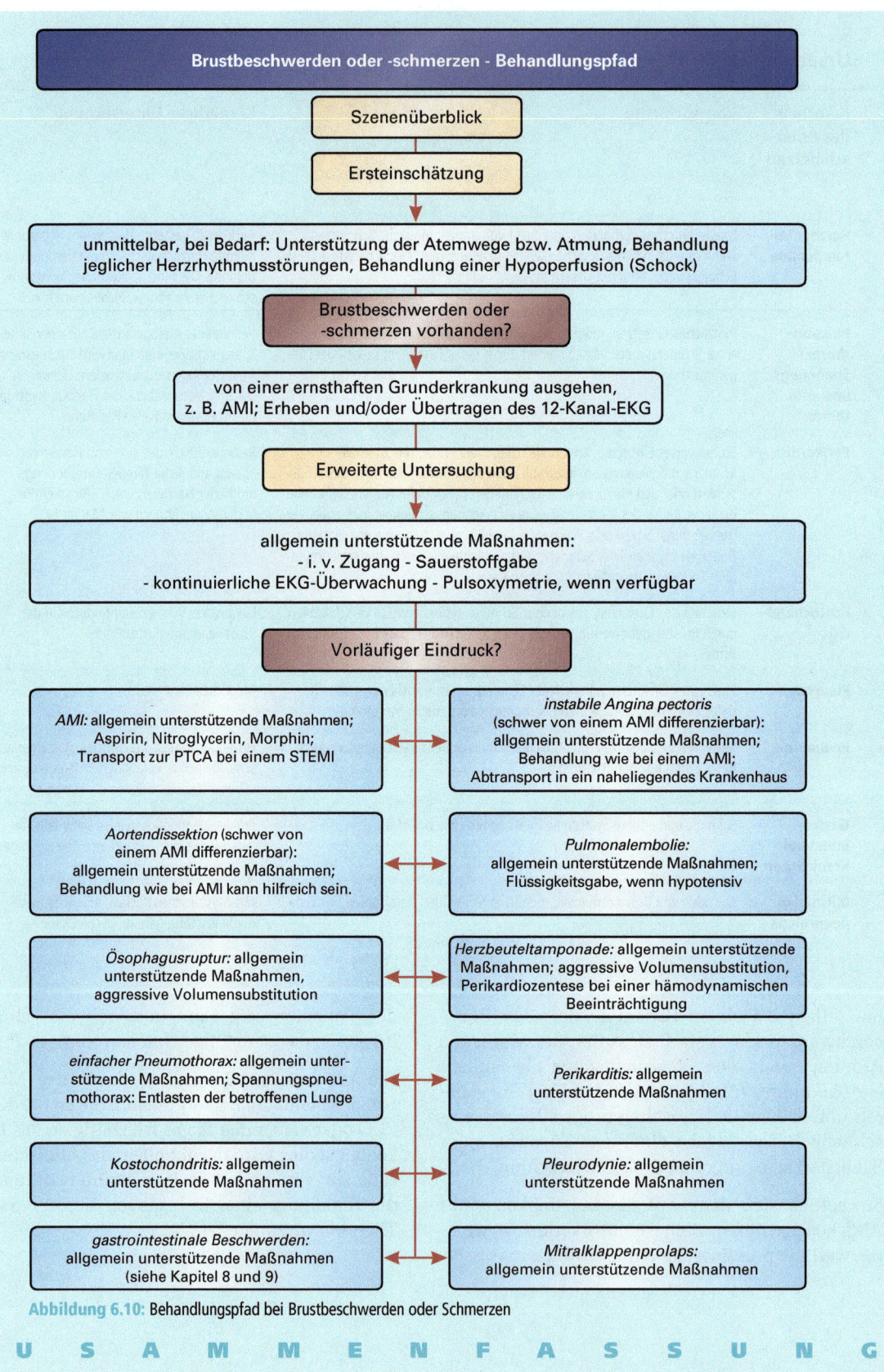

Brustbeschwerden oder -schmerzen - Behandlungspfad

Szenenüberblick

Ersteinschätzung

unmittelbar, bei Bedarf: Unterstützung der Atemwege bzw. Atmung, Behandlung jeglicher Herzrhythmusstörungen, Behandlung einer Hypoperfusion (Schock)

Brustbeschwerden oder -schmerzen vorhanden?

von einer ernsthaften Grunderkrankung ausgehen, z. B. AMI; Erheben und/oder Übertragen des 12-Kanal-EKG

Erweiterte Untersuchung

allgemein unterstützende Maßnahmen:
- i. v. Zugang - Sauerstoffgabe
- kontinuierliche EKG-Überwachung - Pulsoxymetrie, wenn verfügbar

Vorläufiger Eindruck?

AMI: allgemein unterstützende Maßnahmen; Aspirin, Nitroglycerin, Morphin; Transport zur PTCA bei einem STEMI

instabile Angina pectoris (schwer von einem AMI differenzierbar): allgemein unterstützende Maßnahmen; Behandlung wie bei einem AMI; Abtransport in ein naheliegendes Krankenhaus

Aortendissektion (schwer von einem AMI differenzierbar): allgemein unterstützende Maßnahmen; Behandlung wie bei AMI kann hilfreich sein.

Pulmonalembolie: allgemein unterstützende Maßnahmen; Flüssigkeitsgabe, wenn hypotensiv

Ösophagusruptur: allgemein unterstützende Maßnahmen, aggressive Volumensubstitution

Herzbeuteltamponade: allgemein unterstützende Maßnahmen; aggressive Volumensubstitution, Perikardiozentese bei einer hämodynamischen Beeinträchtigung

einfacher Pneumothorax: allgemein unterstützende Maßnahmen; Spannungspneumothorax: Entlasten der betroffenen Lunge

Perikarditis: allgemein unterstützende Maßnahmen

Kostochondritis: allgemein unterstützende Maßnahmen

Pleurodynie: allgemein unterstützende Maßnahmen

gastrointestinale Beschwerden: allgemein unterstützende Maßnahmen (siehe Kapitel 8 und 9)

Mitralklappenprolaps: allgemein unterstützende Maßnahmen

Abbildung 6.10: Behandlungspfad bei Brustbeschwerden oder Schmerzen

Z U S A M M E N F A S S U N G

Fallbeispiel – Fallverlauf

Sie wurden zu einem Notruf aufgrund von Brustbeschwerden geschickt und finden einen korpulenten, 45-jährigen Mann vor, der auf einer Bank außerhalb eines Büros sitzt. Seine Krawatte wurde durch Umstehende gelockert, und er erscheint ein wenig verschwitzt. Er gibt an, kurzatmig zu sein, ist aber in der Lage, Ihre Fragen zu beantworten.

Der Patient beschreibt ein „schmerzendes Gefühl" in der Brustmitte, das er ebenso in seinem Rücken spürt. (Er benutzt nicht das Wort „Schmerz".) Das Gefühl habe vor etwa einer Stunde begonnen und werde fortwährend schlimmer. Es sei anders als alle Beschwerden, die er jemals zuvor erlebt habe.

Da der Patient in der Lage ist, eine kurze Vorgeschichte zu schildern, können Sie erkennen, dass er seine Atemwege aufrechterhalten kann. Sie bemerken ebenfalls, dass seine Atmung unauffällig in Bezug auf Tiefe und Frequenz ist. Sein Radialispuls hat eine Frequenz von ca. 60 Schlägen/min.

Während der weiteren Befragung erfahren Sie, dass der Patient in seinem Job unter hohem Druck arbeitet und ca. zehn Zigaretten täglich raucht, meist während der Arbeit. In seiner bisherigen Krankengeschichte ist nur eine Hypertonie vorhanden, gegen die er Hydrochlorothiazid in einer Dosis von 50 mg ein Mal täglich einnimmt. Er hatte eine Zeitlang Magengeschwüre. Er nimmt dieses Medikament seit etwa 15 Jahren. Er ist besonders über dieses schmerzhafte Gefühl in seiner Brust besorgt, weil sein Vater mit Anfang 50 an einer „Herzattacke" gestorben ist.

Eine kurze körperliche Untersuchung zeigt einige auffällige Befunde. Die Lungengeräusche des Patienten sind klar. Er hat einen regelmäßigen Herzrhythmus mit einem begrenzten Herzspitzenstoß. Seine distalen Radialispulse sind rhythmisch, und er hat keine Ödeme an den Füßen. Ihr Partner erhebt die Vitalparameter. Die Befunde sind eine Herzfrequenz von 60 Schlägen/min, eine Atemfrequenz von 18 Atemzügen/min und ein Blutdruck von 170/100 mmHg an beiden Armen.

Wie Sie es bei jedem Patienten mit Brustschmerzen tun würden, weisen Sie Ihren Partner an, dem Patienten zusätzlichen Sauerstoff über eine Sauerstoffbrille zu verabreichen (4 l Sauerstoff/min) und ein EKG anzulegen.

Währenddessen richten Sie eine Infusion mit 0,9 N Kochsalzlösung her und verabreichen sie dem Patienten. Sie bitten den Patienten, seine Brustbeschwerden auf einer Skala von eins bis zehn zu bewerten. Er beschreibt seine Beschwerden als eine Stufe sieben.

Sie erklären dem Patienten, dass Sie aufgrund seines Alters, des Bluthochdruck und seiner familiären Vorgeschichte die Sorge haben, dass es sich um einen AMI handeln könnte. Sie erklären Ihre Besorgnis und Sie befragen ihn zum Gebrauch von Viagra oder verwandten Medikamenten. Da Sie einen AMI vermuten, gibt Ihr Partner dem Patienten eine 0,4-mg-Nitrotablette sublingual, und Sie geben ihm außerdem vier niedrig dosierte Kautabletten. Sie warnen den Patienten, dass er vielleicht leichte Kopfschmerzen bekommen wird, ein häufiger Nebeneffekt des Nitroglycerins, und dass er Ihnen jede Veränderung seiner Brustbeschwerden berichten soll. Sie und Ihr Partner schreiben ein 12-Kanal-EKG, das telemetrisch an das empfangende Krankenhaus gesendet wird.

Sie bringen Ihren Patienten in den Rettungswagen und fahren mit ihm in die Notaufnahme. Sie beginnen unterwegs damit, Ihre Checkliste für Brustbeschwerden abzuarbeiten. Auf dem Weg empfiehlt Ihnen die medizinische Kontrolle, zwei zusätzliche 0,4-mg-Nitroglycerintabletten sublingual zu verabreichen und den Blutdruck, den Herzrhythmus und die Sauerstoffsättigung des Patienten zu überwachen. Die Vitalzeichen des Patienten bleiben während des Transports unverändert, auch wenn seine Beschwerden sich auf eine Stufe drei reduziert haben, als Sie das Krankenhaus erreichen.

Das Team der Notaufnahme bestätigt, dass es das übermittelte EKG erhalten hat und es Hinweise auf einen inferioren AMI mit ST-Hebung zeigt. Es wird die Entscheidung getroffen, den Patienten direkt in das Herzkatheterlabor zu bringen. Der Patient unterzieht sich erfolgreich einer Angioplastie, und ihm wird ein Stent implantiert. Die rechten Koronararterien waren verstopft. Die Genesung des Patienten verläuft komplikationslos. Einige Monate später sehen Sie den Patienten bei der Feuerwehrstation joggen. Er erzählt Ihnen, dass er jeden Tag trainiert, 20 kg abgenommen und das Rauchen aufgegeben hat.

Lernziele

Nach dem Lesen dieses Kapitels sollten Sie in der Lage sein:

- Die Terminologie der Bewusstseinsstörung zu verstehen.
- Die Pathophysiologie der Bewusstseinsstörung zu erläutern.
- Die generelle Beurteilung und Behandlung einer Bewusstseinsstörung vorzunehmen.
- Eine präklinische Arbeits- und Differenzialdiagnose zu intrakraniellen und extrakraniellen Ursachen einer Bewusstseinsstörung zu erstellen.

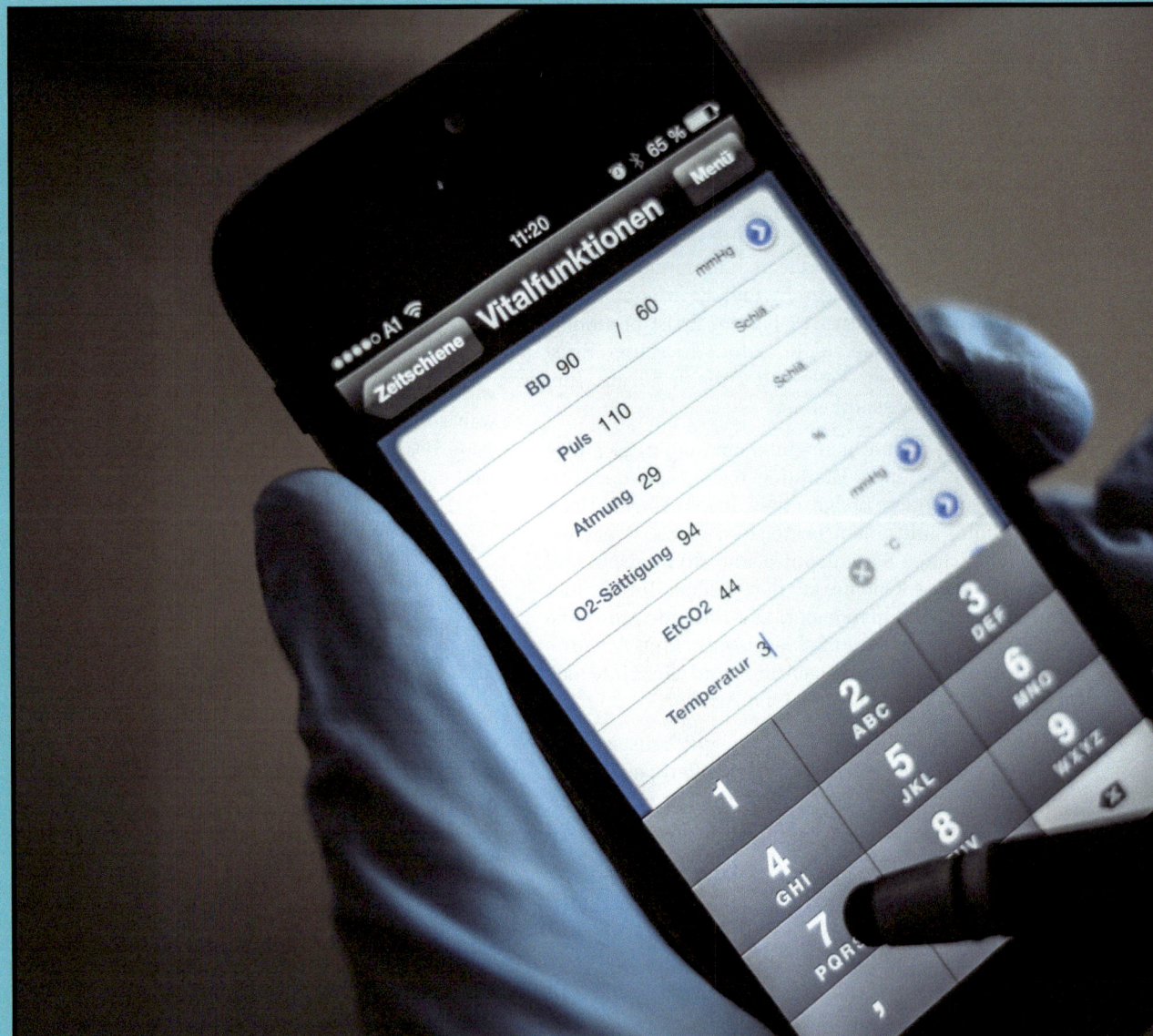

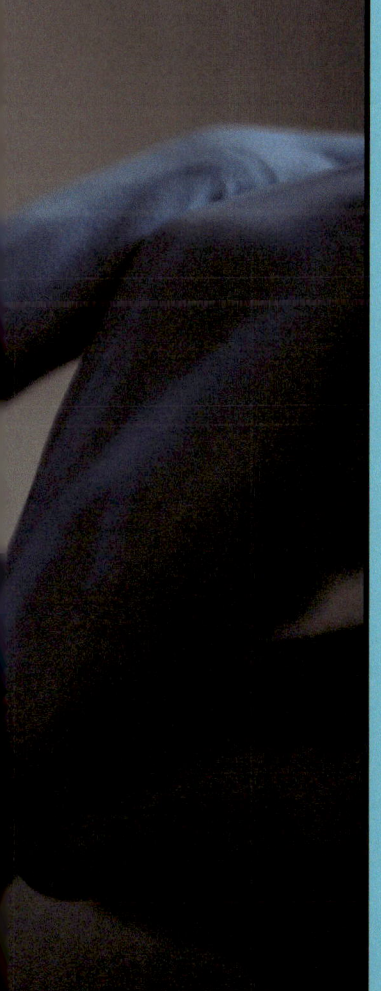

Bewusstseinsstörung

7

ÜBERBLICK

>> Eine Bewusstseinsstörung ist jegliche Abweichung vom Normalen in Verhalten oder Reaktion, die eine beeinträchtigte mentale Funktion vermuten lässt. Die Erscheinungsformen variieren enorm, vom nur ein bisschen verwirrten bis hin zu einem komplett bewusstlosen Patienten. Ein veränderter mentaler Status kann aus einer Vielzahl von Ursachen resultieren und ist ein Warnzeichen der physiologischen Instabilität. Die Herausforderung an die Sanitäter besteht nicht nur darin, die Lebensfunktionen, insbesondere die Durchgängigkeit der Atemwege, zu unterstützen, sondern auch darin, die wahrscheinliche Ursache schnell identifizieren und behandeln zu können. <<

Fallbeispiel

Zu Schichtbeginn werden Sie zu einem Wohnhaus in der Nachbarschaft wegen eines männlichen Patienten gerufen, der einen veränderten mentalen Status aufweist. Bei Ihrer Ankunft werden Sie von ängstlichen Familienmitgliedern begrüßt, die Ihnen mitteilen, dass Ihr Patient sich oben in einem Schlafzimmer befindet. Während Sie die Umgebung auf Gefahren absuchen, machen Sie sich auf den Weg in das Schlafzimmer und finden dort den Patienten in Rückenlage auf dem Bett vor; er gibt laute, gurgelnde Geräusche von sich. Als Sie am Nachttisch vorbeigehen, bemerken Sie volle Aschenbecher und Tablettenschachteln mit Lovastatin und Vasotec.

Der Patient ist ein 68-jähriger Mann, der auf Ansprache nicht reagiert, der aber als Antwort auf Schmerzreiz Flexion zeigt.

Ihre schnelle Einschätzung der Atemwege ergibt eine Ansammlung von Erbrochenem in der Mundhöhle. Als Ihr Partner aggressiv den Oropharynx absaugt, erkennen Sie eine Cheyne-Stokes-Atmung mit inadäquater Ventilation und Oxygenierung. Das initiale Pulsoxymeterergebnis zeigt eine arterielle Sättigung von 78%. Sie weisen Ihren Partner an, einen oropharyngealen Atemweg einzuführen und darüber eine positive Druckbeatmung mit zusätzlichem Sauerstoff durchzuführen. Sie fahren mit der Ersteinschätzung fort und bemerken einen langsamen Radialispuls, kalte, leicht diaphoretische Haut und eine Rekapillarisationszeit von 2 s.

Wie würden Sie mit der Einschätzung und Behandlung dieses Patienten fortfahren?

Einführung

7.1

Definition

Bewusstseinsstörung: Ein Defizit im Level des Bewusstseins, der kognitiven Fähigkeit oder der allgemeinen Orientierung; jedes Verhalten oder Reaktion, das sich vom Normalen unterscheidet und auf eine beeinträchtigte mentale Funktion hinweist.

Eine *Bewusstseinsstörung* wird in der Präklinik häufig als eingeschränkte Bewusstseinslage vorgefunden, relativ selten dagegen als komplett komatöser Patient. Definitionsgemäß ist eine Bewusstseinsstörung eine Einschränkung der Bewusstseinslage, der kognitiven Fähigkeiten oder der allgemeinen Orientierung. Dementsprechend ist die Anzahl spezifischer Verhaltensmuster, die mit einem veränderten mentalen Status einhergehen, nahezu grenzenlos.

Die Bewusstseinsstörung ist keine Krankheit an sich, sondern ein Zeichen eines zugrunde liegenden pathologischen Zustands, der behoben werden muss. Die Krankheiten und Verletzungen, die einen veränderten mentalen Status verursachen können, sind ebenso zahlreich und vielfältig wie die Erscheinungsformen eines veränderten mentalen Status. Viele dieser Erscheinungsformen sind lebensbedrohlich und benötigen unverzügliche Intervention. Daher müssen Sanitäter sorgfältige Beurteilungsfertigkeiten aufweisen, kombiniert mit einer profunden Kenntnis der Auswirkungen verschiedener Krankheiten auf den mentalen Status.

Terminologie der Bewusstseinsstörung 7.2

Ein veränderter mentaler Status kann durch eine Vielzahl von Verhaltensweisen und Reaktionen, die vom Normalen abweichen, angezeigt werden. Weil die Manifestationen einer veränderten mentalen Funktion so vielfältig sind, ist eine genaue Beschreibung des Patienten so wichtig, um Art und Schwere des veränderten mentalen Status zu vermitteln. Gegenwärtig existieren viele abgestufte Bewertungsmethoden, um die verminderte Bewusstseinslage zu beschreiben, darunter die Glasgow Coma Scale, die Liége-Coma-Scale, die APACHE II Scale und die Schwedische Reaction Level Scale. Die Glasgow Coma Scale bleibt die am häufigsten eingesetzte und am weitesten verbreitete Methode der Einschätzung und Definierung neurologischer Befunde.

Zusätzlich ist es entscheidend, jegliche Veränderungen des mentalen Status zu erkennen – ob Verbesserung oder Verschlechterung –, weil Erstdiagnosen und differenzial-diagnostische Notfalldiagnosen oftmals durch den spezifischen Verlauf der mentalen Präsentation des Patienten beeinflusst werden. Zudem ist eine präzise Terminologie erforderlich, um die Entwicklung des mentalen Status genau darzustellen und um zur Bestätigung oder zum Ausschluss gewisser Diagnosen beizutragen. Deshalb ist eine exakte Beschreibung des veränderten mentalen Status klinisch wichtig und muss übermittelt werden, ohne Raum für Fehlinterpretationen zu lassen. Im Folgenden werden Begriffe aufgeführt, die in der medizinischen Beschreibung des veränderten mentalen Status häufig benutzt werden.

> Eine exakte Beschreibung des veränderten mentalen Zustands ist klinisch wichtig und muss übermittelt werden, ohne Raum für eine Fehlinterpretation zu lassen.

- *Amnesie:* Die Amnesie ist ein Verlust des Gedächtnisses, die Unfähigkeit, sich an Vergangenes zu erinnern. Ein Patient mit Amnesie weist generell einen normalen oder verminderten Bewusstseinsgrad auf. Im Einzelnen wird die Amnesie als „retrograd" (vor einem Ereignis), „anterograd" (nach einem Ereignis) oder „generalisiert" (nicht auf ein Ereignis bezogen) beschrieben.

- *Koma:* Ein Koma ist, sehr eng gefasst, ein Zustand absoluter Bewusstlosigkeit. Der Patient kann durch äußere Reize nicht geweckt werden und öffnet die Augen nicht spontan. In manchen Bewertungsskalen, wie in der Glasgow Coma Scale, gibt es unterschiedliche Grade des Komas, die durch den Grad der Reaktionsfähigkeit auf Stimuli beschrieben werden. Ein Glasgow Coma Scale Score von acht oder weniger für einen Patient ohne Augenöffnung auf verbale Stimuli ist eine anerkannte Definition für Koma.

- *Verwirrtheit:* Eine Person, die einen entsprechenden Grad des Bewusstseins aufweist, aber in der Wahrnehmung oder der Erinnerung zu Person, Ort, Zeit oder Ereignissen gestört ist, wird als „verwirrt" bezeichnet.

- *Reduzierter Bewusstseinsgrad:* Dies beschreibt jeglichen Zustand, bei dem der Patient irgendwie anderes als wach, mit vollem Orientierungssinn und einer normalen Wahrnehmung ist. Es ist ein Synonym für einen veränderten Bewusstseinszustand.

- *Delirium:* Das Delirium ist ein Verwirrungszustand, der durch Orientierungslosigkeit bezüglich Zeit und Ort charakterisiert wird. Es wird oft durch auditive oder visuelle Halluzinationen und/oder durch zusammenhangloses bzw. bedeutungsloses Sprechen begleitet. Der Patient kann dabei ein normales bis hin zu einem verminderten Bewusstsein aufweisen.

- *Demenz:* Demenz wird mit einer fortschreitenden Verschlechterung des Gedächtnisses und einer kognitiven Beeinträchtigung assoziiert.

- *Lethargie:* Der Begriff „Lethargie" wird für ein normales bis vermindertes Bewusstsein verwendet, verbunden mit der Unfähigkeit, auf Reize mit einer normaler Auffassungsgabe und Geschwindigkeit zu reagieren oder zu antworten. Lethargie beschreibt ebenfalls einen Zustand von Schläfrigkeit oder Gleichgültigkeit.

- *Somnolenz:* Somnolenz wird im allgemeinen Sprachgebrauch als „Schläfrigkeit" bezeichnet. Im klinischen Gebrauch bezieht sich der Begriff auf einen verlängerten Zustand der Schläfrigkeit, möglicherweise ähnlich einer Trance, die einige Tage andauern kann.

- *Stupor:* Stupor ist ein Zustand ohne Reaktionen, aus dem der Patient durch externe Stimuli vorübergehend aufgeweckt werden kann. Hört der Reiz auf, verfällt der Patient zurück in die Reaktionslosigkeit.

- *Sopor:* Der Patient ist wach, aber nicht aufmerksam, und weist verminderte psychomotorische Funktionen auf.

- *Bewusstlosigkeit:* Dies ist ein Zustand, in dem der Patient nicht wach und ohne Bewusstsein ist und in dem er nicht reagiert.

Angemessene Terminologie garantiert, dass Ihre Beschreibung des Patientenstatus universell verständlich ist. Zusätzlich ist sie ein effektives Werkzeug für die rasche und akkurate Kommunikation medizinisch relevanter Informationen. Die Wichtigkeit des Gebrauchs einer eindeutigen Terminologie zur Beschreibung eines veränderten mentalen Status kann nicht genug betont werden. Allerdings gibt es einen häufigen Fehlgebrauch der Terminologie durch viele medizinische Fachkräfte. Daher kann es effektiver sein, den Patienten als „von selbst aufwachend" oder „wach" oder seine Blick- und motorischen Reaktionen auf verbale Anweisungen und Schmerzreize zu beschreiben.

Pathophysiologie der Bewusstseinsstörung 7.3

> **Definition**
>
> **Bewusstsein:** Ein Zustand des Wissens um sich selbst und um seine Umgebung.

Bewusstsein ist die Fähigkeit, uns selbst und die Umgebung, in der wir existieren, wahrzunehmen und eine direkte Funktion von zwei neuroanatomischen Bereichen: dem Großhirn und dem ARAS (aufsteigendes retikuläres Aktivierungssystem). Das ARAS ist jener Hirnbereich, der primär für das Wachsein verantwortlich ist, wohingegen Kognition, eine Funktion des zerebralen Kortex, im Großhirn lokalisiert ist.

7.3.1 Zerebrum

> **Definition**
>
> **Zerebrum:** Der größte Hirnteil, bestehend aus rechter und linker Hemisphäre, verantwortlich für Erinnerung, Gedanken, Sprache, willkürliche Bewegungen und sensorische Wahrnehmung.
>
> **Zerebraler Kortex:** Die Außenhülle des Gehirns.

Das *Zerebrum* (Großhirn) umfasst ca. 40% der gesamten Gehirnmasse. Es ist in die rechte und die linke Hemisphäre unterteilt und wird von einer gefalteten grauen Masse umhüllt, dem *zerebralen Kortex*. Das Großhirn ist verantwortlich für Erinnerung, Gedanken, Sprache, freiwillige Bewegungen und sensorische Wahrnehmung. Verschiedene Teile des Großhirns sind für verschiedene Funktionen zuständig (▶ *Abbildung 7.1*). Schaden an oder Dysfunktion des Großhirns resultiert in einer Veränderung dieser Funktionen. Beide zerebralen Hemisphären müssen gestört sein, um einen signifikant veränderten mentalen Status oder Bewusstlosigkeit zu verursachen.

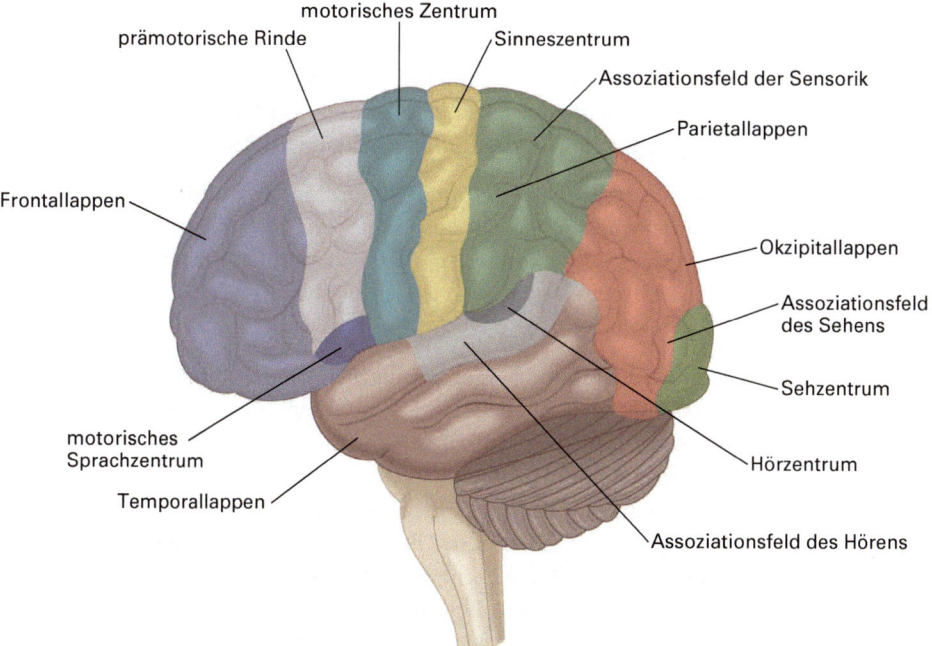

Abbildung 7.1: Das Zerebrum (Großhirn, die linke Gehirnhälfte)

7.3.2 Retikuläres aktivierendes System

Anders als das Großhirn ist das *ARAS* keine ausgeprägte, leicht erkennbare Struktur (▶*Abbildung 7.2*). Vielmehr umfasst es aufsteigende sensorische Nervenfasern, die ihren Ursprung im Hirnstamm haben und in den Thalamus führen. Vom Thalamus aus ziehen diese Fasern zu spezifischen Regionen im Kortex, wo die genaue Interpretation stattfindet. Die pausenlose Weiterleitung der sensorischen Informationen an den Kortex durch das ARAS hält das Gehirn in einem Wachzustand oder bei Bewusstsein.

> **Definition**
>
> **Aufsteigendes retikuläres Aktivierungssystem (ARAS):** Nervenfasern, die vom Hirnstamm in den zerebralen Kortex ziehen und für die Einleitung und Erhaltung des Zustands von Wachsein und Wahrnehmung verantwortlich sind.

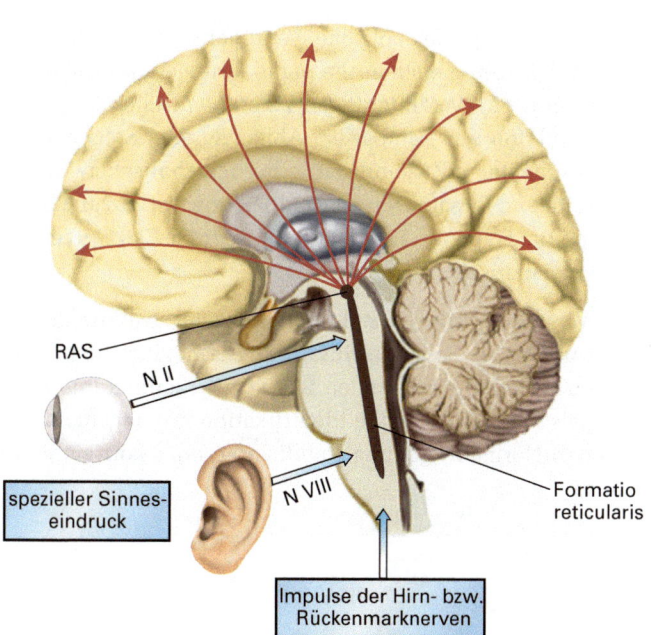

Abbildung 7.2: Das ARAS (N II = II. Hirnnerv, N VIII = VIII. Hirnnerv, RAS = retikuläres Aktivierungssystem)

Die meisten bewusstseinsgetrübten oder komatösen Zustände zeigen eine Dysfunktion entweder des ARAS und/oder des Großhirns. Allgemein hat eine wache Person mit einer normalen Wahrnehmung und einer vollen Orientierung ein intaktes ARAS und zwei intakte Hirnhälften. Bewusstseinsstörung und Koma werden erkennbar, wenn ein Patient einen Funktionsverlust im ARAS und/oder beiden Hirnhälften erleidet.

Da das ARAS aufsteigende sensorische Informationen empfängt und übermittelt, blockiert jeglicher Zusammenbruch innerhalb des ARAS die Übertragung dieser vitalen Stimuli. Dies führt dazu, dass Informationen nicht den zerebralen Kortex erreichen und der Wachheitszustand abnimmt oder verloren geht. Auch wenn das Großhirn intakt ist, ist das Endergebnis das Koma.

Gleichermaßen führt eine Dysfunktion beider Hirnhälften zu einer ernsthaften Veränderung des mentalen Zustands und möglicherweise zu einem Koma, wenn das intakte ARAS sensorische Informationen an ein nicht intaktes Großhirn übermittelt. Wenn die Dysfunktion allerdings nur in einer Hirnhälfte auftritt, behält der Patient, abhängig von der Schwere der Dysfunktion, sein Bewusstsein, zeigt aber eine Verhaltensveränderung und/oder den Verlust einzelner neurologischer Funktionen. Ein Beispiel hierfür ist ein Schlaganfallpatient, der eine Schädigung einer Hirnhälfte erfährt und verwirrt ist und eine beeinträchtigte Motorik auf der gegenüber liegenden Seite zeigt.

Solange eine Person ein intaktes ARAS und mindestens eine funktionierende zerebrale Hemisphäre hat, bleibt das Bewusstsein erhalten.

7.3.3 Strukturelle und metabolische Veränderungen

Zahlreiche Zustände können zu einer Dysfunktion des ARAS und/oder des Großhirns führen. Diese Zustände können entweder strukturell oder metabolisch verursacht sein:

- *Strukturelle Veränderung:* Strukturelle Veränderungen, die zu einer Dysfunktion des ARAS oder des Großhirns führen, sind Läsionen (Bereiche einer körperlichen Schädigung), die direkt am ZNS auftreten. Traumata, Hirntumoren, Schlaganfälle und Enzephalitis sind Beispiele für Ursachen struktureller Veränderungen.

- *Metabolische Veränderung:* Metabolische Veränderungen entstehen außerhalb des ZNS. Daher beeinträchtigen metabolische Veränderungen das Gehirn indirekt. Generell erzeugen metabolische Veränderungen eine chemische Umgebung, die mit der normalen Gehirnfunktion unvereinbar ist. Abhängig vom Schweregrad können sich Veränderungen des mentalen Zustands aus einer metabolischen Veränderung heraus mit einer Bandbreite von Bewusstseinszuständen von Verwirrung bis hin zum Koma präsentieren. Hypoxie, Hypoglykämie und ein gestörter Elektrolythaushalt sind Beispiele für solche metabolischen Veränderungen.

Ein tiefgreifendes Verständnis der Beziehung zwischen strukturellen oder metabolischen Hirnschäden und einer Bewusstseinsstörung ermöglicht dem Sanitäter, schnell die Ursachen für den veränderten mentalen Status zu erkennen und diese angemessen zu behandeln. Oftmals kann eine genaue Identifikation mit angemessener Intervention die zugrunde liegende Normabweichung stabilisieren oder korrigieren und das Leben des Patienten retten.

Generelle Beurteilung und Behandlung einer Bewusstseinsstörung 7.4

Da eine Bewusstseinsstörung viele Ursachen haben kann, ist es extrem wichtig, eine systematische Methode der Patienteneinschätzung einzusetzen, wie sie in *Kapitel 1* beschrieben wird. Das vorliegende Kapitel liefert eine allgemeine Übersicht und zeigt die Punkte auf, die üblicherweise Teil der Beurteilung und Behandlung eines Patienten mit einem veränderten mentalen Status sind, unabhängig von dessen Ursache. Der Rest des Kapitels befasst sich mit den präklinischen Arbeits- und Differenzialdiagnosen der verschiedenen Ursachen einer Bewusstseinsstörung und mit den Besonderheiten ihrer Einschätzung und Behandlung.

Merke

Im gesamten Kapitel werden Untersuchungsschritte in einer Abfolge präsentiert, die angemessen ist, falls der Patient, aufgrund seines veränderten mentalen Status nicht in der Lage ist, eine genaue Vorgeschichte zu liefern. Wie in *Kapitel 1* beschrieben wurde, wird bei Patienten, die keine Vorgeschichte liefern können, oft die körperliche Untersuchung durchgeführt, bevor von Familienmitgliedern oder anderen Personen die Vorgeschichte erfragt wird. Wenn der Patient wach und orientiert genug ist, um eine Vorgeschichte zu liefern, wird die Vorgeschichte normalerweise vor der körperlichen Untersuchung erhoben – und bevor eine Verschlechterung des mentalen Status verhindert, Informationen vom Patienten zu gewinnen. Wenn man mit Kollegen oder mit einem erfahrenen Sanitäter zusammenarbeitet, der tatsächlich multitaskingfähig ist, werden die Erhebung der Patientengeschichte und die körperliche Untersuchung häufig gleichzeitig durchgeführt.

Ist der Patient wach, nehmen Sie die Patientengeschichte auf, bevor Sie die körperliche Untersuchung durchführen – und bevor ein sich verschlechternder mentaler Zustand Sie daran hindert, Informationen vom Patienten zu sammeln.

7.4.1 Szenenüberblick

Seien Sie sich dessen bewusst, dass Veränderungen des Bewusstseins auch die Wahrnehmung des Patienten betreffen und der Patient dadurch unbeabsichtigt ein aggressives und gewaltsames Verhalten gegenüber den Helfern entwickeln kann. Wenn der Patient feindselig oder aggressiv wird, sodass Sie sich persönlich gefährdet fühlen, verlassen Sie den Notfallort und rufen Sie eine geeignete Verstärkung.

Wenn Sicherheit an der Einsatzstelle gewährleistet ist, dann suchen Sie aktiv in der unmittelbaren Umgebung nach Hinweisen, die Licht auf die Ursache des veränderten mentalen Zustands des Patienten werfen können. Auf Gegenstände, wie Blutzuckermessgeräte, Medikamente, Sauerstoff, Gliedmaßenprothesen, Drogenutensilien oder schädliche Lebensbedingungen zu achten, kann sich als hilfreich erweisen, wenn Sie versuchen, eine initiale Differenzialdiagnose auszuarbeiten.

7.4.2 Ersteinschätzung

Die Ersteinschätzung zielt auf die Identifizierung und Behandlung unmittelbarer Lebensbedrohungen und das Setzen von Prioritäten ab. Ein veränderter mentaler Status geht wahrscheinlich mit lebensbedrohlichen Zuständen, wie Schock oder Atem- bzw. Herzversagen, einher. Ein Patient mit einer akuten Bewusstseinsstörung hat immer eine hohe Priorität für einen schnellen Transport, mit Ausnahme von hypoglykämischen Patienten, die angemessen auf die Gabe von 20%iger Glucose reagieren, oder von Patienten mit einer Betäubungsmittelüberdosis, die positiv auf Narcanti reagieren und daraufhin nicht länger physiologisch instabil sind.

Gesamteindruck

> **Praxistipp**
>
> Beobachten Sie das Gesicht des Patienten: Ein ängstlicher Blick, Zyanose um den Mund, zuckende Gesichtsmuskeln – alles kann Hinweise auf das Vorhandensein oder die Ursache für einen veränderten mentalen Zustand liefern.

Wenn Sie sich dem Patient nähern, richten Sie ihre Aufmerksamkeit darauf, einen Ersteindruck des Patientenzustands zu gewinnen und akute Lebensbedrohungen sowie andere offensichtliche Anzeichen einer Erkrankung zu erkennen. Zum Beispiel kann eine offensichtliche Schwäche oder Flexion (Dekortikationsposition) ein erster Hinweis auf eine Gehirnverletzung sein. Dies kann bei einem Schlaganfall, einer Subduralblutung oder einem infektiösen Prozess, wie Meningitis oder Enzephalitis, auftreten. Die Anwesenheit von Acetongeruch oder eine Kussmaul-Atmung können auf eine diabetische Ketoazidose hinweisen.

> **Merke**
>
> Behalten Sie im Hinterkopf, dass ein veränderter mentaler Zustand selbst keine Erkrankung ist; er ist ein Anzeichen für eine zugrunde liegende Krankheit. Die Hauptbeschwerde, falls ersichtlich, ist meist der wichtigste Hinweis auf die zugrunde liegende Ursache eines veränderten mentalen Zustands. Zum Beispiel weisen Brustschmerzen auf eine kardiale Ursache hin, Fieber auf eine Infektion und Aphasie auf einen Schlaganfall.

Die Haltung des Patienten kann ebenfalls wichtige Hinweise zum akuten Zustand und auf das möglicherweise zugrunde liegende Problem liefern. Herzpatienten neigen dazu, unbewegt zu verharren, während Patienten mit einer Hyperthyreose, mit einer Hypoxie oder im postiktalen Zustand nach einem Krampfanfall unberechenbare, unkoordinierte Bewegungen zeigen können. Patienten mit Atemnot versuchen eher, eine Kutscherposition einzunehmen, um zu versuchen, das Tidal- und das Minutenvolumen zu maximieren.

Der Gesichtsausdruck des Patienten ist von besonderer Bedeutung: Ein gequälter oder ängstlicher Blick kann möglicherweise auf eine schwere Störungen hinweisen. Das Gesicht kann ebenfalls Hinweise liefern, wie z.B. eine Zyanose um die Lippen und die Nase, was auf eine schwere Hypoxie hindeutet, die mit einer signifikanten respiratorischen oder kardiovaskulären Beeinträchtigung einhergehen kann. Das Herabhängen einer Gesichtshälfte lässt irgendeine Störung des ZNS vermuten. Eine dystonische Reaktion auf Medikamente (Verdrehungen, Zucken, und dergleichen) ist ebenfalls einfach zu beobachten, wenn Sie sich dem Patienten nähern und sein Gesicht sehen.

Wenn Sie sich dem Patienten nähern, können Sie zudem eine Ersteinschätzung der Atemwege und des Atmungszustands durchführen, insbesondere wenn sonore oder stridoröse Geräusche hörbar sind.

Die Menge an Informationen, die Sie anhäufen können, bevor Sie den körperlichen Kontakt mit dem Patienten herstellen, kann enorm und von unschätzbarem Wert sein, um Ihnen bei der Formulierung des Problems, das dem veränderten Verhalten des Patienten zugrunde liegt, zu helfen. Allerdings können diese Informationen sehr unterschwellig sein; Sie müssen also genau danach Ausschau halten.

Hauptbeschwerde

Die Hauptbeschwerde ist der wichtigste Hinweis auf die zugrunde liegende Ursache der Bewusstseinsstörung. Zum Beispiel kann ein Patient mit einem veränderten mentalen Zustand, der über Brustschmerzen klagt, ernsthafte Herzrhythmusstörungen, eine Herzinsuffizienz oder eine Linksherzinsuffizienz mit einem Abfall des Herzminutenvolumens durchleben. Dagegen kann eine Beschwerde über Fieber mit Nackensteifigkeit auf Meningitis hinweisen, während eine Beschwerde über Anorexie (Appetitverlust) Zeichen einer Elektrolyt- oder Glucosestoffwechselstörung sein kann. Sprachschwierigkeiten können ein erster Hinweis auf ein zerebrales Problem, wie einen Schlaganfall, einen Tumor oder einen Abszess, sein.

Unglücklicherweise sind nicht alle Patienten mit verändertem Geisteszustand in der Lage, eine Hauptbeschwerde oder generell irgendwelche Beschwerden genau zu beschreiben. Auch wenn eine Hauptbeschwerde vorgewiesen wird, könnten Sie den Patienten als unzuverlässig erklären müssen; dann müssen Sie nach anderen Informationsquellen suchen, wie z.B. Familie, Freunden oder anderen Zeugen. Seien Sie außerdem bei Ihrer Interpretation der ursprünglichen Hauptbeschwerde aufmerksam: Ein Patient der über Abdominalschmerzen klagt, kann eine extraabdominale Ursache für den veränderten Geisteszustands haben. Beispielsweise kann eine diabetische Ketoazidose Abdominalschmerzen im rechten oberen Quadranten gemeinsam mit einer fortschreitenden Verminderung des Bewusstseins erzeugen, nachdem das Gehirn dehydriert und azidotisch geworden ist.

Wenn keine geeignete Informationsquelle vorhanden ist, müssen Sie sich auf die Dokumentation von unspezifischen Beschwerden stützen, wie z.B. von unangemessenem Verhalten, verminderter Bewusstseinslage oder einfach Verwirrung. In solchen Fällen werden Sie sich auf die Hinweise verlassen müssen, die Sie in Bruchstücken bei der Patienteneinschätzung sammeln, einschließlich der Informationen zur medizinischen Vorgeschichte, der körperlichen Untersuchung und beurteilenden Informationen in Kombination mit Ihrem Allgemeinwissen, um sich eine Meinung zu der sich dahinter versteckenden Abweichung zu bilden.

Mentaler Zustand

Wenn Sie den Patienten erreichen, sollten Sie rasch die momentane *Bewusstseinslage* feststellen. Das AVPU-Schema, wie in *Kapitel 1* beschrieben, repräsentiert eine schnelle und weithin anerkannte Methode zur Ausführung dieser Aufgabe:

- *A (Alert):* Augen öffnen sich spontan.
- *V (Verbal):* Patient reagiert auf verbale Stimuli.
- *P (Painful):* Patient reagiert auf Schmerzreize.
- *U (Unresponsive):* Patient reagiert nicht.

Definition

Bewusstseinslage: Zustand des Bewusstseins; kann durch die AVPU-Methode oder mithilfe z.B. der Glasgow Coma Scale ermittelt werden.

Das ABC

Atemwege Abhängig von der auslösenden Erkrankung und der Bewusstseinslage trägt ein Patient mit verändertem mentalem Zustand das Risiko für eine Atemwegsbeeinträchtigung.

Bei einem Patienten, der ohne Schwierigkeiten spricht, ist die Untersuchung nicht sehr kompliziert; es kann von einem freien Atemweg ausgegangen werden.

Allerdings kann jeder Zustand mit signifikanten strukturellen oder metabolischen Schäden im Gehirn die Fähigkeit des Patienten zu schlucken, um damit Sekrete zu entfernen oder seine Atemwege zu schützen, beeinträchtigen. Beispiele für einen Hirnschaden sind, neben vielen anderen, der Schlaganfall, die intrakranielle Infektion und Hirntumoren. Außerdem stellt die Ansammlung von Sekreten eine Gefahr einer kompletten Atemwegsverlegung und/oder einer Lungenaspiration dar. Zusätzlich kann der paralysierte oder komatöse Patient die muskuläre Unterstützung des Unterkiefers verlieren. Ohne die muskuläre Unterstützung fällt die Zunge in den posterioren Pharynx und verursacht dadurch einen Atemwegsverschluss.

Stellen Sie sich die Atemwege bildlich vor, um sich jeglicher zusätzlicher Probleme bewusst zu werden, wie z.B. der Abweichung der Zunge von der Mittellage, was bei Hirnschaden oder *Herniation* (Hirneinklemmung) vorkommen kann. Evaluieren Sie außerdem die relative Hydratation der Mundschleimhaut und der Zunge. Zusätzlich können Sie evtl. spezielle Gerüche bemerken, wie z.B. den von Aceton, der häufig bei bestimmten diabetischen Komplikationen auftritt, oder einen modrigen Geruch, der häufig mit Lebererkrankungen assoziiert wird.

Behandeln Sie unverzüglich jegliche Probleme bezüglich der Atemwegsdurchgängigkeit. Leiten Sie alle angemessenen Maßnahmen ein, wie z.B. Absaugen oder die Platzierung eines oropharyngealen oder eines nasopharyngealen Tubus. Der nasopharyngeale Tubus wird von Patienten mit intakten, aber eingeschränkten Schluckreflexen relativ gut toleriert und ist einfach zu platzieren. Führen Sie eines dieser Hilfsmittel ein, auch wenn Sie planen, einen Trachealtubus einzuführen, sodass der Patient mit positiver Druckbeatmung präoxygeniert werden kann, bevor der Trachealtubus eingeführt wird. Alternativ können fortgeschrittene supraglottische Atemwegshilfsmittel, wie z.B. der King-Atemweg oder die LMA, anstatt einer endotrachealen Intubation eingesetzt werden.

Atmung Die Atemfrequenz, -tiefe und -adäquanz sowie das Atemmuster können helfen, die der Bewusstseinsstörung zugrunde liegende Veränderung zu offenbaren. Pathologische Atemmuster sind wichtige Hinweise (▶ *Tabelle 7.1*).

Zum Beispiel ist die *Kussmaul-Atmung* (tiefe, schnelle Atmung) ein Anzeichen für eine metabolische Azidose, die der Körper durch die Abatmung von Kohlendioxid zu kompensieren versucht. Die Azidose kann eine Vielzahl von Ursachen haben, wie z.B. die diabetische Ketoazidose, eine metabolische Azidose oder eine Azidose in Verbindung mit einer Vergiftung. Die *Biot-Atmung* (*ataktische Atmung*; sehr unregelmäßige Frequenz und Tiefe) oder die *zentrale neurogene Hyperventilation* (sehr tief und schnell, der Kussmaul-Atmung ähnlich) können eine Hirnverletzung oder eine zerebrale Hernienbildung infolge eines Schlaganfalls, eines Leberversagens, eines gestörten Elektrolythaushalts oder einer intrakraniellen Infektion vermuten lassen.

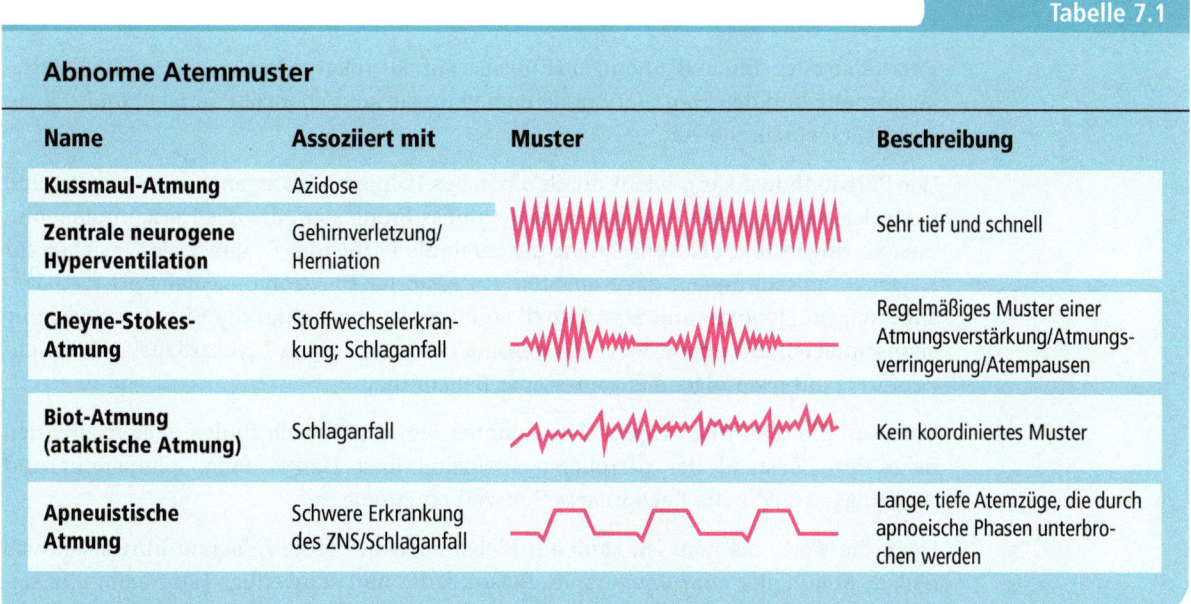

Tabelle 7.1

Abnorme Atemmuster

Name	Assoziiert mit	Muster	Beschreibung
Kussmaul-Atmung	Azidose		
Zentrale neurogene Hyperventilation	Gehirnverletzung/Herniation		Sehr tief und schnell
Cheyne-Stokes-Atmung	Stoffwechselerkrankung; Schlaganfall		Regelmäßiges Muster einer Atmungsverstärkung/Atmungsverringerung/Atempausen
Biot-Atmung (ataktische Atmung)	Schlaganfall		Kein koordiniertes Muster
Apneuistische Atmung	Schwere Erkrankung des ZNS/Schlaganfall		Lange, tiefe Atemzüge, die durch apnoeische Phasen unterbrochen werden

Eine Hypoventilation oder Bradypnoe kann auf eine Dämpfung des ZNS oder auf Atemversagen hinweisen, mit tiefgreifender Hypoxie und Ansammlung von Kohlendioxid als Verursacher dieser veränderten mentalen Aktivität. Bestimmte Drogen, wie Narkotika oder Barbiturate, können ebenfalls eine Hypoventilation mit einer assoziierten Hypoxämie, Gewebshypoxie und Hyperkapnie aufgrund einer Dämpfung des ZNS verursachen.

Bei der Beurteilung des respiratorischen und ventilatorischen Zustands korrigieren oder unterstützen Sie sofort alle Defizite, um eine Sauerstoffsättigung von 95 bis 100% aufrechtzuerhalten. Verabreichungsmethoden können Hilfsmittel beinhalten, z.B. eine Sauerstoffbrille, eine einfache Sauerstoffmaske, eine partielle Rückatemmaske, eine Nichtrückatemmaske, CPAP, BiPAP oder, wenn indiziert, eine positive Druckbeatmung.

Hängen Sie, wenn möglich, ein Pulsoxymeter an, bevor Sie die Sauerstofftherapie beginnen, um eine Basislinie zur Sättigung des Patienten bei Raumluft zu ermitteln. Im Falle einer vermuteten Hypoxie sollte der Einsatz eines Pulsoxymeters nicht die Gabe von hochkonzentriertem Sauerstoff verzögern. Bedenken Sie außerdem, dass gewisse Zustände, die zu einer Bewusstseinsstörung führen, wie z.B. eine Kohlenmonoxidvergiftung, zu falschen pulsoxymetrischen Ergebnissen führen können.

Im Falle der Hypoventilation oder bei merkbarer Hypoxie darf die Verwendung der Pulsoxymetrie die dringlich notwendige Sauerstoffgabe nicht verzögern.

Kreislauf Die Einschätzung des Kreislaufs und der Perfusion kann ebenfalls ein Licht auf die spezifische Ursache der Bewusstseinsstörung werfen.

Das Palpieren des Radialis- oder Karotispulses zur Bestimmung einer allgemeinen Pulsfrequenz kann aussagekräftig sein. Ein frühes Stadium von Hypovolämie oder ein beschleunigter Stoffwechsel in Zusammenhang mit Infektionen, Hyperthyreose, Hyperthermie oder postiktalen Zuständen können eine Tachykardie bewirken. Die ausgeprägte Tachykardie, wie sie bei einer supraventrikulären Arrhythmie zu beobachten ist, kann die Hirndurchblutung infolge des Abfalls des Herzminutenvolumens beeinträchtigen; die Abnahme des Herzminutenvolumens wird durch die verringerte ventrikuläre Füllungszeit verursacht. Die Ursachen einer Bradykardie sind zerebrale Hernienbildung, gewisse Medikamente und Drogen bzw. Herzrhythmusstörungen, wie z.B. ein Herzblock, und andere elektrische Störungen. Die Bradykardie kann eine verminderte

Hirndurchblutung verursachen, wenn das Herzminutenvolumen durch die langsame Frequenz schwer beeinträchtigt ist.

Pulsstärke oder -intensität können Hinweise auf das relative Volumen oder die Flüssigkeitsladung und den Hydratationsstatus liefern; sie sind aber sehr variabel und schwer verlässlich einzuschätzen.

Der Pulsrhythmus kann leicht durch einfaches Palpieren wahrgenommen werden und kann der erste Hinweis auf eine Herzrhythmusstörung sein, die das Herzminutenvolumen verringert und als Konsequenz die zerebrale Perfusion. Es gibt viele Ursachen für Herzrhythmusstörungen; dazu gehören ein gestörter Elektrolythaushalt, pH-Wert-Veränderungen, Hypoxie und eine Intoxikation. Es ist umsichtig, die EKG-Überwachung anzuschließen, um eine exakte Auswertung des elektrischen Myokardzustands durchzuführen, mit nachfolgend angemessener Behandlung.

Während Sie die Pulse einschätzen, könnten Sie es praktisch finden, gleichzeitig den derzeitigen Zustand der peripheren Perfusion über Hautfärbung, -temperatur und -feuchtigkeit sowie die Rekapillarisationszeit einzuschätzen.

Haut, die warm bis heiß ist, kann auf Fieber aufgrund einer Infektion hinweisen, wie Sepsis, Meningitis oder Pneumonie. Blasse, kalte und schweißige Haut kann ein Zeichen eines verminderten Herzminutenvolumens in Verbindung mit einer Herzrhythmusstörung oder eines Schocks sein. Umgebungs- oder extreme Körperkerntemperaturen können die Ursache für heiße oder kalte Haut sein. Diese Extremtemperaturen können auf Veränderungen der Umgebungstemperatur oder auf innere Veränderungen in homöostatischen Funktionen hinweisen, wie es z.B. manchmal bei Schilddrüsen- oder Leberfehlfunktionen zu beobachten ist.

Die Hautfarbe sollte ebenfalls beobachtet werden. So kann z.B. die Anwesenheit von Gelbsucht auf Leberversagen hinweisen, während eine Marmorierung einen weiteren Hinweis auf eine verminderte periphere Durchblutung liefert. Eine Zyanose lässt vermuten, dass ein respiratorisches Defizit für die Bewusstseinsstörung verantwortlich ist.

Patientenpriorität

Am Ende der Ersteinschätzung müssen Sie ermitteln, ob der Patient eine hohe Transportpriorität hat oder ob mehr Zeit mit dem Patienten vor Ort verbracht werden sollte. Patienten mit einer akuten Bewusstseinsstörung sollte fast immer eine hohe Transportpriorität gegeben werden.

7.4.3 Erweiterte Untersuchung

Körperliche Untersuchung

Die meisten der Informationen hinsichtlich der möglichen Ursache der Bewusstseinsstörung stammen aus der Ersteinschätzung und der Anamnese. Die körperliche Untersuchung ist nützlich, wenn Sie eine vermutete Ursache sicherer bestätigen wollen oder um zusätzliche Informationen zu sammeln, wenn die zugrunde liegenden Veränderungen unklar bleiben. Wie schon erwähnt, sollte, wenn der Patient wach genug ist, die Anamnese der körperlichen Untersuchung vorausgehen, um verlässliche Informationen zu erhalten. Wenn nicht, dann hat die körperliche Untersuchung Priorität; die Anamnese wird dann mithilfe der Familie oder anderer Personen im Nachhinein (oder unter Umständen gleichzeitig, wenn mehrere Kollegen zusammenarbeiten) erhoben.

Beispielhafte Befunde der körperlichen Untersuchung, die zur Bewusstseinsstörung passen, umfassen das Abtasten auf einen Kropf (vergrößerte Schilddrüse), falls eine schilddrüsenbedingte Bewusstseinsstörung vermutet wird, oder ein Bemerken von Inkontinenz, wie es bei einem Schlaganfall oder einem postiktalen Krampfpatienten vorkommt. Andere Beispiele sind die Stauung der Jugularvenen und periphere Ödeme bei Patienten mit Rechtsherzversagen und einer Fassbrust, die auf COPD hinweist. Langsam heilende Wunden oder Grenzzonenamputationen lassen Sie vielleicht eine diabetische Komplikationen vermuten. Es ist wichtig für die Auswertung, das Zustandsbild des Patienten und die vermutlichen Leiden während der körperlichen Untersuchung mit den dazugehörigen Körpersystemen zu verbinden.

Weitere mentale Statuseinschätzung Während der gesamten Patienteneinschätzung und -behandlung, müssen Sie sich bewusst bemühen, die mentalen Funktionen des Patienten kontinuierlich zu überwachen. Zusätzlich zum Bewusstseinsgrad (Sehen Sie sich die vorherige Erörterung zum AVPU-Schema an.) sollten Sie ebenfalls die kognitiven Fähigkeiten und die Orientierung des Patienten beschreiben. Ein Patient hat eine normale Wahrnehmung, wenn er in der Lage ist, sich zu erklären und auf Fragen in einem logischen und fließenden Prozess zu antworten, im Gegensatz zu unpassenden, vereinzelten Antworten. Der Patient hat eine normale Orientierung, wenn er die Zeit, den Ort, das Ereignis und sich selbst identifizieren kann. Notieren Sie jegliche Veränderungen dieser Parameter.

Ein gut akzeptiertes und weitverbreitetes Werkzeug zur Beschreibung des mentalen Zustands eines Patienten ist die Glasgow Coma Scale (▸*Abbildung 7.3*). Sie quantifiziert das Öffnen der Augen, verbale Reaktion und die motorische Reaktion als Indikatoren für die mentale Funktion. Ein Hauptvorteil bei der Anwendung der Glasgow Coma Scale ist, dass sie universell verständlich ist, sowohl im Rettungsdienst als auch dem Krankenhauspersonal. Zusätzlich kann die Glasgow Coma Scale effektiv eine Verbesserung oder Verschlechterung des Patientenzustands veranschaulichen.

Glasgow Coma Scale

Augen öffnen	Spontan	4	
	Auf Aufforderung	3	
	Auf Schmerzreiz	2	
	Keine	1	
Verbale Reaktion	Orientiert	5	
	Verwirrt	4	
	Unzusammenhängende Wörter	3	
	Unverständliche Wörter	2	
	Keine	1	
Motorische Reaktion	Folgt Anweisungen	6	
	Gezielte Schmerzreaktion	5	
	Ungezielte Schmerzreaktion	4	
	Beugesynergismus	3	
	Strecksynergismus	2	
	Keine	1	
Glasgow Come Score gesamt			

Abbildung 7.3: Die Glasgow Coma Scale

Neurologische Untersuchung Bei jedem Patienten mit einer Bewusstseinsstörung und einem ausreichenden Bewusstseinsgrad sollte eine neurologische Untersuchung zur weiteren Untersuchung der Hirnaktivität und der kranialen Nerven durchgeführt werden. Die neurologische Untersuchung kann einfach in die körperliche Untersuchung integriert werden, wobei die Ergebnisse helfen, eine zugrunde liegende Veränderung zu identifizieren oder die Schwere der bekannten Veränderung zu bestimmen.

Einige der Tests der neurologischen Untersuchung, speziell bezüglich des Bewusstseinsgrads, der kognitiven Fähigkeiten und der allgemeinen Orientierung, bereits durchgeführt worden sein, wie zuvor beschrieben. Zusätzlich sollten während der körperlichen Untersuchung aber weitere Tests, wie in ▸*Tabelle 7.2* beschrieben, vorgenommen werden.

Ein zusätzlicher Test, um ein neurologisches Defizit festzustellen, der vor Ort einfach durchgeführt werden kann, ist der Arm-Drift-Test: Der Patient wird gebeten, seine Hände ausgestreckt vor sich zu halten, die Handflächen nach oben, als ob er um etwas bittet, und er soll seine Augen schließen. Der Arm auf der Seite mit dem neurologischen Defizit wird gleich wieder nach unten absinken, oder der Patient kann außer-stande sein, seinen Arm auf dieselbe Höhe wie den unbeteiligten Arm zu heben oder ihn überhaupt anzuheben. Wiederholen Sie hierzu die neurologische Untersuchung, die in *Kapitel 1* vorgeschlagen wird.

Tabelle 7.2

Neurologische Untersuchung

Überprüfung der kranialen Nervenfunktion

Überprüfen Sie auf...	Beurteilen Sie die Funktion des...
Sehstörungen	Sehnervs (II. Kranialnerv)
Pupillengröße, -gleichförmigkeit und -reaktion	Augenbewegungsnervs (III. Kranialnerv)
Herabhängendes Gesicht	Gesichtsnervs (VII. Kranialnerv)
Schluckstörungen	Zungenschlundnervs (IX. Kranialnerv)
Asymmetrische Zunge	Unterzungennervs (XII. Kranialnerv)

Zusätzliche neurologische Funktionstests

Überprüfen Sie auf...

- Motorik (Griff)
- Sensorik in den Extremitäten
- Kraft in den Extremitäten
- ataktischen Gang
- Inkontinenz

Vitalzeichen

Als Teil der körperlichen Untersuchung sollte eine Basislinie der Vitalzeichen erhoben werden. Veränderungen vom Puls oder der Atmung können wichtige Indikatoren zur mög-lichen Ursache der Bewusstseinsstörung sein, wie es in der vorangegangenen Erörterung zur Ersteinschätzung beschrieben wurde. Der Blutdruck kann ebenfalls aussagekräftig sein: Zum Beispiel wird ein Ansteigen des Blutdrucks manchmal mit einem Schlaganfall oder einer hyperthyreotischen bzw. einer toxischen Ursache für die Bewusstseinsstörung assoziiert. Ein Abfall des Blutdrucks kann helfen, eine Hypovolämie, eine Hypothyreose, eine Sepsis oder eine Herzinsuffizienz zu bestätigen.

Die Körpertemperatur sollte rektal bei jedem Patienten mit einer deutlichen Bewusst-seinsstörung oder im Koma gemessen werden, um eine mögliche lebensbedrohliche Hyper- oder Hypothermie zu erkennen.

Anamnese

Falls zu erheben, ist die Vorgeschichte eine unschätzbare Hilfe, die zugrunde liegende Ursache der Bewusstseinsstörung zu erkennen, indem sie andere mögliche Ursachen effektiv ausschließen lässt. Allerdings können, wie vorher erwähnt, Informationen von einem Patienten mit einer Bewusstseinsstörung nicht erhebbar oder unzuverlässig sein. Behalten Sie im Hinterkopf, dass Informationen von einem verwirrten Patienten oder von anderen Personen aus zweiter Hand, die mit dem Patienten nicht eng vertraut sind, unter Umständen nicht sehr genau sind und von Fall zu Fall gewertet werden sollten.

Wenn der Patient nicht in der Lage ist, eine medizinische Vorgeschichte zu liefern, müssen Sie nach anderen Quellen suchen, wie z.B. Familienmitgliedern, Freunden oder Umstehenden, oder, wenn vorhanden, Hinweise vor Ort heranziehen, wie Blutzuckermessgeräte, Medikamente, Heimsauerstoff, Rollatoren, Krankenhausbetten, Dosierinhalatoren, und Medikamentenzubehör; auch die Umgebungsparameter, wie die Temperatur oder der Lebensstil, können aussagekräftig sein. Zusätzlich können Informationen über die medizinische Vorgeschichte des Patienten während der körperlichen Untersuchung gesammelt werden (z.B. Grenzzonenamputationen, wie sie bei Diabetikern zu finden sein können, oder ausgedehntes Narbengewebe auf den Extremitäten durch chronischen parenteralen Drogenmissbrauch).

Die SAMPLE-Gedächtnisstütze liefert ein Gerüst zur Zusammenstellung einer medizinischen Vorgeschichte:

- *S (Anzeichen und Symptome):* Eine Beschreibung der Anzeichen und Symptome der Bewusstseinsstörung können bei der Ermittlung der Grundursache nützlich sein. Zum Beispiel könnte ein veränderter mentaler Zustand, der von einem Gefühl von Schwäche in einer Körperseite begleitet wird, auf eine Erkrankung des ZNS, wie einen Schlaganfall oder einen Hirntumor, hinweisen, während ein veränderter mentaler Zustand mit tiefer, schneller Atmung Zeichen einer azidotischen Ursache sein.

- *A (Allergien):* Es ist besonders wichtig, über Medikamentenallergien des Patienten Bescheid zu wissen, sodass Sie die Gabe von Medikamenten, gegen die der Patient allergisch ist, vermeiden können. Zusätzlich kann es sein, dass der Patient ein Medikament genommen hat, das eng mit dem Stoff verwandt ist, gegen den der Patient allergisch ist; dies kann die Ursache für die Bewusstseinsstörung sein. Einmal erhoben, muss diese Information an das Krankenhauspersonal weitergegeben werden.

- *M (Medikamente):* Die Medikamente, die der Patient eingenommen hat, liefern einen wichtigen Einblick in seine medizinische Vorgeschichte und können möglicherweise die Ursache der Bewusstseinsstörung sein. Behalten Sie im Hinterkopf, dass Medikamente, deren therapeutischer Nutzen innerhalb eines engen Dosisbereichs liegt, in größeren Dosierungen giftig wirken können. Es können Wechselwirkungen zwischen den Medikamenten beobachtet werden und natürliche Nebeneffekte von bestimmten Medikamenten auftreten, wie Störungen des Elektrolythaushalts. Illegale Drogen fallen ebenfalls in diese Kategorie.

- *P (medizinische Vorgeschichte):* Die bisherige medizinische Vorgeschichte kann dramatische Einsichten in die medizinische Verfassung des Patienten liefern und Sie vielleicht in die Lage versetzen, für den derzeitigen Notfall und den veränderten mentalen Zustand die Verschlimmerung eines bereits vorhandenen Problems als Ursache zu identifizieren. Dieser Effekt kann bei COPD, Diabetes mellitus und Herzerkrankungen beobachtet werden. Des Weiteren prädisponieren bestehende medizinische Zustände den Patienten unter Umständen für andere medizinische Störungen, wie z.B. Hypertonie einen Patienten für einen Schlaganfall oder Nierenversagen gefährdeter macht.

- *L (letzte orale Aufnahme):* Die letzte orale Aufnahme des Patienten von Nahrung und/oder Flüssigkeit kann wichtig sein, um bestimmte Arten der Bewusstseinsstörung einzuschätzen. Ein häufiges Opfer eines veränderten mentalen Zustandes ist z.B. der insulinpflichtige Diabetiker, der nach der Verabreichung künstlich hergestellten Insulins nichts gegessen hat. Es ist wichtig, das Blutzuckermessergebnis im

---

Praxistipp

Bei einem Patienten mit einer Bewusstseinsstörung ist es entscheidend, alle Medikamente des Patienten zu finden und, wenn möglich, mit zum Krankenhaus zu nehmen, unabhängig davon, ob es sich um verschriebene oder rezeptfreie Medikamente bzw. Nahrungsergänzungsmittel oder Partydrogen bzw. illegale Drogen handelt. Zum einen können die spezifischen Substanzen, die ein Patient zu sich nimmt, auf eine zugrunde liegende Ursache für den veränderten mentalen Zustand hinweisen, wie eine allergische Reaktion, eine kardiovaskuläre Krise oder ein diabetischer Notfall. Zum anderen könnten die Medikamente selbst, falsch eingenommen, eine toxische Situation geschaffen haben, die eine zerebrale Störung verursacht haben könnte.

Zusammenhang mit der letzten oralen Nahrungsaufnahme zu sehen. Sie würden einen Glucosespiegel von 100 bis 120 mg/dl bei einem Patienten vermuten, der vor Kurzem eine größere Menge an Kohlenhydraten zu sich genommen hat, und nicht einen Blutzuckerspiegel von 70 bis 90 mg/dl, was typisch für einen Patienten ist, der acht bis zwölf Stunden nüchtern war. Ebenfalls können Informationen über die allgemeinen Ernährungsgewohnheiten und die übliche Nahrungsaufnahme wichtig sein. Weil viele Elektrolyte und Vitamine dem Körper über die Nahrungs- und Flüssigkeitsaufnahme zugeführt werden, können diese Informationen wichtige Hinweise auf eine Störung des Elektrolythaushalts beinhalten, die eine Bewusstseinsstörung verursachen können. Zusätzlich können Sie durch das Ermitteln der letzten oralen Aufnahme die Möglichkeit eines Erbrechens abschätzen. Diese Information ist besonders für das chirurgische Personal wichtig, falls eine Notoperation notwendig wird.

- *E (Ereignisse vor der Erkrankung):* Das Verhalten oder die Beschwerden des Patienten rund um das Einsetzen des abnormen Verhaltens können für das Erkennen der Ursache der vorliegenden Bewusstseinsstörung wertvolle Hinweise liefern. Die Beschwerde über Kopfschmerzen, die direkt vor der Bewusstlosigkeit einsetzten, kann auf einen hämorrhagischen Schlaganfall hinweisen, wohingegen andauerndes Fieber in Verbindung mit Kopfschmerzen und einem steifen Nacken auf Meningitis hindeuten kann. Informationen über akutes oder allmähliches Einsetzen der Beschwerden und über die Aktivität des Patienten zum Zeitpunkt des Einsetzens der Beschwerden können bei der Ermittlung der Ursache ebenfalls helfen.

7.4.4 Hilfsmittel und Maßnahmen

Das Pulsoxymeter, die EKG-Überwachung, die $PETCO_2$-Überwachung und die Blutzuckermessung sind wichtige Hilfsmittel, die bei der Ermittlung der Ursache der Bewusstseinsstörung helfen können. Maßnahmen, wie ein i.v. Zugang, das Abnehmen einer Blutprobe, eine Flüssigkeitstherapie und ein erweitertes Atemwegsmanagement sollten, basierend auf dem Zustandsbild des Patienten, in Betracht gezogen werden.

Das Ermitteln des Blutzuckerspiegels ist besonders bei Patienten mit einem veränderten mentalen Zustand wichtig.

Die Blutzuckermessung ist präklinisch bequem mittels eines Blutzuckermessgeräts durchzuführen. Werte unter 60 mg/dl mit Anzeichen und Symptomen oder Werte unter 50 mg/dl mit oder ohne Symptome können auf eine Hypoglykämie hinweisen, während jeder Wert über 200 mg/dl als Zeichen einer Hyperglykämie betrachtet werden kann.

Behalten Sie im Hinterkopf, dass der Blutzuckerspiegel infolge von Erkrankungen, wie Diabetes mellitus, schwanken kann; jeder Zustand, der die Stoffwechselaktivität steigert, wie es bei Fieber, einer Krampfaktivität, Lebererkrankungen und Hyperthyreose vorkommt, hat diesen Effekt. Diese Zustände können sehr schnell die Glucosereserven verbrauchen und einen Zustand der relativen Hypoglykämie erzeugen. Daher hat es oberste Priorität, den Blutzuckerspiegel eines jeden Patienten mit verändertem mentalem Zustand zu beurteilen, unabhängig davon, ob eine bestätigte Vorgeschichte von Diabetes existiert oder nicht. Eine Vielzahl von Patienten ohne diabetische Vorgeschichte weist eine diabetische Ketoazidose oder das HHNS (hyperglykämisches hyperosmolares, nicht ketotisches Syndrom) als erste Anzeichen für Diabetes mellitus auf.

Das Ermitteln des Blutzuckerspiegels ist besonders bei Patienten mit einem veränderten mentalen Zustand wichtig.

7.4.5 Wiedereinschätzung

Führen Sie nach der Ersteinschätzung und der Erweiterten Untersuchung eine Wiedereinschätzung durch, um jegliche Veränderungen des Patientenzustands – Verbesserung oder Verschlechterung – zu ermitteln und um die Effektivität der bis dahin durchgeführten Maßnahmen einzuschätzen. Überwachen Sie den Patients kontinuierlich, bis er in die Betreuung des Krankenhauspersonals übergeben werden kann. Um eine Wiedereinschätzung durchzuführen, wiederholen Sie die Ersteinschätzung (einschließlich der Untersuchung des mentalen Zustands), erheben Sie erneut die Vitalzeichen, wiederholen Sie die körperliche Untersuchung und überprüfen Sie Ihre Maßnahmen.

Trotz der ordentlich durchgeführten Einschätzung, kann die Ursache der Bewusstseinsstörung präklinisch nicht leicht erkennbar sein. Aus diesem Grund sollten Sie all Ihre Aufmerksamkeit auf folgende beiden Punkte richten:

- Unterstützung der Vitalfunktionen (z.B. Atemwege, Oxygenierung, Ventilation, Blutstillung, Flüssigkeitszufuhr)
- Übermittlung aller gesammelten Informationen an das Krankenhauspersonal

Wie bereits erörtert, benötigen Sie zwei Dinge, um die Hauptursache der Bewusstseinsstörung zu erkennen und effektiv zu behandeln: ausgeprägte Untersuchungsfähigkeiten (im vorangegangenen Abschnitt zusammengefasst) und eine geistige Datenbank von Krankheitsprozessen, mit denen Sie Ihre Untersuchungsergebnisse in Zusammenhang bringewn können. Die Informationen zur Arbeits- bzw. Differenzialdiagnose im restlichen Kapitel sollen Ihnen dabei helfen, eine solche Datenbank zu erstellen.

> **Praxistipp**
>
> Um eine präklinische Diagnose für einen Patienten mit einem veränderten mentalen Zustand zu erstellen, brauchen Sie ausgeprägte Fähigkeiten zur Einschätzung und eine verinnerlichte Datenbank der Krankheitsprozesse. Behalten Sie allerdings im Hinterkopf, dass die Ursache eines veränderten mentalen Zustands vor Ort schwierig zu diagnostizieren sein kann; also fokussieren Sie Ihre ersten Bemühungen auf die Unterstützung der Vitalfunktionen und das Sammeln von Informationen für das Krankenhauspersonal und führen Sie einen schnellen Transport durch.

Präklinische Arbeits- und Differenzialdiagnose: intrakranielle Ursachen einer Bewusstseinsstörung 7.5

Die Ursachen für eine Bewusstseinsstörung sind zahlreich und vielfältig. Letztendlich können alle Störungen und Erkrankungen, die den menschlichen Körper befallen, den mentalen Zustand des Patienten auf die eine oder andere Weise verändern. Die Ursachen der Bewusstseinsstörung können in Ursachen unterteilt werden, die innerhalb des Gehirns und seiner unterstützenden Struktur auftreten, und in solche, die außerhalb des Gehirns lokalisiert sind. Im Hinblick darauf werden diese Ursachen als intrakraniell und extrakraniell bezeichnet. (Wiederholen Sie hierzu den Abschnitt „Strukturelle und metabolische Veränderungen" in diesem Kapitel).

Intrakranielle Ursachen einer Bewusstseinsstörung sind generell strukturell und schädigen direkt das Gehirn und seine unterstützenden Strukturen. Einige der häufigeren intrakraniellen Ursachen für einen veränderten mentalen Zustand sind ein Schädeltrauma, Schlaganfälle, eine Infektion und Tumoren.

7.5.1 Traumatische Schädelverletzungen

Obwohl sich dieses Kapitel auf den medizinischen Ursprung des veränderten mentalen Zustands konzentriert, verdient der Vorfall des Schädel- Hirn-Traumas eine kurze Erwähnung. Der Sanitäter muss erkennen, dass selbst geringfügige Verletzungen am Schädel einen veränderten mentalen Status herbeiführen können. Des Weiteren kann das Auftreten des veränderten mentalen Status um Tage bis Wochen und sogar Monate nach dem eigentlichen Ereignis verzögert sein, wobei diese Verzögerung häufig zur

Fehlidentifikationen als medizinisches Geschehen führt. Folgende Arten der traumatischen Schädelverletzung werden unterschieden:

- Gehirnerschütterung
- Gehirnprellung
- Epiduralhämatom
- Subduralhämatom
- intrazerebrale Blutung
- Subarachnoidalblutung

Es ist schwierig diese Zustände präklinisch voneinander zu unterscheiden.

Besonders interessant ist das *Subduralhämatom*. Ein Subduralhämatom entsteht, wenn die Venen unterhalb der Arachnoidea zerreißen (▶ *Abbildung 7.4*). Die Blutung tritt mit einem langsamen aber stetigen Tempo auf. Gelegentlich ist die Blutungsgeschwindigkeit so langsam, dass die Verletzung wochen- bis monatelang nicht symptomatisch wird. Wenn die Rückenmarkflüssigkeit die normale Blutgerinnung hemmt, komprimiert das sich ausbreitende Hämatom allmählich das Hirngewebe, bis eine Herniation auftritt; das Ergebnis ist eine neurologische und mentale Veränderung. Ältere Menschen und Alkoholiker sind für das verzögerte Präsentieren eines Subduralhämatoms anfälliger.

Aufgrund einer längeren Verzögerung bis zum Auftreten der Symptome ist sich der Patient oder die Familie der traumatischen Ursache nicht bewusst. Während der Einschätzung müssen Sie offensiv nach jeder Vorgeschichte von Schädelverletzungen fragen und eine solche nicht aufgrund der großen Zeitspanne als unbedeutend ignorieren.

Die Untersuchung und die Versorgung einer akuten traumatischen Kopfverletzung sind grundsätzlich identisch mit denjenigen bei einem Schlaganfall, einschließlich der erforderlichen Wirbelsäulenimmobilisation. (Wenn die Anamnese auf kein kürzliches Trauma hinweist oder wenn die Traumavorgeschichte weit zurück liegt – Wochen oder länger –, ist die Immobilisierung der Wirbelsäule meist nicht notwendig.)

Definition

Gehirnerschütterung: Durch einen Schlag auf den Kopf wird eine Kraft auf das Gehirn übertragen.

Gehirnprellung: Quetschung des Gehirns.

Epiduralhämatom: Eine Schwellung oder eine Blutansammlung, die sich über der Dura mater bildet.

Subduralhämatom: Eine Schwellung oder eine Blutansammlung, die sich unterhalb der Dura mater bildet.

Intrazerebrale Blutung: Blutung innerhalb des Hirngewebes.

Subarachnoidalblutung: Blutung unterhalb der Arachnoidea.

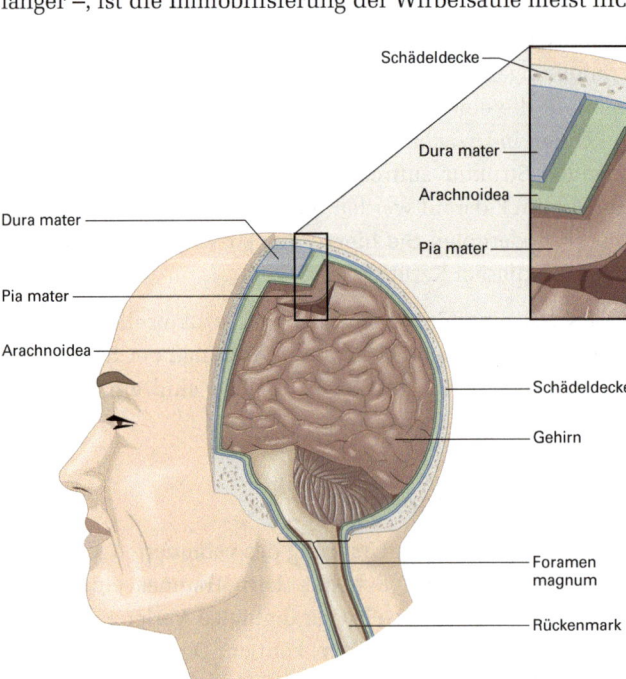

Abbildung 7.4: Die Meningen (Hirnhäute) des Gehirns

7.5.2 Schlaganfall

Ein Schlaganfall – manchmal als „Hirninfarkt" bezeichnet – ist eine strukturelle Ursache eines mentalen und/oder neurologischen Defizits. Er kann jeden Teil des Gehirns betreffen, einschließlich des Großhirns und/oder des ARAS. Häufig gibt es eine Unterbrechung der Blutversorgung eines Bereichs des Gehirns. Der daraus resultierende Mangel an Sauerstoff und anderen Nährstoffen verursacht einen zellulären Schaden, der in Form von Veränderungen des mentalen und/oder des neurologischen Zustands deutlich wird. Wenn der Blutfluss nicht wiederhergestellt wird, führt dies zum Zelltod oder Infarkt. Einmal infarziert, besteht keine Chance für eine Rettung des Hirngewebes. (Der Grund, weshalb ein Schlaganfall manchmal als „Hirninfarkt" bezeichnet wird, sind die Parallelen zur Ursache eines Herzinfarkts – Sauerstoffmangel, oftmals aufgrund einer atherosklerotischen Krankheit – und das Fortschreiten von einer *Ischämie* zum *Infarkt*.)

Erinnern Sie sich, dass der Hauptteil der sensorischen und motorischen Nerven vom und zum Kortex im unteren Teil des Hirnstamms, der Medulla oblongata, kreuzt. Folglich kontrollieren die linke und die rechte Hemisphäre die jeweils gegenüber liegende (kontralaterale) Seite des Körpers. So verursacht z.B. ein Schlaganfall, der die rechte zerebrale Hemisphäre beeinträchtigt, Defizite in der linken Körperhälfte.

Schlaganfälle werden entweder als „ischämisch" oder als „hämorrhagisch" klassifiziert.

Ischämischer Schlaganfall

Ein ischämischer Schlaganfall tritt infolge eines Verschlusses oder einer Blockade einer Hirnarterie auf und wird daher manchmal als „okklusiver Schlaganfall" bezeichnet. Der Blutfluss durch die Arterie ist stark vermindert; dies beraubt alle distalen Zellen ihrer Versorgung mit Sauerstoff und Nährstoffen sowie ihrer Abfallentsorgung. Infolgedessen kommt es in den ischämischen Hirnzellen schnell zu einem Infarkt, ohne Hoffnung auf eine Wiederherstellung. Bei einem ischämischen Schlaganfall verschlechtern sich mentale und neurologische Störungen häufig kontinuierlich, stabilisieren sich aber letztendlich innerhalb von 24 bis 72 Stunden. Etwa 80% der Schlaganfälle werden als ischämisch betrachtet.

Ischämische Schlaganfälle werden nach der Ursache weiter kategorisiert:

- *Thrombischer Schlaganfall:* Ein thrombischer Schlaganfall tritt als Folge der Entstehung eines lokalisierten *Thrombus* (Blutgerinnsels) innerhalb der Hirnarterie auf. Der Zustand entwickelt sich aus einer Ablagerung von atherosklerotischem Plaque, der das Lumen der Hirnarterie verkleinert, was allmählich den Zufluss des arteriellen Blutes verringert. Wenn das Lumen einmal signifikant verkleinert ist, kann eine Entzündung des erkrankten Bereichs innerhalb der Blutgefäße zu einer Ruptur des Plaques führen. Der Körper sieht diese Ruptur als eine Verletzung an und beginnt mit einem Gerinnungsprozess an der verletzten Stelle. Blutplättchen haften an der aufgerauten Oberfläche an und erschaffen einen Thrombus, der die Arterie verschließt. Wenn Sie den Patienten oder die Familienmitglieder befragen, dann decken Sie vielleicht eine Vorgeschichte mit einem allmählichen Fortschreiten einer mentalen und/oder neurologischen Veränderung auf. Sie können ebenfalls eine Geschichte von flüchtigen neurologischen Defiziten erhalten, die sich auflösen; diese werden als „TIA" (transitorische ischämische Attacken) bezeichnet. Das allmähliche Fortschreiten bedeutet, dass die zelluläre Ischämie und der Schaden lange vor dem vollständigen thrombischen Verschluss auftreten können.

Definition

Ischämie: Defizit der Blutversorgung im Gewebe.

Infarkt: Gewebeuntergang als Folge des Aussetzens der Blutversorgung.

■ *Embolischer Schlaganfall:* Ähnlich wie beim thrombischen Schlaganfall ist ein embolischer Schlaganfall die Folge eines Verschlusses der Hirnarterie. Allerdings erfolgt der Verschluss bei einem embolischen Schlaganfall durch einen *Embolus*, der von einer entfernt liegenden Stelle innerhalb der Hirnarterie abbricht. Die Karotisarterie ist eine häufige Quelle für eine Embolie. Das Endresultat ist identisch: Ein arterieller Verschluss entsteht und entzieht allen weiter unterhalb, liegenden Zellen das oxygenierte Blut. Im Gegensatz zu einem thrombischen Schlaganfall beginnt der embolische Schlaganfall normalerweise plötzlich, ohne Warnzeichen. Der Patient durchlebt, wenn sich der Embolus in den Hirngefäßen einnistet, eine unmittelbare Beeinträchtigung. Körperliche Anstrengung löst manchmal einen thrombischen Schlaganfall aus, da die Anstrengung den zirkulierenden Blutfluss steigert; dabei entsteht ein größeres Risiko, dass sich ein Thrombus oder Plaque-Fragment ablöst. Allerdings treten viele embolische Schlaganfälle ohne eine Vorgeschichte von Anstrengung auf.

Abhängig von der Lage der verschlossenen Arterie kann sich ein ischämischer Schlaganfall in einer Vielzahl von Arten präsentieren. Wenn er besteht, dann kann die Bewusstseinsstörung von Verwirrung über Stupor bis hin zum Koma reichen. Neurologisch beeinträchtigt ein ischämischer Schlaganfall die Motorik, die Sensorik und die Sprachfunktionen, und diese Veränderungen können leicht erkennbar sein. Ebenso kann eine Bewusstseinsstörung unabhängig von neurologischen Veränderungen bestehen und anders herum. Die meisten Schlaganfälle präsentieren sich mit einer zentralen neurologischen Veränderung (z.B. Motorik, Sensorik, Sprache) anstatt einer geistigen Zustandsveränderung. Der Patient kann verstehen, was passiert, ist aber nicht in der Lage, sich auszudrücken oder klar zu antworten.

Transitorische ischämische Attacke

Eine TIA wird durch einen Verschluss verursacht, der, wie der Name vermuten lässt, temporär ist. Der Verschluss kann aufgrund eines Vasospasmus oder eines tatsächlich vorhandenen Gerinnsels entstehen. Bei einer TIA löst sich der Vasospasmus spontan wieder auf. Im Falle eines Gerinnsels ist der Körper in der Lage, das krankhafte Gerinnsel aufzulösen und daher den Blutfluss zum Gehirn wiederherzustellen. Die Bewusstseinsstörung und/oder die neurologischen Defizite, die dem Verschluss folgen, korrigieren sich selbst, wenn der zerebrale Blutfluss wiederhergestellt ist. Alle mentalen und neurologischen Veränderungen werden wieder normal. Die TIA ist allerdings ein Warnzeichen für zugrunde liegende Probleme. Ein Drittel der Menschen, die eine TIA durchleben, haben bald danach einen lähmenden Schlaganfall.

Die Hauptursache für einen ischämischen Schlaganfall und eine TIA ist eine atherosklerotische Krankheit. Auslösende Faktoren sind Hypercholesterinämie, Diabetes mellitus, Erbanlagen, Fettleibigkeit und körperliche Inaktivität. Zusätzlich können Stoffe, wie orale Empfängnisverhütungsmittel und Nikotin, die Blutgerinnung verändern, und diese Veränderungen prädisponieren die Person zur Entwicklung eines Thrombus und Embolus. Es ist wichtig zu verstehen, dass die TIA und der Schlaganfall dieselbe Krankheit sind. Allerdings ist die TIA eine milde, temporäre Manifestation, während ein Schlaganfall schwer und möglicherweise dauerhaft ist. Die Anzeichen und Symptome einer TIA lösen sich normalerweise innerhalb von 10 min nach dem Beginn auf. TIA dauern selten länger als eine Stunde.

Hämorrhagischer Schlaganfall

Ein hämorrhagischer Schlaganfall tritt als Folge der Ruptur eines Hirngefäßes auf. Er wird als eine intrazerebrale Blutung klassifiziert, bei der die Blutung im Gehirngewebe selbst auftritt, oder als eine Subarachnoidalblutung, bei der die Blutung unterhalb der Arachnoidea auftritt. Die Gefahren, die mit einem hämorrhagischen Schlaganfall assoziiert werden, sind doppelt: Ohne das arterielle Blut werden die Gehirnzellen ischämisch, und es kommt letztendlich zum Infarkt. Zusätzlich sammelt sich das Blut der rupturierten Gefäße und bildet ein intrakranielles Hämatom. Das Hämatom breitet sich schnell aus, komprimiert umgebende Strukturen und bildet eine Hernie im Hirngewebe. Ohne angebrachte Maßnahmen wäre das Ergebnis der Tod.

Hypertonie ist die Hauptursache für einen hämorrhagischen Schlaganfall. Über die Zeit schwächt die Hypertonie Teile der zerebralen Arterienwand, und macht sie für plötzliche Rupturen anfällig. Teile einer Arterienwand können ein Aneurysma oder ballonähnliche Außentaschen bilden. Aneurysmen sind sehr instabil und neigen dazu, selbstständig zu rupturieren; diese Gefahr erhöht sich durch erhöhten Blutdruck noch. Einige Personen werden schon mit Aneurysmen geboren; diese können zu jeder Zeit in ihrem Leben spontan rupturieren.

> Hypertonie ist die Hauptursache für einen hämorrhagischen Schlaganfall.

Der Beginn und die Entwicklung eines hämorrhagischen Schlaganfalls erfolgen schnell. Obwohl ein hämorrhagischer Schlaganfall zu jeder Zeit auftreten kann, ereignet er sich häufiger während Episoden angestiegenen Blutdrucks, wie er z.B. durch Anstrengung oder Stress entsteht. Da der hämorrhagische Schock so abrupt und schwer ist, erfolgt die Reduzierung des mentalen Zustands plötzlich, zeigt sich als Verwirrung und schreitet schnell zu Stupor und zum Koma fort. Der Patient kann, kurz bevor der hämorrhagische Schock auftritt, über schwere Kopfschmerzen klagen. Bei einer Subarachnoidalblutung klagt der Patient normalerweise über die schlimmsten Kopfschmerzen, die er je hatte, oder über „Donnerschlagkopfschmerzen", die sich beim Einsetzen mit maximaler Intensität präsentieren. Diese Kopfschmerzen sind der Schlüsseluntersuchungsbefund bei einem Patienten mit einem hämorrhagischen Schlaganfall.

Einschätzung eines möglichen Schlaganfalls oder einer transitorischen ischämischen Attacke

Dieser Abschnitt beschreibt die Besonderheiten der Einschätzung eines Schlaganfallpatienten (▶ Tabelle 7.3). Diese Besonderheiten ergänzen den allgemeinen Rahmen der Einschätzung eines Patienten mit verändertem mentalem Status, die zuvor in diesem Kapitel beschrieben wurde. Die Punkte, die hier hervorgehoben werden, bestätigen entweder Ihre Einschätzung, wenn Sie bereits einen Schlaganfall vermuten, oder können Faktoren ans Licht bringen, die auf einen Schlaganfall als Ursache für die Bewusstseinsstörung des Patienten hinweisen.

Tabelle 7.3

Schlaganfall und Bewusstseinsstörung: typische Befunde

Szenenüberblick	Ersteinschätzung	Körperliche Untersuchung/Vitalzeichen	Vorgeschichte
■ Flexion/Streckung ■ Gesichtshälfte hängt ■ Anzeichen für Diabetes oder eine hypertensive Vorgeschichte (z.B. Insulin, Antihypertensiva)	■ Atemwegsbeeinträchtigung (z.B. Unfähigkeit zu schlucken) ■ pathologisches Atemmuster (Cheyne-Stokes-Atmung, zentral- neurogene Hyperventilation, Biot-Atmung, apneustische Atmung) ■ Herzrhythmusstörungen ■ Pulse schwer lokalisierbar	■ Visuelle Störungen ■ Störungen der Pupille ■ Gesichtshälfte hängt ■ Schluckbeschwerden ■ Zungenabweichung ■ Schwäche oder sensorische Defizite in den Extremitäten ■ Gangataxie ■ Inkontinenz ■ dramatisch variable Vitalzeichen ■ typischerweise normaler bis erhöhter Blutdruck	■ Anzeichen/Symptome: Kopfschmerzen, Halbseitenlähmung, Dysphasie oder Aphasie, kardiale Symptome, Übelkeit/Erbrechen, Synkope, abnehmender oder sich verbessernder mentaler oder neurogener Status ■ antihypertensive Diabetes- oder Herzmedikamente ■ Vorgeschichte von TIA oder Schlaganfall, Schädeltrauma, Hypertonie, Herzgefäßerkrankung, Aneurysma oder arteriovenöser Anomalie, Diabetes mellitus, Rauchen ■ allmähliches Einsetzen (typisch für thrombotischen Schlaganfall) oder plötzlicher Beginn (typisch für embolischen oder hämorrhagischen Schlaganfall)

Szenenüberblick Wenn Sie einen Szenenüberblick durchführen, suchen Sie aktiv nach Hinweisen, die sich auf bestehende medizinische Probleme beziehen. Da Schlaganfälle oft eng mit Diabetes mellitus oder der koronaren Herzerkrankung verbunden sind, suchen Sie nach Insulinbehältern oder anderen Medikamenten, nach einem Blutzuckermessgerät oder Heimsauerstoff, sobald Sie die Einsatzstelle betreten haben. Beobachten Sie den Patienten zusätzlich auf Anzeichen einer fortschreitenden Gehirnverletzung, wie Flexion (Dekortikationsposition) oder Extension (Dezerebrationsposition; ▶Abbildung 7.5). Wenn Sie sich dem Schlaganfallpatienten nähren, hören Sie auf mögliche Atemwegsverlegungen, da er die Fähigkeit, zu schlucken oder effektiv zu husten, verlieren kann.

Ersteinschätzung Die Hauptbeschwerde, die mit einem Schlaganfall in Verbindung steht, kann variieren. Die Anfangsphasen des ischämischen Schlaganfalls können sich mit neurologischen Veränderungen präsentieren.

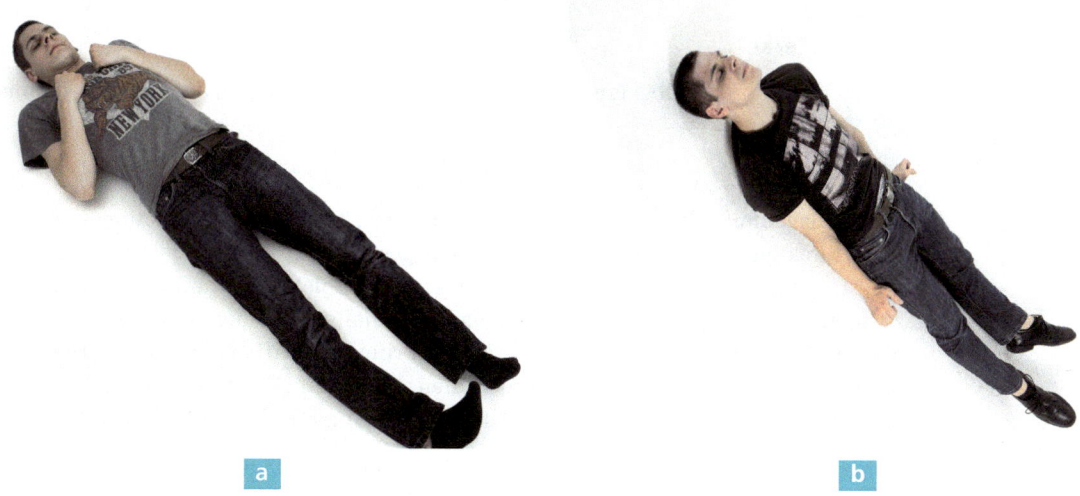

Abbildung 7.5: (a) Flexion (Dekortikationsposition) und (b) Extension (Dezerebrationsposition)

Aphasie (Schwierigkeiten beim Sprechen) ist häufig und kann fälschlicherweise als Verwirrung ausgelegt werden; allerdings können aphasische Patienten meist den Sanitäter verstehen und einfachen Kommandos folgen; dadurch können Sie Aphasie von Verwirrung unterscheiden. Eine intrazerebrale Blutung kann zum plötzlichen Beginn von Kopfschmerzen, unangemessenem Verhalten oder Bewusstlosigkeit beitragen. Neurologische Defizite können vorhanden sein, unabhängig von den Veränderungen des mentalen Zustands, und anders herum. Wenn der Patient sich bewusstlos präsentiert, muss die Hauptbeschwerde aus anderen Quellen abgeleitet werden, wie z.B. Familie, Freunden oder Zeugen, wenn vorhanden.

Wenn der Beginn der Bewusstseinsstörung Stunden nach dem Einsetzen der Anzeichen und Symptome eines Schlaganfalls eintritt, dann vermuten Sie eine Erhöhung des intrakraniellen Druckes, verbunden mit einer intrazerebralen oder subarachnoidalen Blutung. Wenn der Patient sich früh nach dem Beginn des Schlaganfalls in einem stuporösen Zustand oder im Koma befindet, dann vermuten Sie einen großen Hirninfarkt oder einen Schlaganfall, der den Hirnstamm beeinträchtigt hat. Stuporöse Zustände oder Koma sind bei ischämischen Zuständen nicht häufig. Wenn bei einem Schlaganfallpatienten ein Koma präsent ist, dann vermuten Sie, dass entweder das ARAS innerhalb des Hirnstamms oder beide Hirnhälften betroffen sind. Wenn der Patient beim Einsetzen komatös wird, dann ist der Schlaganfall höchstwahrscheinlich aufgrund einer schweren Blutung oder eines Verschlusses der Basilararterie aufgetreten. Vermuten Sie eine mögliche Gehirnhernienbildung bei jedem Patienten, der sich nach dem Einsetzen der Schlaganfallanzeichen und -symptome mit einer Bewusstseinsstörung präsentiert.

Die Atemwegskontrolle bei einem Schlaganfallpatienten ist entscheidend, weil ein Hirnschaden, wie bereits erkannt, die Fähigkeit zu schlucken erheblich vermindern kann. Eine Ansammlung von Sekreten oder Erbrochenem zu einer kompletten Atemwegsverlegung oder zur pulmonalen Aspiration. Zusätzlich kann der stuporöse oder komatöse Patient seinen submandibulären Muskeltonus verlieren. Ohne die muskuläre Unterstützung fällt die Zunge in den posterioren Pharynx und verursacht dort einen Verschluss.

Die Adäquanz der Atmung und das Atemmuster verdienen Ihre volle Aufmerksamkeit. Ein gesteigerter intrakranieller Druck und eine assoziierte zerebrale Hernienbildung können viele äußerlichen Veränderungen bewirken, einschließlich der Entstehung eines pathologischen Atemmusters. Pathologische Atemmuster, die mit einem Schlaganfall in Zusammenhang stehen, sind, können Sie in Tabelle 7.1 nachschlagen.

> **Praxistipp**
>
> Um zwischen Verwirrung und Aphasie bei einem Patienten zu unterscheiden, bei dem der Verdacht auf einen Schlaganfall besteht, lassen Sie den Patienten einfachen Anweisungen folgen.

> **Merke**
>
> Die Mortalität bei einem Schlaganfall beruht maßgeblich auf Atmungsproblemen.

Ein Schlaganfall oder eine TIA sind in der Lage, kardiale Komplikationen aufgrund einer direkten Verletzung des Gehirns, eines gesteigerten intrakraniellen Druckes oder von Hypoxie zu provozieren, wodurch eine komplette Beurteilung des Kreislaufzustands notwendig wird. Die Beurteilung des Radialis- und/oder des Karotispulses kann eine Arrhythmie oder andere Defizite zutage bringen, die die Fähigkeit des Herzes vermindern, das Gehirn adäquat zu durchbluten. Wenn ein Herz-Kreislauf-Kollaps infolge einer zerebralen Hernienbildung auftritt, dann kann der Puls schwer lokalisierbar sein.

Körperliche Untersuchung Eine körperliche und neurologische Untersuchung sollte bei jedem Patienten durchgeführt werden, bei dem der Verdacht auf Schlaganfall oder TIA besteht. Beziehen Sie sich dabei auf den Abschnitt „Körperliche Untersuchung" und Tabelle 7.2 bzw. die „Neurologische Untersuchung" zuvor in diesem Kapitel. Folgen Sie außerdem der Beschreibung der CPSS und der LAPSS in *Kapitel 1*. Während Sie den Patienten körperlich untersuchen, ist es wichtig, auf ein Herabhängen einer Gesichtshälfte oder auf eine Gesichtsasymmetrie (▶*Abbildung 7.6*), auf eine schwache Griffstärke, auf einen Arm-Drift (▶*Abbildung 7.7*) und auf Sprachauffälligkeiten zu achten. Lassen Sie den Patienten sagen: „Man kann einem alten Hund keine neuen Tricks beibringen.", um das Sprachmuster zu prüfen. Schätzen Sie die neurologische Funktion ein und erheben Sie den Glasgow Coma Score. Beurteilen Sie außerdem die Motorik und die Sensorik. Die Pulsfrequenzen sind wegen der Effekte des sympathischen Nervensystems leicht erhöht oder aber vermindert zu einer bradykarden Herzfrequenz.

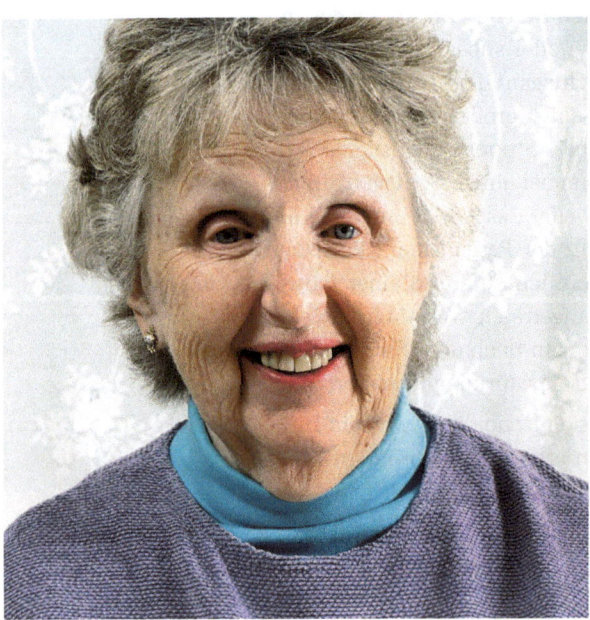 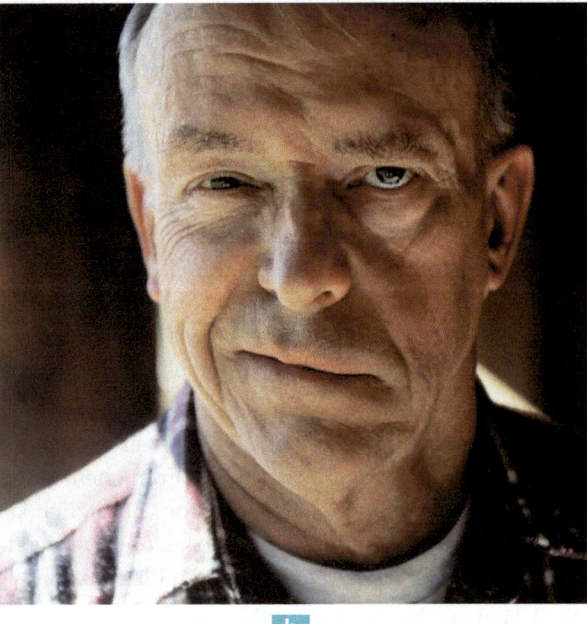

a   b

Abbildung 7.6: (a) Das Gesicht eines Patienten ohne einem Schlaganfall weist eine normale Symmetrie auf. (b) Das Gesicht eines Patienten mit einem Schlaganfall hängt auf einer Seite auffällig herab.

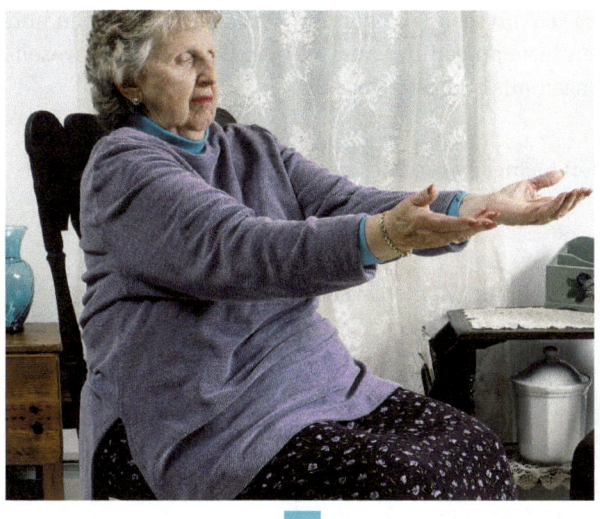 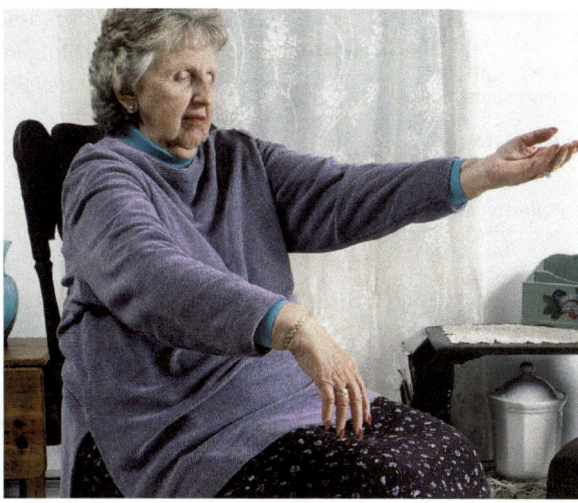

Abbildung 7.7: (a) Ein Patient, der keinen Schlaganfall hat, kann generell die Arme mit geschlossenen Augen ausgestreckt halten. (b) Ein Patient mit einem Schlaganfall zeigt oft einen sog. Arm-Drift (Absenken des Armes): Ein Arm bleibt ausgestreckt, während der Patient die Augen geschlossen hält, der andere Arm sinkt jedoch nach unten.

Vitalzeichen Die Vitalzeichen können bei einem Schlaganfall deutlich variieren. Abhängig von der Lage der Läsion und des intrakraniellen Druckes können sich verschiedenartigste Atemmuster und eine ganz unterschiedliche Atemadäquanz präsentieren.

Unabhängig von der Art des Schlaganfalls ist der Blutdruck bei einem Schlaganfall üblicherweise normal bis leicht erhöht. Das Bestehen einer Hypotonie sollte Ihnen signalisieren, nach einer anderen Erkrankung als nach einem Schlaganfall zu suchen. Medikamente, wie Antihypertensiva, Betablocker, Calciumkanalblocker, ACE-Hemmer oder Diuretika, arbeiten an einer Senkung des Blutdrucks. Richten Sie Ihre Aufmerksamkeit also darauf, ob solche Medikamente eingenommen wurden, und auf ihre potenzielle Wirkung.

Anamnese Wenn erhebbar, kann eine fokussierte medizinische Vorgeschichte, besonders eine Beschreibung der Ereignisse rund um das Einsetzen der Bewusstseinsstörung, hilfreich sein um das Bestehen eines Schlaganfalls zu bestätigen, und den spezifischen Typ zu differenzieren. Die folgenden Informationen, im SAMPLE-Format zusammengestellt, erweisen sich bei einem Schlaganfallpatienten als nützlich.

Bei einem Schlaganfallpatienten ist es aufgrund des engen Zeitfensters, in dem fibrinolytische Medikamente verabreicht werden können, unerlässlich, den Zeitpunkt des Einsetzens der Anzeichen und Symptome zu ermitteln. Der Zeitpunkt des Einsetzens der ersten Anzeichen und Symptome wird als „Zeitpunkt Null" bezeichnet. Wenn ein Patient mit Anzeichen oder Symptomen eines Schlaganfalls gefunden wird oder mit entsprechenden Zeichen aufwacht, dann beschreibt „Zeitpunkt Null" den letzten Zeitpunkt, zu dem der Patient sich normal oder ohne Anzeichen und Symptome eines Schocks präsentiert hat. Da diese Information für die Behandlung entscheidend ist, stellen Sie sicher, dass Sie dies an das Zielkrankenhaus übermitteln, und lassen Sie die Information in die mündliche Übergabe einfließen bzw. dokumentieren Sie sie in Ihren Aufzeichnungen. Sie können evtl. auch ein Familienmitglied, den Pfleger oder andere Personen, die Zeuge des letzten normalen Zustands des Patienten waren, mitnehmen, um den definitiven „Zeitpunkt Null" festzustellen.

■ *S (Anzeichen und Symptome):* Die Anwesenheit oder das Fehlen der Anzeichen und Symptome, die in der folgenden Liste aufgeführt sind, können helfen, die Anwesenheit und die Schwere des Schlaganfalls zu bestätigen:

– Kopfschmerzen

– Gesichtsasymmetrie oder Herabhängen einer Gesichtshälfte

– Arm-Drift

– lallende Sprache

– Abnehmen oder Verbesserung des mentalen oder neurologischen Zustands

– Hemiplegie

– Hemiparese

– Dysphasie oder Aphasie (Bei motorischer oder expressiver Aphasie [Broca-Aphasie] versteht der Patient und weiß, was er sagen will, kann aber keine Wörter bilden; bei rezeptiver Aphasie kann der Patient nicht verstehen, was gesagt oder gefragt wird, und antwortet nicht oder nicht entsprechend.)

– kardiale Beteiligung (Brustschmerz, Kurzatmigkeit oder Schwindel)

– Übelkeit oder Erbrechen

– synkopale Episoden

– unilaterale Pupillenerweiterung (▶*Abbildung 7.8*; weist auf eine Hirnhernienbildung hin)

– fixierte oder geweitete Pupillen (Wenn dies bei einem wachen Patienten mit schweren Kopfschmerzen entdeckt wird, dann kann dies auf einem hämorrhagischen Schlaganfall hinweisen.)

■ *A (Allergien):* Notieren Sie alle medizinischen Allergien, die der Patient hat.

■ *M (Medikamente):* Das Identifizieren der Medikamente gibt einen Einblick in die medizinische Vorgeschichte des Patienten. Seien Sie sich speziell jener Medikamente bewusst, die in Verbindung mit Diabetes mellitus oder dem kardiovaskulären System stehen. Solche Medikamente sind Antikoagulanzien oder Antithrombotika, Antihypertensiva, Cholesterinsenker, Herzmedikamente, Insulin oder orale Antihyperglykämika sowie orale Empfängnisverhütungsmittel. Besonders beachtenswert sind Medikamente, die auf eine Bildung von Thromben hinweisen (Antikoagulanzien, Cholesterinsenker, Thrombozytenaggregationshemmer) oder die gegen bereits bestehende Hypertonie wirken (Antihypertensiva). Außerdem können Herzmedikamente auf das Bestehen von Vorhofflimmern oder andere Arrhythmien hindeuten, die das Risiko einer Gerinnselbildung und eine nachfolgende Emboliebildung steigern. Dasselbe gilt für orale Verhütungsmittel.

■ *P (medizinische Vorgeschichte):* Viele medizinische Zustände erhöhen die Gefahr, einen Schlaganfall zu erleiden. Daher sollten alle zugrunde liegenden medizinischen Probleme, insbesondere kardiovaskuläre oder diabetische Zustände, aufgenommen werden. Fragen Sie nach den folgenden Faktoren (Eine medizinische Vorgeschichte die irgendeinen dieser Faktoren beinhaltet, ist wichtig für die Bestätigung des Verdachts eines Schlaganfalls oder einer TIA. Diese Informationen müssen an das Krankenhauspersonal weitergegeben werden.):

– vorangegangener Schlaganfall oder TIA

– Hypertonie

– Arteriosklerose, koronare Herzkrankheit

- Hypercholesterinämie

- Herzrhythmusstörungen (speziell Vorhofflimmern)

- Aneurysma oder arteriovenöse Malformation

- Diabetes mellitus

- Rauchen

- Operation an der A. carotis

■ *L (letzte orale Aufnahme):* Die letzte Nahrungsaufnahme des Patienten ist wichtig, da dadurch die Wahrscheinlichkeit von Erbrechen und der Aspiration beurteilt werden kann, falls es noch nicht geschehen ist. Bei einer Beurteilung des Blutzuckerspiegels ist die letzte orale Aufnahme eine wichtige Überlegung bei der Evaluierung der Werte. Zusätzlich muss das Krankenhauspersonal diese Information erhalten, falls eine chirurgische Intervention notwendig ist.

■ *E (Ereignisse vor der Erkrankung):* Die Kenntnis der Ereignisse oder des Verhaltens der Person vor dem Schlaganfall oder der TIA kann dabei helfen, die Art des eingetretenen Schlaganfalls zu identifizieren, und viel wichtiger, den letzten Zeitpunkt zu ermitteln an dem es dem Patienten gut ging. Folgende Punkte sind zu ermitteln;

- allmählicher oder akuter Beginn

- Zeitpunkt des Einsetzens

- Verbesserung oder Verschlechterung des mentalen oder neurologischen Zustands

- Beschwerden vor dem Vorfall (Kopfschmerzen, Verwirrung, Schwindel, Stürze)

- Auftreten in Ruhe oder bei Anstrengung

- assoziierte Krampfaktivität

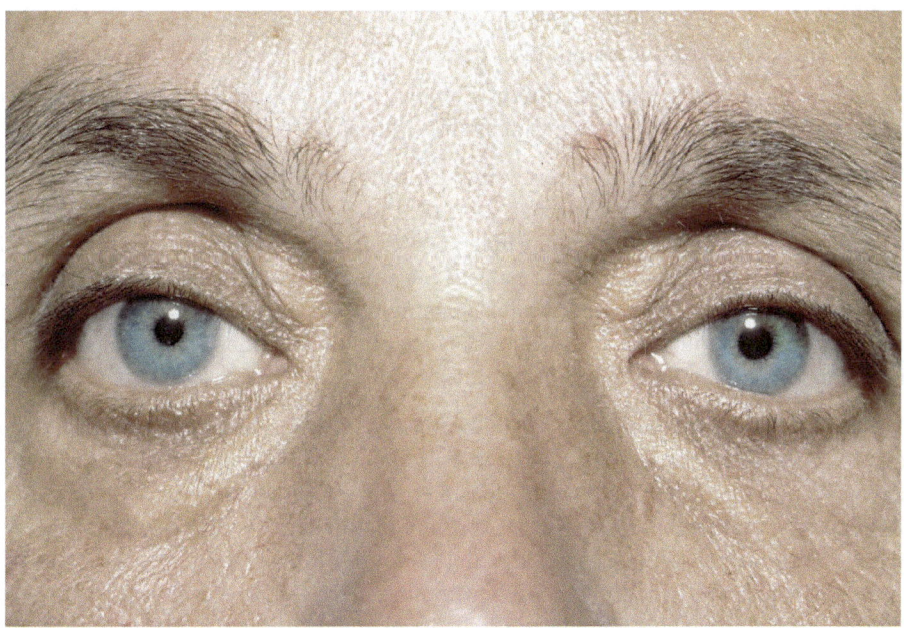

Abbildung 7.8: Eine unilaterale Pupillendilatation weist auf eine Hirneinklemmung hin.

Behandlung eines Patienten mit Schlaganfall oder transitorisch-ischämischer Attacke

Die Behandlung eines ischämischen oder hämorrhagischen Schlaganfalls konzentriert sich auf die Unterstützung verlorener Funktionen. Die Sicherung freier Atemwege und einer adäquaten Ventilation und Oxygenierung sind die ersten Prioritäten. Ein beschleunigter Transport in eine medizinische Einrichtung, die einen akuten Schlaganfallpatienten behandeln kann – eine mit einem CT-Gerät, der Möglichkeit, fibrinolytische Medikamente zu verabreichen, und mit Zugang zur interventionellen Neuroradiologie – ist wichtig. In manchen Fällen können die Effekte eines ischämischen Schlaganfalls, wenn sie rasch behandelt werden, deutlich vermindert werden oder sich zurückbilden. Wie bei einer Herzattacke („Zeit ist Myokard.") ist die Zeit ein kritisches Element bei der Behandlung vieler Schlaganfälle („Zeit ist Gehirnzellen.").

Bedenken Sie, dass eine aggressive Hyperventilation bei einem Patienten mit einer Schädelverletzung oder einem Patienten mit erhöhtem intrakraniellen Druck nicht empfohlen wird. Übereifriges Hyperventilieren führt zu einem signifikanten $PaCO_2$-Abfall, was wiederum in einer exzessiven zerebralen Vasokonstriktion und einem abfallenden zerebralen Perfusionsdruck resultiert. Das Ergebnis ist ein Abfall des Blutflusses im Gehirn.

Die Empfehlung zur Hyperventilation ist ein derzeit kontroverser Streitpunkt. Einige Protokolle bzw. Anweisungen haben die Hyperventilation komplett gestrichen, andere erlauben sie nur, wenn überzeugende Hinweise auf eine Hernienbildung im Gehirn oder auf einen gesteigerten intrakraniellen Druck vorhanden sind. Wenn eine Hyperventilation durchgeführt wird, dann sollte diese auf 20 Beatmungen/min beschränkt sein. Die folgenden Parameter sind Anzeichen einer Gehirnhernienbildung, die eine Hyperventilation erlauben würde:

- unilateral oder bilateral geweitete Pupillen
- asymmetrische Pupillenreaktivität
- nicht zielgerichtete Körperhaltung (Flexion, auch Dekortikationshaltung genannt, oder Extension, auch Dezerebrationshaltung genannt)

Wenn keines dieser Anzeichen vorhanden ist, sollte der Patient mit einer Frequenz von 10 bis 12 Beatmungen/min beatmet werden. Die Schlüssel zur Behandlung sind es, offene Atemwege und eine adäquate alveoläre Ventilation zu erhalten. Verabreichen Sie zusätzlich Sauerstoff. beheben und beugen Sie einer Hypoxie Hyperkapnie, Hyperthermie und Azidose vor. Verhindern oder behandeln Sie Hypertonie durch das Aufrechterhalten eines systolischen Blutdrucks von über 90 mmHg oder höher und beugen Sie Krämpfen vor oder behandeln Sie sie sofort.

Verwenden Sie eine isotonische kristalloide Lösung, wenn Sie einen venösen Zugang setzen. Solange kein massiver hämodynamischer Kollaps besteht, sollte eine Flüssigkeitsgabe mit einer offen haltenden Flussrate verabreicht werden, um einen unnötigen Anstieg des intrakraniellen Druckes zu verhindern. Meiden Sie glucosehaltige Lösungen, da von Hirnödemen und einem schlechteren neurologischen Outcome berichtet wird, wenn der Zuckerstoffwechsel eine hypoosmolare Flüssigkeitsverlagerung aus den Gefäßen in das Gehirngewebe erzwingt. Daher ist es nicht unkritisch, Patienten mit einer Bewusstseinsstörung D_{50} oder jegliche andere Variante von Glucose zu verabreichen. Es besteht dabei ein zu großes Risiko, wenn der Patient einen Schlaganfall hat. Studien haben gezeigt, dass ein schlechteres neurologisches Outcome infolge einer Glucosegabe bei Patienten mit einer intrakraniellen Pathologie erzielt wird. Prüfen Sie immer mittels eines Blutzuckermessgeräts den Blutzuckerspiegel, bevor Sie Glucose verabreichen, um sicherzugehen, dass der Patient, der die Glucose erhält, ein hypoglykämischer diabetischer Notfall ist und keinen Schlaganfall oder eine TIA hat. Im Falle eines bestätigten hypoglykämischen Ereignisses, bei dem ebenfalls ein Schlaganfall oder eine andere intrakranielle Pathologie vermutet werden, titrieren Sie 50%ige Glucose bis zum gewünschten Effekt. Beenden Sie daher den Bolus, wenn der Patient wacher und aufmerksamer wird. Der Schlüssel ist, nicht mehr Glucose zu verabreichen, als der Patient tatsächlich benötigt.

Wie die jüngsten Fortschritte in der frühzeitigen Behandlung von Schlaganfällen gezeigt haben, hat ein unverzüglicher Transport in die nächstgelegene medizinische Einrichtung, die in der Lage ist, einen Schlaganfallpatienten zu behandeln, oberste Priorität. Aufgrund der Wichtigkeit der Zeit müssen Sie die empfangende Einrichtung in Kenntnis setzen und Ihre CPSS- oder LAPSS-Ergebnisse weiterleiten, sodass eine angemessene Vorbereitung möglich ist und die Ressourcen bei Ihrer Ankunft Ihrem Patienten sofort zur Verfügung stehen. Überwachen Sie kontinuierlich Veränderungen im mentalen, neurologischen, respiratorischen und zirkulatorischen Zustand und stabilisieren Sie sie, wenn nötig. Folgen Sie Ihrem lokalen Protokoll bei der Durchführung Ihrer Einschätzung eines Schlaganfalls (LAPSS, CPSS) und übermitteln Sie die benötigten Kriterien.

> Wie jüngsten Fortschritte, in der frühzeitigen Behandlung des Schlaganfällen gezeigt haben, ist der unverzügliche Transport zum Krankenhaus am wichtigsten.

Eine schlaganfallinduzierte Hypertonie ist eine wichtige Überlegung. Das Gehirn benötigt womöglich angesichts des Schlaganfalls die Hypertonie, um die zerebrale Perfusion aufrechtzuerhalten. Eine unüberlegte Senkung des Blutdrucks kann deshalb gefährlich sein. Eine präklinische Senkung des Blutdrucks bei einem Schlaganfallpatienten wird nicht empfohlen. Wenn der Patient die Lagerung tolerieren kann und es keinerlei Bedenken bezüglich einer Aspiration gibt, dann kann das Outcome dadurch verbessert werden, dass der Patient flach auf den Rücken gelegt wird, um den Blutfluss zum Gehirn zu verbessern. Halten Sie am lokalen Protokoll fest und beraten Sie sich mit der medizinischen Leitung.

Wiedereinschätzung

Bis zur Übergabe an das Krankenhauspersonal überwachen Sie den Patienten kontinuierlich durch die Wiederholung der Ersteinschätzung, der Wiedereinschätzung der Vitalzeichen und der Überprüfung der Maßnahmen. Erkennen und behandeln Sie jegliche Veränderungen des Patientenzustands, wie z.B. Krämpfe, einen steigenden intrakraniellen Druck, Hypoventilation, eine Atemwegsverlegung, Hypoxie, Hyperkapnie oder Hypertonie.

7.5.3 Kraniale Infektion

Wenn ein Pathogen das natürliche Verteidigungssystem des Körpers umgeht und sich einnistet, dann tritt eine Infektion auf. Infektionen des Gehirns oder seiner unterstützenden Strukturen präsentieren sich als strukturelle Veränderungen mit mentalen oder Verhaltensstörungen in der Folge. Viele infektiöse Prozesse können das Gehirn befallen. Meningitis, Enzephalitis und Hirnabszesse sind die am weitesten verbreiteten.

Meningitis

Die Meningitis ist eine Infektion und Entzündung der Meningen, die das Gehirn umgeben und schützen (siehe Abbildung 7.4). Die Meningitis kann durch ein Bakterium, durch Viren, Pilze oder jegliche Pathogene verursacht werden, die Zugang zu den Meningen bekommen. Während der Infektion kann ein weites Feld an Veränderungen des mentalen und des Verhaltenszustands beobachtet werden.

Da das Gehirn in der Hirnkapsel eingeschlossen ist, steigert eine Entzündung der Meningen den intrakraniellen Druck. Die damit verbundene Kompression des Hirngewebes zerstört Neurone und verhindert einen adäquaten Blutfluss in Hirngefäße anderer Hirnregionen. Auf ähnliche Weise kann ein gesteigerter intrakranieller Druck den Fluss der Hirnflüssigkeit verlegen und somit die vom Gehirn benötigte Nährstoffversorgung behindern. Abhängig von der Schwere kann sich die Infektion im Gehirn selbst ausbreiten und einen Hirnabszess oder eine Enzephalitis verursachen.

Wenn der infektiöse Prozess alle Meningen umfasst, dann kann der Patient eine Veränderung des mentalen Status durchleben, die von Schläfrigkeit über Stupor bis hin zum Koma und einer Krampfaktivität reichen kann. Zusätzlich zu Fieber, Übelkeit und exzessivem Erbrechen kann der Patient auch persistierende Kopfschmerzen bestätigen. Da die Meningen das Gehirn und das Rückenmark umschließen, kann eine Nackensteifigkeit festgestellt werden. Allerdings sind dies späte Befunde. Bei Patienten mit einer Meningitis sind Licht- und Lärmintoleranz bzw. Schmerzen bei Augenbewegungen ein häufiges Untersuchungsergebnis.

Anzeichen einer meningealen Entzündung kann u.a. die Flexion des Kopfes sein, die Nackenschmerzen verursacht und eine reflexartige Beugung der Hüfte und der Knie auslöst (*Brudzinski-Zeichen*). Flexion der Extremitäten mit Schmerzen und Widerstand bei nachfolgender Extension (*Kernig-Zeichen*) weisen ebenfalls auf eine meningeale Entzündung hin. Allerdings *kann* eine Meningitis auch bei Abwesenheit dieser Zeichen vorhanden sein. Wenn die Entzündung eine spezielle Hirnregion komprimiert dann können neurologische Anzeichen, wie eine Hemiparese oder Schwäche, beobachtet werden.

Enzephalitis

Die Enzephalitis ist eine Infektion des Hirngewebes selbst. Auch wenn sie durch eine Vielzahl bakterieller Pathogene verursacht werden kann, ist die häufigste Ursache der Enzephalitis viral. Die Enzephalitis entsteht im Allgemeinen aus einem Infektionsprozess, der an anderer Stelle im Körper auftritt, aber über die peripheren Nerven oder Blutgefäße Zugang zum Gehirn erlangt. Der Herpesvirus ist ein Beispiel für ein virales Pathogen, das eine Enzephalitis verursachen kann. Ein weniger bekanntes Beispiel ist der Tollwuterreger.

Wenn die Infektion einmal im Gehirn Fuß gefasst hat, lösen Entzündungen und Gewebezerstörungen eine Veränderung der Hirnfunktion aus. Mit der Zeit verursacht eine kontinuierliche neuronale Degeneration und Blutstau Beschwerden, wie Fieber, Kopfschmerzen, Persönlichkeitsveränderungen und Verwirrung, aus. Der Verlauf einer Enzephalitis beinhaltet Aufregung, Krämpfe und Stupor. Wenn beide Hirnrinden oder das ARAS betroffen sind, dann führt dies zum Koma.

Abhängig vom Ausmaß der Infektion können spezifische neurologische Defizite erkannt werden. *Ataxie*, Pupillenunregelmäßigkeiten, visuelle Störungen und Gesichts- bzw. Augenlähmungen können zu beobachten sein. Die Enzephalitis kann sich ebenfalls mit Nackensteifigkeit präsentieren. Sie werden bemerken, dass die Anzeichen einer Enzephalitis denen der Meningitis ähneln. Dementsprechend ist die Enzephalitis präklinisch sehr schwer von einer Meningitis zu unterscheiden.

Gehirnabszess

Ein Gehirnabszess ist eine lokalisierte Ansammlung von eitrigem Material innerhalb des Gehirns. Ein Gehirnabszess entwickelt sich, wenn die Reste eines Bakterienbefalls sich verflüssigen und Leukozyten, Gewebeabfälle und Proteine der Immunantwort des Körpers sich ansammeln. Um die Nebenprodukte einzudämmen, bildet sich eine fibröse Kapsel um den Eiter. Wenn sich vermehrt eitriges Material innerhalb der Kapsel sammelt, führt deren Anschwellen zur Zerstörung von Hirngewebe und zur Komprimierung der Blutgefäße.

Ein Patient mit einem Hirnabszess kann offensichtliche Veränderung seines mentalen Zustands durchleben, verbunden mit chronischen Kopfschmerzen, die sich mit steigendem intrakraniellem Druck verschlimmern. Ebenso können fokale neurologische Defizite entsprechend der betroffenen Hirnregion entstehen. Wenn der Abszess rupturiert, dann ist eine Meningitis oder Enzephalitis sehr wahrscheinlich.

Regelmäßig beginnt ein zerebraler Abszess als eine Infektion in der Nasenhöhle, im Mittelohr oder im Bereich der Mastzellen, die direkt mit dem Gehirn kommunizieren. Offene Schädelfrakturen oder intrakranielle Operationen können ebenfalls einen Gehirnabszess herbeiführen.

Einschätzung einer möglichen kranialen Infektion

Dieser Abschnitt beschreibt die Besonderheiten der Einschätzung eines Patienten mit einer intrakraniellen Infektion (▶ *Tabelle 7.4*) innerhalb des Rahmens des allgemeinen Verfahrens der Einschätzung, das bereits vorher in diesem Kapitel präsentiert wurde. Die Punkte, die hier herausgestellt werden, können bei Ihrer Einschätzung eingesetzt werden, wenn Sie bereits eine intrakranielle Infektion vermuten, oder sie zeigen Faktoren auf, die auf eine intrakranielle Infektion als Ursache für die Bewusstseinsstörung des Patienten hinweisen.

Die Einschätzung einer Infektion, die innerhalb des Schädelgewölbes auftritt, ist der Einschätzung eines Schlaganfallpatienten sehr ähnlich. Wie ein Schlaganfall kann auch eine Infektion des Gehirns und/oder seiner unterstützenden Strukturen den mentalen Zustand verändern und neurologische Störungen verursachen. Infolgedessen sollte die Einschätzung, wenn eine Infektion vermutet wird, anstreben zu beschreiben, wo innerhalb des Gehirns sie Fuß gefasst hat und bis zu welcher Schwere sie fortgeschritten ist.

Tabelle 7.4

Kraniale Infektion und Bewusstseinsstörung: typische Befunde

Szenenüberblick	Ersteinschätzung	Körperliche Untersuchung/ Vitalzeichen	Vorgeschichte
■ Antibiotika	■ Atemwegsbeeinträchtigung (Erbrechen ist häufig.) ■ pathologisches Atemmuster aufgrund eines gesteigerten intrakraniellen Druckes ■ Tachykardie durch einen hypermetabolischen Zustand ■ heiße, trockene und gerötete Haut	■ Ähnlich dem Schlaganfall (visuelle Störungen, Pupillendysfunktion, Herabhängen einer Gesichtsseite, Schluckbeschwerden, Zungenverschiebung, Schwäche oder sensorische Defizite der Extremitäten, Gangataxie, Inkontinenz) ■ Nacken-/Halssteifigkeit, Brudzinski- und Kernig-Zeichen ■ frühe Vitalzeichenerhöhung, später Vitalzeichenabfall mit möglicher Cheyne-Stokes-Atmung oder zentral-neurogener Hyperventilation	■ Anzeichen und Symptome: Fieber, Kopfschmerzen, Hemiplegie, Hemiparese, visuelle Störungen, Gehörverlust, Übelkeit/ Erbrechen, Synkope, abnehmender oder sich verbessernder mentaler und neurologischer Status ■ Antibiotikamedikation ■ Vorgeschichte einer kürzlichen Nebenhöhlen-, Ohrenoder Mundhöhleninfektion; Vorgeschichte einer vorangegangenen intrakraniellen Infektion, womöglich mit einer Krampfaktivität assoziiert

Szenenüberblick Suchen Sie während des Szenenüberblicks nach Hinweisen auf ein bestehendes medizinisches Problem. Das Augenmerk sollte insbesondere auf das Vorhandensein von Antibiotika oder anderen Medikamenten gerichtet werden, die eine kürzliche Infektion vermuten lassen, sowie auf eine kraniale Infektion, die die Ursache für die Bewusstseinsstörung sein kann. Wenn einmal eine infektiöse Ursache vermutet wird, sollte die persönliche Schutzausrüstung, einschließlich der Maske, getragen werden.

Ersteinschätzung Bei einer Meningitis oder Enzephalitis kann die Hauptbeschwerde, abhängig von der Schwere der Infektion, von persistierenden Kopfschmerzen begleitet sein, die mit Fieber, Nackensteifigkeit oder visuellen Störungen einhergehen. Da ein Hirnabszess dazu neigt, innerhalb einer bestimmten Region des Gehirns isoliert zu verbleiben, kann die Hauptbeschwerde einen Schlaganfall in den Bereichen der lokalisierten

Beeinträchtigung der neurologischen Funktion nachahmen. In schweren Fällen einer intrakraniellen Infektion können Lethargie, Stupor oder ein Koma die Hauptbeschwerde sein.

Beurteilen Sie rasch die Atemwegsdurchgängigkeit. Erbrechen kommt bei einer intrakraniellen Infektionen häufig vor; es sollte sofort einer Aspiration vorgebeugt werden. Zudem kann die neurologische Kontrolle beeinträchtigt sein. Sie müssen auf den Verlust der Schluckfähigkeit mit den damit verbundenen Komplikationen achten.

Untersuchen und klassifizieren Sie den respiratorischen Status als entweder adäquat oder inadäquat. Achten Sie wie beim Schlaganfall besonders auf ein pathologisches Atemmuster, das auf einen gesteigerten intrakraniellen Druck als Zeichen einer Herniation des zerebralen Inhalts hindeutet. Die Einschätzung des Kreislaufzustands kann wichtige Informationen über die mögliche intrakranielle Infektion liefern. Normalerweise sorgen Infektionen für eine tachykarde Pulsfrequenz, weil der Körper einen hypermetabolischen Zustand erzeugt. Hypermetabolismus ist eine kompensatorische Reaktion, die dazu dient, die allgemeine Körperkerntemperatur zu erhöhen, um so eine weniger günstige Umgebung für die eingedrungenen Pathogene zu schaffen. Folglich erscheint die Haut dann heiß, trocken und gerötet.

Wenn sich die Infektion schon vor einiger Zeit eingenistet hat, kann ebenfalls eine Dehydratation präsent sein. Das Aufstellen der Haut, wenn an ihr gezogen wird, Durst, verlängerte Rekapillarisationszeit, erhöhte Pulsfrequenz und ein verminderter Blutdruck sind Hinweise auf eine mögliche Dehydratation. Seien Sie vorsichtig bei der Interpretation einer aufgestellten Haut als ein Zeichen von Volumenabbau bei älteren Patienten: Ab einem gewissen Alter verliert die Haut ihre elastischen Fähigkeiten; daher ist das Aufstellen der Haut bei älteren Patienten unter Umständen kein abnormes Phänomen.

Körperliche Untersuchung Aufgrund der strukturellen Veränderung ist die Einschätzung einer Meningitis, einer Enzephalitis oder eines Hirnabszesses der eines Schlaganfalls oder einer TIA sehr ähnlich. Eine körperliche Untersuchung mit einer neurologischen Untersuchung hat Priorität. Beziehen Sie sich hierbei auf den Abschnitt „Körperliche Untersuchung" und Tabelle 7.2 sowie den Abschnitt „Neurologische Untersuchung" in diesem Kapitel.

Vitalzeichen Abhängig vom Infektionsstadium und der strukturellen Beteiligung variieren die Vitalzeichen in Verbindung mit einer kranialen Infektion. Früh im Infektionsprozess können erhöhte Vitalzeichen erkannt werden, wenn ein hypermetabolischer Zustand die Herzfrequenz und das Herzminutenvolumen steigert. Dementsprechend kann der Blutdruck normal oder leicht erhöht sein, ebenso wie die Atemfrequenz.

Im Fortschreiten der Infektion kann ein Patient, der zur Kompensation der Flüssigkeitsverluste oder Keimausbreitung im Blut nicht fähig ist, eine Verringerung des Herzminutenvolumens und einen Blutdruckabfall aufweisen. Falls der intrakranielle Druck das Gehirn eingeklemmt hat, kann ein Blutdruckanstieg mit dem Abfall der Herzfrequenz auftreten, sobald der Hirnstamm Schaden erleidet. Zu diesem Zeitpunkt können auch pathologische Atemmuster, wie die Cheyne-Stokes-Atmung oder die zentrale neurogene Hyperventilation, auftreten.

Anamnese Ein sorgfältiges Erheben der Vorgeschichte ist wichtig für das Feststellen einer intrakraniellen Infektion. Entsprechend dem SAMPLE-Schema sollten sachdienliche Informationen mindestens folgende Punkte beinhalten:

- *S (Anzeichen und Symptome):* Die Anzeichen und Symptome rund um die kraniale Infektion sind extrem wichtig, um die Schwere und das Fortschreiten der kranialen Infektion zu ermitteln:
  - Kopfschmerzen
  - Fieber
  - abnehmender oder verbesserter mentaler oder neurologischer Zustand
  - Hemiplegie
  - Hemiparese
  - Sehstörungen
  - Gehörverlust
  - Übelkeit oder Erbrechen
  - synkopale Episoden

- *A (Allergien):* Ermitteln und dokumentieren Sie jegliche Medikamentenallergie, die der Patient hat.

- *M (Medikamente):* Alle Medikamente, die der Patient nimmt, sollten dokumentiert und an das Personal der Notaufnahme weitergegeben werden. Achten Sie besonders auf Medikamente, wie Antibiotika, die auf eine kürzliche Infektion hinweisen.

- *P (medizinische Vorgeschichte):* Sammeln Sie Informationen über jegliche zugrunde liegende medizinische Probleme. Legen Sie besondere Aufmerksamkeit auf eine kürzliche Vorgeschichte einer Nebenhöhlen-, Ohren- oder Mundhöhleninfektion, weil diese sich zu einer Meningitis entwickeln und ein Hirnabszess oder Meningitis herbeiführen können. Stellen Sie das Vorhandensein eines Dauerliquor-Shunts fest. Behalten Sie zusätzlich im Hinterkopf, dass nach einmaligem Auftreten einer intrakraniellen Infektion ein Wiederauftreten nicht unüblich ist, sodass es wichtig ist herauszufinden, ob der Patient bereits vorher eine Infektion dieser Art hatte.

- *L (letzte orale Aufnahme):* Die letzte Nahrungs- und/oder Flüssigkeitsaufnahme des Patienten ist für die Abschätzung eines möglichen Erbrechens und einer Aspiration wichtig. Ebenso können Sie dabei eine Vorgeschichte adäquater oder inadäquater Nahrungs- und Flüssigkeitsaufnahme ermitteln.

- *E (Ereignisse vor der Erkrankung):* Die Ereignisse oder das Verhalten rund um den Beginn der Meningitis, der Enzephalitis oder des Hirnabszesses sind wichtig. Fragen Sie erneut nach jeglicher Vorgeschichte einer kürzlichen Erkrankung, die sich in der Schädelhöhle angesiedelt haben könnte:
  - allmählicher oder akuter Beginn
  - Zeitpunkt des ersten Einsetzens
  - assoziiertes Fieber und/oder allgemeines Krankheitsgefühl
  - Verbesserung oder Abfall des mentalen Zustands seit dem Einsetzen
  - persistierende Kopfschmerzen
  - assoziierte Krampfaktivität

Behandlung eines Patienten mit einer kranialen Infektion

Die Behandlung von Meningitis, Enzephalitis und Hirnabszess beinhaltet die emotionale Unterstützung und die Wiederherstellung von verminderten oder verlorenen vitalen Funktionen. Wie bei anderen medizinischen Notfällen sind die Behandlungsprioritäten, das Etablieren und Erhalten adäquater Atemwege, eine adäquate Beatmung und Oxygenierung und das Aufrechterhalten eines adäquaten systolischen Blutdrucks sowie der zerebralen Perfusion.

Wie bereits erörtert, sollten Patienten mit einem gesteigerten intrakraniellen Druck mit einer Frequenz von 10 bis 12 Beatmungen/min beatmet werden, außer es gibt Anzeichen einer Herniation. In diesem Fall können Sie eine Ventilation mit 20 Beatmungen/min in Betracht ziehen. Legen Sie eine EKG-Überwachung an und behandeln Sie jegliche Rhythmusstörungen. Etablieren Sie einen i.v. Zugang und hängen Sie eine isotonische kristalloide Lösung an, wie z.B. 0,9%ige normale Kochsalzlösung. Vermeiden Sie wie beim Schlaganfallpatienten glucosehaltige Lösungen, da von Hirnödemen und einem schlechteren neurologischen Outcome bei der Gabe solcher Lösungen berichtet wurde.

Gelegentlich können Fieber und eine hypermetabolische Aktivität, die mit einer intrakraniellen Infektion einhergeht, eine Dehydratation verursachen. Eine signifikante Dehydratation sollte mit einer isotonischen Flüssigkeitsinfusion behandelt werden. Achten Sie während der Flüssigkeitsrückführung auf die Gefahr einer Flüssigkeitsüberladung, die zu einem Anstieg des intrakraniellen Druckes oder zu einem Lungenödem führen kann. Ist keine Dehydratation vorhanden, dann lassen Sie die Flüssigkeit in einer offenhaltenden Flussrate laufen. Nehmen Sie, während Sie einen i.v. Zugang legen, Blut für die Laboranalyse ab (Folgen Sie dabei Ihrem lokalen Protokoll.) und beurteilen Sie den bestehenden Blutzuckerspiegel, der mit dem hypermetabolischen Zustand des Körpers und möglicherweise einer reduzierten Nahrungsaufnahme in Zusammenhang steht.

Ein rascher Transport des Patienten ist wichtig. Kraniale Infektionen, insbesondere die Meningitis, sind sehr zeitkritisch – Minuten können zählen. Eine frühe Antibiotikabehandlung verbessert das Outcome. Während des Transports sollte der reagierende oder intubierte Patient in einer Semi-Fowler-Lagerung positioniert werden, sodass die Schwerkraft dabei helfen kann, den intrakraniellen Druck zu kontrollieren. Bei einem bewusstlosen Patienten, der nicht intubiert werden kann, ist die Lagerung in der stabilen Seitenlage essenziell, um dabei zu helfen, Erbrochenes aus den Atemwegen zu entfernen.

Die persönliche Schutzausrüstung sollte getragen werden, sobald eine Infektion vermutet wird. Im Falle eines ungeschützten Kontakts mit Meningitis muss der Sanitäter eine hohes Maß an Überwachung und Prophylaxe aufwenden, um eine Infektion zu verhindern, oder er muss eine rasche Behandlung durchführen, wenn eine Infektion vermutet wird.

Wiedereinschätzung

Beobachten Sie den Patienten kontinuierlich auf Veränderungen des mentalen, respiratorischen und hämodynamischen Zustands und intervenieren Sie entsprechend.

> **Praxistipp**
>
> Intrakranielle Infektionen können erneut aufflammen; somit ist es wichtig, eine Vorgeschichte aller vorherigen Vorkommnisse aufzunehmen.

7.5.4 Krampfaktivität

Ein Krampfanfall ist eine komplizierte und unkontrollierte elektrische Entladung der zerebralen Neurone im Gehirn. Da die ungeordnete elektrische Aktivität alle Teile des Gehirns betreffen kann, wird regelmäßig eine Bewusstseinsstörung beobachtet. Abhängig von der Lokalisierung und/oder dem Grad der zerebralen Beteiligung kann die äußerliche Präsentation eines Krampfanfalls von kurzen Unterbrechungen über ein bizarres psychogenes Verhalten bis hin zu schweren Krämpfen reichen. Es ist wichtig, die Ursache des Krampfes zu erkennen, um zwischen einem primären Krampfanfall in Verbindung mit Epilepsie oder einer anderen Anfallserkrankung und einem sekundären Krampfanfall aufgrund einer die Neuronenfunktion beeinflussenden Erkrankung, wie z.B. schwerer Hypoxie oder Hypoglykämie, unterscheiden zu können.

Sehen Sie sich *Kapitel 10* für eine vollständige Erörterung der Pathophysiologie eines Krampfanfalls und seiner Einschätzung und Behandlung an.

7.5.5 Intrakranieller Tumor

Ob bösartig oder gutartig, Hirntumoren verändern mentale Prozesse und stellen eine kritische Situation dar. Ein Hirntumor ist eine wachsende Masse innerhalb des geschlossenen Schädelgewölbes, die sich innerhalb oder auf jeglicher zerebraler Struktur befinden kann. Der Tumor dehnt sich auf Kosten der Hirnmasse aus und erhöht dabei den intrakraniellen Druck. Die Kompression des Gewebes und der Hirngefäße führt zu einem Schaden und einer Herniation, wenn das Hirngewebe letztendlich vom Schädel eingezwängt wird.

Der mentale Zustand einer Person mit einem Hirntumor hängt von der Tumorgröße, seiner Lokalisierung und der Wachstumsgeschwindigkeit ab. Häufige Beschwerden sind Verwirrung, Amnesie, Lethargie und/oder plötzliche Persönlichkeitsveränderungen. Wenn der intrakranielle Druck steigt, entwickeln sich Anzeichen und Symptome, wie z.B. Kopfschmerzen, Erbrechen oder eine Krampfaktivität. Wenn eine Herniation folgt, schreitet der verminderte Bewusstseinsgrad zu Stupor und/oder zum Koma fort. Zusätzlich kann ein Gehirntumor, abhängig von Größe, Lage und Lokalisation, fokale neurologische Defizite erzeugen.

Einschätzung eines möglichen intrakraniellen Tumors

Dieser Abschnitt geht auf spezifische Details der Einschätzung eines Patienten mit einem intrakraniellen Tumor ein (▶ *Tabelle 7.5*) – im Rahmen des allgemeinen Verfahrens der Einschätzung, das bereits vorher in diesem Kapitel geschildert wurde. Die Punkte, die hier herausgehoben werden, können bei Ihrer Einschätzung eingesetzt werden, wenn Sie bereits einen intrakraniellen Tumor vermuten, oder sie weisen auf einen intrakraniellen Tumor als Ursache für die Bewusstseinsstörung des Patienten hin.

Da jeder intrakranielle Tumor eine kognitive und/oder neurologische Störung verursachen kann, weist die Einschätzung, die hier beschrieben wird, enge Parallelen zur Einschätzung bei einem Schlaganfall auf. Die präklinische Einschätzung eines intrakraniellen Tumors dreht sich um die Entdeckung des Tumors, die relative Lage und die Effekte, die der Tumor auf den neurologischen Zustand oder die Vitalfunktionen hat.

Tabelle 7.5

Intrakranieller Tumor und Bewusstseinsstörung: typische Befunde

Szenenüberblick	Ersteinschätzung	Körperliche Untersuchung/ Vitalzeichen	Vorgeschichte
▪ Patientenpräsentation/-verhalten (kann von sanftmütig bis gewalttätig oder komatös reichen; mögliche Flexions- oder Extensionsposition)	▪ Hauptbeschwerde möglicherweise aufschlussreich, bekannter Hirntumor ▪ Atemwegsbeeinträchtigungen (Sekrete, Erbrochenes, Zunge) ▪ mögliches pathologisches Atemmuster aufgrund einer zerebralen Herniation ▪ Bradykardie oder andere Rhythmusstörungen	▪ Ähnlich wie bei Schlaganfall (pathologisches Atemmuster) ▪ Vitalzeichen variieren nach Größe, Lokalisation und Wachstum des Tumors ▪ Pulse möglicherweise bradykard, bisweilen normal oder tachykard ▪ Blutdruck hypotensiv, hypertensiv oder normal	▪ Anzeichen/Symptome: Kopfschmerzen, Hemiplegie, Hemiparese, Übelkeit/Erbrechen, Synkope, Schwindel, Veränderungen des Sehfelds, des Gehörs oder des Geruchsinns, Abfall oder Verbesserung des mentalen oder neurologischen Zustands ▪ Vorgeschichte eines Hirntumors, möglicherweise in Verbindung mit Krampfaktivität ▪ Veränderungen in Koordination, Erinnerung oder sensorischer Wahrnehmung

Szenenüberblick   Hirntumoren können den mentalen Zustand und das Verhalten auf verschiedene Arten verändern. Beachten Sie insbesondere den Zustand des Patienten, wenn Sie den Notfallort betreten, da das Verhalten des Patienten von sanftmütig über gewalttätig bis hin zu komatös reichen kann.

Ersteinschätzung   Ähnlich wie beim Schlaganfall und der kranialen Infektion können intrakranielle Tumoren durch Kompression und Herniation Hirnschäden verursachen. Wenn Sie sich dem Patienten nähern und sich einen Gesamteindruck verschaffen, beurteilen Sie den allgemeinen mentalen und körperlichen Zustand des Patienten. Eine Flexionsoder eine Extensionsposition (Dekortikation und Dezerebration) sind Hinweise auf eine fortgeschrittene Beeinträchtigung des ZNS, ebenso wie andere Anzeichen eines offensichtlichen neurologischen Defizits.

Ein Patient mit einem Hirntumor kann unter Umständen bereits über dessen Bestehen Bescheid wissen, und die Hauptbeschwerde kann dieses Bewusstsein reflektieren. Ein Patient, der nicht über den Tumor Bescheid weiß, kann sich über einen veränderten mentalen Zustand, chronische Kopfschmerzen, Sehstörungen oder das allmähliche Einsetzen neurologischer Defizite beklagen. Wenn Familie oder Freunde diejenigen sind, die den Rettungsdienst gerufen haben, dann kann die Hauptbeschwerde eine Persönlichkeitsveränderung, Verwirrung oder launisches Verhalten sein.

Bei einem Patienten, dessen Tumor für Lethargie, Stupor oder Koma verantwortlich ist, hat die Beurteilung der Atemwege oberste Priorität. Wie bei jedem Patienten mit vermindertem Bewusstsein können Sekrete, Erbrochenes oder die Zunge eine Verlegung verursachen. Beeinträchtigte Atemwege sollten sofort behandelt werden. Es sollte allerdings bedacht werden, dass sich einige Tumoren mit Krampfanfällen präsentieren. Der mentale Zustand des Patienten und die Fähigkeit, seine Atemwege zu schützen, kann sich verbessern, wenn sich der postiktale Zustand auflöst.

Beurteilen Sie den respiratorischen Status bezüglich der Adäquanz oder pathologischer Muster, wie z.B. Cheyne-Stokes-Atmung, apneustische Atmung oder zentrale neurogene Hyperventilation. Wie bereits festgestellt, lassen solche Muster auf einen Tumor schließen, der eine Herniation erzwungen hat oder selbst innerhalb des Hirnstamms lokalisiert ist. Beurteilen und erhalten Sie offene Atemwege sowie eine adäquate Ventilation und Oxygenierung. Lassen Sie nicht zu, dass der Patient hypotensiv wird, weil die Folge ein Abfall des zerebralen Perfusionsdrucks und des zerebralen Blutflusses wäre. Erhalten Sie den systolischen Blutdruck bei mindestens 90 mmHg.

Ein Tumor, der eine Herniation erzwungen hat oder den Hirnstamm beeinträchtigt, kann sich ebenfalls ungünstig auf das Herz-Kreislauf-System auswirken. Eine Herniation und Zerstörung des Herz-Kreislauf-Zentrums in der Medulla oblongata kann zu einer Vielzahl von Rhythmusstörungen führen, einschließlich einer Bradykardie. Zusätzlich kann eine Hypoxie als Folge einer inadäquaten Beatmung ebenso kardiale Schwierigkeiten herbeiführen. Ein EKG-Monitor muss angelegt werden, um den elektrischen Zustand des Myokards zu ermitteln.

Körperliche Untersuchung Ähnlich der Untersuchung eines Schlaganfallpatienten ist die körperliche Untersuchung bei einem Patienten mit einem vermuteten intrakraniellen Tumor auf das Gehirn und seine Fähigkeiten, die neurologischen Funktionen zu unterstützen, abgestimmt. Die Untersuchung sollte die neurologische Untersuchung die in Tabelle 7.2 umrissen wird, beinhalten. Informationen, die aus der neurologischen Untersuchung gewonnen werden, können zur Bestätigung, zur Lagebestimmung und zur Einschätzung der allgemeinen Effekte des Tumors eingesetzt werden.

Vitalzeichen Die Vitalzeichen sind bei einem Patienten mit intrakraniellem Tumor abhängig von der Größe, der Lokalisation und der Progressionsrate des Tumors. Wie bereits erörtert, können die Atemmuster, die mit einer zerebralen Kompression und Herniation einhergehen, deutlich variieren. Zusätzlich kann sich die Pulsfrequenz infolge der Zerstörung des Hirnstamms oder der Kompression des Vagusnervs bradykard präsentieren. Normale oder tachykarde Herzfrequenzen können ebenfalls vorhanden sein.

Bei steigendem intrakraniellem Druck kann eine Hypertonie auftreten, als Versuch des Körpers, eine Perfusion des hypoperfundierten Gehirns zu erzwingen. Die Zerstörung des vasomotorischen Zentrums in der Medulla oblongata kann zu Hypertonie oder zu Hypotonie führen. Ist der intrakranielle Druck nicht erhöht und die Medulla oblongata intakt, kann sich der Blutdruck normal präsentieren. Erinnern Sie sich daran, dass Angst aufgrund der Stimulation des sympathischen Nervensystems alle Vitalzeichen erhöhen kann.

Anamnese Eine einschlägige medizinische Vorgeschichte kann wertvolle Hinweise liefern, die den Verdacht auf einen intrakraniellen Tumor bestärken. Informationen die mithilfe des SAMPLE-Formats erhoben werden, sollten folgende Punkte beinhalten, sind aber nicht auf diese beschränkt:

▨ *S (Anzeichen und Symptome):* Fragen Sie nach neurologischen Defiziten, die mit der Bewusstseinsstörung einhergehen. Sammeln Sie Informationen über die folgenden Anzeichen und Symptome:

   – Kopfschmerzen, speziell am Morgen

   – abnehmender mentaler oder neurologischer Zustand

   – Hemiplegie

   – Hemiparese

   – Krampfanfälle

   – Übelkeit oder Erbrechen

   – synkopale Episoden

   – Schwindel

   – Veränderung des Sehens, des Gehörs, des Geruchssinns oder der Wahrnehmung (z.B. Parästhesie)

▨ *A (Allergien):* Dokumentieren Sie alle medizinischen Allergien des Patienten und leiten Sie sie weiter.

▨ *M (Medikamente):* Medikamentverschreibungen, wie z.B. Krebsmedikamente, Steroide, wie z.B. Dexamethason (Fortecortin, Dexabene), Chemotherapie oder Strahlentherapie sind wichtige Hinweise auf vergangenes oder aktives Krebswachstum.

▨ *P (medizinische Vorgeschichte):* Dokumentieren Sie jegliche zugrunde liegenden Probleme, speziell eine aktive Vorgeschichte von Gehirn- oder Rückenmarkskrebs. Besondere Aufmerksamkeit ist auf eine medizinische Vorgeschichte von Krebs zu richten, z.B. Primärgeschwulste der Lunge oder Brustkrebs, der in das Gehirn metastasiert oder auf das Gehirn übergegriffen hat.

▨ *L (letzte orale Aufnahme):* Die letzte Nahrungsaufnahme des Patienten ist bei der Einschätzung der Möglichkeit des Erbrechens und der Aspiration wichtig. Ebenfalls ist diese Information bei der Beurteilung der allgemeinen Ernährung hilfreich.

▨ *E (Ereignisse vor der Erkrankung):* Ermitteln Sie die Ereignisse oder das Verhalten des Patienten, die dem Beginn der Bewusstseinsstörung vorangegangen sind. Oftmals kann diese Information helfen, einen intrakraniellen Tumor zu bestätigen oder eine alternative Ursache für die Bewusstseinsstörung vermuten zu lassen:

   – allmählicher versus akuter Beginn

   – Zeitpunkt des Einsetzens

   – sich verbessernder oder sich verschlechternder mentaler Zustand

   – Beschwerden, die dem Vorfall vorangingen (Kopfschmerzen, Verwirrung, Schwindel, Stürze)

   – assoziierte Krampfaktivität

   – Veränderungen der Koordination, der Erinnerung, des Geruchssinns, des Gehörs und des Sehens

Behandlung eines Patienten mit einem intrakraniellen Tumor

Die Behandlung eines Patienten mit einem intrakraniellen Tumor fokussiert sich hauptsächlich auf die Unterstützung der abnehmenden respiratorischen und kardiovaskulären Funktion.

Beurteilen und erhalten Sie freie Atemwege, eine adäquate Beatmung und Oxygenierung sowie den Kreislauf. Lassen Sie nicht zu, dass der Patient hypotensiv wird. Infundieren Sie Flüssigkeit, um sicherzustellen, dass der systolische Blutdruck bei mindestens 90 mmHg liegt. Achten Sie darauf, den Patient nicht überzuhydrieren. Wenn indiziert, wird ein erhöhter intrakranieller Druck am besten so behandelt, wie es zuvor bei der „Behandlung eines Patienten mit Schlaganfall oder TIA" beschrieben wurde.

Patienten mit einem intrakraniellen Tumor sind für Krampfaktivitäten anfällig, die behandelt werden sollten, wie es in *Kapitel 10* beschrieben wird. Diese Krampfanfälle sind zweitrangig und benötigen eine Behandlung mit Benzodiazepinen, um die Krampfaktivität sofort zu unterbrechen.

Transportieren Sie einen Patienten mit einem intrakraniellen Tumor in einer Semi-Fowler-Position, um dabei zu helfen, den intrakraniellen Druck zu senken. Wenn der Patient nicht intubiert ist, transportieren Sie den Patienten in der stabilen Seitenlage, um beim Ablaufen von Erbrochenem nachzuhelfen und eine Aspiration zu vermeiden.

Wiedereinschätzung

Eine kontinuierliche Beobachtung des mentalen Zustands, der Atemwege, der Atmung und der Kreislaufparameter ist während des gesamten Transports notwendig, mit der entsprechenden Behandlung von Veränderungen.

Präklinische Differenzialdiagnose: extrakranielle Ursachen einer Bewusstseinsstörung

7.6

Extrakranielle Ursachen einer Bewusstseinsstörung sind jene, die ihren Ursprung außerhalb des Gehirns haben und tendenziell metabolisch bedingt sind. Einige der häufigeren extrakraniellen Ursachen einer Bewusstseinsstörung werden im Folgenden vorgestellt.

7.6.1 Pulmonale Ursachen

Selbst wenn das Lungensystem körperlich vom ZNS getrennt ist, spielt es eine direkte Rolle in der Gehirnfunktion. Das Lungensystem sorgt für die Aufnahme von Sauerstoff und für die Abgabe von Kohlendioxid, einem Nebenprodukt des normalen Zellstoffwechsels. Die Hirnaktivität ist hoch metabolisch und hängt untrennbar mit der Sauerstoffzufuhr für die Produktion des zellulären Treibstoffs ATP. Die Neurone des ZNS sind nicht in der Lage, ATP zu speichern. Folglich reagiert das Gehirn auf jeglichen Abfall der Sauerstoffverfügbarkeit hoch sensibel.

Wie bei jeder Körperzelle erzeugt fehlender Sauerstoff in den Hirnzellen einen Zustand der Hypoxie. Als Reaktion darauf greifen die Zellen auf den anaeroben Stoffwechsel anstatt auf den normalen aeroben Stoffwechsel zurück. Kurzfristig erzeugt der anaerobe Stoffwechsel effektiv eine kleine Menge an ATP für den zellulären Energiebedarf. Allerdings ist der anaerobe Stoffwechsel deutlich weniger effizient als der aerobe Stoffwechsel und wirkt zerstörend auf die Gehirnzellen und ihre Aktivität; er kann sie sogar zum Absterben bringen.

Eine milde zerebrale Hypoxie führt zur Rastlosigkeit oder zu Persönlichkeitsveränderungen, die von Euphorie bis zur Reizbarkeit reichen. Die mittelmäßige bis schwere Hypoxie offenbart sich durch die Beeinträchtigung des Urteilsvermögens und/oder der motorischen Fähigkeiten und kann sogar mit Delirium, Koma und Tod enden. Letztendlich kann jeder Zustand, der die Funktion des Lungensystems verändert, eine hypoxische Veränderung des mentalen Zustands verursachen. Hypoxie löst bei Patienten normalerweise Unruhe aus. Verwirrung ist eine typische Manifestation einer Hyperkapnie und tritt meist parallel mit Anzeichen einer zerebralen Hypoxie auf.

Veränderungen des pulmonalen Zustands können das ZNS zudem noch auf eine andere Weise beeinträchtigen: Während des normalen Zellstoffwechsels werden Kohlendioxid und Wasser als Abfallstoffe erzeugt. Das Versagen des Lungensystems beim Eliminieren von Kohlendioxid, so schnell wie es erzeugt wird, führt zur Speicherung von Kohlendioxid; es entsteht eine azidotische Umgebung.

Die abnorme Speicherung von Kohlendioxid innerhalb des menschlichen Körpers wird *„Hyperkapnie"* genannt. Allgemein werden die Kohlendioxidwerte im Rahmen einer Untersuchung des arteriellen Blutes gemessen; der Kohlendioxidpartialdruck liegt zwischen 35 und 45 mmHg. Jede Messung des arteriellen Kohlendioxidpartialdurcks, die höher als 45 mmHg ist, weist auf eine Hyperkapnie hin.

> **Definition**
>
> **Hyperkapnie:** Eine abnorme Speicherung von Kohlendioxid.

Hirnzellen reagieren auf Hyperkapnie sehr sensibel; ein deutlicher Anstieg von CO_2 führt zu einer Veränderung des mentalen Zustands. Eine azidotische Umgebung verändert die normale Zellaktivität und fördert die Dämpfung der Hirnfunktion. Zusätzlich ist Kohlendioxid ein potenter Vasodilatator, der den zerebralen Blutfluss verbessern, aber ebenso den intrakraniellen Druck erhöhen kann. Normalerweise weisen Kopfschmerzen, Sehstörungen, Verwirrung, Müdigkeit, Erschöpfung oder Schwäche auf eine Hyperkapnie hin. Ohne Maßnahmen können Hirnschäden und der Tod die Folge sein.

Zustände, die eine hypoxische oder hyperkapnische Umgebung verursachen können:

- pulmonale Hypertonie
- COPD
- zystische Fibrose und Lungenfibrose
- Lungenödem (sowohl aufgrund von kardialen als auch von nicht kardialen Ursachen)
- Pneumonie und Bronchitis
- Asthma
- Einatmen von Giftstoffen
- Krebsgeschwür
- Tuberkulose
- Muskeldystrophie

Wiederholen Sie *Kapitel 5* für eine Erörterung der Untersuchung und Behandlung von Atembeschwerden.

7.6.2 Kardiale Ursachen

Die Aufgabe des Herzes ist es, Blut durch das Kreislaufsystem zu pumpen. Während der linke Ventrikel sauerstoffangereichertes Blut in das arterielle System auswirft, um es an alle Zellen und Gewebe zu liefern, wird das mit Abfallprodukten angereicherte Blut durch den rechten Ventrikel zur Abgabe von Kohlendioxid und zur Reoxygenierung in die Lunge befördert. Ohne entsprechendes Pumpen des Myokards ist der Kreislauf beeinträchtigt. Zellstörungen aufgrund von fehlendem Sauerstoff führen zu einem anaeroben Stoffwechsel und zur Ansammlung von sauren Abfallstoffen.

Wie bereits vorher erörtert, ist das Gehirn ein hoch metabolisches Organ, das von der Sauerstoffversorgung und dem Abtransport von Abfallstoffen über das Blut abhängig ist. Selbst wenn adäquate Mengen an Sauerstoff in den Lungen vorhanden sind, führt ein beeinträchtigter Kreislauf zu einer Hypoperfusion des Körpers und des Gehirns. Die Folge ist ein anaerober Stoffwechsel. Dieser ist, wie bereits erwähnt, eine kurzzeitige Überbrückungsmethode des Körpers, die schnell zerstörerisch wird, wenn die zugrunde liegende Ursache nicht behoben wird.

Die Hypoperfusion entsteht infolge der Unfähigkeit des Herzes, ein adäquates Herzminutenvolumen zu gewährleisten, und führt dabei zur zerebralen Hypoxie. Äußerliche Anzeichen dieses Defizits sind leicht anhand von Veränderungen des mentalen Zustands zu erkennen. Herzerkrankungen, die mit einer Bewusstseinsstörung einhergehen:

- Herzstillstand
- Herzrhythmusstörungen
- Ischämie/Myokardinfarkt
- Kardiomyopathie
- Aortenstenose
- orthostatische Hypotension
- Karotissinussyndrom (eigentlich eine Bradyarrhythmie)
- Linksherzinsuffizienz/kardiogener Schock
- Lungenembolie (nicht kardial, aber flussabhängig)

Wiederholen Sie *Kapitel 6* für eine Beschreibung der Untersuchung und Behandlung von Herzbeschwerden.

7.6.3 Diabetes mellitus

Glucose, das Endprodukt der Kohlenhydratverdauung, repräsentiert die primäre Energiequelle des menschlichen Körpers. In Anwesenheit von Sauerstoff nutzen alle Zellen Glucose zur Produktion des Zelltreibstoffs ATP. Die normale Zellfunktion, einschließlich der der Hirnneurone, hängt von der kontinuierlichen Versorgung mit Glucose ab. In Abwesenheit von Sauerstoff, wenn der ATP-Spiegel fällt, kommt es zum Rückgang der Zellaktivität.

Glucosemoleküle durchkreuzen die Zellmembranen aufgrund der erleichterten Diffusion. Insulin, ein Hormon, das von den Betazellen des Pankreas abgesondert wird, ist eines der Schlüsselkontrollhormone, das den Durchgang von Glucose durch die Zellmembran reguliert. Insulin bindet sich an einen Rezeptor an der Zellmembran und öffnet einen Proteinkanal, der es wiederum der Glucose ermöglicht, durch ein Carrier-Protein durch die Zellmembran transportiert zu werden.

Anders als andere Körperzellen setzen die Hirnneurone fast ausschließlich auf Glucose; alternative Energiequellen, wie Fette und Lipide, können sie nicht adäquat nutzen. Außerdem benötigen Gehirnzellen kein Insulin, damit Glucose die Blut-Hirn-Schranke durchqueren kann, da große Mengen an Glucose selbstständig durch die Zellmembranen diffundieren. Anders als andere Zellen haben Hirnzellen keine eigenen Glucosevorräte (Glykogen). Als ein hoch metabolisches Gewebe toleriert das Gehirn einen Glucosemangel nicht ohne Weiteres. Ungenügende Mengen an Glucose im Gehirn führen zur Bewusstseinsstörung, die von milder Verwirrung bis hin zum Koma reichen kann. Letztendlich sind die Neurone ohne Glucose im Gehirn nicht in der Lage, eine aus-

Die Hypoperfusion entsteht infolge der Unfähigkeit des Herzes, ein adäquates Herzminutenvolumen zu garantieren, und führt dabei zur zerebralen Hypoxie.

reichende Menge an ATP zu produzieren. Wenn der ATP-Spiegel unzureichend ist, versagt die Natrium-Kalium-Pumpe beim Regulieren der Menge an intrazellulärem Natrium. Der intrazelluläre Natriumspiegel steigt und zieht Wasser durch die Zellmembran in die Zelle. Die Zelle schwillt an, rupturiert schließlich und stirbt ab.

Diabetes mellitus Typ I

Diabetes mellitus Typ I ist ein Zustand, in dem die Betazellen des Pankreas kein Insulin sezernieren. Der diabetische Zustand präsentiert sich bei diesen Patienten normalerweise vor dem 30. Lebensjahr und erfordert die Gabe von exogenem Insulin. Der Patient mit Diabetes mellitus Typ I ist für zwei Arten des diabetischen Notfalls anfälliger als Patienten des Typs II: Hypoglykämie und diabetische Ketoazidose.

Hypoglykämie Eine Hypoglykämie ist die Folge der Insulingabe ohne ergänzenden Konsum von Glucose. Die Ursachen sind eine Mangelernährung, die einer Insulinverabreichung folgt, oder die rasche Verwertung der aufgenommenen Glucose während einer körperlichen Anstrengung oder bei Fieber.

Das Ergebnis solcher Ereignisse ist die Hypoglykämie, ein niedriger Blutzuckerspiegel. Das Überangebot an Insulin bewegt zu viel Glucose in die Körperzellen und verursacht ein Glucosedefizit im Blutstrom. Da sich das Gehirn fast ausschließlich auf die durch das Blut transportierte Glucose als Energiequelle verlässt, beeinträchtigt ein Absinken des Blutzuckerspiegels die Fähigkeit des Gehirns, seine normale Funktion auszuüben. Eine Veränderung des mentalen Zustands wird schnell sichtbar und schreitet von Reizbarkeit über Verwirrung zu Stupor und Koma voran. Krampfanfälle können ebenfalls als Ergebnis einer Hypoglykämie auftreten.

Zusätzlich zu einer Bewusstseinsstörung wird der Sanitäter Anzeichen und Symptome erkennen, die mit einer sympathischen Reaktion des Nervensystem verbunden sind, die als *„hyperadrenerge Reaktion"* bezeichnet wird. Adrenalin gilt als ein glucoseregulierendes Hormon, das anstrebt, den Blutzuckerspiegel zu erhöhen. Adrenalin verringert oder unterbricht die Ausschüttung von Insulin durch die Betazellen des Pankreas. Ebenso steigert es die Glykogenolyse, den Abbau von gespeichertem Glykogen in der Leber zu Glucose, und die Gluconeogenese, die Umwandlung von kohlenhydratfremden Substanzen in Glucose. Die typischen Anzeichen, die mit Adrenalin assoziiert werden, wie z.B. Tachykardie, Herzklopfen, normaler oder leicht erhöhter Blutdruck bzw. blasse, kühle, schweißige Haut, sind alles Nebenwirkungen aufgrund der Freisetzung von Adrenalin aus der Nebennierenrinde mit dem Ziel der Erhöhung des Blutzuckerspiegels. Der Patient kann aufgrund der hyperadrenergen Reaktion außerdem Hunger, allgemeine Schwäche und ein Empfinden von Wärme sowie Schwindel empfinden.

Hypoglykämie wurde in der Vergangenheit als „Insulinschock" bezeichnet. Der Grund dafür war, dass sich der hypoglykämische Patient mit einer blassen, kühlen und klebrigen Haut und Tachykardie präsentiert, denselben Anzeichen, die bei einem Patienten mit einem hypervolämischen Schock zu beobachten sind. Beide Patienten präsentieren sich gleich aufgrund der Freisetzung von Adrenalin in beiden Fällen. Bei einem hypovolämischen Schock versucht das Adrenalin, das Blut zum Körperkern zu leiten, um das Volumen zu erhalten und den Blutdruck zu steigern, wohingegen bei einer Hyperglykämie das Adrenalin, das freigesetzt wird, anstrebt, den Blutzuckerspiegel zu heben – die Anzeichen und Symptome sind dieselben.

Eine zweite Gruppe von Anzeichen und Symptomen, die eine Hypoglykämie aufweist, werden als *„neuroglykopenische Anzeichen und Symptome"* bezeichnet. Sie entstehen durch den Verlust einer adäquaten Menge von Glucose in den Gehirnzellen, die zu einer neuralen Fehlfunktion führt. Diese Anzeichen und Symptome beinhalten einen veränderten mentalen Status, bizarres Verhalten, Stupor, Verwirrung, Orientierungslosigkeit, fokale neurologische Defizite, Krampfanfälle und das Koma. Die Anzeichen und Symptome beginnen üblicherweise ziemlich schnell; sie treten innerhalb von Minuten bis Stunden auf. Eine Beurteilung des Blutzuckerspiegels zeigt häufig ein Ergebnis, das unter 40 mg/dl liegt.

Diabetische Ketoazidose Der nicht diagnostizierte Diabetiker oder der insulinabhängige Diabetiker, der vergisst, die vorgeschriebene Menge an exogenem Insulin zu nehmen, ist für die Entwicklung einer diabetischen Ketoazidose anfällig. Durch das Fehlen von Insulin, das für den Transport von Glucose in die Körperzellen wichtig ist, sammelt sich die Glucose im Blutstrom und führt zu einer Hyperglykämie. Der erhöhte Blutzuckerspiegel erhöht den osmotischen Druck und zieht Wasser aus dem interstitiellen und intrazellulären Flüssigkeitsraum. Diese Aktion dehydriert schließlich die Zellen und verändert ihre Fähigkeit, routinemäßig zu funktionieren.

Wenn das hyperglykämische Blut einen Zuckerspiegel von über 180 mg/dl erreicht, dann sind die Nieren nicht mehr in der Lage, die überschüssige Glucose zu resorbieren. Die osmotische Diurese erfolgt, wenn Glucose in den Urin überläuft. Da der Urin überschüssige Glucose enthält, scheiden die Nieren ebenfalls Wasser aus, und das Ergebnis ist eine verstärkte Harnausscheidung oder Polyurie. Das Nettoergebnis ist eine profunde Dehydratation. Das Gehirn bekommt bei einer diabetischen Ketoazidose reichlich Glucose, weil das Insulin nicht benötigt wird, um die Glucose über die Blut-Hirn-Schranke zu transportieren. Allerdings beginnt der Patient üblicherweise nach zwei oder drei Tagen, eine Bewusstseinsstörung zu zeigen. Diese ist nicht direkt mit Glucosestörungen des Gehirns verbunden, weil das Gehirn eine große Menge an Glucose zur Verfügung hat; sie sie aber ein direktes Resultat der Dehydratation der Gehirnzellen durch intravaskuläre osmotische Veränderungen und den exzessiven Harnabgang, sowie der metabolischen Azidose, verbunden mit dem Fettstoffwechsel.

Die hungernden Zellen suchen nach anderen Energiequellen, um ATP zu produzieren, und der Körper beginnt, Proteine und Fette zu verstoffwechseln. Das Resultat ist die Ansammlung von Ketonen. Ketone sind Gruppen sehr starker organischer Säuren, die schnell den pH-Wert des Blutes auf einen azidotischen Zustand absenken; dies wird als „Ketoazidose" oder „Ketose" bezeichnet.

Wenn das Gehirn den azidotischen Zustand wahrnimmt, dann steigert das Atemzentrum in der Medulla oblongata die Frequenz und die Tiefe der Atmung. Als Kussmaul-Atmung bekannt, sind die tiefen und schnellen Atemzüge ein Versuch, den pH-Wert des Blutes durch Ausatmen großer Mengen Kohlendioxid wieder auf den Normalwert zu bringen und folglich den Kohlensäurespiegel zu senken. Eine kleine Menge an Aceton, ein Nebenprodukt der Ketose, wird über die Lungen ausgeschieden und führt zu einer „fruchtigen" Atemluft des Patienten mit diabetischer Ketoazidose.

Zur selben Zeit scheiden die Nieren negativ geladene Ketonkörper aus. Ketone sind starke organische Säuren; sie müssen mit positiv geladenem Natrium und Kalium gepuffert werden. Deren vermehrte Ausscheidung verursacht weitere Komplikationen aufgrund eines Ungleichgewichts des Elektrolythaushalts.

Letztendlich ist die Kussmaul-Atmung nicht mehr in der Lage zu kompensieren, und die Ketoazidose entwickelt sich zu einer metabolischen Azidose. In Kombination belasten die profunde Dehydratation, das Ungleichgewicht des Elektrolythaushalts und die Azidose das ZNS schwer. Wenn dieser Zustand nicht korrigiert wird, tritt der Tod ein. Dieser Prozess ist sehr langsam und dauert evtl. Tage oder Wochen.

Aus der Pathophysiologie resultierend, die einer diabetischen Ketoazidose zugrunde liegt, können Sie eine Veränderung des mentalen Zustands beobachten, der von Verwirrung über Lethargie bis zum Koma reicht. Die Anzeichen und Symptome, die auf die Dehydratation zurückzuführen sind, sind Tachykardie, verminderter Blutdruck, trockene Schleimhäute und schlechter Hautturgor. Zusätzlich ist das Vorhandensein der Kussmaul-Atmung mit dem süßen Acetongeruch gekoppelt und ist für die Identifikation einer diabetischen Ketoazidose wichtig.

Viele Menschen denken fälschlicherweise, dass die Bezeichnung *„diabetisch"* eine Glucosestörung impliziert; allerdings bezieht sich *diabetisch* eigentlich auf einen erhöhten Harnabgang und nicht auf das Glucoseproblem. *„Mellitus"* bedeutet „Süße". Folglich durchlebt der Patient mit Diabetes mellitus sowohl einen Zustand mit einem Anstieg der Urinausscheidung (Diabetes) als auch mit einem Anstieg der Glucose im Blut (Mellitus). Es ist der hohe Blutzuckerspiegel, der die Harnausscheidung steigert.

Diabetes insipidus ist ein anderes Beispiel, bei dem die Kenntnis der Terminologie hilft, den Zustand zu verstehen. Bei Diabetes insipidus ist es eine Reduktion in der Ausschüttung antidiuretischer Hormone durch die hintere Hirnanhangdrüse, die zu exzessivem Harnabgang führt. Es besteht keine Störung des Glucosespiegels. Wiederum steht *„Diabetes"* für eine erhöhte Harnausscheidung, während *„insipidus"* „geschmacklos" bedeutet. In früheren Zeiten war das Abschmecken des Urins auf Süße ein Test für Diabetes. Da bei Diabetes insipidus keine Glucose im Harn vorhanden ist und eine große Menge an Urin produziert wird, ist der Urin geschmacklos und eben nicht süß.

Der Begriff *„diabetische Ketoazidose"* nennt Ihnen ebenfalls das diesem Problem zugrunde liegende pathophysiologische Problem. Wie bereits erwähnt, bedeutet *„diabetisch"* dass der Patient eine große Menge an Flüssigkeit ausscheidet. Die erhöhte Harnausscheidung wird durch den hyperglykämischen Zustand des Patienten verursacht, bei dem die Glucose in den Nierentubuli den osmotischen Druck in den Röhren erhöht; dies führt wiederum dazu, dass die Resorption von Wasser gehemmt wird, das stattdessen aus dem Körper als Urin ausgeschieden werden muss. Das vermehrte Urinieren verursacht einen schweren Flüssigkeitsverlust; also erwarten Sie, dass Anzeichen und Symptome einer Dehydratation zu sehen sind. Die *Ketoazidose* bezieht sich auf die Produktion von Ketonkörpern, die aufgrund der metabolischen Azidose entstehen.

Diabetes mellitus Typ II

Diabetes mellitus Typ II tritt bei Personen auf, die inadäquate Mengen an Insulin produzieren, oder bei jenen, die ein adäquate oder eine große Menge an Insulin erzeugen, aber eine körpereigene Resistenz gegen die Verwertung des Insulins aufweisen. Generell tritt Diabetes Typ II erstmalig später im Leben auf und bedarf einer Kontrolle mittels einer Ernährungsumstellung, Bewegung und der Einnahme oraler Antihyperglykämika. Der Patient mit Diabetes Typ II ist für die Komplikationen des HHNS und der Hypoglykämie anfälliger. HHNS ist ebenfalls als HHNC (hyperglykämisches hyperosmolares, nicht ketotisches Koma) bekannt. Die diabetische Ketoazidose tritt bei Patienten mit Diabetes mellitus vom Typ II selten auf, weil ihr Pankreas weiter Insulin erzeugt und ausschüttet, auch wenn das Insulin nicht vollständig wirkt.

HHNS Auch wenn das Pankreas eines Patienten mit Diabetes Typ II in der Lage ist, Insulin zu produzieren, ist die Menge, die erzeugt wird, nicht ausreichend oder nicht ausreichend wirksam, um die Zellbedarf an Glucose zu decken. Nach der Nahrungsaufnahme übersteigt die zirkulierende Glucose rasch die Fähigkeit des verfügbaren Insulins, die zelluläre Aufnahme und Speicherung zu unterstützen. Infolgedessen tritt eine partielle Ernährung der Zellen auf, mit einem gleichzeitigen Anstieg der Blutzuckerspiegels.

Aus der Pathophysiologie, die einer diabetischen Ketoazidose zugrunde liegt, resultiert eine Veränderung des mentalen Zustands, die von Verwirrung über Lethargie bis zum Koma reicht.

Hyperosmotisches Blut verursacht eine Flüssigkeitsverschiebung vom extravaskulären in den intravaskulären Raum, ähnlich wie bei der diabetischen Ketoazidose. Abermals entsteht eine zelluläre Dehydratation. Die Dehydratation ist besonders im Hirn ausgeprägt, wo ein Flüssigkeitsdefizit eine Funktionsstörung herbeiführt. Wenn der Blutzuckerspiegel weiter steigt, dann beginnen die Nieren mit der Ausscheidung der überschüssigen Glucose gemeinsam mit dem Körperwasser (Polyurie). Das Ergebnis ist eine profunde Dehydratation, die die Funktionsstörung des Gehirns verstärkt.

Da genügend Insulin vorhanden ist, um geringe Mengen an Glucose durch die Zellmembran zu transportieren, findet keine exzessive und überschießende Verstoffwechselung von Fett mit Produktion von Ketonkörpern statt. Aufgrund der fehlenden Ketose tritt keine deutliche metabolische Azidose auf. Folglich sind es die Dehydratation und das Ungleichgewicht des Elektrolythaushalts, die die Grundursachen für die Veränderungen des mentalen Zustands und des Verhaltens darstellen. Infolgedessen konzentriert sich die Behandlung von HHNS-Patienten auf die Gabe von Insulin und eine aggressive Flüssigkeitstherapie.

Wenn Sie den HHNS-Patienten beobachten, werden Sie einen verwirrten, einen stuporösen oder sogar einen komatösen Patienten sehen, der die Anzeichen und Symptome einer Dehydratation zeigt. Diese Anzeichen und Symptome sind Tachykardie, ausgetrocknete Schleimhäute, normaler Blutdruck oder Hypotonie und der fehlende Acetongeruch im Atem. Zusätzlich liegt der Blutzuckerspiegel meist über 800 mg/dl.

> **Praxistipp**
>
> Bei einem Patienten mit vorher diagnostizierter Diabetes wird Sie das Vorhandensein von Insulin oder anderen diabetischen Medikamenten, von Einstichstellen, eines Zuckermessgeräts oder eines medizinischen Armbands auf den Zustand des Patienten aufmerksam machen. Sind diese Hinweise allerdings nicht vorhanden, dann schließen Sie einen Diabetes als zugrunde liegende Ursache für den veränderten mentalen Zustand nie aus, bis Sie den Blutzuckerspiegel gemessen haben. Viele Diabetiker wurden noch nicht diagnostiziert, und der momentane Notfall kann ihr erster Hinweis auf diesen Zustand sein.

Schauen Sie erneut auf den Namen des Zustands (HHNS); dieser liefert Hinweise zur Pathophysiologie. *„Hyperglykämisch"* weist darauf hin, dass der Zustand das Ergebnis eines übermäßig hohen Blutzuckerspiegels ist. Die exzessive Menge an zirkulierender Glucose in Blut verursacht einen *hyperosmolaren* Zustand des Blutes. Da das Blut hyperosmolar ist, zieht es Flüssigkeiten an und beginnt, den interstitiellen und den intrazellulären Raum zu dehydrieren. Weil das Blut hyperosmolar und der Blutzuckerspiegel übermäßig hoch ist, beginnen die Nieren, Glucose auszuscheiden, ein Vorgang, der zu Dehydrierung führt. Suchen Sie also nach Anzeichen und Symptomen einer Dehydratation. *„Nicht ketotisch"* weist darauf hin, dass keine erdrückende Menge von Ketonen produziert wird. Ohne einer sehr große Menge an Ketonen gibt es keine metabolische Azidose, und Anzeichen und Symptome einer metabolischen Azidose sind nicht vorhanden. Der Patient zeigt keine Kussmaul-Atmung, keinen fruchtigen Atem oder die gerötete Haut, die bei einem Patienten mit diabetischer Ketoazidose zu beobachten ist.

Wie zuvor angemerkt, wurde das HHNS einmal als „HHNC" bezeichnet. (Das „C" hat auf das Koma hingewiesen.) Da nicht alle Patienten sich mit einem Koma präsentiert haben, wurde der Name zu HHNS geändert, mit „S", das impliziert, dass es sich um ein Syndrom handelt, das eine Vielzahl an Anzeichen und Symptomen umfasst. Mit der Dehydratation als primärem pathophysiologischem Problem ist die die primäre Behandlung die Rehydratation.

Einschätzung einer möglicherweise diabetesinduzierten Bewusstseinsstörung

In diesem Abschnitt werden die Besonderheiten bei der Einschätzung eines diabetischen Notfallpatienten beschrieben (▶*Tabelle 7.6*) – ergänzend zu dem allgemeinen Verfahren der Einschätzung, das weiter oben in diesem Kapitel präsentiert wurde. Die Punkte, die hier hervorgehoben werden, sind in der Einschätzung angebracht, wenn Sie bereits vermuten, dass der Patient diabetisch ist, oder sie bringen Faktoren zutage, die auf Diabetes als Ursache für die Bewusstseinsstörung hinweisen.

Wie bereits zuvor erörtert, sind diabetische Komplikationen vielfältig. Die Differenzierung der diabetischen Komplikationen beruht auf den Grundkenntnissen der individuellen Pathophysiologien und ausgeprägten Einschätzungsfähigkeiten.

Tabelle 7.6

Diabetesinduzierte Bewusstseinsstörung: Typische Befunde

	Szenenüberblick	Ersteinschätzung	Körperliche Untersuchung/ Vitalzeichen	Vorgeschichte
Hypoglykämie	■ Anwesenheit von Spritzen, Insulin, Blutzuckermessgerät, Prothesen der unteren Extremitäten	■ Hauptbeschwerden, die vielleicht Kenntnisse des Patienten oder der Familie über diabetische Zustände enthüllen; mögliche Beschwerden über Verwirrungen, Ruhelosigkeit, Schwäche ■ akutes Einsetzen ■ Atemwegsbeeinträchtigung (Erbrochenes, Zunge) ■ *volle, schnelle Pulse* ■ *Diaphorese*	■ *Pupillen normal oder erweitert*)* ■ Abdomen und Extremitäten: Hinweise auf Insulingabe; Notfallanhänger ■ langsam heilende Wunden, distale Neuropathie, schwache periphere Perfusion ■ Vernarbungen an den Fingern, Grenzzonenamputationen ■ *Vitalzeichen: voller, schneller Puls, normale bis flache Atmung, normaler Blutdruck*	■ Anzeichen/Symptome: Schwäche, Lethargie, Verwirrung, Hunger, Durst, Polyurie, Brustschmerz, Kurzatmigkeit, Schwindel mit kardialer Beteiligung, Übelkeit, Erbrechen, Diarrhoe, Unwohlsein, abdominale Schmerzen mit Elektrolytverschiebung ■ Vorgeschichte von Diabetes, kardialen, renalen oder vaskulären Erkrankungen, Fettleibigkeit, endokrinen Problemen, Anstrengung, Infektion
Diabetische Ketoazidose (Hyperglykämie)	■ Anwesenheit von Spritzen, Insulin, Blutzuckermessgerät, Prothesen der unteren Extremitäten	■ Hauptbeschwerden, die vielleicht Kenntnisse des Patienten oder der Familie über diabetische Zustände enthüllen; mögliche Beschwerden über Verwirrungen, Ruhelosigkeit, Schwäche ■ allmählicher Beginn ■ *„fruchtiger" Geruch von Keton im Atem des Patienten* ■ Atemwegsbeeinträchtigung ■ *Kussmaul-Atmung* ■ *schwacher, schneller Puls* ■ *schwacher Hautturgor, Blässe, verzögerte Rekapillarisationszeit wegen Dehydratation*	■ *Eingesunkene Augenhöhlen wegen Dehydratation* ■ *Ketongeruch* ■ Injektionsstellen, Notfallanhänger ■ langsam heilende Wunden, distale Neuropathie, schwache Perfusion. Vernarbung der Finger, Grenzzonenamputationen ■ *schwacher Hautturgor (Dehydratation)* ■ *Vitalzeichen: schwacher, schneller Puls, Kussmaul-Atmung, niedriger Blutdruck in späteren Phasen*	■ Anzeichen/Symptome: Schwäche, Lethargie, Verwirrung, Hunger, Durst, Polyurie, Brustschmerz, Kurzatmigkeit, Schwindel mit kardialer Beteiligung, Übelkeit, Erbrechen, Diarrhoe, Unwohlsein, abdominale Schmerzen mit Elektrolytverschiebung ■ Vorgeschichte von Diabetes, kardialen, renalen oder vaskulären Erkrankungen, Fettleibigkeit, endokrinen Problemen, Familienvorgeschichte von Diabetes

*) Kursiv gesetzte Befunde können helfen, zwischen Hypoglykämie und Hyperglykämie (diabetische Ketoazidose) zu unterscheiden.
Anmerkung: HHNS präsentiert sich wie diabetische Ketoazidose/Hyperglykämie, mit der Ausnahme, dass weder Ketongeruch noch Kussmaul-Atmung vorhanden sind und die Atmung normal bis beeinträchtigt ist.

Szenenüberblick   Wenn Sie die Szene einschätzen, dann suchen Sie nach Gegenständen, wie z.B. Subkutanspritzen, Insulin, Blutzuckermessgerät oder Prothesen der unteren Extremitäten, die auf Diabetes hinweisen.

Ersteinschätzung   Wenn Sie sich dem diabetischen Patienten nähern, verschaffen Sie sich einen Gesamteindruck des momentanen mentalen Zustands des Patienten. Falls der Patient bewusstlos erscheint, horchen Sie auf Nebengeräusche, die mit einer Atemwegsobstruktion zusammenhängen. Zusätzlich kann ein starker Ketongeruch bestehen, der auf eine mögliche diabetische Ketoazidose hindeutet. Der Diabetiker, der bei Bewusstsein ist, jedoch nicht weiß, dass er Diabetiker ist oder dass sein Zustand mit seiner Diabeteserkrankung zusammenhängt, kann Hauptbeschwerden von Verwirrung, Ruhelosigkeit oder Schwäche zeigen. Selbst wenn der Patient weiß, dass er Diabetiker ist, kann die Verwirrung ihn daran hindern, diese Informationen weiterzugeben. Einigen Diabetikern sind die Anzeichen einer Blutzuckerschwankung bekannt; sie geben die Hauptbeschwerde entsprechend weiter.

Wenn der Patient bewusstlos ist, müssen Sie die Familie, Freunde oder Umstehende befragen, wenn vorhanden. Wenn niemand anwesend ist, der eine Hauptbeschwerde nennen kann, dann müssen Sie diese durch eine sorgfältige Einschätzung und ein hohes Maß an Aufmerksamkeit erheben.

Beurteilen und sichern Sie die Atemwegsdurchgängigkeit. Der bewusstlose diabetische Patient kann erbrechen, oder die muskuläre Kontrolle über die Zunge verlieren. Der Atemzustand kann unschätzbare Informationen über die Art der evtl. vorhandenen diabetischen Komplikationen liefern. Zusätzlich zur Evaluierung der Adäquanz der Atmung achten Sie auf das tiefe und schnelle Muster der Kussmaul-Atmung. Diese wird typischerweise beim azidotischen Zustand der diabetischen Ketoazidose beobachtet, wenn der Körper versucht, den pH-Wert zu stabilisieren, indem er große Mengen an Kohlendioxid ausscheidet.

Achten Sie auf die Stärke und Regelmäßigkeit des Radialis- oder Karotispulses. Ein schwacher, schneller Puls wird häufig aufgrund des Volumenverlusts mit diabetischer Ketoazidose und HHNS assoziiert, während ein schneller, voller Puls aufgrund des Normalvolumens und des zirkulierenden Adrenalins normalerweise bei einer Hypoglykämie vorhanden ist,. Die Parameter der peripheren Perfusion sind ebenfalls aufschlussreich, da die ausgeprägte Dehydratation im Rahmen von diabetischer Ketoazidose und HHNS einen schwachen Hautturgor, Blässe und eine verzögerte Rekapillarisationszeit verursacht. Schweiß lässt eine Hypoglykämie vermuten.

Körperliche Untersuchung   Die körperliche Untersuchung eines diabetischen Patienten kann ganz gegensätzliche Komplikation bestätigen. Da Glucoseschwankungen den frühen Anzeichen einen Schlaganfalls ähneln können, kann eine neurologische Einschätzung, wie bereits erörtert, sich für den Ausschluss eines Schlaganfalls als hilfreich erweisen. Bei einem Diabetiker mit einer Bewusstseinsstörung sind folgende Aspekte der Untersuchung wichtig:

- *Kopf:*
  - Pupillen (normal bis geweitet bei einer Hypoglykämie)
  - Augenhöhlen (eingesunkene Augen mit einer signifikanten Dehydratation)
  - Mundhöhle (Hydratationsausmaß)
  - Acetongeruch (diabetische Ketoazidose)
- *Brust:* Die Auskultation der Atemgeräusche kann eine mögliche Aspiration offenbaren.

■ *Abdomen:* Suchen Sie nach den Verabreichungsstellen von Insulin, die als sehr kleine Blutergüsse erscheinen. Bei diabetischer Ketoazidose können sich Schmerzen im rechten oberen Quadrant präsentieren, insbesondere bei Kindern.

■ *Extremitäten:*

– Verabreichungsstellen von Insulin

– medizinische Armbänder oder Halsketten

– schlechte heilende Geschwüre oder Wunden

– distale Neuropathie (Verlust der Sensorik in den Extremitäten)

– schwache periphere Perfusion

– Grenzzonenamputationen

– Vernarbung der Finger aufgrund der wiederholten Punktion für die Blutzuckermessung

– schlechter Hautturgor (gesenkte relative Hydratation)

Vitalzeichen Beim Diabetiker kann die Überprüfung der Vitalzeichen dabei helfen, die Art der Komplikation, die sich präsentiert, zu differenzieren. Wie bereits erwähnt, ist ein schwacher, schneller Puls häufig mit einer diabetischen Ketoazidose und einer HHNS assoziiert, während ein schneller, voller Puls normalerweise bei einer Hypoglykämie vorkommt. Die Kussmaul-Atmung weist auf eine diabetische Ketoazidose hin, während eine normale bis flache Atmung eher ein Zeichen einer HHNS oder einer Hypoglykämie ist.

Der Blutdruck kann, abhängig vom derzeitigen hämodynamischen Zustand, variieren. Hypotonie tritt in den späteren Stadien der diabetischen Ketoazidose und des HHNS auf, jeweils infolge einer Azidose und Dehydratation. Hypoglykämische Patienten halten in der Regel einen normalen Blutdruck durchgehend aufrecht.

Anamnese Die Vorgeschichte ist für die Bestätigung des Verdachts einer diabetischen Komplikation und zur Differenzierung der Komplikationsart wichtig. Das Einsetzen des SAMPLE-Schemas sollte folgende hilfreiche Informationen enthalten, aber nicht darauf beschränkt sein:

■ *S (Anzeichen und Symptome):* Die Informationen, die gesammelt werden sollten, betreffen folgende Parameter:

– Schwäche oder Lethargie

– Verwirrung

– Hunger, Durst oder vermehrtes Urinieren

– Brustschmerz, Kurzatmigkeit oder Schwindel (kardiale Beteiligung)

– Übelkeit, Erbrechen, Diarrhoe

– allgemeines Unwohlsein

– Abdominalschmerz (Elektrolytverschiebung)

■ *A (Allergie):* Erkennen und dokumentieren Sie jegliche Allergien, die der Patient hat.

■ *M (Medikamente):* Suchen Sie nach Insulin oder anderen oralen Antihyperglykämika. Ermitteln Sie, ob der Patient die Medikamente wie verschrieben eingenommen hat. Da gewisse Medikamente in der Lage sind, Schwankungen des Blutzuckers zu erzeugen, sammeln und dokumentieren Sie alle Medikamente, die der Patient nimmt.

■ *P (medizinische Vorgeschichte):* Diabetes verursacht diverse Probleme im ganzen Körper. Selbst wenn die Erkrankung Diabetes nicht direkt an der Bewusstseinsstörung beteiligt ist, können mit Diabetes verbundene Komplikationen dafür verantwortlich sein oder in Verbindung dazu stehen. Folgende Informationen sollten gesammelt werden:

- Diabetes (Typ I oder II)
- Herzerkrankung
- Nierenerkrankung
- Gefäßerkrankung
- Fettleibigkeit (üblicherweise mit Diabetes mellitus Typ II assoziiert)
- genetische Vorgeschichte von Diabetes (meist Diabetes mellitus Typ II, aber nicht Typ I)
- jedes endokrine Problem

■ *L (letzte orale Aufnahme):* Das Ermitteln der letzten oralen Aufnahme hat insbesondere bei insulinpflichtigen Patienten Priorität. Die Gabe von exogenem Insulin ohne zusätzliche Nahrungsaufnahme verursacht schnell einen Zustand der Hypoglykämie. Fragen Sie nach der Häufigkeit und der Menge der Nahrung, die der Patient gegessen hat; behalten Sie im Hinterkopf, dass Polyphagie ein Anzeichen für eine nicht diagnostizierte Diabeteserkrankung ist.

■ *E (Ereignisse vor der Erkrankung):* Die Kenntnis der Ereignisse, die den Beginn einer Bewusstseinsstörung herbeigeführt haben, kann sich als hilfreich bei der Differenzierung der Ursache erweisen:

- stufenweiser Beginn (diabetische Ketoazidose: zwei bis drei Tage; HHNS: bis zu zwölf Tagen)
- akutes Einsetzen bei einer Hypoglykämie (meistens innerhalb von Minuten bis Stunden)
- Gewichtsverlust
- Polyurie, Polyphagie, Polydipsie (nicht diagnostizierte Diabetes, diabetische Ketoazidose, HHNS)
- Anstrengung (schnelle Verwertung der vorhandenen Glucose; Hypoglykämie)
- Erbrechen (Verlust von Nahrungssubstanz; Hypoglykämie)
- Infektion (gesteigerte Verwertung von Glucose; Hypoglykämie)

Definition

Polyurie: Übermäßige Ausscheidung von Urin.

Polyphagie: Übermäßiges Essen.

Polydipsie: Übermäßiger Durst.

> **Merke**
>
> Seien Sie sich bewusst, dass *Polyurie* (exzessive Urinieren), *Polyphagie* (übermäßiges Essen) und *Polydipsie* (übermäßiger Durst) Zeichen einer nicht diagnostizierten Diabeteserkrankung sind.

Behandlung eines Patienten mit einer diabetischen Komplikation

Die Behandlung vor Ort variiert abhängig von der Art der diabetischen Komplikation, die sich präsentiert. Selbst wenn die Hypoglykämie präklinisch leicht behebbar ist, benötigt die Korrektur von diabetischer Ketoazidose und HHNS Insulin und eine Elektrolytanpassung (Hypokaliämie ist eine häufige Komplikation der diabetischen Ketoazidose); beide Behandlungen sind erst im Krankenhaus durchführbar. Bei solchen Patienten zielt die präklinische Behandlung auf die Rehydratation und die Unterstützung der verminderten respiratorischen und kardialen Funktion ab.

Unabhängig von der Art der diabetischen Komplikation müssen die Atemwegsdurchgängigkeit und die Ventilation mit einer adäquaten Oxygenierung gesichert werden. Schutz vor Aspiration hat Priorität bei Patienten, die erbrechen. Die tracheale Intubation des komatösen Patienten mit diabetischer Ketoazidose oder HHNS ist nützlich, denn diese Maßnahme kann bei der Stabilisation der ketoninduzierten Azidose helfen, indem vermehrt endogenes Kohlendioxid ausgeschieden werden kann. Bei einem hypoglykämischen Patienten, der nicht erbricht und offene Atemwege hat, kann eine tracheale Intubation verzögert durchgeführt werden, weil die zugrunde liegende Ursache relativ einfach rückgängig zu machen ist.

Setzen Sie vorsichtig einen i.v. Zugang und hängen Sie eine isotonische kristalloide Lösung an. Generell wird vorgeschlagen, einen 18-G-Angiokatheter in einer stabilen Vene zu fixieren, weil meist eine aggressive Flüssigkeitstherapie notwendig ist. Der Patient mit diabetischer Ketoazidose oder HHNS hat normalerweise ein schweres Flüssigkeitsdefizit und benötigt die Gabe einer isotonischen Lösung, um eine adäquate Perfusion wiederherzustellen. Bedenken Sie allerdings, dass Diabetiker oft mehrere medizinische Probleme haben, einschließlich Herzfehler und Komplikationen mit den Nieren. Folglich ist es notwendig, die Flüssigkeit vorsichtig zu verabreichen, um eine Flüssigkeitsüberlastung und ein pulmonales Hirnödem zu verhindern. Auskultieren Sie regelmäßig die Lunge und überwachen Sie das Sauerstoffpartialdruck bezüglich möglicher Hinweise auf ein Lungenödem. Seien Sie sich außerdem der Beschwerden von Dyspnoe oder den Hinweisen auf eine Atemstörung sehr bewusst.

Das frühe Abnehmen von Blutproben ist speziell bei diabetischen Patienten wichtig, weil jede präklinische Verabreichung von Glucose oder anderen Medikamenten die chemische Zusammensetzung der nachfolgenden Blutproben signifikant verändert. Die Evaluierung mit einem Blutzuckermessgerät zeigt schnell einen geschätzten Blutzuckerspiegel. Jeder Blutzuckerwert unter 60 mg/dl in Verbindung mit einer Bewusstseinsstörung oder unter 50 mg/dl ohne Symptome legt den unmittelbaren Verdacht einer Hypoglykämie nahe.

> Das frühe Abnehmen von Blutproben ist speziell bei diabetischen Patienten wichtig, weil jede präklinische Verabreichung von Glucose oder anderen Medikamenten die chemische Zusammensetzung der nachfolgenden Blutproben signifikant verändert.

Da Diabetiker unverhältnismäßig häufig Herzprobleme haben, hängen Sie einen EKG-Monitor zur Beurteilung an. Wenn die Beseitigung der Dehydratation, der Hypoglykämie, der Hyperglykämie oder der Azidose scheitert, die Herzrhythmusstörung aufzuheben, dann führen Sie Korrekturmaßnahmen durch. Die zusätzliche Gabe von Glucose ist die beste Möglichkeit, eine Hypoglykämie zu beheben. Beim Hypoglykämiker, der bloß Verwirrung aufweist, die Fähigkeit hat zu schlucken, und Ihren Anweisungen folgen kann, ist die orale Aufnahme von Nahrung, Getränken oder Instantglucose ausreichend. Bei jedem lethargischen, stuporösen oder komatösen hypoglykämischen Patienten oder bei einem Patienten, der nicht in der Lage ist, zu schlucken bzw. Ihre Anweisungen zu verstehen und zu befolgen, besteht die Gefahr der Aspiration bei der oralen Gabe von Glucose; hier ist die i.v. Gabe von 20% Glucose (25 g) indiziert. Erinnern Sie sich daran, dass die Glucosegabe *nicht* blind, also ohne einen Blutzuckerwert, der eine Hypoglykämie bestätigt, durchgeführt werden darf.

Wenn ein i.v. Zugang nicht gesetzt werden kann, dann kann 1 mg Glucagon intramuskulär verabreicht werden. Glucagon setzt das in der Leber gespeicherte Glykogen frei und erhöht dadurch den allgemeinen Blutzuckerspiegel. Bedauerlicherweise wurde das hepatische Glykogen meist schon durch natürliche Mechanismen verbraucht; dieser Verbrauch macht das Glucagon unwirksam. Außerdem tritt der Wirkungsbeginn von Glucagon verspätet ein, wenn gespeichertes Glykogen vorhanden ist, weil der Spitzeneffekt 10 bis 20 min nach der Verabreichung eintritt.

In der Vergangenheit wurde empfohlen, einem Hypoglykämiker, der mangelernährt erschien oder Alkoholiker war, Thiamin in kurzem Abstand zur Glucose zu verabreichen. Allerdings wird die Thiamingabe im Rettungsdienst inzwischen sehr kontrovers gesehen, weil es keinen verlässlichen wissenschaftlichen Beweis für seine Wirksamkeit gibt. Folgen Sie den lokalen Protokollen und konsultieren Sie die medizinische Leitung zu diesem Aspekt.

Bei einer Hypoglykämie sollte die Gabe von Glucose eine rasche und beobachtbare Verbesserung bringen. Nach der erfolgten Gabe reevaluieren Sie zur Bestätigung erneut den Blutzuckerspiegel.

Wiedereinschätzung

Während des Transports jedes Patienten mit diabetischen Komplikationen schätzen Sie kontinuierlich die Atemwege, die Atmung und die Kreislaufparameter ein. Überwachen Sie kontinuierlich die Vitalzeichen.

7.6.4 Hepatische und urämische Enzephalopathie

Hepatische Enzephalopathie

Veränderungen der Leberfunktion infolge einer chronischen oder akuten Lebererkrankung beeinflussen den mentalen Zustand. Die Leber ist ein essenzielles Organ mit vielen Aufgaben, die die Umwandlung von Ammoniak in Harnstoff beinhalten. Ammoniak wird erzeugt, wenn Aminosäuren für ihre Verwertung aufgebrochen werden. In der Leber wird das toxische Ammoniak in den weniger toxischen Harnstoff umgewandelt, der über die Nieren ausgeschieden werden kann.

Wenn die Leber dabei versagt, das Ammoniak umzuwandeln, verursacht dies einen Anstieg der zirkulierenden Menge an Ammoniak, das für das Gehirn sehr giftig ist. Es wurde früher angenommen, dass ein erhöhter Ammoniakspiegel die Ursache für einen veränderten mentalen Zustand bei einer hepatischen Enzephalopathie ist. Tatsächlich besteht jedoch nur ein schwacher Zusammenhang zwischen dem Ammoniakspiegel und dem Grad des veränderten mentalen Zustands. Andere, bisher ungeklärte Ursachen spielen wohl bei einem veränderten mentalen Zustand in Verbindung mit einer hepatischen Enzephalopathie eine Rolle.

Zusätzlich zur veränderten mentalen Aktivität durchleben Patienten mit einer hepatischen *Enzephalopathie* andere Anzeichen von Leberversagen, einschließlich *Ikterus*, *okulärer Gelbsucht*, *Spinnenangiom* und *Ödemen* oder *Aszites* infolge der portalen Hypertonie. Der Patient kann auch allgemeine Schwäche zeigen, wenn die verdauungsfördernde Unterstützung der Leber verlorengegangen ist. Von besonderer klinischer Bedeutung ist das Auftreten des *Foetor hepaticus*, eines muffigen Atemgeruchs des Patienten.

Definition

Enzephalopathie: Jede Erkrankung oder Fehlfunktion des Gehirns.

Gelbsucht: Gelbfärbung der Haut oder anderer Gewebe.

Okulärer Ikterus: Gelbfärbung der Sklera.

Spinnenangiom: Verzweigtes Wachstum geweiteter Kapillargefäße auf der Haut.

Ödem: Flüssigkeitsansammlung im Gewebe; Schwellung.

Aszites: Flüssigkeitsansammlung im Abdomen.

Foetor hepaticus: Ein muffiger Geruch des Atems, verbunden mit einem steigenden Ammoniakspiegel im Blut aufgrund einer Lebererkrankung.

Die hepatische Enzephalopathie tritt bei Menschen auf, die eine chronische Lebererkrankung und Leberversagen haben. Dementsprechend muss die hepatische Enzephalopathie bei jedem Patienten mit einer Bewusstseinsstörung, begleitet von einer Vorgeschichte von Alkoholismus, Zirrhose oder Hepatitis, in Betracht gezogen werden. Bedenken Sie, dass die hepatische Enzephalopathie Tage oder Wochen braucht, um sich zu entwickeln.

Die Einschätzung und Behandlung einer hepatischen Enzephalopathie wird weiter unten zusammen mit der Einschätzung und Behandlung der urämischen Enzephalopathie erörtert.

Urämische Enzephalopathie

Die urämische Enzephalopathie ist ein Zustand, der aufgrund eines Nierenversagens entsteht. Die Urämie (wörtlich: „Urin im Blut") beeinflusst alle Organsysteme des Körpers, einschließlich des ZNS. Daher verursacht eine Urämie Veränderungen des mentalen Zustands und des Verhaltens.

Die Nieren sind für die Sammlung und Ausscheidung des Stoffwechselabfalls verantwortlich. Nierenversagen hat die Ansammlung dieses Abfalls zur Folge; in großen Mengen ist dies toxisch. Bei Nierenversagen sammeln sich im Kreislauf rasch stickstoffhaltige Nebenprodukte an; es entwickelt sich ein Zustand, der als „Azotämie" bekannt ist. Zusätzlich durchlebt der Körper ein Elektrolytungleichgewicht, Flüssigkeitsverschiebungen und die Ansammlung vieler anderer ungünstig wirkender Substanzen. Eine Azidose folgt, und der Blut-pH-Wert sinkt.

Infolge der Azidose, des Elektrolytungleichgewichts und der Ansammlung von Toxinen durchlebt der Patient Veränderungen der mentalen Aktivität, die von Lethargie und Verwirrung bis zu Krampfanfällen und Koma reichen. Andere Anzeichen und Symptome der Urämie sind Übelkeit, Erbrechen, Krämpfe, neuromuskuläre Störungen, Unwohlsein und Kussmaul-Atmung. Ohne Behandlung tritt der Tod ein. Bedenken Sie, dass die urämische Enzephalopathie für ihre Entwicklung Tage bis Wochen benötigt.

Einschätzung einer möglichen hepatischen oder urämischen Enzephalopathie

Dieser Abschnitt beschreibt Details der Einschätzung eines Patienten, der unter einer hepatischen oder urämischen Enzephalopathie leidet (▶ *Tabelle 7.7*) – im Rahmen des allgemeinen Verfahrens der Einschätzung, das bereits vorher in diesem Kapitel beschrieben wurde. Die hier hervorgehobenen Punkte leiten Sie bei der Durchführung Ihrer Einschätzung, wenn Sie bereits eine hepatische oder urämische Enzephalopathie vermuten, oder sie bringen Faktoren zutage, die auf eine hepatische oder urämische Enzephalopathie als Ursache für die Bewusstseinsstörung des Patienten hinweisen. Allerdings sind hepatische und urämische Komplikationen nicht eindeutig einer Enzephalopathie zuzuordnen; eine gründliche, methodische Einschätzung ist hilfreich bei der Identifikation eines dieser Typen der Enzephalopathie.

Tabelle 7.7

Hepatische und urämische Enzephalopathie und Bewusstseinsstörung: typische Befunde

Szenenüberblick	Ersteinschätzung	Körperliche Untersuchung/Vitalzeichen	Vorgeschichte
■ Hinweise auf Alkoholismus (mögliches Leberproblem) ■ Hinweis auf diabetische Vorgeschichte (z.B. Insulin, Spritzen, Zuckermessgerät) ■ offensichtliche Auszehrung oder Gelbsucht	■ Hauptbeschwerde: allgemeines Unwohlsein oder Schwäche, mögliche Verwirrung oder Verhaltensänderung (Beschwerden, die unklar oder trügerisch sind) ■ modriger Geruch des Atems (Foetor hepaticus, verbunden mit Leberversagen) ■ pathologisches Atemmuster (z.B. Cheyne-Stokes-Atmung, zentrale neurologische Hyperventilation, Kussmaul-Atmung) ■ Pulse normal oder anfangs leicht erhöht; später langsamer Puls durch das Abschalten der Nieren oder intrakraniellen Druck ■ Haut warn, gerötet, mögliche Anwesenheit oder Abwesenheit von Diaphorese	■ Pupillenveränderungen (bei Herniation), sklerale oder allgemeine Gelbsucht ■ modriger Geruch des Atems ■ Gesichtslähmung oder Herabhängen einer Gesichtsseite ■ pathologische Atemmuster ■ Anwesenheit eines Dialyse-Shunts ■ Auszehrung ■ abdominale Spannung oder Schmerzempfindlichkeit im rechten-oberen Quadranten (Leberschaden) ■ peripheres Ödem ■ mögliche Anzeichen einer Diabeteserkrankung ■ mögliches motorisches, sensorisches oder Perfusionsdefizit (bei Herniation) ■ variable Vitalzeichen: anfangs normaler bis erhöhter Blutdruck, später abfallender Blutdruck; mögliche Bradykardie	■ Anzeichen und Symptome: Kopfschmerzen, Übelkeit/Erbrechen, verminderter Harnabgang, Gewichtsverlust (Leber), abdominale Schmerzen (Leber), Rücken- und Seitenschmerzen (Nieren); verschlechterter oder verbesserter mentaler oder neurologischer Zustand ■ Medikamente assoziiert mit Leber- oder Nierenproblemen ■ Vorgeschichte mit Leber- oder Nierenproblemen (z.B. Alkoholismus, Zirrhose, Hepatitis, Nierenversagen), Veränderungen im Harnabgang, akuter Gewichtsverlust, diabetische Komplikationen

Szenenüberblick Wenn Sie die Einsatzstelle betreten, suchen Sie aktiv nach Hinweisen, die Ihnen dabei helfen könnten, das zugrunde liegende Problem zu identifizieren. Hinweise auf Alkoholismus, der mit Leberbeschwerden einhergeht, lassen eine hepatische Enzephalopathie vermuten. Auch Diabetiker und schlecht eingestellte Hypertoniker tragen ein erhöhtes Risiko für Nierenerkrankungen, die auf eine urämische Komplikation hinweisen können. Daher sollte Sie die Gegenwart von Spritzen, Insulin, einem Heimblutdruckmessgerät oder einem Blutzuckermessgerät dazu bringen, in diese Richtung zu denken.

Wenn Sie sich dem Patienten nähern, verschaffen Sie sich einen Gesamteindruck des derzeitigen mentalen und körperlichen Zustands des Patienten. Achten Sie besonders auf pathologische Atemgeräusche, die auf eine Azidose oder eine Atemwegsverlegung bei einem stuporösen oder bewusstlosen Patienten hinweisen. Eine offensichtliche Abmagerung oder Gelbsucht kann die ersten Hinweise auf eine mögliche Vorgeschichte einer Lebererkrankung liefern.

Ersteinschätzung Die Hauptbeschwerde bei der hepatischen oder urämischen Enzephalopathie kann sehr trügerisch sein und erfordert ein hohes Maß an Aufmerksamkeit bei der Identifikation. Die Beschwerden können sich auf allgemeines Unwohlsein und Schwäche beschränken oder sich durch Verwirrung oder eine Veränderung des mentalen Zustands und des Verhaltens offenbaren, ohne weitere Informationen zu liefern.

Die hepatische und die urämische Enzephalopathie manifestieren sich auf verschiedenste Weise, von Verwirrung bis Koma reichend, wobei der veränderte mentale Zustand aus einem erhöhten intrakraniellen Druck entsteht. Beurteilen und sichern Sie die Atemwegsdurchgängigkeit. Überwachen Sie den Zustand der Atmung bezüglich der Frequenz und einer angemessenen Oxygenierung.

Während Sie den Zustand der Atmung evaluieren, untersuchen Sie den Atem auf den muffigen Geruch von Foetor hepaticus, der auf Leberversagen hindeutet.

Während Sie den Zustand der Atmung evaluieren, untersuchen Sie den Atem auf den muffigen Geruch von Foetor hepaticus, der auf Leberversagen hindeutet.

Wenn ein erhöhter intrakranieller Druck zu einer Herniation der Gehirngewebes geführt hat, dann können pathologische Atemmuster beobachtet werden, wie z.B. die Cheyne-Stokes-Atmung oder die zentrale neurogene Hyperventilation. (Die Herniation des Gehirngewebes ist bei einer hepatischen oder urämischen Enzephalopathie eigentlich jedoch selten.) Bei Nierenversagen kann die anschließende Azidose eine Kussmaul-Atmung verursachen, während das Lungensystem versucht, die Elimination von Kohlendioxid zu steigern, um den allgemeinen pH-Wert zu heben.

In den frühen Stadien der hepatischen und urämischen Enzephalopathie kann der Puls normal bis leicht erhöht sein. Bei Vorhandensein einer extremen Azidose wegen Nierenversagens oder bei erhöhtem intrakraniellem Druck wegen hepatischer Komplikationen kann jedoch auch eine langsame Pulsfrequenz vorhanden sein, weil die Azidose die Hirn- und die Herzaktivität beeinträchtigt.

In beiden Fällen, der hepatischen und der urämischen Enzephalopathie, sollte die Haut warm und manchmal gerötet sein. Abhängig von der Schwere und dem Verlauf des Zustands kann Schweiß vorhanden oder auch nicht vorhanden sein. Gelbsucht deutet sehr stark auf Leberprobleme hin. Wenn Urämie mit Diabetes kombiniert vorliegt, können Anzeichen einer schwachen peripheren Perfusion vorhanden sein.

Körperliche Untersuchung Die körperliche Untersuchung bei einer vermuteten hepatischen oder urämischen Enzephalopathie fokussiert sich auf Anzeichen eines Leber- oder Nierenversagens. Die folgende Liste beinhaltet Schlüsselaspekte der körperlichen Untersuchung. Da eine zerebrale Herniation eine potenzielle Komplikation darstellt, sollten Sie ebenfalls eine neurologische Untersuchung durchführen, wie in Tabelle 7.2 beschrieben:

- *Kopf:*
  - Pupillen (Gleichförmigkeit, Größe und Reaktivität, evtl. Hinweis auf potenzielle Herniation)
  - Ikterus der Sklera (Leberkomplikationen)
  - Geruch der Mundhöhle (muffiger Geruch aufgrund von Leberkomplikationen)
  - Atemwegsdurchgängigkeit
  - Gesichtslähmung oder Herabhängen des Gesichts (infolge einer potenziellen Herniation)
- *Brust:*
  - Atemgeräusche (mögliche Aspiration)
  - Veränderung des Atemmusters (typisch für ein Hirnödem)
  - Dialyse-Shunt (Nierenversagen)
- *Abdomen:*
  - Abmagerung
  - Spannung/Schmerzempfindlichkeit des rechten oberen Quadranten (Leberschaden)

- *Extremitäten:*
  - peripheres Ödem
  - Gelbsucht
  - Anzeichen von Diabetes (Amputationen, schlecht heilende Wunden, Injektionsstellen)
  - Dialyse-Shunt (obere Extremitäten)
  - vollständige Beurteilung der Motorik, Sensorik und Perfusion (Hirnödem)
  - Asterixis (rhythmisches Schlagen der Hände, wenn die Handgelenke vollständig ausgestreckt sind, ein klassischer Indikator für Leberversagen)

Vitalzeichen Die Vitalzeichen bei einer hepatischen und einer urämischen Enzephalopathie können, abhängig von der Schwere und der Beteiligung anderer Körpersysteme, variieren. Anfänglich können der Puls und der Blutdruck normal bis leicht erhöht sein, während das sympathische Nervensystem versucht zu kompensieren. Eine schwere Azidose, die mit einer Urämie einhergeht, weitet die Gefäße und senkt das Herzminutenvolumen; folglich fällt der Blutdruck.

Ein Hirnödem bei einer hepatischen Enzephalopathie kann Bradykardie und pathologische Atemmuster verursachen, wie z.B. die Cheyne-Stokes-Atmung oder die zentrale neurogene Hyperventilation. Wie bereits erwähnt, ist die Kussmaul-Atmung meist ein Zeichen eines mäßigen bis schweren Nierenversagens. Die klassischen Reaktionen auf einen gesteigerten intrakraniellen Druck, als *Cushing-Reflex* bekannt, sind ein erhöhter systolischen Blutdruck und eine erhöhte Temperatur sowie eine verminderte Atem- und Pulsfrequenz.

Anamnese Eine sorgfältige Erhebung der Vorgeschichte ist notwendig, um Ihnen dabei zu helfen, eine hepatische oder eine urämische Enzephalopathie als mögliche Ursache für die Bewusstseinsstörung zu bestätigen. Ebenso kann die Vorgeschichte Sie darin unterstützen, das Ausmaß des Fortschreitens und der Beteiligung anderer Organsysteme zu ermitteln. Fragen, die im SAMPLE-Schema gestellt werden, sollten folgende Punkte behandeln:

- *S (Anzeichen und Symptome):* Anzeichen und Symptome im Hinblick auf die hepatische oder urämische Enzephalopathie sind insofern extrem wichtig, als sie das Fortschreiten der Pathophysiologie und die Involvierung anderer Organsysteme veranschaulichen. Folgende Anzeichen und Symptome können vorkommen:
  - Kopfschmerzen (gesteigerter intrakranieller Druck)
  - Verschlechterung oder Verbesserung des mentalen oder neurologischen Zustands
  - Übelkeit oder Erbrechen
  - Oligurie (verminderte Urinausscheidung)
  - Gewichtsverlust (Leberfehlfunktion)
  - Abdominalschmerzen (Leberversagen)
  - Rücken- und Seitenschmerzen (Beteiligung der Nieren)
- *A (Allergien):* Notieren Sie alle medizinischen Allergien, die der Patient haben könnte.
- *M (Medikamente):* Alle Medikamente, die der Patient nimmt, sollten dokumentiert und an das Personal der Notaufnahme weitergemeldet werden. Achten Sie besonders auf Medikamente, die auf Probleme mit der Leber oder den Nieren oder auf Diabetes hinweisen.

- *P (medizinische Vorgeschichte):* Fragen Sie nach allen möglichen verursachenden medizinischen Problemen. Eine medizinische Vorgeschichte mit Leberproblemen, wie Alkoholismus, Hepatitis oder Leberzirrhose, ist extrem wichtig, ebenso wie Nierenversagen und Blutwäsche. Da Diabetiker dazu neigen, Nierenprobleme zu bekommen, sollte Diabetes in der Vorgeschichte eruierbar sein.

- *L (letzte orale Aufnahme):* Die letzte Nahrungsaufnahme des Patienten wird sich als wichtig erweisen, wenn Sie die Möglichkeit von Erbrechen abschätzen und eine adäquate oder inadäquate Nahrungsaufnahme beurteilen.

- *E (Ereignisse vor der Erkrankung):* Die Ereignisse oder das Verhalten der Person rund um das Einsetzen der hepatischen oder urämischen Enzephalopathie ist wichtig. Ermitteln Sie folgende Punkte:

  - stufenweiser oder akuter Beginn

  - Zeitpunkt des ersten Einsetzens

  - Verbesserung oder Verschlechterung des mentalen Zustands

  - Beschwerden vor dem Vorfall (Unwohlsein, Schwindel)

  - Urinausscheidung

  - akuter Gewichtsverlust

  - diabetische Komplikation

  - letzte Dialyse

  - Einhaltung der Medikamenteneinnahmen

Behandlung des Patienten mit hepatischer oder urämischer Enzephalopathie

Die Behandlung einer hepatischen und einer urämischen Enzephalopathie konzentriert sich auf die emotionale Unterstützung des Patienten und die unverzügliche Stabilisierung der gefährdeten Körperfunktionen. Richten Sie rasch Ihre Aufmerksamkeit auf die Beurteilung und Aufrechterhaltung offener Atemwege, ebenso wie auf eine adäquate Ventilation, Oxygenierung und Zirkulation. Im Fall einer ventilatorischen Insuffizienz beginnen Sie umgehend mit einer positiven Druckbeatmung. Wenn sich der Patient im Koma präsentiert oder komatös wird, dann ziehen Sie eine tracheale Intubation in Betracht.

Die Platzierung eines i.v. Zugangs mit einer isotonischen kristalloiden Lösung ist wichtig, weil infolge hepatischer und urämischer Ursachen zahlreiche Komplikationen auftreten können. Zum Beispiel tragen Patienten mit einem Leberschaden ein erhöhtes Risiko für gastrointestinale Blutungen. Patienten mit einer schlecht eingestellten Hypertonie haben ein erhöhtes Risiko einer Urämie. Alle Flüssigkeiten sollten in Übereinstimmung mit dem hämodynamischen Zustand des Patienten verabreicht werden. Die Flüssigkeitsgabe bei einem Patienten mit Nierenversagen muss mit Bedacht durchgeführt werden: Da die Nieren bei der Regulation des Körperwassers unwirksam geworden sind, kann eine übermäßige Flüssigkeitsgabe eine Flüssigkeitsüberlastung verursachen.

Das Anhängen eines EKG-Monitors ist wichtig, da die Azidose aufgrund der Beeinträchtigung der Nieren das Herz für Arrhythmien anfällig macht. EKG-Arrhythmien sollten Ihrem lokalen Protokoll entsprechend behandelt werden; solche Störungen können sich jedoch als schwierig zu korrigieren erweisen, wenn die zugrunde liegende Ursache des Nierenversagens nicht beseitigt wird. Spitze T-Wellen im EKG weisen auf eine potenzielle Hyperkaliämie hin. Die medizinische Leitung kann die Gabe von Calcium empfehlen.

> **Definition**
>
> **Oligurie:** Verminderte Urinausscheidung.

Flüssigkeitsverabreichung muss für Patienten mit Nierenversagen sorgfältig erwogen werden.

Wiedereinschätzung

Wenn Sie einen Patienten mit einer möglichen hepatischen oder urämischen Enzephalopathie transportieren, überwachen Sie ihn kontinuierlich auf Veränderungen des mentalen Zustands und der Vitalfunktionen, wie z.B. auf eine respiratorische oder kardiale Dekompensation. Ziehen Sie bei einer schweren Azidose eine positive Druckbeatmung in Betracht und beurteilen Sie den Patienten mit Leberproblemen immer wieder auf Anzeichen eines erhöhten intrakraniellen Druckes.

7.6.5 Azidose und Alkalose

Definition

pH-Wert: Wörtlich „Wasserstoffpotenzial". In der Chemie wird der Grad der Azidität oder der Alkalität einer Substanz mit dem pH-Wert ausgedrückt. Ein Wert von 7,35 bis 7,45 ist neutral; ein Wert höher als 7,45 drückt Alkalität aus, ein Wert unter 7,35 Azidität.

Von den vielen Voraussetzungen, die eine Zelle für eine normale Funktion benötigt, ist der Erhalt eines normalen *pH-Wertes* essenziell. Bestimmte Mengen an Wasserstoffionen, die bei normalen Prozessen des Stoffwechsels erzeugt werden, bestimmen den pH-Wert der extrazellulären Flüssigkeit. Wasserstoffionen werden produziert, wenn Kohlendioxid (CO_2) sich mit Wasser (H_2O) verbindet, wobei Kohlensäure (H_2CO_3) entsteht; dies spaltet sich in ein Bicarbonation (HCO_3^-) und ein Wasserstoffion (H^+) auf. Dieser Prozess wird in der folgenden Gleichung ausgedrückt, die zeigt, wie die Anwesenheit von Überschuss an Kohlendioxid zur Produktion von Wasserstoffionen führt, die einen erniedrigten pH-Wert erzeugen (erhöhter Säuregehalt).

$$CO_2 + H_2O \leftrightarrow H_2CO_3 \leftrightarrow HCO_3^- + H^+$$

Eine normale Konzentration an gespeicherten Wasserstoffionen erzeugt einen pH-Bereich von 7,35 bis 7,45, wobei der Mittelwert bei 7,40 liegt. Der Körper erhält einen normalen pH-Wert durch seine Fähigkeit aufrecht, Wasserstoffionen entweder auszuscheiden oder zu neutralisieren; dabei helfen ihm angeborene Pufferungsmechanismen, die Ventilation und die Nierenfunktion.

Ein pH-Wert von ca. 7,40 erlaubt u.a. eine entsprechende zelluläre Enzymfunktion, elektrische Übertragung, Depolarisation und Membraninstandhaltung. Falls der Körper darin versagt, die Wasserstoffionenkonzentration zu regulieren, verlässt der pH-Wert den akzeptablen Bereich, und eine zelluläre Dysfunktion tritt ein. Das Gehirn und seine Aktivitäten sind besonders anfällig für Veränderungen im pH-Wert; wenn solche Veränderungen auftreten, dann durchlebt der Patient Veränderungen im mentalen Zustand und bei Verhaltensleistungen. Im Regelfall toleriert der Körper eine Azidämie besser als eine Alkalämie; Azidämie und Alkalämie sind das Endergebnis der Azidose und Alkalose.

Azidose

Eine Azidose liegt dann vor, wenn der pH-Wert unter 7,35 fällt. Sie wird entweder durch eine erhöhte Produktion an Wasserstoffionen oder durch eine Abnahme der internen Bicarbonatvorräte verursacht. Bicarbonat wird bei der Pufferung von Wasserstoff eingesetzt. (Siehe obige Reaktionsgleichung, die im Fall der Pufferung in umgekehrter Richtung abläuft.)

Grundsätzlich gilt, dass die Azidose die Hirnfunktion durch Veränderung der Zellaktivität beeinträchtigt, wie es zuvor erörtert wurde. Ohne Maßnahmen führt eine Azidose zum Tod. Die Azidose wird entweder als respiratorisch oder metabolisch klassifiziert.

Respiratorische Azidose Eine respiratorische Azidose entsteht, wenn das Lungensystem das CO_2 nicht so schnell eliminieren kann, wie es durch den Zellstoffwechsel produziert wird. Die Speicherung des Kohlendioxids führt zur Hyperkapnie; dabei steigt der arterielle Kohlendioxidpartialdruck über 45 mmHg an; die Folge ist ein Abfall des pH-Wertes unter 7,35. (Wiederholen Sie die Erörterung der respiratorischen Azidose unter „Pulmonale Ursachen" weiter oben in diesem Kapitel.)

Gehirnzellen reagieren sensibel auf eine Hyperkapnie, und ein deutlicher Anstieg von CO_2 führt zu einer Veränderung des mentalen Zustands. Normalerweise werden die Hyperkapnie und die respiratorische Azidose durch Kopfschmerzen, verschwommene Sicht, Verwirrung, Müdigkeit und Erschöpfung oder Schwäche belegt. Wie zuvor festgestellt, verändert eine azidotische Umgebung die normale Zellaktivität und beeinträchtigt die Hirnfunktion. Zusätzlich ist Kohlendioxid ein potenter Vasodilatator, der während eines erhöhten intrakraniellen Druckes eine Hypoperfusion herbeiführt. Ohne Behandlung werden Hirnschaden und Tod eintreten.

Die respiratorische Azidose entsteht aus jedem Zustand, der die pulmonale Ventilation beeinträchtigt. ▶Tabelle 7.8 listet Ursachen für verschiedene Arten der Azidose und Alkalose auf.

Tabelle 7.8

Häufige Ursachen eines Säure-Basen-Ungleichgewichts

Azidose	Ursachen
Respiratorische Azidose	COPD Asthma Dämpfung des ZNS Betäubungsmittelüberdosis Hypoventilation
Metabolische Azidose	Diarrhoe diabetische Ketoazidose Laktatazidose Nierenversagen
Respiratorische Alkalose	Angst Lungenembolie Schwangerschaft Hyperventilation
Metabolische Alkalose	Erbrechen gastrischer Flüssigkeitsverlust Aufnahme von Basen

Metabolische Azidose Die Azidose kann auch metabolischen Ursprungs sein. Bei einer metabolischen Azidose wird der Anstieg der Wasserstoffionenkonzentration entweder durch einen Anstieg der erzeugten metabolischen Säuren oder einen Abfall des Spiegels des zirkulierenden Bicarbonats unter 22 mEq/l ausgelöst; dies lässt den extrazellulären pH-Wert unter 7,35 fallen. Die Azidose dämpft die normale Hirnfunktion durch Veränderungen der Enzymaktivität und der Ionenverschiebung sowie durch ein Defizit bei der elektrischem Übertragung. Dementsprechend sind Veränderungen in der mentalen Aktivität in Form von Verwirrung, Lethargie, Stupor oder Koma zu beobachten.

Ein anderes Anzeichen einer metabolischen Azidose ist die Kussmaul-Atmung, die auftritt, wenn der Körper versucht, den extrazellulären pH-Wert durch die Exkretion enormer Mengen von Kohlendioxid zu erhöhen. Eine Beeinträchtigung des Myokards und ventrikuläre Arrhythmien sind ebenso Anzeichen einer schweren Azidose. Tabelle 7.8 listet die häufigsten Ursachen einer metabolischen Azidose auf.

Alkalose

Alkalose tritt auf, wenn die Konzentration an Wasserstoffionen erheblich abnimmt. Dies hebt den pH-Wert über 7,45. Dies wird entweder durch eine Abnahme der während des Stoffwechsels erzeugten Menge an Wasserstoffionen oder durch ein Übermaß an HCO_3^- verursacht; dadurch wird der zelluläre pH-Wert erhöht und eine alkalotische Umgebung erzeugt. Alkalose übererregt das Nervengewebe des Gehirns. Wie die Azidose wird die Alkalose in eine respiratorische und eine metabolische Form kategorisiert.

Respiratorische Alkalose   Wenn Kohlendioxid schneller ausgeschieden wird, als es erzeugt wird, und der Kohlendioxidpartialdurck von 35 mmHg fällt, tritt eine respiratorische Alkalose auf. Sie führt zu einem Anstieg des extrazellulären pH-Wertes über 7,45 und zeigt sich mit einem veränderten mentalen Zustand.

Die respiratorische Alkalose erscheint typischerweise infolge eines jedes Zustands, der eine Hyperventilation und die Ausscheidung großer Mengen an arteriellem Kohlendioxid induziert, mit einer folgenden Hypokapnie. Hypokapnie führt zur elektrischen Übererregbarkeit des Gehirns. Die Übererregbarkeit erzeugt Nervosität, Reizbarkeit, Aufregung und sogar Krämpfe.

Überschüssiges Kohlendioxid, wie bei der Hyperkapnie, ist ein potenter Vasodilatator. Im Gegenzug führt die Hypokapnie zu einer deutlichen Vasokonstriktion. Innerhalb des Gehirngewebes vermindert Vasokonstriktion die zerebrale Perfusion, was eine Ischämie mit weiterer zellulärer Funktionsstörung verursacht. Tabelle 7.8 schlüsselt die Zustände auf, die eine respiratorische Alkalose verursachen.

Metabolische Alkalose   Die metabolische Alkalose entsteht durch den Verlust von Wasserstoffionen oder durch überschüssige zirkulierende Reserven an Bicarbonat. In jedem Fall fällt die Wasserstoffionenkonzentration unter den normalen Bereich; dadurch erhöht sich der extrazelluläre pH-Wert auf über 7,45.

Auch alkalotische Zustände verursachen eine zerebrale Hyperaktivität, die zu Apathie, Verwirrung, Schwindel, Krämpfen und Muskelspasmen führt. Ein Patient mit einer metabolischen Alkalose präsentiert sich mit einer flachen Atmung, während der Körper versucht, Kohlendioxid zu konservieren, um den arteriellen pH-Wert zu senken. Tabelle 7.8 listet die Ursachen für eine metabolische Alkalose auf.

Einschätzung einer möglichen Azidose oder Alkalose

Dieser Abschnitt beschreibt die Einschätzung eines Patienten mit einem Säure-Basen-Ungleichgewicht (▶ *Tabelle 7.9*) – innerhalb des allgemeinen Verfahrens der Einschätzung, das bereits weiter oben in diesem Kapitel geschildert wurde. Die hier hervorgehobenen Punkte beschreiben, wie Sie Ihre Einschätzung durchführen können, wenn Sie bereits ein solches Ungleichgewicht vermuten, oder sie heben die Faktoren hervor, die entweder auf eine Azidose oder eine Alkalose als Ursache für die Bewusstseinsstörung des Patienten hindeuten.

Tabelle 7.9

Azidose/Alkalose und Bewusstseinsstörung: typische Befunde

	Szenenüberblick	Ersteinschätzung	Körperliche Untersuchung/Vitalzeichen	Vorgeschichte
Azidose	■ Zigaretten oder Medikamente, die auf ein mögliches Lungenprobleme hinweisen; Drogenutensilien, die auf eine mögliche toxische Ingestion hinweisen; Hinweise auf Diabetes oder Nierenversagen ■ *verminderter Bewusstseinsgrad* ■ Krämpfe	■ *Hauptbeschwerde: Lethargie, Schwäche, allgemeines Unwohlsein, Verwirrung* *) ■ Hypoventilation (respiratorische Azidose) oder Kussmaul-Atmung (metabolische Azidose) ■ *normale bis leicht erhöhte Pulse zu Beginn; später schwächer und langsamer*	■ *Vitalzeichen: anfangs normaler bis leicht erhöhter Puls; später schwächer und langsamer* ■ mögliche Anwesenheit oder Nichtanwesenheit von Schwitzen	■ Anzeichen/Symptome: Brustschmerz, Angst oder Panik, Ataxie, *Lethargie oder Schwäche* ■ Medikamente, die Diabetes, Nierenversagen oder COPD vermuten lassen ■ Diarrhoe oder Erbrechen vor der Erkrankung, Vorgeschichte einer Dialyse
Alkalose	■ Drogenutensilien, die auf eine mögliche toxische Ingestion hinweisen ■ *übererregtes Auftreten* ■ Krämpfe	■ *Hauptbeschwerde: Muskelspasmen, Ataxie, unangemessenes Verhalten* ■ Hyperventilation (respiratorische Alkalose) oder Hypoventilation (metabolische Alkalose) ■ *erhöhter Puls*	■ *Vitalzeichen: erhöhter Puls*	■ Anzeichen/Symptome: Brustschmerz, Angst oder Panik, Ataxie, *Taubheit oder Kribbeln in den Extremitäten, Schwindel* ■ Medikamente, die Diabetes, Nierenversagen oder COPD vermuten lassen ■ Diarrhoe oder Erbrechen vor der Erkrankung oder eine Vorgeschichte einer Dialyse

*) Kursiv gesetzte Befunde können helfen, zwischen Azidose und Alkalose zu unterscheiden.

Wie andere pathologische Prozesse treten auch Azidose oder Alkalose meist infolge bestimmter Krankheitsprozesse auf; also ist die Kenntnis solcher Krankheiten und ihrer Effekte vorteilhaft (siehe Tabelle 7.8).

Szenenüberblick Bei der Untersuchung der Einsatzstelle nach Hinweisen zur Ursache der Bewusstseinsstörung suchen Sie nach Gegenständen, wie Zigaretten oder Medikamenten, die auf ein mögliches Lungenproblem hinweisen, das zu einer respiratorischen Azidose führen könnte. Das Vorhandensein von Drogenzubehör kann eine toxische Ingestion vermuten lassen, die entweder eine respiratorische oder eine metabolische Säure-Basen-Störung verursacht hat. Suchen Sie nach Hinweisen auf Diabetes oder Nierenversagen; eine der beiden Erkrankungen liegt meist einer metabolischen Azidose zugrunde.

Wenn Sie sich dem Patienten nähern, dann verschaffen Sie sich schnell einen Gesamteindruck seines jetzigen mentalen und körperlichen Zustands. Ein Säure-Basen-Ungleichgewicht kann sich in vielfältiger Weise präsentieren, und der Ersteindruck des Patienten kann wichtige Hinweise auf die Art des Ungleichgewichts liefern. Die Azidose beeinträchtigt oft die Hirnaktivität und führt daher zu einem verminderten Bewusstseinsgrad. Im Gegensatz dazu geht die Alkalose mit einer Übererregbarkeit des ZNS einher, und der Patient präsentiert sich mit großer Angst und Panik. Krämpfe können sowohl bei der Alkalose als auch bei der Azidose präsent sein.

Ersteinschätzung Versuchen Sie von Anfang an, eine Hauptbeschwerde festzustellen. Ein Patient beschwert sich generell nicht darüber, dass er azidotisch oder alkalotisch ist; er weist aber stattdessen auf die Symptome dieses Ungleichgewichts hin. Lethargie, Schwäche oder allgemeines Unwohlsein, begleitet von Verwirrung, können bei Bestehen einer Azidose beschrieben werden. Muskelspasmen, Ataxie und unangemessenes Verhalten können auf eine Alkalose hinweisen.

Beurteilen Sie die Atemwege. Jeder Patient mit einem verminderten Bewusstseinsgrad benötigt eine gründliche Untersuchung der Mundhöhle, um einen freien Atemweg für Ventilation und Oxygenierung zu sichern.

Beurteilen Sie den respiratorischen Zustand bezüglich der Frequenz und der Tiefe. Atemmuster sind oftmals bei der Ermittlung der Art des pH-Ungleichgewichts hilfreich. Erinnern Sie sich daran, dass Hyperkapnie und eine respiratorische Azidose infolge von Hypoventilation oder einer flachen, inadäquaten Atmung, bei der Kohlendioxid eingelagert wird, auftreten. Im Gegensatz dazu scheidet eine Hyperventilation große Mengen von Kohlendioxid aus, was zu einer respiratorischen Alkalose führt.

Bei einem Patienten mit einer metabolischen Azidose ist die Kussmaul-Atmung meist ein Hinweis darauf, dass der Körper versucht, das azidotische innere Milieu durch die Ausscheidung großer Mengen Kohlendioxid zu kompensieren, ähnlich wie bei einer diabetischen Ketoazidose. Die metabolische Alkalose entsteht allerdings aufgrund einer Speicherung von Kohlendioxid und präsentiert sich mit einer flachen Atmung.

Die Einschätzung der Kreislaufparameter kann ebenfalls lohnenswerte Hinweise einbringen. Die Pulse des azidostischen Patienten können zu Beginn normal oder leicht erhöht erscheinen; dann, wenn die azidotische Umgebung schließlich das Gehirn und die Herzaktivität beeinträchtigt, wird der Puls schwächer und langsamer. Bei der Alkalose ist der Puls zu Beginn als Reaktion auf die Hyperaktivität erhöht.

Körperliche Untersuchung Die körperliche Untersuchung kann weitere Hinweise zur Art des Ungleichgewichts liefern. Wichtige Befunde bezüglich des azidotischen oder des alkalotischen Patienten sind im Folgenden aufgelistet. Wie bei jedem Patienten, der unter einer Bewusstseinsstörung leidet, ist eine neurologische Einschätzung erforderlich:

■ *Atemweg:* Hydratation der Mundschleimhaut

■ *Brust:*

　– Adäquanz der Ventilation

　– Auskultation der Atemgeräusche

　– Kussmaul-Atmung (metabolische Azidose)

■ *Extremitäten:* Karpopedalspasmus (respiratorische Alkalose)

Vitalzeichen Am Wichtigsten ist die Beachtung des respiratorischen Zustands. Hypoventilation ist die Hauptursache einer respiratorischen Azidose, während bei einer metabolischen Azidose eine schnelle Atmung auftritt, wenn der Körper versucht, überschüssiges CO_2 zu entfernen. Die Alkalose ruft das umgekehrte Muster hervor. Die Hyperventilation ist die Hauptursache für eine respiratorische Alkalose, während bei einer metabolischen Alkalose eine flache Atmung zu sehen ist, während der Körper versucht, das CO_2 im Körper zu halten. Bei einem azidotischen Patienten kann der Puls zu Beginn normal bis leicht erhöht sein, wird dann aber schwächer und langsamer. Bei einem alkalotischen Patienten ist der Puls erhöht. Eine Vasokonstriktion tritt meist bei respiratorischer Alkalose auf, die eine verzögerte Rekapillarisierungszeit verursacht. Schwitzen kann präsent sein oder auch nicht.

Definition

Karpopedal-spasmus: Spasmen des Handgelenks oder des Fußes.

Anamnese Wie schon erwähnt, prädisponieren gewisse medizinische Zustände für die Entstehung eines Ungleichgewichts des pH-Wertes, speziell für die Azidose. Azidose und Alkalose können weitreichende Effekte auf andere Körpersysteme haben. Eine fokussierte Erhebung der medizinischen Vorgeschichte hilft bei der Identifikation von Azidose oder Alkalose und bei der Bestimmung des Auswirkungsgrads. Die SAMPLE-Methode liefert ein Gerüst für die Organisation dieser Informationen:

- *S (Anzeichen und Symptome):* Ermitteln Sie Anzeichen und Symptome, insbesondere solche, die in Verbindung mit Problemen des ZNS und des kardiovaskulären Systems stehen:
  - Brustschmerz (Hyperventilation und respiratorische Alkalose)
  - Angst oder Panik (Hyperventilation und respiratorische Alkalose)
  - Lethargie oder Schwäche (respiratorische und metabolische Azidose)
  - Taubheit oder Kribbeln in den Extremitäten (Alkalose)
  - Ataxie (Azidose oder Alkalose)

- *A (Allergien):* Notieren Sie jegliche medizinische Allergien, die der Patient hat.

- *M (Medikamente):* Alle Medikamente, die der Patient nimmt, sollten dokumentiert und an das Personal der Notaufnahme weitergemeldet werden. Die Medikamente können helfen, die zugrunde liegende medizinische Ursache zu identifizieren, die den Patienten für eine Azidose oder eine Alkalose prädisponiert. Suchen Sie speziell nach Medikamenten, die Diabetes, Nierenversagen oder COPD vermuten lassen. Bedenken Sie außerdem, nach der Einnahme von nicht verschreibungspflichtigen Medikamenten zu fragen, insbesondere Aspirin, und nach der übermäßigen Einnahme von Antaziden.

- *P (medizinische Vorgeschichte):* Versuchen Sie, zugrunde liegende medizinische Probleme zu identifizieren. Wie vorher bereits erwähnt, sind Patienten mit Diabetes, Nierenversagen oder COPD besonders anfällig für azidotische Komplikationen. Denken Sie außerdem an andere Zustände, die die Atmung oder den Gasaustausch an der alveolär-kapillaren Oberfläche beeinträchtigen.

- *L (letzte orale Aufnahme):* Die letzte Nahrungsaufnahme des Patienten ist wichtig für die Abschätzung eines möglichen Erbrechens mit Aspiration und für die Beurteilung der adäquaten oder inadäquaten Nährstoffaufnahme.

- *E (Ereignisse vor der Erkrankung):* Die Ereignisse oder das Verhalten des Patienten rund um das Einsetzen entweder einer Azidose oder einer Alkalose sollten aufgenommen werden, insbesondere die folgenden Punkte:
  - Zeitpunkt des ersten Einsetzens
  - allmählicher oder akuter Beginn

- Verbesserung oder Verschlechterung des mentalen und neurologischen Zustands

- Diarrhoe und/oder Erbrechen

- beim Nierenpatienten, ob die Dialyse stattgefunden hat

- Beschwerden vor dem Vorfall (Unwohlsein, Schwindel)

- jegliche Medikamente, entweder verschrieben oder nicht verschrieben, die genommen wurden

- medizinische Komplikationen durch Diabetes, Nierenversagen oder eine Überdosis

Behandlung des azidotischen oder alkalotischen Patienten

Die definitive Behandlung einer Azidose oder Alkalose beinhaltet die Korrektur der zugrunde liegenden Ursache. Mitunter kann eine definitive präklinische Behandlung einer respiratorischen Azidose oder Alkalose durchgeführt werden, wenn sie von Zuständen, wie COPD oder der psychogenen Hyperventilation, herrührt. Die Azidose und die Alkalose treten infolge von metabolischen Komplikationen auf, die meist eine temporäre präklinische Stabilisation des arteriellen pH-Wertes und anderer Komplikationen erfordern; die definitiven Wiederherstellung erfolgt im Krankenhaus.

Das Sicherstellen freier Atemwege, der Ventilation und der Oxygenierung hat oberste Priorität bei der Behandlung von sowohl Azidose als auch Alkalose. Da die respiratorische Azidose aus einer Hypoventilation entsteht, kann die Behandlung der zugrunde liegenden Ursache, wie z.B. einer verschlimmerten COPD oder einer Überdosis an Narkotika, durch Hilfsmittel, wie Bronchodilatatoren und CPAP und durch das Hilfsmittel der positiven Druckbeatmung und Naloxon möglich sein.

Einen Patienten mit einer extensiven pulmonalen Infektion aufrecht sitzen zu lassen, erlaubt der Schwerkraft, dabei zu helfen, das Ventilation-Perfusion-Ungleichgewicht zu verbessern, und dadurch den Gasaustausch auf der alveolären-kapillaren Oberfläche zu verbessern. Die Anwendung von CPAP, wenn nicht kontraindiziert, kann die Oxygenierung bei einem spontan atmenden Patienten verbessern. Im Falle einer metabolischen Azidose, bei der eine tatsächliche Umkehr nicht möglich ist und der Patient nicht den Kriterien für eine CPAP-Atmung entspricht, hilft die assistierte Beatmung bei der Ausscheidung des angesammelten CO_2 und der Senkung des arteriellen Kohlendioxidspiegels. Dieselbe Methode ist bei der Stabilisierung einer metabolischen Azidose hilfreich, insbesondere wenn der Patient tracheal intubiert ist.

> **Praxistipp**
>
> Auch wenn es möglich ist, dass eine Hyperventilation aus Angst hervorgegangen ist, unterstellen Sie einer Hyperventilation keine psychogene Ursache, bis alle anderen möglichen Ursachen ausgeschlossen wurden.

Da eine respiratorische Alkalose infolge von Angst und einer Hyperventilation auftreten kann, kann das Ermutigen des Patienten, seine Atmung bewusst zu verlangsamen, bei der Steigerung des arteriellen Kohlendioxidspiegels helfen und dabei den erhöhten pH-Wert senken. Lassen Sie den Patient den Mund schließen und durch seine Nase atmen, während Sie ihn anleiten, langsamer zu atmen. Eine ältere Praktik, bei der Sie den Patienten in eine Papiertüte atmen lassen, wird nicht mehr empfohlen. Der erhöhte CO_2-Spiegel kann bei der Wiederherstellung des arteriellen Kohlendioxidspiegels hilfreich sein; jedoch ist der Abfall des Sauerstoffspiegels gefährlich, insbesondere bei Patienten, die bereits hypoxämisch sind (z.B. aufgrund einer nicht vermuteten Lungenembolie). Wie bereits in *Kapitel 5* beschrieben, nehmen Sie niemals an, dass eine Hyperventilation einen psychologischen Ursprung hat, bis alle anderen möglichen Ursachen ausgeschlossen wurden.

Weil Azidose und Alkalose das elektrische Zusammenspiel des Myokards unterbrechen können, ist die Überwachung mit einem EKG-Monitor ein Muss. Arrhythmien sollten anhand Ihres lokalen Protokolls behandelt werden, in dem Bewusstsein, dass die präklinische Korrektur einer Arrhythmie angesichts der zugrunde liegenden Verschiebung des pH-Wertes schwierig ist.

Weil Azidose und Alkalose das elektrische Zusammenspiel des Myokards unterbrechen können, ist die Überwachung mit einem EKG-Monitor ein Muss.

Die First-Line-Therapie bei einer metabolischen Azidose ist die i.v. Gabe von Flüssigkeit. In schweren Fällen kann gelegentlich die Gabe von Natriumbicarbonat hilfreich sein. Allerdings kann der Gebrauch von Natriumbicarbonat paradoxerweise auch die intrazelluläre Azidose verschlimmern, wenn sich erneut ein erhöhter Kohlendioxidspiegel einstellt und sich Kohlendioxid in den Zellen ansammelt. Infolgedessen wird das Sichern einer adäquaten Ventilation durch mechanische Hilfsmittel dringend empfohlen, wenn Natriumbicarbonat verabreicht wird. Die empfohlene Dosis von Natriumbicarbonat liegt bei 1 mEq/kg Körpergewicht.

Während der Versorgung des azidotischen oder alkalotischen Patienten erkennen und stabilisieren Sie jegliche Veränderung in der Aktivität des pulmonalen oder kardiovaskulären Systems. Die Azidose oder Alkalose kann eine Krampfaktivität herbeiführen, die wie in *Kapitel 10* beschrieben behandelt werden sollte.

Wiedereinschätzung

Führen Sie eine laufende Überwachung des Patienten auf dem Weg zum Krankenhaus durch. Wiederholen Sie die Ersteinschätzung, insbesondere hinsichtlich des Atmungszustand. Schätzen Sie die Vitalzeichen neu ein, überprüfen Sie die ergriffenen Maßnahmen und achten Sie auf die Entwicklung des Patientenzustands (z.B. Anzeichen von Atemversagen oder Hypotonie).

7.6.6 Elektrolytungleichgewicht

Elektrolyte sind Substanzen, die sich, innerhalb des Körpers zu Ionen (elektrisch geladenen Partikeln) dissoziieren. Ionen mit einer positiven Ladung werden „Kationen" genannt, während Ionen mit einer negativen Ladung als „Anionen" bezeichnet werden. Sie existieren in unterschiedlichen Konzentrationen und werden vorwiegend über Nahrung und Flüssigkeit aufgenommen. Generell werden sie, reguliert durch die Nieren, zusammen mit anderen Abbauprodukten über Urin, Stuhl und Schweißabsonderung ausgeschieden.

Die exakte Konzentration der Elektrolyte ist für zahlreiche regulatorische Aktivitäten des Körpers entscheidend. Dementsprechend liegen Elektrolyte innerhalb eines engen Konzentrationsbereichs vor, bei dem jede signifikante Abweichung nach oben oder unten sich als lebensbedrohlich erweisen könnte. Häufig stört ein Elektrolytungleichgewicht direkt oder indirekt die Arbeit des ZNS, was durch Veränderungen des mentalen Zustands nachgewiesen werden kann. Auch wenn viele Elektrolyte innerhalb des Körpers existieren, fokussiert sich dieser Abschnitt des Kapitels auf Natrium und Calcium, zwei der am häufigsten auftretenden Elektrolyte. Bedenken Sie, dass mit Ausnahme von Natrium Elektrolyte nur eine indirekte Rolle bei einer Bewusstsseinsstörung spielen. Zum Beispiel verursacht ein niedriger Kaliumwert Herzrhythmusstörungen, die wiederum zu einem veränderten mentalen Zustand führen; jedoch hat Kalium selbst nur einen sehr geringen direkten Effekt auf das Gehirn.

Natrium

Natrium ist das primäre Kation der extrazellulären Flüssigkeit und ist an der gesamten Verteilung des Körperwassers beteiligt. Im menschlichen Körper ist Wasser extrem wichtig, weil es das Medium für Reaktionen, Transportfunktionen, Schutzfunktionen, Ausscheiden von Abbauprodukten und die Thermoregulation ist.

Wasser hat eine hohe Affinität zu Natrium und bewegt sich zu dem Bereich, wo dieses vorhanden ist. Wenn der Natriumspiegel steigt, dann wird eine größere Menge Wasser in seine Richtung gezogen. Im umgekehrten Fall, wenn der Natriumspiegel sinkt, dann wird das Wasser weniger angezogen. Mit der Hilfe von Hormonen, wie Aldosteron und ADH, wird Natrium über die Nieren ausgeschieden und befreit so den Körper von überschüssigem Wasser. Zusammenfassend ist die Anwesenheit von Natrium für die Kontrolle und Verteilung des Wassers innerhalb des Körpers und der Zellen selbst essenziell. Ein normaler Natriumspiegel liegt innerhalb einer Bandbreite von 135 bis 145 mEq/l. Natriumkonzentrationen über 145 mmol/l oder ein Mangel mit Konzentrationen unter 135 mmol/l verursachen Schwierigkeiten beim Wassermanagement.

Hypernatriämie   Hypernatriämie tritt auf, wenn der Natriumplasmaspiegel über 145 mEq/l steigt. Dabei nimmt auch die *Osmolarität* der extrazellulären Flüssigkeit zu. Die erhöhte Osmolarität, durch die Hypernatriämie verursacht, zieht das Wasser vom Zellinneren in die extrazelluläre Umgebung. Die resultierende zelluläre Dehydratation sorgt dafür, dass die Zellen schrumpfen.

Die zelluläre Dehydratation hat einen tiefgreifenden Effekt auf das Gehirn. Die Schrumpfung der Hirnzellen führt zu einer Verminderung der Hirngröße insgesamt. Eine kleinere Hirnmasse erzeugt Spannung an den Hirngefäßen und prädisponiert sie damit für Einrisse und intrakranielle Blutungen. Wenn das Wasser die Zellen verlässt, ist zudem weniger des Mediums für die normale Stoffwechselaktivität verfügbar. Folglich ist die Hirnaktivität gestört.

> **Definition**
>
> **Osmolarität:** Ionenkonzentration.
>
> **Plasmaosmolarität:** Ionenkonzentration im Plasma.

Überschüssiges Natrium verändert die Depolarisationscharakteristika des Nervengewebes; dies führt zu einer Reizung des ZNS, die durch Lethargie, Verwirrung und Delirium nachgewiesen werden kann. Zusätzlich hat eine hypernatriämische Person eine größere Neigung zur Krampfaktivität. Ein dauerhafter Hirnschaden und das Koma sind die Komplikationen, die mit einer schweren Episode der Hypernatriämie assoziiert werden.

Die Ursachen für eine Hypernatriämie sind vielfältig und beinhaltet alle Vorgänge, die die Natriumplasmakonzentration auf über 145 mmol/l steigen lassen. Ein exzessiver natriumfreier Flüssigkeitsverlust, wie er bei einer exzessiven Diarrhoe oder Polyurie auftritt, erhöht den Natriumspiegel durch Verringerung des Lösungsmittels. Auf gleiche Weise kann auch eine verminderte Wasseraufnahme zu einer Hypernatriämie führen. Hypernatriämie sollte bei jedem Patienten vermutet werden, der nicht in der Lage ist, frisches Wasser zu sich zu nehmen, wie es z.B. bei geschwächten Patienten sein kann, oder bei jedem anderen mit einem verminderten Durstgefühl oder der Unfähigkeit zu trinken. Zusätzlich kann eine massive Aufnahme von Natrium über die Ernährung, von Natriumbicarbonat oder von einer hypertonischen Kochsalzlösung eine Hypernatriämie herbeiführen.

Hyponatriämie   Hyponatriämie ist ein Natriumplasmadefizit mit einer Konzentration von weniger als 135 mEq/l. Wenn der Natriumspiegel absinkt, dann tut dies auch die Osmolarität der extrazellulären Flüssigkeit. In der Folge verschiebt sich das extrazelluläre Wasser in den intrazellulären Raum und verursacht ein Zellödem.

Die zerebralen Neurone sind für solche Veränderungen sensibel. Wenn sich das Wasser in die zelluläre Umgebung begibt, tritt ein Hirnödem auf. Zusätzlich zur Unterbrechung der neuronalen Aktivität kann ein Hirnödem zu einer Nekrose führen, während der intrakranielle Druck ansteigt und die Hirngefäße komprimiert, wodurch die zerebrale Perfusion vermindert wird.

Anfänglich wird der hyponatriämische Patient über Kopfschmerzen klagen. Während der intrakranielle Druck ansteigt, kann der Patient stuporös oder komatös werden. Krampfanfälle sind eine häufige Manifestation einer schweren Hyponatriämie, Ohne Behandlung kann die Hyponatriämie tödlich sein.

Calcium

Calcium, ein anderes Kation, ist das am meisten vorkommende Ion im Körper. Es zirkuliert innerhalb des Blutplasmas und wird in den Knochen und den Zähnen gespeichert. Wichtig ist, dass Calcium die Stabilität der Zellmembran fördert und den Eintritt von Natrium in die Zellen reguliert. Calcium ist außerdem an vielen anderen Prozessen beteiligt, wie z.B. der Blutgerinnung, der Übertragung von Nerven- und Muskelimpulsen und der Kontraktion des Myokards.

Dem gemessenen Blutplasmaspiegel entsprechend liegt die normale Calciumkonzentration innerhalb des Bereichs von 9 bis 10 mg/dl. Calcium ist eines der am genauesten regulierten Ionen, da jegliche Abweichung der Konzentration aus diesem normalen Bereich sich als fatal erweisen kann. An der Regulation von Calcium sind die Nieren, die Knochen und die Haut beteiligt.

Hyperkalzämie Wenn die Serumcalciumkonzentration über 10,5 mg/dl ansteigt, dann liegt eine Hyperkalzämie vor. Während eine Hyperkalzämie Veränderungen innerhalb des gesamten Körpers hervorruft, ist das Gehirn besonders sensibel für diesen Anstieg. Überschüssiges Calcium macht die Zellen für Natrium weniger permeabel; das Ergebnis ist eine verminderte Übertragung von elektrischen Impulsen. Infolgedessen ist eine Verminderung der Aktivität des ZNS zu erkennen. Zusätzlich verringert Hyperkalzämie die Freisetzung von Neurotransmittern, die für die interneuronale Kommunikation benötigt werden. Krampfanfälle, Lethargie und Muskelschwäche sind typische Folgen. Wie bei anderen Elektrolyten gilt: Wenn der erhöhte Calciumspiegel nicht gesenkt werden kann, dann führt dies zum Tod.

Kardiale Effekte sind die primäre Manifestation einer Hyperkalzämie, die eine besondere Auswirkung auf das Reizleitungssystem des Herzes hat. Durch die Blockade von Natrium interferiert es mit der elektrischen Leitfähigkeit des ganzen Myokards und ist so für eine Abnahme des Automatismus verantwortlich. In der Folge ist der Patient anfällig für diverse Arrhythmien bis hin zum kompletten Herzblock. Eine EKG-Veränderung, die häufig bei einer Hyperkalzämie zu finden ist, ist die Verkürzung des QT-Intervall mit einer kleinen bis keinen ST-Strecke (▶Abbildung 7.9). Kardiale Komplikationen sind mit einem Abfall des Herzminutenvolumens und der zerebralen Perfusion verbunden, mit einer assoziierten Hypoxie.

Die Hyperkalzämie hat viele Ursachen. Eine Hyperaktivität der Nebenschilddrüse, die die zirkulierende Konzentration von Calcium reduziert, kann eine Hyperkalzämie verursachen. Andere Ursachen sind Tumoren der Knochen und eine überschüssige Aufnahme von Calcium. Thiaziddiuretika fördern die Resorption von Calcium; das Ergebnis ist die Hyperkalzämie.

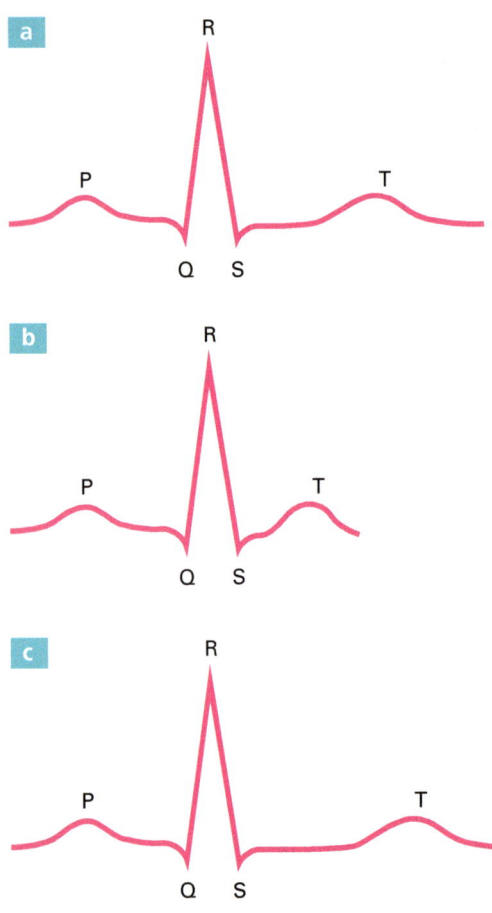

Abbildung 7.9: (a) Normaler EKG-Verlauf. (b) Der EKG-Verlauf zeigt ein verkürztes QT-Intervall bei einer Hyperkalzämie. (c) Der Verlauf zeigt ein verlängertes QT-Intervall bei einer Hypokalzämie.

Hypokalzämie Hypokalzämie tritt auf, wenn der Calciumspiegel unter einen Wert von 9 mg/dl fällt. Wenn der zelluläre Membranblockeffekt bei der Natriumpassage absinkt, dann tritt Natrium mit großer Leichtigkeit in die Zellen ein und erhöht dabei die Depolarisation der erregbaren Zellen. Die Hypokalzämie betrifft insbesondere das periphere Nervensystem, was in Form einer Tetanie (Muskelspasmen der Extremitäten), einer Muskelreizbarkeit und einer Hyperreflexie (gesteigerte Reflexe) beobachtet werden kann. Reizbarkeit und Wahnvorstellungen können ebenfalls auftreten. Wenn das Defizit groß genug ist, kann es zu Krämpfen kommen.

Kardiovaskuläre Veränderungen treten ebenfalls auf, wenn die Hypokalzämie das QT-Intervall und die ST-Strecke verlängert (siehe Abbildung 7.9). Weil Calcium für die effektive Kontraktionsfähigkeit notwendig ist, kann das Calciumdefizit zu nicht optimalen Kontraktionen führen und sich infolge einer Herzinsuffizienz als Lungenstauung manifestieren. Aus dieser Perspektive beeinflusst die Hypokalzämie das Gehirn durch den Abfall der zerebralen Perfusion und eine daraus folgende Hypoxie.

Kalium und Magnesium

Die meisten Effekte von Kalium und Magnesium betreffen eher das periphere Nervensystem als das ZNS. Jegliche Veränderungen des mentalen Zustands treten wahrscheinlich infolge ihrer kardialen Effekte auf.

Einschätzung eines möglichen Elektrolytungleichgewichts

Dieser Abschnitt beschreibt die Besonderheiten der Einschätzung eines Patienten mit einem Elektrolytungleichgewicht (▶ *Tabelle 7.10*) – innerhalb des allgemeinen Verfahrens der Einschätzung, das bereits vorher in diesem Kapitel präsentiert wurde. Die Punkte, die hier herausgehoben werden, können bei Ihrer Einschätzung eingesetzt werden, wenn Sie bereits ein Elektrolytungleichgewicht vermuten, oder sie zeigen Faktoren auf, die auf ein Elektrolytungleichgewicht als Ursache für die Bewusstseinsstörung des Patienten hinweisen.

Das Erkennen eines Elektrolytungleichgewichts ist sehr schwierig und erfordert eine gründliche Einschätzung, insbesondere die Kenntnis der Vorgeschichte und der Arbeitsweise der Elektrolyte sowie ihrer unterschiedlichen Funktionen. Bedenken Sie, dass ein Elektrolytungleichgewicht häufig als Folge anderer medizinischer Ursachen auftritt.

Tabelle 7.10

Elektrolytungleichgewicht und Bewusstseinsstörung: typische Befunde

Szenenüberblick	Ersteinschätzung	Körperliche Untersuchung/Vitalzeichen	Vorgeschichte
▪ Hinweis auf ärmliche Lebensverhältnisse, falsche Ernährung	▪ Mögliches pathologisches Atemmuster (z.B. bei Hyponatriämie); flache Atmung (z.B. bei Hyperkalzämie) ▪ Herzrhythmusstörungen (z.B. Bradykardie von einem infranodalen Block bei Hyperkalzämie; schwacher Puls mit schwacher peripherer Perfusion bei Hypokalzämie)	▪ Sehstörungen, Pupillendysfunktion ▪ Gesichtslähmung oder Herabhängen einer Gesichtshälfte, Zungenverschiebung ▪ Dysphasie oder Aphasie (durch gesteigerten intrakraniellen Druck bei Hyponatriämie) ▪ pathologische Atemmuster ▪ distale motorische Dysfunktion, Schwäche, peripheres Ödem, schwacher oder ungleichmäßiger distaler Puls ▪ dramatisch variable Vitalzeichen (allerdings typischerweise normaler bis erhöhter Blutdruck)	▪ Anzeichen/Symptome: Brustschmerz, Dyspnoe, Schwindel, Herzklopfen, synkopale Episoden (Calciumungleichgewicht); Kopfschmerzen (Natriumungleichgewicht); Übelkeit, Erbrechen, Diarrhoe (alle Elektrolyte) ▪ Patient nimmt Medikamente, wie z. B Diuretika, Kaliumergänzungsmittel, Digitalis, Betablocker, Thiazide ▪ Vorgeschichte von Elektrolytungleichgewicht, diabetischer Ketoazidose, Nierenversagen, Nebenschilddrüsenhyperaktivität verbunden mit Hyperkalzämie

Szenenüberblick Da viele Elektrolyte über die Nahrung aufgenommen werden, machen Sie eine kurze Notiz zu den Lebensumständen des Patienten. Ärmliche Verhältnisse können auf eine Unfähigkeit des Patienten hinweisen, für sich selbst zu sorgen oder versorgt zu werden, speziell im Hinblick auf richtige Ernährung.

Ersteinschätzung Normalerweise ist die Hauptbeschwerde bei einem Elektrolytungleichgewicht ein veränderter mentaler Zustand (Verwirrung, Lethargie, Schwäche oder unangebrachtes Verhalten). Da bestimmte Elektrolytungleichgewichte das kardiovaskuläre System beeinträchtigen, kann die Beschwerde über Brustschmerzen oder einer Synkope in Verbindung mit Verwirrung stehen.

Sorgen Sie für freie Atemwege und beurteilen Sie die Frequenz und Adäquanz der Atmung. Auch wenn es keine direkte Ursache für die Dyspnoe ist, verursacht Hyponatriämie einen Anstieg des intrakraniellen Druckes, der sich mit pathologischen Atemmustern präsentieren kann, wie bereits zuvor beschrieben. Eine flache Atmung kann auf eine zerebrale Depression als Folge einer Hyperkalzämie hinweisen.

Ein Elektrolytungleichgewicht kann einen deutlichen Einfluss auf das Herz haben und viele Arten von elektrischen Arrhythmien herbeiführen. Ihr erstes Alarmzeichen für das Vorliegen einer Herzrhythmusstörung wird sichtbar werden, sobald Sie den Radialis- und/oder den Karotispuls tasten. Ein bradykarder Puls kann auf eine Form des infranodalen Herzblocks, eine Folge einer Hyperkalzämie, hinweisen, während ein schwacher Puls mit einer schwachen peripheren Perfusion auf eine Hypokalzämie hinweisen kann.

Körperliche Untersuchung Die Schlüsselaspekte einer körperlichen Untersuchung bei einem Patienten mit einem möglichen Elektrolytungleichgewicht sind im Folgenden aufgeführt. Aufgrund der Auswirkung eines Natriumungleichgewichts auf das Gehirn ist eine neurologische Untersuchung gerechtfertigt:

- *Kopf:* Anzeichen eines gesteigerten intrakraniellen Druckes infolge einer Hyponatriämie:
  - Pupillenstatus (Blick, Größe, Gleichförmigkeit, Reaktivität)
  - Sichtbeeinträchtigung
  - Gesichtslähmung oder Herabhängen einer Gesichtshälfte
  - Zungenverschiebung
  - Dysphasie oder Aphasie
- *Atemweg:*
  - Durchgängigkeit
  - Hydratation der Mundhöhle
- *Brust:*
  - Veränderungen des Atemmusters (pathologisches Atemmuster)
  - Atemdepression (Hyperkalzämie)
  - Atemgeräusche (Lungenödem, Hypokalzämie)
- *Extremitäten:*
  - motorische Fähigkeiten
  - Griffstärke
  - peripheres Ödem (Hypernatriämie)
  - distale Pulse (Stärke und Gleichmäßigkeit)
  - Karpopedalspasmus

Vitalzeichen Bei einem Elektrolytungleichgewicht variieren die Vitalzeichen. Aus diesem Grund müssen sie im Kontext der allgemeinen klinischen Einschätzung und der Vorgeschichte betrachtet werden.

Anamnese Das SAMPLE-Schema kann dabei helfen, das Elektrolytungleichgewicht zu bestätigen und zu differenzieren. Behandeln Sie, wenn möglich, die beschriebenen Informationen wie folgt:

- *S (Anzeichen und Symptome):* Die Anzeichen und Symptome, die bei einer Elektrolytstörung auftreten, liefern Hinweise zur Schwere dieser Störung. Hypokalzämie und kardiale Komplikationen einer Hyperkalzämie sind besonders wichtig und sollten untersucht werden:
  - Brustschmerzen, Dyspnoe, Schwindel (Calcium)
  - Herzklopfen (Calcium)
  - Übelkeit, Erbrechen, Diarrhoe (alle Elektrolyte)
  - Kopfschmerzen (Hypernatriämie, Hyponatriämie)
  - Verschlechterung und Verbesserung des mentalen oder neurologischen Zustands
  - synkopale Episoden (Calcium)
- *A (Allergien):* Notieren Sie alle medizinischen Allergien, die der Patient haben könnte.

- *M (Medikamente):* Medikamente können auf zugrunde liegende medizinische Probleme hinweisen, die den Patienten für ein Elektrolytungleichgewicht anfällig machen. Zusätzlich können manche Medikamente selbst ein Elektrolytungleichgewicht erzeugen. Erfragen Sie u.a. die im Folgenden aufgelisteten Medikamente und ermitteln Sie die Einhaltung des Dosierungsschemas:
  - Schleifendiuretika
  - Kaliumergänzungsmittel
  - Digitalis
  - Betablocker
  - Calciumkanalblocker
  - Steroide (Glucocorticoide, Mineralocorticoide)
  - Thiaziddiuretika
  - Nahrungsergänzungsmittel und Vitamine

- *P (medizinische Vorgeschichte):* Jegliche zugrunde liegenden medizinischen Probleme sollten bestätigt werden. Bestimmte medizinische Zustände können für die Entstehung eines Elektrolytungleichgewichts verantwortlich sein. Wichtige Erkrankungen, die eine einander potenzierende Wirkung auf ein Elektrolytungleichgewicht haben, sind folgende:
  - Vorgeschichte eines Elektrolytungleichgewichts
  - diabetische Ketoazidose
  - Nierenversagen
  - metastasierender Krebs
  - Nebenschilddrüsenhyperaktivität (Hyperkalzämie)
  - kürzliche Schilddrüsenoperation (Hypokalzämie infolge eines Nebenschilddrüsenschadens)

- *L (letzte orale Aufnahme):* Da viele Elektrolyte über die Nahrung aufgenommen werden, können sich die letzte orale Aufnahme des Patienten und die letzte Nahrungsaufnahme als wichtig erweisen, um die adäquate Aufnahme von Elektrolyten abzuschätzen. Zum Beispiel können Nahrungsmittel, wie Früchte und Saft, einen hohen Calciumanteil haben, während Dosengerichte oft große Mengen an Natrium enthalten.

- *E (Ereignisse vor der Erkrankung):* Wenn Sie den Patienten zu Ereignissen rund um das Einsetzen des Elektrolytungleichgewichts befragen, suchen Sie nach Ursachen von Flüssigkeits- und Elektrolytverlust, wie etwa ein übermäßiges Urinieren oder Diarrhoe, Erbrechen oder Schwitzen. Untersuchen Sie zusätzlich die folgenden Umstände:
  - allmählicher versus akuter Beginn
  - Zeitpunkt des ersten Einsetzens
  - Verbesserung oder Verschlechterung des mentalen Zustands
  - Beschwerden, die dem Geschehen vorangingen (Kopfschmerzen, Verwirrung, Schwindel, Stürze)
  - kardiale Beschwerden (Brustschmerzen, Dyspnoe, Herzklopfen, Synkope, Schwäche)

Behandlung eines Patienten mit einem Elektrolytungleichgewicht

Die Korrektur von Elektrolytstörungen ist kompliziert und unterscheidet sich je nach Schweregrad und zugrunde liegender Ursache. Eine zu schnelle Korrektur oder eine falsche Behandlung haben viele nachteilige Nebeneffekte und können die vitalen Organe, wie das Gehirn, das Herz und die Nieren, betreffen. In den meisten Situationen ist die präklinische Behandlung eines Elektrolytungleichgewichts beschränkt. Die präklinische Behandlung ist dementsprechend auf die Identifikation, die Stabilisierung der assoziierten Lebensbedrohungen und die Übermittlung wichtiger medizinischer Informationen an das Krankenhauspersonal limitiert.

Sichern Sie bei allen Patienten die Atemwege, je nach Bewusstseinszustand mit dem entsprechenden Hilfsmittel. Eine Ventilationstherapie zielt auf den Erhalt eines adäquaten Tidalvolums mit einer Sauerstoffsättigung von über 95 % ab.

Führen Sie eine i.v. Therapie mit einer isotonischen kristalloiden Lösung durch, wie z.B. einer 0,9%igen Kochsalzlösung oder einer Ringer-Lactatlösung. Auch wenn diese Lösungen Elektrolyte beinhalten, die dabei helfen können, ein Defizit zu korrigieren, ist die Konzentration dieser Substanzen niedrig und wird nur einen kleinen Schaden anrichten, wenn die Elektrolytspiegel im Körper erhöht sind. Die Flüssigkeitstherapie muss mit Bedacht durchgeführt werden, weil viel Flüssigkeit die bereits erniedrigten Elektrolytkonzentrationen noch mehr senken kann. Ist der Patient jedoch hypovolämisch, dann sollte i.v. Flüssigkeit bei einer offenhaltenden Flussrate gegeben werden.

Da Schwankungen der Kaliumkonzentration sich auch auf das gespeicherte Glykogen auswirken können, sollten Sie auch einen Blutzuckerwert messen.

Signifikante Elektrolytstörungen haben einen starken Effekt auf die elektrische und die Pumpfähigkeit des Myokards. Behandeln Sie alle elektrischen und hämodynamischen Abweichungen entsprechend Ihres lokalen Protokolls. Behalten Sie allerdings im Hinterkopf, dass bei einer Herzrhythmusstörung, die durch ein Elektrolytungleichgewicht verursacht wird, die Korrektur durch konventionelle Methoden unter Umständen nicht möglich sein, ohne vorher den normalen Bereich der Elektrolyte wiederherzustellen.

Einige Medikamente finden in der Präklinik Verwendung, wenn eine definitive präklinische Arbeits- bzw. Differenzialdiagnose gestellt wurde. Die Gabe von Calciumgluconat oder 10%igem Caliciumchlorid kann zur sofortigen Stabilisierung einer akuten Hyperkaliämie eingesetzt werden. Es wird vor dieser Maßnahme eine sorgfältige Beratung mit der medizinischen Leitung empfohlen.

Wiedereinschätzung

Beobachten Sie den Patienten während des Transports aufmerksam auf Veränderungen des mentalen Zustands, der Atemfunktion und der Kreislauffunktion. Bemerken Sie signifikante Veränderungen und stabilisieren Sie sie wie indiziert. Bedenken Sie, dass eine Krampfaktivität durch eine Abweichung im Elektrolytgleichgewicht induziert werden kann. Seien Sie darauf vorbereitet, dass Krampfanfälle auftreten, und behandeln Sie sie anhand der Guidelines in *Kapitel 10*.

7.6.7 Schilddrüsenerkrankungen

Die Schilddrüse liegt unterhalb des Larynx und ist Teil des endokrinen Systems. Sie ist für die Regulation des Stoffwechsels verantwortlich, indem sie Hormone in das Blut ausschüttet. Die Zellen nehmen die Hormone auf, die dann den zellulären Stoffwechsel erhöhen, was sich anhand eines erhöhten Energieverbrauchs und einer vermehrten Hitzeproduktion feststellen lässt.

Störungen der Schilddrüsenfunktion können Veränderungen des mentalen Zustands im Sinne von Verwirrtheit, Ängstlichkeit, Stupor oder Koma verursachen. Eine Schilddrüsenfehlfunktion wird generell in zwei Kategorien unterteilt: Hyperthyreose und Hypothyreose. Behalten Sie im Hinterkopf, dass zwar viele Effekte der Hyper- oder Hypothyreose Zeit brauchen, meistens Monate, um sich zu entwickeln, dass aber manche Zustände (z.B. thyreotoxische Krise) bei einem Patienten mit zugrunde liegenden Schilddrüsenproblemen auch plötzlich auftreten.

Hyperthyreose

Hyperthyreose entsteht, wenn zu viele Hormone in das Blut ausgeschüttet werden, hauptsächlich Thyroxin, und dabei einen hypermetabolischen Zustand induzieren. Die häufigste Ursache einer Hyperthyreose ist die Übermedikation mit körperfremden Schilddrüsenhormonen, wie z.B. Levothyroxin. Gelegentlich werden diese Medikamente als Teil einer Diät eingenommen, um einen Gewichtsverlust zu fördern. Zusätzlich kann Hyperthyreose infolge eines Behandlungsabbruchs bei Thyreostatikatherapie auftreten. Morbus Basedow wird mit Hyperthyreose assoziiert. Thyreotoxikose ist der Zustand, der durch die übermäßige Ausschüttung, körperfremden Thyroxins, wie bei Morbus Basedow, oder eine übermäßige Einnahme von exogenem Insulin erzeugt werden kann. Hyperthyreose kann vorübergehend oder persistierend sein, und die Effekte reichen von mild bis schwer. Eine schwere und lebensbedrohliche Form von Thyreotoxikose wird als „thyreotoxische Krise" bezeichnet. Diese verursacht einen extrem hypermetabolischen Zustand mit einer exzessiven Aktivität des sympathischen Nervensystems.

Die Präsentation einer Hyperthyreose steht im Zusammenhang mit der übermäßigen Stoffwechselaktivität. Der mentale Zustand eines Hyperthyreosepatienten kann von milder Verwirrung und Angst bis hin zu extremer Nervosität oder Paranoia reichen. Häufig hat der Hyperthyreote eine verminderte Aufmerksamkeitsspanne und zeigt dramatische Stimmungsschwankungen. Ältere Patienten können in folge einer Hyperthyreose eine Affektverringerung (apathische Hyperthyreose) erleiden.

Der hyperthyreote Patient ist hitzeintolerant und relativ dünn mit einer warmen und geröteten Haut. Gelegentlich liefert ein tastbarer *Kropf* im Hals einen klinischen Hinweis auf eine Schilddrüsenproblematik. Ein anderer klinischer Hinweis auf Hyperthyreose ist das Vorhandensein eines *Exophthalmus* (Vorwölbung der Augäpfel aus den Augenhöhlen). Verursacht durch den Rückzug des Augenlids, sieht der Exophthalmus dramatisch aus und macht es sehr schwer, die oberen und unteren Augenlider komplett zu schließen.

> **Definition**
>
> **Kropf:** Vergrößerte Schilddrüse.
>
> **Exophthalmus:** Vorwölbung der Augäpfel aus den Augenhöhlen.

Hypothyreose

Eine Hypothyreose ist ein Mangel an Schilddrüsenhormonen. Hypothyreose vermindert den Grundstoffwechsel und verlangsamt die zellulären Prozesse signifikant. Sie tritt häufiger als Hyperthyreose auf und wird bei älteren Patienten als relativ unterdiagnostiziert betrachtet. Zusätzlich zur Schilddrüsenstörung sind andere Ursachen für Hypothyreose eine Dysfunktion des Hypothalamus und Erkrankungen, die die Hypophyse betreffen.

Unbehandelte Hypothy-
reose präsentiert sich mit
Anzeichen und Symptomen,
die auf eine langsame
basale Stoffwechselrate
hinweisen.

Unbehandelte Hypothyreose präsentiert sich mit Anzeichen und Symptomen, die auf eine langsame basale Stoffwechselrate hinweisen. Im Hinblick auf das ZNS kann der hypothyreote Patient eine verminderte kognitive Fähigkeit mit einer akuten Gedächtnisstörung zeigen. Tollpatschigkeit und Ataxie können ebenfalls wahrgenommen werden.

Diese hypothyreoten Patienten sind typischerweise übergewichtig und kälteintolerant. Die Haut der Patienten ist allgemein bei Berührung kalt, und es können Ödeme an Gesicht, Händen und Beinen vorhanden sein. Wie bei hyperthyreoten Patienten kann es auch bei hypothyreoten Patienten einen tastbaren Kropf geben. Zusätzlich kann eine langsame Herzfrequenz mit einem anschließenden Abfall des Herzminutenvolumens und kongestiver Herzinsuffizienz beobachtet werden.

Myxödemkoma   Das Myxödemkoma ist eine schwere Komplikation einer Hypothyreose und stellt einen ernsten medizinischen Notfall dar. Das Myxödem deutet auf die extreme Verlangsamung der zellulären Prozesse hin und wird durch eine Vielzahl von Faktoren, die eine bestehende Hypothyreose verschlimmern, verursacht. Spezielle Ursachen sind eine lange Kälteexposition, Trauma, Infektion, Stress oder jegliche Medikamente, die das ZNS beeinträchtigen.

Während sich die Prozesse innerhalb des Körpers zunehmend verlangsamen, wird das ZNS schwer beeinträchtigt. Diese Beeinträchtigung beeinflusst die lebensnotwendigen Zentren der kardialen, respiratorischen, vasomotorischen und thermoregulatorischen Kontrolle. Bradykardie, Hypotonie und eine inadäquate Atmung führen zu zerebraler Hypoxie und zu respiratorischer Azidose. Das langsame, kalte, hypoxische Gehirn lebt in dieser azidotischen Umgebung nicht gut. Die Lethargie führt zu Koma und das Koma zum Tod. In den späteren Stadien ist die Prognose sehr schlecht.

Einschätzung einer möglichen Schilddrüsenerkrankung

Dieser Abschnitt beschreibt die Besonderheiten der Einschätzung eines Patienten mit einer möglichen Schilddrüsenerkrankung (▶ *Tabelle 7.11*) – innerhalb des allgemeinen Verfahrens der Einschätzung, das weiter oben in diesem Kapitel präsentiert wurde. Die Punkte, die hier herausgehoben werden, können bei Ihrer Einschätzung eingesetzt werden, wenn Sie bereits einer Schilddrüsenerkrankung vermuten, oder sie zeigen Faktoren auf, die auf eine schilddrüsenbasierte Ursache für die Bewusstseinsstörung des Patienten hinweisen.

Sie können leicht zwischen den verschiedenen Typen der Schilddrüsenerkrankung mittels einer methodischen und gründlichen Untersuchung unterscheiden. Des Weiteren wird eine sorgfältige Einschätzung Sie dazu befähigen, den Schweregrad der momentanen Situation zu ermitteln und Komplikationen einer zugrunde liegenden Erkrankung festzustellen.

Tabelle 7.11

Schilddrüsenerkrankung und Bewusstseinsstörung: typische Befunde

	Szenenüberblick	Ersteinschätzung	Körperliche Untersuchung/ Vitalzeichen	Vorgeschichte
Hyper-thyreose	■ *Hyperaktivität mit Angst und Paranoia *)*	■ Hauptbeschwerde: möglicherweise Kenntnis des Schild-drüsenzustands bei Patient und Familie *Hauptbeschwerde der Erregung, Angst, Paranoia* ■ *Tachypnoe, Tachykardie, warme, gerötete Haut*	■ Kropf ■ *Exophthalmus* ■ *warme, gerötete Haut* ■ *Vitalzeichen: erhöhter Puls, erhöhte Atmung, erhöhter Blutdruck*	■ Anzeichen/Symptome: Brust-schmerzen, Dyspnoe, Schwindel, *Fieber, Aufregung/Psychose, Hyperaktivität/Nervosität* ■ *Medikamente: Propylthioura-cil (Prothiucil), Methimazol (Thiamazol), Iodin* ■ bekannte Vorgeschichte von Schilddrüsenproblemen oder anderen endokrinen Probleme (z.B. Cushing-Syndrom, Hypo-physenerkrankungen) ■ *Ereignisse vor der Erkrankung: Gewichtsverlust, Fieber, Infektion, emotionaler Stress*
Hypo-thyreose	■ *Verwirrung, Ataxie oder reduzierter Bewusstseins-grad*	■ Hauptbeschwerde: möglicherweise Kenntnis des Schild-drüsenzustands bei Patient und Familie *Hauptbeschwerde von Verwirrung, Ata-xie oder reduziertem Bewusstseinsgrad* ■ *Bradypnoe, Brady-kardie, kalte Haut*	■ Kropf ■ *Gesichtsödem* ■ *Jugularvenenstauung* ■ *Atemgeräusche assoziiert mit Lungenödem* ■ *Ödeme der Extremi-täten, kalte Haut* ■ *Vitalzeichen: abfal-lender Puls, vermin-derte Atmung, abfal-lender Blutdruck*	■ Anzeichen/Symptome: Brust-schmerzen, Dyspnoe, Schwin-del, *Hypothermie, Lethargie/ Psychose, Schläfrigkeit/ Schwäche* ■ *Medikamente: Levothyroxin (Euthyrox), Liothyronin (Cytomel), Liotrix (Euthroid)* ■ bekannte Vorgeschichte von Schilddrüsen- oder anderen endokrinen Probleme (z.B. Cushing-Syndrom, Hypophysenerkrankungen) ■ *Ereignisse vor der Erkrankung: Kälteaussetzung/Hypothermie, uncharakteristische Gewichts-zunahme, Infektion, Schläfrig-keit/Schwäche*

*) Kursiv gesetzte Befunde können helfen, zwischen Hypo- und Hyperthyreoidismus zu unterscheiden.

Szenenüberblick Bei der Annäherung an den Patienten kann es zur Identifizierung einer Schilddrüsenerkrankung hilfreich sein, den Patienten und seine Aktivitäten zu beobachten. Ein Hyperthyreosepatient wird wahrscheinlich Hyperaktivität verbunden mit Angst und Paranoia aufweisen. Ein Hypothyreosepatient oder ein Patient, der ins Myxödemkoma fällt, kann Verwirrung und Ataxie oder einem verminderten Bewusstseinsgrad zeigen.

Ersteinschätzung Einige Patienten mit einer bekannten Schilddrüsenerkrankung können diese Informationen weitergeben. Bei denjenigen, die sich dieses Problems allerdings nicht bewusst sind, oder bei jenen, die die Komplikationen einer Schilddrüsenerkrankung nicht kennen, können sich die Beschwerden um eine Bewusstseinsstörung drehen, die als Paranoia mit Übererregbarkeit bei Hyperthyreose oder als Verwirrung und Lethargie bei Hypothyreose wahrgenommen wird. Wenn der Patient einen entsprechend verminderten Bewusstseinsgrad hat, dann muss die Beschwerde von anderen Quellen erfragt werden oder basiert auf dem Gesamtbild der klinischen Befunde.

Beurteilen und sichern Sie freie Atemwege. Die Atemfrequenz kann helfen, zwischen den beiden Schilddrüsenzuständen zu unterscheiden. Tachypnoe kann bei hyperthyreoten Patienten beobachtet werden, da eine erhöhte Stoffwechselaktivität eine größere Menge an Sauerstoff benötigt und eine vermehrte Abatmung von Kohlendioxid verlangt. Bei Hypothyreose verursacht die verminderte Körperfunktion eine Bradypnoe. Beurteilen Sie in beiden Fällen die Adäquanz der Oxygenierung und der Ventilation und unterstützen Sie sie gegebenenfalls. Die Beurteilung des Pulses kann ebenfalls dabei helfen eine Schilddrüsenproblematik zu identifizieren. Tachykardie mit warmer, geröteter Haut lässt eine Hyperthyreose vermuten, während Bradykardie und kalte Haut typisch für eine Hypothyreose sind.

Körperliche Untersuchung Eine körperliche Untersuchung sollte routinemäßig bei allen Patienten mit Verdacht auf eine Schilddrüsenkomplikation mit Bewusstseinsstörung durchgeführt werden. Hinweise auf eine Schilddrüsenerkrankung sind folgende:

- *Kopf:*
  - Exophthalmus, eine deutliche Vorwölbung der Augäpfel (Hyperthyreose)
  - Gesichtsödem oder ein aufgedunsenes Erscheinungsbild des Gesichts (Hypothyreose)
- *Hals:*
  - Kropf in der Region des Larynx (Hyper-, manchmal auch Hypothyreose)
  - Jugularvenenstauung (verminderte Herzaktivität bei Hypothyreose)
- *Brust:* Atemgeräusche (Lungenödem bei Hyper- und Hypothyreose)
- *Extremitäten:*
  - Ödem (Hypothyreose)
  - Hautfarbe und Temperatur (warm und gerötet bei Hyperthyreose, kalt bei Hypothyreose)

Vitalzeichen Die Vitalzeichen können ebenfalls helfen, zwischen den Schilddrüsenerkrankungen zu differenzieren. Eine Erhöhung des Pulses, der Atmung und des Blutdrucks kann mit einer Hyperthyreose und einem Anstieg der Stoffwechselaktivität im Körper assoziiert werden. Umgekehrt spiegelt sich die Hypothyreose und die damit verbundene Verlangsamung der Körperprozesse im langsamen Puls sowie der reduzierten Atmung und dem sinkenden Blutdruck wider.

Anamnese Eine ausführliche Vorgeschichte wird benötigt, um die Schwere der vorliegenden Krise zu ermitteln; sie hilft auch dabei, zwischen den beiden Schilddrüsenzuständen zu unterscheiden:

- *S (Anzeichen und Symptome):* Die Anzeichen und Symptome rund um die Schilddrüsenerkrankung sind bei der Unterscheidung zwischen Hyperthyreose und Hypothyreose und bei der Bestimmung der Schwere der Erkrankungen wichtig. Bedenken Sie, dass bei älteren Patienten mit Hyperthyreose Lethargie und Schwäche beobachtet werden können (apathische Hyperthyreose):
  - Hyperthyreose: Brustschmerzen, Dyspnoe, Schwindel, Fieber, Reizbarkeit/psychotische Störung, Hyperaktivität/Nervosität
  - Hypothyreose: Brustschmerzen, Dyspnoe, Schwindel, Hypothermie, Lethargie/psychotische Störung, Schläfrigkeit/Schwäche

- *A (Allergien):* Notieren Sie alle medizinischen Allergien, die der Patient haben könnte.

- *M (Medikamente):* Fragen Sie nach dem Gebrauch von Schilddrüsenmedikamenten. Ermitteln Sie die korrekte Einhaltung der Dosierungsvorschriften bei der Einnahme dieser Medikamente, weil ein unsachgemäßer Gebrauch zur vorliegenden Krise geführt haben könnte. Häufige Schilddrüsenmedikamente:
  - Hyperthyreose: Propylthiouracil (Prothiucil), Methimazol (Thiamazol), Iodin
  - Hypothyreose: Levothyroxin (Euthyrox), Liothyronin (Cytomel), Liotrix (Euthroid)

- *P (medizinische Vorgeschichte):* Fragen Sie zusätzlich zu den allgemeinen medizinischen Problemen nach einer bekannten Vorgeschichte von spezifischen Schilddrüsen- oder anderen endokrinen Problemen, wie Morbus Cushing oder Morbus Basedow, oder nach Problemen mit der Hypophyse.

- *L (letzte orale Aufnahme):* Vermerken und dokumentieren Sie die letzte Nahrungs- und Flüssigkeitsaufnahme des Patienten.

- *E (Ereignisse vor der Erkrankung):* Ereignisse, die zur gegenwärtigen Situation geführt haben, sind für das weitere Bestätigen der bestehenden präklinischen Arbeits- und Differenzialdiagnose und/oder der herbeiführenden Faktoren wichtig. Relevante Informationen:
  - Hyperthyreose: Gewichtsverlust, Fieber, Infektion, emotionaler Stress
  - Hypothyreose: uncharakteristische Gewichtszunahme, Kälteaussetzung und Hypothermie, Infektion, Schläfrigkeit/Schwäche

Behandlung eines Patienten mit einer Schilddrüsenerkrankung

Normalerweise erfordert eine milde Präsentation einer Hyperthyreose und einer Hypothyreose keine weitergehende Behandlungen, jedoch passive und emotionale Unterstützung sowie den Transport in ein entsprechendes Krankenhaus. Allerdings ist in Situationen mit einer klinisch signifikanten Schilddrüsenstörung eine aggressive Behandlung gefragt.

Bei einem bestehenden offenen Atemweg, richten Sie Ihre Versorgung auf die Oxygenierung und die ventilatorische Unterstützung. Abhängig von der spezifischen Präsentation variiert diese Therapie. Patienten mit einer ernsthaften Hyperthyreosekomplikation sollten aufgrund der hypermetabolischen Aktivität Sauerstoff erhalten, um einen SpO_2-Wert von 95% oder höher zu erreichen. Eine schwere Hypothyreose und ein Myxödemkoma präsentieren sich normalerweise mit einer stark verminderten Atemarbeit, die zur Hypoventilation, Hypoxie und respiratorischer Azidose führt. Dementsprechend kann eine ventilatorische Unterstützung mittels positiver Druckbeatmung indiziert sein.

Definition

Morbus Cushing:
Ein Syndrom, das durch eine Hypersekretion der Nebennierenrinde verursacht wird.

Morbus Basedow:
Ein Krankheitskomplex mit unbekannter Ursache. Er wird durch das durch das Vorhandensein eines Kropfes, von Augen- und/oder Hauterkrankungen charakterisiert.

Praxistipp

Sowohl der Hyper-
thyreose- als auch der
Hypothyreosepatient
benötigen wahrschein-
lich Sauerstoff.
Hyperthyreote Metabo-
lismusaktivität steigert
den Sauerstoffbedarf.
Hypothyreote Zustände
können den respiratori-
schen Einsatz reduzie-
ren, und benötigen
vielleicht positive
Druckbeatmung.

Sowohl die Hyperthyreose
als auch die Hypothyreose
beeinflussen den elek-
trischen Zustand des
Myokards ungünstig.

Sowohl bei der Hypo- als auch bei der Hyperthyreose ist die Durchführung einer i.v. Therapie wichtig; diese sollte mit einer isotonischen kristalloiden Lösung durchgeführt werden. Die exzessive Steigerung der Stoffwechselaktivität, die häufig mit einer Hyperthyreose assoziiert wird, verbraucht große Menge an Wasser und kann eine Dehydrata-tion auslösen. Wenn eine signifikante Dehydratation vorhanden ist, dann sollte die Rehydratation mittels Flüssigkeit i.v. mit 20 ml/kg Körpergewicht Flüssigkeitsboli erfolgen; beurteilen Sie den Patienten nach jeder Gabe erneut. Vermeiden Sie eine Hyper-hydratation, weil ein hypermetabolisches Herz keine exzessiven Flüssigkeitsmengen toleriert.

Ermitteln Sie den Blutzuckerspiegel. Eine hypermetabolische Aktivität kann rasch die Glucosespeicher aufbrauchen und zu einer Hypoglykämie führen. Ein niedriger Blut-zuckerspiegel mit Bewusstseinsstörung wurde ebenfalls bei Hypothyreose festgestellt und verdient eine sofortige Korrektur durch die Gabe 20%iger Glucose (25 g).

Sowohl die Hyperthyreose als auch die Hypothyreose beeinflussen den elektrischen Zustand des Myokards ungünstig. Das Anhängen eines EKG-Monitors kann eine Tachy-arrhythmie bei Hyperthyreose oder eine Bradyarrhythmie bei Hypothyreose offenbaren. Behandeln Sie alle Arrhythmien übereinstimmend mit Ihrem lokalen Protokoll, wobei Ihnen klar sein muss, dass diese Arrhythmien ohne eine vorherige Berichtigung der zugrunde liegenden Stoffwechselerkrankung sehr schwierig zu korrigieren sein kön-nen. Seien Sie sich zusätzlich darüber im Klaren, dass die durch ein Myxödemkoma induzierte kalte Körpertemperatur einen schwerwiegenden Effekt auf die Metabolisie-rung von Herzmedikamenten haben kann und in einem toxischen Zustand führt.

Betablocker finden ihren Einsatz bei der Behandlung von Tachyarrhythmien, erhöhtem Blutdruck, Angst und Tremor infolge einer schweren Hyperthyreose oder bei einer thy-reotoxischen Krise. Befragen Sie die medizinische Leitung vor einer solchen Therapie.

Andere Formen der Versorgung von Schilddrüsenkomplikationen beinhalten das passive Wärmen des frierenden hypothyreoten oder myxödematösen Patienten. Bringen Sie den Patienten in eine warme Umgebung und decken Sie ihn mit einer Decke zu. Kühlen Sie den kritischen hyperthyreoten Patienten mithilfe von Cold Packs im Nacken, auf den Handgelenken und in der Leiste.

Wiedereinschätzung

Überwachen Sie während des Transports den Patienten auf Veränderung des hämo-dynamischen, kardialen und respiratorischen Zustands. Ermitteln Sie alle 5 bis 10 min die Vitalzeichen und führen Sie laufend psychische Betreuung durch.

7.6.8 Wernicke-Enzephalopathie und Korsakow-Syndrom

Die Metabolisierung von Kohlenhydraten ist notwendig, um den zellulären Treibstoff ATP zu produzieren. Um diesen Prozess zu vollbringen, müssen dem Körper Glucose, Sauer-stoff und Thiamin in adäquaten Mengen zur Verfügung stehen.

Wie zuvor erörtert, ist Thiamin (Vitamin B_1) für die ATP-Gewinnung im Rahmen des Koh-lenhydratabbaus essenziell. Ohne Thiamin hat der Körper große Schwierigkeiten bei die-sem Stoffwechselsprozess, und diese Schwierigkeiten beeinflussen das Gehirn tiefgreifend. Eine schlechte Zellernährung führt schrittweise zum Anschwellen und zur Degeneration der zerebralen Neurone. Folglich tritt eine Unterbrechung der normalen Zellmechanismen und der assoziierten Aktivitäten ein. Da der Körper kein Thiamin speichern kann, ist er auf eine kontinuierliche Aufnahme dieser Substanz mit der Nahrung angewiesen.

Die *Wernicke-Enzephalopathie* ist eine Störung der Hirnaktivität im Rahmen eines Thiaminmangels. Dies führt zu einem veränderten mentalen Zustand, der von leichter Verwirrung bis zu unangebrachtem Verhalten und Lethargie reicht. Ataxie kann ebenfalls präsent sein. Für eine Wernicke-Enzephalopathie ist die Untersuchung der Augen besonders informativ: Der Patient mit einer Wernicke-Enzephalopathie kann eine okulare Paralyse offenbaren oder *Nystagmus* aufweisen und zudem einen *dyskonjugierten Blick* zeigen, mit oder ohne Vorhandensein eines Nystagmus.

Da der Thiaminspiegel rein auf der Ernährung basiert, sollte eine Wernicke-Enzephalopathie bei jedem vermutet werden, der gleichzeitig unter einer Mangelernährung leidet und einen veränderten mentalen Zustand hat. Personen, die für die Entwicklung einer Wernicke-Enzephalopathie anfällig sind, sind ältere Menschen, Alkoholiker, Mittellose und alle anderen, die nicht in der Lage sind, sich entsprechend zu ernähren.

Die Wernicke-Enzephalopathie ist ein Zustand, der den Patienten davon abhält, auf eine Glucosegabe angemessen zu reagieren. Sie sollten eine Wernicke-Enzephalopathie vermuten, wenn die Hypoglykämie nicht auf die Gabe von Glucose reagiert.

Im Laufe der Zeit verursacht der Thiaminmangel einen kontinuierlichen neuronalen Schaden und kann zum *Korsakow-Syndrom* fortschreiten. Das Korsakow-Syndrom äußert sich durch eine schwere Störung der kognitiven Fähigkeit und der Gedächtnisspeicherung. Es schließt Amnesie oder Erinnerungslücken und eine schwache Aufmerksamkeitsspanne mit ein. Das Korsakow-Syndrom ist irreversibel.

Einschätzung einer möglichen Wernicke-Enzephalopathie oder eines Korsakow-Syndroms

Dieser Abschnitt beschreibt die Besonderheiten der Einschätzung eines Patienten, der von einer Wernicke-Enzephalopathie oder einem Korsakow-Syndrom betroffen sein könnte (▶ *Tabelle 7.12*) – innerhalb des allgemeinen Verfahrens der Einschätzung, das bereits vorher in diesem Kapitel präsentiert wurde. Die Punkte, die hier herausgehoben werden, können bei Ihrer Einschätzung eingesetzt werden, wenn Sie bereits eine Wernicke-Enzephalopathie oder das Korsakow-Syndrom vermuten, oder sie zeigen Faktoren auf, die auf eine solche Ursache für die Bewusstseinsstörung des Patienten hinweisen.

> **Definition**
>
> **Nystagmus:** Schnelle und rhythmische Bewegung beider Pupillen, meist horizontal oder vertikal.
>
> **Dyskonjugierter Blick:** Die Augen drehen sich in verschiedene Richtungen.

Tabelle 7.12

Wernicke-Enzephalopathie oder Korsakow-Syndrom mit Bewusstseinsstörung: typische Befunde

Szenenüberblick	Ersteinschätzung	Körperliche Untersuchung/Vitalzeichen	Vorgeschichte
■ Anzeichen von Alkoholismus oder falscher Ernährung	■ Hauptbeschwerde: Verwirrung, Lethargie, Ataxie, Persönlichkeitsveränderung, Veränderungen im kognitiven Zustand	■ Pupillennystagmus, nicht paariger, starrender Blick ■ Mundhöhlendehydratation ■ Leberdehnung (hepatische Krankheit bei Alkoholismus) ■ abdominale Auszehrung oder Dehnung (Mangelernährung)	■ Anzeichen/Symptome: Verwirrung, Amnesie, unangemessenes Verhalten, Halluzinationen ■ frühere Diagnose von Wernicke-Enzephalopathie oder Korsakow-Syndrom ■ Vorgeschichte von chronischem Alkoholismus ■ Vorgeschichte von falscher Ernährung, Mangelernährung, fortschreitendem mentalem Abbau

Nur wenn der Sanitäter Kenntnisse der Pathophysiologie dieser Erkrankung und Fertigkeiten bei der Patienteneinschätzung besitzt, ist in der Lage, zwischen Wernicke-Enzephalopathie und Korsakow-Syndrom zu unterscheiden.

Szenenüberblick Die Gepflogenheit, sich der sicheren Einsatzstelle zu vergewissern, bevor Patientenkontakt hergestellt wird, kann sich als wichtig herausstellen, wenn Ihr Patient Wernicke-Enzephalopathie oder ein Korsakow-Syndrom hat. Da diese Erkrankungen häufig mit Alkoholismus und einer Mangelernährung verbunden sind, seien Sie wachsam für Anzeichen von Alkoholismus oder für die Unfähigkeit des Patienten, sich richtig zu ernähren. Leere Alkoholflaschen und wenig bis gar keine Nahrungsmittel im Haushalt rechtfertigen die Vermutung einer Wernicke-Enzephalopathie oder eines Korsakow-Syndroms.

Wenn Sie sich nähern, dann beobachten Sie den Allgemeinzustand des Patienten. Suchen Sie nach Anzeichen einer Mangelernährung, wie einen verfallenen Körper, oder nach Anzeichen, die auf Alkoholismus hinweisen. Erkennen Sie, ob der Patient verwirrt ist und ziellos herumläuft oder ob Zeichen einer schlechten Kognition oder eine inkohärente Sprache vorhanden sind. Bilden Sie sich einen ersten Eindruck vom mentalen Zustand des Patienten und nähern Sie sich ihm mit Vorsicht.

Ersteinschätzung Patienten mit einer Wernicke-Enzephalopathie oder dem Korsakow-Syndrom präsentieren sich im Allgemeinen mit Verwirrung, Lethargie oder Ataxie. Wenn Sie diese Beschwerden von einer anderen Quelle erfahren, dann kann die besorgte Person eine kürzliche Persönlichkeitsveränderung und Veränderungen im kognitiven Zustand des Patienten beschreiben.

Patienten mit einer isolierten Wernicke-Enzephalopathie oder einem Korsakow-Syndrom präsentieren sich im Allgemeinen nicht in einem bewusstlosen Zustand, außer wenn dieser Zustand mit einer Hypoglykämie oder einer Alkoholintoxikation verbunden ist. Dennoch sollten Sie weiterhin die Atemwege beurteilen, um deren vollständige Durchgängigkeit zu gewährleisten. Beurteilen Sie die Atemfrequenz und das Atemzugvolumen. Palpieren Sie den Puls und schätzen Sie die Hautfarbe und -temperatur ein, um den Allgemeinzustand des Kreislaufs und die Perfusion zu beurteilen.

Körperliche Untersuchung Die Ergebnisse einer körperlichen Untersuchung sind ebenfalls für die Ermittlung des Vorliegens einer Wernicke-Enzephalopathie oder eines Korsakow-Syndroms nützlich. Relevante Ergebnisse:

- *Kopf:*
  - okularer Nystagmus
  - dyskonjugierter Blick
  - Dehydratation der Mundhöhle
- *Abdomen:*
  - Leberspannung (hepatische Erkrankung, die bei Alkoholismus auftritt)
  - abdominale Auszehrung oder Spannung (Mangelernährung)

Anamnese Das Erheben der medizinischen Vorgeschichte ist extrem wichtig bei der Identifikation eines Patienten mit einer Wernicke-Enzephalopathie oder einem Korsakow-Syndrom und bei der Untersuchung des Verlaufs und der Schwere des Zustands. Schlüsselaspekte der medizinischen Vorgeschichte sind im folgenden SAMPLE-Schema umrissen:

- *S (Anzeichen und Symptome):* Ermitteln Sie alle Anzeichen und Symptome, die die kognitiven Funktionen betreffen. Die Informationen sollten die Anwesenheit oder Abwesenheit der folgenden Punkte beinhalten:
  - Verwirrung
  - Amnesie
  - unangebrachtes Verhalten
  - Halluzination
- *A (Allergien):* Notieren Sie alle medizinische Allergien, die der Patient hat.
- *M (Medikamente):* Ermitteln Sie alle Medikamente des Patienten und übermitteln Sie sie an das Krankenhauspersonal.
- *P (medizinische Vorgeschichte):* Fragen Sie danach, ob bereits früher eine Diagnose einer Wernicke-Enzephalopathie oder eines Korsakow-Syndroms gestellt wurde. Zusätzlich ist eine Vorgeschichte von chronischem Alkoholismus wichtig, um die Wernicke-Enzephalopathie oder das Korsakow-Syndrom als die Ursache des veränderten mentalen Zustands festzustellen.
- *L (letzte orale Aufnahme):* Suchen Sie zusätzlich zur letzten oralen Aufnahme nach einer Vorgeschichte schlechter Ernährungsgewohnheiten und Mangelernährung. Da Thiamin über die Nahrung aufgenommen wird, ist das Ernährungsverhalten extrem wichtig für die Identifizierung der Wernicke-Enzephalopathie oder des Korsakow-Syndroms als mögliche Ursachen für die Bewusstseinsstörung.
- *E (Ereignisse vor der Erkrankung):* Untersuchen Sie die Ereignisse rund um das Einsetzen des veränderten mentalen Zustands. Bestätigen Sie bezüglich der Wernicke-Enzephalopathie oder des Korsakow-Syndroms folgende Informationen:
  - schlechte Ernährungsgewohnheiten
  - Mangelernährung
  - fortschreitender mentaler Abbau

Behandlung eines Patienten mit einer möglichen Wernicke-Enzephalopathie oder einem Korsakow-Syndrom

Da die Wernicke-Enzephalopathie infolge eines Vitamin-B-Komplexmangels auftritt, konzentriert sich die präklinische Maßnahme auf die Gabe von Thiamin.

Wenn es die medizinische Leitung oder Ihr lokales Protokoll fordert, wird 100 mg Thiamin i.v. und intramuskulär verabreicht, wobei die optimale Gabe gleichmäßig auf beide Wege (50 mg i.v. und 50 mg intramuskulär) verteilt werden sollte. Auf diesem Weg kann eine schnelle Verabreichung über die i.v. Applikation erfolgen, mit einer anschließenden langsameren, anhaltenden Verabreichung aus der intramuskulären Freisetzung. Sichern Sie zu Beginn wie immer einen adäquaten Atemweg und eine ausreichende Oxygenierung. Setzen Sie einen i.v. Zugang und nehmen Sie Blutproben für die Analyse ab, bevor Sie irgendwelche Medikamente verabreichen. Verabreichen Sie dann mindestens 50 mg Thiamin für eine schnelle Versorgung. Injizieren Sie dann 50 mg Thiamin in den M. deltoideus oder in den Gesäßmuskel. Einige Protokolle erlauben, dass die gesamten 100 mg i.v. verabreicht werden.

Angesichts der Möglichkeit einer Mangelernährung beurteilen Sie den Blutzuckerspiegel. Wenn eine Hypoglykämie besteht, verabreichen Sie 25 g 20%iger Glucose nach der Gabe von Thiamin.

Die Thiamingabe wird bei der Bestätigung einer Wernicke-Enzephalopathie als diagnostisches Prozedere betrachtet. Liegt tatsächlich eine Wernicke-Enzephalopathie vor, sollte die Verabreichung von Thiamin und, wenn indiziert, von 20%iger Glucose eine Verbesserung innerhalb eines Zeitraums von einigen Tagen hervorrufen.

Wie zuvor erwähnt, ist das Korsakow-Syndrom irreversibel.

Wiedereinschätzung

Setzen Sie auf dem Weg zum Krankenhaus die Wiedereinschätzung weiter fort. Wiederholen Sie die Ersteinschätzung, beurteilen Sie die Vitalzeichen erneut und überwachen Sie den Patienten auf jegliche Veränderung des mentalen Zustands oder anderer Parameter.

7.6.9 Toxische Enzephalopathie

Der menschliche Körper ist ein Labor, in dem kontinuierlich chemische Reaktionen (Stoffwechsel) auflaufen. Damit die entsprechenden chemischen Reaktionen sinnvoll ablaufen, benötigt der Körper eine spezielle chemische Zusammensetzung.

Aus metabolischer Sicht ist das ZNS hinsichtlich Veränderungen in der chemischen Umgebung sehr sensibel. Jeglicher Wechsel im chemischen Milieu kann zerebrale Funktionsstörungen verursachen und rufen Beschleunigung, Dämpfung, Veränderung oder kompletten Stopp der Reaktionen im Gehirn hervor. Meistens werden diese Veränderungen der Gehirnfunktionen in Form von Veränderungen des mentalen Zustands oder des Verhaltens augenfällig.

Die Einnahme von Medikamenten ist eine effektive Methode, um Änderungen des chemischen Milieus des Körpers zu bewirken. Werden die Substanzen in der richtigen Dosierung eingenommen, haben diese Veränderungen meist positive Effekte auf den Patienten. Eine exzessive Einnahme kann jedoch ein toxisches Milieu erzeugen, in dem die chemischen Reaktionen der Zellen nicht mehr korrekt ablaufen können. Infolgedessen funktionieren Körper und Gehirn atypisch oder nicht optimal.

Buchstäblich Tausende von rezeptfreien, verschriebenen und illegalen Medikamenten sind in der Lage, ein toxisches Milieu zu erzeugen, das eine zerebrale Störung hervorruft. Medikamente und Toxine, die häufig eine Bewusstseinsstörung verursachen, sind Alkohol, Kokain, Amphetamine, selektive Serotoninwiederaufnahmehemmer (z.B. Mutan, Flux), Anticholinergika und Benzodiazepine. Unter diesen Tausenden von Medikamenten werden einige häufiger verwendet als andere: Barbiturate, Antidepressiva, Phenothiazine, Opiate und Salicylate. Diese Medikamente werden zusammen mit der Exposition gegenüber Kohlenmonoxid im folgenden Abschnitt erörtert.

Barbiturate

Barbiturate sind verschreibungspflichtige Medikamente. In niedrigeren Dosen haben sie einen angstlösenden (sedativen) Effekt. Höhere Dosen von Barbituraten wirken schlaffördernd (hypnotisch). Auch wenn ihre Beliebtheit im Vergleich zu Benzodiazepinen abnimmt, werden Barbiturate noch immer verwendet und stehen im Mittelpunkt des umfassenden Themas „Missbrauch". Selbst bei einer verschriebenen Dosis können Barbiturate Nebeneffekte zeigen, die das ZNS beeinflussen. Wenn sie im Übermaß eingenommen werden, dann beeinflusst die toxische Menge die mentale Funktion und kann dadurch den mentalen Zustand und das Verhalten einer Person verändern und sogar zum Tod führen.

Barbiturate hemmen die Aktivität des ARAS und führen zu einer Minderstimulation des zerebralen Kortex. Folglich erfreut sich eine sehr ängstliche oder unruhige Person des beruhigenden oder besänftigenden Effekts. Wird die Konzentration erhöht, so werden die Neurone des ARAS bis zu dem Punkt gedämpft, an dem der Schlaf eintritt. Generell erweist sich die verschriebene Dosis bei Leuten als vorteilhaft, die das Medikament benötigen, und solange die Dosis nicht lebensbedrohlich ist.

Exzessive Dosen führen zur Vergiftung und machen das ARAS und das Zerebrum funktionsunfähig; sie mindern den Bewusstseinsgrad und bewirken Veränderungen in der sensorischen Wahrnehmung. Vergiftete Personen können Ataxie, Verwirrtheit und Halluzinationen aufweisen oder werden komatös. Bei höheren toxischen Mengen wird die Medulla mit dem Atem-, Herz- und vasomotorischen Zentrum gedämpft. Dies führt zum Schock, wenn die periphere Vasodilatation und die Bradykardie die lebenswichtige Perfusion aller Gewebe, einschließlich des Gehirns, senken. Zusätzlich führt die verminderte Atemleistung zu Hypoxie und Hyperkapnie. Wenn unbehandelt, führt eine Barbituratüberdosis zum Tod.

Trizyklische Antidepressiva

Im Gehirn sind Millionen von Neuronen (Nervenzellen) organisiert miteinander verbunden. Elektrizität ist die Hauptform der Informationsübertragung innerhalb der Neurone, aber die Elektrizität ist nicht in der Lage, den synaptischen Spalt zu überbrücken, der die Neurone voneinander trennt. Stattdessen transportieren chemische Neurotransmitter die Nachrichten zwischen den Neuronen und zu anderen Zielrezeptoren.

Als Antwort auf elektrische Impulse setzen die präsynaptischen Neurone einen chemischen Neurotransmitter frei, der durch den synaptischen Spalt diffundiert, bis er Kontakt mit einem Zielrezeptor eines anderen Neurons oder Gewebes aufnimmt. Einmal in Kontakt, überliefert der Neurotransmitter eine chemische Nachricht, die eine spezifische Antwort der empfangenden Struktur auslöst. Auf diese Weise kommunizieren Neurone durch Senden und Empfangen von Nachrichten durch den Körper und innerhalb des Gehirns selbst.

Innerhalb des Gehirns ist das limbische System für die Entwicklung von Emotionen und emotionalen Antworten verantwortlich. Das limbische System setzt dazu verschiedene Neurotransmitter ein, einschließlich Noradrenalin und Serotonin. Noradrenalin erzeugt innerhalb des limbischen Systems Manien und positive Gefühle, während ein Mangel an Noradrenalin zu Depressionen führt. Dieselben Aktionen werden für das Serotonin vermutet. Deshalb kann durch eine Erhöhung der Noradrenalin- und Serotoninkonzentrationen eine bestehende Depression signifikant modifiziert werden.

Trizyklische Antidepressiva haben sich als recht nützlich bei der Linderung von bestimmen Arten der Depression erwiesen. Sie wirken auf folgende Weise: Nachdem Noradrenalin und Serotonin durch die Nervenzellen freigesetzt worden sind, blockieren trizyklische Antidepressiva die aktive Wiederaufnahme dieser Neurotransmitter. Folglich verbleibt mehr Noradrenalin und Serotonin innerhalb des synaptischen Spaltes für die Stimulation des limbischen Systems. Da Noradrenalin und Serotonin für die positiven Gefühle verantwortlich sind, gibt es eine Umkehr der depressiven Gefühle.

Nicht alle Personen, die trizyklische Antidepressiva nehmen, benötigen die Medikamente wegen einer klinischen Depression. Trizyklische Antidepressiva werden ebenso bei der Behandlung von chronischen Schmerzen, Schlafstörungen und Migräne verschrieben.

Barbiturate wirken durch die Dämpfung der Aktivität des ARAS.

Bedauerlicherweise haben trizyklische Antidepressiva weitreichende Effekte, die bei einer Überdosis in den Vordergrund rücken.

Bedauerlicherweise haben trizyklische Antidepressiva weitreichende Effekte, die bei einer Überdosis in den Vordergrund rücken. Abhängig vom Wirkstoff weisen trizyklische Antidepressiva anticholinerge Eigenschaften in unterschiedlichsten Graden auf. Wenn das Medikament im Übermaß genommen wird, werden diese anticholinergen Eigenschaften prominent und manifestieren sich in Form von supraventrikulärer Tachykardie, Atemdepression, Halluzinationen und/oder Koma.

Trizyklische Antidepressiva haben ähnliche Eigenschaften wie Chinidin. Chinidin ist ein Antiarrhythmikum, das die myokardiale Automatik und Reizleitung dämpft, indem es den Ionenaustausch durch die Zellmembran verhindert. In übermäßigen Dosen weisen trizyklische Antidepressiva eine ähnliche Wirkung auf, die zu Überleitungsstörungen und zur Myokarddepression führt. Zusätzlich induzieren trizyklische Antidepressiva eine alphaadrenerge Blockade, die aufgrund der Vasodilatation des peripheren Gefäßsystems eine Hypotonie fördert.

Als Reaktion auf die Arrhythmie und die periphere Vasodilatation führt die hartnäckige Hypotonie zu einem Abfall der Perfusion und zur zerebralen Hypoxie. Die Effekte auf das ZNS und die äußerliche Präsentation des mentalen Zustands korrelieren eng mit dem Grad der Toxizität. Ähnliche Veränderungen im mentalen Zustand beinhalten Agitation, Ruhelosigkeit, Ataxie, Schläfrigkeit, Stupor und Koma, sind aber nicht auf diese Erscheinungsformen beschränkt. Zusätzlich senken trizyklische Antidepressiva die Krampfschwelle, wodurch die Patienten Krämpfe mit all den Komplikationen, die mit einer Krampfaktivität in Zusammenhang stehen, erleiden.

Die Etablierung eines therapeutischen Plasmaspiegels eines trizyklischen Antidepressivums benötigt meist ein bis zwei Wochen. Bevor die therapeutische Konzentration erreicht ist, kann der Patient das Gefühl haben, dass er unterdosiert ist, und kann dann die Einnahme im Bestreben erhöhen, den therapeutischen Benefit schneller zu erreichen. Außerdem haben viele Patienten, die trizyklische Antidepressiva einnehmen, eine psychiatrische Vorgeschichte und sind folglich für eine absichtliche oder unabsichtliche Überdosierung anfälliger.

Phenothiazine

Eine Psychose wird als eine psychische Erkrankung definiert; die betroffene Person erlebt eine grobe Beeinträchtigung bei der Interpretation der Realität. Die Psychose ist ein breiter Schirm, der viele spezifische Typen von mentalen Erkrankungen abdeckt, einschließlich Schizophrenie, Wahnvorstellungen, Halluzinationen, Paranoia und Tourette-Syndrom. Wenn eine Psychose ein Stadium erreicht, in dem die Person nicht mehr funktioniert, wird oft eine medikamentöse Therapie eingesetzt, um das negative Verhalten zu modifizieren und zu kontrollieren.

Im limbischen System modulieren die Neurotransmitter Dopamin und Acetylcholin die Emotionen und die kognitiven Fähigkeiten. Ein Anstieg des Dopaminspiegels korreliert mit einem Anstieg der emotionalen und kognitiven Reaktionen. Im Gegensatz dazu korreliert ein Abfall des Dopaminspiegels mit einem Rückgang der emotionalen und kognitiven Reaktion. Bei Personen mit psychotischen Störungen wird angenommen, dass die Dopaminkonzentrationen zu hoch sind. Deshalb kann durch eine Verminderung der dopaminergen Stimulation das psychotische Verhalten der Patienten modifiziert und kontrolliert werden.

Phenothiazine sind als Neuroleptika klassifiziert. Sie vermindern das psychotische Verhalten, indem sie die Dopaminrezeptoren im limbischen System blockieren. Durch ihre antidopaminerge Aktivität senken Phenothiazine die Frequenz, in der die Neurone feuern, und unterdrücken dadurch das psychotische Verhalten.

Leider ist der Effekt von Phenothiazin nicht auf das limbische System begrenzt, und es ist extrem wichtig, die Beziehung zwischen seinen antidopaminergen und anticholinergen Wirkungen zu begreifen, wenn Sie es mit einer Phenothiazinüberdosis zu tun haben. Die motorische Aktivität, die durch den zerebralen Kortex ausgelöst wird, hängt von der spezifischen Balance zwischen Dopamin und Acetylcholin ab. Antidopaminerge Wirkungen vermindern die stimulatorischen Fähigkeiten von Dopamin, während anticholinerge Wirkungen die stimulatorische Fähigkeit von Acetylcholin reduzieren. Da die antidopaminerge Wirkung der dominante Effekt ist, senken Phenothiazine die stimulatorischen Wirkungen von Dopamin und Acetylcholin nicht in gleichem Ausmaß. Jegliche signifikanten Störungen des Dopamin-Acetylcholin-Gleichgewichts können zu mentalen und neurologischen Veränderungen führen.

Die toxischen Effekte von Phenothiazinen führen, wie jene der trizyklischen Antidepressiva, zu einer übermäßigen alphaadrenergen Blockade des peripheren Gefäßsystems. In Verbindung mit einer Myokarddepression und Überleitungsschwierigkeiten führt die Vasodilatation zur Hypoperfusion des Gehirns und resultiert in einer zerebralen Hypoxie, die sich in Form eines verminderten Bewusstseinsgrads offenbart, die von Verwirrung über Stupor bis hin zum Koma reichen kann. (Schlagen Sie noch einmal die Informationen über trizyklische Antidepressiva weiter oben in diesem Kapitel nach, um die anticholinergen und Chinidineffekte zu wiederholen.)

Akute dystone Reaktion   Akute dystone Reaktionen entstehen durch die Aufnahme von Phenothiazinen und treten generell innerhalb von 48 bis 72 Stunden nach der ersten Einnahme auf. Wenn die Dopaminstimulation abgestumpft ist, dann ist eine positive Wirkung im limbischen System beobachtbar. Allerdings ist auf der motorischen Seite des zerebralen Kortex die Balance zwischen der dopaminergen und der cholinergen Stimulation seitenverkehrt. Generell ist die anticholinerge Aktivität geringer als die antidopaminerge Stimulation. Folglich ist die Konzentration von Acetylcholin höher als der notwendige Spiegel an Dopamin. Das Acetylcholin erzeugt deshalb unkontrolliert bizarre motorische Aktivitäten, die vor allem im Gesicht und am Oberkörper erkennbar sind.

Akute dystone Reaktionen präsentieren sich durch Grimassenschneiden, Halsverdrehung auf eine Seite (Torticollis), Gesichts-Ticks, einen nach oben gerichteten Blick und manchmal mit einer Augenmuskellähmung. Die akute dystone Reaktion ist bei angemessener Behandlung reversibel. Oftmals ist der Patient durch das seltsame Verhalten in Panik; er behält aber generell während des ganzen Ereignisses das volle Bewusstsein. Ein häufig damit verbundenes Syndrom ist Akathisie, ein schwierig zu beschreibendes Gefühl von Unwohlsein, Ruhelosigkeit und Überspanntheit, das sich in einem veränderten mentalen Zustand manifestiert, aber nicht in Bewusstlosigkeit. Einem Patienten in diesem Zustand sollte Benadryl verabreicht werden.

Tardive Dyskinesie   Die tardive Dyskinesie ist die Konsequenz eines Langzeiteinsatzes von Neuroleptika. Der genaue Mechanismus ist unbekannt. Die tardive Dyskinesie ist durch kontinuierliches Grimassenschneiden, einen mürrischen Gesichtsausdruck, Schmatzen, Herausstrecken der Zunge, Fingerrollen und Augenlidspasmen charakterisiert. Sie ist ein irreversibles Syndrom.

Phenothiazine sind als Neuroleptika klassifiziert.

Opiate und Opioide

Opiate, aus natürlichem Opium gewonnen, werden als Narkotika zur Behandlung von mittelstarken bis starken Schmerzen verwendet. Opioide (synthetische Narkotika) ahmen die Fähigkeiten natürlicher Opiate nach und werden ebenfalls in der Schmerzbehandlung eingesetzt. Zusätzlich zur Analgesie (Schmerzentlastung) bewirken beide, Opiate und Opioide, euphorische Gefühle und sind infolgedessen Medikamente mit einem hohen Missbrauchspotenzial. Die exzessive Einnahme von Opiaten und Opioiden beeinflusst das ZNS negativ und ruft eine Veränderung des mentalen Zustands und des Verhaltens hervor.

Opiate und Opioide vermindern die zerebralen Funktionen. Auch wenn sie alle Bereiche des Gehirns beeinflussen, erweisen sich der Thalamus, der zerebrale Kortex und die Medulla oblongata als besonders empfindlich für diese Substanzen. Da die Medulla die kardialen, die vasomotorischen und die respiratorischen Kontrollzentren beinhaltet, erzeugt eine Dämpfung der Medulla eine Bradykardie, Vasodilatation und eine respiratorische Hypoventilation. Zusammen verursachen diese drei Faktoren eine Hypoperfusion und eine zerebrale Hypoxie.

Eine verminderte Perfusion verursacht eine zerebrale Fehlfunktion und senkt in weiterer Folge die Vitalfunktionen. Abhängig von der Dosis erzeugen Opiate und Opioide eine Vielzahl von mentalen Veränderungen, die von Verwirrung und Schläfrigkeit bis hin zu Stupor und Koma reichen. Die betroffene Person kann sich mit Bradypnoe und mit Bradykardie präsentieren; dies ist von der Menge des eingenommenen Medikaments abhängig. Auch kann sich ein nicht kardiales Lungenödem entwickeln, wenn die geweiteten Kapillargefäße undicht werden und der Flüssigkeit erlauben, in den interstitiellen Raum und die Alveolen zu gelangen. Stecknadelkopfgroße Pupillen und Hypoventilation (Atemfrequenz unter 8 Atemzügen/min) sind Schlüsselbefunde, die oft auf eine Überdosis von Narkotika hinweisen.

Salicylate

In übermäßigen Dosen lösen Salizylate eine Kette von Ereignissen aus, die sich auf das Gehirngewebe toxisch auswirken und daher eine negative Veränderung des mentalen Zustands nach sich ziehen.

Salicylate sind ein Derivat der Salicylsäure, einer natürlich vorkommenden Substanz, die aufgrund ihrer analgetischen, antipyretischen (fiebersenkenden) und entzündungshemmenden Fähigkeiten eingesetzt wird. Aspirin ist ein häufig verwendetes Medikament, das Salicylate enthält. In therapeutischen Dosen erweisen sich Salicylate als effektiv und werden sogar rezeptfrei verkauft.

In übermäßigen Dosen lösen Salizylate jedoch eine Kette von Ereignissen aus, die sich auf das Gehirngewebe toxisch auswirken und daher eine negative Veränderung des mentalen Zustands verursachen.

Die Toxizität von Salicylaten schreitet stufenweise voran und hängt von der aufgenommenen Gesamtmenge ab. Die toxische Wirkung einer Salicylataufnahme tritt typischerweise ab einer Dosis von mehr als 150 mg/kg Körpergewicht auf. Anfänglich hat eine übermäßige Einnahme an Salicylaten einen direkten stimulatorischen Effekt auf das ZNS. Ein Schlüssel ist die Induktion der Hyperventilation. Diese verursacht die Ausscheidung von großen Mengen an Kohlendioxid, die wiederum eine respiratorische Alkalose erzeugt. Die respiratorische Alkalose führt zu Übererregbarkeit der zerebralen Neurone; diese wiederum resultiert in Verwirrung, Agitation, *Tinnitus* und Muskelzuckungen.

Die Einnahme großer Mengen an Salicylaten interferiert mit den Prozessen, die das zelluläre ATP erzeugen. Diese Interaktion steigert die Menge an generierter Lactatsäure massiv und führt so eine metabolische Azidose herbei. Schließlich ist das azidotische Milieu so

Definition

Tinnitus:
Klingeln im Ohr.

ausgeprägt, dass es viele Organe negativ beeinflusst, einschließlich des Herzes und des Gehirns. Wie bereits zuvor erörtert, vermindert die Azidose die Tätigkeit des Myokards und unterdrückt effektiv die elektrische Aktivität innerhalb der zerebralen Neurone.

Hinsichtlich der zerebralen Depression verursacht die Azidose ein Delirium, Halluzinationen, Krämpfe und Stupor. In schwereren Fällen der Azidose können aufgrund der Dysfunktion in den kardialen, respiratorischen, thermoregulatorischen und vasomotorischen Zentren Koma und Tod die Folge sein.

Kohlenmonoxid

Kohlenmonoxid ist ein farb- und geruchloses Gas, das bei der unvollständigen Verbrennung von kohlenstoffhaltigen Materialien entsteht. Kohlenmonoxidquellen sind defekte Heizgeräte oder Öfen, Hausbrände, Autoabgase und Zigarettenrauch. Abhängig von der Menge der Aussetzung und Einnahme kann sich die Toxizität von Kohlenmonoxid auf eine Vielzahl von Arten manifestieren. In großen Mengen ist Kohlenmonoxid giftig und verursacht den Tod. Ein toxischer CO-Spiegel (z.B. 50 ppm) kann durch einen haushaltsüblichen CO-Detektor oder durch die Reaktion der Feuerwehr auf einen CO-Alarm aufgedeckt werden.

Einmal im Körper, konkurriert Kohlenmonoxid mit Sauerstoff um die Bindungsstellen am Hämoglobin der roten Blutzellen. Kohlenmonoxid hat eine 200-fach höhere Affinität für Hämoglobin als Sauerstoff und verdrängt den schon gebundenen Sauerstoff. Zusätzlich beeinträchtigt die Anwesenheit von Kohlenmonoxid die Freisetzung des restlichen, am Hämoglobin gebundenen Sauerstoffs und erzeugt dadurch eine zytotoxische Hypoxie. Lassen Sie sich nicht von einem extrem hohen SpO_2-Wert bei einem Patienten mit einer Kohlenmonoxidvergiftung täuschen: Der SpO_2-Monitor sucht nach Hämoglobin, das rot und mit Sauerstoff gesättigt ist. Die Kohlenmonoxidmoleküle binden an das Hämoglobin; dabei entstehen rote Moleküle, die das Pulsoxymeter als mit Sauerstoff gesättigte Hämoglobinmoleküle missinterpretiert. Daher können sich schwer hypoxische Patienten mit einer Kohlenmonoxidvergiftung mit SpO_2-Werten um 100% präsentieren. Inzwischen sind CO-Monitore verfügbar, die die Menge an Kohlenmonoxid im Blut messen.

Es tritt eine zelluläre Asphyxie auf, wenn sich ein anaerober Stoffwechsel und eine Azidose einstellen. Organe mit einer hohen Stoffwechselrate, wie das Herz und das Gehirn, sind davon besonders betroffen. Ein anaerober Stoffwechsel innerhalb des Herzens und des Gehirns führt zu einer Dysfunktion und zu einer Verminderung der Aktivität. Im Hinblick auf das ZNS verursacht eine zerebrale Hypoxie Kopfschmerzen, Sehstörungen, Hörstörungen, kognitive Defizite, Delirium, Schläfrigkeit und/oder Agitation. In höheren Dosen manifestiert sich eine Kohlenmonoxidintoxikation als psychotisches Verhalten, mit Krampfanfällen und Koma. Wenn mehr als 80% des Hämoglobins mit Kohlenmonoxid gesättigt sind, ist der Tod fast sicher.

Einschätzung einer möglichen toxischen Enzephalopathie

Dieser Abschnitt beschreibt die Besonderheiten der Einschätzung eines Patienten mit einer vermuteten toxischen Enzephalopathie (▶ *Tabelle 7.13*) – innerhalb des allgemeinen Rahmens der Einschätzung, das am Anfang dieses Kapitels präsentiert wurde. Die Punkte, die hier herausgehoben werden, können bei Ihrer Einschätzung Anwendung finden, wenn Sie bereits eine toxische Enzephalopathie vermuten, oder sie zeigen Faktoren auf, die auf eine toxische Enzephalopathie als Ursache für die Bewusstseinsstörung des Patienten hinweisen.

Tabelle 7.13

Toxische Enzephalopathie und Bewusstseinsstörung: typische Befunde

Szenenüberblick	Ersteinschätzung	Körperliche Untersuchung/ Vitalzeichen	Vorgeschichte
■ Offene Medikamentenbehälter ■ merkwürdiger Geruch ■ unübliches Patientenverhalten oder -auftreten	■ Beschwerden von Selbstmordversuchen oder Depressionen (vorsätzliche Einnahme) ■ Beschwerden in Übereinstimmung mit toxischem Effekt einer eingenommenen Substanz (z.B. Verwirrung, Ataxie; unabsichtliche Einnahme oder Überdosis) ■ abnorme Atmung, z.B. flache Atmung (Barbiturate), schnelle, flache Atmung (Salicylate), Kussmaul-Atmung (massive metabolische Azidose) ■ abnormer Puls, z.B. Bradykardie (Barbiturate, Opiate); unregelmäßiger, schwacher Puls (trizyklische Antidepressiva)	■ Pupillendysfunktion ■ Jugularvenenstauung ■ abnorme Atemgeräusche, zusätzliche Lungengeräusche, pathologische Atemmuster, angestrengte Atmung mit Gebrauch der Atemhilfsmuskulatur ■ abnorme Herztöne, distale Pulsabnormität, schwache distale Perfusion ■ Einstichstellen, die auf Substanzmissbrauch hinweisen; Narben, die auf Suizidversuche hinweisen ■ Vitalzeichen: (wie aufgelistet unter Ersteinschätzung): abnorme Atmung, abnormer Puls links	■ Anzeichen/Symptome: Brustschmerz, Kurzatmigkeit, Schwindel, Übelkeit oder Erbrechen, Synkope; Verschlechterung oder Verbesserung des mentalen oder neurologischen Zustands ■ gründliche Untersuchung aller Medikamente oder Drogen (Achten Sie auf Antidepressiva oder Neuroleptika.) ■ Vorgeschichte von vergangenen psychiatrischen Erkrankungen, Medikamenten- oder Substanzmissbrauch; jegliche andere medizinische Vorgeschichte

Zusätzlich zu den Medikamenten und Substanzen, die zuvor besprochen wurden, existieren buchstäblich Tausende andere, die den mentalen Zustand verändern können. Eine Priorität bei der Einschätzung und Behandlung eines Patienten mit einer toxischen Enzephalopathie ist zu ermitteln, welche Substanz eingenommen wurde, welche Menge eingenommen wurde und wann die Einnahme stattgefunden hat. Wenn die Substanz identifiziert werden kann, sollte die Giftnotrufzentrale umgehend kontaktiert werden, um weitere Informationen über die Effekte und Behandlungsempfehlungen zu erfragen.

Szenenüberblick Am Einsatzort bei einem Patienten, bei dem vermutet wird, dass er eine toxische Substanz aufgenommen hat, suchen Sie nach Anzeichen auf die Ingestionsart. Offene Medikamentenflaschen können wichtige Informationen über die absichtliche oder unabsichtliche Einnahme liefern. Merkwürdige Gerüche können auf eine Art von Dampfvergiftung hinweisen. Behalten Sie immer im Hinterkopf, dass ein Patient, der suizidal ist und absichtlich Medikamente eingenommen hat, eine mögliche Gefahr für sich selbst und andere darstellt. Betreten Sie den Notfallort vorsichtig und erst, sobald die Sicherheit für das Rettungspersonal gewährleistet ist.

Ersteinschätzung Wenn Sie sich dem Patienten nähern, verschaffen Sie sich schnell einen Eindruck seines mentalen Zustands. Dokumentieren Sie das Verhalten und die Körperhaltung des Patienten als mögliche Hinweise auf den Grad der Störung. Das Verhalten (oder das Nichtverhalten) des Patienten kann erste Hinweise auf die Ingestionsart liefern.

Abhängig davon, ob die Einnahme oder Aussetzung absichtlich oder unabsichtlich stattgefunden hat, variieren die Beschwerden. Eine absichtliche Überdosis liefert Hinweise auf Selbstmord oder Depressionen, während die unabsichtliche Aufnahme eine Hauptbeschwerde entsprechend den toxischen Effekten der Substanz erzeugt. Wenn der Rettungsdienst von jemand anderem als vom Patienten selbst gerufen wurde, dann stehen womöglich Beschwerden, wie Verwirrung, Ataxie oder andere Veränderungen im mentalen Zustand oder Verhalten im Mittelpunkt. Suchen Sie bei einem komatösen Patienten, der keine Hauptbeschwerden weitergeben kann, nach anderen Informationsquellen, wie z.B. leeren Pillenschachteln oder Familienangehörigen, Freunden oder anderen Zeugen.

Machen Sie sich ein komplettes Bild der Atemwege bei einem Patient mit vermindertem Bewusstseinsgrad. Suchen Sie nach Tabletten, Erbrochenem, der Zungenposition oder anderen Ursachen für eine Atemwegsbeeinträchtigung.

Ermitteln Sie den respiratorischen Zustand in Bezug auf Frequenz und Adäquanz der Oxygenierung und der Ventilation. Eine flache Atmung kann auf eine Überdosis von Barbituraten oder anderen ZNS-Depressiva hinweisen. Eine schnelle und flache Atmung kann Zeichen einer Einnahme von Salicylaten sein, mit einer kompensatorischen respiratorischen Alkalose, die die Situation verkompliziert. Wie bereits zuvor erörtert, kann eine tiefe und schnelle Kussmaul-Atmung auf eine Substanz hindeuten, deren Einnahme zu einer ausgeprägten metabolischen Azidose führt.

Beurteilen Sie den Puls auf Frequenz, Gleichmäßigkeit und Stärke. Barbiturate und Opiate senken die allgemeine Herzaktivität; das Ergebnis ist eine Bradykardie. Die Kardiotoxizität vieler trizyklischer Antidepressiva kann zu einem unregelmäßigen und schwachen peripheren Puls infolge der Hypotonie führen, die durch die alphaadrenerge Blockade verursacht wird. Beobachten und dokumentieren Sie die Hautfarbe und -temperatur sowie die Anwesenheit oder Abwesenheit von Schweiß.

Körperliche Untersuchung Eine körperliche Untersuchung muss bei jedem Patienten durchgeführt werden, bei dem der Verdacht einer toxischen Enzephalopathie besteht. Neben der Bereitstellung weiterer Informationen über die Art und Menge der aufgenommenen Substanz kann die körperliche Untersuchung den den Beeinträchtigungsgrad der verschiedenen Organsysteme aufdecken.

Wichtige Aspekte der körperlichen Untersuchung bei toxischer Enzephalopathie:

- *Kopf:*
  - Pupillenstatus (Blick, Größe, Gleichförmigkeit, Reaktivität)
  - Durchgängigkeit der Mundhöhle
- *Hals:* Jugularvenenstauung (verminderte Pumpleistung des Herzes)
- *Brust:*
  - Atemgeräusche (mögliche Aspiration)
  - Lungennebengeräusche (verminderte Pumpleistung des Herzes)
  - pathologisches Atemmuster
  - Auskultation der Herzgeräusche
  - erschwerte Atmung mit Einsatz der Atemhilfsmuskulatur

■ *Extremitäten:*

- distale Pulse (an linker und rechter Extremität gleich?)

- Perfusionsparameter

- Einstichstellen, die auf einen Drogenmissbrauch hinweisen

- Narben, die auf mögliche vergangene Suizidversuche hindeuten

Vitalzeichen   Behalten Sie im Hinterkopf, dass eine flache Atmung durch Barbiturate, Opiate bzw. Opioide oder eine Überdosis einer anderen ZNS-dämpfenden Substanz hervorgerufen werden kann. Eine schnelle, flache Atmung kann durch eine Salicylataufnahme verursacht sein. Ein Wirkstoff, der eine metabolische Azidose hervorruft, kann sich mit einer Kussmaul-Atmung präsentieren. Bradykardie ist ein Effekt einer Barbiturat- und Opiat- bzw. Opioidüberdosis. Ein unregelmäßiger, schwacher Puls und Hypotonie können die Folge einer Überdosis von trizyklischen Antidepressiva sein.

Anamnese   Wenn der Patient stabil ist und Auskunft geben kann, kann eine SAMPLE-Anamnese wichtige Informationen liefern. Versuchen Sie zuerst und vorrangig, den eingenommenen Wirkstoff sowie die eingenommene Menge zu identifizieren. Ebenso ist der Zeitpunkt der Einnahme hilfreich. Wenn der Patient ein schlechter Erzähler ist oder nicht antworten kann, suchen Sie nach anderen Informationsquellen, wie die Familie, Freunde oder andere Zeugen.

■ *S (Anzeichen und Symptome):* Anzeichen und Symptome rund um das Ereignis sind für Sie extrem wichtig; leiten Sie diese auch an das Krankenhauspersonal weiter. Schauen Sie speziell nach Symptomen in Verbindung mit dem ZNS und dem kardiovaskulären System:

- Verschlechterung oder Verbesserung des mentalen oder neurologischen Zustands

- Brustschmerzen, Kurzatmigkeit oder Schwindel

- Übelkeit oder Erbrechen

- Synkope

- Krampfanfälle

■ *A (Allergien):* Notieren Sie jegliche medizinischen Allergien, die der Patient hat.

■ *M (Medikamente):* Einige Medikamente können die Effekte anderer verstärken oder zusätzliche Nebeneffekte hervorrufen und dadurch den Allgemeinzustand des Patienten verschlechtern. Außerdem kann eine übermäßige Einnahme von verschreibungspflichtigen Medikamenten versehentlich geschehen sein. Erstellen Sie daher eine Liste aller aktuellen Medikamente des Patienten und leiten Sie sie an das Krankenhauspersonal weiter. Außerdem sollten im Fall einer Medikamentenüberdosis diese Medikamente für eine weitere Beurteilung zum Krankenhaus mitgenommen werden. Achten Sie außerdem aufmerksam auf das Verhalten modulierende Medikamente, die auf eine psychiatrische Vorgeschichte hindeuten.

■ *P (medizinische Vorgeschichte):* Ein vollständiger Bericht über die medizinische Vorgeschichte des Patienten ist wichtig, weil sich bestehende Probleme vielleicht durch die Einnahme bestimmter Wirkstoffe verschlechtern. Achten Sie speziell auf folgende Punkte:

- psychiatrische Vorgeschichte

- frühere Suizidversuche

- früherer Drogen- und Substanzmissbrauch

- Umwelteinflüsse (Heizen mit Öl, Gas, Kerosin, Holz usw.)

- jede andere medizinische Vorgeschichte

- **L (letzte orale Aufnahme):** Die letzte Nahrungsaufnahme des Patienten kann auf die Gefahr des Erbrechens hinweisen. Zudem kann die Absorption einiger Medikamente im Gastrointestinaltrakt aufgrund von Nahrung im Magen signifikant verlangsamt werden.

- **E (Ereignisse vor der Erkrankung):** Das Verhalten der Person oder die Ereignisse, die der Einnahme vorangegangen sind, können wichtige Informationen über den Zustand des Patienten liefern. Fragen Sie insbesondere nach den folgenden Punkten:

  - Wann erfolgte die Einnahme?

  - Erfolgte die Einnahme absichtlich oder unabsichtlich?

  - Wo erfolgte die Einnahme?

  - Gibt es eine Vorgeschichte von Depressionen oder suizidalen Absichten?

  - Gab es medizinische Beschwerden vor der Einnahme?

Behandlung eines Patienten mit einer toxischen Enzephalopathie

Zusätzlich zu den zuvor beschriebenen Substanzen existiert eine Vielzahl von Medikamenten, organischen und chemischen Substanzen, die, wenn sie eingenommen wurden, den mentalen Zustand verändern können. Die präklinische Behandlung eines intoxikierten Patienten hängt von seiner Präsentation und der Substanz ab, die eingenommen wurde.

Etablieren und erhalten Sie offene Atemwege und eine adäquate Ventilation, Oxygenierung und Zirkulation. Wenn der Patient komatös ist oder einen schwer verminderten Bewusstseinsgrad aufweist, sollte eine tracheale Intubation in Betracht gezogen werden, um die Atemwege zu schützen und einer Aspiration vorzubeugen. Wenn die Intubation nicht möglich ist, überwachen Sie kontinuierlich die Atemwege. Wenn der Patient adäquat atmet, führen Sie Sauerstoff zu; erhalten Sie, wenn notwendig, einen SpO_2-Wert von 95% oder mehr. Wenn die Ventilation inadäquat ist, dann führen Sie eine positive Druckbeatmung durch.

Setzen Sie frühzeitig einen i.v. Zugang zur Behandlung eines Patienten mit einer toxischen Ingestion. Da eine schnelle Dekompensation möglich ist, ist aufgrund eines Herz-Kreislauf-Kollapses ein i.v. Zugang zu einem späteren Zeitpunkt schwieriger zu setzen. Die Flüssigkeitstherapie richtet sich nach dem hämodynamischen Status des Patienten. Während Sie den Zugang etablieren, nehmen Sie Blutproben ab, wenn Ihr lokales Protokoll es verlangt. Stellen Sie außerdem sicher, dass der Blutzuckerspiegel bei jedem Patienten mit einer Bewusstseinsstörung überprüft wird.

Wenn Sie wissen, welche Substanz aufgenommen wurde, dann kontaktieren Sie die Vergiftungszentrale oder Ihre lokale medizinische Leitung für zusätzliche Informationen und Hinweise zur weiteren Patientenbehandlung. Die Vergiftungszentrale und die lokale medizinische Leitung sind exzellente Informationsquellen bezüglich der Prognose, der Effekte der eingenommenen Substanz und möglicher Komplikationen. Meist kann die Vergiftungszentrale eine Grundversorgung vorschlagen; allerdings ersetzen die gegebenen Empfehlungen nicht die bestehenden Anweisungen; schalten Sie die medizinische Leitung ein.

Einige Medikamente sind spezifisch für die Notfallbehandlung von toxikologischen Notfällen. ▶*Tabelle 7.14* listet diese Stoffe auf und beschreibt sie.

			Tabelle 7.14

Medikamente gegen die toxische Enzephalopathie

Stoff	Wirkung	Dosis	Verabreichung
SUBSTANZ			
Aktivkohle	Adsorbens	1–2 g/kg Körpergewicht	Per os
Magnesiumsulfat	Kathartisch	30 g	Per os
ANTIDOT			
Acetylcystein	Acetaminophen	140 mg/kg Körpergewicht	Per os
Glucagon	Betablocker	3–10 mg	i.v.
Atropin	Cholinerg	2 mg	i.v.
Naloxon	Opiat	2 mg	i.v., intramuskulär, subkutan, sublingual, endotracheal oder intranasal
Diphenhydramin	Dystone Reaktion	20–50 mg	i.v. oder intramuskulär
Flumazenil	Benzodiazepin	Gemischte Einnahme: 0,2 mg IVP (Intravenous Push) über 30 s; jede weitere Dosis von 0,3–0,5 mg/min bis maximal 3 mg	i.v.
Calciumchlorid oder Glucagon	Calciumkanal-blocker	Calciumchlorid 1–4 g langsam IVP von 10% Lösung; Glucagon 5–15 mg i.v. oder intramuskulär (bei Hypotonie)	
Sauerstoff	Kohlenmono-xidvergiftung	100% über die Nichtrückatem-maske	

Wenn sich das Medikament oder die eingenommene Substanz vor Ort befindet, nehmen Sie die Behälter und die Reste des Inhalts zusammen mit dem Patienten mit zum Krankenhaus. Erbrochenes sollte eingepackt und zur Analyse im Krankenhaus mitgenommen werden.

Wiedereinschätzung

Führen Sie auf dem Weg zum Krankenhaus eine laufende Überwachung des Patienten durch. Wiederholen Sie die Ersteinschätzung. Schätzen Sie die Vitalzeichen erneut ein und dokumentieren Sie den Verlauf des Patientenzustands. Wenn ein verminderter Bewusstseinsgrad besteht, transportieren Sie den Patienten in der stabilen Seitenlage, um die Atemwege im Falle von Erbrechen zu schützen.

7.6.10 Umweltursachen

Die Stoffwechselrate wird durch die Temperatur beeinflusst. Im menschlichen Körper ermöglicht eine Kerntemperatur von etwa 37 °C den Ablauf von Reaktionen mit einer normalen Rate. Jegliche Erhöhungen der Körpertemperatur führen zu einer Beschleunigung der zellulären Reaktionen, während alle Temperatursenkungen zu deren Verminderung führen. Eine geringe Erhöhung der Körpertemperatur toleriert der Körper problemlos; dies hat sogar einen protektiven Effekt (Fieber), da es die Zerstörung eingedrungener Pathogene fördert. Steigt die Körpertemperatur jedoch auf über 40 °C an, dann beschleunigt sich die Reaktionsgeschwindigkeit gefährlich. Umgekehrt kann eine Kerntemperatur, die deutlich unter 34 °C liegt, die Reaktionsgeschwindigkeit bis zu einem Punkt verlangsamen, bei dem es zu einem Schaden kommt.

Dem Körper stehen verschiedene Mechanismen zur Verfügung, um eine optimale Temperatur zu halten. In Zeiten einer übermäßigen Hitzeproduktion oder -aussetzung tritt eine Vasodilatation auf; warmes Blut wird in die Peripherie geleitet, damit die Wärme dort an die Umgebung abgegeben werden kann. Schwitzen dient dazu, den Körper durch Verdunstung zu kühlen. Wenn zusätzliche Wärme benötigt wird, versucht der Körper, Wärme durch Muskelzittern oder durch einen Anstieg des metabolischen Grundumsatzes zu erzeugen. Versagen diese korrigierenden Maßnahmen, erzeugt dies eine Veränderung der Reaktionsgeschwindigkeit, die das ZNS bzw. den mentalen Zustand und das Verhalten direkt beeinträchtigt.

Hitzeerschöpfung

Hitzeerschöpfung ist eine Komplikation der Wärmeaufnahme und erhöht die Körpertemperatur. Generell verursacht die Hitzeerschöpfung einen massiven Natrium- und Flüssigkeitsverlust bei einer Person, die in einer heißen Umgebung stark schwitzt. Dehydratation, Hyponatriämie und eine generell erhöhte Stoffwechselgeschwindigkeit treten definitionsgemäß bei Hitzeerschöpfung auf; es sind jedoch keine Extremwerte notwendig, um einen veränderten mentalen Zustand zu verursachen. Ein veränderter mentaler Zustand sollte an einen Hitzschlag denken lassen.

Außerhalb des ZNS kann der Patient eine Tachykardie durchleben, während der Körper versucht, warmes Blut zur Hitzeabstrahlung in die Peripherie zu pumpen. Zusätzlich kann die Haut schweißig sein, mit zunehmender Austrocknung, während der Zustand fortschreitet. Ein dramatischer Anstieg der Atemfrequenz und eine akute Hypotonie können beobachtet werden, während der Körper den Flüssigkeits- und Natriumverlust weiterhin aufrechterhält. An diesem Punkt ist das Fortschreiten der Hitzeerschöpfung zum Hitzschlag möglich.

Hitzschlag

Der Hitzschlag stellt einen ernsten medizinischen Notfall dar. Wenn die Mechanismen des Körpers zur Wärmeableitung erschöpft sind, dann erfolgt eine extreme Erhöhung der Körpertemperatur. Bei Temperaturen über 40 °C tritt ein Schaden am Hypothalamus auf. Da der Hypothalamus das für die Aufrechterhaltung der Temperatur verantwortliche Zentrum ist, verliert der Körper seine Fähigkeit, sich selbst von überschüssiger Wärme zu befreien. Ebenso schädigen hohe Temperaturen direkt das Hirngewebe; das Ergebnis sind ein Hirnödem und eine Dysfunktion.

Zuerst zeigt sich der Patient mit einem Hitzschlag mit Verwirrung und Agitation und wird irrational. Wenn die Kerntemperatur steigt, folgen Krämpfe und Koma. Wenn die körpereigenen Kompensationsmechanismen erschöpft sind, wird die Haut heiß, rot und trocken. (Bei einem Hitzschlag durch eine körperliche Belastung ist die Haut dagegen meist heiß, aber nass.) In den frühen Stadien des Hitzschlags können erhöhte Vitalzeichen beobachtet werden, wenn die zerebralen Neurone nicht mehr wie gewohnt funktionieren. Allerdings dauert dieses Stadium nur kurz, da die Dekompensation beginnt und den Weg für einen Kreislaufschock, das Koma und schließlich den Herz-Kreislauf-Stillstand bereitet.

Hypothermie

Die Hypothermie ist eine Erniedrigung der Körpertemperatur, die mit einer Abnahme der metabolischen Vorgänge einhergeht. Da sich Kälte auf das gesamte Gehirn auswirkt, tritt eine Verlangsamung der kardialen, respiratorischen und vasomotorischen Zentren auf. Unterhalb von 34 °C ist die Regulation der Körpertemperatur beeinträchtigt, da die Fähigkeit des Körpers, Wärme durch Muskelzittern zu erzeugen, stark behindert ist. Eine Temperatur unter 30 °C führt zu einer totalen Dysfunktion des Hypothalamus und zum kompletten Verlust der Temperaturaufrechterhaltung. Das Ergebnis ist Herz-Lungen-Stillstand und Tod.

> Im Verlauf der Beeinträchtigung der Hirnfunktion kann sich der mentale Zustand des hypothermischen Patienten von Schläfrigkeit über Stupor bis hin zum Koma erstrecken.

Im Verlauf der Beeinträchtigung der Hirnfunktion kann sich der mentale Zustand des hypothermischen Patienten von Schläfrigkeit über Stupor bis hin zum Koma erstrecken. Der Patient kann sich mit einer kühlen bis kalten, trockenen Haut präsentieren und niedrige Vitalparameter haben. Bei kälteren Temperaturen geben die Hämoglobinmoleküle den Sauerstoff auf der zellulären Ebene nicht mehr so leicht ab.

Daher können sich auch die Anzeichen und Symptome einer Hypoxie präsentieren. Aufgrund der verminderten ZNS-Stimulation, des azidotischen Blutes und der Kälte an sich ist das Herz reizbar und zeigt eine Bradykardie mit vielen Extrasystolen. Oftmals ist eine J- oder Osborne-Welle zu beobachten, umgehend gefolgt von einem QRS-Komplex (▶*Abbildung 7.10*). Es sind sofortige Maßnahmen notwendig, um den Tod zu verhindern.

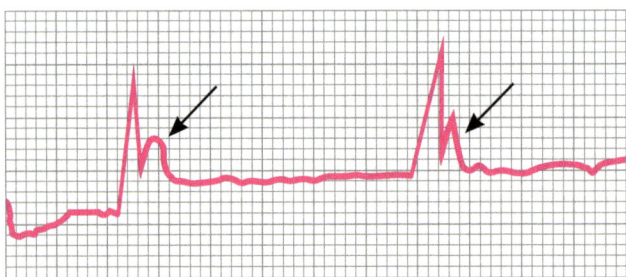

Abbildung 7.10: EKG-Verlauf. Es zeigt eine J-Welle (Osborne-Welle), gefolgt von einem QRS-Komplex (Pfeile), wie sie bei der Hypothermie gesehen werden.

Einschätzung möglicher Umweltursachen für die Bewusstseinsstörung

Dieser Abschnitt beschreibt die Besonderheiten der Einschätzung eines Patienten mit einer Bewusstseinsstörung mit möglichen umweltbedingten Ursachen (▶*Tabelle 7.15*) – innerhalb des allgemeinen Verfahrens der Einschätzung, das bereits vorher in diesem Kapitel geschildert wurde. Die Punkte, die hier herausgehoben werden, können bei Ihrer Einschätzung eingesetzt werden, wenn Sie bereits eine umweltbedingte Ursache vermuten, oder sie zeigen Faktoren auf, die auf eine umweltbedingte Ursache für die Bewusstseinsstörung des Patienten hinweisen.

Tabelle 7.15

Umweltbedingte Ursachen und Bewusstseinsstörung: typische Befunde

Szenenüberblick	Ersteinschätzung	Körperliche Untersuchung/ Vitalzeichen	Vorgeschichte
■ Heiße, warme, kühle oder kalte Umgebungstemperatur	■ Hauptbeschwerde: Verwirrung, Aufregung, Delirium, verminderter Bewusstseinsgrad ■ Bradypnoe (Hypothermie, Endstadium Atemversagen bei Hitzschlag), Tachypnoe (Hitzeerschöpfung, früher Hitzschlag) ■ Tachykardie (Hitzeerschöpfung; moderater Hitzschlag), Bradykardie (fortgeschrittener Hitzschlag, Hypothermie) ■ warme bis heiße Haut mit oder ohne Schwitzen (Hitzenotfall); kühle oder kalte Haut (Kältenotfall)	■ Pupillendysfunktion ■ Mundhöhlendehydratation ■ respiratorische und Pulsparameter ■ Hauttemperatur und Perfusion ■ Vitalzeichen: respiratorische und Pulsparameter wie bei der Ersteinschätzung aufgelistet; erhöhter Blutdruck (früher Hitzenotfall); verminderter Blutdruck (fortgeschrittener Hitzschlag, Hypothermie)	■ Anzeichen/Symptome: Schmerz oder Krämpfe, Brustschmerz, Dyspnoe, Schwindel, Synkope, Ataxie oder Verwirrung, Schwäche, Übelkeit oder Erbrechen ■ Vorgeschichte von Diabetes, Herzbeschwerden, Schilddrüsenbeschwerden (können durch Hitze- oder Kälteeffekte verkompliziert werden); Vorgeschichte von früheren thermoregulatorischen Störungen ■ Hitze- oder Kälteaussetzung vor der Erkrankung

Durch eine systematische Einschätzung können Sie die Art der thermoregulatorischen Dysfunktion leicht identifizieren und behandeln.

Szenenüberblick   Wenn Sie die Einsatzstelle betreten, dann achten Sie auf die Umgebungstemperatur: Eine extrem heiße Umgebung kann der erste Hinweis auf Hitzeerschöpfung oder Hitzschlag sein, wohingegen bei einer kalten oder kühlen Umgebung eine Hypothermie infrage kommt. Ältere und extrem junge Patienten haben nicht die thermoregulatorische, kompensatorische Kapazität, die junge und Erwachsene oder solche mittleren Alters besitzen. Daher kann sogar eine leicht kalte oder warme Umgebung bei diesen Patienten einen thermoregulatorischen Notfall auslösen.

Ersteinschätzung   Die Hauptbeschwerde rund um eine thermoregulatorische Störung kann Verwirrung, Aufregung, Delirium oder einen verminderten Bewusstseinsgrad beinhalten. Wenn der Patient nicht reagiert und keine anderen Informationsquellen existieren, dann muss die Hauptbeschwerde aus den Umgebungsinformationen und den Einschätzungsergebnissen ermittelt werden.

Stellen Sie wie immer sicher, dass die Atemwege des Patienten frei sind. Bei einem wachen Patienten in der frühen Phase der Hitzerschöpfung oder der Hypothermie zeigt die Fähigkeit zu sprechen einen freien Atemweg an. Wenn allerdings der Einfluss der Körperinnentemperatur zunimmt, kann ein verminderter Bewusstseinsgrad mit Verlust der Kontrolle über die Atemwege die Folge sein. In solchen Situationen untersuchen Sie die Atemwege und ergreifen Sie schützende Maßnahmen.

Der respiratorische Zustand kann wichtige Hinweise liefern: Bradypnoe kann auf Hypothermie hinweisen oder auf das Endstadium des Atemversagens, zu dem es bei einem fortgeschrittenen Hitzschlag kommen kann. Tachypnoe suggeriert eine Hitzeerschöpfung oder einen frühen Hitzschlag, während der Körper versucht, durch Wärmeabgabe zu kompensieren.

Das Untersuchen des Zirkulationssystems kann ebenfalls Hinweise über die Art und den Grad der thermoregulatorischen Störung geben. Tachykardie tritt häufig bei Hitzeerschöpfung auf und geht in einen mittelschweren Hitzschlag über. Wenn der Hitzschlag allerdings fortschreitet, dann wird die Pulsfrequenz im weiteren Verlauf langsamer und schwächer, bis ein kardiovaskulärer Kollaps eintritt. Die Haut ist bei mit Hitze verbundenen Notfällen meist warm bis heiß. Schweißbildung ist bei der Hitzeerschöpfung feststellbar, kann aber beim Hitzschlag fehlen, da der massive Volumenmangel und der Kontrollverlust über das ZNS ihren Tribut gefordert haben.

Hypothermische Patienten zeigen eine verminderte bis bradykarde Pulsfrequenz. In schweren Fällen der Hypothermie kann eine ausgeprägte Bradykardie auftreten. Es kann sehr schwierig sein festzustellen, ob ein Puls vorhanden ist oder nicht. Beginnen Sie deshalb, wenn der hypotherme Patient keine Lebenszeichen aufweist, sofort mit der Herzdruckmassage, gefolgt von Atemwegsmanagement und Beatmung. Die Haut eines hypothermen Patienten ist bei Berührung meist kühl oder kalt.

Körperliche Untersuchung Wichtige Untersuchungsbestandteile während der körperlichen Untersuchung eines Patienten mit einer möglicherweise umweltbedingten Bewusstseinsstörung sind folgende:

- *Kopf:*
  - Pupillen (Größe, Reaktivität, Gleichförmigkeit)
  - Hydratation der Mundhöhle
  - erneute Sicherung der Atemwegsdurchgängigkeit
- *Brust:*
  - Auskultation der Atemgeräusche
  - Auskultation eines apikalen Pulses (Puls oberhalb der Herzspitze; Hypothermie)
- *Extremitäten:*
  - Hauttemperatur
  - periphere Perfusion

Vitalzeichen Die Vitalzeichen variieren abhängig von der Art und der Schwere der Störung. Wenn eine hitze- oder kältebedingte Bewusstseinsstörung vermutet wird, dann muss die rektale Temperatur gemessen werden.

Wie bereits vorher erörtert, tritt Tachykardie häufig bei Hitzeerschöpfung bis zu einem mittelschweren Hitzschlag auf. Wenn allerdings der Hitzschlag fortschreitet, wird die Pulsfrequenz schließlich langsamer und schwächer, bis ein kardiovaskulärer Kollaps eintritt. Bei einer Hypthermie dagegen ist die Pulsfrequenz in der Regel langsam.

Die Atemfrequenz variiert ebenfalls: Die Hitzeerschöpfung und ein beginnender Hitzschlag erzeugen generell eine Tachypnoe. Wie die Pulsfrequenz beim Hitzschlag vermindert sich allerdings auch die Atemfrequenz, wenn die kompensatorischen Mechanismen erschöpft sind und ein systemweites Versagen eintritt. Bradypnoe ist im Allgemeinen bei einer Hypothermie zu finden.

Der Blutdruck variiert ebenso entsprechend der Art der Störung, die sich präsentiert. Obwohl eine Erhöhung des Herzminutenvolumens im Zusammenhang mit einem gesteigerten Blutdruck bei einer Hitzeerschöpfung auftritt, führt ein kardiovaskulärer Kollaps in der Endphase des Hitzschlag zu einer profunden Hypotonie. Bei der Hypothermie verursacht ein vermindertes Herzminutenvolumen eine Hypotonie. Wenn die Hypotonie schwerer ist, dann kann es für Sie schwierig sein, den Blutdruck zu erheben.

Ananmese   Wenn eine Erhebung der Vorgeschichte möglich ist, kann eine fokussierte medizinische Vorgeschichte bei der Bestimmung einer spezifischen thermoregulatorischen Ursache für die Bewusstseinsstörung hilfreich sein. Wenn Sie das SAMPLE-Schema nutzen, dann denken Sie an die Punkte im folgenden Abschnitt:

- *S (Anzeichen und Symptome):* Fragen Sie nach Anzeichen und Symptomen, die auf das Wirkungsausmaß der thermoregulatorischen Störung auf andere Organsysteme hinweisen, insbesondere auf das Herzsystem und das ZNS. Es sollten mindestens folgende Punkte abgefragt werden:
  - Schmerzen oder Krämpfe
  - kardiale Symptome (Brustschmerzen, Dyspnoe, Schwindel, Synkope)
  - Ataxie oder Verwirrung
  - Schwäche (Dehydratation oder Elektrolytungleichgewicht)
  - Übelkeit oder Erbrechen

- *A (Allergien):* Notieren Sie alle medizinischen Allergien, die der Patient haben könnte.

- *M (Medikamente):* Das Ermitteln aller Medikamente, die der Patient momentan nimmt, kann einen Einblick in die bestehenden medizinischen Probleme liefern. Behalten Sie zusätzlich im Hinterkopf, dass der Zusammenbruch der Körperinnentemperatur den Stoffwechsel von einigen Medikamenten verändern kann und sogar bei normalen Dosen zu ihrer Wirkungslosigkeit oder sogar Toxizität führen kann. Andere Medikamente können sogar zu einer thermoregulatorischen Störung beitragen oder sie verstärken. Zum Beispiel senken Barbiturate die Körperinnentemperatur, während Medikamente anticholinerger Art die Körpertemperatur erhöhen. Alkohol ist ein gefäßerweiternder Stoff, der das Auftreten einer Hypothermie in einer kühlen Umgebung wahrscheinlicher macht.

- *P (medizinische Vorgeschichte):* Bestehende medizinische Problem können durch eine thermoregulatorische Störung verschlimmert werden. Zum Beispiel kann verabreichtes Insulin seine Wirkung verlieren, wenn der Körper kühler wird. Die Belastung, die ein hitzekompensatorischer Mechanismus auf ein beschädigtes Herz ausübt, führt zu einem Myokardinfarkt. Infolge der Exposition gegenüber einer kalten oder heißen Umgebung können Beschwerden der Schilddrüse entstehen. Ermitteln Sie frühere Vorgeschichten zu einer thermoregulativen Störung, weil Patienten mit einer solchen Vorgeschichte für ein erneutes Auftreten prädisponiert sind.

- *L (letzte orale Aufnahme):* Fragen Sie nach der letzten oralen Flüssigkeitsaufnahme. Bei mit Hitze verbundenen Störungen ist die kürzliche Flüssigkeitsaufnahme wichtig für die Einschätzung der Notwendigkeit der Auffüllung der verlorenen Reserven.

- *E (Ereignisse vor der Erkrankung):* Ereignisse rund um das Einsetzen der Beschwerden sind bei der Einschätzung einer thermoregulatorischen Störung wichtig. Fragen Sie nach einer Exposition gegenüber einer heißen oder kalten Umgebung und nach der Dauer dieser Exposition. Sammeln Sie ebenfalls Informationen über Aktivitäten oder Anstrengungen des Patienten vor dem Einsetzen der Beschwerden, speziell bei einer heißen Umgebung.

Behandlung eines Patienten mit einer umweltbedingten Störung

Die Wiederherstellung einer normalen Körperinnentemperatur und der Schutz vor weiteren Verletzungen sind die Eckpfeiler der präklinischen Versorgung eines Patienten mit thermoregulatorischer Störung.

Assoziierte Lebensbedrohungen und Komplikationen sollten behandelt werden, wie sie vorgefunden werden. (Siehe weiter unten in diesem Kapitel.) Treffen Sie Maßnahmen, um einen adäquaten Atemweg sowie eine ausreichende Atmung und Zirkulation zu sichern, bevor Sie andere Maßnahmen durchführen. Leiten Sie eine Sauerstofftherapie ein, wenn eine Hypoxämie oder Hypoxie vermutet wird oder bewiesen ist.

Bringen Sie den Patienten mit Hitzeerschöpfung oder Hitzschlag aus der heißen Umgebung und beginnen Sie eine rasche Kühlung. Umgekehrt, benötigt der unterkühlte Patient die Wiedererwärmung.

Bringen Sie den Patienten mit Hitzeerschöpfung oder Hitzschlag aus der heißen Umgebung und beginnen Sie eine rasche Kühlung, um einen weiteren Schaden an den lebenswichtigen Organen zu verhindern. Nachdem Sie den Patienten in eine kühle Umgebung gebracht haben, entfernen Sie seine Kleidung und legen Sie Kühlpacks auf die Stirn, den Hals, den Achselbereich, die Leistenbeuge und die Knöchel des Patienten. Verwenden Sie zusätzlich kalte Tücher oder kühlen Nebel; benutzen Sie einen Ventilator, um Wind direkt über den Patienten zu leiten, um Konvektionsströme zu verursachen, die die abgestrahlte Hitze abführen. Tauchen Sie den Patienten nicht in ein Eisbad, weil dies Zittern und eine zusätzliche Wärmeproduktion verursacht. Ziehen Sie das lokale Protokoll oder die medizinische Leitung bezüglich der möglichen Verabreichung von Diazepam oder anderen Benzodiazepinen heran, um das Zittern zu kontrollieren, das während des Kühlungsprozesses auftritt.

Im Gegensatz dazu benötigt der hypothermische Patient natürlich eine Wiederaufwärmung. Diese sollte stufenweise erfolgen, nicht abrupt. Wenn die Hypothermie von mittlerem Ausmaß ist (Körpertemperatur über 34 °C), führen Sie eine passive Erwärmung durch, indem Sie den Patienten in einen warmen, zugfreien, abgeschlossenen Raum bringen und ihn mit warmen Decken zudecken. Bei einer mittelschweren Hypothermie (30 bis 34 °C Körpertemperatur) mit einem perfundierenden Rhythmus fahren Sie mit einer *aktiven externen Aufwärmung* fort, die den Einsatz von heißen Packungen auf der Stirn, dem Hals, dem Achselbereich, der Leistenbeuge und den Knöcheln beinhaltet, um das Blut wieder zu erwärmen, während es nahe unter der Hautoberfläche vorbeifließt. Bei einer schweren Hypothermie (Körpertemperatur unter 30 °C), mit einem perfundierenden Rhythmus wird eine *Kernerwärmung* empfohlen; diese erfolgt durch die Gabe von warmem Sauerstoff und erwärmten i.v. Flüssigkeiten. Eine aktive externe Wiederaufwärmung war in einigen schweren Fällen einer Hypothermie jedoch ebenfalls erfolgreich.

Herzrhythmusstörungen treten häufig bei thermoregulatorischen Störungen auf und verdienen besondere Aufmerksamkeit. Bei einem hypothermischen Patienten beginnen Sie mit einem ersten Versuch, die Herzrhythmusstörungen im Einklang mit den Guidelines der American Heart Association zu korrigieren. Bradykardie ist eine physiologische Reaktion auf die Hypothermie; daher wird eine Kardioversion nicht empfohlen. Wenn diese Versuche nicht erfolgreich sind, dann ist es Praxis (basierend auf einer theoretischen Annahme), die weitere Medikamentengabe solange hinauszuzögern, bis die umfangreiche Wiederaufwärmung die Körperkerntemperatur auf wenigstens 30 °C erhöht hat. Behalten Sie im Hinterkopf, dass es wenige Beweise dafür gibt, dass diese Behandlungsart effektiv ist. Daher gibt es keine klaren Vorgaben, ob Sie die Medikamentengabe zurückhalten oder fortführen sollten, bis der Patient auf eine bestimmte Temperatur aufgewärmt ist. Wenn der hypothermische Patient Kammerflimmern oder eine pulslose ventrikuläre Tachykardie hat, dann führen Sie eine Defibrillation durch. Wenn das Vorhofflimmern oder die ventrikuläre Tachykardie nach der frühzeitigen Defibrillation weiter bestehen, dann können Sie weitere Defibrillationsversuche während des Einsatzes von Erwärmungstechniken durchführen. Während der Behandlung des Herzstillstands aufgrund einer Hypothermie sollte kontinuierlich die kardiopulmonale Reanimation durchgeführt werden.

Bei Hitzeerschöpfung und Hitzschlag sollten klinisch signifikante Herzrhythmusstörungen anhand Ihres lokalen Protokolls behandelt werden. Während der Körper abkühlt, sollten die Herzrhythmusstörungen in ihrer Frequenz abfallen oder besser auf die konventionellen, medikamentösen Therapien reagieren.

Lassen Sie es nicht zu, dass der Erwärmungs- oder Kühlungsprozess den Transport zum Krankenhaus verzögert. Erweiterte Verfahren, wie z.B. wärmende gastrische Peritoneal-Lavage oder eine gekühlte Kochsalzperitoneal-Lavage – effektive Gegenmaßnahmen gegen eine Hypothermie und Hyperthermie – müssen in einer klinischen Umgebung durchgeführt werden.

Wiedereinschätzung

Führen Sie auf dem Weg zum Krankenhaus eine laufende Überwachung des Patienten durch. Wiederholen Sie die Ersteinschätzung, schätzen Sie die Vitalzeichen erneut ein, und dokumentieren Sie den Verlauf des Patientenzustands. Seien Sie bei der Behandlung bezüglich jeglicher Veränderungen der Herzfunktion des Patienten besonders aufmerksam.

7.6.11 Schock

Das zelluläre Überleben und die normale Stoffwechselaktivität hängen von einer adäquaten Perfusion ab. Die Perfusion ist die Abgabe von Sauerstoff und anderen Nährstoffen an das Gewebe des Körpers und die Ausscheidung von Abfallprodukten. Sie ist das Ergebnis einer konstanten und adäquaten Zirkulation des Blutes, das wiederum von der Anwesenheit eines entsprechenden Flüssigkeitsvolumens und Druckes abhängt. Die Hypoperfusion (Schock) wird als inadäquate Gewebeperfusion definiert und führt zu einer abnormen zellulären Stoffwechselaktivität.

Der Verlust einer adäquaten Gewebeperfusion hat verschiedene Ursachen, die entweder mit einem Flüssigkeitsverlust oder einem inadäquaten systemischen Gefäßwiderstand in Zusammenhang stehen. Der Schock wird wie folgt eingeteilt:

- *hypovolämischer Schock* (entsteht aus einen Verlust von Flüssigkeitsvolumen: Blut, Plasma oder Körperwasser)
- *obstruktiver Schock* (entsteht aufgrund einer mechanischen Obstruktion, wie bei Spannungspneumothorax, Herzbeuteltamponade oder Lungenembolie)
- *distributiver Schock* (resultiert aus einer Abnormität in der Vasodilatation, der Vasopermeabilität oder beidem)
- *kardiogener Schock* (resultiert aus der abnormen Funktion des Herzes, wie bei Herzmuskelversagen, Herzklappeninsuffizienz oder Rhythmusstörungen)

Die Neurone im Gehirn reagieren, unabhängig von der Ursache, auf eine Hypoperfusion sehr sensibel. Gehirnfunktionsstörungen entstehen aufgrund einer Hypoxie, eines anaeroben Stoffwechsels und folgender Azidose und präsentieren sich mit einem veränderten mentalen Zustand, der von Verwirrung über Lethargie, Stupor bzw. Koma bis hin zum Tod fortschreiten kann. Die Sepsis und der septische Schock (eine Form des distributiven Schocks) sind besonders häufig die Ursachen für einen veränderten mentalen Zustand bei älteren und geschwächten Patienten. Für eine detaillierte Erörterung der Pathologie, der Einschätzung und der Behandlung eines Schocks, wiederholen Sie *Kapitel 4*.

Eine Bewusstseinsstörung ist ein häufig vorgefundenes Leiden in der Präklinik. Eine Vielzahl von unterschiedlichen Verhaltenspräsentationen zeigend, tritt dieser veränderte mentale Zustand als Folge zahlreicher zugrunde liegender Krankheitsprozessen auf. Folglich ist die Bewusstseinsstörung eine der häufigsten Erscheinungen in der Präklinik.

Eine effektive präklinische Behandlung einer Bewusstseinsstörung hängt von der Fähigkeit des Sanitäters ab, multidimensional zu denken. Diese Aufgeschlossenheit ist notwendig, weil viele der möglichen Ursachen eines veränderten mentalen Zustands schwer fassbar und schwierig zu erkennen sind. Der Sanitäter muss im Hinterkopf behalten,

dass der veränderte mentale Zustand selbst keine Krankheit ist, aber Symptom einer zugrunde liegenden Abnormität ist, die einer Korrektur bedarf.

Eine angemessene Identifizierung und Behandlung hängt von Kenntnissen der individuellen Krankheitsprozesse ab, verbunden mit ausgeprägten Einschätzungsfähigkeiten (▸ *Tabelle 7.16*). Wenn diese Fähigkeiten entwickelt wurden und angewendet werden, dann ist oftmals eine effektive Identifikation der Ätiologie des veränderten mentalen Zustands möglich und in der Folge eine angemessene Behandlung der zugrunde liegenden Ursache (▸ *Abbildung 7.11*). Dies leistet einen wichtigen Beitrag zum positiven Outcome des Patienten.

Tabelle 7.16

Hinweise zur Arbeits- bzw. Differenzialdiagnose einer Bewusstseinsstörung

Patientenanamnese

Die Patientenanamnese ist, wenn vorhanden, das wichtigste Element der Arbeits- bzw. Differenzialdiagnose beim veränderten mentalen Status. Die Schlüsselinformationen beinhalten eine Vorgeschichte mit Erkrankungen, wie etwa kardiovaskulären oder pulmonalen Erkrankungen, Diabetes, Alkoholismus, Schilddrüsenerkrankungen, Leber- oder Nierenstörungen, Infektion, ernährungsbedingten oder psychiatrischen Problemen sowie auch jedes Medikament, das der Patient einnimmt, und die Compliance des Patienten bei der Einnahme von verschriebenen Medikamenten. Zusätzlich zur Anamnese sind nachfolgend einige verlässliche Feststellungen angeführt, die dabei helfen, zwischen den zugrunde liegenden Ursachen eines veränderten Bewusstseinszustands zu unterscheiden. Zu vollständigeren Informationen siehe die Tabellen in *Kapitel 4* (Schock), *5* (Dyspnoe), *6* (Brustbeschwerden und -schmerzen), *10* (Krampfanfall) und *11* (Synkope).

Befunde	Mögliche Ursache
Heiße/warme/kühle/kalte Umgebung	Hitze- oder Kältenotfälle (Hitzeerschöpfung, Hitzschlag, Hypothermie)
Spritzen	Diabetischer Notfall, toxische Überdosis
Drogenzubehör, offene Medikamentenbehälter	Toxische Vergiftung/Überdosis, metabolische Azidose oder Alkalose
Schlechte Lebensbedingungen, mangelnde Ernährung, Alkoholismus	Elektrolytungleichgewicht, Wernicke-Enzephalopathie/Korsakow-Syndrom
Pathologisches Atemmuster	Schlaganfall, kraniale Infektion, intrakranieller Tumor, hepatische/urämische Enzephalopathie, Elektrolytungleichgewicht, toxische Enzephalopathie
Kussmaul-Atmung	Metabolische Azidose, diabetische Ketoazidose
Hypoventilation	Respiratorische Azidose, metabolische Alkalose, Opiat- oder Barbituratüberdosis
Hyperventilation	Respiratorische Alkalose, metabolische Azidose

Hinweise zur Arbeits- bzw. Differenzialdiagnose einer Bewusstseinsstörung *(Forts.)*

Patientenanamnese

Dezerebrations-/Dekortikationsposition	Schlaganfall, intrakranieller Tumor
Herabhängende Gesichtshälfte, Schluckbeschwerden, Zungenverschiebung, Schwäche oder Paralyse auf einer Seite	Schlaganfall, kraniale Infektion, intrakranieller Tumor, hepatische/urämische Enzephalopathie, Elektrolytungleichgewicht
Lethargie, Unwohlsein, Verwirrtheit, vermindertes Bewusstsein	Diabetischer Notfall, hepatische/urämische Enzephalopathie, Azidose, Hypothyreose
Übererregt/hyperaktiv	Alkalose, Hyperthyreose
Bizarres Verhalten	Krampfanfall, Schlaganfall, kraniale Infektion, intrakranieller Tumor, Diabetes/Hypoglykämie, Alkalose, Wernicke-Enzephalopathie/Korsakow-Syndrom
Ataxie, Störung der distalen Motorik	Krampfanfall, Schlaganfall, Azidose/Alkalose, Elektrolytungleichgewicht, Hypothyreose, Wernicke-Enzephalopathie/Korsakow-Syndrom, toxische Enzephalopathie, Hypothermie
Gelbsucht	Lebererkrankung/hepatische Enzephalopathie
Atemgeruch: ■ fruchtig/ketonisch ■ muffig	 Diabetes/diabetische Ketoazidose Leberversagen/hepatische Enzephalopathie
Fieber	Kraniale Infektion (Meningitis, Enzephalitis), Hyperthyreose
Schwitzen	Diabetes/Hypoglykämie, Hitzenotfall
Einstichstelle	Diabetes, toxische Überdosis
Vernarbte Finger, langsam heilende Wunden, distale Prothese	Diabetes
Dialyse-Shunt	Nierenversagen/urämische Enzephalopathie
Brustschmerzen oder -beschwerden	Herzerkrankung, Diabetes/Hypoglykämie/Hyperglykämie, Azidose/Alkalose, Elektrolytungleichgewicht, Hyperthyreose/Hypothyreose, toxische Enzephalopathie, Hypothermie/Hyperthermie
Periphere Ödeme	Hepatische/urämische Enzephalopathie, Elektrolytungleichgewicht, Hypothyreose
Nackenschmerzen oder -steifigkeit	Kraniale Infektion (Meningitis, Enzephalitis)
Schlechter Hautturgor/Dehydratation	Diabetes/Hyperglykämie
Sehstörungen	Schlaganfall, kraniale Infektion, intrakranieller Tumor, Elektrolytungleichgewicht
Polyurie, Polyphagie, Polydypsie	Nicht diagnostizierte Diabeteserkrankung
Blutzucker: ■ < 50 mg/dl ■ > 300 mg/dl	 Diabetes/Hypoglykämie Diabetes/Hyperglykämie
Herzrhythmusstörung	Herzerkrankung, Schlaganfall, intrakranieller Tumor, Elektrolytungleichgewicht, umweltbedingte Störungen

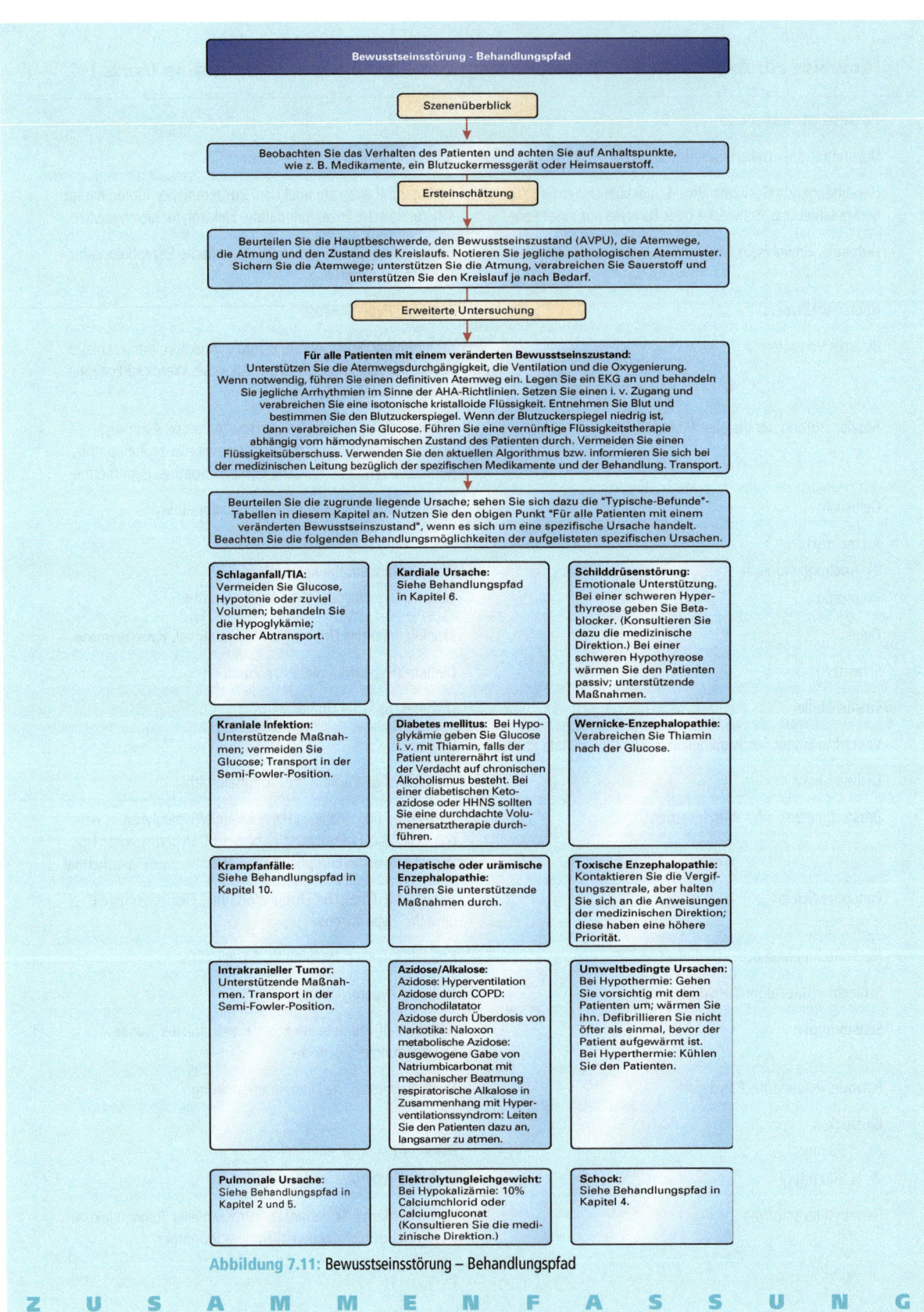

Bewusstseinsstörung – Behandlungpfad

Szenenüberblick

Beobachten Sie das Verhalten des Patienten und achten Sie auf Anhaltspunkte, wie z. B. Medikamente, ein Blutzuckermessgerät oder Heimsauerstoff.

Ersteinschätzung

Beurteilen Sie die Hauptbeschwerde, den Bewusstseinszustand (AVPU), die Atemwege, die Atmung und den Zustand des Kreislaufs. Notieren Sie jegliche pathologischen Atemmuster. Sichern Sie die Atemwege; unterstützen Sie die Atmung, verabreichen Sie Sauerstoff und unterstützen Sie den Kreislauf je nach Bedarf.

Erweiterte Untersuchung

Für alle Patienten mit einem veränderten Bewusstseinszustand:
Unterstützen Sie die Atemwegsdurchgängigkeit, die Ventilation und die Oxygenierung. Wenn notwendig, führen Sie einen definitiven Atemweg ein. Legen Sie ein EKG an und behandeln Sie jegliche Arrhythmien im Sinne der AHA-Richtlinien. Setzen Sie einen i. v. Zugang und verabreichen Sie eine isotonische kristalloide Flüssigkeit. Entnehmen Sie Blut und bestimmen Sie den Blutzuckerspiegel. Wenn der Blutzuckerspiegel niedrig ist, dann verabreichen Sie Glucose. Führen Sie eine vernünftige Flüssigkeitstherapie abhängig vom hämodynamischen Zustand des Patienten durch. Vermeiden Sie einen Flüssigkeitsüberschuss. Verwenden Sie den aktuellen Algorithmus bzw. informieren Sie sich bei der medizinischen Leitung bezüglich der spezifischen Medikamente und der Behandlung. Transport.

Beurteilen Sie die zugrunde liegende Ursache; sehen Sie sich dazu die "Typische-Befunde"-Tabellen in diesem Kapitel an. Nutzen Sie den obigen Punkt "Für alle Patienten mit einem veränderten Bewusstseinszustand", wenn es sich um eine spezifische Ursache handelt. Beachten Sie die folgenden Behandlungsmöglichkeiten der aufgelisteten spezifischen Ursachen.

Schlaganfall/TIA:
Vermeiden Sie Glucose, Hypotonie oder zuviel Volumen; behandeln Sie die Hypoglykämie; rascher Abtransport.

Kardiale Ursache:
Siehe Behandlungpfad in Kapitel 6.

Schilddrüsenstörung:
Emotionale Unterstützung. Bei einer schweren Hyperthyreose geben Sie Betablocker. (Konsultieren Sie dazu die medizinische Direktion.) Bei einer schweren Hypothyreose wärmen Sie den Patienten passiv; unterstützende Maßnahmen.

Kraniale Infektion:
Unterstützende Maßnahmen; vermeiden Sie Glucose; Transport in der Semi-Fowler-Position.

Diabetes mellitus: Bei Hypoglykämie geben Sie Glucose i. v. mit Thiamin, falls der Patient unterernährt ist und der Verdacht auf chronischen Alkoholismus besteht. Bei einer diabetischen Ketoazidose oder HHNS sollten Sie eine durchdachte Volumenersatztherapie durchführen.

Wernicke-Enzephalopathie:
Verabreichen Sie Thiamin nach der Glucose.

Krampfanfälle:
Siehe Behandlungpfad in Kapitel 10.

Hepatische oder urämische Enzephalopathie:
Führen Sie unterstützende Maßnahmen durch.

Toxische Enzephalopathie:
Kontaktieren Sie die Vergiftungszentrale, aber halten Sie sich an die Anweisungen der medizinischen Direktion; diese haben eine höhere Priorität.

Intrakranieller Tumor:
Unterstützende Maßnahmen. Transport in der Semi-Fowler-Position.

Azidose/Alkalose:
Azidose: Hyperventilation
Azidose durch COPD: Bronchodilatator
Azidose durch Überdosis von Narkotika: Naloxon
metabolische Azidose: ausgewogene Gabe von Natriumbicarbonat mit mechanischer Beatmung
respiratorische Alkalose in Zusammenhang mit Hyperventilationssyndrom: Leiten Sie den Patienten dazu an, langsamer zu atmen.

Umweltbedingte Ursachen:
Bei Hypothermie: Gehen Sie vorsichtig mit dem Patienten um; wärmen Sie ihn. Defibrillieren Sie nicht öfter als einmal, bevor der Patient aufgewärmt ist.
Bei Hyperthermie: Kühlen Sie den Patienten.

Pulmonale Ursache:
Siehe Behandlungpfad in Kapitel 2 und 5.

Elektrolytungleichgewicht:
Bei Hypokaliämie: 10% Calciumchlorid oder Calciumgluconat (Konsultieren Sie die medizinische Direktion.)

Schock:
Siehe Behandlungpfad in Kapitel 4.

Abbildung 7.11: Bewusstseinsstörung – Behandlungpfad

Fallbeispiel – Fallverlauf

Zu Schichtbeginn sind Sie zu einem Wohnhaus in der Nachbarschaft wegen eines männlichen Patienten gerufen worden, der einen veränderten mentalen Status aufweist. Sie haben den 68-jährigen Patienten in Rückenlage auf dem Bett vorgefunden; er gab dabei laute, gurgelnde Geräusche von sich. Als Sie am Nachttisch vorbeigegangen sind, haben Sie volle Aschenbecher und Tablettenschachteln mit Lovastatin und Vasotec entdeckt. Der Patient zeigte eine Flexion beim Schmerzreiz.

Als Ihr Partner aggressiv Erbrochenes aus dem Oropharynx absaugt, erkennen Sie eine Cheyne-Stokes-Atmung und einen pulsoxymetrischen Wert von 78%.

Daraufhin führt Ihr Partner einen oropharyngealen Atemweg ein und beginnt mit der positiven Druckbeatmung mit zusätzlichem Sauerstoff; anschließend wird eine tracheale Intubation durchgeführt. Sie nehmen die Ersteinschätzung wieder auf und bemerken einen langsamen Radialispuls bei kalter, leicht schweißiger Haut mit einer Rekapillarisationszeit von 2 s.

Weil der Patient kritisch ist, bitten Sie in der Leitstelle um zusätzliche Sanitäter und fahren damit fort, eine körperliche und neurologische Untersuchung durchzuführen. Diese liefern Ihnen folgende Informationen:

- Lichtstarre und geweitete rechte Pupille
- Rechtsseitiges herabhängen des Gesichts
- Zungenabweichung zur rechten Seite
- Pulmonaler Rhonchus, als Folge der Aspiration des Erbrochenen
- Muskuläre Schlaffheit im linken Arm und Bein
- Keine motorischen Fähigkeiten
- Harninkontinenz

Als Ihr Partner den Trachealtubus korrekt platziert, kommen die verstärkenden Sanitäter an. Sie weisen das Team an, die Vitalzeichen zu erheben, einen i.v. Zugang zu setzen und eine 0,9%ige Kochsalzlösung anzuhängen, Blutproben zu entnehmen und den Blutzuckerspiegel zu evaluieren.

Sie verlassen das Schlafzimmer, um die Familie zu befragen und die SAMPLE-Anamnese zu erheben. Die Familienmitglieder erzählen Ihnen, dass der Patient Laub gerecht hat, als er plötzlich über enorme Kopfschmerzen klagte. Sie sagen, dass er, nachdem er ins Haus kam, anfing, sich zu erbrechen und „sich komisch zu verhalten", und dass seine Sprache lallend wurde. Nachdem ein Familienmitglied die Nummer 112 gerufen hatte, war der Patient plötzlich bewusstlos geworden.

Ihnen wird berichtet, dass der Patient eine medizinische Vorgeschichte von Hypertonie und hohen Cholesterinwerten hat und Raucher ist. Soweit die Familie weiß, nimmt der Patient nur die zwei Medikamente, die Sie gefunden haben, und ist gegen nichts allergisch. Seine letzte orale Aufnahme war vor zwei Stunden beim Frühstück.

Sie gehen zurück zum Patienten und werden informiert über die Vitalzeichen informiert: ein Blutdruck von 240/158 mmHg und eine Herzfrequenz von 56 Schlägen/min. Die positive Druckbeatmung wird bei einer Frequenz von 10 bis 12 Atemzügen/min durchgeführt. Das EKG weist auf eine Sinusbradykardie ohne Extrasystolen hin. Einen möglichen hämorrhagischen Schlaganfall mit ansteigendem intrakraniellem Druck erkennend, weisen Sie Ihren Partner an, mit einer Beatmung von 10 Atemzügen/min fortzufahren. Nachdem ein i.v. Zugang gesetzt wurde und aufgrund eines Blutzuckerspiegels von 88 mg/dl ordnen Sie an, dass eine isotonische kristalloide Lösung mit einer offenhaltenden Flussfrequenz angehängt wird. Der Patient wird auf der Trage mit leicht erhöhtem Kopfteil für den abschließenden Transport zum Krankenhaus gelagert.

Früh während des Transports geben Sie der empfangenden Einrichtung die entsprechenden Informationen weiter. Trotz der schweren Hypertonie des Patienten erkennen Sie, dass Versuche, den Blutdruck mittels Betablockern, Calciumkanalblockern oder Vasodilatatoren zu senken, in der präklinischen Umgebung nicht empfehlenswert ist, weil das Risiko besteht, den zerebralen Perfusionsdruck zu reduzieren. Sie fahren mit der Patientenüberwachung fort und behandeln ihn, bis Sie das Krankenhaus erreichen und die Versorgung an die Ärzte der Notaufnahme übergeben.

Später an diesem Tag fragen Sie nach Ihrem Patienten und erfahren, dass er eine massive intrazerebrale Blutung des frontalen und des rechten Scheitellappens hatte. Das Krankenhauspersonal war in der Lage, den Blutdruck deutlich zu senken, und der Patient wurde zur chirurgischen Beurteilung gebracht. Zum jetzigen Zeitpunkt ist die Erholungsprognose schlecht.

Lernziele

Nach dem Lesen dieses Kapitels sollten Sie in der Lage sein:

- Die Anatomie, Physiologie und Pathophysiologie von Abdominalbeschwerden oder -schmerzen zu erläutern.

- Die präklinische Arbeits- und Differenzialdiagnose zu erstellen.

- Abdominalbeschwerden oder -schmerzen zu beurteilen.

- Abdominalbeschwerden oder -schmerzen zu behandeln.

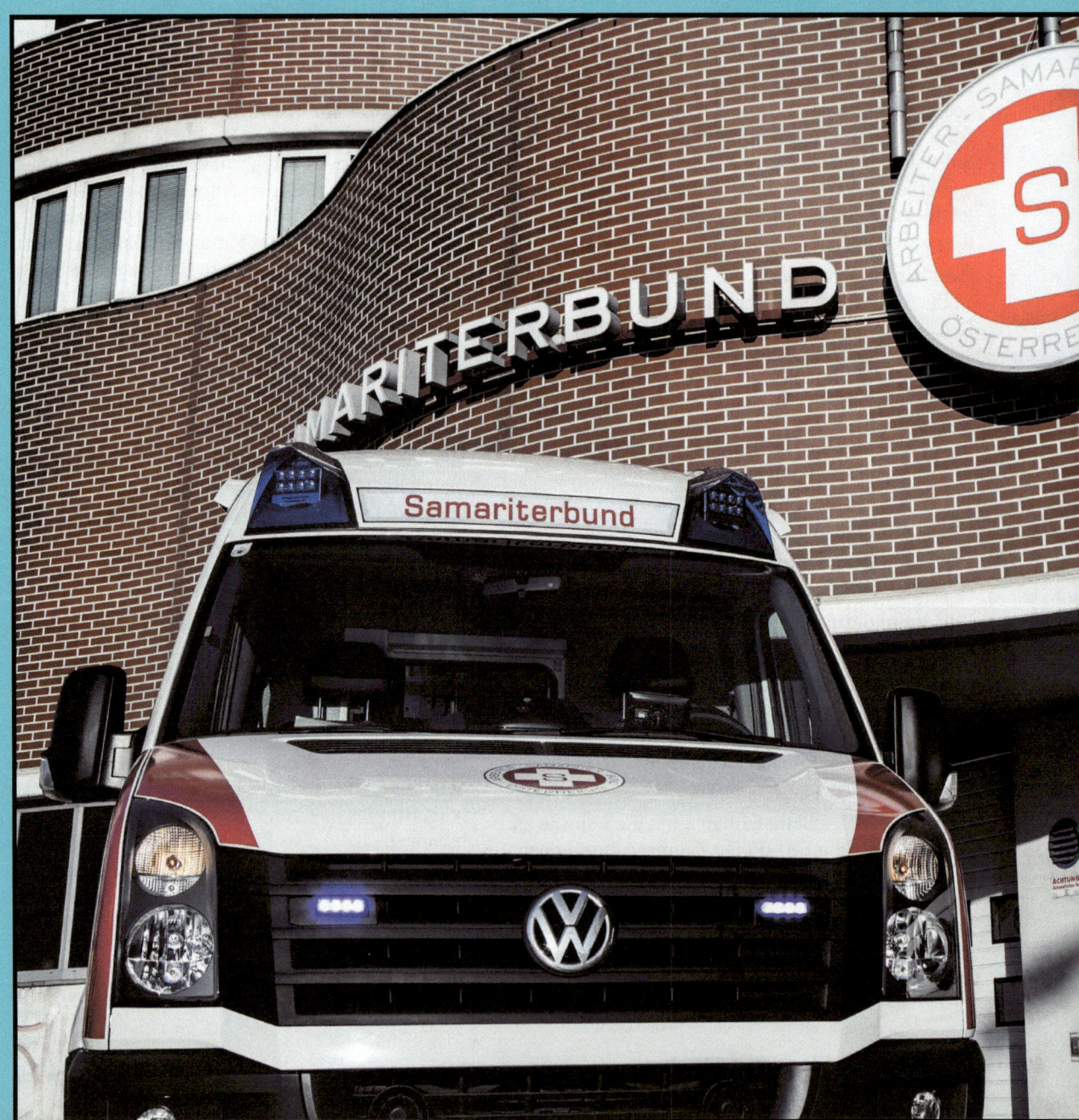

Akute Abdominalbeschwerden oder -schmerzen

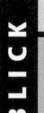

ÜBERBLICK

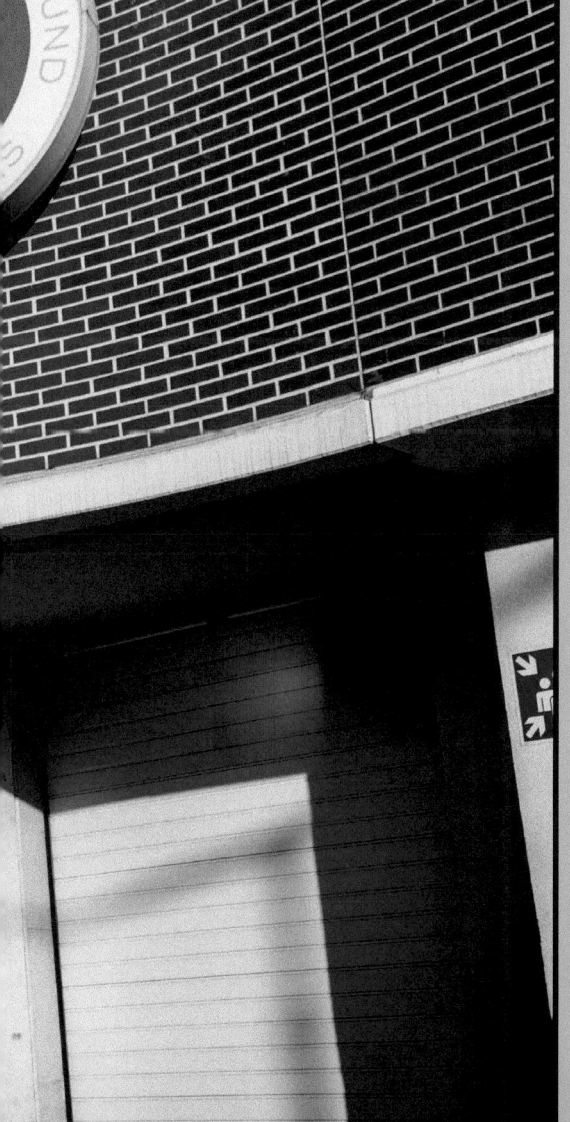

>> Abdominalbeschwerden oder-schmerzen werden sehr häufig als Hauptbeschwerde genannt und stellen die Symptome einer großen Anzahl von Erkrankungen dar. Trotz der Vielzahl von möglichen Ursachen sind plötzliche und schwere Schmerzen nahezu immer ein Symptom für einen intraabdominalen pathologischen Vorgang. Obwohl eine endgültige Diagnose generell vor Ort nicht gestellt werden kann, ist es für die Sanitäter entscheidend, feststellen zu können, ob der Zustand eines Patienten lebensbedrohlich, potenziell lebensbedrohlich oder nicht lebensbedrohlich ist. Es ist für den Sanitäter gleichermaßen wichtig zu ermitteln, ob der Patient kritisch, instabil, potenziell instabil oder stabil ist. Die Behandlung von Abdominalschmerzen konzentriert sich in erster Linie auf die Unterstützung der Vitalfunktionen, das Ermitteln der betroffenen Körpersysteme, die Vorbereitung auf einen möglichen Zusammenbruch der Körperfunktionen, es dem Patienten so angenehm wie nur möglich zu machen und den Abtransport des Patienten in das am besten geeignete Krankenhaus in die Wege zu leiten. «

Fallbeispiel

Sie werden zu einem Notfallort mit einem 55-jährigen Mann mit einer Synkope gerufen. Sie finden ihn auf der Seite liegend auf dem Boden des Wohnzimmers vor. Er erscheint sehr blass, ist aber wach und ansprechbar. Er erzählt Ihnen, er habe sich die letzten drei Tagen nicht wohlgefühlt. Er habe es auf die leichte Schulter genommen, aber seit heute sei sein Schmerz gleichförmig und unveränderlich. Etwa 30 min zuvor sei er aufgestanden, um ins Badezimmer zu gehen; dabei sei ihm schwindelig geworden, und er sei auf den Boden zusammengesackt. Nun habe er starke Rückenschmerzen. Er spricht mit Ihnen in ganzen Sätzen und ist orientiert. Seine Haut ist kalt und trocken.

Während Sie die Anamnese erheben, stellen Sie fest, dass Ihr Patient eine Vorgeschichte von Hypertonie und Alkoholismus hat. Seine Hypertonie ist mit Atenolol und Enalapril gut eingestellt. Er habe seit drei Jahren kein alkoholisches Getränk mehr getrunken, und diese Episode sei viel schlimmer als sonst gewesen, berichtet er. Er erzählt Ihnen, er habe manchmal nach einer fettigen Speise kramp

fende Abdominalschmerzen; diese seien aber immer wieder vergangen.

Sie fragen nach, wie die Schmerzen begonnen haben und wie sie nun sind. „Sie begannen vor drei Tagen als krampfartiger Bauchschmerz. Ich dachte, der frittierte Fisch, den ich gegessen habe, war schlecht, aber es wurde nur schlimmer und schlimmer. Nun tut mein Rücken wirklich weh, als hätte sich der Schmerz durch meinem Bauch gebohrt."

Als Sie mit der körperlichen Untersuchung beginnen, klagt Ihr Patient plötzlich über stechende Schmerzen in seinem Hals und seiner Schulter. Er verneint ein Trauma. Als er versucht, es sich bequemer zu machen, bemerkt er: „Der Schmerz wird besser, wenn ich auf der Seite liege und meine Knie anziehe." Seine Vitalwerte sind eine Pulsfrequenz von 96 Schlägen/min, eine Atemfrequenz von 24 Atemzügen/min und ein Blutdruck von 86/54 mmHg.

Wie würden Sie bei der Einschätzung und Versorgung dieses Patienten weiter vorgehen?

Einführung 8.1

Wenn die Hauptbeschwerde eines Patienten Abdominalschmerzen sind, dann können die Lokalisation und die Charakteristik der Schmerzen auf den möglichen Auslöser hinweisen. Die Lehrbuchbeschreibungen von Abdominalschmerzen unterliegen allerdings schwerwiegenden Beschränkungen: Jedes Individuum reagiert aufgrund einer Vielzahl von Faktoren unterschiedlich auf Schmerzen:

- *Alter:* Babys und Kinder können die Schmerzen eventuell nicht genau lokalisieren und leiden unter Umständen an Krankheiten, die es im Erwachsenenalter nicht gibt.
- *Toleranz:* Fettleibige oder ältere Patienten tolerieren Schmerzen oft besser.
- *Vorerkrankungen:* Eine Neuropathie, die oft bei Diabetikern vorkommt, kann eine intraabdominale Pathologie verbergen, wie auch Alkohol und bestimmte Medikamente (insbesondere Steroide).
- *Wahrnehmung:* Die Schmerzwahrnehmung ist von Person zu Person unterschiedlich.
- *Mentaler Zustand:* Hysterische Patienten neigen zum Übertreiben, und emotionale Schmerzen können die physischen Schmerzen verschlimmern.

Bei den meisten Patienten mit akuten oder chronischen Abdominalschmerzen ist es präklinisch fast nicht möglich, die Ursachen auf ein bestimmtes Organ einzugrenzen. Ob ein akuter oder potenziell lebensbedrohlicher Zustand vorliegt, kann durch eine sorgfältige Anamnese, eine körperliche Untersuchung und präklinisch zur Verfügung stehende diagnostische Tests (z.B. Blutzuckerwerte, 12-Kanal-EKG und orthostatischer Blutdrucktest), die vor Ort durchzuführen sind, festgestellt werden. Die gesammelten Informationen werden Ihnen dabei helfen zu ermitteln, ob der Patient kritisch, instabil, potenziell instabil oder stabil ist.

Anatomie, Physiologie und Pathophysiologie 8.2

Eine Wiederholung der Anatomie und Physiologie des Abdomens, gefolgt von einer Wiederholung der Pathophysiologie von Abdominalschmerzen, ist die Grundlage für das Verständnis der Charakteristika von Abdominalschmerzen.

8.2.1 Anatomie und Physiologie des Abdomens

Abdominalorgane befinden sich in der Bauchhöhle (▶ *Abbildung 8.1*). Diese Höhle hat zwei wesentliche Funktionen:

- Sie schützt die Organe vor Stößen und Anrempeln; dazu kann es während der täglichen Aktivitäten kommen, wie z.B. beim Gehen, Springen oder Rennen.
- Sie erlaubt den Organen, sich auszudehnen und zu kontrahieren, ohne dabei das umliegende Gewebe oder Organfunktionen zu beeinträchtigen.

Das Zwerchfell formt die oberhalb liegende Kuppel der Bauchhöhle und den Boden der Thoraxhöhle. Um bei der Beschreibung zur Lokalisierung der Befunde zu helfen, wurde die Bauchregion in vier *Quadranten* unterteilt: den rechten oberen Quadranten, den linken oberen Quadranten, den rechten unteren Quadranten und den linken unteren Quadranten (▶*Abbildung 8.2*a). Diese Begriffe und ihre Abkürzungen werden üblicherweise bei klinischen Diskussionen verwendet. Allerdings werden auch *Regionen* bzw. die Bereiche des Abdomens genauer beschrieben (▶*Abbildung 8.2*b):

- Regio hypochondrica (Hypochondrium), links und rechts
- Regio epigastrica (Epigastrium)
- Regio lumbalis (Lendenbereich), links und rechts
- Regio umbilicalis (Nabelgegend)
- Regio inguinalis (Leistenregion), links und rechts
- Regio hypogastrica (Hypogastrium)

Diese Einteilung in Quadranten und Regionen ist aufgrund des bekannten Zusammenhangs zwischen den oberflächlichen anatomischen Orientierungspunkten und der Lage der darunter liegenden Organe nützlich.

Die Bauch- und Beckenhöhle enthält Zwischenräume, die durch eine empfindliche, seröse Membran ausgekleidet werden, die als „*Peritoneum*" bezeichnet wird. Der parietale Teil des Peritoneums überzieht die Innenflächen der Außenwand dieser Körperhöhle und bedeckt die Muskelwand. Der viszerale Teil des Peritoneums bedeckt die Oberflächen der inneren Organe oder *Viszera*, die in die Körperhöhle ragen.

Viele Organe verändern sich in ihrer Größe und Form. Zum Beispiel erweitert sich nach dem Verzehr von Nahrung der Magen, um sich anzupassen; das Zwerchfell dehnt und kontrahiert sich kontinuierlich beim Atmungsvorgang und bewegt dabei die darunter liegenden Organe mit. Die seröse Membran verhindert Reibung zwischen den aneinander liegenden inneren Organen und zwischen den inneren Organen und der Körperwand. Die Zwischenräume zwischen den gegenüber liegenden Membranen sind sehr schmal, aber durch eine dünne Flüssigkeitsschicht ausgefüllt. Alle Bereiche des Peritoneums sind mit Schmerzrezeptoren (Nozizeptoren) ausgestattet, die auf Spannung, Entzündung und Hitze empfindlich reagieren. Das Fehlen dieser dünnen Flüssigkeitsschicht in einem bestimmten Bereich, aus welchen Gründen auch immer, lässt Reibung oder Spannung entstehen, wenn das Peritoneum bewegt wird; dadurch kommt es zu Schmerzen, die mit der Bewegung der Organe im betroffenen Bereich zusammenhängen.

Das Peritoneum hilft des Weiteren dabei, das Abdomen vertikal zu unterteilen, in den *Peritonealraum*, der anterior liegt, und den *Retroperitonealraum*, der posterior liegt. Die meisten Organe in der Bauch- und Beckenhöhle ragen in den Peritonealraum, der auch als „Peritonealhöhle" bezeichnet wird. Organe, wie Magen, Dünndarm, Blinddarm und Teile des Dickdarms, sind innerhalb der Bauchhöhle mithilfe von doppelten Lagen des Peritoneums, den *Mesenterien*, aufgehängt. Die Mesenterien führen den Eingeweiden die sie versorgenden Blutgefäße zu, halten und stabilisieren sie, erlauben dabei aber eine begrenzte Beweglichkeit.

Definition

Peritoneum: Die seröse Membran, die die Bauch- und Beckenhöhle auskleidet. Das parietale Peritoneum bedeckt die äußere Wand, das viszerale Peritoneum bedeckt die inneren Organe.

Viszera (Eingeweide): Die inneren Organe.

Definition

Peritonealraum: Anteriorer Teil des Abdomens.

Retroperitonealraum: Posteriorer Teil des Abdomens.

Mesenterien: Doppelte Lagen des Peritoneums, die die Eingeweide halten und Blutgefäße beinhalten, die die inneren Organe versorgen.

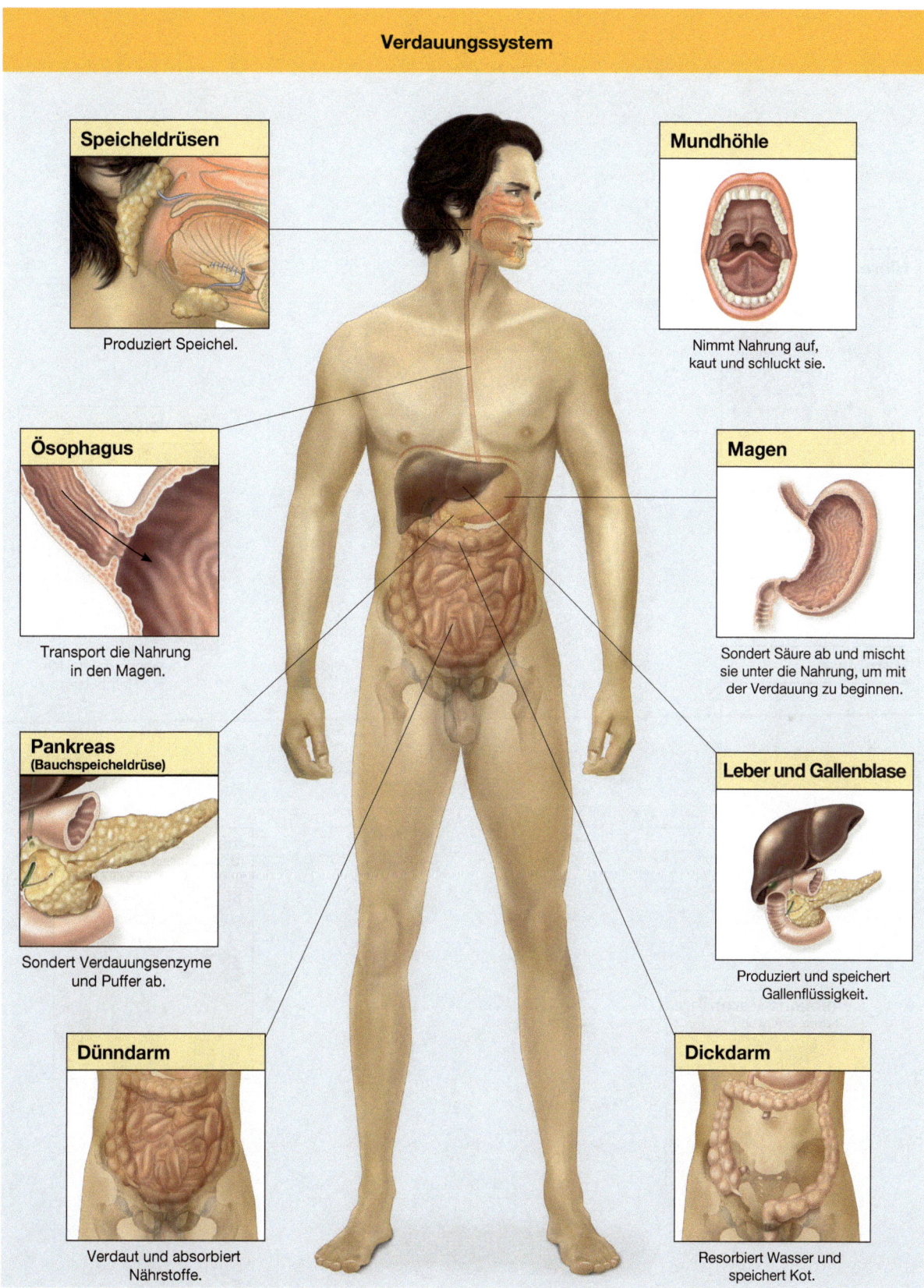

Verdauungssystem

Speicheldrüsen

Produziert Speichel.

Mundhöhle

Nimmt Nahrung auf,
kaut und schluckt sie.

Ösophagus

Transport die Nahrung
in den Magen.

Magen

Sondert Säure ab und mischt
sie unter die Nahrung, um mit
der Verdauung zu beginnen.

Pankreas
(Bauchspeicheldrüse)

Sondert Verdauungsenzyme
und Puffer ab.

Leber und Gallenblase

Produziert und speichert
Gallenflüssigkeit.

Dünndarm

Verdaut und absorbiert
Nährstoffe.

Dickdarm

Resorbiert Wasser und
speichert Kot.

Abbildung 8.1 Teil 1: Abdominalorgane: Verdauungssystem

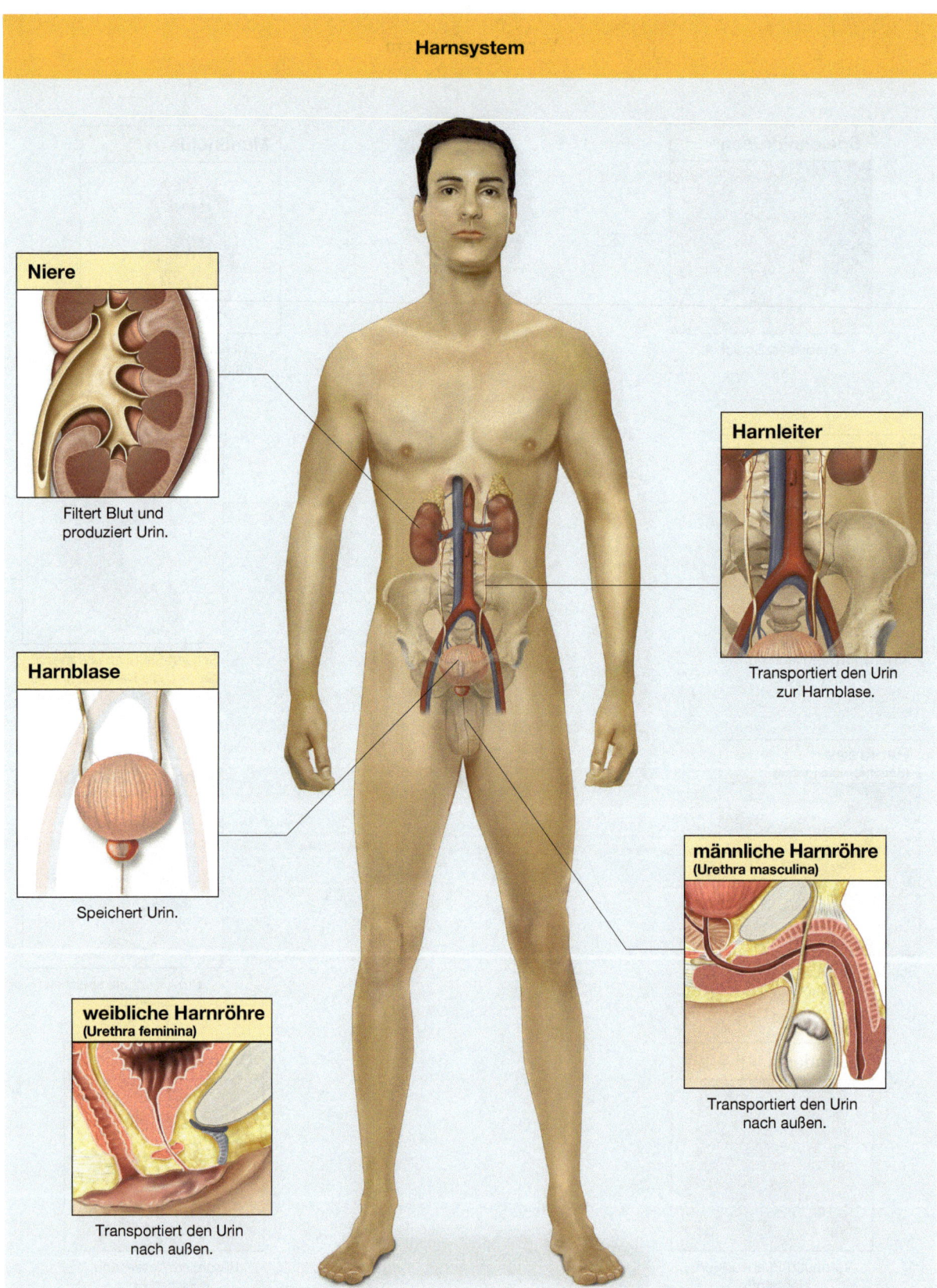

Harnsystem

Niere
Filtert Blut und produziert Urin.

Harnleiter
Transportiert den Urin zur Harnblase.

Harnblase
Speichert Urin.

männliche Harnröhre
(Urethra masculina)
Transportiert den Urin nach außen.

weibliche Harnröhre
(Urethra feminina)
Transportiert den Urin nach außen.

Abbildung 8.1 Teil 2: Abdominalorgane: Harnsystem

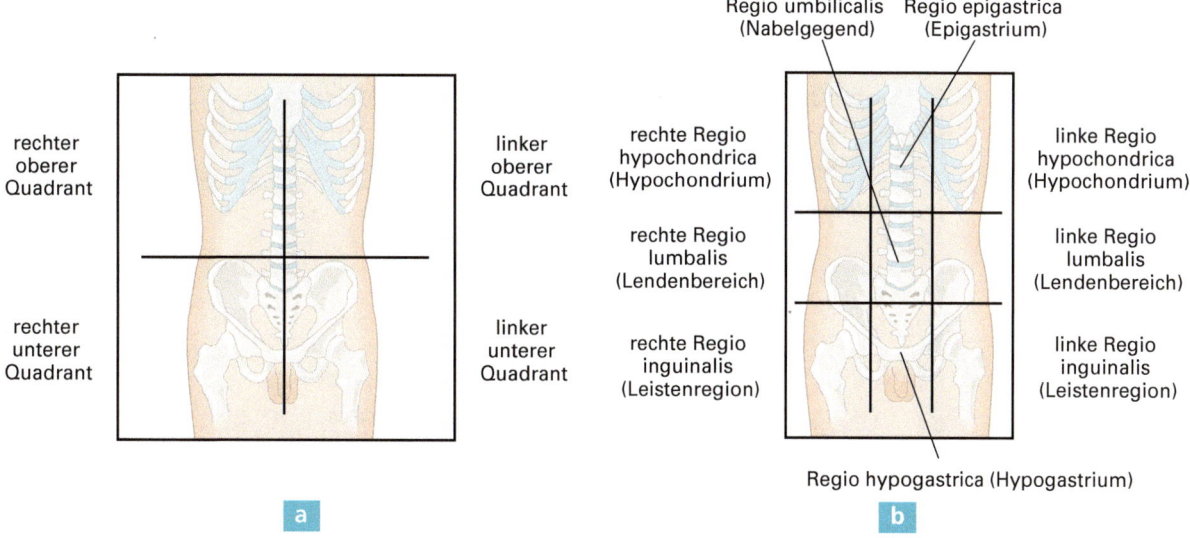

rechter oberer Quadrant

linker oberer Quadrant

rechter unterer Quadrant

linker unterer Quadrant

Regio umbilicalis (Nabelgegend)

Regio epigastrica (Epigastrium)

rechte Regio hypochondrica (Hypochondrium)

linke Regio hypochondrica (Hypochondrium)

rechte Regio lumbalis (Lendenbereich)

linke Regio lumbalis (Lendenbereich)

rechte Regio inguinalis (Leistenregion)

linke Regio inguinalis (Leistenregion)

Regio hypogastrica (Hypogastrium)

a

b

Abbildung 8.2: Einteilung des Abdomens in (a) Abdominalquadranten und (b) Abdominalbereiche

Einige Organe, wie die Nieren und die Harnleiter, liegen im Retroperitonealraum. Andere Organe, wie das Pankreas und die Aorta, befinden sich sowohl im Peritoneal- als auch im Retroperitonealraum. Diese Charakteristika werden wichtig, wenn Sie die Besonderheiten der Beschwerden von Abdominalschmerzen ermitteln.

Die Organe der Bauch- und Beckenhöhle können als Hohl- oder solide Organe eingeteilt werden. *Hohlorgane* sind der Magen, der Dünndarm, der Blinddarm, der Dickdarm (Kolon), das Rektum und die Gallenblase, ebenso wie Verbindungsgänge, wie z.B. der Gallengang, der Harnleiter, der Eileiter, der Uterus und die Blase. Die *soliden Organe* sind die Leber, das Pankreas, die Milz, die Nieren und die Eierstöcke. Hohlorgane haben – mit wenigen Ausnahmen – die Fähigkeit, sich zu kontrahieren, und/oder können eine *Peristaltik* erzeugen; das sind rhythmische Bewegungen, die durch Kontraktionsfolgen Substanzen entweder innerhalb der Organe (z.B. Magen oder Gallenblase) oder entlang des Verbindungsschlauchs (z.B. Darm, Gallengang oder Harnröhren) bewegen. Diese Kontraktionen und der Flüssigkeitsstrom innerhalb der Hohlorgane verursachen die Darmgeräusche, die zu hören sind, wenn das Abdomen auskultiert wird. Einige Arten von Reizungen, Entzündungen oder sogar Verstopfungen können eine gesteigerte *Peristaltik* auslösen. Diese gesteigerte Peristaltik trägt manchmal zu Anzeichen und Symptomen bei. Zum Beispiel kann eine Entzündung oder Reizung des Dünndarms, die eine gesteigerte Peristaltik verursacht, zu einer Diarrhoe führen.

> **Definition**
>
> **Peristaltik:** Rhythmische Kontraktionen, die Stoffe durch die Hohlorgane oder Schläuche bewegen.

8.2.2 Pathophysiologie der Abdominalschmerzen

Die drei Auslösemechanismen von Abdominalschmerzen sind mechanisch, entzündlich und ischämisch. Abdominalorgane reagieren, mit Ausnahme der Aorta, auf mechanische Stimuli, wie Schneiden oder Reißen, unempfindlich. Allerdings sind Abdominalorgane und -membranen empfindlich gegenüber Dehnung und Spannung; dies führt zur Aktivierung der Nervenenden sowohl in den hohlen als auch in den soliden Organen (▶*Tabelle 8.1*). Die Kapseln, die die Organe, wie Leber, Milz und Gallenblase, umgeben, beinhalten Schmerzfasern, die durch Dehnung dieser Organe ebenso stimuliert werden.

Tabelle 8.1

Einteilung der Abdominalorgane nach ihrem Aufbau

Organtyp	Beispiele
Hohlorgane	■ Aorta
	■ Blinddarm
	■ Blase
	■ Gallengang
	■ Eileiter
	■ Gallenblase
	■ Dickdarm oder Kolon
	■ Rektum
	■ Dünndarm
	■ Magen
	■ Harnleiter
	■ Uterus
Solide Organe	■ Nieren
	■ Leber
	■ Eierstöcke
	■ Pankreas
	■ Milz

Das Einsetzen von Schmerzen wird mit einer schnellen Dehnung assoziiert, während eine langsame Dehnung geringere Schmerzen verursacht. Ein Beispiel dafür ist, wenn sich Gas im Magen bildet; dann dehnt sich das Organ schnell aus und verursacht aufgrunddessen Schmerzen und Unwohlsein. Wenn gerülpst wird, lässt der Schmerz nach, weil die Dehnung zurückgeht. Im Gegensatz dazu ist die Leberzirrhose ein Prozess, bei dem die Leber schrittweise auf das Doppelte ihrer normalen Größe anschwillt. Da dieses Anschwellen allerdings graduell ist, ist Schmerz kein frühes Symptom.

Zug oder Spannung am Peritoneum, die aufgrund von Adhäsionen, Spannung des Gallengangs, Reibung oder einer starken Peristaltik wegen eines Darmverschlusses entstehen, erzeugen generell Schmerzen. Eine Ausnahme dieser Regel ist die Schwangerschaft. Das Peritoneum wird dabei durch das langsame Wachstum des Uterus erheblich gedehnt. Ab dem dritten Trimenon ist das Peritoneum nicht mehr so stark für Dehnungen empfindlich; deshalb erfolgt die Reizantwort auf Stimuli, die normalerweise Schmerzen erzeugen würden, abgestumpft.

Praxistipp

Abdominalschmerzen bei einer schwangeren Patientin, die anders als die Schmerzen der Wehen sind, sind so lange ernst zu nehmen, bis das Gegenteil bewiesen worden ist.

Dieses Abstumpfen hilft zu erklären, weshalb Zustände, wie Cholelithiasis (Gallensteine) und Appendizitis, bei schwangeren Frauen potenziell so gefährlich sein können. Sie können über längere Zeiträume bestehen, ohne dass die Patientin dabei Schmerzen wahrnimmt. Wenn die Symptome erst einmal erkannt werden, ist das Problem meist schon weit fortgeschritten

Biochemische Botenstoffe, wie z.B. Histamin, Prostaglandin, Bradykinin und Serotonin, stimulieren im Rahmen einer Entzündungsantwort die Nervenenden in den Organen und erzeugen dadurch Abdominalschmerzen. Ödeme und vaskuläre Stauungen, die mit einer chemischen, bakteriellen oder viralen Entzündung einhergehen, verursachen ebenfalls eine schmerzhafte Dehnung der Organe und der Organwände.

In soliden Organen ist der Schmerz, der durch das Dehnen der Organe und Organkapseln entsteht, ein konstanter Schmerz. An Hohlorganen können allerdings Ödeme und eine entzündungsbedingte, vaskuläre Stauung eine Obstruktion verursachen oder zur weiteren Reizung der die Organwände auskleidenden Membranen führen. Entzündungen oder Reizungen der Auskleidung dieser Hohlorgane lösen häufig Kontraktionen aus und fördern die Peristaltik. Der daraus resultierende Schmerz wird oft als *„krampf- oder kolikartig"* beschrieben. Bei Gastroenteritis kann die gesteigerte Peristaltik des Dünn- oder Dickdarms auch Diarrhoe auslösen.

Eine Obstruktion der Hohlorgane löst ebenfalls Peristaltik aus. In diesem Fall treten die Darmgeräusche über dem Bereich der Obstruktion auf; unterhalb der Obstruktion fehlen sie. Wenn die Obstruktion eines Hohlorgans nicht behoben wird, kann der intermittierende Schmerz konstant werden.

Eine Obstruktion des Blutflusses, verursacht durch die Aufblähung des Darmes oder einen mesenterialen Gefäßverschluss, löst ischämische Schmerzen aus. Dieser Prozess führt zu einer erhöhten Konzentration an Gewebemetaboliten und Abfallprodukten, die die Schmerzrezeptoren stimulieren. Diese Schmerzen sind konstant, aber sehr stark, und verschlimmern sich mit der Zunahme der Ischämie.

Abdominalschmerzen können als viszeral, parietal (somatisch) oder als übertragener Schmerz identifiziert werden:

Viszerale Schmerzen Viszerale Schmerzen entstehen in den Abdominalorganen. Sie werden üblicherweise nahe der Mittellinie des Epigastriums oder der Nabelgegend verspürt. Viszerale Schmerzen sind *schwer zu lokalisieren* und sind eher dumpf als stechend.

Sie sind diffus und vage, weil die Nervenenden innerhalb der Abdominalorgane spärlich und multisegmental verteilt sind. Wie bereits erläutert, kann viszeraler Schmerz, der die Hohlorgane einbezieht, als „krampf- oder kolikartig" beschrieben werden, und ist oft dumpf und intermittierend. Im Gegensatz dazu ist der viszerale Schmerz, der die soliden Organe betrifft, häufig dumpf und konstant.

Parietale Schmerzen Diese Schmerzen entspringen im parietalen Peritoneum. Sie sind gut *lokalisierbar* und intensiver als die viszeralen Schmerzen. Nervenfasern aus dem parietalen Peritoneum ziehen mit den peripheren Nerven zum Rückenmark, und die Wahrnehmung des Schmerzes korrespondiert mit den *Hautdermatomen* Th6 und L1 (▶Abbildung 8.3), die durch diese Abschnitte des Rückenmarks innerviert sind. Parietaler Schmerz ist auf der einen oder der anderen Seite lokalisiert, da an einem bestimmten Punkt das parietale Peritoneum von nur einer Seite des Nervensystems innerviert ist.

Parietale Schmerzen werden oftmals als „scharf" und „konstant" beschrieben. Patienten fühlen sich in der Fetalstellung mit angezogenen Knien oftmals besser. Diese Position entspannt das parietale Peritoneum und hilft dabei, den Schmerz zu lindern. Jegliche Aktivitäten, die das Peritoneum bewegen, wie z.B. Husten, tiefes Atmen oder flaches Liegen mit ausgestreckten Beinen, führen zu seiner Reizung und erzeugen Schmerzen. Die Charakteristika von parietalen Schmerzen werden manchmal als Anzeichen einer pertionealen Reizung gesehen. Parietale Schmerzen treten häufig nach viszeralen Schmerzen auf.

Definition

Krampf-, kolikartiger Schmerz: Periodischer oder spasmischer Schmerz.

Praxistipp

Die Beschreibung des Schmerzes ist wichtig, um festzustellen, ob als Ursache ein Hohlorgan oder ein solides Organ bzw. eine von der Aorta herrührende Ursache oder eine andere Ursache des Abdominalschmerzes vorliegt; ebenso ist der Verlauf des Schmerzes aussagekräftig (z.B. periodisch, fortschreitend bis stetig oder generell bis spezifisch).

Definition

Viszeraler Schmerz: Schmerz aus einem viszeralen Organ; meist dumpf und schwer zu lokalisieren.

Lokalisierter/schwer zu lokalisierender Schmerz: Ein lokalisierter Schmerz ist auf einen definitiven Bereich begrenzt; ein schwer zu lokalisierender Schmerz ist diffus oder kann in einer ganz anderen Region als derjenigen wahrgenommen werden, in der sich das eigentlich beeinträchtigte Organ befindet.

Parietaler Schmerz: Schmerz, der aus dem parietalen Peritoneum entspringt; meist stechend, intensiv und lokalisiert.

Dermatome: Bereiche der Haut, die durch einen spezifischen Rükkenmarkbereich innerviert sind.

Schmerzen, die vom Blinddarm herrühren, sind ein Beispiel für sowohl viszerale als auch parietale Schmerzen. Zuerst könnten die Schmerzen als „intermittierend" und „dumpf" sowie „von der Nabelgegend ausgehend" beschrieben werden. Dies entspricht dem viszeralen Schmerz aufgrund der Spannung des Blinddarms. Mit der Zeit penetrieren die Bakterien die Wand des Blinddarms. Es werden nun parietalähnliche Schmerzen beschrieben. Die Schmerzen werden stufenweise stechender und konstanter und sind im rechten unteren Quadranten lokalisiert; der Patient fühlt sich wohler, wenn er die Knie anzieht. Die Lokalisation der Schmerzen spiegelt dann die Dermatomverteilung wider.

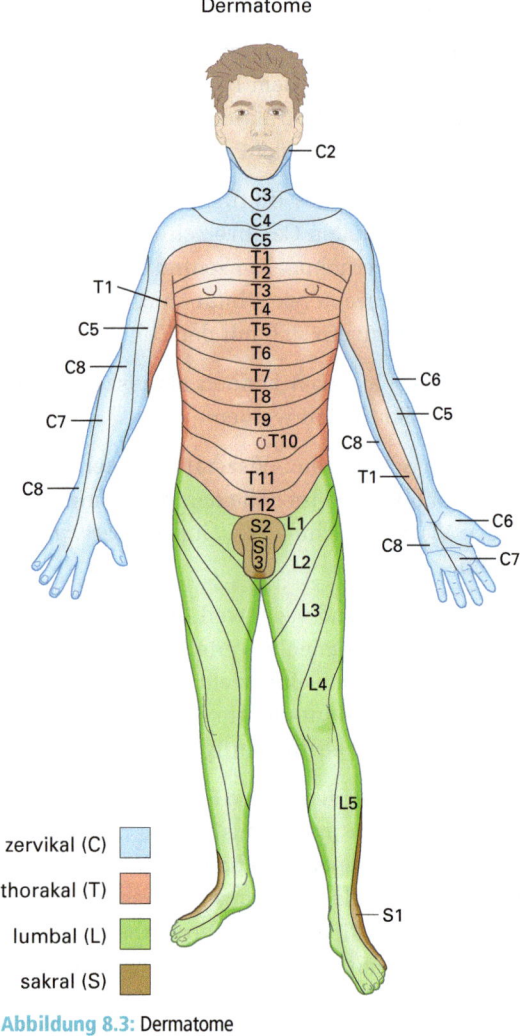

Dermatome

Abbildung 8.3: Dermatome

zervikal (C)

thorakal (T)

lumbal (L)

sakral (S)

Definition

Übertragungs-schmerz: Viszeraler Schmerz, der in einiger Entfernung vom erkrankten oder beeinträchtigten Organ wahrgenommen wird (z.B. Schmerz von einer Eierstockzyste, der in der Schulter oder im Hals gefühlt wird). Übertragungsschmerzen treten dann auf, wenn das Gehirn Schmerz fehlinterpretiert, der von Hautnerven signalisiert wird, die einen anderen als den betroffenen Bereich innervieren.

Übertragungsschmerzen Dies sind viszerale Schmerzen, die etwas entfernt von dem erkrankten oder betroffenen Organ wahrgenommen werden. Die Lage der Übertragungsschmerzen ist in der Regel gut lokalisierbar und befindet sich in der Haut oder im tiefer gelegenen Gewebe, die dieselben zentralen afferenten Nervenbahnen (zum Rückenmark hin) mit dem betroffenen Organ teilen. Diese Schmerzen entwickeln sich generell erst dann, wenn die viszeralen Schmerzen intensiver werden. Zum Beispiel werden intensive Schmerzen, von der Gallenblase ausgehend, zum rechten Schulterblatt oder in den Rücken zwischen den Schulterblättern weitergeleitet. Der Schmerz beginnt als krampfartige Beschwerde im rechten oberen Quadranten und entwickelt sich dann, wenn sich die Entzündung verschlimmert, zu einem starken, lokalisierten Übertragungsschmerz im rechten Schulterblatt oder zwischen den Schulterblättern weiter.

▶*Abbildung 8.4* zeigt die häufigsten Bereiche, in denen Übertragungsschmerzen von bestimmten Organen wahrgenommen werden.

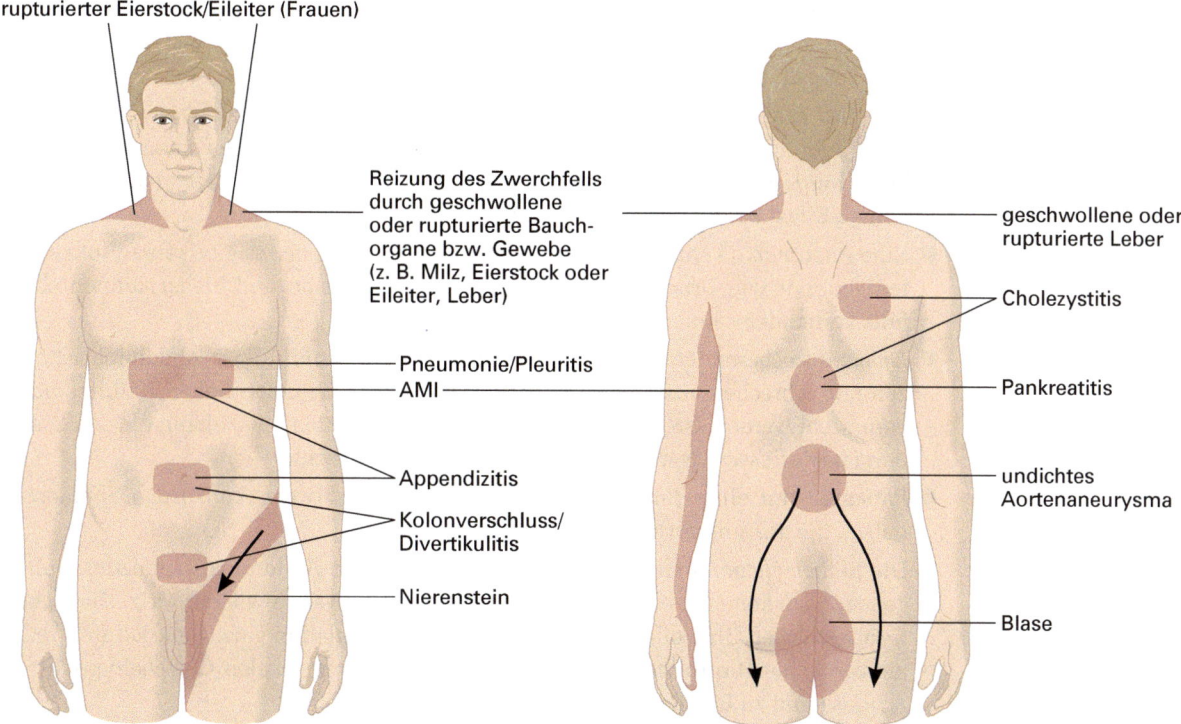

rupturierter Eierstock/Eileiter (Frauen)

Reizung des Zwerchfells durch geschwollene oder rupturierte Bauch-organe bzw. Gewebe (z. B. Milz, Eierstock oder Eileiter, Leber)

Pneumonie/Pleuritis
AMI

Appendizitis

Kolonverschluss/Divertikulitis

Nierenstein

geschwollene oder rupturierte Leber

Cholezystitis

Pankreatitis

undichtes Aortenaneurysma

Blase

Abbildung 8.4: Häufig betroffene Bereiche von ausstrahlenden Schmerzen

Tabelle 8.2

Abdominalschmerzen durch extraabdominale Ursachen: Zeichen und Symptome

Anzeichen oder Symptome, die mit Abdominalschmerzen assoziiert werden	Anzeichen oder Symptome, die auf eine extraabdominale Ursache hin-weisen können
Brustschmerz mit Magenverstimmung	AMI (Legen Sie ein EKG an!)
Dyspnoe mit Magenverstimmung	AMI (Legen Sie ein EKG an!)
Produktiver Husten und Fieber mit diffusen Abdominalschmerzen, aber keine lokalisierte Schmerzempfindlichkeit	Pneumonie
Erbrechen mit diffusem Abdominalschmerz	Diabetes (Überprüfen Sie den Blutzuckerspiegel!)
Intensive, kolikartige Schmerzen, die Hyperperistaltik vermuten lassen	Konsum von Suchtmitteln
Attacken schwerer Abdominalschmerzen	Sichelzellenanämie, systemischer Lupus erythe-matodes
Chronische Abdominalschmerzen	Krankheiten des spinalen oder zentralen Nervensystems (häufig verursacht durch Radikulopathie, z.B. Herpes zoster, Gürtelrose)

Genauso wie Schmerzen aufgrund von Erkrankungen des Abdomens auf Bereiche außerhalb des Abdomens übertragen werden können, können extraabdominale Beschwerden Schmerzen auf das Abdomen übertragen. Beispiele (▶ *Tabelle 8.2*):

■ Ein *AMI* kann von diffusen Abdominalschmerzen oder, häufiger, von einer Magenverstimmung begleitet werden. Eine Palpation des Abdomens kann die Magenbeschwerden wegen eines Geschwürs verschlimmern, hat aber meist bei einem AMI keinen Effekt auf die Magenbeschwerden.

■ Eine *Pneumonie* kann zu diffusen Schmerzen führen, aber es gibt keinen lokalisierten abdominalen Druckschmerz. Ein produktiver Husten und Fieber können ebenfalls vorhanden sein.

■ *Diabetes* (insbesondere die diabetische Ketoazidose) kann diffuse Abdominalschmerzen mit Erbrechen auslösen, die wahrscheinlich durch einen hohen Kaliumspiegel verursacht werden. Großflächige Kontraktionen der glatten Muskulatur, die den Dünndarm beeinflussen, werden dafür verantwortlich gemacht.

■ Patienten mit einer *Entzugssymptomatik* können schwere, kolikartige Schmerzen haben, die auf eine gesteigerte Peristaltik hinweisen.

■ Die *Sichelzellenanämie* kann mit Attacken schwerer Abdominalschmerzen einhergehen; dazu kommt es aufgrund einer Ischämie in Organen wie der Milz. Die sichelförmigen roten Blutzellen werden in der Mikrozirkulation gefangen; dadurch reduziert sich der Blutfluss. Dies wiederum führt zu einer lokalen Gewebehypoxie, zu Azidose und zu Ischämie.

■ *Rückenmarkpathologien* oder *Erkrankungen des ZNS* können Übertragungsschmerzen auf das Abdomen hervorrufen. Die häufigste Ursache ist die Radikulopathie (Entzündung der Spinalnervenwurzeln). Die bekanntesten Beispiele hierfür sind der Herpes zoster oder die Gürtelrose. Diese Schmerzen beginnen üblicherweise als ein akutes Problem und werden im Verlauf chronisch. Im Falle der Gürtelrose kann der Schmerz noch vor dem Ausschlag existent sein.

Wenn assoziierte Anzeichen und Symptome auf eine mögliche extraabdominale Ursache für die Abdominalschmerzen hinweisen, dann stellen Sie Fragen oder suchen Sie in der Umgebung nach Hinweisen, um zu ermitteln, ob der Patient bekannte oder verdächtige Erkrankungen oder Zustände hat. Die Kenntnis der Vorgeschichte ist meistens sehr wichtig. Selbst wenn es möglich ist, die exakte Herkunft der Abdominalschmerzen herauszufinden, ist eine gründliche Einschätzung inklusive einer Erhebung der Vorgeschichte und einer körperlichen Untersuchung immer die beste Grundlage für eine Behandlungsentscheidung.

Präklinische Arbeits- und Differenzialdiagnose

8.3

Eine präklinische Differenzialdiagnose hat eine ganz andere Bedeutung als eine klinische Differenzialdiagnose. Vor Ort ist die Arbeitsdiagnose „Abdominalschmerz" häufig auf die Ermittlung zweier Dinge beschränkt,

Im Rettungsdienst ist die präklinische Differenzialdiagnose meist auf das Ermitteln des Grades der Lebensbedrohung limitiert und darauf, ob der Patient kritisch, instabil, potenziell instabil oder stabil ist (CUPS).

■ des Grades der Lebensbedrohung (z.B. ob der Zustand eine akute Lebensbedrohung, eine potenzielle Lebensbedrohung oder gar keine Lebensbedrohung darstellt) und

■ der betroffenen Organart (z.B. ob der Schmerz typisch für ein Hohlorgan oder für ein solides Organ ist) und/oder der Organlokalisation (Ist beispielsweise ein solides Organ im linken oberen Quadranten betroffen, deutet dies auf die Milz hin.).

Nur ab und zu zeigt ein Krankheitsprozess klassische Anzeichen und Symptome, die eine eindeutige spezifische Differenzialdiagnose erlauben.

In den meisten Fällen kann die Ursache durch eine sorgfältige Anamnese und eine vollständige körperliche Untersuchung auf einen Verdacht auf Blutung, Obstruktion, Sepsis oder einen Reizerreger in einem speziellen Bereich oder Organtyp eingegrenzt werden. Es sind diese Überlegungen, gemeinsam mit dem mentalen, kardiovaskulären und respiratorischen Zustand des Patienten, die die Wahrscheinlichkeiten für eine akute, potenzielle oder fehlende Lebensbedrohung festlegen und die Einteilung gemäß den CUPS-Kriterien (kritisch, unkritisch, potenziell instabil oder stabil) ermöglichen.

Das Erkennen und Differenzieren innerhalb dieser CUPS-Levels der Schwere der Lebensbedrohung erfordert Kenntnis der Organe und der Krankheitszustände in Verbindung mit verschiedenen Schmerzlokalisationen (▶ Tabelle 8.3 und ▶ Tabelle 8.4). Um diesen Prozess zu vereinfachen, wird im Folgenden auf die neun abdominalen Regionen (vergleiche Abbildung 8.2) Bezug genommen.

Tabelle 8.3

Musteruntersuchungsbefunde für spezifische Abdominalorgane

Betroffenes Organ	Musteruntersuchungsbefunde
Leber	*Jegliche Lebererkrankungen:* Stetiger, dumpfer Schmerz; mögliche Blutungsneigung, als Bluterguss zu erkennen; Gelbsucht der Haut oder der Skleren *Entzündliche Lebererkrankungen (Hepatitis):* Vergrößert mit leichten Schmerzen und Schmerzempfindlichkeit im rechten Hypochondrium; Gelbsucht der Skleren, vorausgegangene grippeähnliche Symptome (z.B. Erbrechen, Diarrhoe, Schüttelfrost, Fieber) *Chronische Lebererkrankungen (Zirrhose):* Eher Dyspnoe als Schmerz, Aszites *Gerissene oder gespannte Kapsel:* Übertragung des Schmerzes in die rechte Schulter und in die rechte Seite des Halses
Gallenblase	*Gallensteinverlegung des Gallentrakts:* Intermittierender, krampf- oder kolikartiger Schmerz, der 30 bis 60 min nach dem Essen auftritt; kann zur linken oder rechten Seite ausstrahlen, bei der Gallenblase oder entlang des Gallentrakts lokalisiert sein. Falls der Schmerz bei der Gallenblase lokalisiert ist, strahlt er zum rechten Schulterblatt aus. Wenn er am Sphincter Oddi (Punkt, an dem der Gallentrakt im Dünndarm mündet) lokalisiert ist, kann er in den Rücken zwischen die Schulterblätter ausstrahlen. Der Patient kann es sich nicht angenehm machen, kann aber gehen. *Entzündung der Gallenblase (Cholezystitis):* Schmerz im oberen Abdomen, Ausstrahlen in den Rücken oder die rechte Schulter mit möglicher Übelkeit, Erbrechen, Gelbsucht oder Fieber
Magen	*Entzündung der Magenschleimhaut (Gastritis) und Magengeschwür (Ulcuskrankheit):* Beide verursachen einen lokalisierten, stetigen, brennenden Schmerz im Epigastrium. Wenn die Peristaltik ausgelöst wird, kann Erbrechen auftreten. Das Erbrochene kann blutig sein. *Perforiertes Geschwür:* Bluten und Austritt von Mageninhalt mit Anzeichen peritonealer Reizung. Schmerz kann auf der Seite ausgeprägt sein, auf der die Perforation auftritt (links oder rechts).
Pankreas	*Pankreatische Entzündung (Pankreatitis):* Meist wird sie durch eine Reizung des Peritoneums verursacht, die zu konstanten, starken Schmerzen führt. Der Patient fühlt sich liegend, mit angezogenen Knien, wohler.
Milz	*Vergrößerte oder gereizte Milz:* Stetiger, dumpfer Schmerz. Kann in die linke Halsseite und Schulter ausstrahlen, wo er als „schmerzhaft" oder „stechend" wahrgenommen werden kann.

Musteruntersuchungsbefunde für spezifische Abdominalorgane *(Forts.)*

Betroffenes Organ	Musteruntersuchungsbefunde
Dünn- und Dickdarm	*Entzündung des Gastrointestinaltrakts (Gastroenteritis):* Kann auch als Entzündung des Darmes (Enteritis oder entzündliche Darmerkrankung) spezifiziert sein, ebenso durch die Lokalisation des Schmerzes entlang des intestinalen Traktes (Ileitis, Kolitis); intermittierender, krampf- oder kolikartiger Schmerz, möglicherweise mit Diarrhoe und Erbrechen; dies führt zur Dehydratation. *Infektiöse Enteritis* (laienhaft ausgedrückt: Lebensmittelvergiftung): Plötzlicher Beginn innerhalb von zwei bis acht Stunden nach der Einnahme kontaminierter Nahrung. Beginnt meist mit Übelkeit, Erbrechen, Krämpfen, Koliken und intermittierenden Abdominalschmerzen, gefolgt von möglicherweise blutiger Diarrhoe. Führt zu Blutverlust, Dehydratation und Elektrolytentgleisung. *Darmobstruktion:* Beginnt mit periodischen, krampf- oder kolikartigen Schmerzen. Wenn ungestillt, steigern sich Spannung und peritoneale Reizung in ihrer Intensität; stetiger und schwer zu lokalisierender Schmerz. Der Patient kann in Embryonalstellung liegen. Flache Atmung: Der Schmerz wird durch Husten oder tiefes Atmen verschlimmert. *Entzündete Taschen in der Dickdarmwand (Divertikulitis):* Dumpfer Schmerz; kann als kolikartiger, periodischer Schmerz beginnen, wird aber schnell konstant, mit Druckempfindlichkeit bei Palpation. Wenn perforiert, kommt es zum Ausfluss von Darminhalt in den Peritonealraum, der stetigen, scharfen Schmerz und Anzeichen einer peritonealen Reizung auslöst. Frühzeitige Schmerzen sind schlecht lokalisierbar und strahlen in das Hypogastrium aus; die Schmerzen werden später lokalisierbar, häufig im unteren linken Quadranten. Diarrhoe, Fieber und eine Blutung (okkult bis massiv) können vorhanden sein.
Aorta	*Geschwächte, geweitete Aorta (Aneurysma):* Kann sich mit einer Synkope mit oder ohne Schmerzen zeigen. Das Schmerzmuster hängt von der Lokalisation und der Art des Aneurysmas ab (fusiform, sackförmig oder dissezierend). Ein Aneurysma präsentiert sich meistens mit stetigen, tiefen, bohrenden oder reißenden viszeralen Schmerzen im unteren Rücken, ausstrahlend in das untere Abdomen oder umgekehrt. Der Schmerz kann ebenso in die eine oder andere Seite ausstrahlen oder in ein oder beide Beine. Es kann bei Palpation als eine pulsierende Masse wahrgenommen werden und reagiert beim Abtasten möglicherweise schmerzempfindlich. Das Aneurysma kann undicht sein und dann rupturieren; dies verursacht starke Schmerzen. Es handelt sich um eine ernsthafte Lebensbedrohung.
Nieren und Harnröhre	*Nierenentzündung:* Dumpfer, stetiger Schmerz, auf der posterioren, beeinträchtigten Seite lokalisiert. Schwierige oder schmerzhafte Harnausscheidung kann, muss aber nicht vorhanden sein (speziell bei Älteren), wenn eine Blaseninfektion involviert ist. *Nierensteinverlegung der Harnröhre:* Scharfer, periodischer, krampf- oder kolikartiger Schmerz, lokalisiert auf einer Seite; unbehandelt wird er intensiver. Der Schmerz kann auf der gesamten Länge der Harnröhre wahrgenommen werden oder in die Leiste ausstrahlen. Blut kann im Urin vorhanden sein.
Blinddarm	*Entzündung (Appendizitis):* Kann mit einem intermittierenden, dumpfen Schmerz in der Nabelregion beginnen und wird im Verlauf besser lokalisierbar und intensiver, mit möglichen Anzeichen einer Reizung des Peritoneums. Übelkeit, Erbrechen, Anorexie und Fieber können präsent sein. *Rupturierter Blinddarm:* Möglicherweise plötzliche Linderung der Schmerzen, bald darauf stechende, intensive, konstante Schmerzen, die sich durch Bewegung verschlimmern
Eierstöcke und Eileiter	*Eierstockentzündung oder -zyste:* Dumpfer, konstanter Schmerz, lokalisiert auf einer Seite *Rupturierte Eierstockzyste:* Schmerz kann nachlassen, dann intensiver werden; er ist schlecht lokalisierbar, mit Anzeichen einer Irritation des Peritoneums. Der Schmerz kann in jede Seite des Nackens oder der Schulter ausstrahlen. *Obstruktion eines Eileiters oder Ruptur (aufgrund einer Eizelle, die im Eileiter wächst):* Intermittierender, krampf- bzw. kolikartiger Schmerz, nach der Ruptur als intensiver und konstanter Schmerz wiederkehrend, mit Ausstrahlung in eine der beiden Seiten des Nackens und der Schulter

Tabelle 8.4

Schmerzen, die in die Abdominalregionen übertragen werden

Schmerzlokalisation	Ursachen
Rechtes Hypochondrium	Pleuritis oder Pneumonie in der rechten Pleurahöhle
Epigastrium	Herzerkrankung, Appendizitis
Linkes Hypochondrium	Pleuritis oder Pneumonie in der linken Pleurahöhle
Nabelgegend und Hypogastrium	Obstruktion des Darmes

8.3.1 Rechte Regio hypochondrica

Die in diesem Bereich lokalisierten Organe sind die Leber und die Gallenblase. Schmerzen können von der Lunge in diesen Bereich übertragen werden (beispielsweise bei einer Pleuritis oder Pneumonie).

Leber

Die Leber ist das größte Organ des Abdomens. Der linke Lappen reicht bis zur Medioklavikularlinie des linken Hypochondriums. Normalerweise ist während der Palpation des Abdomens vor Ort die Leber eines Erwachsenen nicht tastbar.

Die Leber ist von einer Kapsel umgeben, die es dem Organ erlaubt, anzuschwellen und sich auszudehnen. Schmerzen aufgrund einer plötzlichen Schwellung und Ausdehnung werden als „konstant" und „dumpf" beschrieben. Wird die Kapsel irritiert, sei es durch eine Schwellung, durch eine chemische Reizung oder durch eine Infektion, schwillt sie an, reißt aber selten. Wenn sie jedoch in seltenen Fällen einmal doch reißt, dann verspürt der Patient die Schmerzen aufgrund der Nähe zum Zwerchfell mit dem rechten N. phrenicus in der rechten Schulter.

Hepatitis ist eine Entzündung der Leber, die eine Vielzahl von Ursachen haben kann, einschließlich Viren, Bakterien, Drogen und Toxinen. Eine Lebervergrößerung kann rasch eintreten. Das Ergebnis sind milde Schmerzen im rechten Hypochondrium mit einer Druckempfindlichkeit bei Palpation. Gelbsucht kann eher an den Skleren als an der Haut festgestellt werden. Der Gelbsucht gehen generell grippeähnliche Symptome, wie Nasenausfluss, Übelkeit, Erbrechen, Diarrhoe, Schüttelforst, Fieber und Müdigkeit voraus.

Fibrotische Veränderungen der Leber (*Zirrhose*), rufen eine allmähliche Schwellung der Leber hervor. Dieses allmähliche Anschwellen verursacht keine Leberschmerzen; stattdessen führt es häufig zur Dyspnoe. Die Bildung von *Aszites* (als Ergebnis einer Zirrhose; Flüssigkeitsansammlung von der Leber im Peritonealraum) kann enorm sein. Das extrem gespannte Abdomen kann die Bewegungen des Zwerchfells beeinflussen. Dies führt zu einer schwierigeren oder sogar schmerzhaften Atmung.

Da die normale Funktion der Leber die Produktion von Gerinnungsfaktoren und die Reinigung des Blutes von Bilirubin (einem Nebenprodukt des Abbaus alter roter Blutzellen) beinhaltet, führen alle Erkrankungen der Leber zu einer Blutungsneigung, die in Form von Blutergüssen oder Petechien und/oder Gelbsucht der Haut sowie der Skleren in Erscheinung tritt.

Definition

Hepatitis: Entzündung der Leber, die unterschiedliche Ursachen haben kann: Viren, Bakterien, Medikamente oder Toxine.

Zirrhose: Chronische Lebererkrankung, die eine Vielzahl von Ursachen haben kann: Ernährungsdefizite, Alkoholkonsum oder eine vorangegangene virale oder bakterielle Entzündung.

Aszites: Ansammlung von seröser Flüssigkeit aus der Leber in der Abdominalhöhle.

Gallenblase

Die Gallenblase liegt unter dem rechten Leberlappen und ist außerdem von der Leberkapsel umgeben. Sie speichert und konzentriert die Gallenflüssigkeit, die für die Verdauung von Fetten notwendig ist. Die Galle wird in einer röhrenähnlichen Struktur gesammelt, dem Gallenblasengang. Dieser vereinigt sich mit dem Lebergallengang, der die Galle der Leber sammelt, zum Hauptgallengang (Ductus choledochus). Der Gallengang erstreckt sich von der Gallenblase über das Abdomen zur linken Seite, passiert das Pankreas und verbindet sich mit dem Pankreasgang am Sphincter Oddi (▶ *Abbildung 8.5*).

Wenn sich ein Stein gebildet hat (aufgrund der hohen Konzentration der Gallenflüssigkeit), versucht der Körper, ihn durch Kontraktionen und Peristaltik gemeinsam mit der restlichen Gallenflüssigkeit weiterzutransportieren. Wenn der Stein sich irgendwo entlang des Ganges festsetzt, kommt es zur Obstruktion, die dann Schmerzen verursacht. Der initiale Schmerz wird oftmals als „intermittierend", „krampf- oder kolikartig" und „dumpf" beschrieben. Die Schmerzen können innerhalb von 30 bis 60 min nach der Nahrungsaufnahme auftreten, insbesondere bei Essen mit einem hohen Fettgehalt.

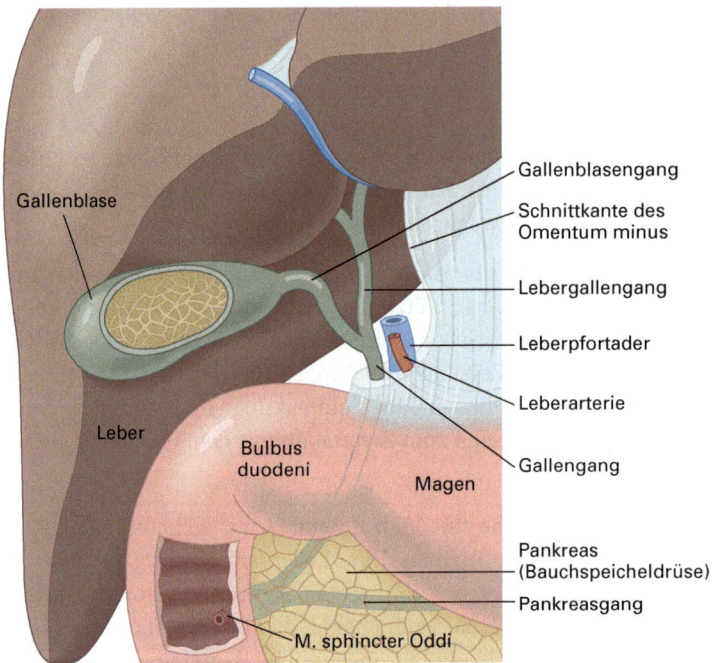

Abbildung 8.5: Gallenblase, Gallenblasengang, Lebergallengang, Ductus choledochus und Pankreasgang

Eine Obstruktion kann überall entlang des Gallenblasengangs, des Lebergallengangs, des Gallengangs oder am Sphincter Oddi auftreten. Die resultierenden Schmerzen können entlang der gesamten Länge des Gallengangs ausstrahlen, von rechts nach links, oder sie können an der Gallenblase selbst lokalisiert sein oder auf jedem Punkt entlang der gesamten Länge des Ganges. Wenn die Schmerzen bei der Gallenblase oder innerhalb des Lebergallengangs lokalisiert sind, dann strahlen sie in das rechte Schulterblatt oder in den Rücken zwischen die Schulterblätter aus. Der Patient kommt nicht zur Ruhe. Da Bewegung nicht mit Schmerzen verbunden ist, kann der Patient auf und ab gehen. Wenn der Zustand unbehandelt bleibt, dann können die Kontraktionen des Gallengangs einen Zug auf das Peritoneum ausüben, der Schmerzen verursacht, die einen parietalen Charakter annehmen und außerdem konstant und stechend sind.

Bei manchen Patienten mit einer Obstruktion durch Gallensteine kann der Rückfluss der Galle eine chemische Reizung und eine Entzündung der Gallenblase verursachen (*Cholezystitis*), die mit Schmerzen im oberen Abdomen oder, weitergeleitet, im Rücken oder in der rechten Schulter einhergehen sowie u.a. auch mit Übelkeit und Erbrechen. Wenn dieser Zustand akut ist, dann können Fieber und Gelbsucht die Folge sein. Tritt die Obstruktion am Sphincter Oddi auf, dann kann auch das Pankreas verlegt werden und sich entzünden.

> **Definition**
>
> **Cholezystitis:** Entzündung der Gallenblase.

Übertragungsschmerzen zur rechten Regio hypochondrica

Schmerzen im rechten Hypochondrium können das Ergebnis eines Übertragungsschmerzes sein, der die Folge einer *Pleuritis* oder *Pneumonie* in der rechten Pleurahöhle ist. Schmerzen in diesem Bereich in Kombination mit Keuchen und Rasselgeräuschen erfordern eine weitere Anamneseerhebung und eine pulmonale Einschätzung. Eine gründliche Einschätzung einschließlich einer Auskultation der Lungengeräusche wird dabei helfen, zwischen einem Übertragungsschmerz und Schmerzen, die von darunter liegenden Organen verursacht werden, zu unterscheiden. Für eine Diskussion über Atemwegserkrankungen und eine schwierige Atmung lesen Sie in *Kapitel 5* nach.

8.3.2 Regio epigastrica

Die Organe im Epigastrium sind der Magen und das Pankreas, mit weitergeleiteten Schmerzen vom Herz und dem Blinddarm.

Magen

Der Magen ist ein muskuläres, sackähnliches Organ, das wie ein gedehntes „J" geformt ist. Er liegt hauptsächlich in der epigastrischen Region der Bauch- und Beckenhöhle, direkt unter dem Zwerchfell, und ist mit dem Ösophagus am oberen Ende durch den Ösophagussphinkter verbunden und unten mit dem Dünndarm durch den Magenpförtner. Ösophagus und vagaler Nerv treten durch eine Öffnung durch das Zwerchfell hindurch.

Gelegentlich ist die Öffnung im Zwerchfell geschwächt; dann kann der Magen in den Thorax hineinragen. Dieser Zustand wird als „Hiatushernie (Zwerchfellbruch)" bezeichnet. Es gibt zwei Arten der Hiatushernie: den Gleitbruch (90% der Zwerchfellbrüche) und den paraosophagealen (rollenden) Zwerchfellbruch. Beide verursachen Schmerzen und Unwohlsein. Eine gleitende Hernie bewegt sich auf und ab und wird daher durch die Körperposition beeinflusst. Im Stehen rutscht der Magen zurück in das Abdomen; dadurch werden die Schmerzen gelindert, während Liegen oder jede Einengung um die Taille das Unwohlsein steigern. Eine gleitende Hernie geht mit Reflux und einer Irritation des Ösophagus einher.

Eine Ausbuchtung der größeren Krümmung des Magens durch eine sekundäre Öffnung im Zwerchfell wird als „paraösophageale Hernie" bezeichnet. In diesem Fall liegt der Bruch entlang des Ösophagus. Während Reflux unüblich für diese Hernienart ist, wird der mukosale Blutfluss behindert, und die Obstruktion kann zur Entstehung einer Gastritis und zur Geschwürbildung führen.

Die äußere Oberfläche des Magens wird durch das Peritoneum bedeckt, das sich mit einem Paar Mesenterien fortsetzt, dem großen Omentum (Netz; ein Ort für Fettablagerungen, die die abdominalen Organe beschützen) und dem kleinen Omentum.

Der Magen ist mit Zellen ausgestattet, die Schleim produzieren und die Magenwand so vor Säuren, Enzymen und aggressiven Stoffen schützen. Magendrüsen sondern Salzsäure, Enzyme und den Intrinsischen Faktor ab (eine Substanz, die es dem Körper ermöglicht, Vitamin B_{12} zu absorbieren). Wenn aus irgendwelchen Gründen der Schleimhautschutz insuffizient oder nicht vorhanden ist, dann tritt eine Entzündung der gastrischen Schleimhaut auf, die als „Gastritis" bezeichnet wird. Wenn Magensäure und Enzyme die Magenauskleidung oder proximale Teile des Dünndarms zerfressen, dann formt sich dort ein kleiner Krater. Eine häufige Ursache für einen insuffizienten oder fehlenden Schleimhautschutz ist die Einnahme von Medikamenten, wie NSAR (z.B. Ibuprofen [Motrin], Naproxen [Naprosyn], Aspirin) oder Cox-2-Inhibitoren (z.B. Celecoxib [Celebrex]). Das Erheben einer medikamentösen Patientenvorgeschichte ist deshalb besonders wichtig.

Wenn einmal die normalen Abwehrmechanismen des Magens verletzt wurden, ist ein normales ansässiges Bakterium, Helicobacter pylori, verantwortlich für die Bildung von Geschwüren an der Stelle des Kraters (*Ulcuskrankheit*). Sowohl die Gastritis als auch Magengeschwüre sind schmerzhaft, mit lokalisierten, stetigen, brennenden Schmerzen im Epigastrium. Wenn schwerwiegend, kann das Geschwür die Magenwand perforieren und Blutungen oder das Auslaufen von Mageninhalt in den Peritonealraum verursachen; das Resultat sind Anzeichen peritonealer Irritation. Peritonealschmerzen können besonders auf der Seite der Perforation ausgeprägt sein. Daher können Schmerzen in der epigastrischen Region bzw. dem rechten oder linken Hypochondrium hinweisend sein.

Chemische und mechanische Irritationen des Magens oder des proximalen Dünndarms führen meistens zu Erbrechen. Erbrechen ist unspezifisch für irgendeine bestimmte Erkrankung; allerdings weist wiederholtes und andauerndes Erbrechen auf eine Obstruktion, auf eine sich ausbreitende Peritonitis oder auf eine schwere, anhaltende Reizung der Magenschleimhaut hin, wie sie z.B. bei der Gastritis oder durch Toxine aufgrund einer Lebensmittelvergiftung zu beobachten ist. Es ist wichtig, nach dem Charakter des Erbrechens zu fragen: Mageninhalt und die gallige grüne Farbe aus dem Dünndarminhalt werden als „normal" betrachtet. Helles Rot, „kaffeesatzartiges", verdautes Blut oder das dreckige Gelb als Vorläufer des fauligen, kotartigen Erbrechens infolge einer Darmobstruktion sind auffällig, mit einer hohen Wahrscheinlichkeit für eine akute oder potenzielle Lebensbedrohung. Mehr Informationen hierzu finden Sie in *Kapitel 9*.

Pankreas

Das Pankreas ist ein kaulquappenförmiges solides Organ mit einer Länge von ca. 20 cm. Es liegt unterhalb des und parallel zum Magen, wobei sein Kopf in der Kurve des Zwölffingerdarms steckt und sein Schwanz die Milz berührt. Ein geschwollenes, gereiztes Pankreas führt meist zu einer Reizung des Peritoneums. Der resultierende Schmerz kann sich plötzlich entwickeln und ist konstant und intensiv. Weil das Pankreas sowohl im peritonealen als auch im retroperitonealen Raum liegt, wird der assoziierte, ausstrahlende Schmerz oft als „sich durch den Rücken bohrend" beschrieben. Der Patient fühlt sich wohler, wenn er ruhig mit angezogenen Knien liegt. Wenn der Prozess fortschreitet, dann wird der Schmerz in der Rückenlage oft schlimmer und kann gelindert werden, wenn der Patient sich nach vorn lehnt.

Das Pankreas sondert Verdauungsenzyme ab, um primär Proteine zu verdauen und komplexe Kohlenhydrate aufzuspalten; zudem kontrolliert es den Blutzuckerspiegel durch die Produktion von Insulin und Glucagon.

Die Verdauungsenzyme sind normalerweise inaktiv, bis sie in den Darm abgesondert werden, wo sie durch die alkalische Umgebung aktiviert werden. Wenn allerdings eine Blockade auftritt und sich große Mengen Verdauungsenzyme im Pankreas sammeln, dann wird die pankreatische Sekretion schnell aktiviert. Einmal aktiviert, beginnen die Enzyme buchstäblich, das Pankreas selbst zu verdauen.

> Wenn sich eine große Menge Verdauungsenzyme im Pankreas ansammelt, dann beginnen die Pankreassekrete, das Pankreas selbst zu verdauen.

In den meisten Fällen ist nur ein Teil des Pankreas betroffen; der Prozess der Selbstverdauung ist dadurch selbstlimitierend. In 10 bis 15 % der Fälle allerdings klingt der Prozess nicht ab, und das Ergebnis sind schwere Nekrosen und Blutungen. Diese Patienten sehen „vergiftet" aus und sind extrem krank. Da das Pankreas sowohl im Peritoneal- als auch im Retroperitonealraum liegt, durchdringen die Toxine und aktivierten Pankreasenzyme aus dem pankreatischen Exsudat das Retroperitoneum und gelangen meist auch nach vorn in die Peritonealhöhle. Der resultierende Schmerz wird meist als „intensiver Abdominalschmerz" beschrieben, der sich bis zum Rücken „durchbohrt" oder sich „wie ein Messer im Rücken" anfühlt. Bei einer hämorrhagischen Pankreatitis kann sich Blut im Retroperitonealraum ansammeln, das Blutergüsse in den Flanken (Turner-Zeichen), im periumbilikalen Bereich (Cullen-Zeichen) oder in beiden Bereichen verursacht.

Diese Toxine und Enzyme verursachen ein chemisches Brennen und steigern die Permeabilität der Blutgefäße. Dieser Zustand führt zu dem Phänomen des *dritten Raumes*, der eine Hypovolämie und einen Schock erzeugt. Die Zirkulation aktivierter Enzyme kann das Gewebe direkt beschädigen, verursacht Blutungen, Atemversagen (durch Verletzung der alveolären Membranen der Lunge) und/oder ein kardiales Versagen (z.B. durch zirkulierende myokardiale Dämpfungsfaktoren). Ein septischer Schock ist nicht unüblich, wenn die Verätzung und die Selbstverdauung durch Proteinenzyme die Wände des Darmes beschädigen, die Durchlässigkeit erhöhen und den Austritt von Darminhalt verursachen. Wenn der Gewebeschaden umfangreich ist, dann ist die endokrine Funktion ebenfalls beeinträchtigt; das Ergebnis ist eine Hyperglykämie.

> **Definition**
>
> **Phänomen des dritten Raumes:** Verlust von Flüssigkeit des vaskulären und/oder intrazellulären Raumes in das Interstitium.

Übertragungsschmerzen zur Regio epigastrica

Eine weitere Ursache für Schmerzen im Epigastrium sind Schmerzen, die vom Herz weitergeleitet werden. Das Vagusnervbündel und die Lage des Herzes, auf der Wölbung des Zwerchfells über dem Magen „sitzend", sind dafür mitverantwortlich. Der Vagusnerv innerviert das leitende Vorhofgewebe am Sinusknoten und den atrioventrikulären Knoten und verläuft weiter hinter dem Herz durch eine Öffnung im Zwerchfell (entlang des Ösophagus), um dabei auch den Magen und den Dünndarm zu innervieren. Die unmittelbare Nähe des infarzierten Myokardgewebes zu den Vagusnervfasern stimuliert den vasovagalen Reflex, der Verdauungsstörungen, Übelkeit und Erbrechen verursacht.

> **Praxistipp**
>
> Eine Erkrankung des Pankreas kann mit Verletzungen der alveolären Membranen der Lunge (meist auf der linken Seite) einhergehen; die Lungengeräusche können dann ein Keuchen oder Rasselgeräusche beinhalten.

In der Anfangsphase ist der Schmerz einer *Appendizitis* viszeral und schwer lokalisierbar. Er wird zur epigastrischen oder Nabelregion weitergeleitet und ist typischerweise dumpf, schwach und in manchen Fällen intermittierend. Der Schmerz wird typischerweise akuter und unterscheidbarer in Fällen einer erheblichen Obstruktion. Wenn der Entzündungsprozess und/oder die Obstruktion fortschreiten und Bakterien die Wand des Blinddarms penetrieren, dann wird der Schmerz letztendlich besser lokalisierbar und konstant. Dieser Vorgang kann einige Stunden oder bis zu einem Tag dauern. Weitere Informationen über den Blinddarm und die Appendizitis siehe weiter unten in diesem Kapitel.

8.3.3 Linke Regio hypochondrica

Das linke Hypochondrium beinhaltet das Pankreas (zuvor besprochen) und die Milz, die Schmerzen aus dem linken Pleuraraum weiterleitet.

Milz

Die Milz ist ein solides Organ, das zwischen dem Magen und der linken Niere unter dem Zwerchfell liegt. Die erwachsene Milz ist eher flach, etwa 2,5 bis 3,8 cm dick, und hat ungefähr den Umfang der Hand eines Erwachsenen. Sie ist von einer Kapsel umgeben und ist an einem Bündel von Blutgefäßen aufgehängt. Die Kapsel erlaubt der Milz, anzuschwellen und sich auszudehnen. Wenn die Kapsel gereizt ist – durch Schwellung, chemische Reizung oder Infektion – oder ein Infarkt auftritt, wenn der Blutfluss verlegt ist (z.B. bei obstruktiver Sichelzellenkrise), dann wird der Schmerz meist als „gleichmäßig" und „dumpf" wahrgenommen. Aufgrund der unmittelbaren Nähe der Milz zum Zwerchfell breitet sich die Reizung häufig auf die Aufzweigung des linken N. phrenicus aus und verursacht Übertragungsschmerz, der meist in den linken Hals und die Schulter ausstrahlt.

Normalerweise kann die Milz aufgrund ihrer posterioren Lage nicht palpiert werden. Sie wird posterior von Muskeln und den Rippen umgeben, anterior vom Magen und den Muskeln und lateral von den Rippen.

Die Aufgabe der Milz ist es, abnorme Blutzellen und andere Komponenten des Blutes aus dem Kreislauf zu entfernen. Sie ist ebenfalls zur Prävention von Infektionen wichtig und hilft bei der Immunreaktion. Weil die Milz extrem gut durchblutet und von Kapillargefäßen durchdrungen ist, die hochgradig durchlässig und mit einer großen Anzahl von Makrophagen ausgekleidet sind, arbeitet sie bei der „Reinigung" des Blutes von alten oder beschädigten Blutzellen, Bakterien und Fetzen von Viren sehr effizient und gründlich.

In Ausnahmefällen verursachen gewissen Zustände oder Infektionen (z.B. Mononukleose) eine Schwellung der Milz. Das Ergebnis ist ein dumpfer Schmerz, in der Regel bei Palpation. Ein rasches Anschwellen der Milz kann einen Übertragungsschmerz zur linken Schulter verursachen, der unabhängig von der Körperposition ist. Die Schwellung kann so ausgeprägt sein, dass bereits relativ leichter Körperkontakt oder starkes Husten eine Ruptur der Milz verursachen können. Solange die Kapsel relativ intakt ist, ist die Blutung kontrolliert, und der Schmerz kann als „konstant" wahrgenommen werden. Die Ruptur der Kapsel wird meist als scharfer, intensiver Schmerz empfunden, der dann nachlässt, nur um später intensiver zurückzukehren. Wegen der extensiven Durchblutung kann eine Blutung aufgrund einer rupturierten Milz stark sein. Unabhängig davon, ob eine geschwollene Milz wirklich rupturiert oder nicht, nehmen die Abdominalschmerzen in ihrer Intensität gleichmäßig zu und werden von einer Synkope, posturaler Hypotonie, Übertragungsschmerzen in die linke Seite des Halses bzw. die Schulter und Anzeichen einer peritonealen Reizung begleitet. Wenn die Milzkapsel ausläuft, können Anzeichen und Symptome eines Schocks nicht gleich offensichtlich sein, insbesondere wenn der Patient liegt. Orthostatische Blutdrucktests sollten als Vororttest auf Volumenverlust durchgeführt werden.

Die Milz ist zum Überleben nicht notwendig; allerdings braucht die Leber Zeit, um die zusätzliche Arbeit der Milz zu übernehmen. Während dieser Zeit ist der Körper für Infektionen anfällig, insbesondere für eine Pneumokokkeninfektion. Die Sepsis ist eine ernsthafte mögliche Folge. Eine Sepsis wird am häufigsten innerhalb des ersten Jahres nach der Entfernung der Milz beobachtet und präsentiert sich mit der Vorgeschichte einer Infektion der oberen Atemwege, die „einfach nicht besser wurde".

Übertragungsschmerzen zur linken Regio hypochondrica

Auch Schmerzen im linken Hypochondrium können sich als Übertragungsschmerz, verbunden mit einer *Pleuritis* oder *Pneumonie* in der linken Pleurahöhle, erweisen, ähnlich wie Übertragungsschmerz in das rechte Hypochondrium aufgrund einer Pleuritis oder Pneumonie in der rechten Pleurahöhle. Schmerzen in diesem Bereich bei gleichzeitiger Anwesenheit von lokalisierbarem Giemen oder Rasselgeräuschen erfordern eine weiter gehende Ananmeseerhebung und eine pulmonale Untersuchung. Eine gründliche Beurteilung inklusive der Auskultation von Lungengeräuschen wird Ihnen helfen, zwischen einem Übertragungsschmerz und dem eigentlichen Organschmerz unterscheiden zu können. Respiratorische Erkrankungen und Atembeschwerden werden in *Kapitel 5* behandelt.

8.3.4 Regio umbilicalis und Regio hypogastrica

Die Nabelgegend beinhaltet den Dünndarm, den Dickdarm und die Aorta. Übertragungsschmerzen können, wie vorher beschrieben, vom Blinddarm herrühren. Im Hypogastrium befinden sich die Blase und die Aorta. Schmerzen im Rahmen einer Darmobstruktion können dorthin weitergeleitet werden. Zusammen werden diese Bereiche oftmals als das „zentrale Abdomen" bezeichnet; etliche Krankheitszustände manifestieren sich mit Schmerzen in diesem Bereich.

Dünndarm

Der Dünndarm ist ein muskuläres, schlauchförmiges Hohlorgan, das mit einer Reihe von fingerähnlichen Erhebungen ausgekleidet ist, den Zotten, die wiederum mit Mikrovilli bedeckt sind, die die Nährstoffe absorbieren. Der Dünndarm hat beim Magen einen Durchmesser von etwa 4 cm, am Übergang zum Dickdarm (Kolon) von etwa 2,5 cm. Vom Magen bis zum Dickdarm ist der Dünndarm in drei Abschnitte untergliedert: das Duodenum, das Jejunum und das Ileum.

Am Übergang, zwischen dem Duodenum und dem Jejunum liegt eine Struktur, die als das „Treitz-Band" bezeichnet wird. Normalerweise kommt es zum Erbrechen durch eine Reizung oder Entzündung oberhalb des Treitz-Bandes, während dieselbe Reizung oder Entzündung unterhalb des Treitz-Bandes Diarrhoe (Durchfall) verursacht. Die Obstruktion des Dünndarms führt zu einer Ausnahme: Die Ansammlung von Darmsekreten kann eine rückwärtsgerichtete Peristaltik und Erbrechen verursachen.

Eine Entzündung des Darmes (*Enteritis*) kann im Ileum (als *Ileitis*) oder im Kolon (als *Kolitis*) lokalisiert sein. „*Gastroenteritis*" ist ein allgemeiner Begriff, der sich auf die Entzündung des gesamten Gastrointestinaltrakts bezieht und durch Erbrechen, gefolgt von Diarrhoe, charakterisiert wird. „*Chronisch-entzündliche Darmerkrankung*" ist ein Überbegriff, der sich sowohl auf die Colitis ulcerosa als auch auf den *Morbus Crohn* ebenso wie auf andere entzündliche Zustände bezieht. Colitis ulcerosa und Morbus Crohn sind chronische Erkrankungen, die primär den Dickdarm betreffen. Da der Darm ein zur Peristaltik fähiges Hohlorgan ist, führt eine Reizung der Auskleidung meist zu einer Hyperperistaltik. Der resultierende Schmerz wird als „periodisch", „krampf- oder kolikartig" und „dumpf" beschrieben. Dieser Zustand führt oft zur Diarrhoe. Das Risiko für jeden Patienten mit Diarrhoe ist ein Flüssigkeits- und Elektrolytungleichgewicht.

Bakterielle, virale oder Protozooninfektionen des Dünndarms oder des Kolons, wie z.B. mit Giardien, verursachen meist akute Phasen von Diarrhoe, die einige Tage oder länger dauern.

Definition

Enteritis: Entzündung des Darmes.

Illeitis: Entzündung des Ileums.

Kolitis: Entzündung des Kolons (Dickdarm).

Gastroenteritis: Entzündung des Gastrointestinaltrakts.

Chronisch-entzündliche Darmerkrankung: Krankheitskomplex, der eine chronische Entzündung des Dünn- oder Dickdarms verursacht; Kolitis.

Morbus Crohn: Eine chronische entzündliche Erkrankung, die überall im Verdauungstrakt auftreten kann, meist im Dickdarm, und sich gelegentlich in den Dünndarm ausbreitet.

Die Art der Diarrhoe und ihre Dauer werden als Folge der Einwirkungen der eingedrungenen Organismen gesehen. Bei Erkrankungen wie Cholera binden sich die Bakterien an die Darmauskleidung und setzen Toxine frei, die eine massive Flüssigkeitsabsonderung über das *Darmepithelium* stimulieren. Ohne Behandlung kann der Patient nach wenigen Stunden an einer akuten Dehydratation sterben.

Bei Erkrankungen wie einer infektiösen Enteritis (häufig, aber fälschlicherweise als „Lebensmittelvergiftung" bezeichnet) schädigen Bakterien, wie Salmonellen oder Shigella, oder das Enterotoxin der Staphylokokken die Darmauskleidung schnell; dies verursacht ein abruptes Einsetzen von Übelkeit und Erbrechen, gefolgt von einer wässrigen Diarrhoe. Es wird angenommen, dass der Nutzen von wässriger Diarrhoe darin liegt, die Toxine oder Reizstoffe auszuschwemmen. Die Diarrhoe beginnt meist plötzlich, innerhalb von zwei bis acht Stunden nach der Einnahme von kontaminierter Nahrung. Die Symptome beginnen in der Regel mit Übelkeit, Erbrechen und Abdominalschmerzen, die als „krampf- oder kolikartig" und „periodisch" beschrieben werden, gefolgt von Diarrhoe.

In manchen Fällen ist die Reizung der Epithelauskleidung so extrem, dass dadurch ein Absterben der Darmzotten und eine blutige Diarrhoe, insbesondere mit einem speziellen, fauligen Geruch, verursacht werden. Das Absterben der Darmzotten wird oft durch Fetzen von blassrosafarbenem Gewebe im Stuhl offensichtlich.

Die Verschorfung kann vor dem Blutverlust auftreten. In diesem Fall sind der Blutverlust, der Verlust von Körperwasser und das Elektrolytungleichgewicht die Hauptprobleme. Wichtig im Zusammenhang mit dem Erheben der Patientengeschichte ist das Ermitteln eines möglichen Zusammenhangs zwischen dem Beginn der Symptome und der Aufnahme von Essen und Wasser, dem Fortschreiten der Symptome und der Frequenz des Stuhlgangs in einem bestimmten Zeitraum sowie der Art der Diarrhoe (z.B. Vorhandensein von Blut oder Gewebe im Stuhl).

Gelegentlich wird der Dünndarm verlegt; das Resultat ist eine Aufblähung des Darmes selbst. Die Schmerzen beginnen intermittierend und krampf- oder kolikartig. Die Peristaltik nimmt beim Versuch zu, die Obstruktion zu umgehen. Wird die Obstruktion nicht behoben, verursacht die Spannung des Darmes letztendlich eine Reizung des Peritoneums, die zu einem stetigen, schwer zu lokalisierenden Schmerz führt, der an Intensität zunimmt. Wenn die Spannung fortschreitet, dann wird das Gewebe des Darmes schließlich durchlässig, und das Ergebnis ist die Bewegung von Bakterienfetzen, oder anderem Darminhalt durch die Darmwand in den Peritonealraum. Ein Anzeichen einer Reizung des Peritoneums ist, dass die Patienten in der Embryonalstellung liegen, auf der Seite liegend mit angezogenen Knien; diese Stellung schränkt die Bewegung des Peritoneums ein. Eine flache Atmung und Beschwerden darüber, dass Husten die Schmerzen verschlimmert, sind ebenfalls charakteristisch für eine Reizung des Peritoneums. Der Patient kann über Abdominalschmerzen klagen, die als intermittierende, kolikartige Schmerzen begonnen haben und zu konstanten Abdominalschmerzen fortgeschritten sind, als die Reizung des Peritoneums aufgetreten ist. Es kann aufgrund der Spannung eine Masse palpierbar sein. Die Lokalisation der tastbaren Masse wird durch die Lage der Obstruktion bestimmt. Ob es zum Erbrechen kommt, hängt von der Ansammlung der Sekrete ab. Je schneller sich die Sekrete ansammeln, desto häufiger ist das Erbrechen und desto kränker wird der Patient. Schließlich kann es aufgrund der Spannung des Darmes zur Sepsis kommen. Ein septischer Schock tritt häufig bei einer unbehandelten Darmverlegung auf.

Als eine Konsequenz eines Gefäßverschlusses oder einer Durchblutungsstörung des Mesenteriums aufgrund einer Gerinnselbildung oder einer verlängerten sympathischen Stimulation (z.B. Dauerkonsum von Metamphetaminen) kann es zur Ischämie oder einem Infarkt des Darmes kommen. Die Schmerzen sind dann intensiv und konstant und steigern sich in ihrer Intensität innerhalb eines kurzen Zeitraums. Es kann eine ausgedehnte Druckempfindlichkeit des Abdomens bei Palpation bestehen; jedoch stehen die beschriebenen Schmerzen in der Regel in keinem Verhältnis zu der Schmerzempfindlichkeit, die bei Palpation wahrgenommen wird, und sind schwer lokalisierbar.

> Patienten mit einer Darmischämie oder einem Darminfarkt können sich in extremen Fällen über schreckliche Schmerzen beschweren. Sie winden sich oft aufgrund der Schmerzen.

Patienten unterscheiden sich in diesem Zustand im Erscheinungsbild: Einige klagen im Extremfall über schreckliche Schmerzen und winden sich meistens vor Qualen. Andere, insbesondere ältere Menschen, haben nur milde Symptome trotz einer verheerenden, zugrunde liegenden Erkrankung. Erbrechen kommt häufig vor, und eine Diarrhoe kann frühzeitig auftreten. Letztlich wird der Stuhl aufgrund der Nekrose des Darmes blutig.

Dickdarm

Der hufeisenförmige Dickdarm, auch „Kolon" genannt, beginnt am Ende des Ileums und endet beim Anus. Er liegt unter dem Magen und der Leber und umrahmt fast vollständig den Dünndarm.

Die Reizung des Dickdarms hat viele derselben Eigenschaften, wie sie bei einer Reizung des Dünndarms vorhanden sind, wie z.B. eine gesteigerte Peristaltik mit als „intermittierend", „krampf- oder kolikartig" beschriebenen Schmerzen. Die Schmerzen können, müssen aber nicht von Diarrhoe begleitet werden. Blutige Diarrhoe tritt häufiger bei einer entzündlichen Darmerkrankung auf. Erbrechen ist in diesem Zusammenhang selten.

Eine Obstruktion führt zu einer Aufblähung des Abdomens, die wahrnehmbar ist, wenn sie über einen längeren Zeitraum unbehandelt bleibt. Die Ursachen können von einer relativ harmlosen Obstruktion, wie z.B. einer Obstipation (Verstopfung), bis hin zu einer ernsthaften Erkrankung, wie einem kompletten Darmverschluss, reichen. Die resultierenden Schmerzen beginnen als ein intermittierender, krampf- bzw. kolikartiger Schmerz. Wenn die Obstruktion nicht behandelt wird, dann entzündet sich das parietale Peritoneum; daher werden die Schmerzen als „konstant" und „lokalisiert" beschrieben, als Ergebnis einer nahe gelegenen Reizung des Peritoneums.

Divertikel entstehen, wenn verschiedene Bereiche der muskulären Wand des Kolons geschwächt sind und sich kleine Taschen in der Schleimhaut entwickeln, die nach außen gedrückt werden. Dieser Zustand ist als *„Divertikulose"* bekannt. Die Schmerzen von entzündeten Divertikeln (*Divertikulitis*), sind den Schmerzen einer Appendizitis sehr ähnlich. Am Anfang des Erkrankungsprozesses ist der Schmerz viszeral und schwer lokalisierbar, mit ausstrahlenden Schmerzen in das Hypogastrium (anstatt in das Epigastrium oder in die Nabelregion, wie bei der Appendizitis). Im späteren Verlauf wird der Schmerz zur betroffenen Region der entzündeten Divertikel hin lokalisierter, am häufigsten im linken unteren Quadranten. Ein weiteres Merkmal ist die ausgeprägte Veränderung der Darmbeschaffenheit, in den meisten Fällen mit Diarrhoe und Fieber. Es kann eine Blutung vorhanden sein, die aber nicht immer offensichtlich ist. Die Blutung kann auch massiv sein.

> **Definition**
>
> **Divertikel:** Taschen in der Organwand.
>
> **Divertikulose:** Das Vorhandensein von Divertikeln.
>
> **Divertikulitis:** Entzündung der Divertikel. Eine Perforation der entzündeten Divertikel im Kolon führt zu einem Austritt der Erreger in den Peritonealraum.

Die Gefahr der Divertikulitis liegt, ähnlich wie bei der Appendizitis, in der Perforation der Divertikel. Der Austritt von Bakterien in den Peritonealraum verursacht Anzeichen einer peritonealen Reizung mit konstanten, stechenden Schmerzen und letztendlich einem angespannten, steifen Abdomen. Der Patient kann akut krank sein. Aufgrund des Phänomens des dritten Zwischenraums ist die Dehydratation eine Hauptgefahr des Prozesses.

Die Divertikulitis tritt häufiger bei älteren Erwachsenen auf, kommt allerdings auch bei Personen vor, die jünger als 50 Jahre sind. Sie wird häufiger bei jenen Menschen festgestellt, deren Diäten ballaststoffarm sind und die einen erhöhten intrakolischen Druck haben.

Aorta

Die abdominale Aorta wird als Hohlorgan betrachtet, das sich primär in den Retroperitonealraum erstreckt. Sie zeigt keine peristaltische Bewegung, aber sie besitzt die Fähigkeit zu kontrahieren. Ihre drei Schichten beinhalten Nervenfasern, die sowohl auf Dehnen als auch auf Reißen sensibel reagieren. Das häufigste Problem im Zusammenhang mit der Aorta, das Abdominalschmerzen verursacht, ist ein *Aneurysma*. Ein Aortenaneurysma ist eine pathologische Weitung der Aorta.

Es gibt drei Hauptarten des Aortenaneurysmas: Die häufigste ist die fusiforme, die eine symmetrische Weitung der Aorta darstellt. Bei der zweiten Art, der sakkulären, betrifft die Weitung hauptsächlich eine Wandschicht. Da diese beiden Arten sich generell schrittweise bilden, sind sie dafür berüchtigt, keine Schmerzen während des Bildungsprozesses und der Vergrößerung zu verursachen, bis das Aneurysma tatsächlich rupturiert oder genug Blut ausgelaufen ist, um die Symptome hervorzurufen. Eine Synkope kann das erste Symptom sein. Schließlich können Schmerzen vorhanden sein; diese werden als „stetig", „intensiv" und „bohrend" beschrieben.

Eine dritte Art des Aneurysmas, das dissezierende Aneurysma, tritt auf, wenn ein Riss in der Intima der Aorta die erkrankte mediale Schicht dem systemischen Blutdruck aussetzt (▶*Abbildung 8.6*). Das Blut, das unter einem höheren arteriellen Druck steht, zwingt die beiden Schichten auseinander. Dieses gewaltsame Auseinanderreißen kann intensive Schmerzen verursachen. Die Begriffe, die verwendet werden, um diese Art von Schmerz zu beschreiben, sind „reißend", „zerreißend" oder „schneidend". Die Dissektion kann ebenso am thorakalen Teil der Aorta auftreten und sich auf das Abdomen ausbreiten; dies kann sowohl Brust- als auch Abdominalschmerzen verursachen.

Die Lage des Aneurysmas bestimmt den Ort, an dem die Schmerzen auftreten. Die häufigste Lokalisation eines Aneurysmas liegt zwischen den Nierenarterien und der Bifurkation (Gabelung) der Iliakalarterien. An dieser Stelle kann der Schmerz als schwacher Abdominalschmerz beginnen und in den Rücken ausstrahlen. Allerdings tritt der Schmerz normalerweise in der lumbosakralen Region des Rückens auf und kann von hinten nach vorn als schwacher Abdominalschmerz empfunden werden oder distal die Aorta entlang ausstrahlen. Wo die Schmerzen beginnen, hängt davon ab, an welcher Stelle sich die größte Erweiterung der Aorta befindet.

Wenn das Aneurysma allerdings an den Nierenarterien auftritt, dann kann der Schmerz in der Flanke lokalisiert sein und als „zur betroffenen Seite hin ausstrahlend" beschrieben werden. Wenn das Aneurysma über der iliakalen Bifurkation lokalisiert ist, kann der Schmerz als „in eines oder in beide Beine bzw. in die Leiste ausstrahlend" beschrieben werden. Sind die Beine betroffen, dann können Veränderungen des Hautkolorits und schwache bis fehlende Fußpulse beobachtet werden.

Normalerweise kann die Aorta nicht palpiert werden.
Allerdings kann manchmal das Aneurysma als pulsierende Masse ertastet werden.

Normalerweise kann die Aorta nicht palpiert werden. Allerdings kann manchmal das Aneurysma als pulsierende Masse ertastet werden, wenn es einen Durchmesser von mehr als 5 bis 6 cm hat, abhängig von der Art des Aneurysmas, vom systolischen Druck und vom Körperstatus des Patienten.

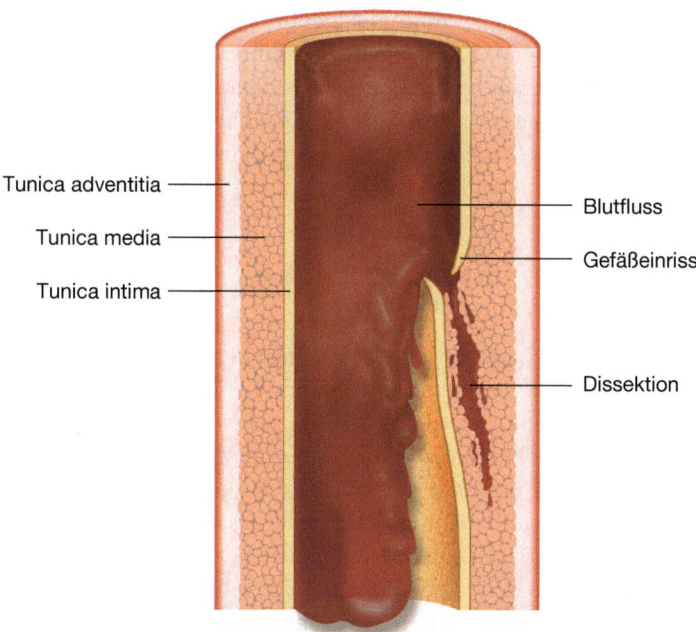

Tunica adventitia

Tunica media

Tunica intima

Blutfluss

Gefäßeinriss

Dissektion

Abbildung 8.6: Dissezierendes Aortenaneurysma

Es kann sich bei einer sanften Palpation ein ungewöhnliches, breites Pulsieren offenbaren, das auf beiden Seiten der Mittellinie wahrgenommen werden kann. Bei adipösen und hypotonen Menschen kann das Pulsieren jedoch sehr schwer ermittelbar sein. Aneurysmen können bei Palpation Schmerzen verursachen. Sie sind häufig undicht, bevor sie rupturieren, und können ohne Warnhinweise rupturieren; dadurch kommt es zu intensiven, gleichmäßigen Schmerzen. Blut sammelt sich häufig im Retroperitonealraum an; daher kann eine kleine Aufblähung des Abdomens zu erkennen sein, bis die vollständige Ruptur erfolgt. Blut im Retroperitonealraum kann im Flankenbereich in Form von Blutergüssen zu erkennen sein (Turner-Zeichen).

Ein Aneurysma ist eine ernsthafte Lebensbedrohung, die eine sofortige Versorgung und einen Transport erfordert.

Übertragungsschmerzen zur Regio umbilicalis und zur Regio hypogastrica

Übertragungsschmerzen in die Nabelregion oder in das Hypogastrium entstehen meist aufgrund einer *Darmobstruktion*. Das Abdomen kann proximal der Obstruktion bei Palpation gespannt und schmerzempfindlich sein.

8.3.5 Rechte und linke Regio lumbalis

Die Organe in diesem Bereich sind die Nieren und die mit ihnen verbundenen Harnleiter.

Nieren und Harnleiter

Die Niere ist ein solides Organ, umgeben von einer Kapsel. Ihre Aufgabe ist es, Blut zu filtern sowie Abbauprodukte und überschüssiges Körperwasser durch die Produktion von Urin aus dem Körper zu entfernen. Der Urin wird im Nierenbecken gesammelt, um anschließend über die Harnleiter in die Blase transportiert zu werden.

Weil die Niere von einer Kapsel umgeben ist, führen Schwellungen und Entzündungen der Niere selbst zu einer Ausdehnung der Kapsel und zu Schmerzen. Schmerzen sind auf der betroffenen Seite lokalisiert und aufgrund der retroperitonealen Lage der Nieren auch dahinter. Die Schmerzen werden als „dumpf" und „gleichmäßig" beschrieben. Blut oder Sekrete, die von der äußeren Oberfläche der Niere herstammen, sammeln sich häufig im Retroperitonealraum an. Blut und Sekrete, die sich im Inneren bilden, werden über die Harnleiter in die Blase transportiert.

Definition

Dysurie: Schmerzhafte oder erschwerte Blasenentleerung.

Wenn die Schwellung und Entzündung durch einen infektiösen Prozess entsteht, der Harn und Blase betrifft, dann kann *Dysurie* auftreten.

Der Harnleiter ist ein Hohlorgan, das peristaltische Bewegungen erzeugen kann. Wenn der Harnleiter blockiert ist, tritt eine Hyperperistaltik auf, um die Obstruktion zu überwinden. Die häufigste Ursache für eine Obstruktion ist ein Nierenstein. Nierensteine sind raue und unregelmäßig geformte Kristalle. Die Schmerzen entstehen, wenn der Kristall aufgrund der Hyperperistaltik aus dem Harnleiter herausgezwungen wird. Die scharfen Kanten des Kristalls zerreißen die Seiten des Harnleiters, wodurch es zu ausstrahlenden Schmerzen und Blut im Urin kommt. Die Schmerzen sind auf einer Seite lokalisiert und werden als „intermittierend" und „krampf- oder kolikartig" wahrgenommen. Sie können über die gesamte Länge des Harnleiters ausstrahlen. Der Patient kann angeben, dass die Schmerzen in die Leiste ausstrahlen.

Die Schmerzen werden nicht durch Bewegung beeinflusst. Der Patient kommt nicht zur Ruhe und ist nicht in der Lage, still zu sitzen. Wenn die Obstruktion nicht behandelt wird, dann intensivieren sich die Schmerzen. Dieser Zustand ist selten lebensbedrohlich; allerdings sind die Schmerzen extrem.

8.3.6 Rechte Regio lumbalis

Die rechte Leistengegend beinhaltet das aufsteigende Kolon und den Blinddarm und bei Frauen den rechten Eierstock und den Eileiter.

Blinddarm

Praxistipp

Aufgrund der Fähigkeit, sich winden und drehen zu können, kann ein entzündeter Blinddarm mehr posterior oder mehr auf der linken Seite als üblich lokalisiert sein. Diese abweichende Position kann zu einer atypischen Beschreibung der Appendizitis führen.

Die Appendix vermiformis (Wurmfortsatz) sitzt dem Caecum (Blinddarm) des Dickdarms entlang seiner posteromedialen Oberfläche auf. Der durchschnittliche Blinddarm ist bei einem Erwachsenen fast 9 cm lang. Seine Wände werden von lymphatischem Gewebe dominiert. Er ist nicht fest an die umgebenden Mesenterien gebunden und windet und dreht sich meist, wenn die muskulären Wände kontrahieren.

Definition

Appendizitis: Entzündung des Blinddarms.

Die Entzündung der Appendix (*Appendizitis*) resultiert meist aus einer relativen oder absoluten Obstruktion durch Konkrement (festes Gebilde, entstanden durch Abscheidung gelöster Substanzen), Kotsteine (verhärtete Brocken aus Fäkalien) oder Knoten oder entsteht aufgrund einer geschwollenen Schleimhaut. Die resultierende Verlegung des Appendixlumens ist möglicherweise nicht vollständig; dennoch sammeln sich die Reizstoffe der normalen Bakterienflora an und fressen sich letztendlich in die Epithelauskleidung der Appendix. Der Wurmfortsatz schwillt an und vergrößert sich. Bleibt die Obstruktion unbehandelt, dann durchqueren Bakterien, die normalerweise das Lumen des Dickdarms bewohnen, das Epithelium und dringen in das darunter liegende Gewebe ein. Es treten Entzündungen auf, die die Öffnung zwischen dem Blinddarm und dem Rest des Darmtrakts weiter verengen können und dadurch vollständig verschließen. Die Schleimsekretion beschleunigt sich, und das Organ dehnt sich zunehmend aus.

Die Dehnung des Blinddarms, wie die Dehnung jedes anderen Teiles des Darmes, verursacht Schmerzen. Am Beginn dieses Prozesses können die Schmerzen um das Epigastrium oder die Nabelregion als „intermittierend" und „dumpf" wahrgenommen werden. Wenn die Entzündung fortschreitet, werden die Schmerzen lokalisierter, und, abhängig davon, ob Spannung auf das Peritoneum ausgeübt wird, können Anzeichen einer peritonealen Reizung auftreten, insbesondere im rechten unteren Quadranten. Die Lokalisierung der Schmerzen ist so typisch, dass ihnen ein Name gegeben wurde: McBurney-Punkt. Abhängig von der Lokalisation der geschwollenen Appendix und ihrer Länge können sich die Schmerzen in das untere Becken, den Rücken oder sogar höher, in das rechte Abdomen, ausbreiten. Übelkeit, Erbrechen, *Anorexie* (Appetitlosigkeit) und Fieber sind ebenfalls häufig vorhanden.

Schließlich kann die geschwollene und entzündete Appendix rupturieren oder perforieren. In diesem Fall werden Bakterien und Toxine in den Peritonealraum freigesetzt, wo sich eine Infektion verbreiten und eine Lebensbedrohung verursachen kann. Eine perforierte Appendix hat eine plötzliche Linderung der Abdominalschmerzen zur Folge. Allerdings folgen diesem Schmerz kurz darauf parietale Schmerzen, die als „stechend", „intensiv" und „konstant" beschrieben werden und die sich durch jegliche Bewegung des Peritoneums, wie durch tiefes Atmen, Husten oder flaches Liegen mit ausgestreckten Beinen, verschlimmern. Die Peritonitis wird als ernsthafte Konsequenz betrachtet, mit der Gefahr einer Sepsis, die zu einem septischen Schock führen kann. Der dritte Zwischenraum verursacht eine Dehydratation als Teil des Symptomenkomplexes.

Eierstöcke und Eileiter

Die Eierstöcke und die Eileiter, je eines von beidem auf der rechten und auf der linken Seite, sind Teile des weiblichen Fortpflanzungssystems. Zur Vereinfachung der Erörterung werden in diesem Abschnitt sowohl der rechte als auch der linke Eierstock und Eileiter beschrieben.

Jeder Eierstock ist ein solides Organ, das von einer Kapsel umgeben ist. Er befindet sich im Peritonealraum. Jeder Eierstock ist mit dem Uterus durch einen Eileiter verbunden. Wie bei allen anderen Kapseln verursacht die Dehnung der Eierstockkapsel Schmerzen. Eine Entzündung, Infektion und Schwellung der Eierstöcke wird als Schmerz auf der einen oder anderen Seite wahrgenommen. Oftmals werden die Schmerzen als „dumpf" und „konstant" beschrieben. Im Fall einer weitverbreiteten Infektion der weiblichen Fortpflanzungsorgane werden Schmerzen auf beiden Seiten des Beckens wahrgenommen.

Die Eierstöcke sind ebenfalls für die Bildung von Zysten anfällig, die rupturieren können. Das typische Schmerzmuster ist ein stufenweises Einsetzen von dumpfen, konstanten Schmerzen, die sich allmählich intensivieren. Zum Zeitpunkt der Ruptur lassen die Schmerzen plötzlich nach, werden aber später viel stärker und schlechter lokalisierbar, mit Zeichen einer peritonealen Reizung. Zysten können mit Blutverlust einhergehen; dies muss aber nicht so sein. Wenn der Blutverlust erheblich ist, können eine orthostatische Hypotension oder ein Schock eintreten.

Ausstrahlende Schmerzen können ebenfalls auftreten: Rupturierte Kapseln setzen Entzündungsmarker frei, die das Peritoneum reizen; dieses wiederum reizt das Zwerchfell und den N. phrenicus. Diese Reizung führt zu Schmerzen, die in jede Seite des Halses und jede Schulter ausstrahlen können. Die Schmerzen hängen nicht von der Körperhaltung ab und können ohne Warnung auftreten.

Definition

Anorexie:
Appetitlosigkeit.

Definition

**Bauchhöhlenschwan-
gerschaft:** Eine
Schwangerschaft, bei
der die Eizelle in einem
Bereich außerhalb des
Uterus eingebettet ist,
meist in einem Eileiter
(Eileiterschwanger-
schaft).

Besonders große Zysten können die Patientin für eine Eierstocktorsion prädisponieren. Der Prozess der Torsion schneidet die venöse Versorgung ab, lässt aber die arterielle Versorgung intakt. Daraus resultieren Ödeme, Spannung und eine Blutung. Wenn die arterielle Versorgung unterbrochen wird, treten schnell ein ischämischer Infarkt und eine Nekrose auf. Die Patientin klagt über intensive Abdominalschmerzen, die konstant, unilateral und dumpf sind. Die Schmerzen können in den Innenschenkel oder die Flanke ausstrahlen. Übelkeit und Erbrechen sind häufig vorhanden. Abwehrspannung und Loslassschmerz weisen auf eine Peritonitis hin. Dieser Zustand ist ein echter gynäkologischer Notfall.

Die Eileiter sind hohl und zu peristaltischen Wellenbewegungen in der Lage, um die befruchtete Eizelle in den Gebärmutterfundus (Fundus uteri) zu bringen. Wenn der Eileiter zu eng für die Eizelle ist, dann bleibt die befruchtete Eizelle stecken. Sie wächst jedoch weiter; das Ergebnis ist eine Form der *Bauchhöhlen-* oder *Eileiterschwangerschaft.* Dieser Zustand dehnt den Eileiter aus. Diese Dehnung wird als intermittierender, krampf- oder kolikartiger Schmerz wahrgenommen.

Letztendlich rupturiert der Eileiter durch das Wachstum der Eizelle und blutet. (Rupturierte Bauchhöhlenschwangerschaften treten typischerweise zwischen der sechsten und der zwölften Schwangerschaftswoche auf, lange, bevor der Fetus lebensfähig ist.) Blut tritt in den Peritonealraum ein und kann ebenso in den Uterus gelangen, wo es manchmal durch die Scheidenwölbung abfließt. Die Uterusauskleidung kann ebenfalls bluten, weil ihr nun die hormonelle Unterstützung fehlt. Da die Menstruation sich verspätet, könnte die Patientin annehmen, ihre normale Menstruation habe begonnen; sie beschreibt dies dann als „schlimmste Periode, die ich je hatte". Wenn die Patientin vermutet, dass sie schwanger ist, dann nimmt sie an, dass sie einen Spontanabort hat. Es geschieht jedoch häufig, dass die Patientinnen gar nicht wissen, dass sie schwanger sind.

Die Schmerzen beginnen meist intermittierend und krampfartig. Es kann eine kurze schmerzlose Zeit geben, wenn der Eileiter rupturiert ist; die Schmerzen kehren dann jedoch schwerer, intensiver und konstant zurück. Anzeichen einer Reizung des Peritoneums sind ebenfalls vorhanden. Ausstrahlende Schmerzen in eine der beiden Seiten des Halses oder eine der Schultern sind häufig. Das Vorhandensein oder die Abwesenheit von Schmerzen korreliert nicht mit der Menge an vorhandenem Blut. Synkope und orthostatische Hypotension treten häufig auf. Wenn die Ruptur des Eileiters an der Eileiterarterie auftritt, dann ist die Blutung oft lebensbedrohlich.

Uterus

Definition

**Entzündliche Becken-
erkrankung (Pelvic
inflammatory
Disease):** Entzündung
und Infektion der weib-
lichen Fortpflanzungs-
organe, die den Uterus,
die Eileiter, die Eier-
stöcke, die Cervix und die
umgebenden Strukturen
beeinträchtigen kann.

Auch der nicht schwangere Uterus kann eine Quelle des Schmerzes sein. Dieses kleine, birnenförmige Organ, das etwa der Größe eines Golfballs entspricht, ist anfällig für Entzündungen durch eine Vielzahl von infektiösen Organismen, einschließlich Bakterien, wie Chlamydien oder Gonorrhoe, Pilzen, wie Hefe, und Amöben, wie z.B. Trichomoniasis. Dieser Zustand wird als *„entzündliche Beckenerkrankung"* (Pelvic inflammatory Disease) bezeichnet. Die Pelvic inflammatory Disease kann Teile des oder das gesamte weibliche Fortpflanzungsorgan betreffen, einschließlich des Uterus, der Eileiter, der Eierstöcke, der Cervix und der umliegenden Strukturen. Uterine Abdominalschmerzen sind typischerweise intermittierend und werden als „krampfartig" beschrieben.

Der Schmerz kann anfänglich suprapubisch wahrnehmbar sein, aber aufgrund der Wanderung in die Eileiter kann der Schmerz in jeden der unteren Quadranten ausstrahlen. Fieber und ein stinkender Vaginalausfluss können ebenfalls vorhanden sein.

Aufgrund der unmittelbaren Nähe des rechten Eierstocks und Eileiters zum Blinddarm werden eine Appendizitis und ein geschwollener, entzündeter Eierstock, eine Pelvic inflammatory Disease und eine rechtsseitige Eileiterschwangerschaft oftmals miteinander verwechselt. Dieser Text beabsichtigt nicht, den Sanitäter zu lehren, zwischen diesen Zuständen zu unterscheiden. Allerdings ist es sehr wichtig, die Patientin auf Anzeichen einer peritonealen Reizung und eines Schocks hin zu untersuchen. Gehen Sie vom Schlimmsten aus – das Schlimmste ist ein Schock durch eine Blutung oder eine Sepsis durch eine Peritonitis.

Andere gynäkologische Ursachen für Abdominalschmerzen sind die Eierstocktorsion, der Mittelschmerz (Menstruationsschmerz beim Eisprung), die Endometriose und uterine fibröse Tumoren. Gründliche Fachkenntnisse über die vielen möglichen gynäkologischen Ursachen für Abdominalschmerzen sind für die Notfallversorgung einer Patientin mit Abdominalschmerzen nicht essenziell. Es ist aber wichtig, den Schmerzgrad, den Schweregrad und dann die angemessene Behandlung für einen Patienten mit Abdominalschmerzen zu ermitteln bzw. durchzuführen.

8.3.7   Linke Regio inguinalis

Die Organe in der linken Leistengegend sind das absteigende Kolon (Dickdarm) sowie der linke Eierstock und Eileiter. (Siehe die vorangegangene Erörterung über die Eierstöcke und Eileiter.)

Der Großteil der Schmerzen aufgrund von Erkrankungen, die den Dickdarm betreffen, werden in die Nabel- oder hypogastrische Region weitergeleitet. Meist werden Schmerzen, die von Dickdarmerkrankungen herrühren, in der umbilikalen oder hypogastrischen Region verspürt. Allerdings können gewisse, besondere Zustände bewirken, dass Schmerz entweder in der rechten oder der linken iliakalen Region empfunden wird, wie bei der Divertikulitis, wo Schmerzen in der linken iliakalen Region lokalisiert sind. (Siehe die vorangegangene Beschreibung der Divertikulitis unter „Dickdarm" in diesem Kapitel.)

Beurteilung   8.4

8.4.1   Szenenüberblick und Ersteinschätzung

Wenn Sie die Einsatzstelle betreten, kann die Haltung des Patienten Ihnen Hinweise auf die Schmerzart geben. Ein Patient, der in der Embryonalstellung liegt, kann parietale (peritoneale) Schmerzen haben, während ein Patient, der in Rückenlage liegt, viszerale Schmerzen wahrnehmen kann. Auf zu sein und herumzugehen oder unruhig auf und ab zu laufen, weil er nicht zur Ruhe kommt, ist typisch für einen Patienten mit einer Hohlorganverlegung, wie z.B. durch einen Nieren- oder Gallenstein.

Der mentale Zustand wird normalerweise durch Reden mit dem Patienten ermittelt. Wenn der Patient auf Ansprache spontan die Augen öffnet und Augenkontakt herstellt, dann können Sie von einem aufmerksamen Zustand ausgehen, den Sie mittels der verbalen Kommunikation bestätigen. Lassen Sie der verbalen Kommunikation die Einschätzung der Qualität des mentalen Zustands des Patienten folgen. Ermitteln Sie Orientiertheit, Verwirrung oder Orientierungslosigkeit. Behalten Sie im Hinterkopf, dass

Praxistipp

Ein Patient, der auf und ab läuft, lässt vermuten, dass bei ihm ein perfundierter Blutdruck vorhanden ist.

Der Patient, der über Abdominalschmerzen klagt und allmählich eintrübt, muss so behandelt werden, als ob ein lebensbedrohlicher Zustand vorliege, bis das Gegenteil bewiesen worden ist.

ein veränderter mentaler Zustand eines der frühen Anzeichen einer inneren Blutung und eines Schocks ist.

Wenn der Patient spricht, weist dies auf einen freien Atemweg hin. Wenn er dagegen nicht redet und nicht reagiert, dann untersuchen Sie mit den Händen die Atemwege auf Fremdkörper, Sekrete, Blutergüsse oder Hautabschürfungen auf der Zunge. Blutergüsse oder Schürfwunden auf der Zunge lassen vermuten, dass ein Krampfanfall stattgefunden hat. Das Vorhandensein von Erbrochenem ist oftmals mit Problemen mit dem Magen, der Leber, der Gallenblase oder dem Blinddarm verbunden. Die Anwesenheit von hellrotem oder kaffeesatzähnlichem Blut weist auf ein Problem mit dem Magen oder dem Ösophagus hin.

Die Atemfrequenz und -tiefe sind weitere wichtige Beobachtungen. Tachypnoe kann aufgrund eines Kompensationsmechanismus für den Verlust von Blut bzw. Körperflüssigkeit oder ein vermindertes Tidalvolumen auftreten oder ist eine Schmerzreaktion. Ein vermindertes Tidalvolumen ist meist an der flachen Atmung zu erkennen. Eine flache Atmung kann das Ergebnis von Schmerzen, einer Reizung des Peritoneums oder einer Kompression des Zwerchfells sein.

Ein stark vergrößertes Abdomen kann ein Anzeichen einer Obstruktion, von Aszites oder von beidem sein. Eine Blähung des Abdomens drückt gegen das Zwerchfell; dadurch wird das Tidalvolumen (Atemzugvolumen) beeinträchtigt. Wenn Sie diesen Zustand beobachten, sollten Sie sofort die Adäquanz der Atmung überprüfen.

Prüfen Sie während der Ersteinschätzung schnell den Puls. Ein schneller Puls, eines der Schockzeichen, kann auf eine innere Blutung oder Hypoxie hinweisen. Eine geringgradige Tachykardie kann das Resultat der Schmerzen sein.

Die Untersuchung des Hautkolorits des Patienten ist ebenfalls wichtig. Eine blasse Haut kann auf eine Vasokonstriktion hinweisen, die bei einer Reaktion des Sympathikus auftritt. Diese kann durch extreme Schmerzen ausgelöst werden oder durch den kompensatorischen Mechanismus der Hypoperfusion (Schock). Blasse Haut kann ebenso bei einem infektiösen Prozess auftreten. Die Einwirkung von Chemikalien verursacht entweder Shunting (eine Umgehung des Durchblutungsgebiets), was eine blasse Haut zur Folge hat, oder eine Erweiterung der Kapillarbetten, was gerötete Haut bewirkt. In jedem Fall erfordert Blässe der Haut eine weitere gründliche Untersuchung des kardiovaskulären Systems.

Zyanose oder ein graues Hautkolorit, insbesondere um den Mund herum, ist ebenfalls ein Hinweis auf das Fehlen von Perfusion und ein ernstes Anzeichen für eine respiratorische und/oder kardiovaskuläre Beeinträchtigung. Die Gabe von hochdosiertem, hochkonzentriertem Sauerstoff, entweder über eine Nichtrückatemmaske bei 15 l/min oder assistiert mit einem Beatmungsbeutel (abhängig vom mentalen Zustand des Patienten), sollte sofort in Betracht gezogen werden. Erwägen Sie bei einem bewusstlosen Patienten eine tracheale Intubation.

Marmorierte Haut wird durch die Ansammlung von Blut in den Kapillarbetten verursacht. Diese ist das Ergebnis einer Stauung des Blutes in den Kapillarbetten und tritt am häufigsten bei Blutverlust auf. Im Falle von Beschwerden im Abdomen kann die marmorierte Haut am Abdomen aufgrund eines rupturierten Aortenaneurysmas oder einer starken inneren Blutung vorhanden sein. Bei einem Erwachsenen ist diese Art der Marmorierung meist ein Anzeichen für eine akute Lebensbedrohung.

Die Hauttemperatur korrespondiert meist mit dem Hautkolorit. Blasse Haut aufgrund einer sympathischen Reaktion ist meist kalt, marmorierte Haut ist kühl oder klebrig und gerötete Haut ist in der Regel warm oder heiß. Warme, blasse Haut weist auf Fieber mit einer Vasodilatation und dem Versacken von Blut hin.

8.4.2 Erweiterte Untersuchung

Aufgrund der Vielzahl der Probleme, die in den verschiedenen Organen im Abdomen auftreten können, ist es nicht möglich, mithilfe der Vorgeschichte und der körperlichen Untersuchung zwischen einer appendizitischen Attacke und einer schwerer Obstipation oder zwischen einem Aortenaneurysma und einer hämorrhagischen Pankreatitis zu unterscheiden. Vielmehr liegt das Hauptaugenmerk darauf, die Wahrscheinlichkeit einer akuten Lebensbedrohung, einer potenziellen Lebensbedrohung oder keiner Lebensbedrohung zu ermitteln – CUPS – und den Patienten dann angemessen zu behandeln.

Das Hauptaugenmerk liegt bei Abdominalschmerzen nicht darauf, zwischen den möglichen Ursachen zu unterscheiden, sondern darauf festzustellen, ob der Zustand des Patienten eventuell lebensbedrohlich ist.

Ihr Wissen um die Eigenschaften gewisser Organsysteme, über die Lokalisation der Schmerzes, darüber, wie der Patient die Schmerzen beschreibt und in welcher Reihenfolge die Symptome aufgetreten sind, sowie die körperliche Untersuchung, die Sie durchführen, helfen dabei, Sie durch den Denkprozess zu leiten, während Sie die verschiedenen möglichen Ursachen abwägen. Diese Informationen sind für das Krankenhauspersonal sehr wichtig.

Vorgeschichte

Die Kenntnis der Vorgeschichte hilft dabei, das Potenzial einer Lebensbedrohung zu klären und das Organsystem zu identifizieren, das wahrscheinlich involviert ist. Schmerz ist eine subjektive Beschwerde. Um diese Beschwerde zu qualifizieren und zu quantifizieren, können Sie Gedächtnisstützen, wie OPQRST, und Schmerzskalen einsetzen. Die Kategorien OPQRST sind gemeinsam mit den präziseren Fragen, die hier zusammengefasst sind, sehr hilfreich:

1. **Onset (Beginn):**

- *„Begann der Schmerz plötzlich?"* Ein plötzlicher Schmerz, der stark genug ist, um eine Ohnmacht zu verursachen, weist auf einen perforierten Viszus oder ein rupturiertes Aneurysma hin. Ähnliche Symptome können bei einer gebärfähigen Frau aufgrund einer rupturierten Bauchhöhlenschwangerschaft oder einer rupturierten Eierstockzyste auftreten.

Definition
Viszus: Ein inneres Organ, Teil der Viszera.

- *„Was haben Sie getan, als der Schmerz angefangen hat?"* Wenn der Patient mit einer körperlichen Aktivität beschäftigt war oder gehustet hat, als die Abdominalschmerzen plötzlich begonnen haben, dann kann etwas gerissen sein (z.B. eine Hernie), oder es ist zu einer Muskelzerrung gekommen. Wenn der Patient eine Vorgeschichte von Mononukleose hat, ziehen Sie eine Milzkapselruptur in Betracht, insbesondere wenn eine Synkope oder orthostatische Hypotension vorhanden sind.

- *„Sind diese Schmerzen vorher schon einmal aufgetreten? Wenn ja, wie haben sich die Schmerzen verändert, dass der Rettungsdienst gerufen werden musste?"* Schmerz, der vorher chronisch war, kann sich durch Auftreten einer Komplikation verändert haben, wie z.B. der Perforation eines Geschwürs, einer Divertikulitis oder einer entzündlichen Darmerkrankung.

2. **Palliation/Provocation (Linderung/Provokation):**

– *„Was lindert die Schmerzen? Was macht sie schlimmer?"* Die Antworten auf diese Fragen können Ihnen sagen, ob die Schmerzen peritoneal sind, beispielsweise, wenn die Schmerzen besser werden, wenn der Patient mit angezogenen Knien auf der Seite liegt, oder wenn sie beim Husten schlimmer werden. Wenn der Patient versucht, durch Hin-und-her-Gehen die Schmerzen zu lindern, dann ist eine Obstruktion wahrscheinlicher, wie z.B. bei Nieren- oder Gallensteinen. Wenn Säureblocker eine Linderung der Schmerzen bewirken, dann sollte ein Magengeschwür vermutet werden. Wenn die Symptome nach einer Verdauungsstörung klingen, es aber keine Linderung durch Säureblocker gibt, dann vermuten Sie, dass das Problem kardialer Natur ist.

3. **Quality (Qualität):**

– *„Können Sie die Schmerzen beschreiben?"* Ein intensiver, messerstichähnlicher Schmerz, insbesondere wenn er mit einem Schock einhergeht, weist auf eine potenzielle Lebensbedrohung hin. Brennende Schmerzen kommen oft bei Magengeschwüren vor. Reißende Schmerzen sind für ein dissezierendes Aneurysma charakteristisch. Kolikartige Schmerzen, die gleichmäßig sind, weisen auf eine sich verschlimmernde Obstruktion eines Hohlorgans hin. Dumpfe Schmerzen werden oftmals mit soliden Organen assoziiert, intermittierende, krampf- oder kolikartige Schmerzen dagegen mit Hohlorganen.

4. **Radiation (Ausstrahlung):**

– *„Strahlen die Schmerzen irgendwohin aus?"* Das Ausstrahlen von Schmerzen tritt oft entlang der Nerven desselben spinalen Segments auf. Schmerzen von der Gallenblase werden häufig unter dem rechten Schulterblatt wahrgenommen. Eine Reizung des Zwerchfells durch Blut oder Eiter kann im Bereich einer Schulter oder beider Schultern wahrgenommen werden. Renale Schmerzen strahlen in die Leistenregion aus. Bei einem älteren Patienten können starke Schmerzen, die im mittleren Rücken beginnen und sich schnell in das Abdomen ausbreiten, ein Aortenaneurysma charakterisieren.

5. **Severity (Intensität):**

– *„Auf einer Skala von eins bis zehn, wobei zehn der schlimmste Schmerz ist, wie schlimm ist der Schmerz?"* Diese Frage versucht, den Patienten dazu zu bringen, die Intensität der Schmerzen auf objektive Weise zu beziffern. Plötzliche Schmerzen, die stark und konstant sind, sind oft ernster, besonders wenn sie mit einer Synkope und Hypotonie einhergehen.

6. **Time (zeitlicher Verlauf):**

– *„Wie lange ist es her, dass der Schmerz begonnen hat?"* Die Schmerzdauer ist beim Ermitteln des Symptommusters essenziell.

– *„Wie lange hat die Schmerzattacke gedauert?"* Eine Schmerzattacke, die plötzlich nachlässt, kann die Ruhe vor dem Sturm sein. Ein Patient mit einem perforierten Blinddarm oder einem perforierten Geschwür kann vor den starken, intensiven Schmerzen einer Peritonitis eine temporäre Linderung der Schmerzen wahrnehmen.

7. **Begleitsymptome oder Ausbruchmuster:**

– *„Welche anderen Probleme oder Beschwerden haben Sie noch bemerkt?"* Antworten auf diese Frage können dabei helfen, das Problem einzugrenzen. Symptome, die vor den Schmerzen aufgetreten sind oder die mit ihnen in Verbindung stehen, sind wichtig. Wenn Erbrechen den Schmerzen vorangeht, vor allem, wenn kurz darauf Diarrhoe folgt, dann ist eine Gastroenteritis wahrscheinlich. Blässe, Schwitzen und Ohnmacht sind grobe Anhaltspunkte bezüglich der Intensität des pathologischen Prozesses. Das Vorhandensein eines Schocks ist ein absoluter Indikator bezüglich der Intensität. Wenn diese Zeichen präsent sind, dann gehen Sie von einer Lebensbedrohung aus. Begleitende Schulter- und/oder Nackenschmerzen lassen die Perforation eines Organs mit einer Blutung oder Infektion vermuten. Das Auftreten von Gelbsucht weist auf eine Leberobstruktion hin; die zugrunde liegende Ursache sollte als infektiös betrachtet werden, bis etwas anderes bewiesen worden ist. Wenn ein Ausschlag vorhanden ist, dann nehmen Sie an, dass eine infektiöse Erkrankung vorliegt. Der Beginn von intensiven Schmerzen, gefolgt von Erbrechen, das fünf bis sechs Stunden oder länger angedauert hat, ist wahrscheinlich ein Problem, das eine Operation erfordert, und sollte als eine potenzielle Lebensbedrohung gewertet werden. Wenn Fieber vorhanden ist, dann fragen Sie: „Wann hat das Fieber begonnen – vor oder nach Einsetzen der Schmerzen?" Fieber weist auf eine mögliche Entzündung oder Infektion hin. Fieber in Anwesenheit einer Hypotonie lässt eine Sepsis oder einen septischen Schock vermuten.

Antworten auf diese Fragen der Anamneseerhebung führen oft zu weiteren Fragen. Wenn der Patient z.B. über die zusätzlichen Anzeichen bzw. Symptome befragt wird und dabei Dyspnoe erwähnt, dann sind Fragen zu Fieber, Husten und der Produktivität des Hustens erforderlich.

Körperliche Untersuchung

Die körperliche Untersuchung sollte folgende vier Schritte umfassen:

1. *CUPS:* Klären Sie, ob der Zustand des Patienten kritisch ist (instabil mit einer akuten Lebensbedrohung), potenziell instabil [mit einer potenziellen Lebensbedrohung] oder stabil [mit einer niedrigen Wahrscheinlichkeit bezüglich einer Lebensbedrohung]). ▶Tabelle 8.5 führt Eigenschaften von Abdominalschmerzen und damit einhergehende Anzeichen bzw. Symptome auf, die auf einen ernsthaften Zustand und auf eine potenzielle Lebensbedrohung hinweisen – einen kritischen, instabilen oder potenziell instabilen Zustand –, der eine schnelle Versorgung und einen raschen Transport erfordert.

2. *Mögliche Arbeits- bzw. Differenzialdiagnose:* Ermitteln Sie, ob eine hohe oder niedrige Wahrscheinlichkeit für die Involvierung eines spezifischen Organs oder eines spezifischen Zustands besteht, wie z.B. Blutungen, Infektionen oder Obstruktion (▶*Tabelle 8.6*).

3. *Wahrscheinliche Arbeits- bzw. Differenzialdiagnose:* Stützen Sie Ihre präklinische Arbeits- bzw. Differenzialdiagnose, indem Sie die Möglichkeiten auf Wahrscheinlichkeiten eingrenzen.

4. *Behandlung:* Bestimmen Sie die angemessenen Behandlungsmodalitäten

Tabelle 8.5

Körperliche Symptome als Anzeichen für die Stabilität des Zustands des Patienten

CUPS	Anzeichen/Symptome
Potenziell instabil	Plötzlicher Beginn
	Intensive Schmerzen (können als „messerstichähnlich" beschrieben werden)
Instabil oder potenziell instabil	Pulsierende Masse vorhanden
Kritisch oder instabil	Ohnmacht; Bewusstseinsverlust
	Jegliche Anzeichen eines Schocks oder eines inneren Blutverlusts (z.B. reduzierter mentaler Zustand; Blässe, feuchte Haut; marmorierte Haut; schnelle, flache Atmung; schneller Puls, fallender Blutdruck)
	Orthostatische Hypotension oder positiver Kipptest

Tabelle 8.6

Abdominalschmerzen: Hinweise auf die zugrunde liegende Ursache

Befunde		Typischerweise assoziiert mit...
SZENENÜBERBLICK UND ERSTEINSCHÄTZUNG		
Haltung des Patienten	Embryonalstellung (zusammengerollt auf der Seite liegend)	Partiellem Schmerz
	Auf dem Rücken liegend	Viszeralem Schmerz
	Stehend, umherwandernd, Patient findet keine bequeme Position.	Obstruktion eines Hohlorgans (z.B. durch Nierenstein, Gallenstein)
Hautkolorit des Patienten	Blass	Extremem Schmerz und/oder innerer Blutung (Schock)
	Zyanotisch	Respiratorischer oder kardiovaskulärer Insuffizienz
	Marmoriert	Blutstauung (Schock)
	Gelbsüchtig	Leberanomalie
Blähung des Abdomens		Obstruktion oder Flüssigkeitsansammlung (Aszites oder Blut)
VORGESCHICHTE		
Schmerzen vorhanden		Raschem Beginn (Schwellung eines Abdominalorgans)
Keine oder wenig Schmerzen		Allmählichem Beginn (Schwellung eines Abdominalorgans)
Anhaltende Schmerzen		Solide Organe betroffen (Leber, Pankreas, Milz, Nieren, Eierstöcke)
Intermittierende (krampf-, kolikartige) Schmerzen		Hohlorgane betroffen (Magen, Dünndarm, Dickdarm, Blinddarm, Rektum, Gallenblase, Uterus, Blase, Gallengang, Harnleiter, Eileiter, Aorta)
Schlecht lokalisierbare, diffuse Schmerzen (Diese werden üblicherweise nahe der Mittellinie zum Epigastrium, in der Nabelgegend oder im Hypogastrium wahrgenommen.)		Viszerales Organ betroffen (hohl oder solide)

Abdominalschmerzen: Hinweise auf die zugrunde liegende Ursache *(Forts.)*

Befunde	Typischerweise assoziiert mit…
Lokalisierte, intensive Schmerzen (auf einer Seite lokalisiert)	Parietales Peritoneum betroffen; Schmerzlokalisation entspricht in der Regel den damit verbundenen Dermatomen.
Schmerzen, die in einiger Distanz zum betroffenen Organ oder zum Ort der abdominalen Druckschmerzhaftigkeit wahrgenommen werden	Übertragungsschmerz (Ursprung befindet sich außerhalb des Abdomens, wird aber als Abdominalschmerz wahrgenommen; vergleiche Abbildung 8.4.)
Abdominalschmerzen mit Anzeichen bzw. Symptomen, die häufig mit extraabdominalen Ursachen (z.B. Brustschmerzen, Dyspnoe) assoziiert werden	Übertragungsschmerz (Ursprung befindet sich außerhalb des Abdomens, wird aber als Abdominalschmerz wahrgenommen; vergleiche Tabelle 8.2.)
Plötzlicher Beginn der Schmerzen (stark genug, um eine Ohnmacht zu verursachen)	Perforiertem viszeralem Organ, rupturiertem Aneurysma
Beginn der Schmerzen während oder aufgrund einer körperlichen Aktivität oder Husten	Hernie; Muskelzerrung; rupturierter Milz (insbesondere bei einer Vorgeschichte von Mononukleose)
Wiederauftreten von Schmerzen, die schon einmal wahrgenommen wurden	Komplikation einer chronischen Erkrankung (z.B. perforierter Ulcus, Divertikulitis)

KÖRPERLICHE UNTERSUCHUNG

Inspektion	Aufblähung	Obstruktion, Ansammlung von Gas, Flüssigkeit
	Bläuliche Verfärbung des Nabels oder der Flanke	Einblutung in den Peritoneal- oder Retroperitonealraum
Auskultation der Brust	Abnorme Atemgeräusche (Giemen, Knistern oder Rasselgeräusche)	Hauptproblem befindet sich außerhalb des Abdomens (z.B. Pneumonie), manifestiert sich mit Abdominalschmerzen.
	Giemen mit Aufblähung des Abdomens	Die Aufblähung übt Druck auf das Zwerchfell und die Lunge aus.
Palpation	Abdomen weich	Weniger ernstem Zustand (Weich ist normal.)
	Abdomen hart	Ernsterem Zustand (Entzündung, innere Blutung)
	Lokalisierte Druckempfindlichkeit des Abdomens	Beteiligung eines darunter liegenden Organs
	Pulsierende Masse	Aortenaneurysma

VITALZEICHEN

Atmung	Schnell	Blut- bzw. Flüssigkeitsverlust oder geringem Tidalvolumen (Schock)
	Flach	Schmerz, Reizung des Peritoneums oder Druck auf das Zwerchfell
Puls und Blutdruck, orthostatische Hypotension oder Kipptest	Das Aufstehen aus der Rückenlage verursacht Schwindel und/oder Übelkeit, eine schnelle Änderung des Hautkolorits, das Verschwinden des Radialispulses und den Anstieg des Pulses um 20 Schläge/min; der systolische Blutdruck sinkt um 10 mmHg.	Hypotonie (Schock); Blutverlust

Eine gründliche körperliche Untersuchung einschließlich des Herzes und der Atmungsorgane, zusammen mit einer gründlichen Patientenanamnese, sollte die Wahrscheinlichkeit zutage bringen, dass die Abdominalschmerzen, die der Patient spürt, von einer anderen Stelle aus ausstrahlen. Wiederholen Sie in diesem Zusammenhang Abbildung 8.4, Tabelle 8.2 und Tabelle 8.4. Die körperliche Untersuchung beinhaltet die Inspektion, die Auskultation und die Palpation:

Inspektion   Achten Sie im Rahmen der Inspektion des Abdomens auf das mögliche Vorhandensein oder die Abwesenheit einer Aufblähung und auf das Hautkolorit. Eine Auftreibung des Abdomens können die Patienten oder Angehörigen am besten selbst beurteilen. Ein aufgeblähtes Abdomen kann durch eine Obstruktion, durch Gase, durch eine verminderte oder fehlende Peristaltik oder durch Aszites verursacht werden. Beurteilen Sie, ob die Haut gelblich verfärbt ist oder ob eine Hautveränderung vorhanden ist.

Eine gelblich verfärbte Haut deutet auf eine Leberfunktionsstörung hin, die infektiös sein kann, es aber nicht sein muss. Gehen Sie davon aus, dass der Krankheitsprozess ansteckend ist, und halten Sie sich an die Standardsicherheitsmaßnahmen.

Bläuliche oder violette Verfärbungen im oder rund um den Nabel weisen auf Blutungen im Peritonealraum hin, während dieselben Verfärbungen im Flankenbereich ein Anzeichen für eine Blutung im Retroperitonealraum sein können. Das Blut braucht Zeit, um durch das Gewebe in die Flanke und entlang des verbindenden Gewebes zum Nabel zu sickern. Blutungen im Retroperitonealraum sind typisch für ein undichtes Aneurysma oder eine hämorrhagische Pankreatitis.

Wie vorher besprochen, weist eine marmorierte Haut auf die Ansammlung von Blut in den Kapillarbetten hin, meist aufgrund eines Blut- oder Flüssigkeitsverlusts, und sie ist ein Hinweis auf eine schwere Störung.

Das Vorhandensein von Petechien (kleine rote oder violette Punkte auf der Haut) lassen ein mögliches Problem mit den Gerinnungsfaktoren vermuten. Sie sollten in diesem Fall den Patienten bezüglich einer Leberfunktionsstörung (z.B. Vorgeschichte von Hepatitis), zur Einnahme von Medikamenten (z.B. NSAR oder Antimetaboliten), zum Zeitpunkt, an dem die Verfärbung zum ersten Mal entdeckt wurde, zum Vorhandensein von Fieber, zu Kontakt mit anderen Personen, die unter Umständen krank sein könnten, und zu damit in Zusammenhang stehenden Ereignissen befragen. Ihre Differenzialdiagnose sollte eine Sepsis und eine mögliche Reaktion auf Medikamente beinhalten.

Auskultation   Die Auskultation des Abdomens wird gewöhnlich im klinischen Rahmen durchgeführt und präklinisch aus verschiedenen Gründen nicht empfohlen, um die Transportzeiten kurz zu halten. Um die Darmgeräusche beurteilen zu können, muss die Umgebung ruhig sein, und es werden mehrere Minuten Untersuchungszeit pro Quadrant empfohlen. Präklinisch verhindern Umgebungsgeräusche eine korrekte Einschätzung der Darmgeräusche. Ein anderer Grund, weswegen die Auskultation präklinisch nicht empfohlen wird, und möglicherweise der wichtigste, ist, dass die präklinische Therapie nicht davon abhängt, ob Darmgeräusche vorhanden sind oder nicht.

Die Auskultation der Brust allerdings wird empfohlen. Das Vorhandensein eines Giemens oder von Rasselgeräuschen bei einem Patienten, der über Abdominalschmerzen klagt, kann darauf hinweisen, dass das Hauptproblem außerhalb des Abdomens liegt, wie etwa eine Pneumonie oder Pleuritis, wobei die Schmerzen in das Abdomen ausstrahlen. Das Vorhandensein von Giemen oder Rasselgeräuschen kann ebenso das Ergebnis einer Sepsis oder Pankreatitis sein; bei diesen Erkrankungen liegt das Hauptproblem im Abdomen, hat aber Nebeneffekte auf andere Organe. Giemen kann ebenfalls auftreten, wenn die Aufblähung des Abdomens so viel Druck auf die Lungen erzeugt, dass die terminalen Bronchiolen Bronchospasmen erleiden. In jedem Fall aber liegt ein ernsteres Grundproblem vor, wenn die Lungen im Rahmen von abdominalen Beschwerden betroffen sind.

Palpation Die Palpation des Abdomens ist ein Teil der körperlichen Untersuchung, der wichtige Informationen liefern kann. Bitten Sie den Patienten, mit einem Finger auf die Stelle zu zeigen, wo es ihm am meisten weh tut. Seine Antwort hilft schon zu unterscheiden, ob es sich um lokalisierte, diffuse oder nicht lokalisierbare Schmerzen handelt.

Wenn Sie mit der Palpation beginnen, dann an der Stelle, die von den Schmerzen am weitesten entfernt ist. Üben Sie sanften Druck mit den Fingerspitzen aus. Beurteilen Sie, wie sich das Abdomen anfühlt: weich, fest aufgrund der Abwehrspannung oder steif aufgrund einer Peritonitis. Beurteilen Sie dann jeden Quadranten auf Massen, Organe (fremdartig palpierte Organe können als „Masse" wahrgenommen werden), den Grad der Schmerzempfindlichkeit oder ob ein Pulsieren vorhanden ist.

Bedenken Sie, dass eine lokalisierte Schmerzempfindlichkeit meist direkt mit dem darunter liegenden Organ oder Organsystem zusammenhängt und ein wichtiger Hinweis ist, der dokumentiert werden sollte (▶ *Abbildung 8.7*). Die direkte Einschätzung von Loslassschmerzen, einer Zunahme von Schmerzen beim plötzlichen Zurückziehen der palpierenden Hand, kann wie beschrieben durchgeführt oder indirekt überprüft werden, wie z.B. anhand der Verschlimmerung von Schmerzen beim Husten oder beim Durchstrecken der Beine in Rückenlage (Symptom einer peritonealen Reizung). Die Anwesenheit von Loslassschmerzen ist hinweisend für ein Abdomen, das chirurgisch behandelt werden sollte, und sollte an das in Empfang nehmende Krankenhaus gemeldet und dokumentiert werden.

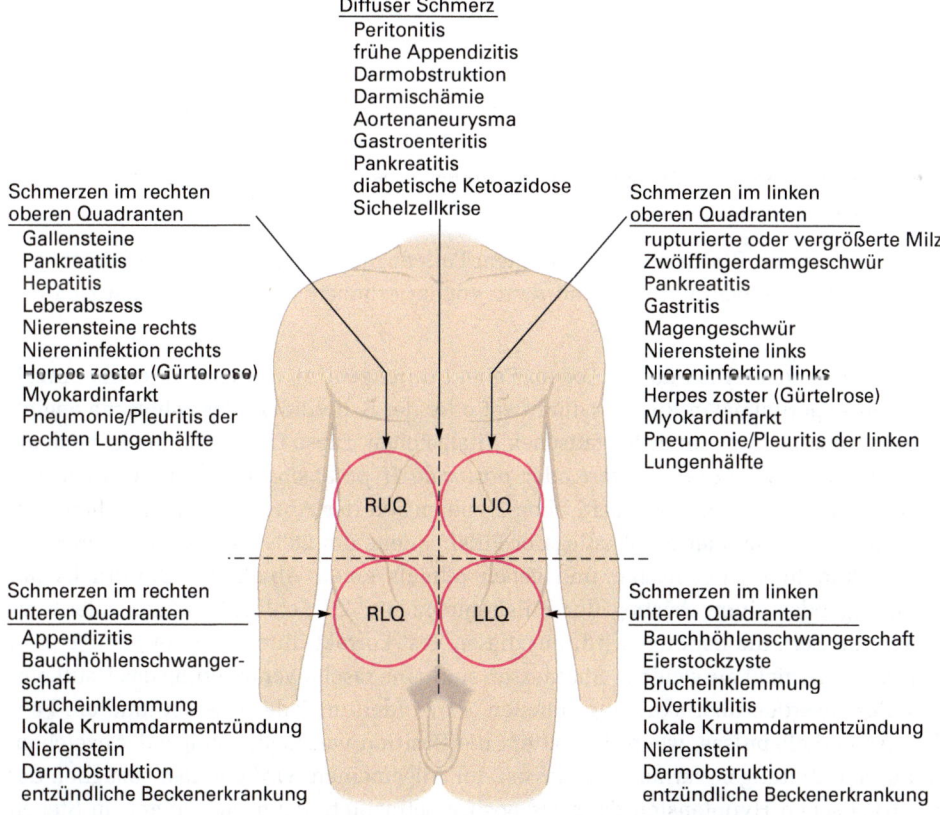

Diffuser Schmerz
Peritonitis
frühe Appendizitis
Darmobstruktion
Darmischämie
Aortenaneurysma
Gastroenteritis
Pankreatitis
diabetische Ketoazidose
Sichelzellkrise

Schmerzen im rechten oberen Quadranten
Gallensteine
Pankreatitis
Hepatitis
Leberabszess
Nierensteine rechts
Niereninfektion rechts
Herpes zoster (Gürtelrose)
Myokardinfarkt
Pneumonie/Pleuritis der rechten Lungenhälfte

Schmerzen im linken oberen Quadranten
rupturierte oder vergrößerte Milz
Zwölffingerdarmgeschwür
Pankreatitis
Gastritis
Magengeschwür
Nierensteine links
Niereninfektion links
Herpes zoster (Gürtelrose)
Myokardinfarkt
Pneumonie/Pleuritis der linken Lungenhälfte

Schmerzen im rechten unteren Quadranten
Appendizitis
Bauchhöhlenschwangerschaft
Brucheinklemmung
lokale Krummdarmentzündung
Nierenstein
Darmobstruktion
entzündliche Beckenerkrankung

Schmerzen im linken unteren Quadranten
Bauchhöhlenschwangerschaft
Eierstockzyste
Brucheinklemmung
Divertikulitis
lokale Krummdarmentzündung
Nierenstein
Darmobstruktion
entzündliche Beckenerkrankung

RUQ LUQ
RLQ LLQ

Abbildung 8.7: Lokalisation von Abdominalschmerzen und mögliche Ursachen

Bei spontan auftretenden Beschwerden in den Schultern oder bei lateralen Nacken-schmerzen bzw. bei Lageveränderung des Patienten, die auf Beschwerden der Schultern oder lateralen Nackenschmerz hinwiesen, sollten Sie an eine peritoneale oder Zwerch-fellreizung denken, gewöhnlich durch eine rupturierte Kapsel oder ein rupturiertes Organ hervorgerufen. Häufig beinhaltet dieses Leiden Blutungen in den Peritoneal-raum, die von Beschwerden einer Synkope begleitet werden, wenn der Patient Lageveränderungen vom Liegen zum Sitzen oder vom Sitzen zum Stehen durchführt.

Vitalzeichen

Die Ausgangswerte der Atmung, des Pulses und des Blutdrucks sollten erhoben werden. Nach einem bestimmten Zeitintervall und nach jeder weiteren Maßnahme sollten die Messungen wiederholt werden. Diese Ergebnisse sollten mit den Ausgangswerten verglichen werden. Vitalzeichen helfen dabei, einen möglichen Blutverlust und eine Hypoperfusion, die Intensität der Schmerzen und die körperlichen Veränderungen innerhalb der Abdominalhöhle zu ermitteln:

Atmung   Wie vorher beschrieben, kann eine schnelle Atmung im Rahmen eines Kompensationsmechanismus ein Zeichen eines Blut- oder Flüssigkeitsverlusts bzw. einer Azidose sein. Eine flache Atmung kann ein Hinweis auf Schmerzen, auf eine peritoneale Irritation, auf eine Kompression des Zwerchfells oder auf ein geschwollenes bzw. aufgeblähtes Abdomen sein.

Puls und Blutdruck   Eine Tachykardie (in der Anwesenheit von Schmerzen) kann durch Schmerzen verursacht werden oder aber durch einen Kompensationsmechanismus entstehen. Die Tachykardie ist ein Befund mit großer Sensitivität für einen Schock, hat aber eine geringe Spezifität. Allerdings ist Tachykardie in der Gegenwart einer *Hypotonie* ein ernstes Anzeichen eines Schocks. Übrigens können bestimmte Medikamente die Fähigkeit des Körpers beeinträchtigen, eine Tachykardie als Reaktion auf den Schock zu erzeugen.

Pulsfrequenz und Blutdruck, die bei einem Patient in Ruhe gemessen wurden, sollten als Ausgangsmesswerte dienen und dann wieder erhoben werden, nachdem sich der Patient bewegt hat.

Ein diagnostischer Test, der bei jedem Patient durchgeführt werden sollte, der Anzeichen einer peritonealen Reizung durchlebt oder der Schwindel oder Schwäche angibt, ist die Untersuchung der orthostatischen Vitalzeichen. Diese Untersuchung ist auch als *Kipptischtest* oder *Orthostasetest* oder *posturale Hypotension* bekannt. Während die genauen Kriterien einer orthostatischen Hypotension der Abfall des systolischen Druckes um 10 mmHg oder der Anstieg der Pulsfrequenz um 20% sind, sind die präklinischen Guidelines spezifischer und geben oftmals einen Abfall des Blutdrucks um 10 mmHg oder einen Anstieg der Pulsfrequenz um 20 Schläge/min an. Allerdings macht die Zeit, die benötigt wird, um diesen Test korrekt durchzuführen, den Test in der Präklinik nicht anwendbar. Stattdessen sind eine rasche Veränderung des Hautkolorits, Beschwerden über akut eingetretenen Schwindel und/oder Übelkeit und ein Fehlen des Radialispulses, wenn der Patient die Position wechselt, genügend Anzeichen, um innere Blutungen vermuten zu lassen. Im Allgemeinen wird der Test bezüglich der orthostatischen Hypotension dann als positiv betrachtet, wenn der Patient im Stehen Symptome zeigt, was auf signifikanten Blut- oder Flüssigkeitsverlust hindeutet.

Die Vitalzeichen sollten nach jeder Maßnahme erhoben werden, gemeinsam mit einer Erhebung der spezifischen Symptome, deretwegen die Intervention erfolgte. Dieser Prozess liefert einen Hinweis darauf, ob der Zustand des Patienten sich verbessert, verschlechtert oder konstant bleibt.

Risikopatienten

Da am Abdomen häufig Übertragungsschmerzen beklagt werden, sollte das EKG bei älteren Menschen und bei Patienten mit Diabetes überwacht werden. Ein AMI kann im Gange sein, und weil periphere Neuropathien bei beiden Patientengruppen häufig sind, können eine Magenverstimmung oder Beschwerden im Epigastrium die Hauptbeschwerde sein. Suchen Sie nach damit verbundener Schwäche und/oder Atemlosigkeit speziell bei Anstrengung und leiten Sie eine EKG-Überwachung ein. Bei Diabetespatienten sollte der Blutzucker überprüft werden. Wenn ein Diabetiker Schmerzen im Abdomen beklagt, suchen Sie nach anderen Anzeichen einer diabetischen Ketoazidose, wie z.B. eine schnelle Atmung mit einem Geruch nach Aceton oder Frucht sowie eine Vorgeschichte von Polyurie, Tachykardie und schlechtem Hautturgor. Die Pulsoxymetrie kann hilfreich sein, um die Atemfunktion einzuschätzen; allerdings liefert sie keinen Ersatz für eine gründliche respiratorische Einschätzung und kann in einem Schockstadium nicht akkurat funktionieren. Die Genauigkeit des Pulsoxymeters hängt von einer adäquaten Perfusion ab. Der Einsatz der Bestimmung des endtidalen CO_2 liefert eine genauere Einschätzung der Atemfunktion und sollte erfolgen, wenn es irgendeine dazugehörige Beschwerde von Kurzatmigkeit oder Nebengeräuschen in den Lungen gibt. Der nummerische Wert ebenso wie die Wellenform werden dabei helfen, den Perfusionsstatus zu ermitteln, ebenso wie die Präsenz einer bronchiokonstriktiven Wellenform bei gleichzeitigem Vorhandensein eines Giemens oder auch, wenn kein Giemen hörbar ist.

Behandlung 8.5

Die Behandlung eines Patienten mit akuten Abdominalschmerzen erfolgt symptomatisch (▶Abbildung 8.8). Dem Patienten sollte erlaubt werden, die Position einzunehmen, die für ihn am angenehmsten ist.

Wenn es Faktoren gibt, die einen kritischen bzw. instabilen Patienten offenbaren, oder wenn die Wahrscheinlichkeit einer momentanen oder potenziellen Lebensbedrohung (z.B. Anzeichen eines Schocks, positiver Orthostasetest, plötzliche starke Schmerzen, Beeinträchtigung der Atmung, marmoriertes Gesicht, Brust und/oder Abdomen) gegeben ist, verabreichen Sie hochdosiert hochkonzentrierten Sauerstoff.

Bei Patienten, die über Abdominalschmerzen geklagt haben und jetzt bewusstlos sind, assistieren Sie bei der Atmung mit einem Beatmungsbeutel mit Reservoir unter Sauerstoffgabe von 15 l/min und intubieren Sie den Patienten tracheal, wenn es der Situation angemessen ist. Wenn der Patient wach ist, dann verabreichen Sie ihm den Sauerstoff über eine Nichtrückatemmaske mit einer Sauerstoffdurchflussrate von 15 l/min.

Abhängig von dem Problem kann ein i.v. Zugang angebracht sein, aber verzögern Sie nicht den Transport, um diesen zu setzen. Der i.v. Zugang kann auch auf der Fahrt gestochen werden.

Wenn eine hohe Wahrscheinlichkeit bezüglich einer inneren Blutung besteht, dann stellen Sie sicher, dass die Gabe von i.v. Flüssigkeit, die den systolischen Blutdruck steigert, nicht die Gerinnselbildung stört.

Die Behandlung eines Patienten mit akuten Abdominalschmerzen erfolgt symptomatisch. Behandeln Sie einen möglichen Schock, bringen Sie den Patienten in eine angenehme Position, verabreichen Sie Sauerstoff oder führen Sie eine assistierte Beatmung durch, wenn nötig, und eine i.v. Therapie nach lokalem Protokoll. Wichtig ist der rasche Abtransport.

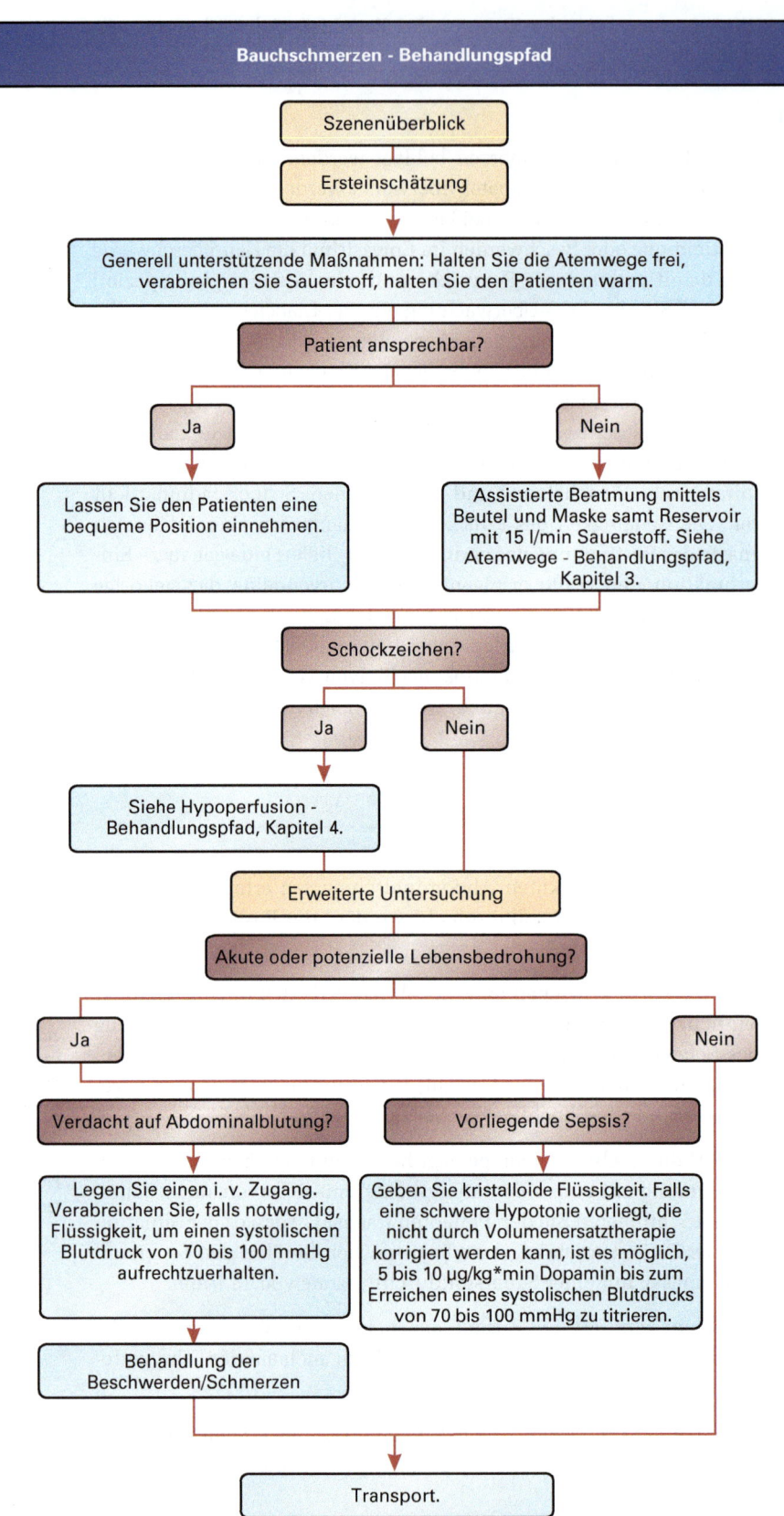

Abbildung 8.8: Abdominalschmerzen – Behandlungspfad

Diese Störung tritt mit hoher Wahrscheinlichkeit auf, wenn der systolische Blutdruck über 100 mmHg liegt. Im Falle eines Aortenaneurysmas kann ein hoher systolischer Blutdruck die Wahrscheinlichkeit einer kompletten Ruptur erhöhen. Wenn der Patient hypertensiv ist, dann ist es das Ziel, den systolischen Blutdruck auf einen Wert zwischen 100 und 120 mmHg zu senken. Wenn der Patient dagegen hypotensiv ist, wird angestrebt, den systolischen Blutdruck zwischen 80 und 100 mmHg zu halten.

Wenn eine Dehydratation vermutet wird, z.B. wenn eine andauernde Diarrhoe oder Erbrechen aufgetreten sind, dann können ein i.v. Zugang und die Gabe von 250 bis 500 ml Flüssigkeit ausreichend sein. Wie schnell die Flüssigkeit verabreicht wird, hängt vom Alter und von der Vorgeschichte des Patienten ab. Flüssigkeitsgabe kann ebenfalls helfen, eine erhöhte Temperatur zu behandeln. Eine Dosis von 20 ml/kg Körpergewicht gilt als Richtlinie für den Flüssigkeitsersatz.

Es wird empfohlen, Flüssigkeit in Form von Kristalloiden zu verabreichen, wie z.B. normale Kochsalzlösung (0,9% NaCl) und Ringer-Lactat. Wenn die Hypotonie schwer ist und nicht durch die Gabe einer kristalloiden Flüssigkeit korrigiert werden kann und eine Sepsis vermutet wird, dann beinhaltet die Behandlung eine pharmakologische Therapie. Diese wird nur nach einer suffizienten Flüssigkeitssubstitution mit 20 ml/kg Körpergewicht (Richtlinie) eingesetzt. Nach einem angemessenen Flüssigkeitsersatz ist die pharmakologische Therapie der letzte Ausweg. Das Medikament der Wahl, um einen septischen Schock präklinisch zu behandeln, ist Dopamin. Mit einer Startdosis von 5 bis 10 µg/kg×min wird bis zum Erreichen des systolischen Blutdrucks titriert. In den Fällen, in denen die Hypotonie sich allen Behandlungsarten gegenüber unbeeinflussbar zeigt, darf Noradrenalin eingesetzt werden.

Sepsis kann die Permeabilität der alveolären und kapillaren Wände beeinflussen; dies verursacht ein Lungenödem. Daher sind meist eine positive Druckbeatmung sowie eine Flüssigkeitssubstitution notwendig. Dehydratation durch den dritten Flüssigkeitsraum ist ein deutlicher Befund einer Sepsis. Die Ermittlung des Laktatspiegels im Blut ist dann angemessen, wenn sich die Abdominalschmerzen mit Fieber und Hypotonie präsentieren. Werte über vier lassen eine Sepsis vermuten.

Viele Rettungsdienstsysteme setzen, wenn Schmerzen auftreten, pharmakologische Methoden zur Schmerzlinderung ein, wie z.B. Lachgas, Morphin oder Fentanyl. Midazolam (Dormicum) und Lorazepam (Temesta) lindern nicht die Schmerzen, aber die Angst. Das Wohlbefinden des Patienten zu fördern, ist wichtig und spielt für den Erfolg der weiteren Behandlung eine Rolle. Der Einsatz solcher Methoden zur Schmerztherapie erfordert eine vollständige Patienteneinschätzung und eine gründliche Studie der pharmakologischen Substanz, die eingesetzt wird. Mit dem Vorhandensein von Ultraschall und CT-Scans sollte das Dogma der Vergangenheit hinsichtlich der Zurückhaltung mit Narkotika zur Schmerztherapie nicht mehr mit der angemessenen präklinischen Schmerzbehandlung in Konflikt geraten. Folgen Sie dem lokalen Protokoll.

Z U S A M M E N F A S S U N G

Die Beschwerde des Patienten über Abdominalschmerzen kann ihren Ursprung in einer großen Vielzahl von Krankheiten und Zuständen haben. Grundsätzlich führen drei Mechanismen zu Abdominalschmerzen: mechanische, entzündliche oder ischämische Prozesse. Ein vierter Mechanismus ist der Übertragungsschmerz, entweder innerhalb des Abdomens oder durch äußere Ursachen in das Abdomen.

Es gibt zwei allgemeine Arten von Abdominalschmerzen: viszerale und parietale. Viszerale Schmerzen entspringen dem viszeralen Peritoneum oder den Organen selbst und sind oft diffus und schwach. Viszerale Schmerzen betreffen die Hohlorgane und sind häufig dumpf und konstant.

Parietale Schmerzen entspringen dem parietalen Peritoneum und sind lokalisiert, intensiv und konstant. Anzeichen einer peritonealen Reizung sind das Liegen in der Embryonalstellung und die Verstärkung der Schmerzen bei Aktivitäten, die das Peritoneum bewegen, wie z.B. Husten, tiefem Atmen oder flachem Liegen mit ausgestreckten Beinen.

Übertragungsschmerzen *in das* Abdomen treten häufig bei Zuständen, wie AMI, Pneumonie und Diabetes, auf. Übertragungsschmerzen *innerhalb* des Abdomens kommen häufig bei Zuständen, wie Nierensteinen oder Aneurysmen, vor. Die Kenntnis der Eigenschaften der verschiedenen Abdominalorgane, speziell hinsichtlich der Übertragungsschmerzen, ist ein wichtiges Untersuchungswerkzeug.

Die Einschätzung basiert auf der Ermittlung der Wahrscheinlichkeit einer akuten Lebensbedrohung, einer potenziellen Lebensbedrohung oder keiner Lebensbedrohung und der Einteilung des Zustands des Patienten nach CUPS. Während des Szenenüberblicks und der Ersteinschätzung ist die Beobachtung der Körperhaltung des Patienten ein wichtiger Hinweis auf die Art der Schmerzen. Die Schmerzbeschreibung bei der Erhebung der Patientengeschichte liefert zusätzliche Informationen, ebenso die körperliche Untersuchung und die Messung der Vitalzeichen. Die Behandlung ist unterstützend, samt der Lagerung des Patienten als wichtigem Bestandteil der Behandlung. Die Gabe von Sauerstoff und Flüssigkeit i.v. kann notwendig sein, speziell wenn ein Schock präsent ist. Im Fall eines septischen Schocks mit schwerer Hypotonie ist Flüssigkeitsersatz, gefolgt von noch mehr Flüssigkeitsersatz, die Behandlung der Wahl. Der Einsatz von Dopamin oder Noradrenalin ist der letzte Ausweg für die Behandlung; Schmerz sollte angemessen behandelt werden.

Z U S A M M E N F A S S U N G

Fallbeispiel – Fallverlauf

Ihr Patient ist ein 55-jähriger Mann, der zuhause eine Synkope hatte. Sie haben ihn auf dem Wohnzimmerboden auf dem Rücken liegend vorgefunden. Er ist extrem blass, aber wach und orientiert, und spricht in vollständigen Sätzen. Seine Haut ist warm und trocken. Er hat Ihnen erzählt, dass ihm schwindelig geworden sei, als er aufgestanden sei, um ins Bad gehen; dann sei er auf dem Boden zusammengesackt. Zudem hat er von intermittierenden, krampfartigen Abdominalschmerzen in der Mitte des Epigastriums berichtet. Die Schmerzen hätten vor drei Tagen begonnen und seien immer schlimmer geworden. Heute sei der Schmerz konstant; er beschreibt ihn als „sich in den Rücken bohrend". Es sei für ihn angenehmer, mit angezogenen Knien auf der Seite zu liegen.

Als der Patient sich auf den Rücken dreht, klagt er über einen plötzlichen, stechenden Schmerz in der Mitte seines Abdomens, „der ihm den Atem nimmt". Seine Vitalzeichen sind eine Pulsfrequenz von 96 Schlägen/min, eine Atemfrequenz von 24 Atemzügen/min und ein Blutdruck von 86/54 mmHg.

Ihr Patient bestätigt, dass sein Bauch gespannt ist. Sie sehen keine Zeichen einer Hautverfärbung oder eines Ausschlags. Sie fragen den Patienten nach dem Punkt, an dem es am meisten weh tut; daraufhin zeigt er auf die Mitte des Epigastriums und auf die linke Seite. Sie beginnen nun sanft mit der Palpation im am weitesten entfernten Quadranten.

Sie merken, dass die Haut warm ist. Der Patient schützt sich mit diffuser Abwehrspannung gegen die Palpation, die sich noch verstärkt, als Sie sich der Mitte der epigastrischen Region nähern. Die Lungen des Patienten sind frei, aber er klagt über zunehmenden Schmerz, wenn er tief einatmet. Sie weisen Ihren Partner an, die Temperatur des Patienten zu messen; sie beträgt 38,3 °C.

Sie ziehen die Möglichkeit einer Cholezystitis, einer Pankreatitis, einer Darmverlegung, eines abdominalen Aortenaneurysmas oder einer Gastritis in Betracht. Weil der Patient Anzeichen einer peritonealen Reizung aufweist (Knie angezogen, um die Abdominalschmerzen zu lindern; Vermeidung tiefen Atmens, da dies die Abdominalschmerzen verstärkt), helfen Sie ihm in eine angenehme Position. Sie verabreichen ihm Sauerstoff über eine Nichtrückatmemmaske und beginnen, ihm über zwei i.v. Zugänge normale Kochsalzlösung zu verabreichen.

Aufgrund des Schmerzmusters – intermittierende, krampfartige Schmerzen, die sich zu konstanten Schmerzen entwickeln – vermuten Sie ein Problem eines Hohlorgans, das nun die Schmerzcharakteristik einer soliden Organbeteiligung hat. Aufgrund seines Alters und der Vorgeschichte von gelegentlichen krampfartigen Abdominalschmerzen nach dem Verzehr von fettigem Essen beinhaltet Ihre präklinische Differenzialdiagnose eine Cholezystitis. Wegen der Vorgeschichte von Alkoholismus und der derzeitigen Beschreibung der konstanten, mittig im Epigastrium lokalisierten Schmerzen, die „sich in den Rücken bohren", vermuten Sie eine Beteiligung des Pankreas. Da die Haut des Abdomens sich heiß anfühlt, vermuten Sie eine Infektion. Aufgrund der Vitalzeichen des Patienten und der Beschreibung des orthostatischen Schwindels vermuten Sie einen Flüssigkeitsverlust durch entweder Fieber, einen dritten Zwischenraum, Blutverlust oder eine Kombination dieser Befunde.

Der Blutdruck des Patienten ist niedrig, speziell für eine Person mit einer Vorgeschichte von Hypotonie. Auch wenn seine Pulsfrequenz nicht erhöht zu sein scheint, besteht seine Medikation gegen die Hypertonie aus einem Betablocker und einem ACE-Inhibitor, die seine Fähigkeit zur Kompensation behindern. Der Betablocker beeinträchtigt die Fähigkeit, auf den niedrigen Blutdruck mit Tachykardie zu reagieren, und der ACE-Inhibitor beeinträchtigt die Vasokonstriktion.

Ein Monitor wird angebracht, und ein Sinusrhythmus ist zu erkennen. Der Blutzuckerwert des Patienten beträgt 78 mg/dl. Aufgrund seiner selbst berichteten orthostatischen Veränderung und seines ersten Sets von Vitalzeichen entscheiden Sie, dass eine Überprüfung auf orthostatische Hypotension nicht notwendig ist, und entscheiden sich dafür, einen Flüssigkeitsbolus zu verabreichen. Nach der Flüssigkeitsgabe sind die Vitalzeichen des Patienten eine Pulsfrequenz von 90 Schlägen/min, eine Atemfrequenz von 20 Atemzügen/min und ein Blutdruck von 96/78 mmHg. Sein mentaler Zustand bleibt unverändert; trotzdem klagt er weiterhin über intermittierende Schmerzen im mittleren Rücken.

Bei der Aufnahme in der Notaufnahme werden Laborwerte abgenommen, ein Ultraschall gemacht und ein CT angeordnet. Die Pankreatitis wird bestätigt. Ein pankreatischer Abszess ist zu erkennen, zusammen mit mehreren Gallensteinen. Der Arzt in der Notaufnahme erzählt Ihnen, dass wahrscheinlich die Gallensteine die Pankreatitis ausgelöst haben. Der Patient wird in den Operationssaal gebracht, wo seine Gallenblase entfernt und der Abszess ausgeputzt wird. Der Patient hat einen steinigen Weg mit einer Phase von ARDS und einem gewissen Grad der Sepsis vor sich. Er wird letztendlich nach einem dreiwöchigen Krankenhausaufenthalt zur Rehabilitation geschickt.

Lernziele

Nach dem Lesen dieses Kapitels sollten Sie in der Lage sein:

- Anatomie, Physiologie und Pathophysiologie des Gastrointestinaltrakts zu beschreiben.
- Charakteristika von Blut im Gastrointestinaltrakt zu benennen.
- Gastrointestinale Blutungen zu beurteilen.
- Gastrointestinale Blutungen zu behandeln.

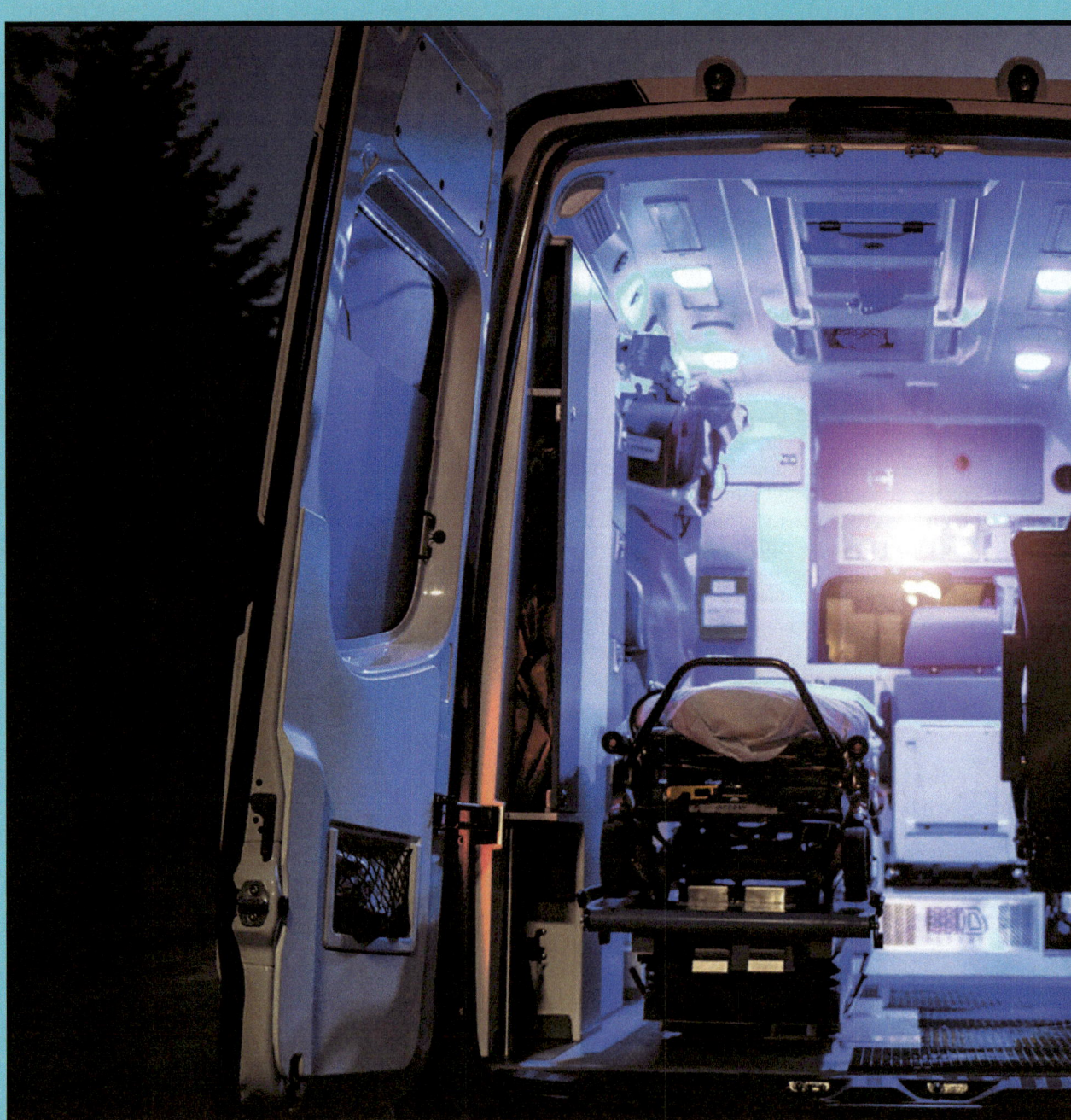

Gastrointestinale Blutung

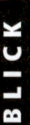

ÜBERBLICK

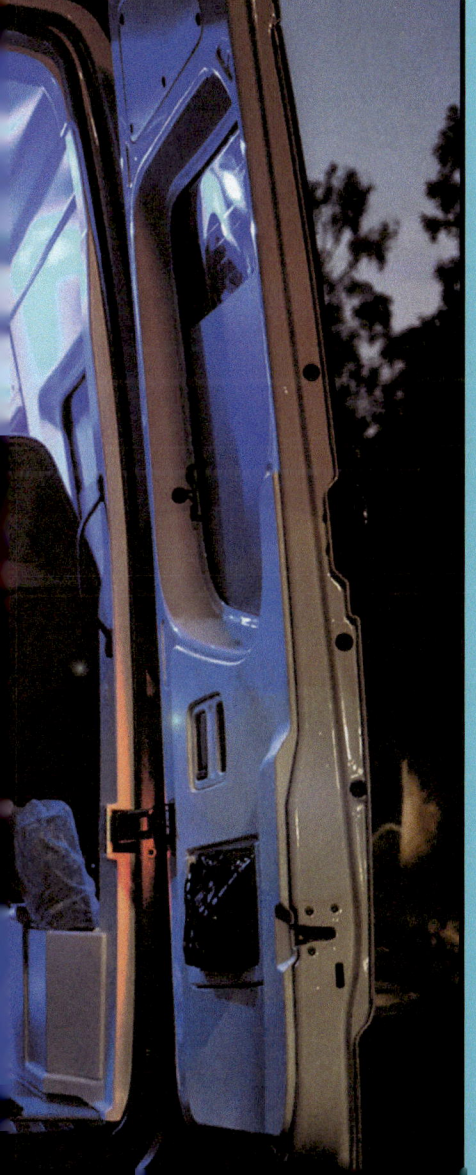

>> Die Schwere einer gastrointestinalen Blutung kann von einem relativ unbedeutenden Ereignis (z.B. hämorrhoidale Blutungen) bis hin zu einer unmittelbaren Lebensbedrohung (z.B. große arterielle Blutung) reichen. Die Blutung kann entweder eindeutig makroskopisch erkennbar oder aber nicht mit freiem Auge sichtbar sein (okkulte Blutung), und abdominale Schmerzen können, müssen aber nicht vorhanden sein. Der Ursprung einer gastrointestinalen Blutung kann sich irgendwo im Bereich zwischen Mund und Anus befinden. Im Allgemeinen liegen obere gastrointestinale Blutungen proximal des Treitz-Bandes. Sie müssen differenzialdiagnostisch aber auch bei unteren gastrointestinalen Blutungen berücksichtigt werden. Untere gastrointestinale Blutungen sind distal des Treitz-Bandes lokalisiert. (Das Treitz-Band wird in *Kapitel 8* besprochen.) Das klinische Erscheinungsbild eines von einer gastrointestinalen Blutung betroffenen Patienten kann so variabel sein wie die Ursachen für die Blutungen. Aufgrund der teils sehr unterschiedlichen Symptomatik kann eine gastrointestinale Blutung leicht übersehen werden. Das folgende Kapitel macht Sie mit Werkzeugen vertraut, mit deren Hilfe Sie ein Feingefühl für jene Fälle entwickeln können, bei denen eine Blutung nicht unmittelbar offensichtlich ist, aber bereits bei Verdacht behandelt werden muss. <<

Fallbeispiel

Sie werden zu einer 68 Jahre alten Dame gerufen, die einen Schwindelanfall erlitten hat. Bei Ihrer Ankunft finden Sie die Patientin sitzend im Flur des Wohnhochhauses. Der Hausmeister und ein Freund sind bei ihr. Laut den beiden Männern war die Patientin gerade von ihrer wöchentlichen Dialysebehandlung nach Hause gekommen, als der Schwindelanfall auftrat. Die Dame erzählt Ihnen, dass ihr auf dem Weg zum Appartement schwindelig wurde und sie sich daraufhin langsam auf den Boden niederließ. Sie ist wach, orientiert und aufmerksam, spricht in kompletten Sätzen, hat einen unauffälligen Radialispuls und ist psychisch nicht merklich belastet.

Ihre Haut ist kalt und trocken. Ihr Dialyse-Shunt (Dialysefistel) befindet sich am linken Arm, weshalb Sie die Vitalparameter am rechten Arm messen. Die Dame hat einen Puls von 82 Schlägen/min, eine Atemfrequenz von 16 Atemzügen/min, einen Blutdruck von 110/80 mmHg und reine Atemgeräusche. Schmerzen verneint sie. Bei der groben Palpation der Extremitäten, des Beckens, des Abdomens und der Brust finden sich weder Schmerzen noch Krepitationen. Die Patientin erzählt Ihnen, dass sie wegen ihrer Angina pectoris Nitroglycerin nimmt und drei Mal wöchentlich wegen Nierenversagens zur Dialyse muss.

Wie würden Sie mit der Beurteilung und Versorgung dieser Patientin fortfahren?

Anatomie, Physiologie und Pathophysiologie   9.1

Der Gastrointestinaltrakt ist im Grunde genommen eine Röhre, die vom Mund bis zum Anus durch den ganzen Körper verläuft. Abhängig vom Verdauungsabschnitt variieren die Charakteristika und Funktionen der Schleimhaut. Zur Visualisierung der Anatomie des Verdauungssystems, wie es im folgenden Abschnitt diskutiert wird – Ösophagus, Magen, Dünn- und Dickdarm, Rektum, und Anus –, sollten Sie sich Abbildung 8.1 in *Kapitel 8* noch einmal ansehen. Werfen Sie ebenfalls einen Blick auf die ▶*Tabelle 9.1*.

Tabelle 9.1

Ursprung von gastrointestinalen Blutungen

Lokalisation	Ursache
OBERE GASTROINTESTINALE BLUTUNG	
Ösophagus	Undichte Stelle oder Einriss einer Ösophagusvarize
Ösophagogastrische Sphinkteren (Kardia, unterer Ösophagussphinkter)	Entweder reißt der Sphinkter aufgrund starken Erbrechens (Mallory-Weiss-Syndrom), oder Ösophagusvarizen weiten sich auf den Sphinkter aus.
Magen	Gastritis; Geschwüre (Ulzera) verletzen Blutgefäße.
Duodenum	Geschwüre verletzen Blutgefäße.
UNTERE GASTROINTESTINALE BLUTUNG	
Darm, beginnend beim Treitz-Band	Polypen, Geschwüre, Divertikulitis, Tumoren, Strahlentherapie, arteriovenöse Malformation
Rektoanaler Bereich	Hämorrhoiden bilden sich im Zuge von starken Pressmanövern beim Stuhlgang und können in Folge auch einreißen.

Der *Ösophagus* ist ein dünnwandiger, hohler muskulärer Schlauch, dessen Aufgabe es ist, aufgenommene Nahrung in den Magen zu leiten. Er liegt hinter der Trachea und dem Herz. Der Ösophagus ist, soweit er nicht in Verwendung steht, in seiner anatomischen Beschaffenheit als flachgedrückter Schlauch zu sehen. Die Blutgefäße des Ösophagus entleeren sich in die Pfortader der Leber. Wenn es zu einer Schwellung der Leber kommt, wie etwa bei einer Zirrhose, fließt Blut zurück in das Pfortadersystem, was das Phänomen der portalen Hypertonie verursacht. Die portale Hypertonie führt zu geschwollenen Gefäßen im Ösophagus, die auch als *Ösophagusvarizen* bekannt sind.

Wenn Sie in der Vorgeschichte des Patienten eine Zirrhose (häufige Ursachen sind Alkoholismus und Hepatitis), Aszites (Ansammlung von Flüssigkeit aus der Leber in der Bauchhöhle, wo die Flüssigkeit zu einer abdominalen Spannung führt) oder oberflächliche Krampfadern (Caput medusae) auf dem Abdomen finden, so könnten Ösophagusvarizen vorhanden sein (▶*Abbildung 9.1*). Beim Schlucken oder Erbrechen entsteht eine Reizung der ösophagealen Gefäße, die durch ihre Fragilität zu Blutungen neigen, was zu einem Abfluss in den Magen führen würde.

Am Übergang des Ösophagus zum Magen befindet sich der Magenmund bzw. der *untere Ösophagussphinkter*. Dieser besteht aus dem oberen und dem unteren ösophagealen Sphinkter; diese agieren allgemein als Schließmuskel, außer während des Erbrechens. Beim Erbrechen kommt es abwechselnd zur Kontraktion und Relaxation der Ösophagussphinktere; zeitgleich treten eine Dehnung des Ösophagus und eine umgekehrte Magenkontraktion auf. Dies treibt den Inhalt mit extremer Gewalt zurück in den Ösophagus. Der Ösophagussphinkter kann reißen, wenn er geschwächt oder von Ösophagusvarizen erweitert worden ist. Wenn eine Arterie betroffen ist, kann dies zu einer massiven Blutung führen. Kräftiges Erbrechen oder Würgen kann ebenfalls Einrisse des distalen Ösophagus oder des proximalen Magens verursachen. Dieser Zustand wird „*Mallory-Weiss-Syndrom*" genannt. Meistens ist die Blutung selbstlimitierend, aber wenn eine Arterie betroffen ist, kann eine massive Blutung die Folge sein.

Definition

Ösophagusvarizen: Geschwollene, gestaute Venen im Ösophagus, bei verschiedenen Erkrankungen, die zu einer Obstruktion des venösen Abflusses in das Pfortadersystem der Leber führen; meist assoziiert mit chronischem Alkoholismus oder Leberzirrhose.

Definition

Mallory-Weiss-Syndrom: Blutung bei Schleimhauteinrissen im Bereich des distalen Ösophagus oder des proximalen Magens, die durch kräftiges Erbrechen oder Würgen verursacht wurden.

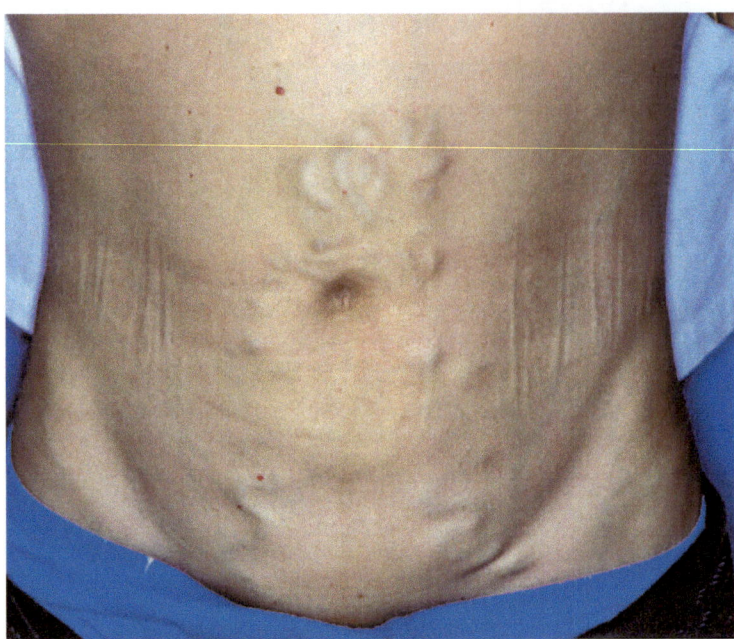

Abbildung 9.1: Dilatierte Hautvenen um den Nabel, die sich im Zuge einer Leberzirrhose entwickeln können; sie werden auch als „Caput medusae" (Kopf der Medusa) bezeichnet, da die Venen wie die Schlangenhaare der Medusa (aus der Mythologie) aussehen.

Ein ungewöhnliches bzw. unerwartetes Ergebnis beim Einriss des Ösophagussphinkters bzw. der Ösophagussphinktere ist der Austritt von Luft in das umliegende Gewebe. Wenn sich die Luft unter dem Zwerchfell ansammelt, so ist das zwar nicht vor Ort zu erkennen, jedoch wohl in einem CT- (Computertomografie) bzw. Röntgenbild. Wenn sich Luft über dem Zwerchfell ansammelt, dann befindet sie sich meistens im Mediastinum. Wenn sich ausreichend Luft angesammelt hat, kann sie bis zum Hals wandern. Subkutane Luft kann über der Drosselgrube und im Bereich des unteren Nackens bzw. Halses erkannt werden. In seltenen Fällen kommt es zu einer vollständigen Ruptur des Ösophagus. Dies verursacht starke Schmerzen, Blutverlust und den Austritt von Luft und/oder Mageninhalt in die Brust bzw. in das Mediastinum. Dies wird als ein katastrophales Ereignis betrachtet.

Das Sphinkterenpaar schützt den Ösophagus im Normalfall vor dem Magensaft. Es gibt zwei häufige pathologische Zustände; dies sind die GERD und die Hiatushernie. *GERD* tritt auf, wenn der untere Ösophagussphinkter sich anomal entspannt oder dehnt. Das Ergebnis ist ein Rückfluss von Magensaft in den Ösophagus. Wenn Magensaft mit fettigem Essen, Alkohol und Schokolade reagiert, kommt es bekanntlich zur Bildung von Mediatoren, die den Sphinkter entspannen. Üppige Mahlzeiten, Fettleibigkeit und das Hinlegen direkt nach dem Essen sind zusätzliche Faktoren, die eine Drucksteigerung verursachen, die ebenso zu einem Rückfluss beitragen kann. Der Kontakt von Magensäften mit der Schleimhaut des Ösophagus führt zu Spasmen und Schmerzen, die oft als „brennend" oder als „Sodbrennen" beschrieben werden.

Ein anderer abnormer Zustand, der *ösophageale Spasmus*, entsteht durch exzessives Dehnen des Ösophagus oder aufgrund von Belastung durch einen Reizstoff, meist bestimmte Speisen. Ösophageale Spasmen verursachen einen dem MCI ähnlichen Schmerz. Da Nitroglycerin auch die glatte Muskulatur entspannt, kann es den Schmerz des ösophagealen Spasmus lindern. Dieser Zustand ist weder lebensbedrohlich noch ist er eine häufige Quelle von Blutungen, außer der Reizstoff wird immer wieder aufgenommen: Dies führt zu einer Verätzung des Ösophagus.

Der *Magen* ist ein hohles, muskuläres Organ, das Pepsin und Salzsäure absondert. Er ist mit einer schützenden Schleimhaut ausgekleidet. Substanzen, wie Alkohol, Aspirin oder andere NSAR, können die Schleimhaut beschädigen oder ihre Wirkung aufheben. Die daraus resultierende Entzündung der Schleimhaut (Gastritis) ermöglicht es den ursprünglich verträglichen, im Magen auftretenden Bakterien, *Helicobacter pylori*, die Magenwand zu reizen. Diese Reizung kann zur Bildung eines Geschwürs führen. Wenn der Stärkegrad der Reizung ausreicht, kann es zur Verätzung der Kapillargefäße sowie der Magenschleimhaut und im Weiteren zu einer Blutung kommen. Wenn es in der Nähe einer Vene oder Arterie zur Erosion kommt, kann die Folge eine fulminante Blutung sein. Eine aktive Blutung im Magen ist hellrot. Ältere Blutungen werden von der Magensäure beeinflusst. Die Magensäure spaltet die Proteine vom Hämoglobin; das Ergebnis ist ein kaffeesatzartiges Erscheinungsbild des abgesonderten Blutes.

An dem Punkt, wo der Magen sich mit dem Duodenum verbindet, gibt es einen weiteren Sphinkter, den sog. *Pylorus*. Dieser reguliert, wann und wie viel des Mageninhalts in den Dünndarm gelangt. In dem Bereich, in dem sich der Pylorus und das Duodenum befinden, treffen zwei Extrema, der saure Mageninhalt und das alkalische Darmmilieu, aufeinander. Hier kommt es häufig u.a. zu Erosionen, Geschwürbildungen und daraus resultierenden Blutungen. Diese Blutungen differieren nicht von denen, die ihren Ursprung im Magen haben; dementsprechend ist bei einer aktiven Blutung in diesem Bereich das Erbrochene ebenfalls hellrot oder, wenn älter, kaffeesatzartig.

Die *Gedärme* sind muskuläre, hohle Röhren, die die Nährstoffe aus unserer Nahrung absorbieren. Die Ursachen für Blutungen in diesem Bereich sind Polypen, Tumoren und Geschwürbildungen durch Reizstoffe oder Krankheiten (z.B. Typhus, entzündliche Darmerkrankung, infektiöse Diarrhoe). Diese Blutungen können offensichtlich oder versteckt sein.

Die Ursachen von *okkulten Blutungen* sind u.a. Polypen, Tumoren, vaskuläre Anomalien und die Folgen einer früheren Strahlentherapie. Eine Blutung in diesem Bereich der Gedärme hat Zeit, mit den Verdauungsenzymen zu interagieren. Dies führt zu einer extremen Reizung der intestinalen Wand und ist durch schwarze, teerige Diarrhoe und einen speziellen fauligen Geruch charakterisiert. Sogar bei aktiven Blutungen haben die Verdauungssäfte meist die Chance, auf diese einzuwirken, sodass hellrotes Blut aus diesem Bereich extrem ungewöhnlich ist. Wenn dies dennoch auftritt, dann weist es auf eine massive Blutung hin.

Der Dickdarm, auch *Kolon* genannt, ist die Stelle, an der die Wasserresorption gemeinsam mit der Produktion bestimmter Vitamine stattfindet. In diesem Bereich kann es zu Blutungen kommen, die durch eine Geschwürbildung in der Schleimhaut (Colitis ulcerosa), Krebstumoren und Divertikulitis verursacht werden können. Die häufigste Ursache (40% der Fälle) der hauptsächlich unteren gastrointestinalen Blutungen ist die Divertikulitis. Eine blutige Diarrhoe mit Abdominalschmerzen kann bei jedem dieser Zustände auftreten. Blut aus dem Kolon hatte meist nicht die Zeit, verdaut zu werden oder mit den Verdauungsenzymen zu interagieren. Daher ist das Blut dunkelrot oder rotbraun, kann aber auch hellrot sein, abhängig von der Stärke der Blutung bzw. davon, wie schnell das Blut in das Rektum befördert wird.

Die zweithäufigste Ursache (20% der Fälle) für eine Blutung im Gastrointestinaltrakt sind arteriovenöse Anomalien und Angiodysplasien. Arteriovenöse Anomalien sind Gefäßanomalien, in denen arterielles Blut direkt in ein Gewirr aus Venen eingeleitet wird. Angiodysplasien sind vaskuläre Anomalien, die unter dem Epithelium liegen; man geht davon aus, dass sie aufgrund degenerativer Veränderung im Alter entstehen. Wenn diese Anomalien wachsen oder nah an der Oberfläche liegen, kann bei grober Bewegung, bei

Praxistipp

Bei Synkope eines älteren Patienten, der mit NSAR behandelt wird – Aspirin, Ibuprofen, Naproxen, Celecoxib usw. –, muss bis zum Beweis des Gegenteils eine gastrointestinale Blutung vermutet werden.

Definition

Okkulte Blutungen: Unklare oder versteckte Blutungen in minimalen Mengen, die nur mithilfe mikroskopischer oder chemischer Tests festgestellt werden können.

Kontakt mit Fremdsubstanzen oder nach einem Trauma rasch eine Blutung auftreten. Blutungen aus diesen Läsionen können in der Schwere von einer geringen, subakuten Anämie (Eine chronische Blutung kann sich als Eisendefizit manifestieren.) bis zu einem massiven, lebensbedrohlichen Blutverlust reichen. Die Blutungsquellen liegen im oberen (Magen und Duodenum) und im unteren Gastrointestinaltrakt (Dünndarm oder Kolon).

Das absteigende Kolon mündet in *Rektum* und *Anus*. Eine häufige Ursache für Blutungen in diesem Bereich sind *Hämorrhoiden*. Diese entwickeln sich meist während einer längeren Verstopfung. Wenn hierbei durch Muskelspannung das Blut dazu gebracht wird, die umgebenen Venen zu weiten, bilden sich aus diesen in der Folge Krampfadern. Eine Blutung tritt meist während oder nach einer Darmbewegung auf und ist hellrot. Diese Art der Blutung führt selten zu einer Anämie oder einem hämorrhagischen Schock. Wenn es Anzeichen einer Anämie oder eines Schocks gibt, dann sollten Sie eine andere Blutungsquelle vermuten.

> **Definition**
>
> **Hämorrhoiden:**
> Geschwollene, gestaute Venen im rektoanalen Bereich, die durch starke Muskelanspannung (Pressmanöver) hervorgerufen werden. Blutungen können vor allem nach Stuhlgang auftreten.

Eine meist nicht vermutete Ursache für Blutungen im Gastrointestinaltrakt ist das *Nierenversagen*. Die Nieren sind für die Produktion von Erythropoetin verantwortlich, ein Hormon, das das rote Knochenmark stimuliert, rote Blutzellen zu produzieren. Außerdem sind die Nieren auch für die Produktion von Thrombopoetin zuständig, ein Hormon, das die Produktion von Blutplättchen stimuliert. Patienten mit einem Nierenversagen sind oft anämisch, da sie eine schwache Produktion roter Blutzellen haben, und können außerdem eine niedrige Blutplättchenzahl aufweisen. Chronischer Stress führt zur Bildung kleiner Geschwüre; daher kann ein okkulter Blutverlust auftreten, speziell bei einer verminderten Blutplättchenzahl. Bei einem Patienten mit Nierenversagen können Probleme mit einer Anämie und einem okkulten Blutverlust multifaktoriell und verwirrend sein. Die Symptome des Patienten können Dyspnoe und Ermüdung bei Anstrengung beinhalten; außerdem sind periphere Ödeme, Blässe, orthostatische Auffälligkeiten und Veränderungen des Appetits möglich. Komplikationen bei Nierenversagen können Frakturen begünstigen, da der Schwindel Stürze herbeiführen kann. Die Ursache für Nierenversagen sind unbehandelte Halsschmerzen (Angina tonsillaris), die in Kombination mit Begleiterkrankungen, wie dem Versagen der Herzklappen, das Problem weiter verkomplizieren können. Ein engmaschiges Monitoring des Hämoglobins und des Hämatokrits gibt Aufschluss über einen Eisen- und Erythropoetinmangel; diese Substanzen können in der Notfallversorgung ergänzt werden.

Heparin wird während einer Nierenhämodialyse verabreicht, um die Bildung eines Blutgerinnsels zu verhindern, während das Blut durch den Filter fließt. Die Gabe von Heparin wird 20 min vor dem Ende der Behandlung gestoppt, um die Blutungsneigung zu minimieren. Wenn das Bluten bereits ein Problem ist, dann wird dies durch das Heparin weiter verschlimmert. Es gibt häufig Probleme in Zusammenhang mit der Dialyse, wie Hypovolämie, Hypoglykämie, Anämie, Elektrolytstörung (z.B. von Kalium und Calcium) und fragile Knochen. Diese Anzeichen können das Bild jedes Dialysepatienten mit vermuteten gastrointestinalen Blutungen weiter verkomplizieren. Einige Faktoren, die häufig eine gastrointestinale Blutung begünstigen, sind in ▶*Tabelle 9.2* zusammengefasst.

> **Merke**
>
> Eine andere Ursache für Blutverlust bei einem Dialysepatienten ist das unkontrollierte Bluten aus der Fistel oder dem Shunt. Die bevorzugte Behandlung in dieser Situation ist das Anwenden von direktem Druck auf die blutende Stelle.

Tabelle 9.2

Prädestinierende Faktoren für eine gastrointestinale Blutung

Faktoren	Beispiele und Beschreibungen
Medikamente	Aspirin® (für Arthritis, Vorbeugung eines Schlaganfalls oder AMI), NSAR, wie Ibuprofen, Celecoxib (Celebrex®) oder Naproxen, oder Kortikosteroide, wie Prednison oder Prednisolon
Krankheiten/Toxine	Morbus Crohn, Colitis ulcerosa, Leberzirrhose, Divertikulitis, Tumoren, Reizstoffe, wie Arsen, Typhus, Shigella
Dialyse	Ein bei Nierenversagen angewendetes Verfahren, das Blut durch eine Membran treibt, es säubert und Flüssigkeit, Elektrolyte und den Säure-Basen-Haushalt reguliert; der Prozess erfordert für gewöhnlich die Gabe von Heparin.
Bestrahlung des Gastrointestinaltrakts	Bei der Behandlung von Tumoren; zu den Langzeitnebenwirkungen gehören u.a. okkulte Blutungen.

Charakteristika von Blut im Gastrointestinaltrakt 9.2

Blutungen, die ihren Ursprung im Gastrointestinaltrakt haben und bei denen in Erbrochenem oder Stuhl Blut vorhanden sein kann, können okkult sein oder eine charakteristische Farbe und Erscheinung haben (▶ *Tabelle 9.3*).

Tabelle 9.3

Darstellung einer gastrointestinalen Blutung

Präsentationen	Beschreibungen
Hämatemesis	Blutiges Erbrechen mit entweder hellrotem, rotbraunem oder dunklem, körnig verdautem Blut, das auch als „kaffeesatzartig" beschrieben wird
Hämatochezie	Hellroter oder rotbrauner Stuhl, der auf offene Blutungsquellen oder aber auf eine schnelle Darmpassage des Blutes, bevor es vollständig verdaut werden kann, zurückzuführen ist
Meläna	Schwarzer, teeriger, klebriger, faulig riechender Stuhl, der durch die Verdauung von Blut im Gastrointestinaltrakt zustande kommt
Okkulte Blutung	Geringste Blutmengen (meist weniger als 10 ml Blut) die nur mittels Tests identifiziert werden können; befürchten Sie chronisch okkulte Blutungen, wenn der Patient Anzeichen von eindrückbaren Ödemen oder Lungenödem bei extremer Blässe der Schleimhaut aufweist.

Hämatemesis ist das Erbrechen von Blut. Das Blut, das sich mit dem Erbrochenen vermischt, kann hellrot sein oder ein kaffeesatzartiges oder dunkles, körniges Aussehen haben. Dies deutet auf eine Blutung im oberen Gastrointestinaltrakt hin; eine solche ist fast immer über dem Treitz-Band lokalisiert. Dieses Band liegt in einem kleinen Abstand zum Pylorus. Hellrotes Blut weist auf eine akute Blutung hin, die meist von einer Arterie oder einer Varize ausgeht. Das kaffeesatzartige Erbrechen entsteht hingegen aus einer stillen oder langsamen Blutung, wobei die Magensäure rotes Hämoglobin in braunes Hämatin umwandelt. Dieser Effekt wird häufig als „verdautes" Blut bezeichnet.

Blut im Gastrointestinaltrakt wirkt reizend und steigert die Peristaltik; dies verursacht Erbrechen und/oder Diarrhoe. Wenn der Ursprung eine Blutung im unteren Teil des Gastrointestinaltrakts ist, so ist das Ergebnis eine offensichtlich blutige Diarrhoe, die auch als „*Hämatochezie*" bezeichnet wird. Die Hämotochezie kann ebenso aus einer heftigen Blutung im oberen Gastrointestinaltrakt entspringen, mit dem Ergebnis, dass es zu einem schnellen Transport des Blutes durch die Gedärme kommt.

Wenn der Stuhl schwarz und teerig ist, wird er als „*Meläna*" bezeichnet. Das ist Stuhl, der tatsächlich verdautes Blut beinhaltet. Die Existenz von Meläna deutet typischerweise auf eine obere gastrointestinale Blutung mit einer Blutverdauungskomponente hin. Eine Blutungsquelle im Dünndarm oder im rechten Kolon kann bei einer langsamen Transportzeit ebenso auf eine Meläna hinweisen. Es sind etwa 100 bis 200 ml Blut im Gastrointestinaltrakt notwendig, um eine Meläna zu produzieren. Die Meläna kann noch einige Tage nach einer schweren Blutung anhalten; dies deutet nicht zwangsläufig auf eine fortschreitende Blutung hin. Die Anwesenheit einer Meläna kann, noch bevor man sie gesehen hat, anhand des charakteristischen fauligen Geruchs identifiziert werden.

Schwarzer Stuhl kann durch die Einnahme von Eisen,Bismut oder einer Vielzahl von Nahrungsmitteln entstehen. Der schwarze Stuhl sollte nicht mit der Meläna verwechselt werden; außerdem gibt es in dem Fall keine okkulte Blutung. Meistens liegt der Unterschied in einem weichen Stuhl, da dieser aufgrund einer Blutung entstanden ist.

Chronische okkulte Blutungen – weniger als 10 ml Blut – sind nicht so einfach mit dem bloßen Auge zu erkennen und verursachen typischerweise keine Meläna oder flüssigen Stuhl. Allerdings kann der Verlust der Sauerstofftransportkapazität der roten Blutkörperchen beim Patienten eine Tachykardie und eine erschwerte Atmung auslösen.

Eine verminderte Sauerstoffkapazität des Blutes führt zu einer Ischämie des Gewebes. Folglich wird das sympathische System stimuliert, um bei der Kompensation mitzuhelfen. Das führt dementsprechend zum Anstieg der Vorlast sowie der Herzfrequenz und zu einer erhöhten Herzarbeit. Anämie reduziert zudem die Viskosität (Dicke) des Blutes, was das Herz dazu veranlasst, schneller und härter zu pumpen, um dasselbe Blutvolumen zu bewegen. Dies führt zu einer Steigerung der Herzleistung. Je älter der Patient ist, desto weniger verträgt sein Herz einen Anstieg der Leistung. Linksherzversagen ist dafür bekannt, ein Lungenödem zu verursachen. Eine Minderung der Viskosität begünstigt zudem periphere Ödeme. Die Unfähigkeit des onkotischen Druckes am Kapillarbett, normale Mengen von Körperwasser auf der arteriellen Seite des Kapillarbetts zu resorbieren, begünstigt Ödeme.

Beurteilung 9.3

Die Manifestationen von gastrointestinalen Blutungen hängen von ihrem Ursprung und ihrer Frequenz ab sowie von zugrunde liegenden oder koexistierenden Erkrankungen; z.B. präsentiert sich der Patient mit einer zugrunde liegenden ischämischen Herzerkrankung, wie z.B. mit Angina des AMI, nach einer frischen gastrointestinalen Blutung.

Andere wichtige koexistierende Krankheiten, wie Herzversagen, Hypotonie, pulmonale Erkrankungen, renales Versagen oder Diabetes mellitus, können durch eine schwere gastrointestinale Blutung verschlimmert werden. Die Vorgeschichte ist sehr wichtig; deshalb ist eine genaue Befragung des Patienten notwendig, um jegliche Veränderungen der Darmgewohnheiten erkennen zu können. Ein hohes Maß an Aufmerksamkeit sollte Ihre körperliche Untersuchung des Patienten leiten.

Massive Blutungen können sich als Schock präsentieren (siehe *Kapitel 4*). Kleinere Blutungen können sich als orthostatische Veränderung in Puls und Blutdruck manifestieren. Orthostatische Veränderungen müssen bei Patienten mit einer zugrunde liegenden Herzerkrankung oder einer peripheren vaskulären Erkrankung sowie bei jenen Patienten überprüft werden, die regelmäßig Medikamente einnehmen, die in ihrer Wirkung den peripheren vaskulären Widerstand beeinflussen, z.B. Nitroglycerinpräparate, ACE-Hemmer, Betablocker oder Calciumkanalblocker. All diese Medikamente sollten den Rettungsdienstmitarbeiter die Symptome mit Vorsicht interpretieren lassen. Bei Patienten mit Hämatemesis können Anzeichen und Symptome einer Zirrhose und einer portalen Hypertension auf solch ein Problem hindeuten, gemeinsam mit einer Vorgeschichte, die Anzeichen und Symptome einer Aszites, einer vergrößerten Leber oder von abdominalen Krampfadern beinhaltet.

In Stuhlproben können mithilfe chemischer Tests okkulte Blutungen nachgewiesen werden. Die vorher beschriebenen Anzeichen und Symptome können die einzigen Hinweise auf eine okkulte Blutung sein. Aus den Gründen, die oben aufgeführt wurden, können ältere Patienten bei einem hohen Output als Konsequenz einer chronischen okkulten Blutung ein Herzversagen entwickeln. Infolgedessen kann die Hauptbeschwerde eine Atemnot sein.

Die Vorgeschichte weist vielleicht nicht auf eine gastrointestinale Blutung hin, solange diese chronisch ist oder sich nicht mit schwarzem, teerigem Stuhl manifestiert hat. Wenn eine Herzinsuffizienz vorhanden ist, können die Anzeichen und Symptome ausgeprägt sein. Patienten mit einem High-Output-Failure sind blass; Patienten mit einer chronischen gastrointestinalen Blutung müssen gründlich eingeschätzt werden. Die Beobachtung der Schleimhaut wird eine extreme Blässe aufzeigen; außerdem wird durch den chronischen Blutverlust eine baumwollweiße Schleimhaut zu sehen sein. Wenn Blässe bei einem Patienten mit Dyspnoe verknüpft ist, vermuten Sie eine chronische gastrointestinale Blutung als auslösenden Faktor. Bedenken Sie außerdem, dass eine Anämie sich auch ohne Herzversagen mit einer Dyspnoe präsentieren kann. Die Anämie begünstigt periphere Ödeme, da sie den onkotischen Druck reduziert.

Es ist schwierig, einen Patienten mit einer chronischen gastrointestinalen Blutung von einem Patienten mit einem kardiogenen Schock zu unterscheiden (siehe *Kapitel 5*). Der größte Unterschied ist, dass Patienten mit einer chronischen gastrointestinalen Blutung keine der Beschwerden haben, die bei einem AMI-Patienten vorhanden sind; außerdem unterscheidet sich die Farbe der Schleimhäute.

Aufgrund der teils sehr variablen Symptomatik kann eine gastrointestinale Blutung leicht übersehen werden. Es ist daher wichtig, sehr sorgfältig nach Anzeichen zu suchen, selbst wenn eine Blutung nicht unmittelbar offensichtlich ist.

Praxistipp

Chronischer Blutverlust muss nicht zu sichtbaren Schweißabsonderungen (Diaphorese) führen.

Praxistipp

Die Unterscheidung zwischen kardiogenem Schock durch einen AMI und Herzinsuffizienz durch Anämie ist von entscheidender Bedeutung. Ein 12-Kanal-EKG kann erforderlich sein.

Patienten mit einem kardiogenen Schock haben dunkle oder zyanotische Schleimhäute. Andererseits weisen anämische Patienten deutlich blassere Schleimhäute auf. Man findet bei Patienten mit einem Lungenödem Anzeichen eines kardiogenen Schocks, auch wenn das Lungenödem ebenfalls beim High-Output-Failure zu sehen ist. Bei Patienten mit einem AMI ist die Wahrscheinlichkeit hoch, im 12-Kanal-EKG eine Schädigung zu entdecken. Bei einem Patienten, der an einer akuten gastrointestinalen Blutung leidet, wird im EKG dagegen mit geringerer Wahrscheinlichkeit ein Muster zu finden sein. Wenn eine Angina pectoris allerdings durch eine Hypoxie aufgrund einer Anämie ausgelöst wird, dann kann das 12-Kanal-EKG ischämische Veränderungen aufzeigen.

Behandlung 9.4

Wenn eine gastrointestinale Blutung vermutet wird oder sie offensichtlich ist, dann beinhaltet die Behandlung die Unterstützung mithilfe des ABC-Schemas (▶*Abbildung 9.2*):

- *Atemweg und Atmung:* Die Behandlung beginnt mit der Sauerstoffgabe. Je nach dem Grad der Dyspnoe, der Blässe, und/oder offensichtlichen Blutungen sollten Sie eine Sauerstoffbrille oder eine Nichtrückatemmaske mit einem Reservoir mit einem Fluss von 15 l Sauerstoff/min einsetzen. Das Ziel ist, das Hämoglobin mit dem maximalen Sauerstoffgehalt zu beladen und das Plasma zu übersättigen, um damit das Gehirn und andere Zellfunktionen zu unterstützen. Des Weiteren ist das Ziel, dem anaeroben Metabolismus vorzubeugen und diesen Prozess zu verlangsamen. Wenn die Atmung nicht adäquat ist, dann wird eine positive Druckbeatmung benötigt. Abhängig von dem Blutdruck wäre CPAP eine Option.

- *Kreislauf:* Es sollte i.v. eine kristalloide Lösung angehängt werden. Flüssigkeitstherapie wird meist durch den systolischen Blutdruck bestimmt. Bei einer orthostatischen Hypotension sollte ein initialer Flüssigkeitsbolus von 250 bis 500 ml verabreicht werden. Anschließend sollte eine Wiederbeurteilung der Vitalzeichen, des mentalen Zustands, der Atemfrequenz bzw. -arbeit und der Lungengeräusche durchgeführt werden. Es werden wiederholte Bolusgaben verabreicht. Ein EKG-Monitor sollte angebracht werden, um Rhythmusveränderungen zu entdecken. Überprüfen Sie das 12-Kanal-EKG auf ischämische Veränderungen oder Verletzungsmuster. Machen Sie dies von dem Zustand des Patienten bzw. der Ursache der Beschwerden abhängig.

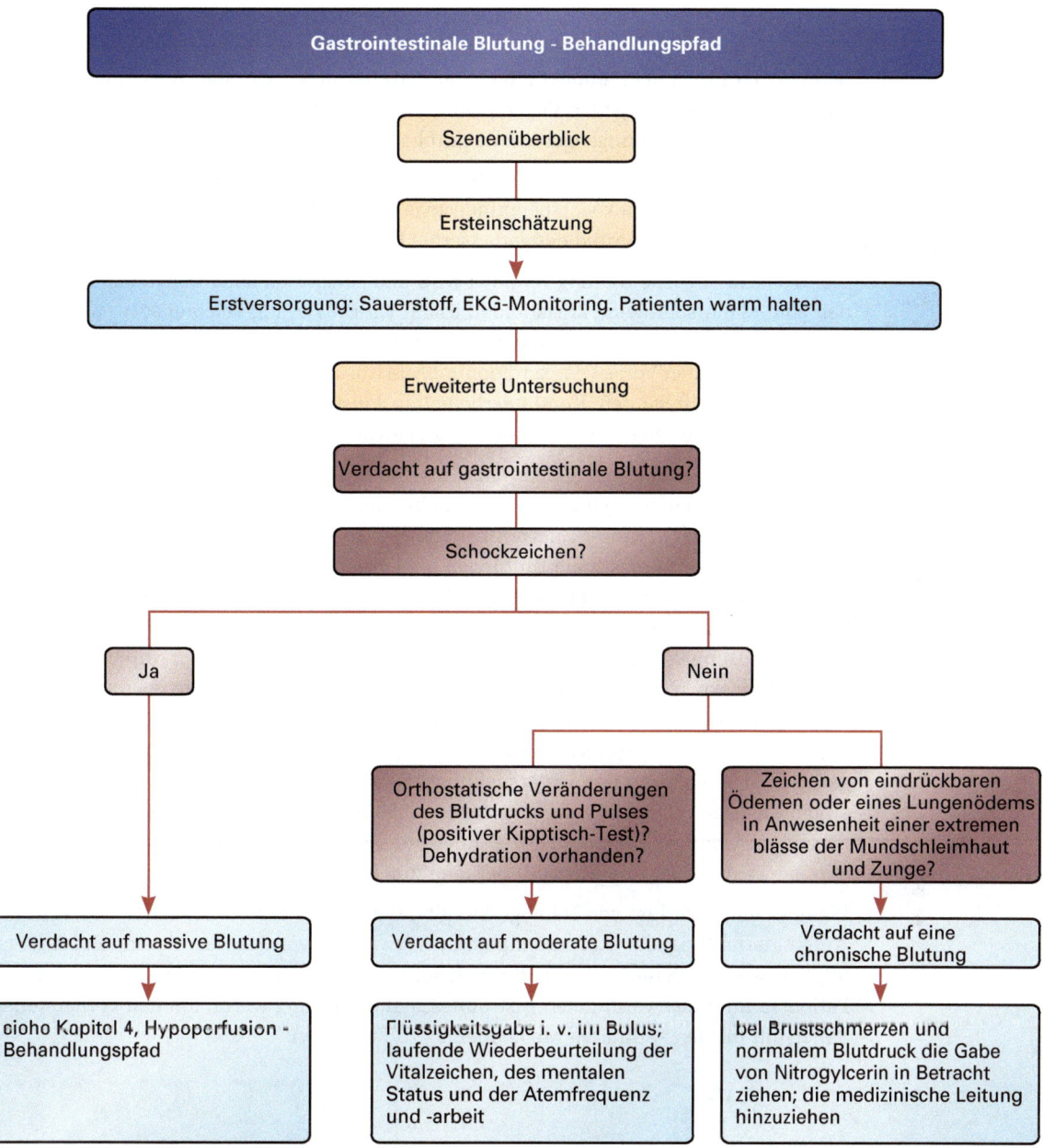

Gastrointestinale Blutung - Behandlungspfad

Szenenüberblick

Ersteinschätzung

Erstversorgung: Sauerstoff, EKG-Monitoring. Patienten warm halten

Erweiterte Untersuchung

Verdacht auf gastrointestinale Blutung?

Schockzeichen?

Ja

Nein

Orthostatische Veränderungen des Blutdrucks und Pulses (positiver Kipptisch-Test)? Dehydration vorhanden?

Zeichen von eindrückbaren Ödemen oder eines Lungenödems in Anwesenheit einer extremen blässe der Mundschleimhaut und Zunge?

Verdacht auf massive Blutung

Verdacht auf moderate Blutung

Verdacht auf eine chronische Blutung

cioho Kapitol 4, Hypoperfusion - Behandlungspfad

Flüssigkeitsgabe i. v. im Bolus; laufende Wiederbeurteilung der Vitalzeichen, des mentalen Status und der Atemfrequenz und -arbeit

bei Brustschmerzen und normalem Blutdruck die Gabe von Nitrogylcerin in Betracht ziehen; die medizinische Leitung hinzuziehen

Abbildung 9.2: Behandlungspfad – gastrointestinale Blutung

Bei Schockzeichen und Symptomen sowie einer plötzlichen, heftigen Blutung sollten zwei großlumige Venenkatheter (16 bis 14 G) gesetzt werden und mit einer raschen, mehrfachen Infusionstherapie (250 bis 500 ml) begonnen werden. Anschließend sollte eine Wiederbeurteilung der Vitalzeichen, des mentalen Zustands, der Atemfrequenz bzw. -arbeit und der Lungengeräusche durchgeführt werden.

Der erwartete Effekt ist, dass sich der Puls- und die Atemfrequenz verlangsamen und dass der systolische Blutdruck sich bei mindestens 70 bis 100 mmHg stabilisiert. Der mentale Zustand sollte sich aufgrund der verbesserten Perfusion des ZNS ebenfalls verbessern.

> **Praxistipp**
>
> Die meisten Patienten mit chronischem Blutverlust weisen keine signifikanten Symptome auf, da der Körper bei chronischem Verlauf meist genug Zeit hat, den Blutverlust zu kompensieren.

Wenn eine chronische Blutung vermutet wird und Anzeichen einer Dehydratation vorhanden sind, dann sollte eine kristalloide Lösung via i.v. Zugang verabreicht werden. Wenn notwendig, kann auch eine Bolusinfusion gegeben werden. Bei älteren Patienten sollten wegen der erhöhten Vorlast der kardiopulmonale Zustand sowie die Lungengeräusche kontinuierlich geprüft werden. Kontinuierliche Infusionsraten von etwa 200 ml/Stunde erlauben es dem Körper, sich stufenweise daran zu gewöhnen, und werden meist gut toleriert.

In Fällen von stabilen, leichten chronischen Blutungen kann eine resultierende Anämie bei jungen Patienten Symptome, wie Schwindel oder eine Synkope, verursachen; außerdem kann sich dieser Zustand bei älteren Menschen als Herzinsuffizienz präsentieren. Wenn gastrointestinale Blutungen als Ursache vermutet werden, dann wird der herzinsuffiziente Patient am besten auf einer Intensivstation behandelt, wo mittels invasiver Maßnahmen der Flüssigkeitshaushalt kontinuierlich geprüft werden kann. Die Behandlung vor Ort muss ausgleichend sein. Es sollte Sauerstoff durch eine Nichtrückatemmaske mit Reservoir mit 15 l Sauerstoff/min verabreicht werden; entsprechend dem Blutdruck wird die CPAP-Atmung angewandt, ein i.v. Zugang gesetzt und schließlich die Sauerstoffsättigung im Blut geprüft und ein EKG-Monitoring durchgeführt. Abhängig von den Untersuchungsergebnissen sollte ein Flüssigkeitsbolus mit einem niedrigen Volumen von etwa 200 bis 250 ml verabreicht werden, mit einer engmaschigen Überwachung des Herzes aufgrund der gesteigerten Vorlast. In solchen Situationen wird die Rücksprache mit der medizinischen Direktion empfohlen.

Wenn es einen Verlust von Hämoglobin gibt, dann kann der vorhandene Sauerstoff zur Aufrechterhaltung der Körpertemperatur verwendet werden. In diesem Zustand ist folglich weniger Sauerstoff für die metabolischen Funktionen vorhanden. Halten Sie Patienten mit einer vermuteten gastrointestinalen Blutung warm, um den vorhandenen Sauerstoff für den zellulären Metabolismus zu bewahren.

ZUSAMMENFASSUNG

Ein Patient mit einer gastrointestinalen Blutung stellt eine Herausforderung dar. Er erfordert eine gründliche Beurteilung samt Erhebung der Vorgeschichte und körperlicher Untersuchung. Die Entscheidung, ob eine akute, eine potenzielle oder aber keine Lebensbedrohung vorliegt, ist das Herzstück der Behandlungsentscheidung. Die okkulte gastrointestinale Blutung ist am schwierigsten festzustellen. Ein hohes Maß an Aufmerksamkeit bei älteren Patienten nach Strahlentherapie des Gastrointestinaltrakts und Lungenödem in der Vorgeschichte, bei Gebrauch von diagnostischen Tests (z.B. Orthostasetest bei orthostatischer Hypotension), und bei der Untersuchung auf Anzeichen einer portalen Hypertension kann extrem nützlich sein.

Das Erkennen von relevanten Negativfaktoren, wie beispielsweise das Fehlen von Dyspnoe oder orthostatischen Veränderungen, ist genauso wichtig wie das Erkennen von Positivfaktoren, wie z.B. abdominalen Schmerzen oder Tachykardie in Ruhe. Die Wiederbeurteilung ist wegweisend für die weitere Behandlung.

ZUSAMMENFASSUNG

Fallbeispiel – Fallverlauf

Sie haben Ihre 68-jährige Patientin auf dem Boden ihres Apartementflurs sitzend vorgefunden, mit dem Appartementmanager und einem Freund in unmittelbarer Nähe. Die Dame ist wach, orientiert und aufmerksam; sie spricht in kompletten Sätzen und wirkt psychisch weitgehend unbelastet. Ihre Haut ist kalt und trocken. Da sich am linken Arm der Dialyse-Shunt befindet, haben Sie die Vitalzeichen am rechten Arm gemessen. Die Patientin hat einen Puls von 82 Schlägen/min, eine Atemfrequenz von 16 Atemzügen/min und einen Blutdruck von 110/80 mmHg. Die Lunge hört sich beidseits frei an. Bei der Palpation der Extremitäten, des Beckens, des Abdomens und der Brust finden sich weder Schmerzen noch Krepitation. Die Patientin hat Ihnen bereits erzählt, dass sie wegen ihrer Angina pectoris Nitroglycerin nimmt und aufgrund eines Nierenversagens drei Mal die Woche zur Dialyse fährt. Sie sei eben erst von einer Dialysebehandlung zurückgekommen, als ihr plötzlich schwindelig wurde.

Sie wissen, dass Schwindelepisoden und Synkopen bei Dialysepatienten auf Hypoglykämie, Herzrhythmusstörungen, Elektrolytentgleisungen oder aber auf Hypovolämie zurückgeführt werden können. Sie beginnen mit der Messung des Blutzuckerwerts. Das Gerät zeigt einen Messwert von 90 mg/dl an. Anschließend beurteilen Sie den Herzrhythmus, indem Sie die Patientin an den Herzmonitor hängen. Es zeigt sich ein regulärer Sinusrhythmus, der mit der Pulsfrequenz übereinstimmt. Extrasystolen sind keine vorhanden, und Anzeichen einer Kalium- oder Calciumentgleisung sind auch nicht erkennbar. Sie entschließen sich dazu, die orthostatischen Veränderungen zu testen. Während Sie den Puls der Patientin tasten, helfen Sie und Ihr Partner der Dame in eine stehende Position. Unmittelbar danach meldet sie bereits, dass sie kurz davor ist, ohnmächtig zu werden. Ihr Radialispuls wird merklich schwächer, während ihre Herzfrequenz signifikant ansteigt.

Ihr Verdacht auf Hypovolämie erhärtet sich, weshalb Sie die Patientin liegend auf Ihrer Trage lagern. Bei der Wiederholung der Messwerte ergeben sich ein Puls von 110 Schlägen/min, eine Atemfrequenz von 20 Atemzügen/min und ein Blutdruck von 82 mmHg systolisch.

Sie beginnen mit einer Flüssigkeitstherapie in den rechten Arm und geben aufgrund der Dialysepflichtigkeit der Patientin zusätzlich einen Bolus von 200 ml. Bei der weiteren Befragung offenbart sie, dass ihr Stuhl in den letzten zwei Tagen einem „roten Gelee" ähnelte. Im Vertrauen gesteht sie Ihnen, dass sie der Dialysekrankenschwester nichts davon erzählt hat, da sie einfach nicht ins Krankenhaus gehen wollte. Aufgrund der Vorgeschichte und der Beschreibung der Blutungen vermuten Sie die Blutungsquelle im Kolon. Das während der Dialysebehandlung verabreichte Heparin hat die Blutung verschlimmert und zu den Schwindelepisoden geführt.

Die weitere Untersuchung ergibt baumwollweiße Schleimhäute bei klaren Lungengeräuschen. Die Patientin verneint weiterhin Schmerzen und andere Beschwerden. Da sie eine Dialysepatientin ist, verabreichen Sie einen zweiten Flüssigkeitsbolus, diesmal aber nur 100 ml. Die erneute Verlaufskontrolle ergibt einen Blutdruck von 100/78 mmHg, eine Pulsfrequenz von 96 Schlägen/min und eine Atemfrequenz von 18 Atemzügen/min. Aufgrund ihres Alters und ihrer renalen Vorgeschichte beobachten Sie genau die Atemfrequenz und den Aufwand für die Toleranz der Vorlast und des Volumens. Auf dem Weg zum Krankenhaus kommt es zu keinen Veränderungen.

Bei Ihrer Ankunft im Krankenhaus informiert die Patientin den Arzt der Notaufnahme, dass sie bereit ist, nach Hause zu gehen. Ein angefertigtes Blutbild weist allerdings auf eine chronische Blutung und eine Eisenmangelanämie hin. Sie bekommt ein Erythrozytenkonzentrat und wird hospitalisiert, sodass hämatoonkologische Erkrankungen, Polypen, Geschwüre oder eine Divertikulitis ausgeschlossen werden können.

Einige Tage später fragen Sie den Arzt der Notaufnahme nach Ihrer Patientin. Er erzählt Ihnen, dass sie nicht in der Lage waren, die Quelle der Blutung zu finden, und dass die Dame daraufhin entlassen wurde. Nachdem er betont hat, dass gastrointestinale Blutungen bei Dialysepatienten manchmal vorkommen, fügt er hinzu: „Sie werden die Dame vermutlich wiedersehen. Lassen Sie uns hoffen, dass es nächstes Mal genauso gut ausgeht."

Lernziele

Nach dem Lesen dieses Kapitels sollten Sie in der Lage sein:

- Anatomie und Physiologie des Gehirns zu beschreiben.
- Die Pathophysiologie von Krampfanfällen und Anfallserkrankungen zu erklären.
- Die Klassifikation und Terminologie von Krampfanfällen zu schildern.
- Die präklinische Arbeits- und Differenzialdiagnose zu stellen.
- Einen Krampfanfall zu beurteilen und Behandlungsprioritäten zu setzen.

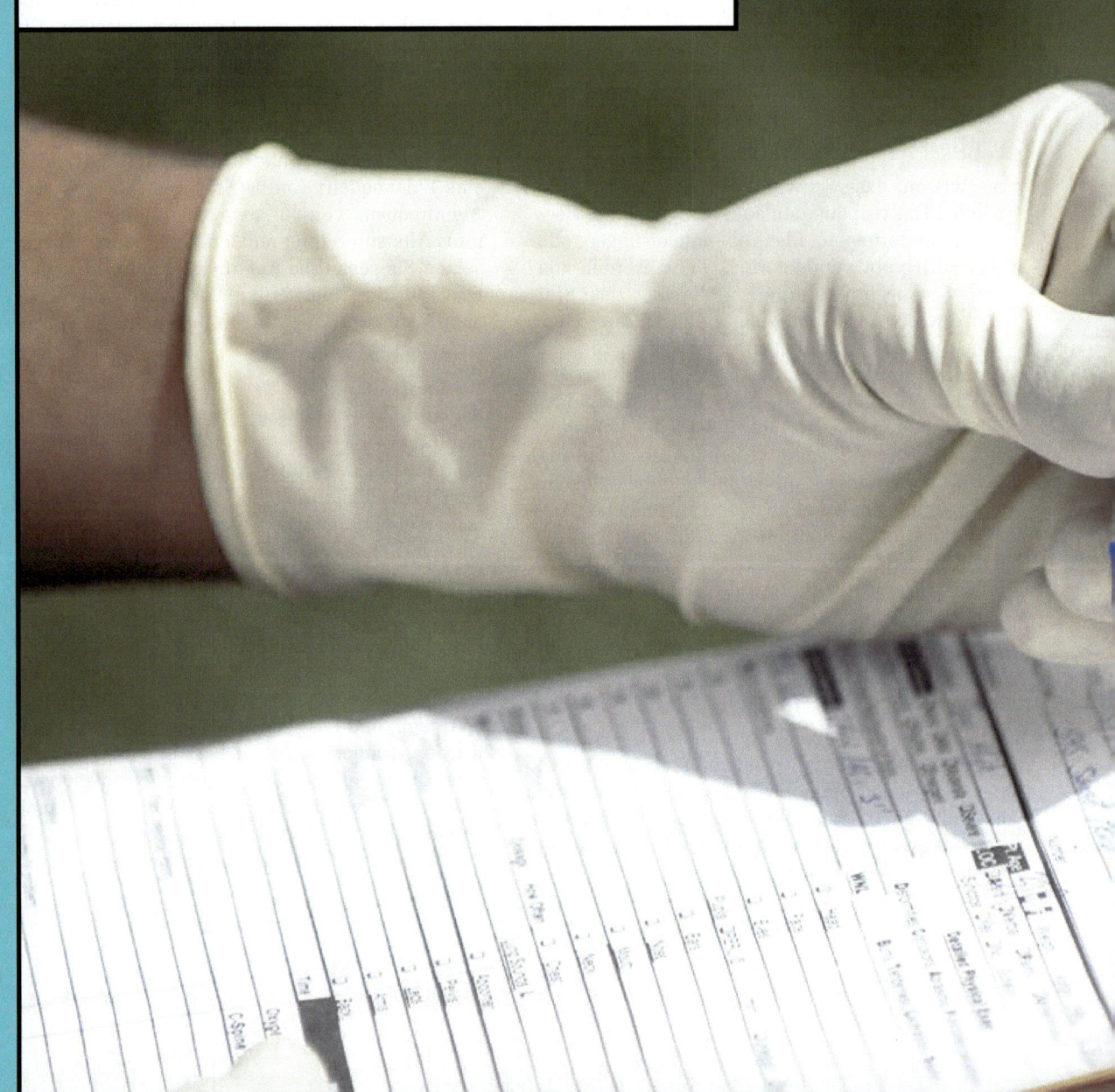

Krampfanfälle und Anfallserkrankungen

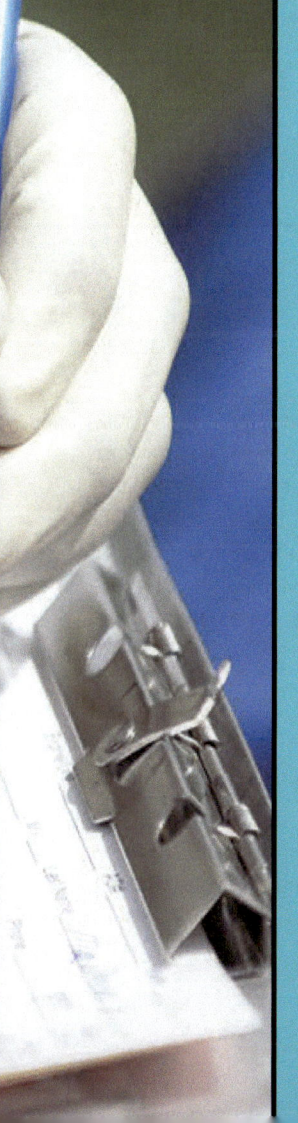

10

ÜBERBLICK

>> Krampfanfälle und Anfallserkrankungen gehören zu den ältesten uns bekannten Erkrankungen. Hippokrates erklärte 400 v. Chr., ein Krampfanfall sei wohl eher eine Erkrankung des Gehirns als ein Fluch oder eine prophetische Kraft, wie früher geglaubt wurde.

Ein Krampfanfall ist als eine wiederkehrende, anfallsartige Störung der Hirnfunktion definiert. Er wird durch kurze, plötzliche Attacken mit einem veränderten Bewusstseinszustand, motorischer Aktivität, sensorischen Eindrücken oder unangemessenem Verhalten charakterisiert. Früher dachte man, dass Menschen, die von diesen „Attacken" heimgesucht werden, von Dämonen besessen sind. Die Angst erreichte ihren Höhepunkt, als man glaubte, die Attacken könnten einfach mittels einer Erkältung übertragen werden. Selbst heute müssen wir uns eingestehen, dass wir trotz zahlreicher Studien noch immer wenig über diese Erkrankung wissen. <<

Fallbeispiel

Sie und Ihr Kollege machen an einem kühlen Herbstabend einen Ambulanzdienst bei einem Fußballspiel des örtlichen Gymnasiums. Ihr Kollege kehrt gerade mit frischem Kaffee zurück, als ein Polizist zu Ihrem Rettungswagen herübereilt. Der Polizist berichtet, dass auf der anderen Seite des Spielfelds ein Fan am Boden liegt und anscheinend einen Krampfanfall hat. Sie stellen sofort Ihren Kaffee ab, schnappen sich Ihren Notfallrucksack samt Sauerstoff und laufen zu dieser Person hinüber.

Als Sie und Ihr Kollege am Zaun entlang gehen, sehen Sie schon die Menschenmenge, die um etwas oder jemanden am Boden herumsteht. Als Sie sich Ihren Weg durch die Menge bahnen, erkennen Sie einen 30- bis 35-jährigen Mann, der anscheinend einen Krampfanfall hat.

Wie gehen Sie bei diesem Patienten vor?

Einführung

10.1

Definition

Krampfanfall:
Abnorme neurologische Funktion, die durch von der Norm abweichende elektrische Entladungen der Neurone innerhalb des Gehirns verursacht wird.

Krampfanfälle sind neurologische Fehlfunktionen, die durch abnorme elektrische Entladungen der Neurone innerhalb des Gehirns zustande kommen. Sie sind, auch wenn sie innerhalb der Neurone im Gehirn entstehen, primär ein klinisches Ereignis. Wie sie sich manifestieren, hängt stark davon ab, welcher Bereich des Gehirns betroffen ist. Krampfanfälle treten relativ häufig auf. Es wird geschätzt, dass ca. 10% aller Menschen in ihrem Leben einen Krampfanfall erleben. Etwa 1 bis 2% aller Menschen erleiden wiederholt Krampfanfälle. Unter den entsprechenden Bedingungen kann jeder einen Krampfanfall erleiden.

Gehirn und Bewusstsein

10.2

Um Krampfanfälle besser verstehen zu können, müssen Sie die Anatomie und Physiologie des ZNS kennen, das aus dem Gehirn und dem Rückenmark besteht (▶ *Abbildung 10.1*).

10.2.1 Anatomie und Physiologie

Das Gehirn liegt in der Schädelhöhle und geht in der Verlängerung durch die große Öffnung der Schädelbasis, das Foramen magnum, in das Rückenmark über.

Das Gehirn wiegt etwa 1,4 kg. Es beansprucht ca. 30% des Herzminutenvolumens und 20% des ganzen Sauerstoffbedarfs des Körpers. Pro Gramm Gewebe benötigt das Gehirn am meisten Energie von allen Geweben im Körper. Diese Zahlen zeigen, dass das Gehirn sehr anspruchsvoll ist und einen Mangel an Sauerstoff, Glucose, Blut oder Energie schlecht toleriert, denn Gehirnzellen speichern keine Energie, wie es bei anderen Zellen der Fall ist. Veränderungen in einem dieser Bereiche können eine Beeinträchtigung der zerebralen Funktion verursachen.

Das Gehirn ist von drei Hirnhäuten (*Meningen*) umgeben, von außen nach innen die Dura mater; die Arachnoidea und schließlich die Pia mater.

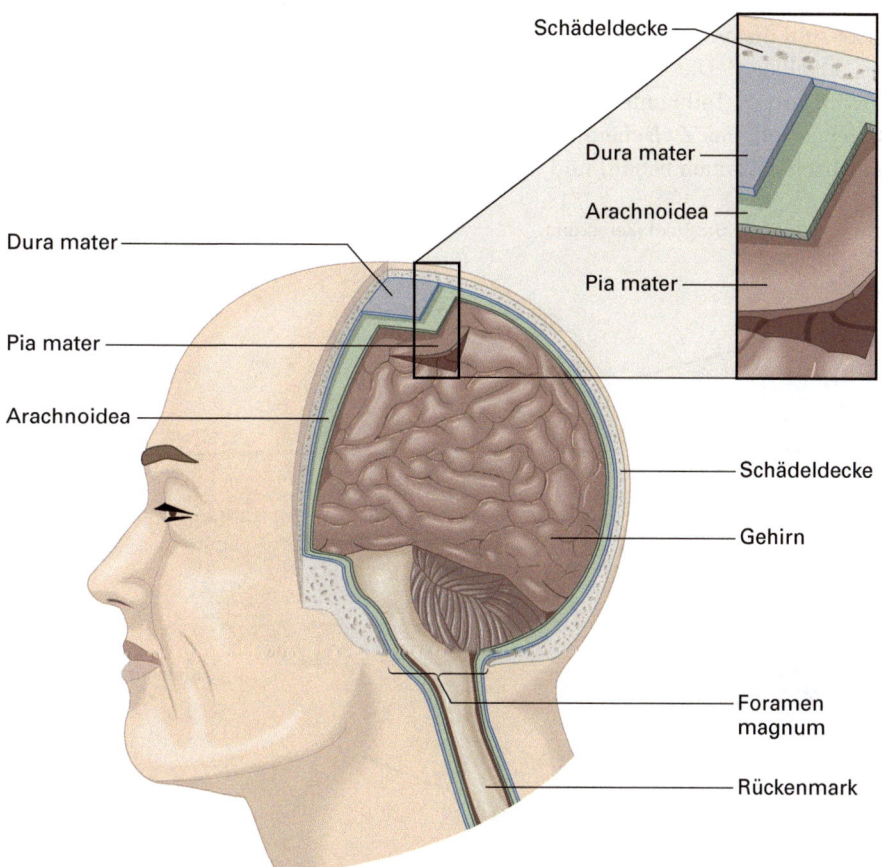

Abbildung 10.1: Das Gehirn in der Schädelhöhle

Die *Dura mater* (wortwörtlich übersetzt: „harte Mutter") ist eine dicke, fibröse Schicht, die die Innenseite des Craniums auskleidet. Die *Arachnoidea* trennt die Dura und die Pia mater voneinander. Sie beinhaltet die zerebrospinale Flüssigkeit (Liquor), die das Gehirn und das Rückenmark schützt und versorgt. Schließlich bedeckt die *Pia mater* das Gehirn und das Rückenmarkgewebe. Sie ist eine dünne, empfindliche Membran, die über den arteriellen Blutgefäßen des Gehirns liegt und diese umschließt. Die Meningen gewähren gemeinsam mit dem Schädeldach der empfindlichen Struktur des Gehirns Schutz.

Die Kenntnis der funktionellen Anatomie des Gehirns wird Ihnen dabei helfen zu verstehen, wie Sie die Anzeichen und Symptome in Verbindung mit Krampfaktivitäten mit dem möglichen Standort im Gehirn, an dem der Krampfanfall entsteht, aufeinander beziehen können.

Die Anordnung der Strukturen innerhalb des Craniums ist nicht so komplex, wie sie erscheint. Die Architektur des Gehirns geht auf die Embryonalentwicklung zurück. Während des fetalen Wachstums bilden sich Teile des Gehirns zu verschiedenen dauerhaften Strukturen um (▶Abbildung 10.2). Das Gehirn besteht aus zwei symmetrischen Abschnitten (Telencephalon), die sich in zerebrale Hemisphären unterteilen; ein großer zentraler Abschnitt (Diencephalon) bildet den Thalamus und den Hypothalamus, ein kleinerer Abschnitt (Mesencephalon) das Mittelhirn; der Überstand des Nervengewebes (Metencephalon) entwickelt sich zum Kleinhirn (Cerebellum) und der Hirnbrücke (Pons); ein verdichteter Abschnitt (Myelencephalon) wird zur Medulla oblongata. Das Gehirn ist so aufgebaut, dass Strukturen außerhalb und innerhalb des Hirnzentrums liegen; dabei sind die anspruchsvolleren Bereiche außerhalb, näher an der Oberfläche des Gehirns, lokalisiert. Diese Anordnung ist als rostral-kaudaler Aufbau bekannt. Das Gehirn wird in vier Teile unterteilt (von unten nach oben): den Hirnstamm, das Kleinhirn (Cerebellum), das Zwischenhirn (Diencephalon; der einzige Abschnitt, der seinen embryologischen Namen behält) und das Cerebrum.

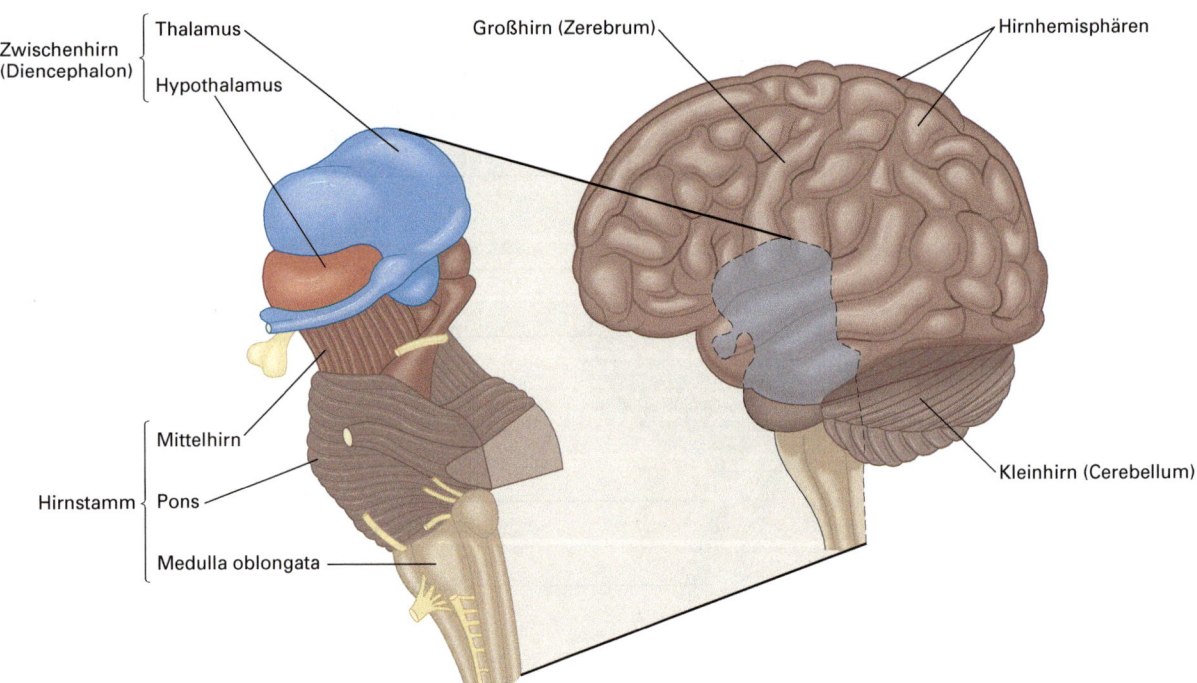

Abbildung 10.2: Hirnregionen

Hirnstamm

Der Hirnstamm ist die älteste und kleinste funktionsfähige Region des Gehirns. Er wird unterteilt in das *Mittelhirn*, den *Pons* und die *Medulla oblangata*. Diese Strukturen zusammen kontrollieren unbewusst die Grundfunktionen der Atmung, der Zirkulation und der Verdauung. Diese Funktionen werden allgemein zu den „vegetativen Funktionen" gezählt; d.h., diese lebenserhaltenden Funktionen können weiter funktionieren, selbst wenn der zerebrale Cortex schwer beschädigt ist.

Kleinhirn (Cerebellum)

Das Cerebellum liegt hinter dem Hirnstamm und wird durch einen Teil der Dura mater, das Tentorium, vom Cerebrum (Gehirn) getrennt. Das Cerebellum ist für die räumlichen Funktionen (wie der Körper eine geeignete Position im Raum aufrechterhält) sowie für die Koordination und die Verfeinerung der motorischen Bewegungen verantwortlich. Ein Krampfanfall kann Funktionsstörungen in all diesen Bereichen verursachen. Zum Beispiel weisen die wiederholten motorischen Bewegungen während eines Krampfanfalls darauf hin, dass das Cerebellum beeinträchtigt ist oder möglicherweise der Anfall dort seinen Ursprung hat.

Zwischenhirn (Diencephalon)

Das Diencephalon besteht aus dem Hypothalamus und dem Thalamus. Der *Hypothalamus* ist der interne Regulator für die *Homöostase* (Gleichgewicht des inneren Milieus des Körpers, einschließlich der Temperaturregulation und des Wasser-, Zucker-, Fett- und Elektrolythaushalts). Er reguliert die peripheren Nervensystementladungen, die mit einem Verhaltens- und emotionalen Ausdruck assoziiert werden. Der Hypothalamus spielt ebenfalls eine zentrale Rolle im endokrinologischen System (Hormonhaushalt im Körper). Superior und leicht posterior zum Hypothalamus liegt der *Thalamus*. Er funktioniert hauptsächlich als primäre Relaisstation der Impulse, die den zerebralen Cortex vom Rückenmark, vom Hirnstamm, vom Cerebellum und von den anderen Bereichen des Cerebrums erreichen.

Großhirn (Cerebrum)

Das Großhirn wird in die *rechte* und die *linke Hirnhemisphäre* untergeteilt, die ca. 80% des Gesamtgewichts des Gehirns ausmachen Das Cerebrum des Erwachsenen ist hoch entwickelt und für viele höhere Funktionen, wie das Bewusstsein oder die Sensorik, verantwortlich. Generell ist jede Hemisphäre für die Kontrolle der Bewegungen der kontralateralen Seite des Körpers zuständig. Die linke Hemisphäre ist bei 98% aller Menschen die dominante Seite.

> **Definition**
>
> **Homöostase:** Gleichgewicht des inneren Milieus im Körper, inklusive der Temperaturregulation und des Wasser-, Zucker-, Fett- und Elektrolythaushalts.

10.2.2 Bewusstsein

Das Gehirn gilt als Sitz des Bewusstseins – aber was ist Bewusstsein? Volles Bewusstsein ist ein Zustand des Seiner-selbst-bewusst-Seins und der Wahrnehmung der Umwelt einschließlich der Reaktion darauf. Jede Verminderung des Bewusstseinszustands und jede Reaktion auf die Umgebung wird als „veränderter Zustand des Bewusstseins" oder „veränderter mentaler Zustand" bezeichnet.

Das Bewusstsein hat zwei unterschiedliche Komponenten: die Erregung (Arousal) und die Wahrnehmung. Die *Erregung* verursacht einen Zustand der Wachheit. Dieser Wachheitsgrad wird durch das RAS (retikuläres Aktivierungssystem) bestimmt, das sich vom mittleren Pons bis zum Diencephalon erstreckt und die Erregungsimpulse an die Hirnhemisphären weiterleitet. Werden die Hirnhemisphären durch das RAS stimuliert, können sie einen Wachheitszustand bereitstellen. Gehen Hirnfunktionen verloren, kann durch das RAS und den Hirnstamm ein primitiver Wachheitszustand (der vorhin genannte vegetative Zustand) ohne Bewusstsein aufrechterhalten werden.

> **Definition**
>
> **Bewusstsein:** Ein Zustand des seiner selbst, der eigenen Umgebung sowie der eigenen Reaktion auf diese Bewusstseins.

Je nach Art des Anfalls ist das Bewusstsein nicht in gleicher Weise betroffen. Einige Krampfanfälle beeinträchtigen den Cortex, während andere sowohl den Cortex als auch das RAS beeinflussen. Aus diesem Grund erscheint der Patient bei manchen Krampfanfällen wach, hat aber weder eine funktionierende Wahrnehmung seiner Umgebung noch reagiert er auf diese. Dieses Zustandsbild erklärt auch, weshalb einige Anfälle mit psychischen Erkrankungen oder einem Rausch durch illegale Drogen verwechselt werden können. Das Verständnis dieser Aspekte der Hirnphysiologie kann Ihnen helfen, die wahre Natur eines Problems zu erkennen und sich auf eine angemessene Vorgehensweise und Behandlung festzulegen. Um mehr über das RAS und das Bewusstsein zu erfahren, lesen Sie in *Kapitel 7* nach.

Pathophysiologie — 10.3

Wie bereits zu Beginn des Kapitels geschildert, ist ein Krampfanfall als eine wiederkehrende, anfallsartige Erkrankung der Hirnfunktionen definiert. Er wird durch einen plötzlichen Anfall charakterisiert, der zu einem veränderten Zustand des Bewusstseins, der Motorik und der Sensorik oder zu unangemessenem Verhalten führen kann. Die Ursache liegt in der von der Norm abweichenden exzessiven Entladung der Neurone. Einfach gesagt, beginnen die Neurone in einem Bereich des Gehirns grundlos, unkontrolliert zu feuern. Wenn das Feuern der Neurone ungehemmt stattfindet, wie bei einem generalisierten Krampfanfall, ermöglicht es die elektrische Leitung des Gehirns dem Impuls, sich auf die Gegenseite auszubreiten, sodass der Anfall nun beide Hemisphären betrifft.

Obwohl die genaue Ursache für den Mechanismus des Krampfanfalls auf der neuronalen Ebene unklar bleibt, ist einer der Mechanismen des Krampfanfalls als verminderte Hemmung der Neurone im Cortex bekannt. Die Aktivität innerhalb des Cortex ist ein fortlaufendes Gleichgewicht zwischen den erregenden und den hemmenden Stimuli der kortikalen Neurone. Wenn dieses Gleichgewicht verändert wird und die erregenden Kräfte überwiegen, dann führt dies zum Krampfanfall. GABA (Gammaaminobuttersäure) ist der wichtigste hemmende Neurotransmitter im Gehirn und bindet an die GABA-A- und GABA-B-Rezeptoren. Viele Medikamente, die im Notfall zur Behandlung von Krampfanfällen eingesetzt werden (Benzodiazepine, Barbiturate), wirken an den Chlorkanälen der GABA-A-Rezeptoren und beschleunigen so die Repolarisation der Neurone. Dadurch wird deren hemmende Funktion verstärkt und die Krampfaktivität verlangsamt oder unterbrochen.

Während eines Krampfes benötigt der Körper etwa das 250-Fache der normalen Menge an ATP, um die Energie zu liefern, die benötigt wird, um den Krampfanfall aufrechtzuerhalten. ATP ist eine chemische Verbindung, die in allen Zellen vorkommt, speziell den Muskelzellen. Es wird Energie frei, wenn es von einem Enzym gespalten wird. Gemeinsam mit dem Anstieg des ATP-Spiegels wird der Blutfluss im Gehirn um 250% gesteigert und der zerebrale Sauerstoffverbrauch um 60% erhöht. Diese drastischen Anstiege reichen allerdings nicht aus, um den Bedarf des Gehirns an ATP, Glucose und Sauerstoff zu decken. Wenn die Atmung es nicht schafft, ausreichend Sauerstoff zu liefern, dann wechseln die Zellen vom aeroben zum anaeroben Stoffwechsel. Dies geschieht jedoch nicht im Gehirn. Der Wechsel zum anaeroben Metabolismus steigert die Produktion von Milchsäure um 20%. Der Anstieg der Milchsäurekonzentrattion im Blut führt zu einer zellulären Azidose, zu Hypoxie und letztendlich zu Nekrosen, vor allem im Gehirn. Wenn der Krampfanfall rechtzeitig gestoppt wird und es verhindert werden kann, dass die Zellen in die anaerobe Phase übergehen, kann dadurch der Hirnschaden minimiert werden.

Klassifikation und Terminologie   10.4

Im Jahre 1981 entwickelte die International League against Epilepsy ein neues Klassifikationssystem für Anfallserkrankungen. Die Begründung dafür war die Notwendigkeit eines universellen Systems und einer einheitlichen Terminologie zur Identifikation von Krampfanfällen. Dieses System erlaubt eine präzisere Lokalisierung der spezifischen Areale des Gehirns, die für Krampfanfälle verantwortlich sind. Außerdem ermöglicht es den Gebrauch von spezifischeren Antikonvulsiva für verschiedene Arten des Krampfanfalls und letztlich die angemessenere Identifikation durch den Sanitäter. Das System erlaubt zudem eine verbesserte Kommunikation zwischen dem präklinischen und dem Krankenhauspersonal.

In diesem System (▶ *Tabelle 10.1*) sind die beiden Hauptklassen des Krampfanfalls der generalisierte und der partielle Krampfanfall. Jede Klasse ist in zusätzliche Unterkategorien unterteilt.

Tabelle 10.1
Klassifikation der Krampfanfälle

Generalisierte Krampfanfälle	Partielle Anfälle
■ Absence-Krampfanfälle	■ Einfache partielle Anfälle
■ tonisch-klonische Anfälle	■ komplexe partielle Anfälle

10.4.1 Generalisierter Krampfanfall

Die Klasse des generalisierten Krampfanfalls umfasst die älteren Kategorien, wie den Grand Mal, den Petit Mal, die Myoklonie, den limitierten Grand Mal und den atonischen Krampfanfall. Generalisierte Krampfanfälle sind meist bilateral-symmetrisch und involvieren beide Hirnhemisphären. Diese Krampfanfälle beinhalten unkontrollierte neurale Aktivitäten beider Hirnhälften; dies verursacht einen Bewusstseinsverlust. Die generalisierten Krampfanfälle werden in zahlreiche Kategorien unterteilt, abhängig von der Art der Muskelbewegungen, die beim Krampfanfall zu sehen sind. Es geht in der Präklinik nicht darum, alle Arten von generalisierten Krampfanfällen zu erkennen; jedoch unterscheiden wir zwischen zwei Hauptarten, dem Absence-Krampfanfall und dem tonisch-klonischen Krampfanfall.

Definition

Generalisierter Krampfanfall:
Ein Krampfanfall, der die zerebralen Hemisphären betrifft und einen Bewusstseinsverlust verursacht.

Absence-Krampfanfall

Absence-Krampfanfälle werden hauptsächlich bei Kindern und Jugendlichen beobachtet, selten nach dem 20. Lebensjahr. Ein plötzlicher Beginn und ein kurzer Verlust der Wahrnehmung charakterisieren diesen Typ des Krampfanfalls. Während dieses Anfalls kann der Patient einen starren Blick entwickeln und die aktuelle Tätigkeit unterbrechen. Der Patient erholt sich meist schnell und erinnert sich an den Vorgang nicht. Der Krampfanfall dauert meist nicht länger als ein paar Sekunden. Patienten, die Absence-Krampfanfälle erleiden, können diese ein- oder zweimal im Monat erleben; andere haben bis zu mehrere Hundert Anfälle am Tag. Absence-Krampfanfälle werden häufig fälschlicherweise mit Unaufmerksamkeit oder Tagträumen verwechselt. Die Krampf-aktivität kann, wenn der Patient älter wird oder sich eine tonisch-klonische Krampf-aktivität entwickelt, stufenweise abnehmen und letztendlich verschwinden.

Tonisch-klonischer Anfall

Die zweite große Klasse von generalisierten Krampfanfällen entspricht dem tonisch-klonischen Anfall. Genauso wie der Begriff „Absence-Krampfanfall" den abwesenden Blick beschreibt, den der Patient während dieses Krampfanfalls zeigt, beschreibt „tonisch-klonisch" die motorische Aktivität, die bei dieser Art des Krampfanfalls zu sehen ist.

Der tonisch-klonische Anfall ist mitunter das dramatischste medizinische Ereignis, das im Rettungsdienst beobachtet werden kann. Die Patienten verlieren aufgrund der Beteiligung beider Hemisphären rasch das Bewusstsein und können dabei einen lauten Schrei von sich geben. Dieser Schrei verängstigt oftmals Dritte stark, da diese denken, der Schrei trete aufgrund von Schmerzen auf. In Wirklichkeit entsteht der Schrei aus der Kontraktion des Zwerchfells und des Thorax, wodurch eine kraftvolle Exspiration erzeugt wird und es aufgrund der Engstellung der Stimmbänder zur Lautbildung kommt. Aufgrund des Verlusts der Muskelfunktionen und des Bewusstseins fällt der Patient zu Boden. Zu diesem Zeitpunkt entwickeln die Muskeln des Patienten *tonische Spasmen*, die für etwa 10 bis 30 s anhalten.

Die gesamte Skelettmuskulatur kann in diesem Zeitraum betroffen sein. Die Atem-, Nacken- bzw. Gesichtsmuskulatur und die Muskeln der oberen und unteren Extremitäten produzieren einige der sichtbarsten Anzeichen dieser Phase. Die Atemmuskulatur wird paralysiert, und der Patient kann aufgrund dessen eine periphere Zyanose entwickeln. Die Gesichts- und Nackenmuskeln können sich auf einer Seite kontrahieren und in dieser Position fixieren. Die Extremitäten können sich in einer ausgestreckten Position fixieren. Der Ausmaß der Extension und die Dauer der tonischen Periode hängen von der Intensität des Krampfes ab. Die tonische Phase geht letztendlich in die klonische Phase des generalisierten Krampfanfalls über.

Die *klonische Aktivität* erzeugt ein starkes Zucken des Kopfes, des Thorax und der Extremitäten. In dieser Phase kontrahieren und entspannen sich die jeweils gegensätzlichen Muskelgruppen und lösen dadurch die charakteristischen zuckenden Bewegungen des Thorax, der Extremitäten und der Gesichtsmuskeln aus. Die Kontraktionen nehmen danach in ihrer Frequenz ab, aber nicht in ihrer Stärke. Die klonischen Bewegungen können den Patienten durch die rasche Abfolge von Kontraktion und Relaxation auch verletzen. Verletzungen an der Zunge, an den langen Knochen und den Muskeln sind nach einem tonisch-klonischen Krampfanfall häufig zu beobachten. Diese Krampfanfälle dauern meist zwischen 3 und 5 min, können aber auch länger als 30 min anhalten.

Die *postiktale Phase* (*Nachschlafphase*) ist die Periode, die auf einen Krampfanfall folgt und in der der Patient das Bewusstsein zurückerlangt. Während dieser Zeit ist der Patient extrem müde. Die Dauer der postiktalen Phase hängt von der Länge und der Intensität des Krampfanfalls ab. Der Patient gewinnt langsam sein Bewusstsein zurück und verbleibt meist noch für einige Stunden bis Tage eher träge. Die Schwäche ist Folge der starken Anstrengung während des Anfalls und des erhöhten ATP-Verbrauchs. Während eines Krampfanfalls wird so viel ATP verbraucht und die Energiereserven des Körpers werden dermaßen dramatisch verbraucht, dass der Patient Anzeichen und Symptome zeigt, die denjenigen einer Hypoglykämie oder möglicherweise eines Schlaganfalls gleichen. Während der postiktalen Periode hat der Patient meist eine retrograde Amnesie (keine Erinnerung an den Krampfanfall oder die Krampfaktivität).

Der geschwächte und amnestische mentale Zustand des Patienten während der postiktalen Phase kann mit einem diabetischen Notfall oder einem Schlaganfall verwechselt werden. Dies ist vor allem dann der Fall, wenn der Sanitäter den Patienten erst zu sehen bekommt, nachdem die Krampfaktivität aufgehört hat, und wenn es keine Augenzeugen für den Krampfanfall gibt. Darüber hinaus leiden einige Patienten an einer Hemiparese (Schwäche einer Körperhälfte) oder Monoparese (Schwäche eines einzelnen Körperteils, wie z.B. eines Armes oder Beines) für einige Minuten, Stunden oder sogar Tage nach einem epileptischen Anfall (auch „Todd-Lähmung" oder „postepileptische Lähmung"" genannt). Dies kann die Unterscheidung eines Krampfanfalls von einem Schlaganfall weiter erschweren.

Die schwerste Manifestation eines Krampfanfalls ist der *Status epilepticus*. Das ist ein prolongierter Anfall (30 min oder länger) oder eine Serie aus multiplen Krampfanfällen (zwei oder mehrere), bei denen der Patient das Bewusstsein zwischen den Anfällen nicht wiedererlangt. Allerdings wurde nun festgestellt, dass bereits motorische Krämpfe von 5 min Dauer oder länger Schäden verursachen können. Das hat die Definition des Status epilepticus bei generalisierten motorischen Krämpfen erweitert.

Es wird angenommen, dass das unkontrollierte Krampfen beim Patienten im Status epilepticus dann auftritt, wenn ein hoher Katecholaminspiegel vorliegt; diese Substanz wird während der generalisierten Krampfaktivität ausgeschüttet. Das Problem bei andauernden Krampfanfällen ist, dass es zu einer unphysiologischen Steigerung des Stoffwechsels kommt, die zu verschiedenen Veränderungen führt, die großen Stress erzeugen. Die physiologischen Stressoren, die sofortige Intervention erfordern, sind Hypoxie, Hyperkapnie, Hypoglykämie, metabolische Azidose und Störungen des Elektrolythaushalts. Die Patienten erholen sich meist von einem kurzen Anfall recht gut, egal, wie dramatisch der Anfall gewesen sein mag. Der Status epilepticus kann jedoch aufgrund des Sauerstoffmangels und der verbrauchten Glucosevorräte durch die verlängerte neuronale Aktivität schwere Konsequenzen nach sich ziehen. Dieser Zustand der anhaltenden Hypoxie und/oder Hypoglykämie kann zu einem permanenten Hirnschaden oder sogar zum Tod führen.

Zwar gibt es viele mögliche Ursachen für einen Status epilepticus, einschließlich Hypoglykämie, Hyponatriämie, Leberversagen, Meningitis, Schlaganfall, Tumor und Vergiftungen; meistens kommt es dazu aber aufgrund der mangelnden Compliance hinsichtlich der Einnahme von Antikonvulsiva. Auch der Entzug von Alkohol, Barbituraten und Benzodiazepinen kann ein Entzugssyndrom verursachen, das einen Status epilepticus auslösen kann.

Definition

Postiktale Phase (Nachschlafphase): Die Periode, die einem Krampfanfall folgt und in der der Patient sein Bewusstsein zurückerlangt. Die postiktale Phase kann Stunden bis Tage andauern, abhängig von der Länge und Intensität des vorangegangenen Krampfanfalls.

Definition

Status epilepticus: Ein andauernder Krampfanfall, der 30 min oder länger dauert, oder mehrere Krampfanfälle in Folge, zwischen denen der Patient nicht das Bewusstsein zurückerlangt. Es handelt sich um einen lebensbedrohlichen Notfall.

10.4.2 Partielle Anfälle

Definition

Partieller Anfall: Ein Krampfanfall, der nur eine Hirnhemisphäre einbezieht und nur lokal begrenzt auftreten kann.

Die zweite große Kategorie neben dem generalisierten Krampfanfall ist der partielle Anfall. Diese Klasse umfasst die früher üblichen Klassen des fokalen motorischen Krampfanfalls, des Jackson-Krampfanfalls, des Temporallappenkrampfanfalls und des psychomotorischen Krampfanfalls. Partielle Anfälle beziehen sich auf die Neurone nur einer Hirnhemisphäre, zeigen meist ein lokal begrenztes Auftreten und gehen oft auf die Beeinträchtigung eines oberflächennah gelegenen Teiles des Gehirns zurück. Ein partieller Anfall kann im Verlauf auch Neurone der anderen Hemisphäre einbeziehen, woraufhin der Patient das Bewusstsein verlieren kann. Kommt es zum Bewusstseinsverlust, dann wird der Krampfanfall als „sekundär-generalisierter Krampfanfall" klassifiziert.

Die partiellen Anfälle werden weiter in einfache und komplexe Anfälle unterteilt.

Einfacher partieller Anfall

Definition

Einfacher partieller Anfall: Ein partieller Anfall schließt die lokalen Zeichen der Motorik, Sensorik oder Autonomie mit ein, wie etwa die Kontraktion spezifischer Muskelgruppen, auditive oder visuelle Defizite, Halluzinationen oder Schwindel. Es kommt weder zu einem Bewusstseinsverlust noch zu einer Veränderung des mentalen Zustands des Patienten.

Ein einfacher partieller Anfall kann sowohl mit motorischen und sensorischen als auch mit autonomen Anzeichen auftreten. Zum Beispiel stellt sich ein einfacher Krampfanfall, der motorische Anzeichen beinhaltet, mit wiederkehrenden Kontraktionen spezieller Muskelgruppen dar (z.B. eines Fingers, einer Hand, der Arme, der Beine oder des Gesichts). Sensorische Symptome können sich in Form von auditiven oder visuellen Defiziten, Halluzinationen oder Schwindel zeigen. Diese Art eines Anfalls führt zu keinem Bewusstseinsverlust und zieht keine oder nur eine kurze postiktale Phase nach sich. Einfach-partielle Anfälle können in einer Körperregion beginnen und sich im Verlauf auf weitere Körperregionen ausdehnen. (Früher wurden solche Anfälle auch „Jackson-Anfälle" genannt.)

Ein wesentlicher Unterschied zwischen einem einfachen partiellen und einem komplexen partiellen Krampfanfall besteht darin, dass der komplex Krampfanfall zu einem veränderten Bewusstseinszustand führt, während ein einfacher Krampfanfall den Bewusstseinszustand des Patienten nicht beeinträchtigt oder verändert.

Komplexer partieller Anfall

Definition

Komplexer partieller Anfall: Ein partieller Anfall zeigt sich mit einer Verhaltensmanifestation und einer veränderten Bewusstseinslage. Er kann aufgrund dessen mit einem psychiatrischen Notfall oder einer Drogenintoxikation verwechselt werden. Er beginnt meist mit einer Aura und schreitet zu körperlichen Bewegungen fort, wie Zucken, Schmatzen oder repetitiven Bewegungen.

Komplexe partielle Anfälle sind episodische Verhaltensveränderungen, bei denen eine Person den bewussten Kontakt zur Umgebung verliert. Diese Art des Krampfanfalls kann leicht mit einem psychiatrischen Notfall verwechselt werden. Wie bereits vorher erwähnt, ist die veränderte Bewusstseinslage bei einem komplexen partiellen Krampfanfall ein wichtiges Unterscheidungsmerkmal zum einfachen partiellen Krampfanfall, der die Bewusstseinslage des Patienten nicht beeinträchtigt.

Definition

Aura: Eine subjektive Wahrnehmung von Dingen, wie einem Geruch oder Geschmack, visuellen oder auditiven Halluzinationen oder psychischen Erfahrungen, die manchen Arten von Krampfanfällen vorausgeht.

Der komplexe partielle Anfall beginnt gewöhnlich mit einer Art von *Aura* (eine subjektive Wahrnehmung) die u.a. von dem Wahrnehmen des Geruchs von brennendem Gummi und Déjà-vu-Erlebnissen über visuelle Störungen bis zu Halluzinationen reichen kann. Nach der Aura kann der Patient evtl. einen leichten Muskeltremor haben, der sich in Form von Schmatzen, nervösen Zuckungen oder repetitiven Bewegungen zeigen kann. Die Patienten können aufgrund des Krampfanfalls dabei unbewusst hochtechnische Fähigkeiten zeigen, wie Gehen oder Rennen, Autofahren oder ein Musikinstrument Spielen. Der Patient kann auch emotionale Störungen aufweisen, wie z.B. Angst, Traurigkeit, Heiterkeit oder Hysterie, die zum Lachen führt.

Einige Krampfanfälle können aufgrund inkompletter oder inadäquater Informationen und/oder bizarrer Aktionen während des Krampfanfalls nicht klassifiziert werden. Nicht identifizierbare Krampfanfälle treten häufig im Bereich der Neonatologie auf, wo die Patientenzahl relativ klein ist, sich die normale Klassifikation nicht auf das unterentwickelte Gehirn anwenden lässt und die Langzeitüberlebensrate für das Studium der Pathologie dieser Erkrankung zu kurz ist.

Präklinische Arbeits- und Differenzialdiagnose 10.5

Krampfanfälle sind entweder *idiopathisch* (spontan oder ohne erkennbare Ursache) oder treten sekundär bei einer Verletzung, Störung oder Erkrankung auf, die den Patienten für Krampfaktivitäten prädisponiert. Die bekannten Ursachen für Krampfanfälle können in vier Kategorien unterteilt werden (▶ *Tabelle 10.2*): ZNS-Verletzungen oder -Dysfunktionen, Stoffwechselstörungen, infektiöse Erkrankungen oder Krampfanfälle während der Schwangerschaft (Eklampsie).

> **Definition**
>
> **Idiopathischer Krampfanfall:** Ein Krampfanfall, der keine erkennbare Ursache hat.

Tabelle 10.2

Ursachen von Krampfanfällen und typische Befunde

Ursachen	Beispiele	Typische Befunde
ZNS-Verletzungen oder -Störungen	Trauma, Gehirntumor, Gehirnläsion, Schlaganfall	Vorgeschichte (frühere Kopfverletzung, Schlaganfall oder TIA, diagnostizierter Hirntumor oder Erkrankung); Anzeichen einer Kopfverletzung, Anzeichen medizinischer Dysfunktion (Veränderungen im mentalen Zustand, Pupillengröße, jreaktivität, Orientierung, Atemmuster; Gesichtsmuskelschwäche, Hemiparese)
Metabolische Störungen	Hypoxie, Hyponatriämie, Hypokalzämie, Hypomagnesiämie, Hypoglykämie, Hypokaliämie, Hyperkapnie, Hypernatriämie, Hyperglykämie, Hyperkalzämie, hepatisches oder renales Versagen; Nebeneffekte von Drogen, Vergessen der Einnahme von Antikonvulsiva	Niedriger Blutsauerstoffspiegel (Pulsoxymetrie); niedriger Blutzuckerspiegel (Blutzuckertest); Vorgeschichte von Leber- oder Nierenversagen; Vorgeschichte von Diabetes; Vorgeschichte von Anfallserkrankungen, Medikamentenbehälter, Kopfschmerzen, visuelle Störungen, verändertes Atemmuster
Infektiöse Erkrankungen	Meningitis, Enzephalitis	Erhöhte Temperatur, Kopfschmerzen, steifer Nacken, Fotophobie; Dehydratation; Verwirrung oder Bewusstlosigkeit; Vorgeschichte einer Infektion
Krampfanfälle während der Schwangerschaft	Eklampsie	Erhöhter Blutdruck; exzessive Gewichtszunahme, extreme Schwellung des Gesichts, der Hände, der Knöchel und der Füße; Kopfschmerzen

10.5.1 ZNS-Verletzungen oder -Dysfunktionen

ZNS-Verletzungen oder -Dysfunktionen sind der Hauptgrund für nicht idiopathische Krampfanfälle und Anfallserkrankungen. Das Trauma führt diese Kategorie an, insbesondere stumpfe oder penetrierende Verletzungen des Schädels. Das Gehirn ist ein anspruchsvolles und wesentliches Organ und funktioniert in einem empfindlichen Umfeld, das leicht gestört werden kann.

Trauma

Ein Trauma des ZNS, insbesondere des Gehirns, kann eine Reihe von Ereignissen verursachen, beginnend bei einer verminderten Bewusstseinslage über Krampfanfälle bis hin zum Tod. Patienten, die an einem Hirntrauma leiden, zeigen meist Anzeichen und Symptome, die Hinweise auf die Ursache geben.

Die Schädeldecke ist sehr kompakt und kann daher einem großen Ausmaß an kinetischer Energie widerstehen. Äußerliche Anzeichen eines Traumas sind Hämatome, Lazerationen und ein Verletzungsmechanismus. Das Trauma kann sich durch die Veränderung der Bewusstseinslage, der Pupillengröße bzw. -reaktivität und des Atemmusters manifestieren. Dies führt dazu, dass sich aufgrund des Traumas ein Ödem entwickelt, das sich und das umgebende Gehirngewebe nach unten, in Richtung des Foramen magnum, drückt. Dadurch kommt es zur verminderten Bewusstseinslage und bei einer entsprechenden Einengung des Atemzentrums zur Veränderung des Atemmusters. Zu Beginn steigt die Atemfrequenz, um das Kohlendioxid zu entfernen, damit die Hirnschwellung abnimmt. Im weiteren Verlauf wird die Atmung unregelmäßig, oberflächlich und hört dann vollständig auf.

Wenn wir über Trauma des Gehirns sprechen, dann sind vier Arten von Traumata gemeint: strukturelle Schäden, freies Blut, Narbenbildung und Hypoxie. All diese Zustände können durch medizinische Ursachen entstehen (z.B. strukturelle Läsionen, Tumoren und einen Schlaganfall – insbesondere den hämorrhagischen Schlaganfall) und durch ein klassisches Trauma (einen Schlag auf den Kopf), wie bereits vorher diskutiert.

Nicht traumatische Dysfunktionen

Tumoren und Läsionen wachsen gewöhnlich eher langsam und zeigen dementsprechend wenige bis keine äußerlichen Symptome oder Anzeichen. Sie werden üblicherweise mittels CT und MRT (Magnetresonanztomografie) diagnostiziert. Schlaganfälle zeigen allerdings erkennbare Symptome (siehe *Kapitel 7*). Die Bewusstseinslage ist meist nicht beeinträchtigt, außer es handelt sich um einen massiven Schlaganfall, der zu einer Gesichtsmuskelschwäche, Pupillenverengung oder -weitung, diffusem Blick (das Versagen beider Augen, sich gleichzeitig auf etwas zu zentrieren), Hemiparese oder Hemiplegie (Schwäche oder Lähmung einer Seite) führen kann.

Das Vorkommen tumorinduzierter Krampfanfälle ist bei den 35- bis 55-Jährigen höher. Langsam wachsende Tumoren, die das Cerebrum mitbefallen, lösen häufiger Krampfaktivitäten aus als andere Tumorarten. Ein Schlaganfall verursacht das Fehlen von Sauerstoff im Gehirn; dies führt zu einer zerebralen Hypoxie. Dieselbe Hypoxie, die für die Gewebenekrose verantwortlich ist, kann auch die Neurone bzw. Foci stimulieren bzw. reizen und sie dazu zu bringen zu feuern und kann somit Krampfanfälle verursachen. Hämorrhagische Schlaganfälle bewirken elektrische Entladungen der Neurone aufgrund des irritierenden Effekts der Gefäßruptur und wegen des freien Blutes. Läsionen des ZNS sind an der Zerstörung des Nervengewebes beteiligt; dadurch können Krampfaktivitäten verursacht werden. Die Läsionen können durch pathologische Veränderungen oder Trauma hervorgerufen werden.

Krampfanfälle, die direkt nach einem Schlaganfall und/oder innerhalb von 24 Stunden nach einer Verletzung auftreten (ob traumatisch oder nicht traumatischen Ursprungs), sind keine Indikatoren einer schlechten Prognose. Treten die Krampfanfälle allerdings nach zwei oder mehr Wochen nach dem Hauptereignis auf, dann kann dies mit hoher Wahrscheinlichkeit auf eine schwere Gehirnverletzung oder -schädigung schließen lassen. Es wurde gezeigt, dass das Ausmaß und der Typ des Krampfanfalls direkt mit dem Umfang des Hirnschadens korrelieren.

Die präklinische Behandlung von ZNS-Verletzungen ruht auf folgenden Stützpfeilern:

- Gabe von Sauerstoff, basierend auf der Sauerstoffsättigung. Patienten mit einer adäquaten Sauerstoffsättigung von über 95% benötigen keinen hochkonzentrierten Sauerstoff bzw. evtl. gar keinen Sauerstoff. Patienten, die Hinweise einer Hypoxie (weniger als 95% Sauerstoffsättigung) oder einer tiefgreifenden Hypoxie (weniger als 90% Sauerstoffsättigung) aufweisen, benötigen Sauerstoff gemäß dem aktuellen Stand der Wissenschaft und den Protokollen.

- Sichern einer adäquaten Atmung (wenn notwendig, Beatmung und Trachealintubation).

- Wenn die Intubation notwendig ist, dann muss die endtidale Kohlendioxidkonzentration überwacht werden.

- Begrenzte Gabe von Flüssigkeiten i.v., außer bei Anzeichen einer Hypovolämie.

- Rascher Transport zur nächsten Schwerpunkteinrichtung.

Behalten Sie im Hinterkopf, dass die neuesten Behandlungsmethoden für Schlaganfallpatienten die fibrinolytische Therapie und den Gebrauch von neuroprotektiven Medikamenten beinhalten. Wenn diese Behandlung rechtzeitig eingeleitet wird, kann einen Teil des Schadens rückgängig gemacht machen. Der Transport in eine Einrichtung, die diese Behandlungen durchführen kann, ist von größter Bedeutung.

10.5.2 Metabolische Störungen

Metabolische Störungen verändern die Homöostase des Körpers und können die Krampfschwelle dadurch senken. Ein Defizit im kardiovaskulären oder respiratorischen System kann einen inadäquaten Blutfluss (*Hypoperfusion*) und eine inadäquate Oxygenierung (*Hypoxie*) des Gehirns verursachen. Obwohl die Hypoperfusion das Entfernen zellulärer Nebenprodukte, wie Kohlendioxid, beeinflusst, verursachen die Kompensationsmechanismen zusätzlich einen niedrigen Kohlendioxidspiegel im Blut mit einer metabolischen Azidose (*Hypokapnie*). Der erhöhte Kohlendioxidspiegel im Gewebe fördert Ödeme oder Schwellungen, die häufig bei Kopfverletzung begleitend auftreten. Hypoperfusion und Störungen des Kohlendioxidspiegels des Blutes und Gewebes, unabhängig von deren Ursache, können einige schwerwiegende Konsequenzen haben, die von Krampfanfällen über einen Schlaganfall bis hin zum Tod reichen können.

Definition

Hypoperfusion: Inadäquate Versorgung des Gewebes mit Sauerstoff und anderen Nährstoffen; entsteht aus einer unterbrochenen oder inadäquaten Zirkulation des Blutes.

Hypoxie: Inadäquate Oxygenierung.

Hypokapnie: Ein verminderter Kohlendioxidspiegel im Blut.

Hyponatriämie:
Ein verminderter
Natriumspiegel im Blut.

Hypokalzämie:
Ein verminderter
Calciumspiegel im Blut.

Hypomagnesiämie:
Ein verminderter Magnesiumspiegel im Blut.

Hypokaliämie:
Ein verminderter
Kaliumspiegel im Blut.

Hypoglykämie:
Ein verminderter
Glucosespiegel im Blut.

Hypernatriämie:
Ein erhöhter Natriumspiegel im Blut.

Hyperglykämie:
Ein erhöhter Glucosespiegel im Blut.

Hyperkalzämie:
Ein erhöhter Calciumspiegel im Blut.

Neben diesen, offensichtlichen, Ursachen können ein Defizit oder ein Überschuss an bestimmten Elektrolyten einen Schlaganfall verursachen. Elektrolyte spielen eine Schlüsselrolle bei der Aufrechterhaltung der Homöostase. Sie steuern fast jede Funktion des Körpers, einschließlich der Reizleitung, bzw. spielen dabei eine größere Rolle.

Defizite der Elektrolyte, wie Natrium (*Hyponatriämie*), Calcium (*Hypokalzämie*); Magnesium (*Hypomagnesiämie*) und, selten, Kalium (*Hypokaliämie*), sowie des Nährstoffs Glucose (*Hypoglykämie*) sind alle dafür bekannt, eine Schlüsselrolle bei der Stimulation von Krampfanfällen zu spielen. Das wohl häufigste Serumdefizit in der Präklinik ist die Hypoglykämie. Wie bereits erörtert, ist das Gehirn von Glucose als Energiequelle abhängig. Ein niedriger Glucosespiegel sorgt dafür, dass die Neurone des Gehirns sehr erregbar werden, und diese Erregbarkeit kann die Krampfaktivität stimulieren.

Übermäßige Mengen an Natrium (*Hypernatriämie*), Glucose (*Hyperglykämie*) und Calcium (*Hyperkalzämie*) verursachen mitunter ebenfalls Krampfanfälle. Wie Sie sich vorstellen können, ist die Aufrechterhaltung eines perfekten chemischen Gleichgewichts schwierig; aber die Folgen dieser Schwankungen sind gravierend.

Zusätzlich können beim Versagen der Leber (hepatisches Versagen) oder der Nieren (renales Versagen) schädliche Nebenprodukte akkumulieren, die zu einem Krampfanfall führen können. Wenn die Nieren zu versagen beginnen, wird Harnstoff, ein stickstoffhaltiges Abfallprodukt, das normalerweise von den Nieren ausgeschieden wird, stattdessen im Blut angereichert. Ein hoher Stickstoffgehalt kann zu Übelkeit und Erbrechen bis hin zu Krampfanfällen und dem Tod führen. Bei einem Ausfall der Leber wird das größte Reinigungssystem des Körpers gestört. Wenn das venöse Blut die Leber umgeht, dann kommt es zu einem Anstieg toxischer Nebenprodukte einschließlich Ammoniak. Das ZNS reagiert auf eine hohe Ammoniakkonzentration sehr empfindlich. Die Folgen sind Krampfanfälle, Koma, ein erhöhter intrakranieller Druck und der Tod.

Das Gehirn toleriert einen Sauerstoff- bzw. Glucosemangel, einen Überschuss an Abfallprodukten und eine Elektrolytentgleisung sowie einen Schlaganfall, der zu einem Hirnödem oder einer Blutung führt, nur schlecht. Ein Mangel an Sauerstoff und Glucose verändert den Stoffwechsel im Gehirn; dies verursacht entsprechend eine Übererregbarkeit der Neurone. Es kann zu einer starken Vasokonstriktion im Hirngefäßsystem aufgrund des Sauerstoffmangels kommen.

Dieses Defizit kann sich mit einer veränderten Bewusstseinslage, schweren Kopfschmerzen, Sehstörungen, wie Diplopie (Doppeltsehen), oder einem veränderten Atemmuster präsentieren. Die Bewusstseinslage des Patienten kann von vollkommen unauffällig bis bewusstlos reichen. Kopfschmerzen oder Sehstörungen deuten auf eine Veränderung des Stoffwechsels oder eine strukturelle Verletzung hin. Das Atemmuster kann in der Tiefe, der Frequenz und mit Pausen zwischen den Atemzügen variieren. (Siehe *Kapitel 5* und *7* zum Thema „abnorme Atemmuster".)

Viele Medikamente sind dafür bekannt, Krämpfe auszulösen (▶*Tabelle 10.3*). Bei einigen therapeutischen Medikamenten kann sich ein Krampfanfall als ein toxischer Effekt manifestieren. Therapeutische Medikamente, die häufig zu diesem Nebeneffekt führen, sind Aminophyllin, Lidocain, Phenothiazine, Physostigmin, trizyklische Antidepressiva und bestimmte Antihypertensiva. Illegale Substanzen, wie Kokain und andere halluzinogene Drogen, wie PCP (Phencyclidin), sind ebenfalls bekannt dafür, Krampfanfälle zu verursachen.

Tabelle 10.3

Medikamente bzw. Drogen, die einen Krampfanfall auslösen können

Therapeutische Medikamente	Illegale Drogen
■ Aminophyllin	■ Amphetamine
■ Antibiotika (z.B. Penizillin)	■ Kokain
■ Lidocain	■ Halluzinogene (z.B. PCP)
■ Phenothiazin	
■ Physostigmin	
■ trizyklische Antidepressiva	
■ einige Antihypertensiva	

Tabelle 10.4

Geläufige Antikonvulsiva

Arzneistoff	Handelsname
Phenytoin	Dilantin
Clonazepam	Rivotril
Clorazepat	Tranxen
Ethosuximid	Petinimid
Carbamazepin	Neurotop
Valproinsäure	Depakine
Primidon	Mysolin
Felbamat	Taloxa
Fosphenytoin	Cerebyx
Gabapentin	Neurontin
Lamotrigin	Lamictal
Levetiracetam	Keppra

Eine der häufigsten Ursachen für Krampfanfälle ist der plötzliche Entzug von Alkohol, einer illegalen Droge, einem Medikament oder einer anderen Substanz. Eine plötzliche Unterbrechung oder eine niedrigere Dosis eines Antikonvulsivums (▶ *Tabelle 10.4*) ist einer der häufigsten Auslöser für einen Krampfanfall, insbesondere für einen Status epilepticus. Wenn die Dosis zu rasch reduziert wird oder der Patient vergisst bzw. damit aufhört, die Medikamente einzunehmen, dann steigt das Risiko, dass ein Krampfanfall entsteht, dramatisch aufgrund der niedrigeren therapeutischen Dosis im Blut. Barbiturate, Alkohol und Benzodiazepine können ebenfalls eine physische Abhängigkeit bewirken, die beim abrupten Absetzen des Medikaments einen Krampfanfall auslösen kann.

Patienten, die Diuretika zur Behandlung einer Hypertonie und einer Herzinsuffizienz einnehmen, können schwere Elektrolytstörungen entwickeln. Hyponatriämie kann eine verminderte Bewusstseinslage und Muskelschwäche verursachen. Die Effekte der Hypokalzämie sind prinzipiell neurologisch: Depressionen, Muskel- und Laryngospasmen. Hypomagnesiämie hat Lethargie, Übelkeit, Erbrechen und einen Tremor zur Folge. Hypokaliämie verursacht zu Beginn Muskelschwäche, die zu Atemversagen führen kann. Die Ansammlung eines Abfallprodukts, wie z.B. Harnstoff, kann Krämpfe verursachen. Nierenversagen (die Unfähigkeit, den Harnstoff abzubauen, der sich im Blut angesammelt hat) bewirkt einen Anstieg des Serumkaliums. Diese Tatsache kann Muskelschwäche, Herzrhythmusstörungen, Hyperaktivität des Nervensystems, Koma und Tod zur Folge haben.

Der Missbrauch vieler illegaler Drogen, ebenso wie verschreibungspflichtiger und rezeptfreier Medikamente, kann ebenfalls offensichtliche Konsequenzen haben. Eine Reihe von illegalen Drogen, wie Crack, Kokain, PCP und Amphetamine, können generell einen hyperaktiven Zustand der Neurone verursachen, der diese dazu bringt, schnell zu feuern. Diese Hyperaktivität präsentiert sich mit Unruhe, Hypertonie, Pupillenweitung, Herzrhythmusstörungen, verstärktem Schwitzen und einer veränderten Bewusstseinslage. Oftmals kann der Gebrauch mehrerer illegaler Drogen gleichzeitig anstatt nur einer das Ermitteln der Ursache erschweren.

Suchen Sie nach Hinweisen, wie Notfallanhängern, Tablettenschachteln oder Spritzen, und befragen Sie Familie und Freunde zu bekannten Anfallserkrankungen. Wenn Sie eine Überdosis oder einen Medikamentenentzug vermuten, bringen Sie alle Tablettenschachteln, Tabletten, Spritzen und andere Medikamentenformen, von denen Sie wissen, dass der Patient sie genommen hat oder die vor Ort gefunden wurden, mit zum Krankenhaus, um dem Krankenhauspersonal dabei zu helfen, die Ursache für den Zustand des Patienten zu ermitteln.

Die generelle Behandlung eines Patienten mit einer vermuteten metabolischen Ursache eines Krampfanfalls ist folgende:

■ Erheben Sie die vollständige SAMPLE-Anamnese. Es ist sehr wichtig, alle Medikamente oder Drogen, die der Patient zu sich genommen hat, zu finden und zur weiteren Untersuchung in die Notaufnahme mitzubringen.

■ Verwenden Sie ein Pulsoxymeter und ein EKG als Teil der körperlichen Untersuchung und bestimmen Sie den Glucosespiegel (▶*Abbildung 10.3*). Behandeln Sie die zugrunde liegende Ursache; führen Sie folgende Schritte durch:

– Sauerstoffgabe, basierend auf den Ergebnissen des Pulsoxymeters und auf dem Erscheinungsbild des Patienten. Beatmen Sie den Patienten, um den Sauerstoffpartialdruck zu steigern und den Kohlendioxidpartialdruck zu senken, wenn notwendig.

– Setzen Sie einen i.v. Zugang zur Medikamentengabe nach lokalem Protokoll.

– Wenn der Patient hypoglykämisch ist, verabreichen Sie 20 g Glucose und evtl. Thiamin, abhängig vom lokalen Protokoll.

– Denken Sie an die Gabe von Naloxon (Narcanti) 2,0 mg, wenn Sie als Ursache für die Bewusstseinsstörung des Patienten eine Opiatüberdosis vermuten. Naloxon kann auf verschiedenen Wegen appliziert werden: i.v., intramuskulär, subkutan, sublingual und nasal. Die intranasale Gabe ist eine Alternative, die den Gebrauch von Nadeln vermeidet und dazu verwendet werden kann, ein Medikament schnell zu verabreichen, da kein i.v. Zugang notwendig ist. Naloxon wird dann in einer

Dosis von 2,0 mg mit einer 2-ml-Spritze und einem Nasenzerstäuber (MAD-System®) verabreicht. Der Wirkungsbeginn und die Plasmakonzentration sind fast gleich wie bei der i.v. Gabe. Der Hauptvorteil ist die leichte und schnelle Verabreichung ohne die Gefahr einer potenziellen Nadelstichverletzung.

> **Merke**
>
> Diese Behandlung gilt für einen Patienten, der nicht aktiv krampft.

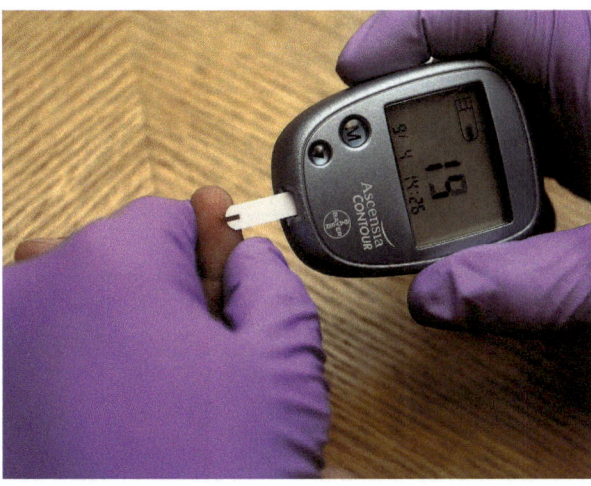

Abbildung 10.3: Überwachen Sie den Blutzuckerspiegel jedes krampfenden Patienten, bei dem eine metabolische Ursache vermutet wird.

10.5.3 Infektionskrankheiten

Infektionen sind eine weitere häufige Ursache für Krampfanfälle. Es gibt viele verschiedene Infektionskrankheiten, die Krampfanfälle verursachen können; aber die beiden häufigsten sind die Meningitis und die Enzephalitis.

Meningitis ist eine Entzündung der Meningen, die das Rückenmark und das Gehirn ummanteln. Sie wird häufig durch Viren oder durch eine bakterielle Infektion verursacht. Die bakterielle Meningitis ist die schwerste Form. Der entzündliche Prozess im Rahmen einer Meningitis kann mit einigen Symptomen einhergehen (z.B. Fieber, Freisetzung von Entzündungsmediatoren und gesteigertem intrakraniellem Druck). Alle Symptome können einen späteren Krampfanfall auslösen.

Während die Meningitis eine Entzündung der Meningen darstellt, ist die *Enzephalitis* eine Entzündung des Hirngewebes. Die Enzephalitis kann durch eine Reihe von Pathogenen verursacht werden oder sekundär durch eine andere Erkrankung. Genau wie bei der Meningitis kann die Entzündung Krampfanfälle auslösen.

Die Erforschung und Behandlung von Infektionskrankheiten hat sich sehr schnell weiterentwickelt. Heutzutage sind Infektionskrankheiten nicht mehr so schwächend oder lebensbedrohlich, wie sie es einmal waren. Allerdings können Erkrankungen, wie Meningitis und Enzephalitis, noch immer sehr gefährlich werden. Die Meningitis ist meist bei Kindern zu finden, kann aber auch bei Erwachsenen auftreten. Bis zu 60% der unbehandelten Meningitisfälle enden fatal. Allerdings wird eine große Anzahl der Meningitiserkrankungen durch Viren verursacht, die eine niedrigere Mortalität haben.

> **Definition**
>
> **Meningitis:** Entzündung der Meningen, die das Gehirn und das Rückenmark ummanteln.
>
> **Enzephalitis:** Entzündung des Hirngewebes.

Patienten mit einer Meningitis und Enzephalitis präsentieren sich mit derselben Reihe an möglichen Symptomen, wie erhöhter Temperatur, Kopfschmerzen und verminderter Bewusstseinslage, die zum Koma führen. Außerdem kann es Anzeichen einer Reizung der Meningen geben, die sich z.B. durch einen steifen Nacken und Fotophobie (eine Aversion gegen Licht) zeigt.

Die generelle Behandlung der Patienten, bei denen als Ursache für die Krampfanfälle eine Infektion vermutet wird, sieht folgendermaßen aus:

- Verwenden Sie standardmäßig Schutzmaßnahmen, um sich selbst und Ihren Partner zu schützen.
- Verabreichen Sie Sauerstoff, basierend auf den Pulsoxymeterergebnissen. Führen Sie eine assistierte Beatmung durch, wenn notwendig.
- Leiten Sie eine angemessene Überwachung ein, inklusive Pulsoxymeter und EKG.
- Legen Sie einen i.v. Zugang, damit eine Medikamentengabe möglich ist, falls dies noch nicht erfolgt ist.

> **Merke**
>
> Diese Behandlung gilt für einen nicht krampfenden Patienten.

10.5.4 Krampfanfälle während der Schwangerschaft

Eine weitere Kategorie von Krampfanfällen tritt manchmal spät in der Schwangerschaft auf. Sie wird geht mit Hypertonie einher, und es wird angenommen, dass sie eine Reihe von Ursachen im Rahmen der physiologischen Veränderungen während der Schwangerschaft hat. Diese Anfälle während der Schwangerschaft werden auch „Eklampsie" genannt. Eklampsie und ihre Vorstufe, die Präklampsie, werden zusammenfassend als „hypertensive Erkrankungen in der Schwangerschaft" bezeichnet.

Die präklinische Behandlung von Krampfanfällen während der Schwangerschaft unterscheidet sich etwas von der Behandlung anderer Anfallsformen. Sie konzentriert sich auf die Versorgung der werdenden Mutter; es wird auf die Atemwege, die Oxygenierung, die Lagerung (stabile Linksseitenlage) zum Ableiten der Flüssigkeit aus dem Mund, auf sanften Umgang und ruhigen Transport geachtet, denn raue Handhabe, Lärm und Licht können weitere Krämpfe auslösen.

Beurteilung und Behandlungsprioritäten 10.6

10.6.1 Szenenüberblick

Bewegen Sie Möbel und Objekte aus der Reichweite des Patienten, um ihn davor zu schützen, sich an ihnen zu verletzen. Platzieren Sie nichts im Mund des Patienten.

Beginnen Sie mit dem Szenenüberblick, noch während Sie sich in Ihrem Rettungswagen befinden, und achten Sie am Einsatzort auf potenzielle Gefahren. Aus der vorangegangenen Diskussion über die präklinischen Differenzialdiagnosen wissen Sie, dass es viele mögliche Ursachen für einen Krampfanfall gibt. Halten Sie nach Verletzungsmechanismen Ausschau, die ein Trauma als Ursache für den Krampfanfall vermuten lassen würden. Untersuchen Sie die Umgebung auf Schachteln von verschreibungspflichtigen Medikamenten, Hinweise auf Alkohol- oder Drogenmissbrauch oder alles andere, das auf eine pharmakologische Ursache des Krampfanfalls hinweisen könnte. Stellen Sie sicher, dass Sie adäquate Standardsicherheitsmaßnahmen ergriffen haben.

Wenn Sie sich dem krampfenden Patienten nähern, dann entfernen Sie umgehend alle Möbel oder Objekte, die bei Kontakt Verletzungen während des Krampfanfalls verursachen könnten (▶*Abbildung 10.4*). Sie sollten das auch dann tun, wenn sich der Patient in der postiktalen Phase befindet, da häufig erneute Krämpfe auftreten.

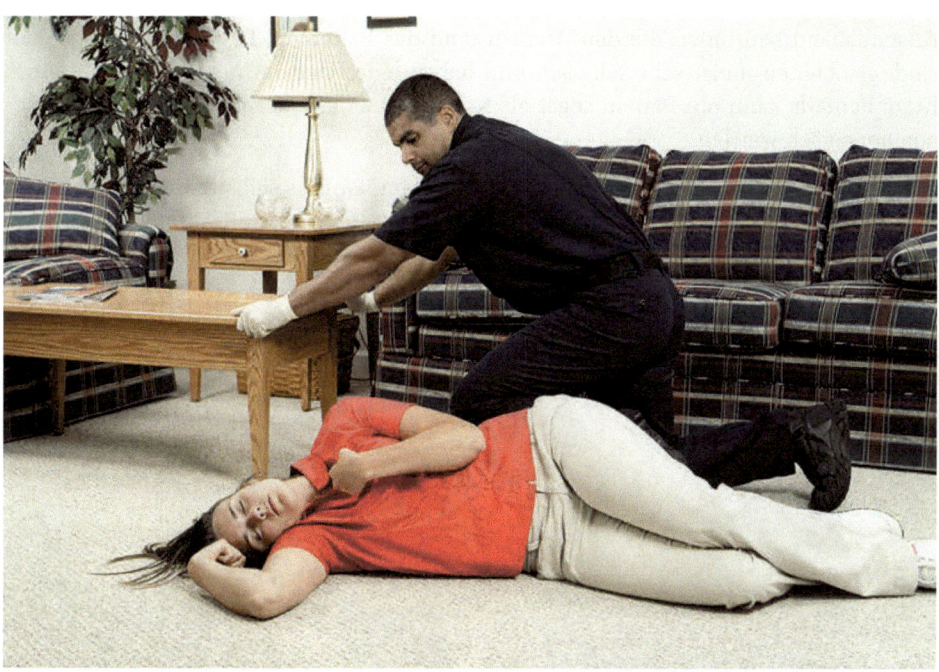

Abbildung 10.4: Entfernen Sie Gegenstände, um den krampfenden Patienten vor möglichen Verletzungen zu schützen.

10.6.2 Ersteinschätzung

Die Ziele Ihrer Ersteinschätzung sind dieselben, unabhängig davon, ob Ihr Patient aktiv krampft oder sich in der postiktalen Phase befindet. Wenn Sie den Patienten erreichen, sollten Sie lebensbedrohliche Zustände identifizieren und angemessen behandeln.

Die erste Priorität ist es sicherzustellen, dass der Patient freie Atemwege hat. Der Patient muss nicht aktiv krampfen, um ein Atemwegsproblem zu haben. Ein Patient, der postiktal ist, ist häufig nicht in der Lage, seine Atemwege vollständig zu kontrollieren. Dieser Patient kann Blut oder Erbrochenes in seiner Mundhöhle haben, das abgesaugt werden muss. Um die Atemwege zu unterstützen, platzieren Sie den Patienten in der stabilen Seitenlage, wenn Sie kein Trauma vermuten (▶*Abbildung 10.5*). Diese Position ermöglicht es, dass Sekrete und/oder Erbrochenes abfließen oder entfernt bzw. abgesaugt werden können.

Wenn der Patient aktiv krampft, stellen Sie sicher, dass wohlmeinende Passanten dem Patienten nichts im Mund platziert haben. Folgende Gegenstände werden häufig in den Mund gelegt: Löffel, Brieftaschen oder andere harte Gegenstände, angeblich, um das Opfer vor einem Zungenbiss zu schützen bzw. um das Verschlucken der Zunge zu verhindern. In der Realität kann ein solcher Gegenstand Zähne ausbrechen und/oder eine Atemwegsverlegung verursachen.

Die Ziele der Ersteinschätzung sind die gleichen, ob der Patient aktiv krampft oder postiktal ist: Schützen Sie die Atemwege, unterstützen Sie die Atmung, wenn nötig, und ermitteln Sie den Puls.

Die Atemwegshilfe der Wahl bei einem krampfenden oder postiktalen Patienten ist der nasopharyngeale Atemweg. Dieser Atemweg ist meist einfach einzuführen und wird von dem Patienten gut toleriert. Sehr selten benötigt der postiktale Patient, der seine Atemwege nicht selbstständig kontrollieren kann, eine Intubation. Normalerweise sollte die Atemwegssicherung beim krampfenden Patienten so lange eingelegt bleiben bzw. es sollten Sekrete so lange abgesaugt werden, bis der Patient wach genug ist, um seinen Atemweg selbst aufrechtzuerhalten.

Anschließend beurteilen Sie den Atemzustand des Patienten. Patienten, die postiktal sind, erscheinen meist sehr schwach und haben eine flache Atmung. Während eines Krampfanfalls kann ein Patient sogar als Konsequenz der extremen Muskelkontraktionen apnoeisch werden.

Die Apnoe ist in der Regel zum Zeitpunkt des Krampfanfalls selbstlimitierend. Krampfende Patienten können Sauerstoff benötigen, wenn die Sauerstoffsättigung unter 93% liegt. Überwachen Sie die Atmung des Patienten genau und seien Sie bereit, ihm, falls notwendig, bei der Atmung zu assistieren.

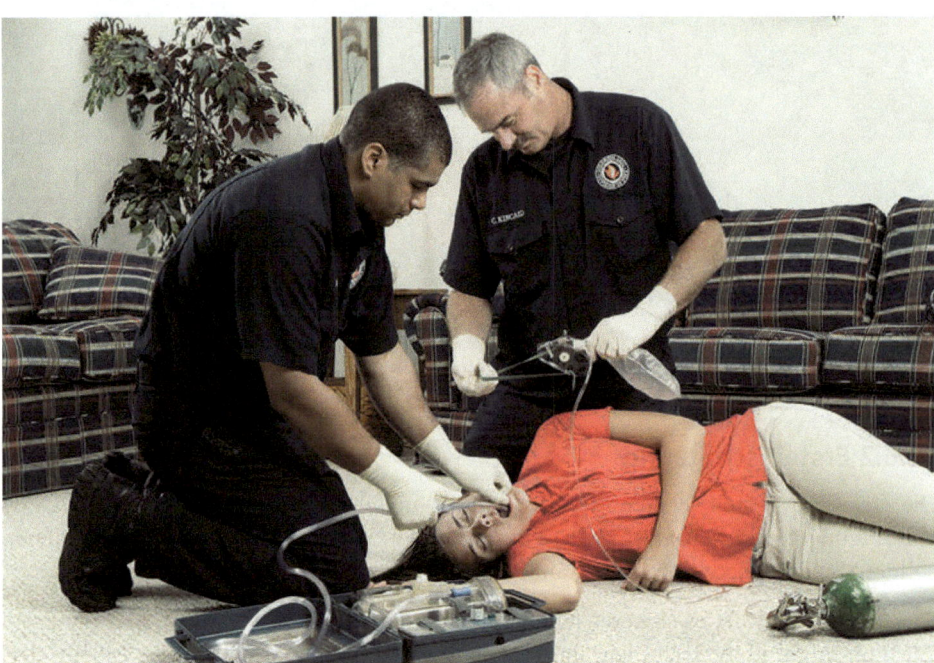

Abbildung 10.5: Wenn kein Trauma vermutet wird, dann bringen Sie den postiktalen Patienten in die stabile Seitenlage, um die Atemwege frei zu halten.

Abschließend überprüfen Sie das Vorhandensein eines Pulses und seine Frequenz. Ein Krampfanfall tritt aufgrund der Hypoxie durch die Hypoperfusion häufig vor einem Herzstillstand auf. Stellen Sie daher sicher, dass Sie den Puls des Patienten überwachen. Die Priorität verlagert sich beim Patienten mit einem Herz-Kreislauf-Stillstand zur Thoraxkompression und zur Defibrillation.

10.6.3 Erweiterte Untersuchung

Postiktaler Patient

Wenn Ihr Patient nicht aktiv krampft, die Ersteinschätzung vollständig durchgeführt worden ist und lebensbedrohliche Zustände unter Kontrolle sind, dann können Sie mit der Erweiterten Untersuchung fortfahren. Ihr Patient kann vom Krampfanfall verwirrt und müde erscheinen. Versuchen Sie, mithilfe des SAMPLE-Schemas so viele Informationen wie möglich vom Patienten und den Umstehenden zu sammeln:

- *S (Anzeichen und Symptome):* Verwirrung kann in der postiktalen Phase auftreten. Symptome, wie eine blutige Zunge, auf die der Patient während des Krampfes gebissen hat, sowie Berichte von Umstehenden und Augenzeugen über die Anfälle bis hin zu Verletzungsmechanismen, wenn ein Trauma vermutet wird, sind aussagekräftige Hinweise. Behalten Sie im Hinterkopf, dass Umstehende oft keine genaue Beschreibung bezüglich der Krampfdauer und der Schwere des Anfalls liefern können.

- *A (Allergien):* Alle möglichen Substanzen, inklusive Medikamente, Nahrungsmittel, Tiere oder Farbstoffe, können die zugrunde liegende Ursache für den Anfall sein.

- *M (Medikamente):* Bedenken Sie, dass eine der häufigsten Ursachen eines krampfenden Patienten die vergessene Einnahme oder das abrupte Absetzen von Antikonvulsiva sein kann (siehe Tabelle 10.4). Bedenken Sie außerdem, dass Krampfanfälle aufgrund toxischer Effekte von therapeutischen Medikamenten und illegalen Drogen auftreten können (siehe Tabelle 10.3).

- *P (medizinische Vorgeschichte):* Eine medizinische Vorgeschichte, die u.a. eine Gehirnverletzung, Hypoglykämie, Diabetes oder jegliche anderen Probleme oder Krankheiten einschließt, die bereits vorher im Abschnitt „Präklinische Arbeits- und Differenzialdiagnose" beschrieben wurden, kann Licht auf die Ursache des Krampfanfalls werfen.

- *L (letzte orale Einnahme):* Die Kenntnis des Zeitpunkts der letzten oralen Einnahme hilft dabei, die Wahrscheinlichkeit von Aspiration und Erbrechen einzuschätzen.

- *E (Ereignisse vor der Erkrankung):* Diese sind äußerst wichtig. Lassen Sie den Patienten bestmöglich beschreiben, was während und nach dem Anfall geschehen ist. Wenn der Patient sich an das Ereignis nicht erinnern kann, dann können evtl. Familie oder Umstehende nützliche Informationen liefern.

Führen Sie eine schnelle Kopf-bis-Fuß-Untersuchung durch, um den Patienten auf Verletzungen zu untersuchen, die er sich während des Kampfanfalls zugezogen haben könnte. Erheben Sie die Vitalzeichen. Behandeln Sie jegliche Verletzungen, die Sie entdecken, und überwachen Sie Atemwege, Atmung, Zirkulation und Vitalzeichen.

Das Pulsoxymeter kann wichtige Informationen bezüglich des Atemzustands des postiktalen Patienten liefern. Entscheiden Sie sich bezüglich einer Sauerstoffgabe anhand der Pulsoxymeterergebnisse und bedenken Sie, dass der Patient direkt nach einem Anfall wahrscheinlich hypoxisch ist. Überwachen Sie den Patienten auf Anzeichen einer inadäquaten Atmung und beatmen Sie den Patienten, wenn notwendig. (Die Pulsoxymetrie zeigt meist keinen Wert an, während der Patient krampft, weil die Krampfaktivität im Allgemeinen eine genaue Messung verhindert.)

Beruhigen Sie den Patienten und führen Sie unterstützende Maßnahmen durch. Bereiten Sie den postiktalen Patienten auf den Transport zum Krankenhaus vor.

Aktiv krampfender Patient

Das Hauptziel der Behandlung eines aktiv krampfenden Patienten ist es, die Krampfaktivität so schnell wie möglich zu unterbrechen.

Das Hauptziel der Behandlung eines aktiv krampfenden Patienten ist es, die Krampfaktivität so schnell wie möglich zu unterbrechen. Lesen Sie sich an dieser Stelle noch einmal den vorangegangenen Abschnitt über „Krampfanfälle während der Schwangerschaft" zur angemessenen Versorgung einer schwangeren Frau mit Krampfanfällen durch. Die Behandlung von Krampfanfällen bei Schwangeren ist eine andere als die Behandlung anderer Arten von Krampfanfällen, die im Folgenden geschildert wird.

Benzodiazepine sind seit Jahren ein Eckpfeiler bei der Notfallversorgung von Patienten mit Krampfanfällen. Die pharmakologische Wirkungsweise von Benzodiazepinen ist die Stimulation von GABA-Neurotransmittern. GABA senkt die präsynaptische Stimulation der Neurone. Dies kann die Krampfaktivität vermindern oder stoppen. *Diazepam*, besser unter dem Markennamen „Valium" bekannt, ist ein Medikament in dieser Kategorie. Es kann i.v. im Bolus verabreicht werden. Die i.v. Dosis liegt bei 5 bis 10 mg und wird langsam über 3 bis 5 min verabreicht. Diazepam kann alle 5 min verabreicht werden, bis zur Gesamtmenge von 20 mg. Die Wirkdauer von Diazepam beträgt 30 bis 40 min; daher ist die sorgfältige Beobachtung des Patienten bei wiederkehrenden Anfällen erforderlich. Achten Sie darauf, ob der Patient infolge der Gabe eines Benzodiazepins atemdepressiv wird. Ein Nachteil bei der Verwendung von Diazepam ist, dass es schlecht absorbiert wird und oftmals bei der intramuskulären Gabe unzuverlässig ist. Darüber hinaus entstehen lang wirksame Metabolite. Aus diesem Grund wurden viele Systeme auf andere Mittel umgestellt, wie z.B. Lorazepam (Temesta).

Lorazepam ist ebenfalls ein Benzodiazepin, das chemisch dem Diazepam ähnlich ist; es hat denselben Wirkmechanismus. Es ist besser unter dem Markennamen „Temesta" bekannt. Wie Diazepam (Valium) wird es häufig als angstlösendes Medikament beschrieben. Der Hauptvorteil von Lorazepam ist seine Wirkdauer bei der Krampfbehandlung; diese ist länger als die von Diazepam. Es wird berichtet, dass die Wirkdauer von Lorazepam bis zu 90 min beträgt. Aus diesem Grund glauben viele Ärzte, dass es das Medikament der Wahl ist, nicht nur zur Unterbrechung eines Status epilepticus, sondern auch, um diesem vorzubeugen. Die Dosierung bei Anfällen liegt bei 2 mg alle 3 bis 5 min langsam i.v., und die Gesamtmenge von 0,1 mg/kg Körpergewicht sollte nicht überschritten werden. Beginnen Sie mit einer niedrigen Dosis von 2 mg und titrieren Sie die Dosis höher, bis die Krampfaktivität unterbrochen wird oder die maximale Dosis erreicht wurde. Die Handhabe von Lorazepam kann sich im Rettungsdienst als schwierig erweisen, da es gekühlt werden muss, um es über einen längeren Zeitraum aufbewahren zu können.

Diazepam und Lorazepam sind First-Line-Medikamente zur Notfallbehandlung eines aktiv krampfenden Patienten. Andere Medikamente, die manchmal eingesetzt werden, sind die Benzodiazepine Midazolam (Dormicum) und Clonazepam (Rivotril). Diese wurden jedoch nicht gründlich erforscht oder haben sich nicht als gleich effektiv wie Diazepam und Lorazepam erwiesen. Ein wichtiger Hinweis: Bedenken Sie, dass nicht alle Krampfanfälle eine Behandlung mittels Benzodiazepin erfordern. Die meisten Krampfanfälle sind selbstlimitierend. Behalten Sie im Hinterkopf, dass diese Medikamente Hypotonie und Atemdepression erzeugen können.

Nachdem ein Krampfanfall durchbrochen wurde, abhängig von der Ursache, ist es für einen Patienten nicht unüblich, bei einem längeren Transport wieder in die Krampfaktivität zurückzufallen. Überwachen Sie den Patienten deshalb genau und bereiten Sie die Gabe einer weiteren Dosis des Medikaments vor, falls die Krampfaktivität wieder beginnt.

Wenn ein Patient erstmals einen Krampfanfall hat (d.h., der Patient hatte in der Vergangenheit keine Krampfanfälle), dann müssen Sie alle möglichen Ursachen eines Krampfanfalls in Betracht ziehen. Wie bereits erläutert, sind metabolische Ätiologien sehr häufige Ursachen von Krampfaktivitäten. Hypoglykämie ist ein potenzielles, aber behandelbares Problem, das ermittelt werden sollte. Wenn der krampfende Patient hypoglykämisch ist, dann ist die Verabreichung von 20 g Glucose notwendig. Allerdings ist der Zeitpunkt der Gabe von Glucose umstritten. Wenn der Patient aktiv krampft, dann wird es sehr schwierig sein, einen i.v. Zugang zu legen, um die Glucose zu verabreichen. Die bessere Option ist es zu warten, bis der Krampfanfall vorbei ist (oder, wenn nötig, die Krampfaktivität mit krampflösenden Mitteln zu lindern), und dann den Blutzuckerspiegel zu messen. Wenn der Blutzuckerwert unter 40 mg/dl liegt, dann verabreichen Sie 20 g Glucose. Verabreichen Sie jedoch Patienten, die aktiv krampfen oder eine Kopfverletzung haben und normoglykämisch sind, keine Glucose.

Seien Sie besonders vorsichtig, wenn Sie Glucose einem unterernährten oder alkoholisierten Patienten mit Krampfanfällen oder einer Hypoglykämie verabreichen. Solche Patienten haben meist ein Thiamin- oder Vitamin-B_1-Defizit. Thiamin ist für die metabolischen Prozesse und die Freisetzung von Energie essenziell. Wenn der Körper ein Thiamindefizit hat, dann kann er Glucose kaum verwerten.

Wie in *Kapitel 7* beschrieben, ist die Wernicke-Enzephalopathie eine Dysfunktion des Gehirns, die durch ein Thiamindefizit verursacht wird. Die Gabe von Glucose an einen Patienten mit einem Thiamindefizit kann tatsächlich eine Wernicke-Enzephalopathie, wenn bereits existent, weiter verschlimmern. Die Wernicke-Enzephalopathie kann zu einer Korsakow-Psychose fortschreiten, die irreversibel ist. Daher wird innerklinisch bei solchen Patienten Thiamin häufig gemeinsam mit Glucose verabreicht.

Die präklinische Gabe von Thiamin wird medizinisch kontrovers diskutiert. Studien haben keinen Vorteil der präklinischen Gabe von Thiamin bei Patienten gezeigt, die Glucose erhalten. Stattdessen benötigt ein solcher Patient einen überwachten Ersatz von Thiamin im Krankenhaus.

Ein pharmakologischer Ansatz, der angewandt werden kann, ist der folgende:

1. Wenn der Patient einen andauernden Krampfanfall hat, verabreichen Sie ein entsprechendes krampflösendes Medikament (Diazepam oder Lorazepam), um die Krampfaktivität zu unterbrechen.

2. Nachdem der Krampf unterbrochen wurde, überprüfen Sie den Blutzuckerspiegel des Patienten und fragen Sie nach der medizinischen Vorgeschichte, speziell nach Diabetes. Wenn der Patient einen niedrigen Blutzuckerspiegel hat, dann verabreichen Sie langsam 20 g Glucose i.v..

3. Nachdem der Krampfanfall unterbrochen wurde, zielt das weitere Vorgehen auf die Behandlung der zugrunde liegenden Ursache ab.

Sobald der Krampfanfall aufgehört hat, wenden Sie Ihre Aufmerksamkeit darauf, den krampffreien Zustand aufrechtzuerhalten. Ermitteln Sie die Ursache des Krampfanfalls, bevor Sie damit beginnen, weiteren Krampfaktivitäten vorzubeugen. Wenn Sie vermuten, dass der Krampfanfall in Verbindung mit einer Hypoxie steht, dann legen Sie ein Pulsoxymeter an, um diese Tatsache zu bestätigen. Die Behandlung der Wahl ist es, einen freien Atemweg zu erhalten, für einen adäquaten Gasaustausch zu sorgen sowie hochkonzentrierten Sauerstoff zu verabreichen. Wenn der Patient einen niedrigen Blutzuckerspiegel hat, dann ist die Behandlung der Wahl die Gabe von 20 g Glucose. Die Behandlung bei Fieberkrämpfen besteht darin, den Patienten zu kühlen oder ihm Anti-

Praxistipp

Es kann vorkommen, dass Patienten wieder einen Krampfanfall erleiden, nachdem zuvor ein Krampfanfall gestoppt worden ist. Überwachen Sie den Patienten deshalb genau.

Nachdem der Krampfanfall unterbrochen worden ist, zielt die Behandlung auf die Behandlung der zugrunde liegenden Ursache ab.

pyretika zu verabreichen; behandeln Sie die Infektionsquelle. Eine Überdosis behandeln Sie mit einem angemessenen Antidot oder, wenn indiziert, einer Unterstützung der Körpersysteme. Die primäre Behandlung des aktiv krampfenden Patienten besteht darin, die Atemwege und die Atmung zu unterstützen und dann den Krampfanfall zu unterbrechen. Das weitere Vorgehen zielt darauf ab, die zugrunde liegende Ursache zu behandeln.

Innerhalb der letzten Jahre wurde eine innovative Therapie vorgestellt, um die Krampfanfälle in der epileptischen Bevölkerung abzumildern. Dieses Gerät ist der VNS (Vagusnervstimulator). Ein VNS bedient sich einer nicht pharmakologischen Methode, um die Krampfaktivität zu kontrollieren. Er wird in das subkutane Gewebe der Brust implantiert und mit einem Drahtkabel in den Vagusnerv eingeführt; dort produziert er in regelmäßigen zeitlichen Zyklen elektrische Impulse, um die epileptischen Foci zu unterdrücken. In der Vergangenheit gab es mehrere Fälle, bei denen ein VNS mit der vagusvermittelten, nicht adrenergen, nicht cholinergen, allergeninduzierten Bronchokonstriktion in Verbindung gebracht wurde. Aus diesem Grund wird dieses Gerät nicht bei Patienten mit einer chronischen Atemwegserkrankung eingeführt. Zusätzlich kann sich ein Patient mit einem VNS mit akutem Bronchospasmus aufgrund einer unbekannten Ursache präsentieren. Der Grund ist, dass der Bronchospasmus nicht adrenerg und nicht cholinerg ist; daher ist es unwahrscheinlich, dass Ipratropium oder Albuterol den Bronchospasmus effektiv mildern. Es empfiehlt sich, im Falle eines VNS-vermittelten Bronchospasmus das Hilfsmittel auszuschalten.

Eines der Medikamente, das häufig eingesetzt wird, um Krampfanfälle zu behandeln und weiteren vorzubeugen, bzw. das bei einem Patienten gegeben wird, der einen Status epilepticus oder Krampfanfälle unbekannter Ursache hat, ist Phenytoin (Epilan). Das Medikament wurde 1938 vorgestellt. Es ist das älteste nicht sedative Antikonvulsivum das noch im Einsatz ist. Allerdings wird Phenytoin angemessenerweise eher im Krankenhaus als präklinisch verabreicht.

Der Status epilepticus ist, wie vorher besprochen, ein kontinuierlicher Krampfanfall, der 30 min oder länger andauert oder aus zwei oder mehr Krampfanfällen hintereinander besteht, ohne eine vollständige Erholung (ohne Rückkehr des Bewusstseins) zwischen den Attacken. Die wiederkehrende Krampfaktivität birgt für den Patienten das hohe Risiko einer Hypoxie, eines kardiovaskulären Kollapses und anderer Verletzungen. Die Prognose des Patienten hängt direkt mit der Zeit zusammen, in der er aktiv krampft: Je länger der Anfall andauert, umso geringer ist die Überlebenschance des Patienten. Ein krampfender Status epilepticus hat eine Gesamtmortalität von 30%. Es ist sehr wichtig dass der Patient aggressiv behandelt wird, um weiteren Verletzungen vorzubeugen.

Der Patient mit einem Status epilepticus benötigt ein aggressives Atemwegsmanagement, um die damit verbundene Hypoxie zu vermindern, ebenso wie die Gabe von krampflösenden Medikamenten, inklusive Diazepam und Lorazepam. Es können hohe Dosen des Medikaments notwendig sein. Wenn der Krampfanfall durch konventionelle Pharmakologie präklinisch nicht unterbrochen wird, dann kann die Gabe von Phenytoin, Propofol oder allgemeinen Anästhetika bei Ankunft im Krankenhaus notwendig sein. Wenn diese Behandlungsmethoden nicht effektiv sind, dann kann der Patient in ein Barbituratkoma (mittels Thiopental) versetzt werden, um die Krampfaktivität zu unterbrechen. Die primären Ziele sind die schnelle Unterbrechung der Krampfaktivität und, den Patienten krampffrei zu halten.

Die Behandlung komplexer partieller Anfälle unterscheidet sich von der Behandlung tonisch-klonischer Anfälle. Wie bereits erläutert, krampft der Patient nicht am Boden, zeigt aber sensorische, motorische und Verhaltensstörungen, die ihn so erscheinen lassen, als habe er ein psychiatrisches Problem oder als stünde er unter dem Einfluss bewusstseinsverändernder Drogen. Bei einem komplexen partiellen Anfall kann der Patient einen starren Blick haben, kann nicht adäquat antworten oder reagiert auf Fragen unangemessen; er sitzt, steht oder bewegt sich ziellos, er schmatzt mit den Lippen, kaut, pickt an seiner Kleidung herum, zieht sich an den Haaren oder zeigt anderes sinnloses Verhalten. Der Schlüssel zur Unterscheidung dieser Anfallsarten von einem psychiatrischen oder einem Drogenproblem liegt in der ungerichteten Natur des Verhaltens des Patienten, im Gegensatz zu dem gezielten Verhalten eines gewalttätigen Patienten oder dem Totalverlust des Kontakts zur Umgebung bei einem Patient unter dem Einfluss bewusstseinsverändernder Drogen. Es ist außerdem wichtig zu wissen, ob der Patient eine Vorgeschichte von komplexen partiellen Krampfanfällen hat; Familie und Umstehende können diese Informationen liefern.

Ihre Erstmaßnahme und der Arbeitsansatz bei diesem Patienten kann das Ermitteln der Reaktion des Patienten auf Sie sein. Wenn Ihre Beobachtungen und die Informationen, die Sie sammeln, darauf hinweisen, dass der Patient einen komplexen partiellen Anfall hat, dann sollten Sie sich dem Patienten wie folgt nähern:

1. Nähern Sie sich dem Patienten langsam von hinten oder von der Seite.

2. Sprechen Sie in aller Ruhe mit dem Patienten und weisen Sie ihn auf Ihre Maßnahmen hin.

3. Vermeiden Sie körperlichen Kontakt mit dem Patienten, weil eine Verletzung seines persönlichen Raumes den Patienten aufregen kann bis zu dem Punkt, wo er alle Ihre Gesten und Angebote ablehnen wird und sogar gewalttätig werden kann.

4. Entfernen Sie unauffällig potenzielle Gefahren vom Patienten.

5. Bleiben Sie beim Patienten, bis er in seinen normalen Zustand zurückfindet (wach und orientiert).

Der Patient wird keine Erinnerungen an das Ereignis haben und kann den Transport deshalb verweigern. Folgen Sie dem lokalen Protokoll bezüglich der Transportverweigerung und dem Signieren. Der Transport in eine medizinische Einrichtung ist für jeden Krampfpatienten wichtig. Einige Patienten können dies ablehnen, speziell, wenn sie Krampfanfälle gewöhnt sind, aber Sie sollten versuchen, den Patienten davon zu überzeugen, dass er sich im Krankenhaus untersuchen lassen sollte.

10.6.4 Wiedereinschätzung

Führen Sie eine Wiedereinschätzung auf dem Weg zum Krankenhaus durch. Dazu gehört die kontinuierliche Überwachung der Atemwege, der Atmung und der Vitalzeichen des Patienten. Seien Sie darauf gefasst, weitere Krampfanfälle zu behandeln.

Bei einem komplexen partiellen Krampfanfall kann sich der Patient starr präsentieren; es ist ihm nicht möglich zu antworten, und er reagiert unangemessen auf Fragen. Er sitzt, steht oder bewegt sich ziellos, schmatzt mit den Lippen, kaut, zupft an seiner Kleidung bzw. an seinen Haaren oder zeigt anderes sinnloses Verhalten.

Mögliche Ursachen eines Krampfanfalls sind Trauma, Hypoxie, ZNS-Verletzungen, metabolische Störungen, Elektrolytentgleisung, Infektionen, Überdosen, die Physiologie der Schwangerschaft und viele andere.

Die Einschätzung und die Behandlung von Krampfanfallpatienten sind in der ▶Abbildung 10.6 zusam-

mengefasst. Der initiale Ansatz bei dieser Art von Patient ist derselbe Ansatz wie bei jedem anderem Patienten. Die Sicherheit an der Einsatzstelle hat oberste Priorität. Wenn der Patient aktiv krampft, dann ist Ihre höchste Priorität, den Patienten davor zu schützen, sich selbst zu verletzen.

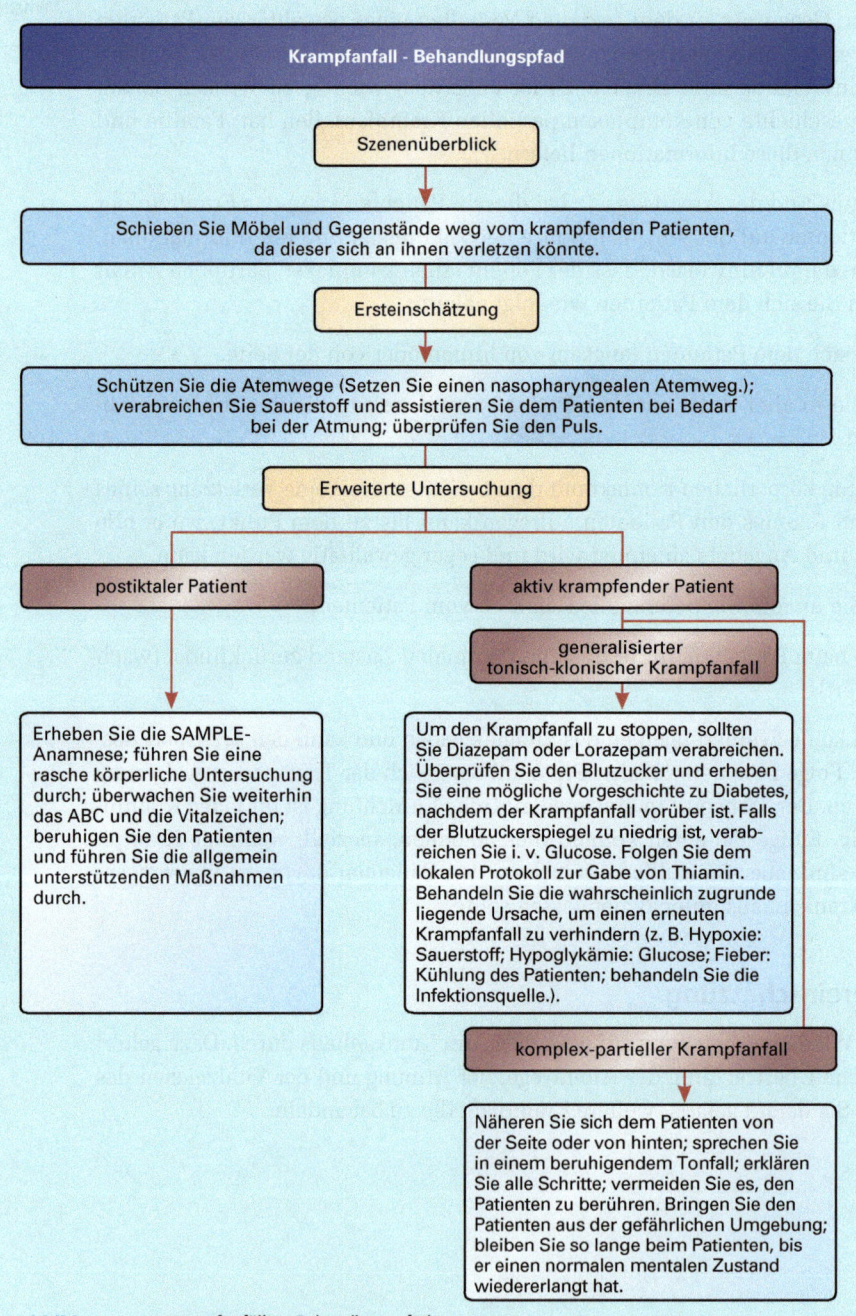

Abbildung 10.6: Krampfanfälle – Behandlungspfad

Behandeln Sie als Nächstes die Atemwege. Meistens benötigt der Krampfanfallpatient ein einfaches Atemwegsmanöver, um die Atemwege frei zu machen, die Einführung eines nasopharyngealen Atemwegs und das Absaugen von Sekreten, bis der Patient wach genug ist, um seinen Atemweg selbst aufrechtzuerhalten. Verabreichen Sie hochkonzentrierten Sauerstoff, wenn es der Anfall erlaubt.

Wenn der Krampfanfall andauert, dann beginnen Sie mit dem fortgeschrittenen Life-Support, inklusive der i.v. Gabe von Diazepam oder Lorazepam. Nachdem der Krampfanfall aufgehört hat, messen Sie den Blutzuckerspiegel und verabreichen Sie, wenn notwendig, Glucose. (Folgen Sie dem lokalen Protokoll hinsichtlich der Verabreichung von Thiamin mit Glucose.)

Nachdem die Krampfaktivität aufgehört hat, sollten Sie damit beginnen, die zugrunde liegende Ursache zu ermitteln und zu behandeln.

Die Ziele der Krampfbehandlung sind, den Krampfanfall zu unterbrechen, die unterstützende Pflege und die Suche nach der möglichen Ursache sowie deren Behandlung. Die Prioritäten bei Krampfanfällen von schwangeren Patienten sind die Aufrechterhaltung des Atemwegs und die Oxygenierung, ein sanfter Umgang und ein ruhiger Transport.

Z U S A M M E N F A S S U N G

Fallbeispiel – Fallverlauf

Sie und Ihr Partner waren während des Ambulanzdiensts bei einem Fußballspiel zur anderen Seite des Feldes gerufen worden, zu einem 30- bis 35-jährigen männlichen Patienten, der anscheinend mit einem Krampfanfall am Boden liegt.

Ihre erste Priorität ist es, die Menge dazu zu bewegen zurückzutreten, und den Patienten zu schützen, der tonisch-klonische Bewegungen ausführt. Sie führen einen nasopharyngealen Atemweg ein und sind in der Lage, dem Patienten vorsichtig eine Nichtrückatemmaske anzulegen. Die Frau des Patienten kommt zu Ihnen und berichtet Ihnen, dass ihr Mann eine Anfallserkrankung hat, aber seit zwei Monaten anfallsfrei ist. Sie ermitteln, dass Ihr Patient seit ca. 10 min aktiv krampft und es nicht so scheint, als würde er bald aufhören.

Sie sind in der Lage, einen i.v. Zugang in den Oberarm zu legen, und verabreichen langsam 2 mg Lorazepam. Der Patient hört nach der Gabe des Medikaments auf zu krampfen. Sie erheben die Vitalzeichen und ertasten einen rhythmischen Puls von 96 Schlägen/min (normaler Sinusrhythmus am Monitor), eine Atemfrequenz von 14 Atemzügen/min mit einer flachen Atmung und einen Blutdruck von 132/60 mmHg. Sie saugen den Pharynx des Patienten ab und verabreichen hochkonzentrierten Sauerstoff. Sie messen seinen Blutzuckerspiegel, der 142 mg/dl beträgt.

Im weiteren Gespräch mit der Ehefrau finden Sie heraus, dass der Patient gerade von seinem Neurologen von Epilan entwöhnt wurde.

Er habe sich gut gefühlt, als sie zum Spiel kamen, aber gerade, als die Ehefrau in der Halbzeit zum Hotdog-Stand hinüberging, begann er sich seltsam zu fühlen, setzte sich auf den Boden und fing an zu krampfen. Ihr Patient ist noch immer ziemlich erschöpft, reagiert aber auf Ihre Stimme. Sie vervollständigen die restliche Einschätzung und finden keine Anzeichen für ein Trauma oder andere Verletzungen. Sie versorgen den Patienten und bereiten ihn auf den Transport vor.

Der Transport verläuft ereignislos. Der Patient ist wieder bei vollem Bewusstsein. Er gibt an, er habe sich großartig gefühlt, seit er von Epilan entwöhnt wurde, und wisse nicht, was heute Abend geschehen ist. Sie betreuen den Patienten psychisch und überwachen seine Vitalzeichen während der gesamten Fahrt.

Bei Ihrer Ankunft im Krankenhaus treffen Sie die ängstliche Frau des Patienten, die Sie auf dem Weg zum Krankenhaus überholt hat. Sie geben Ihren Bericht an das Krankenhauspersonal weiter und gehen sich eine heiße Tasse Kaffee holen – die Sie hoffentlich dieses Mal auch trinken können.

Wochen später treffen Sie Ihren Patienten bei einem anderen Fußballspiel wieder. Er erzählt Ihnen, sein Arzt habe die Medikamente neu eingestellt und er selbst habe seit einigen Wochen keine Anfälle mehr.

Lernziele

Nach dem Lesen dieses Kapitels sollten Sie in der Lage sein:

- Die Pathophysiologie der Synkope zu beschreiben.
- Die Mechanismen der Synkope zu nennen.
- Die Patientenbeurteilung durchzuführen und die Differenzialdiagnose zu stellen.
- Die präklinische Versorgung vorzunehmen.

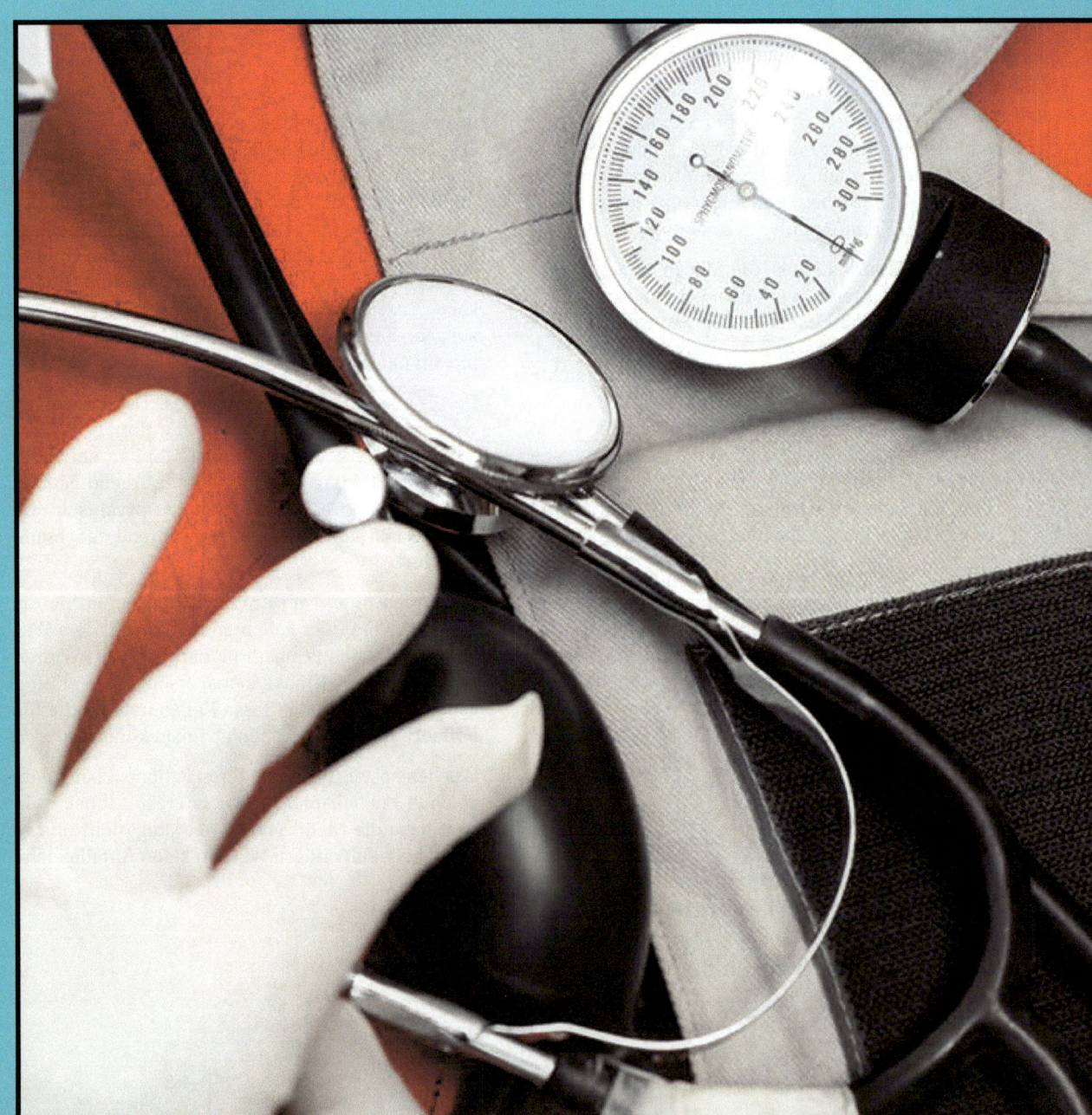

Synkope

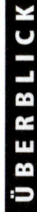

ÜBERBLICK

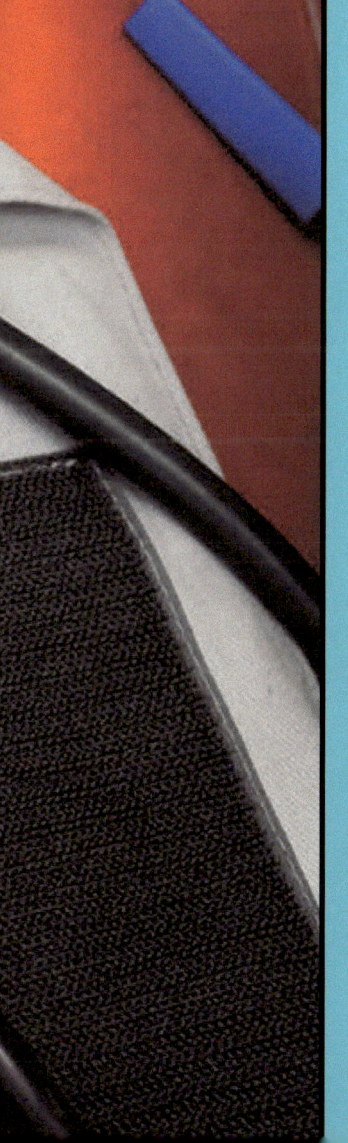

» „Synkope" (griech. für „Ohnmacht") ist der medizinische Begriff für einen vorüber-gehenden Bewusstseinsverlust. Eine Synkope ist selbstregulierend: Die Bewusst-losigkeit dauert nur kurz, und der Patient erlangt ohne medizinische Hilfe rasch sein Bewusstsein wieder. Die Ursache einer synkopalen Episode ist meist harmlos und kann oft nicht diagnostiziert werden. Allerdings muss der Sanitäter den Patienten auf ernst-haftere Ursachen untersuchen, wie Herzrhythmusstörungen, und muss in der Lage sein, eine echte Synkope von anderen Ereignissen, die eine Synkope nachahmen, zu unter-scheiden. Wenn eine ernsthafte, ursächliche Pathologie vermutet wird, dann ist die Behandlung auf die wahrscheinlich zugrunde liegende Ursache zu fokussieren. Auch wenn sich der Patient offenbar von der synkopalen Episode erholt hat und den Trans-port verweigert, ist es wichtig sicherzustellen, dass er nicht allein gelassen wird und dass Vorkehrungen zur Nachversorgung getroffen werden. «

Fallbeispiel

Charlie Matson Sr. ist im Ruhestand. Er hilft sei-nem Sohn Charlie Jr. bei einem Umgestaltungsjob in einem lokalen Geschäft. Charlie Sr. hat gerade sein Mittagessen beendet. Als er aufsteht und seinen Werkzeuggürtel aufheben will, wird er ohnmächtig. Charlie Jr. eilt zu seinem Vater, der bewusstlos auf dem Boden liegt. Er wählt von seinem Handy aus die Nummer 112; die Rettung wird zum Notfallort alarmiert.

Sie erreichen den Notfallort und finden einen 66-jährigen Mann auf dem Boden sitzend vor. Er klagt über Schmerzen am Hinterkopf. Sie weisen ihn an, seinen Kopf ruhig zu halten, sodass Sie und Ihr Team die Stabilisierung des Kopfes übernehmen können. Anschließend verabreichen Sie Charlie Sr. Sauerstoff.

Ihre Einschätzung ergibt einen wachen, orientier-ten Mann, der ohnmächtig geworden ist, nachdem er nach dem Mittagessen aufgestanden war. Sie erheben sorgfältig die Vorgeschichte zum Ereignis. Dabei ergibt sich, dass der Patient sich gebückt hatte und dann plötzlich aufgestanden war, direkt bevor er die Synkope erlitten hat. Der Patient ist in der okzipitalen Region seines Schädels schmerz-empfindlich, hat keine offene Verletzung und beklagt leichte Schmerzen bei Palpation der Hals-wirbelsäule.

Der Patient gibt an, weder Brustschmerzen, Herz-klopfen, Schwindel, Atemschwierigkeiten noch irgendeine andere von der Norm abweichende Wahrnehmung gehabt zu haben, bevor er ohn-mächtig geworden ist. Er berichtet Ihnen, er würde fast glauben, sein Sohn wolle ihn verschaukeln, wenn er sich nicht den Kopf angeschlagen hätte. Charlie Jr. hat keinen Krampfanfall gesehen bzw. beschreibt keine postiktale Nachschlafphase. Die Vorgeschichte des Patienten beinhaltet Diabetes mellitus Typ II und Hypertonie. Er nimmt zweimal täglich Glucophage und Atenolol.

Die körperliche Untersuchung ergibt außer der Kopfverletzung nichts Auffälliges. Die Vitalzei-chen sind ein regelmäßiger Puls von 60 Schlägen/min, eine Atemfrequenz von 14 Atemzügen/min mit einem adäquaten Atemzugvolumen, keine erschwerte Atemarbeit und ein Blutdruck von 112/66 mmHg. Die Haut ist warm und trocken, und die Pupillen sind gleich und lichtreaktiv (PEARL). Sie sind aufgrund der möglichen Wirbelsäulenverlet-zung nicht in der Lage, orthostatische Vitalzeichen zu erheben. Das EKG zeigt einen Sinusrhythmus mit Extrasystolen. Ein 12-Kanal-EKG ergibt keine Anzeichen einer Ischämie oder eines Infarkts.

Welche zusätzlichen Fragen zur Patientengeschichte und welche körperlichen Untersuchungsschritte würden Sie als mögliche Ursache für die Synkope des Patienten in Betracht ziehen?

Einführung

11.1

Die Synkope ist als ein vorübergehender Verlust des Bewusstseins und der Körperspannung definiert, der im Allgemeinen weniger als 5 min andauert. Die unmittelbarste Ursache einer Synkope ist die plötzliche, temporäre Hypoperfusion des Großhirns. Es gibt eine Vielzahl zugrunde liegender pathophysiologischer Mechanismen, die zu einer Unterbrechung der zerebralen Perfusion führen können. Eine echte Synkope ist selbstlimitierend. Sie löst sich, wenn der Patient eine liegende Position einnimmt, wodurch die Durchblutung des Gehirns wiederhergestellt wird (▶Abbildung 11.1).

> **Definition**
>
> **Synkope:** Ein vorübergehender Verlust des Bewusstseins und der Körperspannung.

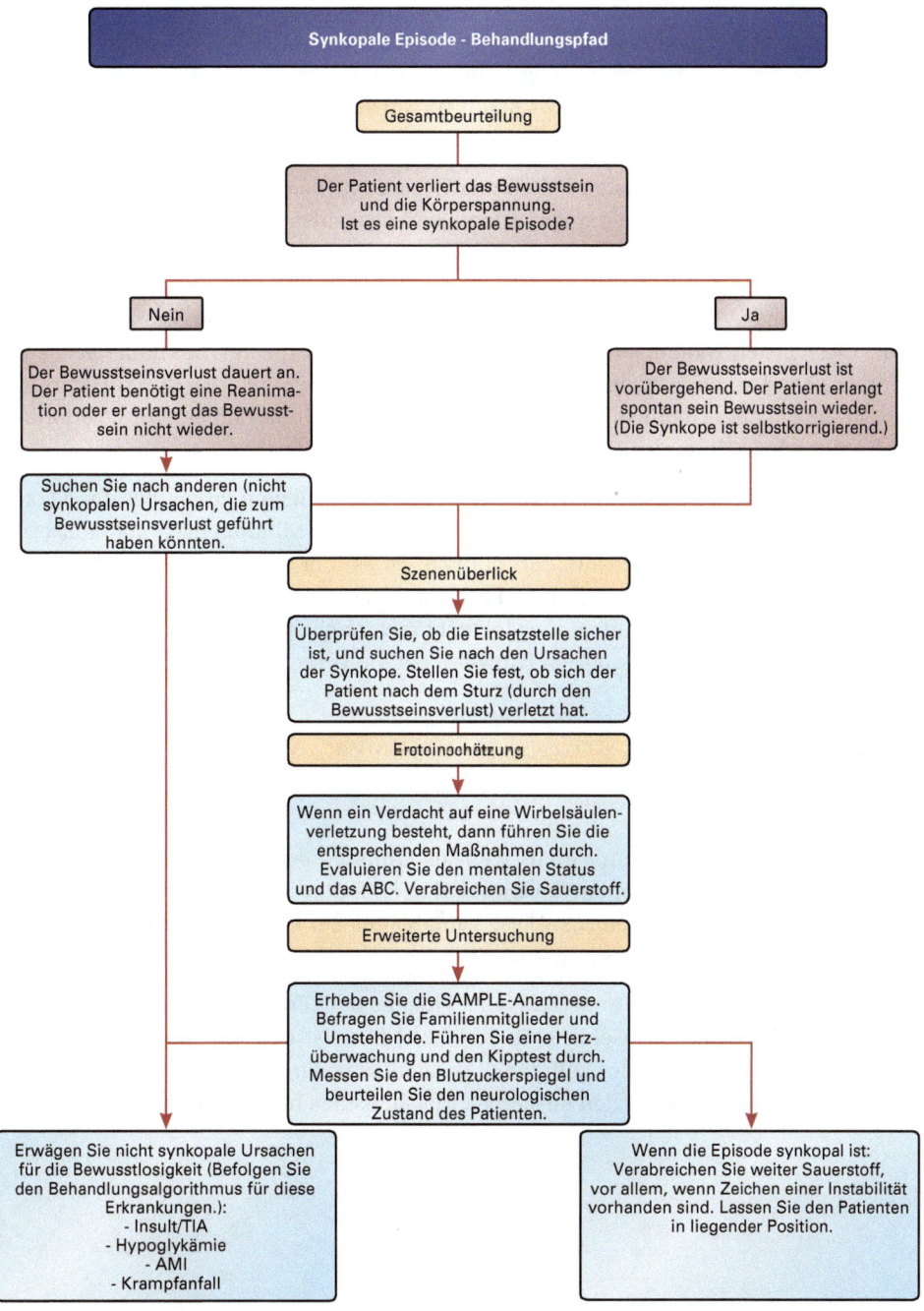

Abbildung 11.1: Der vasovagale Effekt ist die häufigste Ursache von Synkopen oder einer Ohnmacht. Der Patient erlangt rasch das Bewusstsein wieder, nachdem er in die stabile Seitenlage gedreht worden ist.

Informationen, die vom Rettungsdienst vor Ort gesammelt werden, liefern meist eindeutige Informationen über die Ursache der Synkope.

Eine Synkope, die mit einer anfallsartigen Herzrhythmusstörung in Zusammenhang steht, löst sich bei der spontanen Beendigung der Arrhythmie auf. Es kommt jedoch in vielen Fällen vor, dass der Synkope Prodromalsymptome vorausgehen. Eine Synkope kann aufgrund ihres akuten Beginns zu Verletzungen aus dem daraus resultierenden Sturz führen.

Die erweiterte Versorgung eines synkopalen Patienten folgt den drei Phasen der Einschätzung und Behandlung aller Patienten mit einem medizinischen Notfall. Die erste Phase umfasst den Szenenüberblick und die Ersteinschätzung, um unmittelbare lebensbedrohliche Verletzungen bzw. Erkrankungen zu erkennen und zu behandeln. Die nächste Phase ist die Ermittlungsphase (Patientenvorgeschichte und körperliche Untersuchung). Dabei wird die Ursache ermittelt, die die Synkope ausgelöst hat, und es werden etwaige Verletzungen festgestellt, die während des Anfalls entstanden sind. Die letzte Phase zielt auf die Behandlung jeglicher behandelbarer Ursache der Synkope ab, einschließlich dem Ergreifen von Maßnahmen, um eine Wiederkehr der Episode zu verhindern.

Die Synkope ist in den meisten Fällen relativ harmlos. Es erhalten etwa 50% der Patienten, die die Notaufnahme wegen einer Synkope aufsuchen, vor ihrer Entlassung keine definitive Diagnose. Die Vergänglichkeit von Synkopen macht definitive Diagnosen schwierig, da selbst die modernsten diagnostischen Tests oft nicht die Anzeichen erkennen können, die auf das zugrunde liegende Problem hinweisen. Erfreulicherweise sind die meisten Synkopen, mit Ausnahme derjenigen, die im Zusammenhang mit bedrohlichen Ursachen stehen, behandelbar (z.B. kardiale Synkopen durch Herzrhythmusstörungen oder Herzinsuffizienz oder Synkopen mit Brustschmerzen); sie erfordern meist nur einen minimalen Eingriff.

Der Sanitäter hat bei der Beurteilung des synkopalen Patienten gegenüber der Notaufnahme einen Vorteil: Da der Rettungsdienst meist wenige Minuten nach dem Einsetzen des synkopalen Anfalls am Notfallort eintrifft, ist es ihm möglich, Beobachtungen zu machen, Informationen einzuholen und Erkenntnisse aus der Beurteilung des Patienten zu notieren, die in der Notaufnahme vielleicht nicht mehr vorhanden sind. Diese Informationen können die eindeutigsten Hinweise auf die Ursache der Synkope liefern.

Pathophysiologie

11.2

Eine Synkope tritt auf, wenn es, aus welchen Gründen auch immer, zu einer temporären Unterbrechung der zerebralen Zirkulation kommt; diese Unterbrechung führt zu einer Hypoperfusion des Gehirns. Diese kann bereits bei kurzen Unterbrechungen der Zirkulation von etwa 3 bis 5 s auftreten.

Das Gehirn kann, anders als andere Organe, Proteine oder Fette nicht als Energie nutzen. Die Speicherkapazität des Gehirns für Kohlenhydrate ist begrenzt, sodass das Gehirn für die Aufrechterhaltung des zellulären Metabolismus eine konstante Versorgung mit Glucose benötigt. Es nimmt den anaeroben Metabolismus nicht in Anspruch und benötigt daher eine ununterbrochene Versorgung mit Sauerstoff und Nährstoffen für den Energiestoffwechsel. Wenn der Körper im Ruhezustand ist, entfallen etwa 20% des Sauerstoffverbrauchs auf das Gehirn. Der zerebrale Sauerstoffverbrauch steigt gleichzeitig mit der neuronalen Aktivität.

Wenn es keine Energieproduktion in den Hirnzellen gibt, dann erfüllen die Zellen ihre Funktion nicht mehr. Das Großhirn ist für die höheren Funktionen (z.B. jene Funktionen, die nicht mit dem vegetativen System verknüpft sind) verantwortlich. Folglich unterbricht eine Fehlfunktion des Großhirns das Bewusstsein.

Eine verlängerte Hypoxie hat eine Auflösung der zerebralen, neuralen Lysosomen zur Folge; dieser setzt Enzyme frei, die Gehirnzellen zerstören. Bedenken Sie, dass jegliche physiologische Störung, die zu einer zerebralen Anoxie oder zu einer verlängerten Hypoxie führt, eine verlängerte Bewusstlosigkeit verursacht und rückholende Maßnahmen erfordert; daher handelt es sich dabei definitionsgemäß nicht um eine Synkope. Denn wie bereits vorher erwähnt, ist eine Synkope selbstlimitierend und löst sich auf, nachdem der Patient hingelegt und der Blutfluss zum Gehirn wiederhergestellt worden ist.

> **Praxistipp**
>
> Wenn die Bewusstlosigkeit lange anhält und rückholende Maßnahmen erfordert, dann ist dieser Zustand definitionsgemäß keine Synkope. Die Einschätzung und Behandlung sollte sich in diesem Fall auf ernsthafte Ursachen fokussieren.

Die Unterbrechung der zerebralen Perfusion kann durch folgende Ursachen ausgelöst werden: Hypovolämie, Anämie, Vasodilatation, mechanische Verlegungen des zerebralen Blutflusses oder Faktoren, die das Herzminutenvolumen reduzieren – einschließlich Herzrhythmusstörungen, Herzklappeninsuffizienz, pulmonaler Hypertension und verminderter Kontraktionsfähigkeit des Myokards.

Meist wird eine synkopale Episode durch das Zusammenspiel vieler Faktoren ausgelöst. Zum Beispiel stellen Medikamente, die die Vasokonstriktion beeinträchtigen, für Patienten, die an schwerem Erbrechen oder Diarrhoe leiden, ein Problem dar, da diese Erkrankungen zu einem verminderten zirkulierenden Volumen führen. Die resultierende Kombination aus vermindertem peripherem vaskulärem Widerstand und Hypovolämie kann eine orthostatische Hypotension und eine Synkope zur Folge haben.

Meist wird eine synkopale Episode durch das Zusammenspiel vieler Faktoren ausgelöst.

Mechanismen der Synkope 11.3

Die generell häufigsten Mechanismen, die zu einer Synkope führen (▶ *Tabelle 11.1*), sind vasovagal (ca. 55% der synkopalen Episoden), vasodepressiv und kardial; außerdem gehören noch die orthostatische Hypotension bzw. neurologische, metabolische und drogeninduzierte Ursachen dazu.

Die komplexe neuroendokrine Regulation der kardiovaskulären Funktion macht es schwierig, einzelne Ursachen der Synkope zu kategorisieren. Da die häufigste Ursache die zerebrale Hypoperfusion ist, gibt es einige Überschneidungen bei der Klassifizierung der synkopalen Episoden.

Tabelle 11.1

Mechanismen der Synkope: typische Untersuchungsergebnisse

Mechanismen	Typische Befunde
Vasovagale/ vasodepressive Ursachen	◾ Klassische Prodromi: Verdunkelung der Sicht, Ohrensausen, Seufzen oder Gähnen, Schwäche, Schweißausbruch, Blässe, Übelkeit ◾ mögliche Vorgeschichte von Stress: z.B. aufgrund von Schmerzen, schlechten Nachrichten, Anblick von Blut
Orthostatische Hypotension	◾ Mögliche Vorgeschichte: Hypotonie, Hypovolämie durch Blutverlust, langwieriges Erbrechen oder Diarrhoe, der Gebrauch von Diuretika oder eine inadäquate Flüssigkeitsaufnahme ◾ möglicher Gebrauch von Nitraten, Vasodilatatoren, Betablockern, Calcium-kanalblockern, Neuroleptika, die kompensatorische Reflexe beeinflussen ◾ mögliche autonome Beeinträchtigung des Nervensystems (z.B. diabeti-sche Neuropathie oder altersbedingte Veränderungen, die zu einer ortho-statischen Hypotension führen)
Kardiale Ursachen/ Obstruktion des Ausflusstrakts	◾ Kann im Liegen auftreten; kann von Brustschmerzen und Herzklopfen begleitet werden ◾ Tachykardie: ventrikulär oder PSVT (paroxysmale supraventrikuläre Tachykardie; meist in Verbindung mit bereits existierenden Herzerkran-kungen oder einer Frequenz über 180 Schläge/min) ◾ Bradykardie-/Tachykardiesyndrome folgend nach einer PSVT ◾ kurzweilige Episoden eines reduzierten Herzminutenvolumens (z.B. Bow-Hunter-Schlaganfall, Stokes-Adams-Anfall) ◾ körperliche Anstrengung, mechanische Erkrankungen, die das Herzminu-tenvolumen limitieren (z.B. Aortenstenose, pulmonale Hypertonie)
Karotissinus-stimulation	◾ Stimulation des übersensiblen Karotissinus (z.B. durch einen engen Kragen, Rasieren, schnelles Kopfdrehen) ◾ Vorgeschichte ähnlicher Episoden
Metabolische Ursachen	◾ Präsentieren sich typischerweise mit einem stufenweisem Beginn bzw. Auflösen ◾ mögliche Vorgeschichte: Hyperventilation, Diabetes, Alkoholkonsum, Hypokaliämie oder adrenokortikale Insuffizienz
Neurologische Ursachen	◾ Mögliche Vorgeschichte: diabetische Neuropathie, Syphilis, alkoholische Neuropathie, andere Erkrankungen, die mit einer Neuropathie zusam-menhängen, Läsionen des Rückenmarks, chirurgische Sympathektomie, Stillstehen über einen längeren Zeitraum
Sonstige Ursachen	◾ Mögliche Vorgeschichte: Husten, Schwangerschaft, Magendehnung bei älteren Personen, Halswirbelsäulenkompression der A. vertebralis ◾ möglicher Gebrauch einer Vielzahl von Medikamenten (z.B. trizyklische Antidepressiva, Chinidin, Betablocker, Diuretika, Medikamente gegen hohen Blutdruck, Neuroleptika, Nitrate, ACE-Inhibitoren, Sympatholy-tika, Phenothiazine)

11.3.1 Kardiozirkulatorische Synkope

Vasovagale und vasodepressorische Synkope

Vasovagale und vasodepressorische Synkopen treten häufig auf und sind häufig familiär bedingt.

Die vasovagale oder auch neurokardiogene Synkope ergibt sich aus der Stimulation des Vagusnervs, der, gemeinsam mit anderen Funktionen, für die Verlangsamung der Herzfrequenz verantwortlich ist. Die Stimulation des Vagusnervs führt zu einer Bradykardie, die eine Reduzierung des Herzminutenvolumens und eine zerebrale Hypotension verursacht. Die vasodepressorische Synkope hängt mit dem Abfall des peripheren vaskulären Widerstands zusammen. Die Begriffe „vasovagale Synkope" und „vasodepressorische Synkope" werden manchmal synonym verwendet. Beide treten typischerweise bei empfindlichen Personen als Reaktion auf stressige Situationen auf. Dieser Stressreiz kann Schmerz, schlechte Nachrichten, den Anblick von Blut oder ähnliche Situationen umfassen.

Eine bekannte Form der vasovagalen Synkope (jedoch eher eine präklinische Legende als in der Literatur beschrieben) tritt auf, wenn eine empfindliche Person gegen eine geschlossene Glottis ankämpft, ähnlich wie beim Stuhlgang oder bei Personen mit Harnverhalt, die urinieren wollen. Die sog. Schlucksynkope wird bei Patienten beobachtet, die an einer Erkrankung des Ösophagus leiden. Im Allgemeinen wird die sog. Schlucksynkope durch einen vasovagalen Reflexmechanismus ausgelöst. Es wird angenommen, dass die Schlucksynkope wahrscheinlich mit einer mechanischen Reizung durch das Dehnen oder mit einem Ösophagusspasmus zusammenhängt bzw. mit der Stimulation der zugehörigen Ösophagusstruktur.

Die vasovagale oder vasodepressorische Synkope wird von prodromalen Symptomen begleitet, z.B. einer Trübung oder einem „Whiteout" der Sicht, außerdem Ohrensausen, Seufzen oder Gähnen, Schwäche, Schweißausbruch, Blässe oder Übelkeit. Manchmal verschwinden diese Prodromalsymptome ohne eine nachfolgende Synkope. Dieser Zustand wird als „Beinahesynkope" bezeichnet. Einige Menschen können beim Einsetzen der Synkope einen kurzen myoklonischen Anfall (Muskelzucken und Spasmen) durchleben. In solchen Fällen kann es vorkommen, dass der Rettungsdienst zu einem „Krampfanfall" gerufen wird, da Laien generell nicht zwischen diesem Phänomen und einem echten Krampfanfall unterscheiden können. Die vasovagale und vasodepressorische Synkope dauert nur kurz an. Liegen steigert die zerebrale Perfusion und stellt die neurologischen Funktionen wieder her.

Orthostatische Hypotension

Orthostatische Hypotension ist eine weitere Form der kardiozirkulatorischen Synkope. Sie tritt auf, wenn der Patient sich von einer liegenden oder sitzenden Position in eine aufrechte Position begibt (▶Abbildung 11.2). Selbst wenn die zerebrale Perfusion vor der Synkope adäquat gewesen ist, so kann es durch die Lageänderung aufgrund der Schwerkraft zu einem Absacken des Blutes in das venöse System kommen. Dadurch werden die Vorlast und das Herzminutenvolumen vermindert; dies führt zur Hypotonie, die durch die normalen kompensatorischen Mechanismen nicht korrigiert werden kann.

Wie hier beschrieben, kann es zur orthostatischen Hypotonie aufgrund einer Hypovolämie kommen. Die Ursachen hierfür sind die Beeinträchtigung der kompensatorischen Reflexe, das Versagen des autonomen Nervensystems oder eine Kombination dieser beiden Faktoren. Der Effekt des venösen Pooling kann bei Menschen mit ausgeprägten Krampfadern in den unteren Extremitäten häufiger auftreten.

Eine Hypovolämie kann durch eine offensichtliche oder okkulte Blutung entstehen, außerdem durch lang anhaltendes Erbrechen und Diarrhoe bzw. die Einnahme von Diuretika. Dabei kann es zu einer Hypovolämie nicht nur bei den Patienten kommen, die die Diuretika wegen einer Flüssigkeitsansammlung verschrieben bekommen haben.

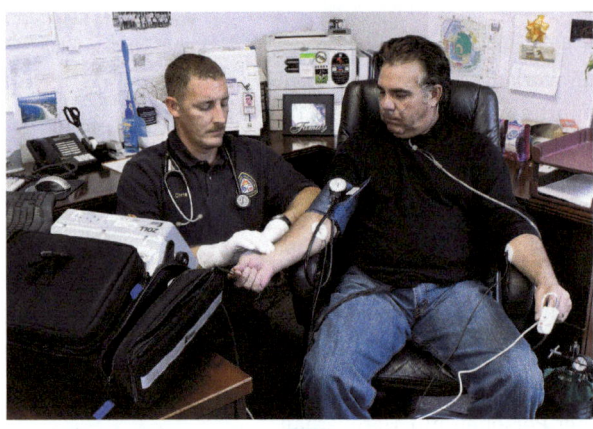
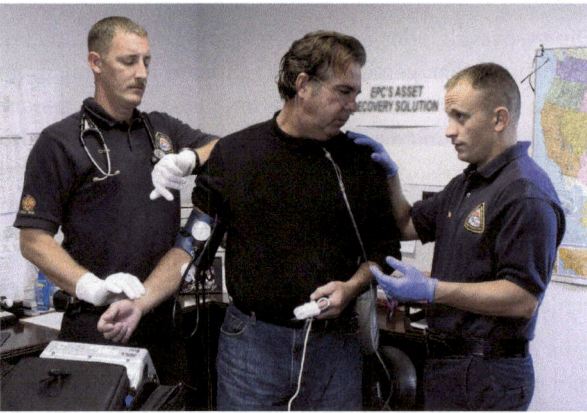

Abbildung 11.2: (a) Erheben Sie die Herzfrequenz und den Blutdruck, während der Patient sitzt. (b) Lassen Sie den Patienten aufstehen und erheben Sie erneut die Herzfrequenz und den Blutdruck. Ein Anstieg der Herzfrequenz und/oder ein erniedrigter systolischer Blutdruck während der Bestimmung der orthostatischen Vitalzeichen können auf einen Volumenmangel hinweisen. Wenn der Patient seitlich liegt, während Sie das erste Mal die Herzfrequenz und den Blutdruck erheben, helfen Sie ihm zur Wiedereinschätzung dabei, sich hinzusetzen oder hinzustellen.

Diuretika, einschließlich rezeptfreier Medikamente mit diuretischer Wirkung, werden von manchen Menschen als Hilfsmittel während einer Diät eingenommen. Andere unsinnige Versuche zur Gewichtsreduktion, wie Körperwickel, können ebenfalls zur Dehydratation führen. Eine inadäquate Flüssigkeitsaufnahme selbst ohne einen der vorher beschriebenen Faktoren kann ebenfalls zur Hypovolämie führen, insbesondere in einer übermäßig warmen Umgebung.

Von Barorezeptoren vermittelte Reflexe stimulieren normalerweise die Vasokonstriktion und steigern das Herzminutenvolumen in aufrechter Position. Arterielle druck- oder dehnungsempfindliche Nerven (z.B. die im *Karotissinus*) erkennen den Druckverlust oder die Dehnung beim Aufstehen, weil sich Blut durch die Schwerkraft in den unteren Extremitäten sammelt.

> **Definition**
>
> **Karotissinus:** Erweiterung an der Teilungsstelle der A. carotis communis. Sie ist mit sensorischen Nervenenden dicht versorgt; diese reagieren auf Stimulation bzw. auf Druckänderungen.

Dieser Effekt wiederum löst normalerweise kompensatorische Mechanismen aus, die das Herzminutenvolumen und die zerebrale Perfusion aufrechterhalten. Allerdings beeinträchtigen Nitrate, Vasodilatatoren, Betablocker, Calciumkanalblocker und Neuroleptika die reflexartige Vasokonstriktion und/oder die Frequenzsteigerung des Herzes.

Beeinträchtigungen des autonomen Nervensystems können entweder primäre oder sekundäre Ursachen haben. Das Versagen des autonomen Nervensystems durch eine diabetische Neuropathie ist die häufigste sekundäre Ursache, während altersbedingte Veränderungen die häufigste primäre Ursache darstellen. In beiden Fällen führt das Fehlen der autonomen Regulation der Vasokonstriktion zu einer orthostatischen Hypotension. Das Shy-Drager-Syndrom ist eine chronische Form der orthostatischen Hypotension. Es verursacht ein Versagen des autonomen Nervensystems, da der Gehalt an Noradrenalin im Plasma im Stehen nicht ansteigt.

Obstruktion des Ausflusstrakts

Eine Ausflusstraktobstruktion ist eine weitere zirkulatorische Form der Synkope, mit Bezug auf ein vermindertes Herzminutenvolumen infolge einer mechanischen Obstruktion. Zugrunde liegende Ursachen sind u.a. die Aortenstenose, eine Mitral- oder Pulmonalklappenstenose und das Versagen der mechanischen Herzklappe. Zirkuläre Obstruktionen können ebenfalls als Resultat einer Pulmonalembolie, einer pulmonalen Hypertonie oder einer Herzbeuteltamponade auftreten. Diese Patienten präsentieren sich meist mit einer Belastungssynkope; d.h., sie sind nicht in der Lage, bei zunehmender körperlicher Belastung auch das Herzminutenvolumen entsprechend zu steigern. Das Subclavian-Steal-Syndrom kann während Armübungen auftreten, wenn der Blutfluss von der zerebralen Zirkulation in die oberen Extremitäten gelenkt wird. Eine unübliche Ursache einer Ausflusstraktobstruktion ist das arterielle Stielmyxom, ein Tumor, der mit dem Atrium durch eine stielähnliche Struktur verbunden ist und durch seine Position eine Ausflusstraktverlegung verursachen kann.

Andere kardiozirkulatorische Ursachen

Der *Bow-Hunter-Schlaganfall* ist eine Art der mechanischen Durchblutungsstörung. Er verursacht beim kraftvollen Drehen des Kopfes eine vorübergehende vertebrobasiläre Insuffizienz. Dafür muss eine strukturelle Abweichung an der kraniozervikalen Kreuzung vorhanden sein. Der Bow-Hunter-Schlaganfall tritt am häufigsten bei älteren Menschen als Resultat einer Zervikalspondylose auf; aber es wurde berichtet, dass er bei jungen Menschen ebenso wie bei älteren auch aufgrund einer lateralen Herniation der zervikalen Bandscheiben sowie idiopathisch (ohne bekannten Grund) auftreten kann. Nicht überraschend kann ein Bow-Hunter-Schlaganfall auch der Auslöser für Verkehrsunfälle sein.

Die *Takayasu-Arteriitis* ist eine entzündliche Erkrankung der großen Arterien, die zu einer arteriellen Stenose und einem reduzierten Blutfluss der betroffenen Arterien führt. Auch wenn es eine seltene Krankheit ist, tritt sie häufiger bei Jugendlichen und bei jungen erwachsenen Frauen in Asien auf. Die Aorta ist die häufigste betroffene Stelle; daher wird als alternative Bezeichnung der Begriff „Aortenbogensyndrom" verwendet. Andere häufig betroffene Arterien sind die A. subclavia, generell die A. carotis, sowie die Vertebral- und Pulmonalarterien.

Die *IHSS* (idiopathische, hypertrophe, subaortale Stenose) ist ein chronischer Zustand, der eine fortschreitende Verdickung der linken Herzkammer verursacht. Die IHSS wurde noch nicht definitiv mit einer bestimmten Ursache in Verbindung gebracht, aber diejenigen, die davon betroffen sind, haben vermutliche eine genetische Veranlagung dafür. Die Schwere der Erkrankung hängt direkt mit dem Grad der Stenose zusammen. Wenn die Stenosierung stark genug ist, dann kann eine Obstruktion des oxygenierten Blutflusses beobachtet werden. Dies hat zur Folge, dass das Herz nicht in der Lage ist, die Pumpleistung aufrechtzuerhalten, um den Stoffwechselbedarf des Körpers zu decken. Es ist wichtig anzumerken, dass die IHSS allgemein eher das Ventrikelseptum als die freie Wand des Ventrikels beeinflusst. Aus diesem Grund ist eine Ausflusstraktobstruktion relativ häufig. Die Verschlimmerung der IHSS ist fast immer während einer Belastung zu beobachten und am häufigsten bei Jugendlichen oder jungen Erwachsenen anzutreffen. In der Vergangenheit wurde IHSS meist „hypertrophische Kardiomyopathie" genannt.

Sowohl *Tachyarrhythmien* als auch *Bradyarrhythmien* können zu einem verminderten Herzminutenvolumen führen und in einer Synkope resultieren. Eine arrhythmieinduzierte Synkope tritt allgemein bei einer Herzfrequenz von weniger als 35 Schlägen/min und über 150 Schlägen/min auf. Einige spezielle Zustände sind der Stokes-Adams-Anfall, das Sick-Sinus-Syndrom und der atrioventrikuläre Block, das Long-QT-Syndrom, die PSVT, das Wolff-Parkinson-White-Syndrom und die ventrikuläre Tachykardie. Bei einer arrhythmieinduzierten Synkope ist die Arrhythmie paroxysmal. Die arrhythmieinduzierte Synkope kann in einer liegenden Position auftreten und von Brustschmerzen und/oder Herzklopfen begleitet werden. Eine anhaltende Arrhythmie führt zu einem veränderten mentalen Zustand und erfordert eine Intervention, um die Arrhythmie zu beenden. Definitionsgemäß ist eine anhaltende Situation dieser Art, die eine Intervention erfordert, keine Synkope. Wie erwähnt, ist die Synkope definitionsgemäß kurz und selbstkorrigierend.

Bei Personen mit einem hypersensitiven Karotissinus kann Hyperextension des Kopfes, wie beim Rasieren oder beim Tragen eines zu engen Kragens, zu einer Synkope führen.

Die *Karotissinushypersensivität* ist die letzte kardiozirkulatorische Form der Synkope, die hier besprochen wird. Bei Personen mit einem hypersensitiven Karotissinus können barorezeptive Mechanismen, etwa die Hyperextension des Kopfes wie beim Rasieren oder bei einem zu engen Kragen, eine Vasodilatation und die entsprechende Bradykardie auslösen, die in einer Synkope resultieren. Bei solchen Personen gibt es in der Vorgeschichte wahrscheinlich ähnliche Vorfälle.

11.3.2 Metabolische Synkope

Der häufigste Typ der metabolischen Synkope wird durch das Hyperventilationssyndrom verursacht. Nach der Hyperventilation führt die Hypokapnie zu einer zerebralen Vasokonstriktion; daher kommt es zur Hypoperfusion des Gehirns. Die Gewichthebersynkope tritt als Ergebnis einer beabsichtigten präexertionalen Hyperventilation in Kombination mit Druck gegen die geschlossene Glottis während der Belastung auf.

Komplikationen des Diabetes mellitus können infolge einer osmotischen Diurese entweder der Hyperglykämie oder einer Hypoglykämie zur Synkope führen. Alkoholkonsum kann ebenfalls eine metabolische Synkope auslösen, weil Alkohol einen hemmenden Effekt auf das vasomotorische Zentrum hat und antidiuretische Hormone hemmt, was zur Hypotension führt. Hypokaliämie limitiert einen Anstieg des pulmonalvaskulären Widerstands im Stehen und kann daher eine orthostatische Hypotension verursachen. Ähnlich limitiert die adrenokortikale Insuffizienz, wie bei der Addison-Krankheit, einen Anstieg des pulmonalvaskulären Widerstands und der Herzfrequenz.

11.3.3 Neurologische Synkope

Neurologische Ursachen für eine Synkope sind die diabetische Neuropathie, neurologische Folgeschäden durch Syphilis, alkoholische Neuropathie, Läsionen des Rückenmarks, postinfektiöse Neuropathie des Guillain-Barré-Syndroms, das Parkinson- und das Riley-Day-Syndrom (Dysautonomie; eine seltene Erbkrankheit, die durch eine mentale Verzögerung, Koordinationsstörungen und Krämpfe sowie weitere Effekte charakterisiert ist). Patienten, die sich einer chirurgischen Sympathektomie (Entfernung eines Teiles des sympathischen Nervensystems) unterzogen haben, fallen ebenfalls in diese

Kategorie. In diesen Fällen ist die Ursache der Synkope ein Versagen der Vasokonstriktion, die ein peripheres venöses Pooling verursacht. Die Parkinson-Krankheit führt zu einem Abfall der Spiegel von Dopamin und Noradrenalin; dies bewirkt eine posturale Hypertension.

Bei all jenen Patienten mit einer Rückenmarkverletzung verstärkt der Ausfall der skelettalen Muskelpumpe (gemeinsam mit einem ungehinderten Parasympathikotonus) das venöse Pooling. Wenn die Maßnahmen der Skelettmuskulatur nicht ausreichen, um den venösen Rückstrom zum Herz zu unterstützen, so wird das „Paradeohnmacht" genannt. Diese kann auftreten, wenn jemand lange an einem Ort steht und es zu einem venösen Pooling in den unteren Extremitäten kommt. Diese Zustände können durch folgende Ursachen noch verschlimmert werden: eine übermäßig warme Umgebung, eine bereits bestehende Dehydratation, die Wirkung von Medikamenten und andere mitwirkenden Ursachen für eine Synkope. Eine TIA steht selten mit einer Synkope in Verbindung. Wenn eine TIA zu einer Synkope führt, dann ist der Mechanismus vermutlich eine Ischämie des RAS. Migränekopfschmerzen können speziell bei Jugendlichen eine synkopale Episode auslösen.

> Die sog. Paradenohnmacht kommt durch das lange Stillstehen an einem Ort zustande; somit kommt es zum venösen Pooling in den unteren Extremitäten.

11.3.4 Sonstige Ursachen einer Synkope

Andere Ursachen, die zu einer Synkope führen können, stehen mit den vorher beschriebenen Mechanismen in Zusammenhang. Der Gebrauch von pharmakologischen Substanzen kann aufgrund einer Vielzahl von Mechanismen, einschließlich kardiovaskulärer und neurologischer Effekte, in einer Synkope resultieren:

- trizyklische Antidepressiva
- Chinidine
- Betablocker
- Diuretika
- Antihypertensiva
- Neuroleptika
- Nitrate
- ACE-Hemmer
- Sympatholytika
- Phenothiazine

Eine Hustensynkope wird aufgrund des Anstiegs des intrathorakalen Druckes durch Husten verursacht; dies bewirkt eine Reduktion der Vorlast und in weiterer Folge des Herzminutenvolumens. Die Senkung der Vorlast kann ebenfalls durch das Gewicht des Uterus einer schwangeren Frau verursacht werden, der Druck auf die V. cava inferior ausübt, und kann in halbliegender oder liegender Position auftreten. In der Schwangerschaft kann u.a. durch die Produktion von Hormonen, die eine periphere Vasodilatation bewirken, eine Synkope ausgelöst werden. Unter älteren Menschen ist die postprandiale Synkope weit verbreitet. Diese Form der Synkope tritt nach Mahlzeiten aufgrund einer Magenüberdehnung auf.

Patientenbeurteilung und Differenzialdiagnostik 11.4

11.4.1 Szenenüberblick und Ersteinschätzung

Der Szenenüberblick und die Ersteinschätzung sind bei der Synkope ebenso essenziell wie bei anderen medizinischen Notfällen. Im Falle der Synkope können Sie, wenn Sie rechtzeitig eintreffen, den Patienten bewusstlos vorfinden. Aufgrund der selbstkorrigierenden Natur einer echten synkopalen Episode ist es allerdings wahrscheinlich, dass der Patient bei Ihrer Ankunft bereits das Bewusstsein wiedererlangt hat. Falls der Patient, wie bereits vorher beschrieben, über längere Zeit bewusstlos bleibt oder reanimationspflichtig ist, dann handelt es sich definitionsgemäß nicht um eine simple Synkope. Zu diesem Zeitpunkt sollte eine kritischere Pathologie als Ursache für die Bewusstlosigkeit in Betracht gezogen werden.

Der Szenenüberblick liefert wichtige Sicherheitsinformationen. Es wird von einer Synkope berichtet werden, wenn der Patient eigentlich aus einem anderen Grund bewusstlos ist, möglicherweise aufgrund einer Gefahr vor Ort. Der Szenenüberblick kann ebenfalls Hinweise auf die Tätigkeit des Patienten vor der Episode, auf Umgebungsbedingungen, auf Medikamente und anderes geben; dies kann dem Sanitäter helfen, den Grund der synkopalen Episode zu ermitteln. Informationen von Umstehenden oder Familienangehörigen, die Zeugen der Episode waren, können ebenfalls dabei helfen, die Umstände rund um die Synkope zu klären.

Die Ersteinschätzung fokussiert sich immer auf die Atemwege, die Atmung und die Zirkulation.

> **Merke**
>
> Wenn die Möglichkeit einer Verletzung der Halswirbelsäule besteht oder wenn es keine Zeugen gibt und das Ausmaß der Verletzung unbekannt ist, dann ist eine sofortige manuelle Stabilisation der Halswirbelsäule indiziert.

Ein Patient mit einer echten synkopalen Episode erlangt sein Bewusstsein innerhalb kürzester Zeit wieder, generell nach 5 min oder weniger. Der Patient erholt sich schneller, wenn er hinfällt bzw. hingelegt wird. Bei einigen Formen der Synkope, speziell jenen, die mit einer metabolischen Ursache und einem stufenweisen Beginn und Abklingen assoziiert sind, sollte bei einem länger anhaltenden veränderten mentalen Zustand nach einer anderen Ursache als einer Synkope gesucht werden.

Ist die Wirbelsäule unverletzt, kann sich das Anheben der Beine positiv auswirken und aufgrund der Korrektur des venösen Pooling zu einem höheren Grad der Ansprechbarkeit führen. Wie vorher erwähnt, schließt die Notwendigkeit einer Reanimation eine simple Synkope aus und weist auf eine ernsthaftere zugrunde liegende Pathologie hin.

11.4.2 Erweiterte Untersuchung

Die häufigsten pathophysiologischen Vorgänge, die zu einer Synkope führen, wurden bereits weiter oben in diesem Kapitel geschildert. Die körperliche Untersuchung und das Erheben der Patientenvorgeschichte führen zusammen mit der Kenntnis der Pathophysiologie den Sanitäter zur präklinischen Differenzialdiagnose, die wiederum für die präklinische Versorgung des Patients notwendig ist. Selbst wenn es nicht möglich ist, die Ursache der Synkope zu ermitteln, ist es wichtig, nach Befunden zu suchen, die eine Synkope von anderen Zuständen unterscheidet, speziell von solchen, die auf eine potenzielle Lebensbedrohung als zugrunde liegende Ursache hinweisen, wie etwa eine verborgene Blutung oder Herzrhythmusstörungen.

Vorgeschichte

Erheben Sie die Vorgeschichte des Patienten effizient (▶*Abbildung 11.3*) in einer organisierten Form mithilfe des SAMPLE-Schemas:

1. **S (Anzeichen und Symptome):**
- *„Wie haben Sie sich gefühlt, bevor Sie in Ohnmacht gefallen sind?"*
- *„Hatten Sie Schmerzen oder irgendwelche außergewöhnlichen Empfindungen?"*
- *„Haben Sie irgendwelche Warnhinweise bemerkt, dass Sie ohnmächtig werden?"*
- *„Sind Sie gefallen oder haben Sie sich selbst verletzt, als Sie ohnmächtig wurden?"*
- *„Wie fühlen Sie sich jetzt?"* Wenn der Patient über „Schwindel" klagt, sollten Sie sicherstellen, wie der Patient das Geschehen wahrgenommen hat, da Benommenheit und Schwindelgefühl oft als „Schwindel" beschrieben werden. Es ist hilfreich zu fragen: *„Wenn Sie sagen, Sie fühlen sich schwindelig, meinen Sie, dass sich alles dreht, oder haben Sie das Gefühl, dass Ihnen schwarz vor den Augen wird?"* Vertigo deutet auf eine andere Pathophysiologie als die der Synkope hin; daher ist es wichtig, die Beschwerden des Patienten zu klären, bevor Sie weitermachen.

2. **A (Allergien):**
- *„Sind Sie allergisch auf irgendwelche Medikamente, Nahrungsmittel oder andere Substanzen?"*
- *„Sind Sie mit irgendetwas in Kontakt gekommen, auf das Sie allergisch sind?"*

3. **M (Medikamente):**
- *„Nehmen Sie Medikamente, und wenn ja, welche?"*
- *„Haben Sie Ihre Medikamente heute genommen?"*
- *„Haben Sie kürzlich die Dosis der Medikamente verändert oder die Einnahme der Medikamente begonnen oder beendet?"*
- *„Nehmen Sie irgendwelche anderen Medikamente als die, die Ihnen von Ihrem Arzt verschrieben worden sind, wie etwa rezeptfreie Medikamente, Allergiemedikamente oder Diätpillen?"*

4. **P (medizinische Vorgeschichte):**

– *„Haben Sie jemals einen vergleichbaren Vorfall gehabt? Wenn ja, haben Sie danach einen Arzt aufgesucht? Hat Ihnen Ihr Arzt gesagt, was Ihre Ohnmacht verursacht hat?"*

– *„Haben Sie irgendwelche gesundheitlichen Probleme, wie Krampfanfälle, Diabetes, hohen Blutdruck, einen Schlaganfall oder Herzkrankheiten?"*

– *„Sind Sie kürzlich krank gewesen, hatten Fieber, Erbrechen oder Diarrhoe?"*

5. **L (letzte orale Einnahme):**

– *„Wann war das letzte Mal, dass Sie etwas gegessen oder getrunken haben?"* Bedenken Sie, dass eine insuffiziente orale Einnahme von Flüssigkeit zu einer Synkope führen kann, speziell in einer warmen Umgebung. Hypoglykämie kann ebenfalls ein verursachender Faktor sein.

6. **E (Ereignisse vor der Erkrankung):**

– *„Was haben Sie gemacht (oder was ist passiert), kurz bevor Sie ohnmächtig wurden?"* Bedenken Sie, dass einige Formen der Synkope bei Belastung auftreten, während andere wiederum in Ruhe auftreten oder bei längerem Stehen. Weitere Arten der Synkope entstehen durch das Drehen bzw. bei einer Hyperextension des Kopfes oder beim Ausüben von Druck gegen eine geschlossene Glottis. Stellen Sie sicher, dass Sie den Patienten nach exakten Details fragen. Ein Patient sagt vielleicht, dass er „auf dem Weg ins Badezimmer" war, wenn er eigentlich nur plötzlich aufgestanden ist, nachdem er einigen Stunden auf der Couch gelegen hat. Letztlich hat das Aufstehen dann die synkopale Episode ausgelöst; dementsprechend hätte er es niemals bis zum Badezimmer geschafft.

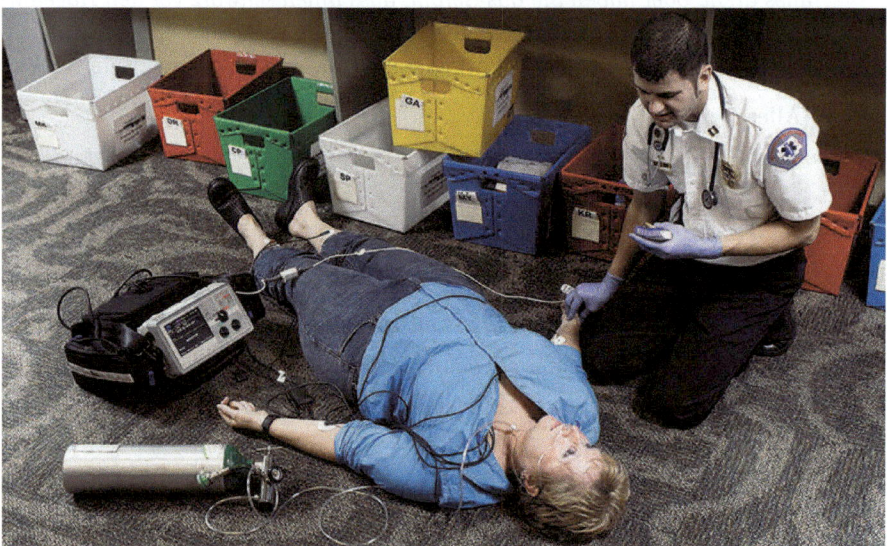

Abbildung 11.3: Führen Sie die SAMPLE-Anamnese und die körperliche Untersuchung durch.

Körperliche Untersuchung

Die körperliche Untersuchung beginnt mit dem Szenenüberblick und der Ersteinschätzung und setzt sich während des Patienteninterviews mit der Beobachtung fort. Es folgt die körperliche Untersuchung, mit besonderem Augenmerk auf relevanten Erkenntnissen aus der Vorgeschichte und der Ersteinschätzung. Die folgenden Methoden liefern wichtige Informationen:

■ *EKG-Monitoring:* Das EKG-Monitoring (▶*Abbildung 11.4*) ist besonders wichtig bei Umständen, die auf eine kardiale Synkope hinweisen. Synkopen, die von Brustschmerzen oder Herzrasen begleitet werden und in liegender Position auftreten, sind signifikante Hinweise. Auch wenn es vielleicht nicht möglich ist, eine Arrhythmie während einer synkopalen Episode zu erfassen, kann die Arrhythmie dennoch danach wiederkehren. Sofern verfügbar, sollte ein 12-Kanal-EKG durchgeführt werden, um zu sehen, ob es Zeichen eines STEMI oder einer Ischämie gibt.

■ *Orthostatische Vitalzeichen:* Wenn eine Lageänderung einen Abfall des Blutdrucks um 10 mmHg oder mehr bewirkt und die Herzfrequenz um 20 Schläge/min oder mehr ansteigt, dann ist das ein diagnostisches Anzeichen einer orthostatischen Hypotension. Diese kann am besten im Krankenhaus mittels eines Kipptischs und pharmakologischer Maßnahmen eingeschätzt werden kann. Zudem kann eine orthostatische Veränderung am besten einschätzt werden, wenn der Patient vorher mindestens 10 min gelegen hat. Orthostatische Veränderungen treten möglicherweise nicht schon nach 2 min auf, nachdem der Patient eine stehende Position eingenommen hat. Daher kann eine orthostatische Hypotension signifikant sein, wenn sie in der präklinischen Umgebung zu erkennen ist, aber ihr Fehlen schließt eine Orthostase als Ursache für die synkopale Episode nicht aus. Jegliche Zustandsveränderung des Patienten beim Aufstehen sollte für den Zweck der präklinischen Versorgung als positiver Kipptest betrachtet werden.

■ *Andere:* Andere Tests, die indiziert sein könnten, basieren auf der Vorgeschichte des Patienten und der Ersteinschätzung und beinhalten die neurologische Beurteilung (einschließlich der Schlaganfallskalen) für Anzeichen eines Schlaganfalls, wie eine verwaschene Sprache, unilaterale Schwäche oder eine partielle Gesichtslähmung. Es kann hilfreich sein, den Blutzuckerspiegel zu messen, wenn die Vorgeschichte und andere Ergebnisse der körperlichen Untersuchung diese Maßnahme sinnvoll erscheinen lassen. Untersuchen Sie, basierend auf der Vorgeschichte des Patienten, alle Körpersysteme, die als potenzielle Ursache für die Synkope gelten können.

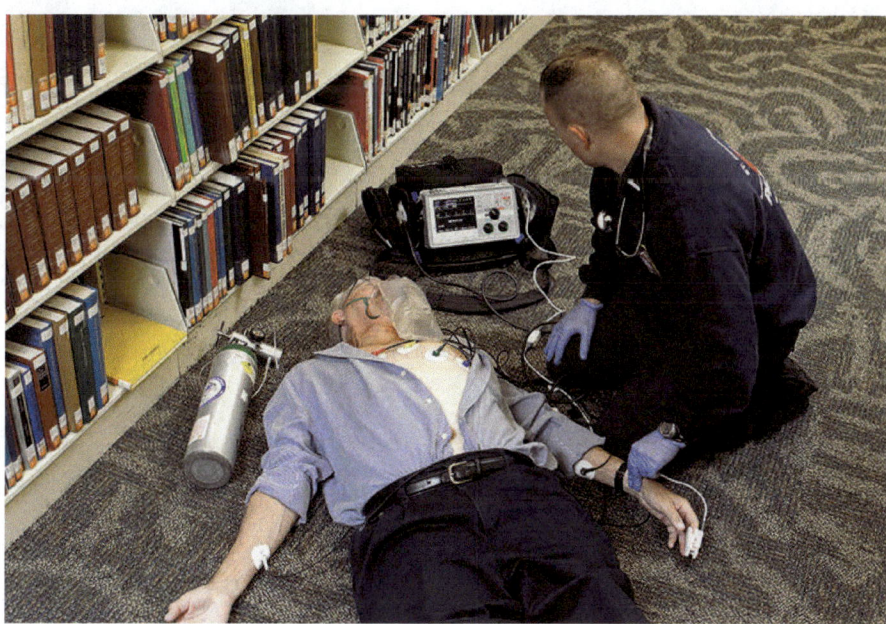

Abbildung 11.4: Das EKG-Monitoring kann eine Brady- bzw. Tachykardie feststellen, die nach der synkopalen Episode noch vorhanden ist, bzw. es kann der Beginn einer Arrhythmie festgestellt werden.

Präklinische Versorgung

11.5

Das Dilemma bei der Behandlung einer Synkope ist es zu ermitteln, wie ein Zustand behandelt werden soll, der bereits verschwunden zu sein scheint. Die generelle Behandlung besteht darin, den Patienten in einer halbliegenden Position zu lagern, um die Wiederkehr einer Episode und potenzielle Folgeverletzungen zu verhindern (▶Abbildung 11.5).

Bei den Patienten, bei denen eine ernsthafte zugrunde liegende Pathologie vermutet wird, wie z.B. Hypovolämie oder AMI, ist eine Sauerstoffgabe angebracht. Bei Patienten, bei denen als Ursache der Synkope eine hypovolämische Komponente vorhanden sein könnte, sollte i.v. Flüssigkeit verabreicht werden. Ein venöser Zugang ist ebenfalls indiziert, wenn potenziell die Notwendigkeit zur Gabe von Antiarrhythmika, Antiepileptika oder Glucose besteht.

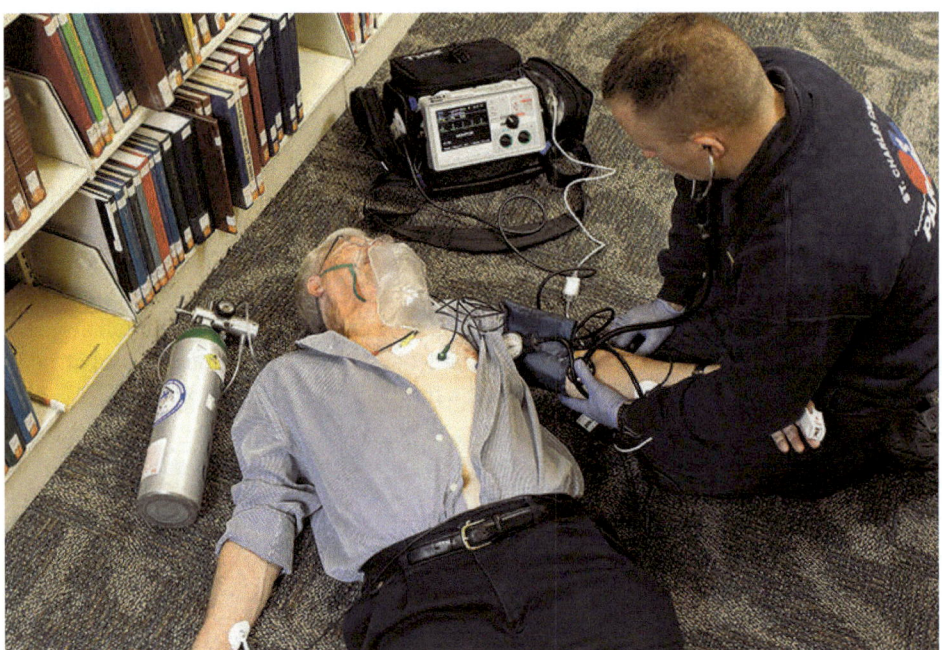

Abbildung 11.5: Lagern Sie den synkopalen Patienten in der stabilen Seitenlage und geben Sie ihm Sauerstoff, vor allem, wenn er in einem instabilen Zustand zu sein scheint.

Tabelle 11.2

Zustände, die eine Synkope simulieren können: Verdachtsbefunde

Zustände	Verdachtsbefunde
Schlaganfall	Neurologische Anzeichen und Symptome vorhanden, wie Sprachstörungen, Hemiparese, unilaterale Taubheit, motorische Defizite
Hypoglykämie	Stufenweises Einsetzen Vorgeschichte von Diabetes ungewöhnliches Verhalten nicht vorübergehend/selbstkorrigierend
Krampfanfall	Mögliche Wahrnehmung einer Aura vor dem Krampfanfall Krampfaktivität postiktale Phase Vorgeschichte von Krampfanfällen Verletzungen (Entstehen häufiger durch Stürze als aufgrund von Synkopen.)

Andere Ursachen für eine Bewusstlosigkeit, die eine Synkope nachahmen können, sind z.B. ein Schlaganfall, Hypoglykämie und Krampfanfälle. Diese Ursachen können während der Beurteilung aufgedeckt werden. In ▸*Tabelle 11.2* sind Verdachtsbefunde dieser Zustände aufgelistet. Die Einschätzung und Behandlung dieser Verdachtsbefunde wird in anderen Kapiteln diskutiert, speziell in den *Kapiteln 7* und *10*. Halten Sie sich, wie immer, bei der Behandlung eines Patienten in Ihrem System an das lokale Protokoll.

Die Vergänglichkeit der Synkope und manchmal auch das Peinlichkeitsgefühl des Patienten können ihn zur Ablehnung des Transports in eine Notaufnahme bewegen. Bemühen Sie sich darum, dem Patienten zu erklären, dass die zugrunde liegende Ursache der Episode von einem Arzt untersucht werden muss und dass einige Ursachen, wie Herzrhythmusstörungen, wieder auftreten und zum Tod führen können. Selbst bei relativ harmlosen Ursachen kann die Episode wiederkehren und zu Verletzungen führen.

Wenn der Patient die Versorgung nach wie vor ablehnt, dann holen Sie sich Hilfe von einem Familienmitglied, einem Kollegen oder einem Freund, der vor Ort ist, und stellen Sie sicher, dass der Patient nicht allein gelassen wird. Stellen Sie sicher, dass sofort eine Vereinbarung für die Nachsorge getroffen wird. Der Patient sollte angewiesen werden, die Prodromalsymptome einer Synkope zu erkennen und eine liegende oder Kopfnach-unten-Position einzunehmen, wenn die Symptome auftreten. Aufgrund der möglichen Haftung bei allen Patienten, die eine Behandlung ablehnen, ist die präzise und umfassende Dokumentation wichtig. Folgen Sie stets Ihrem Protokoll im Hinblick auf die Versorgungs- und Transportverweigerung.

Praxistipp

Nach einer synkopalen Episode kann ein Patient den Transport ablehnen. Lassen Sie einen solchen Patienten niemals allein. Verpflichten Sie immer jemanden, bei dem Patienten zu bleiben, und betonen Sie die Wichtigkeit der Nachbehandlung.

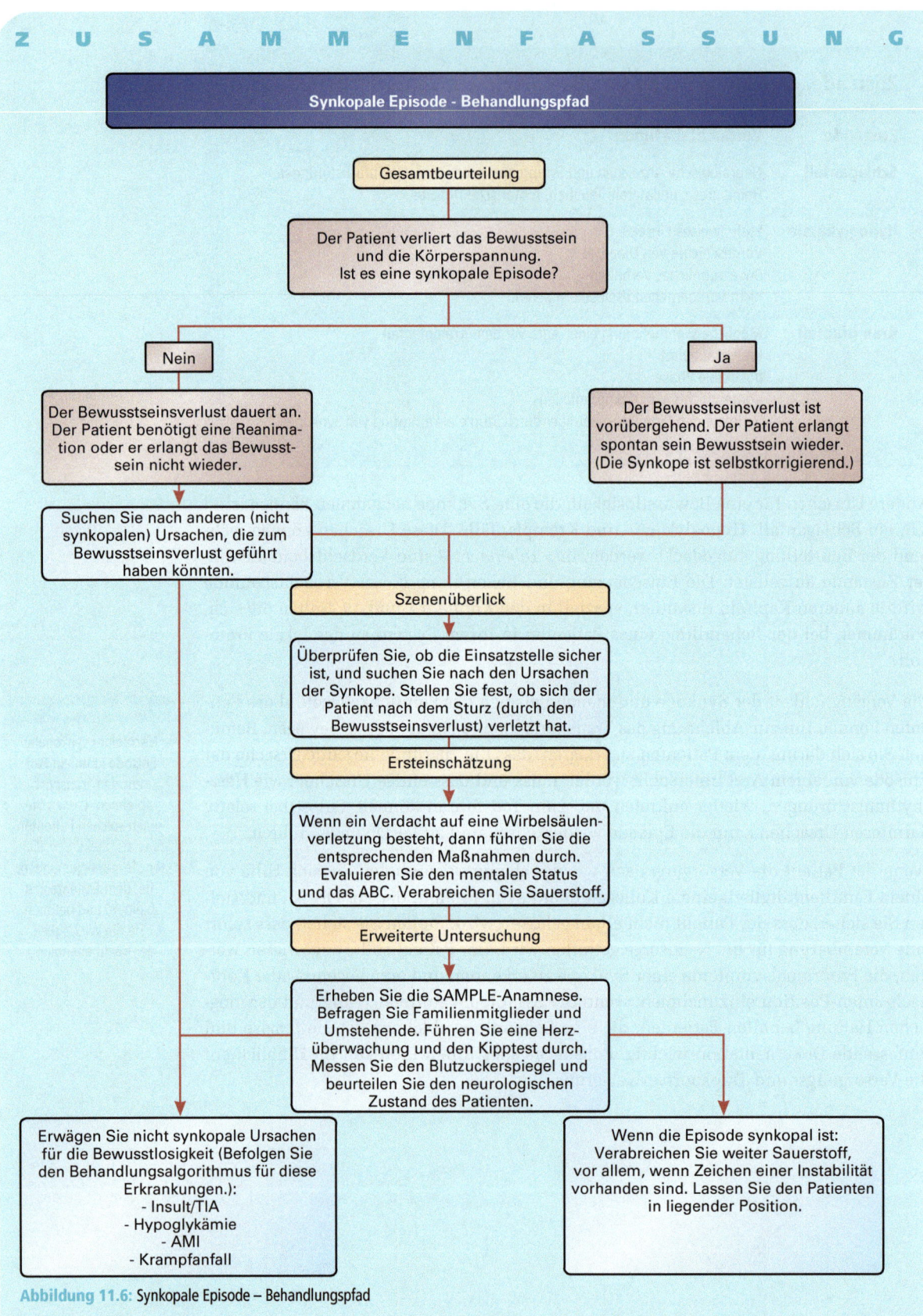

Synkopale Episode - Behandlungspfad

Gesamtbeurteilung

Der Patient verliert das Bewusstsein und die Körperspannung.
Ist es eine synkopale Episode?

Nein

Ja

Der Bewusstseinsverlust dauert an. Der Patient benötigt eine Reanimation oder er erlangt das Bewusstsein nicht wieder.

Der Bewusstseinsverlust ist vorübergehend. Der Patient erlangt spontan sein Bewusstsein wieder. (Die Synkope ist selbstkorrigierend.)

Suchen Sie nach anderen (nicht synkopalen) Ursachen, die zum Bewusstseinsverlust geführt haben könnten.

Szenenüberlick

Überprüfen Sie, ob die Einsatzstelle sicher ist, und suchen Sie nach den Ursachen der Synkope. Stellen Sie fest, ob sich der Patient nach dem Sturz (durch den Bewusstseinsverlust) verletzt hat.

Ersteinschätzung

Wenn ein Verdacht auf eine Wirbelsäulenverletzung besteht, dann führen Sie die entsprechenden Maßnahmen durch. Evaluieren Sie den mentalen Status und das ABC. Verabreichen Sie Sauerstoff.

Erweiterte Untersuchung

Erheben Sie die SAMPLE-Anamnese. Befragen Sie Familienmitglieder und Umstehende. Führen Sie eine Herzüberwachung und den Kipptest durch. Messen Sie den Blutzuckerspiegel und beurteilen Sie den neurologischen Zustand des Patienten.

Erwägen Sie nicht synkopale Ursachen für die Bewusstlosigkeit (Befolgen Sie den Behandlungsalgorithmus für diese Erkrankungen.):
- Insult/TIA
- Hypoglykämie
- AMI
- Krampfanfall

Wenn die Episode synkopal ist: Verabreichen Sie weiter Sauerstoff, vor allem, wenn Zeichen einer Instabilität vorhanden sind. Lassen Sie den Patienten in liegender Position.

Abbildung 11.6: Synkopale Episode – Behandlungspfad

Die Synkope ist ein vorübergehender Verlust des Bewusstseins und der Körperspannung. Sie ist selbstlimitierend, denn wenn der temporäre Zustand der Hypoperfusion korrigiert wird, dann kehrt auch das Bewusstsein wieder. Die meisten Ursachen einer Synkope sind harmlos, auch wenn bedrohlichere Ursachen und Zustände eine Synkope nachahmen können. Deshalb sollten Sie diese immer im Hinterkopf behalten und beim Ermitteln einer präklinischen Differenzialdiagnose in die Behandlung miteinplanen.

Ein kritischer Vergleich Ihrer Befunde mit den pathophysiologischen Grundlagen der Synkope wird Ihnen dabei helfen, mögliche Ursachen der Synkope zu ermitteln bzw. andere Ursachen auszuschließen. Die Versorgung des Patienten mit einer synkopalen Episode ist größtenteils nur unterstützend und zielt darauf ab, ein Wiederauftreten der Episode zu verhindern (▶ Abbildung 11.6).

Z U S A M M E N F A S S U N G

Fallbeispiel – Fallverlauf

Der 66-jährige Charlie Matson Sr. war nach dem plötzlichen Aufstehen ohnmächtig geworden. Sein Sohn hatte den Rettungsdienst alarmiert, und Sie hatten den Vater auf dem Boden sitzend vorgefunden.

Als Sie ihn fragen, wie es zu dem Vorfall gekommen ist, beginnt Charlie Matson Sr., sich an immer mehr zu erinnern, und sagt, er habe sich „ein wenig schwindelig" gefühlt, nachdem er aufgestanden sei, um seinen Werkzeuggürtel aufzuheben. Er verneint die Frage, ob er in der Vergangenheit je eine synkopale Episode gehabt habe; dabei erzählt er Ihnen, dass er vor zwei Tagen erst seinen Arzt wegen der regelmäßigen Kontrolluntersuchung aufgesucht hat.

Diese Aussage veranlasst Sie zu fragen, ob seine Medikamente vor Kurzem geändert worden seien. Er berichtet Ihnen, dass es sein zweiter Tag mit einer erhöhten Dosis von Atenolol ist.

Der Patient wird in der Notaufnahme begutachtet und mit der Anweisung entlassen, sich bezüglich seiner Medikation an seinen Kardiologen zu wenden. Er wird angewiesen, vorsichtig zu sein, wenn er plötzliche Bewegungen macht und sich von der sitzenden in die stehende Position begibt. Er hat keine offensichtlichen Kopf- oder Wirbelsäulenverletzungen vom Sturz davongetragen.

Lernziele

Nach dem Lesen dieses Kapitels sollten Sie in der Lage sein:

- Die Pathophysiologie sowie die Arten von Kopfschmerzen zu schildern, die Untersuchung eines Patienten mit Kopfschmerzen zu erläutern sowie die Differenzialdiagnose zu stellen sowie Behandlungsprioritäten zu setzen.

- Ursachen für Übelkeit und Erbrechen zu benennen, die Patienteneinschätzung durchzuführen sowie Differenzialdiagnose und Behandlungsprioritäten zu beschreiben.

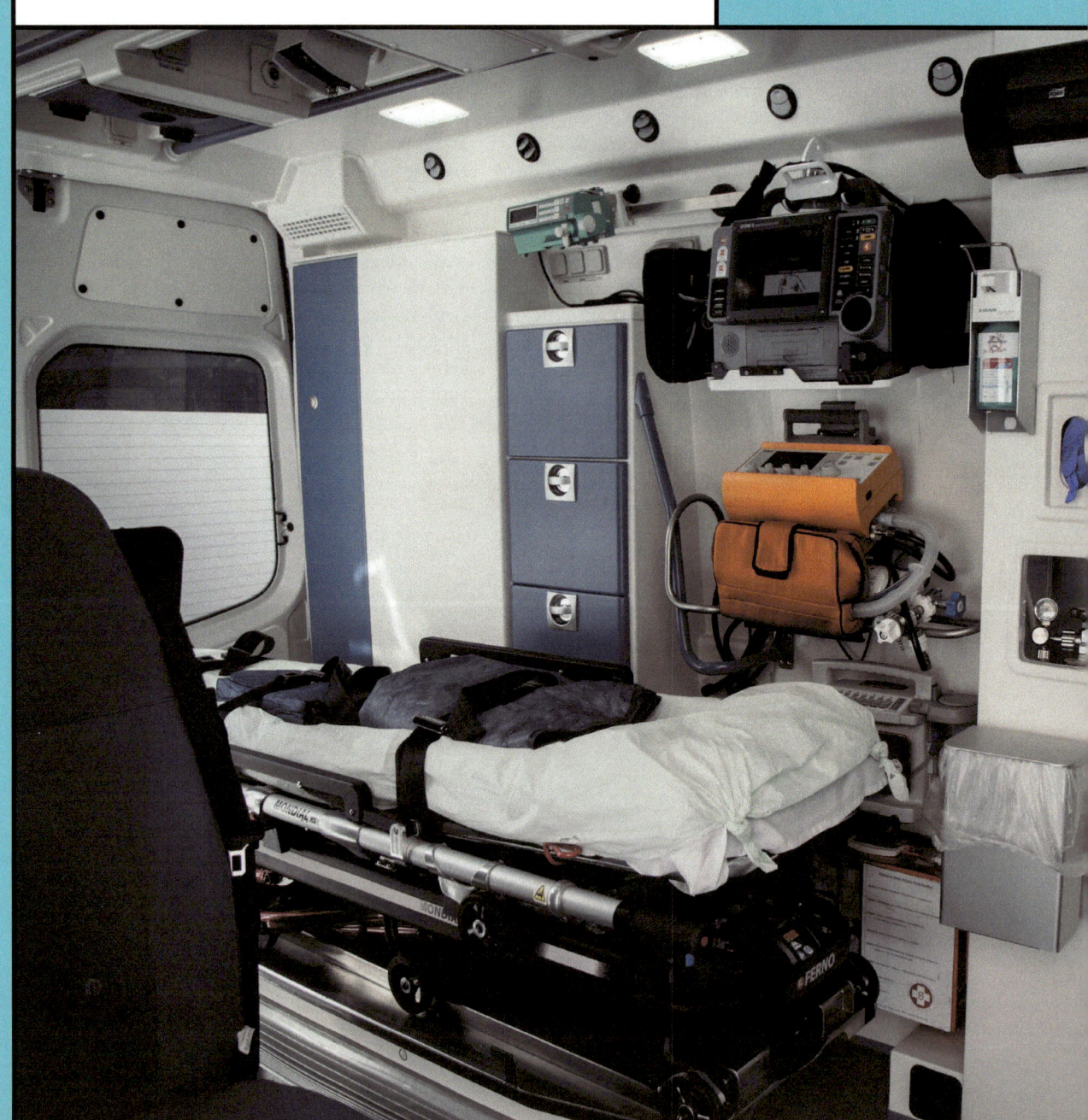

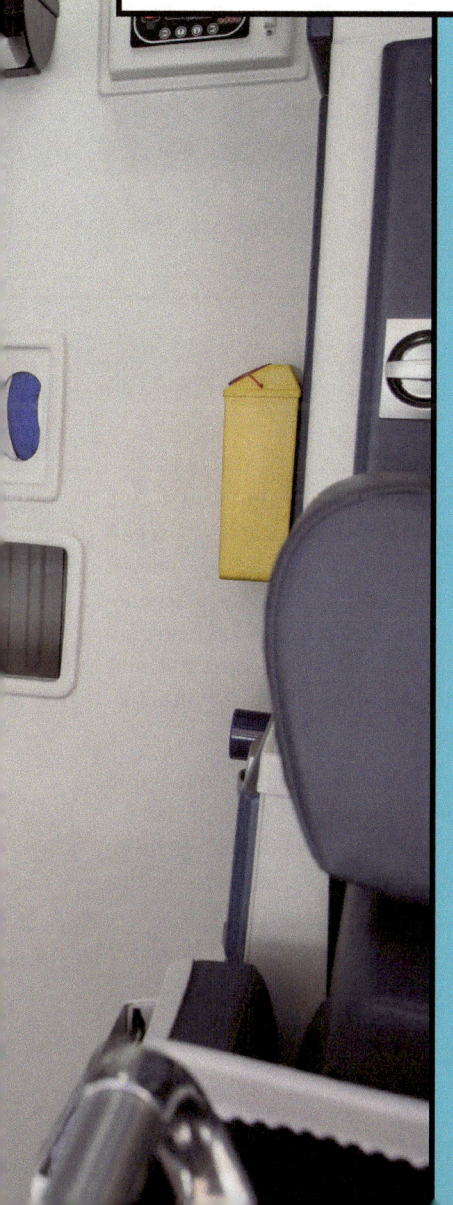

Kopfschmerzen, Übelkeit und Erbrechen

ÜBERBLICK

12

>> Kopfschmerzen sind eines der häufigsten Symptome, an dem Menschen leiden. Sie können als isolierte Attacke oder als ein chronisches, immer wiederkehrendes Leiden auftreten. Kopfschmerzen können ein anfängliches Phänomen oder ein Hinweis auf eine ernsthafte Erkrankung sein, wie etwa einen intrakraniellen Tumor, Meningitis oder einen Schlaganfall. Übelkeit und Erbrechen sind eine häufige Begleiterscheinung von Kopfschmerzen; allerdings kann es sich dabei auch um Anzeichen oder Symptome einer anderen zugrunde liegenden Erkrankung handeln, wie z.B. die Aufnahme toxischer Stoffe, myokardiale Ischämie oder Schwangerschaft. Wenn eine ernsthafte zugrunde liegende Erkrankung vermutet wird, ist es wichtig, diese Erkrankung zu behandeln. Die spezifische Behandlung von Kopfschmerzen, Übelkeit oder Erbrechen, die nicht mit einer ernsthaften zugrunde liegenden Erkrankung in Verbindung stehen, erfordert präklinisch meist nur eine unterstützende Versorgung. <<

Fallbeispiel

Sie erhalten einen Notruf und werden zu einem Patienten geschickt, der während eines Basketballspiels in der Turnhalle ohnmächtig geworden ist. Bei Ihrer Ankunft finden Sie den 39-jährigen männlichen Patienten auf dem Basketballfeld in einer Lache aus Erbrochenem liegend vor. Der Körper und die Extremitäten des Patienten sind starr ausgestreckt. Er reagiert nicht auf Ansprache.

Die Umstehenden erzählen Ihnen, der Mann habe Basketball gespielt, habe plötzlich aufgehört und

habe begonnen, über schwere Kopfschmerzen zu klagen. Er soll gesagt haben: „Das ist der schlimmste Kopfschmerz, den ich jemals in meinem Leben hatte." Er habe sich auf den Boden gesetzt, über Übelkeit geklagt und langsam das Bewusstsein verloren. Er habe sich vor Ihrer Ankunft beim Patienten zweimal übergeben – „wie ein Löschschlauch", sagt eines der Teammitglieder.

Wie würden Sie mit der sofortigen Versorgung des Patienten beginnen?

Einführung

12.1

Die häufigsten Beschwerden medizinischer Patienten, die den Rettungsdienst rufen, wurden bereits in den vorangegangenen Kapiteln beschrieben. Dieses Kapitel beschäftigt sich mit drei weiteren Beschwerden, die häufig auftreten: Kopfschmerzen, Übelkeit und Erbrechen. Wenngleich diese Beschwerden sich sehr häufig gemeinsam präsentieren, existieren sie auch unabhängig voneinander. Jede dieser Beschwerden kann sowohl chronisch als auch sporadisch auftreten, dezent oder schwer, ohne dabei jedoch zwangsläufig mit einer schweren zugrunde liegenden Krankheit oder einer lebensbedrohlichen Verletzung bzw. Erkrankung in Zusammenhang zu stehen.

Kopfschmerzen, Übelkeit und Erbrechen dürfen niemals leichtfertig behandelt werden, nur weil sie häufig auftreten.

Kopfschmerzen, Übelkeit und Erbrechen dürfen nie leichtfertig hingenommen und behandelt werden, nur weil sie häufig auftreten. Bevor Sie versuchen, die Ursache herauszufinden und die Arbeitsdiagnose zu stellen, müssen Sie, wie bei allen anderen Beschwerden, zuerst den Patienten systematisch einschätzen, bevor Sie evtl. vorhandene lebensbedrohliche Zustände erkennen und behandeln.

Kopfschmerzen 12.2

Die meisten Menschen haben schon einmal an Kopfschmerzen gelitten. Nur wenige Menschen behaupten, noch nie Kopfschmerzen gehabt zu haben. Kopfschmerz ist eine der häufigsten Beschwerden. Er ist typischerweise nicht mit einer ernsthaften Erkrankung assoziiert, kann aber dennoch auch das Symptom einer ernsthaften Erkrankung sein. Menschen, die sich mit Kopfschmerzen als Hauptbeschwerde in medizinische Behandlung begeben, haben meist vorher noch nie unter Kopfschmerzen gelitten. Patienten, die eine Veränderung in ihrem typischen Kopfschmerzcharakter festgestellt haben, und Patienten mit chronischen Kopfschmerzen suchen meist medizinische Hilfe zur Schmerztherapie. Nicht viele Patienten, die über Kopfschmerzen klagen, leiden unter einer ernsthaften Erkrankung; allerdings benötigen einige wenige davon eine sofortige Versorgung aufgrund einer schwerwiegenden Ursache des Kopfschmerzes. Die Qualität und die Intensität von Kopfschmerzen werden sehr subjektiv wahrgenommen; daher können sie nicht als Indikatoren für weitere Untersuchungen oder eine Differenzialdiagnose verwendet werden. Die Intensität der Kopfschmerzen weist nicht immer auf den Schweregrad der Erkrankung hin. Viel wichtiger ist es, die Zeichen und Symptome als Ganzes zusammen mit ihrem Verlauf zu beurteilen. Jeder Patient, der über Kopfschmerzen klagt, sollte sorgfältig auf einen veränderten mentalen Status, ein kognitives Defizit und eine neurologische Dysfunktion untersucht werden und sollte genau auf mögliche Hinweise einer Verschlechterung überwacht werden. Jeder dieser Zustände weist auf eine ernsthafte Ursache hin.

> Untersuchen Sie jeden Patienten, der über Kopfschmerz klagt, sorgfältig auf einen veränderten Bewusstseinszustand, kognitive Defizite und neurologische Dysfunktionen und achten Sie genau auf Hinweise einer Verschlechterung. Jedes dieser Symptome weist auf eine ernsthafte Ursache hin.

Kopfschmerzen werden durch die IHS (International Headache Society) in primäre Kopfschmerzen, sekundäre Kopfschmerzen, kraniale Neuralgien und zentrale Ursachen für Gesichtsschmerz und andere (nicht klassifizierbare) unterteilt und wie folgt definiert:

- *Primäre Kopfschmerzen:* Die primären Kopfschmerzen beinhalten Spannungskopfschmerzen, Migräne und Cluster-Kopfschmerzen sowie andere trigeminoautonome Cephalgien. An dieser Art von Kopfschmerzen leiden ca. 90% der Patienten, die wegen Kopfschmerzen einen Arzt aufsuchen.

- *Sekundäre Kopfschmerzen:* Der sekundäre Kopfschmerz ist das Ergebnis einer Grunderkrankung oder eines Prozesses, dessen Symptome Kopfschmerzen beinhalten. Sekundärer Kopfschmerz ist kritischer als primärer Kopfschmerz, da er auf eine ernsthaftere zugrunde liegende Ursache hinweisen kann.

- *Kraniale Neuralgie, Gesichtsschmerz und andere Kopfschmerzen:* Kraniale Neuralgien, Gesichtsschmerzen und andere Kopfschmerzen beinhalten Schmerzen des Gesichts in Verbindung mit der Stimulation afferenter Nervenfasern, die durch Kompression, Kälte oder andere Reizformen ausgelöst wird.

12.2.1 Anatomie und Physiologie

Das Hirngewebe hat selbst keine sensorischen Schmerzfasern und kann somit keine Schmerzreize erzeugen. Gleichermaßen werden die Pia mater, die Arachnoidea und der Schädel von einer Menge kleiner Blutgefäße in den Ventrikeln des Gehirns (Plexus choroideus) durchzogen und sind nicht schmerzempfindlich. Strukturen des Kopfes, die schmerzempfindlich sind, sind die Kopfhaut, Teile der Dura mater, die Duralarterien, intrazerebrale Arterien und zervikale Nerven. Der Kopfschmerz entsteht durch die Aktivierung peripherer Schmerzrezeptoren im umliegenden Gewebe, innerhalb des Craniums und anderer Strukturen. Er wird über myelinfreie Nervenfasern weitergeleitet, die langsamste Form der Impulsübertragung im Nervensystem. Dies kann erklären, warum Kopfschmerzen sich typischerweise langsam über einen Zeitraum von Minuten bis Stunden entwickeln und selten gut lokalisierbar sind. Kopfschmerzen können sich als Folge jedes der folgenden Mechanismen ergeben:

- Kontraktion der extrakraniellen Muskeln des Halses und der Kopfhaut
- Ausdehnung (Weitung und Dehnung über das normale Maß hinaus) und Spannung der intrakraniellen Gefäße
- Entzündung der peripheren Gefäße und Nerven des Kopfes, des Halses und der Meningen an der Gehirnbasis
- Traktion der intrakraniellen Struktur aufgrund von Stress durch meningeale Reizung und gesteigerten intrakraniellen Druck

Die erwähnten Mechanismen lösen drei Arten des primären Kopfschmerzes aus:

- *Spannungskopfschmerzen:* Es wird angenommen, dass der Spannungskopfschmerz, durch die Kontraktion der Muskeln in Hals und Kopfhaut verursacht wird; allerdings gibt es keine Studie, die die muskuläre Kontraktion als Kernursache des Schmerzes bestätigt. Diese Art von Kopfschmerz wird meist von der Lage her verallgemeinert und wird oft als „eng" oder „wie im Schraubstock" beschrieben.

- *Migräne:* Es wurde einmal angenommen, dass Migränekopfschmerzen ausschließlich vaskulären Ursprung sind. Vaskuläre Kopfschmerzen werden durch die Ausdehnung oder Spannung von Gefäßen und Entzündungen verursacht. Der schwere Hypertensions- und Vasodilatationskopfschmerz entsteht durch Drogen oder andere toxische Substanzen und zählt ebenfalls zu den vaskulären Kopfschmerzarten. Es wird bei der Migräne seit Kurzem angenommen, dass sie ebenfalls eine vaskuläre Komponente aufweist, die ihren eigentlichen Ursprung in den absteigenden und aufsteigenden Nervenbahnen des Hirnstamms hat. Die daraus resultierende neurale Veränderung beeinflusst die serotonerge Aktivität, die die kranialen Arterien dazu bringt, sich zu verengen und zu weiten. Die neuralen Verbindungen zwischen den Gefäßen und dem Trigeminusnerv stimulieren die Freisetzung von Neuropeptiden, die eine schmerzhafte Entzündung verursachen. Beide Mechanismen sind folglich verantwortlich für den neuralen bzw. vaskulären Kopfschmerz. Der Migräne gehen oft eine sog. „Aura", visuelle Störungen oder Taubheit voraus. Die Migräne wird häufig als „pochend" beschrieben und kann generalisiert oder seitenbetont sein. Ein diastolischer Blutdruck von mindestens 120 mmHg ist notwendig, um einen Hypertensionskopfschmerz auszulösen.

Praxistipp

Sauerstoff kann Cluster-Kopfschmerzen lindern.

- *Cluster-Kopfschmerzen:* Der Cluster-Kopfschmerz, auch bekannt als „Histaminkopfschmerz", ist eine Form des neurovaskulären Kopfschmerzes. Die Pathophysiologie von Cluster-Kopfschmerzen ist nicht ausreichend erforscht. Sie kann mit vaskulärer Dilatation, Trigeminusnervverschiebung, einer Stimulation des autonomen Nervensystems, Veränderungen im Hypothalamus und des zirkadianen Rhythmus, Serotoninspiegelveränderungen, der Freisetzung von Histamin und einer gesteigerten Anzahl an Mastzellen zusammenhängen. Der Cluster-Kopfschmerz wird typischerweise durch unerträgliche Schmerzen einer Gesichtshälfte oder des Kopfes charakterisiert, meist periorbital oder temporal. Der Patient kann außerdem über eine übermäßige Tränenproduktion (Lakrimation) auf der Seite des Schmerzes, nasale Verstopfung oder Rhinorrhö (laufende Nase) oder über Übelkeit klagen. Körperliche Untersuchungsergebnisse können eine Rötung der Bindehaut, Gesichtsschweiß, Ruhelosigkeit oder Aufregung, Rötung oder Blässe des Gesichts, eine höhere Schmerzempfindlichkeit der Kopfhaut oder des Gesichts, Pupillenkontraktion (Miosis) oder Augenlidödeme und ein herabhängendes Augenlid (Ptosis) aufzeigen. Die Lakrimation, die Rhinorrhö und die nasale Kongestion sind Effekte der Innervation des parasympathischen Nervensystems, wohingegen Gesichtsschweiß ein sympathischer Effekt ist. Im Zuge der Ersteinschätzung kann es sein, dass der Patient vielleicht herumläuft oder mit gesenktem Kopf dasitzt und mit einer Hand auf die schmerzende Seite drückt. Er kann weinen oder schreien. Der Kopfschmerz kann von sehr kurzer Dauer sein; er dauert meist nicht länger als zwei Stunden. Der Kopfschmerz tritt mehrmals am Tag über Wochen oder Monate hinweg auf, gefolgt von einer Phase ohne Kopfschmerzen. Einige vorgeschlagene pathophysiologische Ursachen von Cluster-Kopfschmerzen sind die vaskuläre Dilatation, die Überreizung des Trigeminusnervs, Hypothalamusstörungen im Zusammenhang mit dem zirkadianen Rhythmus sowie Serotonin und Histamin. Die Attacken folgen häufig nach der Einnahme von Alkohol, Nitroglycerin oder Mitteln, die Histamin enthalten. Der Auslöser der Kopfschmerzen kann ebenfalls in Verbindung mit Stress, klimatischen Veränderungen oder Allergenen stehen. Der Cluster-Kopfschmerz tritt drei- bis viermal häufiger bei Männern als bei Frauen auf. Er beginnt normalerweise zwischen dem 20. und 40. Lebensjahr. Eine Therapie mit ca. 100% Sauerstoff, wenn durchführbar, kann den Kopfschmerz verschwinden lassen, wenn diese Maßnahme rechtzeitig durchgeführt wird. Der exakte Mechanismus, wie Sauerstoff die Reduktion der Kopfschmerzen bewirkt, ist nicht bekannt.

Von den genannten Kopfschmerzarten sind der Spannungskopfschmerz und die Migräne die häufigsten. Cluster-Kopfschmerzen kommen eher seltener vor. Die Ursachen von Spannungskopfschmerzen und Migräne werden in den folgenden Abschnitten genauer beschrieben. Andere Ursachen von Kopfschmerzen sind Fieber, Hypoxämie, Anämie, Tumoren, intrakranielle Blutungen und das Gewicht des Gehirns, gefolgt von einer verminderten Liquormenge. Toxische Substanzen, wie Kohlenmonoxid, Zyanid und Lösungsmittel, ebenso wie bestimmte Medikamente, wie orale Verhütungsmittel und Nitrate, sind häufig Auslöser von Kopfschmerzen. Eine oft übersehene Ursache für Kopfschmerzen sind Depressionen.

> Spannungskopfschmerzen und Migräne sind die häufigsten Arten von Kopfschmerzen.

12.2.2 Spannungskopfschmerzen

Die häufigste Art von wiederkehrenden Kopfschmerzen bei Kindern, Jugendlichen und Erwachsenen sind die Spannungskopfschmerzen. Anhaltende Kontraktionen der Hals- und der Kopfhautmuskulatur, Stress und emotionale Erlebnisse wurden einst als Ursache vermutet; allerdings haben Studien aufgezeigt, dass diese Faktoren zwar zum Schmerz beitragen können, aber nicht die Kernursache sind. Es wird angenommen, dass der Spannungskopfschmerz von einem Ungleichgewicht der Neurotransmitter (Dopamin, Serotonin, Noradrenalin und Endorphin) innerhalb des ZNS herrührt, das zu einer übermäßigen Sensibilität der Nerven für Schmerzen führt. Depressionen und einige Schlafstörungen wurden mit einer Veränderung des Serotoninspiegels in Verbindung gebracht; demnach kann der chronische Spannungskopfschmerz das Resultat einer Depression sein.

Eine Theorie, die jedoch nicht klinisch belegt worden ist, legt nahe, dass die Kontraktionen der Halsmuskulatur und der Kopfhaut Druck auf die Nerven ausüben, die schließlich die Schmerzen auslösen. Zudem können die Gefäße an der Halsbasis verengt sein. Diese Verengung verursacht einen gesteigerten Druck und die Bildung von Milchsäure und anderen Abfallprodukten, die zu den Schmerzen beitragen. Deshalb können muskuläre Faktoren mit Spannungskopfschmerzen assoziiert werden; jedoch sind die Beweise nicht schlüssig.

Der Spannungskopfschmerz tritt bei Frauen häufiger auf und überwiegt bei Patienten, die älter als 20 Jahre sind. Bei nahezu zwei Drittel der Patienten, die älter als 20 Jahre sind, tritt der Spannungskopfschmerz zum ersten Mal auf. Ein erstes Einsetzen eines Spannungskopfschmerzes bei Patienten, die älter als 50 Jahre sind, kommt eher selten vor.

> **Merke**
>
> Das erste Einsetzen von Kopfschmerzen bei älteren Patienten legt eine Nebenursache mit einer ernsteren Pathophysiologie nahe.

Während der körperlichen Untersuchung eines 50-jährigen Kopfschmerzpatienten sollten Sie nach anderen organischen Ursachen suchen. Das erstmalige Einsetzen von Kopfschmerzen bei älteren Patienten suggeriert eine andere Ursache als die des primären Kopfschmerzes und ist ein besorgniserregendes Symptom. Sehr häufig sind Kopfschmerzen bei älteren Personen, die erstmalig auftreten, vom sekundären Typ und daher mit einer ernsthafteren zugrunde liegenden pathophysiologischen Erkrankung verbunden. Spannungskopfschmerzen können wiederholt auftreten und dauern typischerweise etwa 30 min bis zu sieben Tage an.

Die IHS unterteilt Spannungskopfschmerzen weiter in episodisch oder chronisch. Patienten mit unregelmäßigen *sporadischen Spannungskopfschmerzen* haben eine Vorgeschichte von mindestens zehn vorangegangenen Kopfschmerzepisoden, die zwischen 30 min und sieben Tage angedauert haben und an weniger als einem Tag pro Monat und an weniger als zwölf Tagen pro Jahr aufgetreten sind. Patienten mit häufigen sporadischen Spannungskopfschmerzen haben Kopfschmerzepisoden, die zwischen 30 min und sieben Tage andauern, mit zehn Episoden, die an mehr als einem Tag, aber an weniger als 15 Tagen pro Monat für mindestens drei Monate auftreten (über mindestens zwölf Monate, aber an weniger als 180 Tagen pro Jahr).

Damit Kopfschmerzen als sporadische Spannungskopfschmerzen klassifiziert werden, muss der Patient sich mit wenigstens zwei der folgenden Anzeichen und Symptome präsentieren:

- bilaterale Lage der Kopfschmerzen
- Kopfschmerz, der durch Routinetätigkeiten nicht verschlimmert wird
- keine pulsierende drückende bzw. beengende Qualität
- Intensität von mild bis mäßig

und

- Licht- oder Geräuschempfindlichkeit, aber nicht beides gleichzeitig
- weder Übelkeit noch Erbrechen (Anorexie kann vorhanden sein)

Chronische Spannungskopfschmerzen treten im Schnitt an 15 Tagen pro Monat über mindestens sechs Monate auf. Außerdem müssen chronische Spannungskopfschmerzen dieselben oben aufgeführten Anzeichen und Symptome zeigen, die auch mit sporadischem Spannungskopfschmerz einhergehen.

Die Schmerzen, die mit Spannungskopfschmerzen assoziiert werden, sind meist bilateral und können als „schmerzend", „quetschend", „drückend" oder wie „in einem Schraubstock" beschrieben werden. Der Schmerz ist meist in der frontalen, temporalen und okzipitalen Region des Kopfes lokalisiert und strahlt häufig in den Nacken und die

Schultern aus. Übelkeit oder Erbrechen werden mit diesem Kopfschmerz nicht assoziiert; allerdings kann der Patient über Anorexie (Appetitlosigkeit) klagen. Der Schmerz ist in seiner Natur eher pochend, und das Einsetzen erfolgt mehr stufenweise als die Schmerzen einer Migräne. Spannungskopfschmerzen haben außerdem eine höhere Variabilität in der Dauer des Schmerzes, haben eine einheitlichere Qualität und sind normalerweise weniger intensiv als eine Migräne.

In der Anamnese kann eine unterschiedliche Dauer der Schmerzen, weder Übelkeit noch Erbrechen, die Vermeidung von Licht (Fotophobie) und Insomnie (Schlafstörung) geschildert werden; des Weiteren kann der Schmerz beim Aufstehen oder kurz danach auftreten. Darüber hinaus sind eine ausbleibende Verschlechterung der Kopfschmerzen durch körperliche Aktivitäten, Konzentrationsschwierigkeiten, fehlende Warnsymptome und eine Vorgeschichte mit ähnlichen Kopfschmerzen charakteristisch. Die Schmerzen werden häufig als „Völlegefühl", als „ein Band um meinen Kopf", als „eng oder quetschend", als „Druck" oder „wie in einem Schraubstock" beschrieben. Die körperliche Untersuchung kann normale Vitalzeichen, Schmerzempfindlichkeit in der zervikalen Region, Spasmen des Trapezmuskels, Schmerzempfindlichkeit der Kopfhaut und Schmerz bei der Flexion des parazervikalen Muskels ergeben. Die berichteten Schmerzen müssen von Schmerzen einer Nackensteifigkeit unterschieden werden, wie sie bei Meningitis vorkommen. Die Einschätzung der Nackensteifigkeit bei einer Meningitis wird später in diesem Kapitel detailliert beschrieben.

Wenn Sie den Szenenüberblick durchführen, dann achten Sie auf die Medikamente des Patienten; vielleicht nimmt er etwa NSAR, um seine Kopfschmerzen zu behandeln. Es kommt dabei zur Hemmung der Prostaglandinsynthese; die Freisetzung von Serotonin wird reduziert, und die Blutplättchenaggregation wird verhindert. Die folgenden NSAR können verschrieben werden, um Kopfschmerzen zu behandeln:

- Ibuprofen (Ibumetin, Adolorin)
- Naproxen (Miranax)
- Ketoprofen (Profenid)

Acetylsalicylsäure (Aspirin) wird ebenfalls zur Behandlung von Kopfschmerzen verwendet. Diese Substanz lindert Kopfschmerzen durch Hemmung der Produktion von Prostaglandin. Am häufigsten finden Sie Acetylsalicylsäure unter dem Handelsnamen „Aspirin". Andere Mittel, wie Barbiturate und narkotische Analgetika, können verschrieben werden, um Kopfschmerzen zu kontrollieren. Koffein dient zur Steigerung der gastrointestinalen Absorption des Medikaments. Medikamente zur Präventivtherapie können Antidepressiva, Betablocker und krampflösende Mittel sein. Antiemetika, wie Metoclopramid (Paspertin), können eingesetzt werden, um das Erbrechen, das mit den akuten Schmerzen einhergeht, zu lindern.

12.2.3 Migräne

Die Migräne ist ein wiederkehrender Kopfschmerz, der primär Frauen betrifft (dreimal häufiger als Männer) und typischerweise während der Kindheit beginnt. Die Migränekopfschmerzen können allerdings auch während und nach der Pubertät auftreten. In der Kindheit ist die Migräne bei Jungen häufiger als bei Mädchen. Bei fast allen Migränepatienten setzen die Kopfschmerzen vor dem 30. Lebensjahr ein, auch wenn die Schmerzen in jedem Alter wieder auftreten. Es ist sehr ungewöhnlich, dass die erste Migräne nach dem 50. Lebensjahr auftritt. Die Häufigkeit und Intensität der Migräne nehmen mit fortschreitendem Alter typischerweise ab. Migräne präsentiert sich mit unterschiedlicher

Bei fast allen Migränepatienten beginnen die Kopfschmerzen vor dem 30. Lebensjahr, auch wenn die Schmerzen altersunabhängig immer wieder auftreten.

Intensität und Dauer. Der Schmerz ist normalerweise (in 60 bis 70% der Fälle) unilateral. Unilaterale Kopfschmerzen sind ebenfalls als „Hemikranie" bekannt. Zusätzlich kann der Patient über Übelkeit und Erbrechen klagen. Einige Arten der Migräne werden mit neurologischen Störungen oder Stimmungsschwankungen assoziiert.

Die IHS klassifiziert die Migräne folgendermaßen:

1. Migräne ohne Aura, die einst als „geläufige Migräne" bekannt war

2. Migräne mit Aura, vorher beschrieben als „klassische Migräne"

Die *Migräne ohne Aura* (geläufige Migräne) macht ca. 80% aller Migränekopfschmerzen aus.

Die Prodromi sind meist vage und variieren in ihrer Dauer. Der Patient präsentiert sich typischerweise mit Anorexie, Übelkeit, Erbrechen, Unwohlsein, Lichtempfindlichkeit und Geräuschempfindlichkeit (Phonophobie). Die geläufige Migräne geht normalerweise nicht mit visuellen Veränderungen oder Störungen einher.

Die klassische Migräne bzw. die *Migräne mit Aura* tritt weniger häufig auf und macht nur ca. 12% aller Migränekopfschmerzen aus. Sie hat eine gut definierte prodromale Phase, die bis zu einer Stunde vor dem Einsetzen der Migräne selbst andauert. Eine Vielzahl an verschiedenen Auren können in der prodromalen Phase auftreten:

- negative Skotome (blinde Flecken)
- positive Skotome (hell schimmerndes Licht)
- leuchtende Erscheinungen vor den Augen
- unilaterale Schwäche
- unilaterale Taubheit oder Kribbeln (Parästhesien)
- Aphasie oder andere Sprachschwierigkeiten
- visuelle oder auditive Halluzinationen
- Doppeltsehen (Diplopie)
- Ataxie (unkoordiniert)
- Synkope

Der temporäre Zustand ist der am häufigsten Beschriebene. Die Auren werden oft wie folgt beschrieben: Blindheit in einem bestimmten Bereich des Sichtfelds, umrahmt durch glänzendes, farbenfrohes, schimmerndes Licht (Flimmerskotom), oder Blindheit, ein Defekt in der rechten oder linken Hälfte des visuellen Feldes beider Augen (homonyme Hemianopsie), der sich vom ventralen visuellen Feld auf die Peripherie ausbreiten kann.

Die Migräne ist vor allem ein vasodilatatorisches Problem, erzeugt aber auch eine signifikante Entzündungsantwort. Früher ist man davon ausgegangen, dass die Migräne durch eine Phase entsteht, in der die intrakraniellen Arterien sich verengen und eine Ischämie verursachen. Diese Ischämie, so dachte man, verursachte die typischen prodromalen Symptome, wie Lichter, Schleier und Zickzacklinien. Eine anschließende Phase der Vasodilatation beeinträchtigt dann primär die extrakraniellen Arterien und verursacht ein sog. Steal-Syndrom (das Wegführen des Blutes von den kortikalen Gehirnbereichen in die geweiteten extrakraniellen Arterien). Man ist davon ausgegangen, dass dieser Prozess zu den charakteristischen Anzeichen und Symptomen einer Migräne führt. Die anderen Anzeichen und Symptome, so dachte man, treten als das Ergebnis neuroaktiver Substanzen auf, die freigesetzt werden, wenn die Migräne vorangeschritten ist.

Aktuellere Migränetheorien basieren auf einer serotonergen Übertragungsabnormität, trigeminovaskulären neuronalen Weiterleitungsstörungen, vaskulären Strukturen, einer neurogenen Entzündung und einer Blutplättchenaggregation. Es wird angenommen, dass Serotonin und Dopamin eine Hauptrolle in der Migränepathophysiologie spielen. Die Stimulation der Dopaminrezeptoren wird mit den Anzeichen und Symptomen einer Migräne assoziiert, wie z.B. Übelkeit, Erbrechen, Gähnen, Reizbarkeit und Hyperaktivität. Außerdem herrscht die Meinung vor, dass das Dopamin ein „Protagonist" der Migräne ist, weil es an der Auslösung einer Migräne beteiligt ist. Hingegen wird Serotonin als „Migräneantagonist" bezeichnet, da Medikamente, die die Serotoninrezeptoren des Gehirns stimulieren, die Symptome einer Migräne vermindern oder lindern.

Die typische Migräne wird als „unilateral", „klopfend" oder „pulsierend" mit einem stufenweisen Beginn beschrieben; sie schreitet in ihrer Intensität fort und zeigt variable prodromale Symptome, die auch Übelkeit, Erbrechen bzw. Licht- und Geräuschsensibilität beinhalten. Meistens ist die Familienanamnese positiv für Migränekopfschmerzen. Falls eines der folgenden Charakteristika vorhanden ist, dann müssen Sie eine andere Ursache als Migräne suchen:

- Nackensteifigkeit
- Beschwerden über die „schlimmsten" Kopfschmerzen
- Wechsel der sonst üblichen Beschwerden im Rahmen der Migräne
- akuter Beginn der Kopfschmerzen und der damit evtl. verbundenen neurologischen Defizite
- Schmerzen, die sich über Tage und Wochen verschlimmern
- Beginn mit Fieber, Übelkeit und Erbrechen ohne systemische Anzeichen einer Krankheit
- erstmaliges Auftreten der Kopfschmerzen

Während der körperlichen Untersuchung richten Sie Ihre Aufmerksamkeit auf mögliche Hinweise, die auf eine ernstere Ursache der Kopfschmerzen hindeuten könnten. Fieber kann ein Hinweis auf Meningitis, Nebenhöhleninfektion, Enzephalitis oder Gehirnabszess sein. Schwere Hypertension kann die Ursache des Schmerzes sein und zu einer intrazerebralen Blutung oder einem Schlaganfall führen. Tachypnoe kann ein Hinweis auf Hypoxie, Hyperkapnie, Kohlenmonoxidvergiftung oder Zyanidintoxikation sein. Pupillendifferenzen können auf eine intrakranielle Pathophysiologie hindeuten; Nackensteifigkeit kann auf eine Meningitis hinweisen. Eine neurologische Untersuchung sollte bei jedem Kopfschmerzpatienten durchgeführt werden.

Während der körperlichen Untersuchung des Migränepatienten sollten Sie auf Hinweise achten, die auf eine ernsthaftere Ursache der Kopfschmerzen hinweisen können.

In der Literatur wird über viele andere Migränevarianten diskutiert, die sich mit einer Vielzahl von Anzeichen und Symptomen präsentieren, die andere, ernsthaftere Zustände nachahmen. Das präklinische Personal sollte immer zuerst den ernsthafteren möglichen Zustand behandeln. Beispiele sind hemiplegische, ophthalmische und Basilariskopfschmerzen.

Eine *hemiplegische Migräne* kann Effekte verursachen, die von einer Hemiparese (einfache Schwäche einer Körperhälfte) bis hin zu einer kompletten Hemiplegie (Paralyse einer Körperseite) reichen können. Das neurologische Defizit kann eine Zeit lang anhalten, bis zur Linderung der Kopfschmerzen. Wenn Sie mit einem Patienten konfrontiert werden, der über Kopfschmerzen mit Hemiparese oder Hemiplegie klagt, so handelt es sich wahrscheinlich um einen Schlaganfall; aber ziehen Sie auch den hemiplegischen Kopfschmerz in Betracht, da die Wahrscheinlichkeit dafür ebenso groß ist. Sie sollten den Patienten unterstützend behandeln und ihn rasch in eine Einrichtung transportieren, die in der Lage ist, einen akuten Schlaganfallpatienten zu behandeln.

Eine *ophthalmoplegische Migräne* ist selten und tritt eher bei jungen Erwachsenen auf. Der Patient präsentiert sich mit Kopfschmerzen, typischerweise weniger intensiv als die einer klassischen Migräne und retroorbital, mit einer extraokulären Lähmung, einem herunterhängenden Augenlid, okulärer Muskelschwäche und möglichen Pupillenveränderungen. Achten Sie darauf, dass Sie zusätzlich zur Pupillenreaktion die extraokulären Muskelbewegungen einschätzen, vor allem bei Patienten, die über Kopfschmerzen klagen. Führen Sie die Untersuchung durch, indem Sie Ihre beiden Finger vor dem Gesicht des Patienten bewegen und ihn diesen mit den Augen folgen lassen. Führen Sie die Bewegung in einer 90°-Richtung hinauf, hinunter, zu jeder Seite und dann in einen kompletten Kreis. Sie sollten jegliche seltsamen Bewegungen oder fehlenden Reaktionen des Augapfels bemerken.

Eine *Basilarismigräne* tritt am häufigsten bei jungen Frauen auf, typischerweise bei Teenagern oder Frauen zwischen 20 und 30 Jahren. Sie ist auch bekannt als „vertebrobasiläre" Migräne und kann sich mit schweren Kopfschmerzen und plötzlichem Beginn von neurologischen Defiziten präsentieren, einschließlich Vertigo, Dysarthrie (Schwierigkeiten beim Sprechen durch die Lähmung des Gesichtsmuskels), Ataxie (Unkoordiniertheit), Parästhesie (Missempfindung) und visuellen Störungen. Die neurologischen Defizite sind prodromal, gehen den Kopfschmerzen also voraus, und bleiben nicht bestehen, nachdem die Kopfschmerzen verschwunden sind. Die Kopfschmerzen dauern meistens sechs bis acht Stunden an. Neurologische Defizite, die bestehen bleiben, nachdem die Kopfschmerzen abgeklungen sind, sind ein Hinweis auf eine sehr viel schwerere intrakranielle Pathophysiologie.

Einer Migräne entspricht auch ein Zustand, bei dem ein Patient autonome Systemveränderung während eines Anfalls durchlebt. Der Patient kann sich mit minimalen Kopfschmerzen und Tachykardie, Ödemen, Vertigo, Brustschmerz und abdominalem oder Beckenschmerz präsentieren.

Jede Migräne, die länger als 24 Stunden anhält, wird als „Status migraenosus" bezeichnet. Diese Art von Kopfschmerzen ist schwerer zu kontrollieren als andere Migräneformen. Eine mögliche Auswirkung, auf die der Sanitäter gefasst sein sollte, ist, dass der Patient durch die lange Dauer der Kopfschmerzepisode dehydriert sein kann, da er währenddessen typischerweise anorektisch ist oder sich wiederholt übergibt.

Die Patienten, die häufig an einer Migräne leiden, werden als „Migränepatienten" bezeichnet. Migränepatienten erleiden eine Migräne typischerweise, nachdem sie einem Auslöser ausgesetzt waren. Häufige Auslöser sind Rauchen, Nahrungsmittel (Schokolade, Käse, Nüsse, Glutamat, Alkohol), die Antibabypille, eine verpasste Mahlzeit, eine Veränderung im Schlafrhythmus, Stress und Anspannung. Außerdem prädisponieren gewisse Zustände oder Krankheiten, wie Epilepsie, das Tourette-Syndrom, Depression, Angst, ischämischer Schlaganfall und zerebrale Amyloidangiopathie, den Patienten für die Migräne.

Es gibt eine Vielzahl an Medikamenten, die schnell und effektiv Migränekopfschmerzen lindern. Eine der effektivsten Gruppen von Medikamenten, die verwendet werden, um die Migräne zu unterbrechen, sind die Triptane, auch bekannt als „Serotoninrezeptoragonisten". Sie stimulieren speziell die Serotoninrezeptoren (5-HT$_{1B/D}$) und haben daher einen vasokonstriktiven Effekt auf die Kranialarterien. Triptane unterdrücken außerdem eine Entzündung, die mit Migränekopfschmerzen assoziiert wird. Folgende Triptane werden eingesetzt, um Kopfschmerzen zu unterbrechen:

- Eletriptan (Relpax)
- Frovatripatan (Eumitan)
- Naratriptan (Amerge, Naramig)
- Rizatriptan (Maxalt)
- Sumatriptan (Imigran)
- Zalmitaptan (Zomig, Zomig – ZMT)

Es können auch andere Medikamente eingesetzt werden, um Migränekopfschmerzen zu unterbrechen. Die Medikamente der zweiten Klasse sind die Ergotalkaloide. Diese Medikamente beinhalten Ergotamintartrate (Cafergot, Cafatin, Cafetrate, Ergomar), Dihydroergotamin (DHE 46, Migranal Nasalspray) und Isomethepeten-Dichloralphenazon-Acetaminophen (Midrin). Diese Stoffe wirken ebenfalls an den Serotoninrezeptoren und können außerdem die Alphaadrenozeptoren blockieren. Das Ergebnis ist dann eine Konstriktion der Kranialarterien. Medikamente, die zur Prophylaxe verwendet werden können, sind Betablocker, Calciumkanalblocker, Antikonvulsiva und trizyklische Antidepressiva:

- *Betablocker:*
  - Propranolol (Inderal)
  - Metopropol (Beloc)
  - Atenolol (Tenormin)
- *Calciumkanalblocker:*
  - Verapamil (Isoptin)
- *Antikonvulsiva:*
  - Phenytoin (Epanutin)
  - Carbamazepin (Neurotop)

12.2.4 Patienteneinschätzung

Wie immer liegt das Hauptaugenmerk bei der Annäherung an den Patienten darauf, lebensbedrohliche Ursachen zu identifizieren und zu behandeln, bevor eine genaue Arbeits- bzw. Differenzialdiagnose zu den Kopfschmerzen gestellt wird. Die Intensität der Kopfschmerzen, ihren Verlauf und ihre Begleitsymptome und Anzeichen zu kennen, ist unentbehrlich für die Entscheidungsfindung und die Planung des weiteren Vorgehens. Führen Sie einen Szenenüberblick und eine Ersteinschätzung durch, gefolgt von der Erhebung der Patientengeschichte und der körperlichen Untersuchung. Bei einem ansprechbaren Patienten werden die Informationen bei der Patientenanamnese gesammelt. Diese Informationen leiten die körperliche Untersuchung im Hinblick auf die Ermittlung der wahrscheinlichen Ursache sowie die anschließende Notfallversorgung. Beim nicht ansprechbaren Patienten sollten Sie die offensichtlichen Informationen der körperlichen Untersuchung als Basis für die Suche nach der wahrscheinlichen Ursache und für die medizinische Notfallversorgung verwenden. Eine kontinuierliche Wiedereinschätzung ist lebenswichtig, um eine Verschlechterung oder Verbesserung des Zustands rechtzeitig zu erkennen.

Die Kenntnis der Intensität der Kopfschmerzen, ihres Verlaufs, ihrer Begleitsymptome und Anzeichen ist für die weitere Beurteilung und Notfallversorgung unentbehrlich.

Szenenüberblick

Schließen Sie zuerst eine traumatische Ursache der Kopfschmerzen aus. Untersuchen Sie die Einsatzstelle auf Hinweise bezüglich eines Verletzungsmechanismus, der zu einer Kopfverletzung passt, wie etwa ein Sturz oder ein Schlag auf den Kopf, die eine intrakranielle oder intrazerebrale Blutung verursacht haben könnten. Jeder Patient, der eine Art Trauma am Kopf erleidet und über einen späteren Beginn von Kopfschmerzen klagt, sollte in der Notaufnahme untersucht werden, insbesondere ältere Menschen.

Behalten Sie im Hinterkopf, dass eine toxische Inhalation die Ursache der Kopfschmerzen sein kann; denken Sie dementsprechend an Ihre eigene Sicherheit. Ihr Verdacht einer toxischen Inhalation sollte sich festigen, wenn der Patient mit Chemikalien gearbeitet hat, sich in einem abgeschlossenen Raum oder einem schlecht belüfteten Bereich aufhält oder in der Nähe eines Ofens oder einer anderen Brennvorrichtung, die Kohlendioxiddämpfe absondern könnte.

Patienten klagen dann oft über Schwindel, Übelkeit und wiederkehrende Kopfschmerzen, die sich beim Betreten einer bestimmten Umgebung verschlimmern bzw. sich beim Verlassen bessern. Die Umgebung kann ebenso Hinweise auf die Beschwerden des Patienten geben. Halten Sie z.B. nach einem Eimer neben dem Bett oder Stuhl Ausschau; dies kann auf Übelkeit und Erbrechen hindeuten. Hinweise auf chronische Zustände können ebenfalls ersichtlich sein, z.B. ein Krankenbett, eine Sauerstoffflasche bzw. ein Konzentrator.

Ersteinschätzung

Die Ersteinschätzung dient dem Zweck, akute lebensbedrohliche Zustände der Atemwege, der Atmung und der Zirkulation zu erkennen und zu behandeln. Da Kopfschmerzen bei charakteristischen Erkrankungen und Verletzungen auftreten können, ist es unerlässlich, die Atemwege, die Atmung und die Zirkulation sorgfältig einzuschätzen und genau zu überwachen.

Wenn Sie sich einen Gesamteindruck verschaffen, so suchen Sie nach offensichtlichen Verletzungen am Kopf, einer abnormen Körperhaltung oder Erbrochenem. Bei der Einschätzung des mentalen Zustands sollten Sie auf mögliches Eintrüben achten. Ein veränderter mentaler Zustand mit Kopfschmerzen, wie eine lallende Sprache oder neurologische Defizite, ist ein signifikanter Hinweis auf eine intrakranielle Pathologie, wie eine Subarachnoidalblutung, ein Subduralhämatom, ein Schlaganfall, eine Enzephalitis oder eine Meningitis. Eine ausführliche Beschreibung dieser Erkrankungen finden Sie in *Kapitel 7*.

Wenn der Patient mit Ihnen spricht und Ihnen antwortet, dann sollten Sie die Atemwege als frei betrachten. Allerdings sollten Sie annehmen, dass jeder Patient mit einem veränderten mentalen Zustand nicht in der Lage sein wird, seine Atemwege freizuhalten. Wenn nötig, etablieren Sie einen Atemweg mithilfe eines manuellen Manövers und einer Atemwegshilfe. Da Erbrechen häufig mit einem gesteigerten intrakraniellen Druck und Kopfschmerzen einhergeht, sollten Sie Absaugbereitschaft herstellen. Wenn keine Wirbelsäulenverletzung vermutet wird, platzieren Sie den Patienten in der stabilen Seitenlage, um das Entfernen von Sekreten und Erbrochenem zu erleichtern und um eine Aspiration zu vermeiden. Falls übermäßig viel Erbrochenes vorhanden ist, die Atemwege nicht offen gehalten werden können oder der Patient vollkommen bewusstlos ist, dann sollten Sie eine endotracheale Intubation in Betracht ziehen. Abnorme Atemmuster können in Verbindung mit Kopfschmerzen auf einen gesteigerten intrakraniellen Druck, eine intrakranielle Pathologie oder eine toxische Inhalation hinweisen. Der Patient kann sich mit folgenden Atmungsformen präsentieren: Cheyne-Stokes-Atmung, Biot-Atmung und zentrale neurogene Hyperventilation. Betrachten Sie dazu die Beschreibungen und Illust-

Praxistipp

Jeder Patient, der irgendeine Form eines Schädeltraumas erlitten hat und später Kopfschmerzen entwickelt, sollte in der Notaufnahme im Hinblick auf die Ursachen untersucht werden, speziell ältere Menschen.

Abnorme Atemmuster können in Verbindung mit Kopfschmerzen auf einen gesteigerten intrakraniellen Druck hinweisen.

rationen von abnormen Atemmustern in den *Kapitel 5* und *7*. Schätzen Sie sorgfältig das Atemminutenvolumen ein und führen Sie eine positive Druckbeatmung mit Sauerstoffgabe durch, wenn der Patient ein inadäquates Tidalvolumen oder eine abnorme Atemfrequenz hat. Tachypnoe kann ein Hinweis auf eine Hypoxie sein, die wiederum die Kopfschmerzen verursacht. Signifikante Kopfschmerzen können ebenso durch Zustände verursacht werden, die mit der Atmung zusammenhängen, wie etwa Kohlenmonoxid- bzw. Kohlendioxidvergiftung, Lungenembolie, akute Exazerbation eines Emphysems oder einer chronischen Bronchitis, Zyanidvergiftung oder eine verminderte Stofftransportfähigkeit des Blutes aufgrund einer Anämie.

Schätzen Sie die Zirkulation des Patienten ein. Der Puls ist typischerweise bei Schmerzen erhöht; daher kann Tachykardie bloß eine Reaktion auf die Kopfschmerzen sein und nicht unbedingt ein Symptom einer zugrunde liegenden Ursache. Ein langsamer Puls kann auf einen gesteigerten intrakraniellen Druck hinweisen. Eine warme Haut kann ein Zeichen von Fieber im Rahmen einer intrakraniellen Infektion sein. Ein Patient, der unter Kopfschmerzen leidet und Anzeichen und Symptome von Fieber, Rötung, einem steifen Hals oder Nackensteife hat, sollte transportiert und auf Meningitis, Enzephalitis und die Lyme-Krankheit untersucht werden. Jeder Patient, der älter als 50 Jahre alt ist und Schmerzen in der temporalen Region hat, sollte auf eine temporale Arteriitis untersucht werden. Zusätzlich können neu einsetzende Kopfschmerzen bei Patienten über 50 Jahre ein Hinweis auf einen Hirntumor sein. HIV-Positive oder Krebspatienten mit neu einsetzenden Kopfschmerzen benötigen weitere Untersuchungen, um eine Meningitis, Gehirnabszesse oder Gehirnläsionen auszuschließen.

Jeder Patient, der sich mit Kopfschmerzen präsentiert, die mit einem veränderten mentalen Status oder mit Störungen im Bereich der Atemwege, der Atmung oder der Zirkulation einhergehen, hat hohe Priorität. Nach Ihrer raschen Beurteilung ist ein zügiger Transport in ein geeignetes Zielkrankenhaus indiziert. Führen Sie eine kontinuierliche Wiedereinschätzung des mentalen Zustands, der Atemwege, der Atmung und der Zirkulation durch, um eine weitere Verschlechterung oder Verbesserung des Zustands des Patienten rechtzeitig zu erkennen.

> **Merke**
>
> Beachten Sie mögliche Nebenursachen der Kopfschmerzen und die Umstände:
>
> - Kopfschmerzen mit Fieber, Rötung oder Nackenstarre; mögliche Ursachen: Meningitis, Enzephalitis, Lyme-Krankheit
> - temporaler Schmerz bei Patienten, die älter als 50 Jahre sind; mögliche Ursache: temporale Arteriitis
> - erstmaliger Beginn von Kopfschmerzen bei Patienten, die älter als 50 Jahre sind; mögliche Ursache: Gehirntumor
> - HIV-Positive oder Krebspatienten mit erstmaligem Beginn der Kopfschmerzen; mögliche Ursachen: Meningitis, Gehirnabszess, Gehirnläsionen

Erweiterte Untersuchung

Wenn der Patient ansprechbar ist, sollten Sie zuerst eine kurze Anamnese erheben und danach eine körperliche Untersuchung durchführen. Wenn der Patient nicht ansprechbar ist, müssen Sie eine kurze medizinische Beurteilung einschließlich der körperlichen Untersuchung durchführen, bevor Sie fremdanamnestisch weitere Informationen einholen.

Es ist sehr wichtig zu ermitteln, ob der Schmerz typisch oder atypisch ist. Atypische Kopfschmerzen können auf eine ernsthaftere Erkrankung hinweisen.

Anamnese Eine Anamnese ist bei Kopfschmerzpatienten extrem wichtig. Diese Informationen können Ihnen dabei helfen, den Ernst der Lage und die Ursache der Kopfschmerzen zu beurteilen. Es ist sehr wichtig zu erkennen, ob es sich um typische oder atypische Kopfschmerzen handelt. Wenn der Patient über typische Kopfschmerzen klagt, dann sollten Sie ihn nach kürzlich zurückliegenden Veränderungen hinsichtlich deren Frequenz und Intensität befragen. Fragen Sie Patienten mit chronischen Kopfschmerzen während der Untersuchung Folgendes:

- *„Wurden Ihnen Medikamente gegen Ihre Kopfschmerzen verschrieben?"*
- *„Seit wann haben Sie schon diese Kopfschmerzen?"*
- *„Wie haben sich die Kopfschmerzen verändert?"*
- *„Wie oft haben Sie diese Kopfschmerzen?"*
- *„Wie lange dauern die Kopfschmerzen typischerweise?"*
- *„Haben Sie Schmerzen in einem bestimmten Bereich?"*
- *„Wie würden Sie die Kopfschmerzen beschreiben?"*
- *„Wie schnell erreicht der Kopfschmerz die maximale Intensität?"*
- *„Haben Sie irgendwelche Begleitbeschwerden während der Kopfschmerzen?"*
- *„Gibt es irgendeinen Auslöser für die Kopfschmerzen?"*
- *„Haben Sie irgendwelche Warnsymptome für kommende Kopfschmerzen?"*
- *„Was macht die Kopfschmerzen schlimmer oder besser?"*
- *„Wann hat sich das Kopfschmerzmuster verändert?"*

Patienten, bei denen die Kopfschmerzen ganz plötzlich begonnen haben, sind eher von einer ernsthaften Ursache betroffen als Patienten mit chronischen Kopfschmerzen. Daher kann der plötzliche Beginn – und nicht die Intensität der Schmerzen – das beste Indiz einer pathologischen Ätiologie der Kopfschmerzen sein. Kontinuierliche Kopfschmerzen, die bilateral auftreten, werden typischerweise mit Muskelverspannungen und Spasmen assoziiert, wohingegen Kopfschmerzen, die kommen und gehen, meist einer Migräne oder Cluster-Kopfschmerzen entsprechen. Ein pulsierender Schmerz ist in der Regel die Folge einer vaskulären Ursache. Migränekopfschmerzen gehen öfter mit Übelkeit, Erbrechen und visuellen Störungen einher. Patienten, die Kopfschmerzen aufgrund eines erhöhten intrakraniellen Druckes haben, können Schmerzen wahrnehmen, die sich bei bestimmten Aktivitäten, die den Druck steigern, wie etwa Vornüberlehnen, Heben oder Husten, verschlimmern.

> **Merke**
>
> Ein plötzlicher Beginn der Kopfschmerzen sagt mehr aus als die Intensität und kann das beste Indiz einer pathologischen Ursache der Kopfschmerzen sein.

Wenn Sie die Patientenanamnese erheben, betrachten Sie die folgenden Schlüsselbegriffe, nutzen Sie das OPQRST-Schema und fragen Sie nach den Begleitbeschwerden:

1. *Onset (Beginn):* Ermitteln Sie die Eintrittsgeschwindigkeit und deren Verknüpfung mit anderen Anzeichen und Symptomen. Kopfschmerzen, die über einen Zeitraum von Jahren wiederkehren, haben in der Regel eine Verspannung als Ursache oder sind vaskulär bedingt. Kopfschmerzen, die intensiv sind, mit einem abrupten

Beginn einsetzen und insbesondere mit einem veränderten mentalen Zustand einhergehen, weisen meist auf eine signifikante Pathologie hin, wie eine intrakranielle Blutung, einen Schlaganfall oder eine Meningitis.

2. *Palliation/Provocation (Linderung/Provokation):* Kopfschmerzen aufgrund einer vaskulären oder entzündlichen Ursache werden durch schnelle Bewegungen, durch Bewegungen, die den intrakraniellen Druck steigern, durch plötzliche Erschütterungen, wie beim Husten oder Niesen, oder durch Umherwandern verschlimmert. Auch von bestimmten Nahrungsmitteln, wie Rotwein, Bananen und Käse, wird vermutet, dass sie eine Migräne verursachen. Orale Kontrazeptiva können Migräne bei manchen Patientinnen verschlimmern. Auch Patienten, die Nitrate gegen eine koronare Herzerkrankung nehmen, können von pulsierenden, vaskulären Kopfschmerzen betroffen sein. Andere medizinische Erkrankungen, wie Anämie, schwere Hypertonie und der Entzug von bestimmten Medikamenten, können Kopfschmerzen verursachen. Nebenbei bemerkt haben 80% der Migränepatienten eine positive Familienanamnese. Fragen Sie den Patienten, ob er irgendwelche Medikamente gegen Kopfschmerzen genommen hat, wie Aspirin oder Ibuprofen oder ein verschreibungspflichtiges Kopfschmerzmittel, und ob das Medikament seine Schmerzen gelindert hat.

3. *Quality (Qualität):* Versuchen Sie zu ermitteln, wie sich die Schmerzen anfühlen, selbst wenn dies sehr subjektiv und für den Patienten meist schwierig zu beschreiben ist. Vaskuläre Kopfschmerzen (durch Vasodilatation, Hypertonie, Fieber) sind von der Schmerzcharakteristik her pulsierend. Eine Trigeminusneuralgie erzeugt konstante Schmerzen von stechendem Charakter im Gesicht. Auch Hirntumoren verursachen meist einen konstant reißenden Schmerz. Cluster-Kopfschmerzen sind in der Regel sehr intensiv und kehren periodisch wieder, mit Episoden, die meist zwischen 20 min und zwei Stunden andauern.

> Die Lokalisation des Kopfschmerzes ist kein zuverlässiger Hinweis auf den Ort der Läsion (Schädigung). Qualität und Intensität des Kopfschmerzes sind kein zuverlässiger Hinweis auf die Ursache oder die Schwere des Zustands des Patienten.

4. *Radiation/Location (Ausstrahlung/Lokalisation):* Die Lokalisation der Schmerzen kann hilfreich beim Ermitteln der Ursache sein. Migränekopfschmerzen sind typischerweise auf einer Seite des Kopfes lokalisiert, können aber im Rahmen verschiedener Attacken die Seite wechseln. Wenn die Kopfschmerzen wiederkehrend und pulsierend sind und bei jeder Attacke auf derselben Seite auftreten, dann sollten Sie eine intrakranielle Raumforderung, ein Aneurysma, eine vaskuläre Missbildung, Cluster-Kopfschmerzen, eine fokale Reizung und Krankheiten der Strukturen des Gesichts und des Halses oder eine Trigeminusneuralgie vermuten. Wenn der Fluss des Liquors unterbrochen ist, so kann es zu bilateralen Kopfschmerzen kommen. Spannungskopfschmerzen sind typischerweise bilateral und treten in der frontalen und okzipitalen Region auf. Die Schmerzlokalisation korreliert nicht unbedingt mit dem genauen Ort der Läsion, da durch Kompression und Verschiebung der Gefäße mit ihren schmerzempfindlichen Strukturen die Schmerzen etwas weiter entfernt von der Läsion selbst auftreten können.

5. *Severity (Intensität):* Die Intensität der Schmerzen wird meist auf einer Skala von eins bis zehn gemessen. Der Patient wird gebeten, die Intensität der Schmerzen durch die Zuweisung von Nummern einzuschätzen, wobei Stufe eins wenig bis keinen Schmerzen entspricht und Stufe zehn sehr intensiven Schmerzen, die nicht auszuhalten sind. Allerdings ist die Intensität der Schmerzen kein eindeutiger Hinweis auf die Ernsthaftigkeit des Zustands; schwere Kopfschmerzen weisen nicht notwendigerweise auf einen besonders schweren Zustand hin. Die Kopfschmerzen, die meist die schlimmsten Schmerzen verursachen, sind jene einer Trigeminusneuralgie oder einer glossopharyngealen Neuralgie sowie die Cluster-Kopfschmerzen.

Kopfschmerzen bei älteren Patienten sollten immer ernst genommen werden.

6. *Time (zeitlicher Verlauf):* Migräne und Spannungskopfschmerzen beginnen typischerweise vor dem 40. Lebensjahr. Bei älteren Patienten, die über einen neu einsetzenden Kopfschmerz klagen, sollten Sie diese Beschwerde ernst nehmen, weil sie auf eine besondere Erkrankung hinweist. Ermitteln Sie außerdem, ob die Kopfschmerzen mit einer Aura oder einer prodromalen Phase (Warnsymptome) begonnen haben. Der Patient kann flüchtige autonome, visuelle, motorische oder sensorische Phänomene schildern – Symptome, wie verschwommene Sicht, Lichtflecke oder Blitze. Wenn die Aura vergeht, beginnen die Kopfschmerzen. Evaluieren Sie, ob der Beginn der Schmerzen mit der Nahrungsaufnahme, der Medikamenteneinnahme oder bei Frauen mit dem menstruellen Zyklus zusammenhängt.

Ein veränderter mentaler Zustand ist das signifikanteste Begleitsymptom von Kopfschmerzen.

7. *Associated Complaints (Begleitbeschwerden):* Das wichtigste Begleitzeichen ist ein veränderter mentaler Zustand, was zugleich eine ernsthafte Ursache vermuten lässt. Übelkeit, Erbrechen und Anorexie sind ebenfalls häufige Begleitbeschwerden. Andere assoziierte Beschwerden können Rötungen auf der Stirn, ein reißendes Gefühl und eine verstopfte Nase sein. Ein steifer Nacken und ein veränderter mentaler Zustand mit Kopfschmerzen deuten stark auf eine mögliche Subarachnoidalblutung oder die Reizung der Meningen hin.

Körperliche Untersuchung   Die Informationen, die die Behandlungsstrategie bestimmen, werden meistens im Rahmen der Ersteinschätzung und der Anamnese eingeholt. Jedoch können andere, subtilere Indikatoren einer besonderen Pathologie mit Kopfschmerzen während der körperlichen Untersuchung entdeckt werden.

Inspizieren und palpieren Sie den Kopf hinsichtlich einer traumatischen Genese. Untersuchen Sie den Patienten auf Prellungen, Schürfwunden, Platzwunden, Deformierungen und eine Ekchymose. Das Abtasten des Kopfes, des Nackens oder des Gesichts kann aufgrund einer Druckempfindlichkeit eine Reaktion beim Patienten auslösen. Patienten können sich über Schmerzen im Mittelgesicht, in den Zähnen und im Zahnfleisch oder im Kiefergelenk beklagen. Patienten, die älter als 50 Jahre sind und an unilateralen Schläfenkopfschmerzen leiden, könnten eine temporale Arteriitis haben. Untersuchen Sie die Pupillen und die Lichtreaktion. Ungleiche, starre oder geweitete Pupillen können auf eine Kopfverletzung oder eine schwere intrakranielle Blutung hinweisen. Inspizieren Sie die Ohren, die Nase und den Mund auf Blut und möglicherweise Liquor. Liquoraustritt aus den Ohren, der Nase oder dem Mund weist auf eine Schädelfraktur und eine mögliche Gehirnverletzung hin. Ohrenschmerzen können ein Zeichen einer Otitis media, einer Otitis externa oder einer Mastoiditis sein.

Untersuchen und tasten Sie den Nacken auf Hinweise von Verletzungen ab. Nackensteifigkeit (steifer Hals) ist meist ein Hinweis auf Zervikalspondylose (Arthritis), Meningitis, Enzephalitis oder Subarachnoidalblutung. Die Steifigkeit wird durch die Reizung der Meningen verursacht und wird meist bei der Beugung des Kopfes und Halses entdeckt: Legen Sie Ihre Hand unter den Kopf des Patienten und versuchen Sie, seinen Nacken zu beugen, indem Sie den Kopf nach vorn bewegen. Eine diffuse Reizung der zervikalen Nervenwurzeln durch eine Hirnhautreizung führt zu einem Widerstand beim Beugen des Nackens. Wenn Sie den Hals beugen, um zu überprüfen, ob eine Nackensteifigkeit vorhanden ist, dann achten Sie auf die Beine. Eine Beugung der Beine kann auf eine diffuse meningeale Reizung hinweisen. Diese Reaktion wird auch „Brudzinski-Zeichen" genannt.

Beurteilen Sie außerdem die Kernig-Zeichen, wenn Sie die unteren Extremitäten eines Patienten mit Meningitisverdacht untersuchen. Platzieren Sie den Patienten in Rückenlage, beugen Sie sowohl das Knie und als auch die Hüfte an einer Seite und strecken Sie dann das Bein im Knie, während die Hüfte nach wie vor gebeugt bleibt. Der Patient wird Schmerzen im posterioren Oberschenkel aufgrund lähmender Spasmen und Schwierigkeiten beim Ausstrecken des Knies haben. Wenn eine schwere meningeale Reizung vorliegt, kann sich das andere Knie beim Überprüfen des Kernig-Zeichens mitbeugen. Selten verursacht eine rotierende Bewegung Schmerzen. Eine muskuläre Verspannung kann Nackensteifigkeit verursachen; allerdings ist diese sehr viel milder als die Nackensteifigkeit aufgrund einer meningealen Reizung. Lassen Sie einen ansprechbaren Patienten sein Kinn zur Brust führen, um zu eruieren, ob Schmerzen oder eine Steifigkeit auslösbar sind.

Die Testempfindlichkeit des Brudzinski-Zeichens liegt bei 97% und die Testempfindlichkeit des Kernig-Zeichens bei 57%. Daher sollten diese Beurteilungsergebnisse im Kontext mit anderen Ergebnissen betrachtet werden. Untersuchen Sie die Augen auf Anzeichen von Beeinträchtigungen der Hirnnerven. Ptosis (das Herabhängen eines Augenlids), dyskonjugierter Blick, anomale extraokulare Augenbewegungen, anomale Pupillenreaktivität oder verminderte visuelle Sichtschärfe oder Sichtfeld sind typisch für eine Beeinträchtigung der Hirnnerven in Verbindung mit einer intrakraniellen Pathologie. Allerdings wird auch Migräne mit visuellen Defekten assoziiert: Die ophthalmoplegische Migräne kann eine extraokulare Lähmung, einen Augenlidabfall und Pupillenveränderungen verursachen. Untersuchen Sie Motorik, Sensibilität und Puls aller Extremitäten. Eine von der Norm abweichende Motorik wird typischerweise mit einer zerebralen vaskulären Läsion assoziiert, die meist eine hemiplegische Fehlfunktion verursacht. Die hemiplegische Migräne kann jedoch auch eine Muskelschwäche oder eine vollständige Hemiplegie hervorrufen. Das Defizit kann selbst nach Abklingen der Kopfschmerzen weiter anhalten. Bei der neurologischen Untersuchung ist die Sensibilität weniger aussagekräftig als die Motorik. Die Haltung des Patienten ist eine Reaktion auf einen schädlichen Stimulus, der auf die Beteiligung des Hirnstamms und eine ernsthafte Ätiologie der begleitenden Kopfschmerzen beim nicht ansprechbaren Patienten hinweist.

Vitalzeichen   Überwachen Sie genau den Blutdruck, das Atemminutenvolumen und die Herzfrequenz. Schmerzen können normalerweise den Blutdruck, die Herzfrequenz und die Atemfrequenz erhöhen. Kopfschmerzen mit einem diastolischen Blutdruck von mehr als 120 mmHg können im Rahmen einer Hypertonie beobachtet werden. Wenn dieser Patient zusätzlich Veränderungen des mentalen oder neurologischen Zustands zeigt, so liegt eine signifikante Notfallsituation vor.

Der Cushing-Reflex (der Versuch des Körpers, die zerebrale Perfusion trotz eines erhöhten intrakraniellen Druckes und eines Hirnödems aufrechtzuerhalten) könnte vorhanden sein. Achten Sie darauf, ob der Patient einen erhöhten systolischen Blutdruck (der zu einem erweiterten Pulsdruck führt), eine verminderte Herzfrequenz und ein abnormes Atemmuster zeigt, wie die Cheyne-Stokes-Atmung, die zentrale neurogene Hyperventilation, die Biot-Atmung oder Apnoe. Veränderungen des Atemmusters deuten ebenfalls auf eine toxische oder metabolische Ursache der Kopfschmerzen hin.

Eine erhöhte Herzfrequenz ist bei schweren Schmerzen zu erwarten.

Eine erhöhte Herzfrequenz ist eine Reaktion auf schwere Schmerzen; daher hat eine Tachykardie weniger Bedeutung, wenn Sie einen Kopfschmerzpatienten untersuchen. Eine erhöhte Atemfrequenz kann auf eine Ursache für die Kopfschmerzen hinweisen, wie z.B. Hypoxie, Kohlenmonoxidvergiftung, Lungenembolie, Zyanidvergiftung oder eine exazerbierte Atemwegserkrankung.

Eine warme Haut kann das Ergebnis von Fieber sein. Meningitis, Enzephalitis oder ein Gehirnabszess können sich mit Fieber und Kopfschmerzen zeigen. Diese Patienten können sich ebenso mit einem veränderten mentalen Zustand präsentieren, was ein ernsthaftes Problem darstellt.

Laborwerte Wenn der Kopfschmerzpatient auch einen veränderten mentalen Zustand aufweist, ist es notwendig, so viele Informationen durch die Labordaten zu sammeln wie möglich, um die Ursache der Kopfschmerzen und der Veränderung des mentalen Zustands zu ermitteln. Bestimmen Sie präklinisch den Blutzuckerspiegel, um zu ermitteln, ob der Patient hypoglykämisch, normoglykämisch oder hyperglykämisch ist. Das HHNS oder die diabetische Ketoazidose können Veränderungen des mentalen Zustands verursachen. Andere Parameter, die utnersucht werden sollten, sind das arterielle Blutgas, Hämoglobin und die Anzahl der weißen Blutkörperchen.

Diese Informationen können beim Ermitteln der Ursachen von Kopfschmerzen, wie einer Anämie, einer Hypoxie und einer Infektion, hilfreich sein.

Wiedereinschätzung

Überwachen Sie kontinuierlich den mentalen Zustand, die Atemwege und die Atmung des Patienten und erheben Sie die Vitalzeichen erneut. Beachten und identifizieren Sie jegliche Trends der Verbesserung oder Verschlechterung im Zustand des Patienten.

12.2.5 Präklinische Differenzialdiagnose

Nachdem die unmittelbar lebensbedrohlichen Zustände abgewendet worden sind, können Sie sich überlegen, was möglicherweise die Kopfschmerzen und die Veränderung im physiologischen Zustand verursacht haben kann:

- intrakranieller Tumor
- Subarachnoidalblutung
- intrazerebrale Blutung
- Subduralhämatom
- Meningitis
- Präeklampsie
- Hypertonie
- Hypoglykämie
- Gehirnabszess
- Inhalation von Kohlenmonoxid oder anderen toxischen Substanzen
- Verlust von Liquor
- Fieber
- Hypoxämie
- Anämie
- Schlaganfall
- Depression
- Zyanidvergiftung

Wenn der Zustand lebensbedrohlich ist und nicht einfach durch Kopfschmerzen verursacht wird, so sind weitere Interventionen und ein rascher Abtransport notwendig. Folgende Hinweise sollten Ihren Verdacht auf eine ernsthafte Ursache lenken und zu weiteren Abklärungen führen, insbesondere die Patienteneinschätzung und die Behandlung betreffend (▶ *Tabelle 12.1*):

- Kopfschmerzen, die mit einer neurologischen Dysfunktion, einer Verhaltensveränderung, einem Krampfanfall oder einem veränderten mentalen Zustand einhergehen
- unbekannte Kopfschmerzen mit abruptem Beginn oder erstmalig auftretende Kopfschmerzen

- „schlimmste Kopfschmerzen überhaupt", die je erlebt wurden

- zunehmend schlimmer werdende Schmerzen seit Tagen und Wochen

- Fieber, Übelkeit und Erbrechen ohne Anzeichen einer systemischen Erkrankung

- sich verschlimmernde Intensität der Kopfschmerzen während Aktivitäten, die auch den intrakraniellen Druck steigern, wie Husten, Niesen und Vornüberlehnen

- Fieber oder steifer Nacken, die zusammen mit Kopfschmerzen auftreten

- Veränderung der Qualität der chronischen Kopfschmerzen

- Kopfschmerzen, die mit einem deutlichen Anstieg des Blutdrucks einhergehen

Tabelle 12.1

Kopfschmerzen: Zeichen einer ernsten Ursache

Kopfschmerz assoziiert mit...	Eigenschaften des Kopfschmerzes
Neurologischer Fehlfunktion	Unbekannter Kopfschmerz mit akutem Beginn
Verändertem mentalem Zustand	Verschlimmert durch Husten, Niesen oder Vornüberlehnen
Verhaltensveränderung	Fieber oder steifer Nacken
Krampfanfall	Veränderung der Qualität der chronischen Kopfschmerzen

Wie vorher erwähnt, sollten Kopfschmerzen bei älteren Menschen immer sehr ernst genommen werden. Subduralhämatome und intrakranielle Läsionen treten häufiger bei älteren Personen auf. Behalten Sie ebenfalls im Hinterkopf, dass Kopfschmerzen auch aufgrund einer Depression oder einer anderen emotionalen Störung entstehen können.

Subarachnoidalblutung

Die Subarachnoidalblutung tritt am häufigsten zwischen dem 20. und dem 40. Lebensjahr auf. Die Hauptsymptome sind ein akuter Beginn von schweren Kopfschmerzen, die vom Patienten typischerweise als „schlimmste Kopfschmerzen überhaupt" beschrieben werden. Eine Subarachnoidalblutung entsteht in der Regel aufgrund einer Aneurysmaruptur. Das Aneurysma befindet sich gewöhnlich in einer der großen intrakraniellen Arterien im Bereich des Circulus Willisii. Somit gelangt das Blut in den Subarachnoidalraum. Das Einsetzen der ersten Anzeichen und Symptome erfolgt in der Regel schnell. Die meisten Patienten haben keine Warnzeichen, auch wenn manche Patienten über ankündigende Kopfschmerzen berichten, die auf eine kleine, warnende Blutung zurückzuführen sind oder die Vorboten einer Blutung schon Tage oder Wochen vor der Hauptblutung sind. Typischerweise tritt diese Blutung während einer körperlichen Belastung des Patienten auf.

Die schweren Kopfschmerzen erreichen meist ihre maximale Intensität innerhalb weniger Minuten nach dem Einsetzen. Sie sind generalisiert und nicht in einem Bereich des Kopfes isoliert. Der Patient kann infolge des gesteigerten intrakraniellen Druckes abrupt das Bewusstsein verlieren. Einige bewusstlose Patienten zeigen einen Streckkrampf, der ähnlich der Enthirnungsstarre ist. Suchen Sie ebenso nach Bradykardie, die durch eine vagale Kompression und einen Atemstillstand verursacht wird.

Während der Patient bei Bewusstsein ist, kann er über heftige Kopfschmerzen, Nackensteife und Fotophobie klagen. Sie können ebenfalls Diaphorese, Tachykardie und

Tachypnoe entdecken. Warnende Kopfschmerzen (Warnblutung) verursachen die charakteristischen „Donnerschlagkopfschmerzen", die der Subarachnoidblutung schon Tage bis Wochen vorausgehen. Ursachen können eine kleine Leckage eines Gefäßes sein, wobei Blut in den Arachnoidalraum tritt, eine Einblutung in die Wand des Aneurysmas oder eine Thrombose, die sich auf der Seite des Aneurysmas befindet.

Es ist wichtig, die Atemwege freizumachen und aufrechtzuerhalten. Ziehen Sie eine endotracheale Intubation in Betracht. Wenn die Atmung inadäquat ist, so führen Sie eine assistierte Beatmung durch, mit einer Frequenz von 10 bis 12 Beatmungen/min. Die Hyperventilation bei Patienten mit Kopfverletzungen, bei denen der Verdacht auf Einklemmungszeichen besteht, wird extrem kontrovers diskutiert und generell nicht empfohlen. Wenn dennoch eine Hyperventilation durchgeführt werden soll, dann beatmen Sie den Patienten maximal mit einer Frequenz von 16 Beatmungen/min und nur dann, wenn Hinweise auf eine Hirneinklemmung definitiv vorhanden sind. Stellen Sie sicher, dass Sie dem lokalen Protokoll folgen. Maximieren Sie die Oxygenierung durch die Sauerstoffgabe, während Sie den Patienten beatmen, oder verabreichen Sie den Sauerstoff via Nichtrückatemmaske, falls der Patient adäquat atmet. Verabreichen Sie dem Patienten eine Infusion mit einer kristalloiden Lösung bei einer offen haltenden Flussrate. Verabreichen Sie dem Patienten keine glucosehaltige Lösung, außer er wird hypoglykämisch vorgefunden, weil dies die neurologische Beeinträchtigung verschlimmern könnte.

Beachten Sie die Vorgaben der medizinischen Leitung bei der Behandlung einer Hypertonie, besonders wenn der systolische Blutdruck höher als 200 mmHg und der diastolische Blutdruck höher als 140 mmHg ist. Das lokale Protokoll zur Behandlung einer Hypertension kann antihypertensive Medikamente vorsehen, wie Nitroglycerin und Natrium-Nitroprussid, die sublingual oder i.v. verabreicht werden können.

> ### Merke
>
> Es ist besondere Vorsicht bei der Behandlung mit Antihypertensiva geboten, da diese Therapie bei Schlaganfallpatienten absolut kontraindiziert ist. Ein rascher Abtransport ist erforderlich.

Intrazerebrale Blutung

Eine Ruptur einer mittelgroßen Arterie im Hirngewebe erzeugt meist ein Gerinnsel, das das umliegende Gewebe komprimiert und verzerrt. Folglich kommt es zu einem plötzlichen Anstieg des intrakraniellen Druckes, da aufgrund der Ruptur zusätzliches Volumen innerhalb des geschlossenen Hirnschädels hinzukommt. Die klinischen Anzeichen und Symptome entstehen primär aufgrund von Hirnödemen und vom Masseneffekt des Gerinnsels, da nach kurzer Zeit die kleinen Leckagen aufhören zu bluten. Der häufigste prädisponierende Faktor einer zerebralen Blutung ist die chronische Hypertonie.

Patienten klagen am Anfang meist über schwere Kopfschmerzen, die sich kontinuierlich verschlimmern. Die Schmerzen sind vielfältig; sie sind vom Standort der Blutung abhängig. Die Schmerzen können generalisiert sein oder als ein dumpfes ipsilaterales (auf derselben Seite wie die Blutung) Unwohlsein in Erscheinung treten. Der Patient wird durch das mit der Blutung verbundene neurologische Defizit mehr verstört als von den Kopfschmerzen selbst. Das neurologische Defizit korreliert direkt mit der Lokalisation und der Größe der Läsion.

Die Behandlung des Patienten ist dieselbe wie beim Patienten mit einer Subarachnoidalblutung, die weiter oben in diesem Kapitel besprochen wurde. Achten Sie besonders auf die Atemwege, die Atmung und die Zirkulation. Behandeln Sie jegliche akuten lebensbedrohlichen Zustände, während Sie den Patienten unterstützend versorgen.

Intrakranielle Raumforderung

Die Kopfschmerzen können aufgrund von Hirnmassenläsionen variieren. Die Schmerzen entstehen wegen einer Deformierung der Meningen, aufgrund von innervierten Blutgefäßen oder, was weniger wahrscheinlich ist, aufgrund eines Anstiegs des intrakraniellen Druckes. Kopfschmerzen, die einer Subarachnoidalblutung, einer Nebenhöhlenentzündung und einer Migräne zugeordnet werden, sind meist schlimmer als die Schmerzen, die durch eine intrakranielle Raumforderung ausgelöst werden. Jedoch sind die von der intrakraniellen Raumforderung herrührenden Kopfschmerzen persistierender. Die Schmerzen sind chronisch, beim Aufwachen vorhanden und verschlimmern sich während anstrengender Aktivitäten, Husten oder anderer Aktivitäten, die den intrakraniellen Druck steigern.

Die Behandlung ist auf eine unterstützende Versorgung beschränkt. Achten Sie besonders auf die Behandlung jeglicher lebensbedrohlicher Zustände der Atemwege, der Atmung und der Zirkulation.

Subduralhämatom

Ein Subduralhämatom wird durch eine Blutung unter der Dura mater verursacht. Es entsteht meist aufgrund eines Traumas. Es kann sein, dass das Ereignis nebensächlich war und nicht erinnerlich ist; dies ist insbesondere bei älteren Menschen der Fall. Patienten, die jünger als 35 Jahre sind, müssen meist einer ernsteren stumpfen Gewalteinwirkung ausgesetzt sein, damit sich ein Subduralhämatom entwickelt. Diese Altersgruppe wird sich an das Trauma erinnern, außer der Patient leidet an Amnesie, die durch eine Gehirnerschütterung oder einen veränderten mentalen Zustand (aufgrund einer Intoxikation oder durch Drogeneinfluss) verursacht wird. Eine fokale neurologische Dysfunktion ist das Ergebnis einer Kompression des Hirngewebes, wohingegen Verwirrung, Desorientierung und Benommenheit mit einem gesteigerten intrakraniellen Druck in Zusammenhang stehen.

Ein chronisches Subduralhämatom tritt erst mindestens zwei Wochen nach der Verletzung auf. Die Kopfschmerzen sind in der Regel vorübergehend, und die neurologischen Defizite verschlechtern und verbessern sich abwechselnd. Der Bewusstseinszustand schwankt ebenfalls, so wie die damit zusammenhängenden Anzeichen und Symptome. Die intellektuellen Fähigkeiten des Patienten können ebenfalls beeinträchtigt sein. Behandeln Sie den Patienten wie vorher beschrieben. Beseitigen Sie alle akuten lebensbedrohlichen Zustände und führen Sie eine kontinuierliche unterstützende Behandlung durch.

> Ein chronisches Subduralhämatom tritt frühestens zwei Wochen nach der Verletzung auf.

Meningitis

Die Meningitis ist eine Infektion und Entzündung der Meningen. Die Meningen sind die fibröse Ummantelung des Gehirns und des Rückenmarks. Die Meningitis kann durch bakterielle, virale oder pilzassoziierte Infektionen verursacht werden. Der Patient präsentiert sich meist mit Kopfschmerzen, Fieber, Übelkeit, Erbrechen, Lichtempfindlichkeit, Schüttelfrost und Nackensteifigkeit. Eine Veränderung des mentalen Zustands ist ein unheilvolles Zeichen eines gesteigerten intrakraniellen Druckes. Die klassische Trias der bakteriellen Meningitis um fasst Fieber, Nackensteifigkeit und die Veränderung des mentalen Zustands. Letztere kann Reizbarkeit, Verwirrung, Lethargie, eine verminderte Reaktion auf Schmerz oder Koma beinhalten. Bei Patienten mit einer Streptococcuspneumoniae-Infektion kommt es häufig zu Krampfanfällen. Ein Ausschlag kann makulo-papulös, petechial oder purpurfarben in Erscheinung treten. Während der Untersuchung können positive Brudzinski- und Kernig-Zeichen entdeckt werden.

Lebensbedrohliche Zustände der Atemwege, der Atmung und der Zirkulation sollten wie bereits vorher beschrieben behandelt werden. Stellen Sie sicher, dass Sie die notwendigen Schutzmaßnahmen gegenüber Kontakt mit Körperflüssigkeiten ergreifen, da gewisse Formen der Meningitis ansteckend sind, speziell jene, die bakteriell bedingt sind. Tragen Sie eine Maske und Handschuhe, wenn Sie mit einem Patienten umgehen, der vermutlich an einer Meningitis leidet. Verabreichen Sie eine Infusion mit kristalloider Lösung und führen Sie weitere unterstützende Maßnahmen durch. Platzieren Sie den Patienten in der stabilen Seitenlage, um die Atemwege zu sichern.

Präeklampsie

Die Präeklampsie, auch bekannt als „Schwangerschaftstoxikose", ist eine typische Komplikation des dritten Trimenons, die mit Hypertonie, Proteinurie und exzessiven Ödemen auftritt. Die Patientinnen beklagen gewöhnlich Kopfschmerzen und visuelle Störungen. Wenn Krampfanfälle auftreten, dann wird dieser Zustand als „Eklampsie" bezeichnet. Führen Sie unterstützende Maßnahmen und einen raschen Transport durch. Gehen Sie mit der Patientin vorsichtig um, um einen weiteren Krampfanfall vermeiden. Magnesiumsulfat wird präklinisch oft zur Krampfprophylaxe verabreicht und um Krampfanfälle zu durchbrechen. Wenn das Magnesiumsulfat ineffektiv, nicht vorhanden oder verbraucht worden ist, dann verabreichen Sie stattdessen Benzodiazepine (Diazepam, Lorazepam oder Midazolam), um den Krampfanfall zu stoppen.

Kohlenmonoxidvergiftung

Patienten, die Kohlenmonoxid eingeatmet haben, können sich mit Kopfschmerzen, Schwindel, Dyspnoe, visuellen Störungen, Verwirrung, Synkope, Übelkeit, Erbrechen, verändertem mentalem Zustand, Tinnitus, Brustschmerz, Desorientiertheit und Krampfanfällen präsentieren. Kopfschmerzen sind ein sehr häufiges Anzeichen. Führen Sie unterstützende Maßnahmen durch und achten Sie besonderes auf die Atemwege und die Atmung. Führen Sie eine positive Druckbeatmung mit zusätzlichem Sauerstoff durch, wenn der Patient inadäquat atmet, oder verabreichen Sie zusätzlich Sauerstoff über eine Nichtrückatemmaske, wenn eine adäquate Atmung vorhanden ist. Hängen Sie eine Infusion mit einer kristalloiden Lösung an und legen Sie einen EKG-Monitor zur kontinuierlichen Messung an. Führen Sie unterstützende Maßnahmen durch, falls notwendig.

Gehirn- oder parameningealer Abszess

Einige Patienten mit einem Gehirnabszess bleiben asymptomatisch und präsentieren sich bei der Untersuchung ohne auffällige körperliche Befunde.

Ein Abszess des Gehirns oder des parameningealen Gewebes kann eine Vielzahl unterschiedlicher Anzeichen und Symptome verursachen; allerdings bleiben manche Patienten asymptomatisch und präsentieren sich während der Untersuchung ohne auffällige körperliche Befunde. Dies gilt vor allem für Patienten, die immungeschwächt sind, die oft gesund aussehen, aber klinisch gesehen sehr krank sind. Die Anamnese und die Risikofaktoren sind der Schlüssel zur präklinischen Differenzialdiagnose eines Gehirn- oder parameningealen Abszesses. Folgende infektiöse Faktoren begünstigen die Abszessbildung: Otitis media, Mastoiditis, Sinusitis, Endokarditis und dentale Infektionen. Weitere prädisponierende Faktoren sind vorausgegangene Kopfverletzungen, eine Immunsuppressionstherapie, der Gebrauch von Steroiden (wie Cortison) und ein vorausgegangener chirurgischer Eingriff.

Der Patient kann sich mit Kopfschmerzen, fokalem neurologischem Defizit, Übelkeit, Erbrechen, Koma, Krampfanfall, Verhaltensstörungen und Veränderungen der Persönlichkeit präsentieren. Die körperliche Untersuchung kann Fieber, Meningismus (Anzeichen von Meningitis ohne eine akute meningeale Entzündung), ein Augenlidödem und fokale neurologische Defizite (am häufigsten die milde Hemiparese) aufzeigen. Die Anzeichen und Symptome verschlimmern sich häufig schnell. Der Patient benötigt i.v. hochdosierte Antibiotika; daher ist Ihre Behandlung primär unterstützend.

Temporale Arteriitis

Die temporale Arteriitis, auch bekannt als „Riesenzellarteriitis", ist eine entzündliche Erkrankung der externen Karotisarterien. Sie befällt stets die Temporalarterie. Diese Erkrankung tritt am häufigsten bei Patienten auf, die über 50 Jahre alt sind und sich mit schweren Kopfschmerzen, der häufigsten Beschwerde, präsentieren. Die Kopfschmerzen können unilateral in der temporalen Region oder außerhalb davon auftreten. Andere Anzeichen und Symptome sind Kiefer- bzw. Gesichtsschmerzen, verminderte visuelle Schärfe oder der plötzliche Verlust der Sehfähigkeit, Diplopie, Defekte im Gesichtsfeld, Schmerzempfindlichkeit der Kopfhaut, Fieber und Ptosis. Das Abtasten kann eine abnorme strangförmige, knötchenartige und schmerzempfindliche Temporalarterie aufzeigen.

Die temporale Arteriitis tritt sehr selten bei Afroamerikanern und Asiaten auf. Frauen sind zweimal häufiger betroffen als Männer. Wird eine temporale Arteriitis nicht erkannt und behandelt, so kann dies zur Erblindung des Patienten und zum Hirninfarkt führen. Die primäre Behandlung beinhaltet die Gabe von Cortison; daher ist die präklinische Versorgung auf die Erkennung der Erkrankungsursache und unterstützende Maßnahmen beschränkt.

12.2.6 Behandlungsprioritäten

Die Behandlungsprioritäten konzentrieren sich auf die Behandlung jeglicher akuter lebensbedrohlicher Zustände der Atemwege, der Atmung und der Zirkulation, bevor versucht werden kann, eine präklinische Arbeits- und Differenzialdiagnose zu stellen. Es ist wichtig, beim Erstellen der präklinischen Differenzialdiagnose die lebensbedrohlichen Ursachen zu berücksichtigen bzw. zu erkennen, wie Subarachnoidalblutung, intrakranielle Raumforderung, Subduralhämatom, Meningitis, hypertensive Enzephalopathie, Präeklampsie, Kohlenmonoxid- und andere Vergiftungen.

Wenn der Verdacht auf eine Kopfverletzung durch ein stumpfes oder penetrierendes Trauma besteht, ist es notwendig, eine manuelle Immobilisation und Schienung der Wirbelsäule durchzuführen. Öffnen Sie die Atemwege mithilfe des Esmarch-Handgriffs, wenn der Patient einen veränderten mentalen Zustand zeigt. Führen Sie einen oropharyngealen oder nasopharyngealen Atemweg ein, wenn die Atemwege aufgrund der zurücksinkenden Zunge schwierig aufrechtzuerhalten sind. Untersuchen Sie die Innenseite des Mundes auf Erbrochenes, Blut oder andere Sekrete. Machen Sie den Mund durch Absaugen frei. Ziehen Sie eine endotracheale Intubation dann in Betracht, wenn der Patient keinen Würgreflex hat oder wenn reichlich Erbrochenes oder Blut in den Atemwegen vorhanden sind. Wenn der Patient auf der Glasgow Coma Scale weniger als acht Punkte erreicht, dann führen Sie ein aggressives Atemwegsmanagement mittels einer endotrachealen Intubation durch.

Schätzen Sie die Atemfrequenz und das Tidalvolumen ein. Wenn beide inadäquat sind, dann beginnen Sie sofort mit einer positiven Druckbeatmung mit zusätzlichem Sauerstoff.

Schätzen Sie die Atemfrequenz und das Tidalvolumen ein. Wenn sowohl die Atemfrequenz als auch das Tidalvolumen inadäquat sind, dann beginnen Sie mit einer positiven Druckbeatmung. Verabreichen Sie zusätzlich Sauerstoff, während Sie den Patienten beatmen. Ihr Protokoll kann eine Hyperventilation bei Patienten mit Verdacht auf einen erhöhten intrakraniellen Druck und mit konkreten Einklemmungszeichen (Körperhaltung, ungleiche Größe oder Reaktivität der Pupillen mit verändertem mentalem Zustand oder geweitete bzw. starre Pupillen) empfehlen. Die Hyperventilation muss kontrolliert durchgeführt werden; sie bewirkt, dass der Kohlendioxidpartialdruck reduziert wird, die zerebralen Gefäße sich verengen, das zerebrale Blutvolumen gesenkt und der intrakranielle Druck vermindert wird.

Die Hyperventilation sollte mit zusätzlichem Sauerstoff mit 16 Beatmungshüben/min durchgeführt werden. Eine übermäßige oder unkontrollierte Hyperventilation kann zu einer exzessiven zerebralen Arterienverengung führen, die dann den zerebralen Blutfluss reduziert und den zerebralen Perfusionsdruck senkt. Wenn es keine Einklemmungszeichen gibt oder die Hyperventilation kein Teil Ihres Protokolls ist, beatmen Sie mit einer Frequenz von 10 bis 12 Beatmungshüben/min.

> **Praxistipp**
>
> Die folgenden Anzeichen erfordern eine Hyperventilation mit einer Atemfrequenz von 16 Atemhüben/min:
> - unilateral oder bilateral geweitete Pupille(-n)
> - asymmetrische Pupillenreaktion
> - nicht zielgerichtete Körperhaltung (Flexion oder Extension)

Wenn der Patient adäquat atmet, können Sie Sauerstoff beim Hinweis auf eine Hypoxie oder Hypoxämie verabreichen, insbesondere bei klinischen Anzeichen und Symptomen und dem entsprechenden pulsoxymetrischen Wert.

Verabreichen Sie eine Infusion mit einer offen haltenden Flussrate. Hyperhydrieren Sie den Patienten nicht, da eine Hyperhydratation ein Hirnödem verschlimmert und den intrakraniellen Druck steigert. Allerdings können Langzeitkopfschmerzen bei einigen Patienten eine Dehydratation auslösen. Entnehmen Sie, entsprechend dem lokalen Protokoll, Blut für Labortests ab. Verabreichen Sie keine glucosehaltigen Lösungen. Studien haben gezeigt, dass sich nach der Gabe von Glucose das neurologische Outcome verschlechtert. Wenn der Blutzuckerwert des Patienten niedriger als 60 mg/dl ist und der Patient sich mit Anzeichen und Symptomen einer Hypoglykämie präsentiert oder wenn er einen Blutzuckerwert unter 50 mg/dl hat und sich mit oder ohne Anzeichen zeigt, dann verabreichen Sie 20 g Glucose.

Legen Sie dem Patienten ein kontinuierliches EKG-Monitoring an. Suchen Sie nach möglichen Rhythmusstörungen und behandeln Sie diese entsprechend.

Hypertonie kann die Ursache der Kopfschmerzen sein und ernsthafte klinische Folgen nach sich ziehen, wie etwa einen Schlaganfall. Nitroglycerin oder Natrium-Nitroprussid können zur akuten antihypertensiven Therapie in Betracht gezogen werden. Falls der diastolische Blutdruck über 140 mmHg liegt, sollten Sie eine medikamentöse Blutdrucksenkung erwägen. Konsultieren Sie die medizinische Direktion und Ihr Protokoll, bevor Sie den hypertensiven Patienten behandeln. Bei Patienten mit einem ischämischen Schlaganfall ist die antihypertensive Therapie nicht indiziert.

Bringen Sie den Patienten in eine ihm angenehme Position. Wenn der Patient einen veränderten mentalen Zustand aufweist und kein Verdacht auf eine Wirbelsäulenverletzung besteht, platzieren Sie den Patienten in der stabilen Seitenlage, damit Sekrete oder Erbrochenes abfließen können. Die Gabe von Analgetika wird präklinisch nicht empfohlen. Ziehen Sie eine Sauerstofftherapie in Betracht, da hohe Sauerstoffkonzentrationen Cluster-Kopfschmerzen lindern können.

Übelkeit und Erbrechen 12.3

In der Präklinik werden Sie auf verschiedene Beschwerden stoßen, die manchmal mit einer schweren Erkrankung in Zusammenhang stehen und manchmal zwar störend, aber medizinisch unbedeutend sind. Übelkeit und Erbrechen fallen in diese Kategorie: Es sind Beschwerden, die auf eine ernsthafte zugrunde liegende Ursache hinweisen können oder auch nicht. Übelkeit und Erbrechen werden in diesem Kapitel behandelt, da sie, wie vorher erwähnt, so häufig mit Kopfschmerzen gemeinsam auftreten. Es werden hier auch noch andere Ursachen von Übelkeit und Erbrechen angeführt.

Übelkeit ist ein unangenehmes „mulmiges" Gefühl, das meist, aber nicht immer zu Erbrechen führt. Erbrechen kann auch ohne Übelkeit auftreten; Übelkeit kann auch ohne nachfolgendes Erbrechen auftreten. Erbrechen ist ein Reflex aufgrund einer Stimulation des Brechzentrums in der Medulla oblongata, die für die motorische Kontrolle des Erbrechens verantwortlich ist. Die Stimulation des Brechzentrums kann durch unterschiedliche Quellen ausgelöst werden:

> Übelkeit ist ein unangenehmes „mulmiges" Gefühl, das meist, aber nicht immer zu Erbrechen führt.

- Stimulation der Nervenfasern in den gastrointestinalen Eingeweiden durch Irritation oder Infektion
- Stimulation des Vestibularapparats im Innenohr durch Bewegung oder eine Infektion
- Störungen des ZNS oder bestimmte Anblicke, Gerüche oder emotionale Erfahrungen
- Stimulation der Chemorezeptoren in der Area postrema der Medulla oblongata durch Medikamente, Chemotherapeutika, Strahlentherapie, Toxine, Urämie, Hypoxie oder Azidose

Der Vorgang schreitet allgemein von Übelkeit über Würgen zu Erbrechen fort. Die umgekehrte Peristaltik des Dünndarms und ein positiver intraabdominaler und intrathorakaler Druck führen zur Ausscheidung des Magen- und Darminhalts durch den Mund.

Bedenken Sie, dass Erbrechen ein Symptom und keine Erkrankung an sich ist. Es kann ein Hinweis auf eine sehr ernste Erkrankung oder Verletzung sein oder es kann sich um einen simplen Zustand ohne weitere Bedeutung handeln. Selbst wenn das Erbrechen ein Anzeichen für einen anderen Zustand ist, kann es auch selbst zu ernsthaften Komplikationen führen. Einige davon sind lebensbedrohlich. Es gibt Zustände, die sich aus dem Erbrechen entwickeln können, wie eine schwere Dehydratation, eine metabolische Azidose, schwere Elektrolytstörungen (Kalium, Natrium und Chlorid), ösophageale bzw. gastrische Blutungen und Risse nahe dem ösophagogastrischen Übergang (Mallory-Weiss-Riss). Es gibt zahlreiche Ursachen für das Erbrechen, die nicht mit dem Gastrointestinaltrakt in Zusammenhang stehen:

- Pneumonie
- Meningitis
- Sepsis
- diabetische Ketoazidose
- Urämie
- Intoxikation (Digoxin, Theophyllin, Aspirin, Eisen)
- Hydrozephalus
- Hirnödem
- Nierensteine
- Eierstock- oder Hodentorsion

- Schwangerschaft
- rupturierte Bauchhöhlenschwangerschaft
- myokardiale Ischämie
- Schlaganfall (posteriore Zirkulation)

12.3.1 Syndrom des zyklischen Erbrechens

Das Syndrom des zyklischen Erbrechens ist ein Zustand, bei dem der Patient Episoden von schwerer Übelkeit und Erbrechen durchlebt, die Stunden bis Tage anhalten können und die sich periodisch mit Phasen abwechseln, in denen der Patient absolut keine Symptome zeigt. Diese Erkrankung wurde erstmals 1882 entdeckt und hat seit Mitte der 1990er-Jahre vermehrt Aufmerksamkeit erlangt. Die Pathophysiologie dieses Syndroms ist noch umstritten; allerdings gibt es einige Stimmen, die der Auffassung sind, dass es sich um einen Hirn-Darm-Mechanismus handelt, von dem manche glauben, dass er ähnlich wie die Migräne oder die Übererregbarkeit entsteht. Diese Hypothese wird durch die Tatsache unterstützt, dass ca. 82% der Patienten mit diesem Syndrom eine Familienanamnese mit Migräne haben. Kinder mit dem Syndrom, die eine negative Familienanamnese bezüglich einer Migräne haben, entwickeln typischerweise eine Migräne, wenn sie älter werden. Viele der Migräneauslöser lösen auch das Syndrom des zyklischen Erbrechens aus. Sowohl die Migräne als auch das Syndrom beginnen plötzlich und vergehen schnell; danach folgt beim Patienten eine längere symptomfreie Periode.

Das Syndrom tritt in allen ethnischen Gruppierungen auf. Es kommt bei Frauen ein wenig häufiger vor als bei Männern. Das Durchschnittsalter bei Beginn der Erkrankung beträft 5,2 Jahre; allerdings wurde das Syndrom auch bei Neugeborenen im Alter von sechs Tagen und bei älteren (73-jährigen) Patienten beobachtet. Da es keinen Test für dieses Syndrom gibt, der zur Diagnose führt, muss es mittels eines Wiedererkrankungsmusters diagnostiziert werden. Wie bereits erwähnt, sind die Patienten zwischen den Syndromperioden symptomfrei.

Jede zyklische Episode ist der vorherigen ähnlich und bildet ein typisches Muster von Anzeichen und Symptomen. Die meisten Episoden beginnen zur gleichen Zeit des Tages und haben etwa dieselbe Dauer und Intensität. Die Episoden treten häufiger bei Kindern als bei Erwachsenen auf; jedoch dauern die einzelnen Episoden oft bei älteren Patienten länger an. Wie bei der Migräne sind die Auslöser des Syndroms des zyklischen Erbrechens bei Kindern einfacher zu identifizieren als bei Erwachsenen. Die Auslöser sind Stress, Infektionen, Aufregung, Erkältung, Allergien, gewisse Nahrungsmittel (Schokolade, Glutamat, Käse), ein überfüllter Magen, Essen kurz vor dem Schlafengehen, heißes Wetter, Bewegungsübelkeit, Menstruation und körperliche Anstrengungen. Der häufigste Auslöser ist eine Infektion, meist als Begleitung einer Nebenhöhleninfektion. Das Muster des Syndroms beinhaltet meist die folgenden Anzeichen bzw. Beschwerden:

- intensive, wiederkehrende Episoden des Erbrechens
- symptomfreie Episoden, die in ihrer Dauer variieren
- Erbrechensepisoden, die Stunden bis Tage andauern können
- keine Diagnose zur Ursache des Erbrechens
- Beginn, Dauer, Intensität, Häufigkeit und damit verbundene Anzeichen und Symptome bei jeder Episode ähnlich
- abrupter Beginn und Beendigung der Episode
- Selbstlimitierung der Episoden, Verschwinden ohne Intervention

Zusätzliche Anzeichen und Symptome, die der Patient haben kann, während er unter einer Episode leidet:

- schwere Übelkeit
- Abdominalschmerzen
- Bewegungsübelkeit
- Kopfschmerzen
- Fotophobie
- Lethargie
- Fieber
- Blässe
- Diarrhoe
- Dehydratation
- exzessiver Speichelfluss

Die ersten Anzeichen und Symptome des Syndroms des zyklischen Erbrechens sind schweres Erbrechen, Würgen und Übelkeit. Die Brechepisoden beginnen meist früh am Morgen (zwischen 2:00 und 4:00 Uhr) oder beim Aufwachen. Patienten können bis zu zwölfmal pro Stunde erbrechen. Der Durchschnitt liegt bei sechsmal pro Stunde. Die Episodendauer liegt zwischen einem und fünf Tagen; allerdings wurde von Fällen berichtet, bei denen einige Episoden zehn Tage andauerten.

Das Erbrechen erfolgt meist schwallartig ohne vorangehendes Würgen. Das Erbrochene enthält Gallenflüssigkeit, Schleim und Blut. Neben dem Erbrechen kann der Patient über Bauchschmerzen klagen. In einigen Fällen sind die Bauchschmerzen heftig genug, um sich als akutes Abdomen zu präsentieren. Würgen und Übelkeit werden ebenfalls häufig von Erbrechen begleitet. Die Übelkeit wurde von Patienten als das schlimmste Symptom der Episode beschrieben. Der Patient erfährt typischerweise sogar nach dem Erbrechen keine Linderung der Übelkeit, und sie verschwindet nicht, bis die Episode komplett vorüber ist. Andere Anzeichen, auf die zu achten ist, sind die fetale Position sowie ausgeschaltetes Licht, Fernseher und Radio als Versuch, dadurch die Übelkeit zu lindern. Etwa 30% der Patienten mit diesem Syndrom haben Fieber und Diarrhoe. Der Patient kann lethargisch sein (Die Lethargie kann auch tiefgreifend sein.); außerdem sieht der Patient oft blass aus. Beim Patienten kann sich ein exzessiver Speichelfluss und Sabbern bemerkbar machen.

Patienten, bei denen das Syndrom diagnostiziert wurde, werden typischerweise prophylaktisch mit Antiemetika oder mit Stoffen behandelt, die die Auslöser des Zustands dämpfen. Häufig verabreichte Medikamente, die die spezifischen Auslösemechanismen dämpfen bzw. die Episode unterbrechen:

- Benzodiazepine (Lorazepam, Diazepam), um die Stressauslöser zu reduzieren
- Propranolol (Inderal)
- Amitriptylin (Saroten)
- Erythomycin (Erythrocin, Eryc, E-Mycin, Erythrocin)
- Ondansetron (Zofran)
- Sumatriptan (Inignan)
- Diphenhydamin (Benadryl)
- Ranitidin (Ulsal) oder Omeprazol (Onec) während der prodromalen Phase

Die präklinische Behandlung des Syndroms ist hauptsächlich unterstützend. Jedoch ist es am wichtigsten, dass das präklinische Personal von diesem Syndrom weiß, speziell, wenn es aufgrund eines schweren, anhaltenden Erbrechens zu einem Notfall um 3:00 Uhr morgens gerufen wird. In schweren Fällen kann der Patient an Dehydratation und an einem Elektrolytungleichgewicht leiden, die eine synkopale Episode und Herzrhythmusstörungen verursachen können. Das schwere Erbrechen beim Syndrom des zyklischen Erbrechens wird ebenfalls assoziiert mit einer Refluxösophagitis (durch einen häufigen gastrischen Reflux des Magensafts verursacht), einer Hämatemesis (durch Reizung des Ösophagus) und dem Mallory-Weiss-Riss am gastroösophagealen Übergang, der durch Würgen oder erzwungenes Erbrechen verursacht wird. Sie sollten bei der körperlichen Untersuchung die Zähne auf Zahnfäule untersuchen, da die Magensäure den Zahnschmelz angreift. Es ist wichtig zu wissen, dass durchschnittlich zweieinhalb Jahre ab dem Zeitpunkt des Einsetzens der Probleme vergehen, bis die Diagnose gestellt wird, weil die Patienten meist nicht sofort medizinische Hilfe suchen und erst das Zustandsbild festgestellt werden muss.

12.3.2 Patienteneinschätzung

Der Fokus der Patienteneinschätzung liegt auf dem Erkennen und Behandeln jeglicher lebensbedrohlicher Probleme, bevor begonnen werden kann, die zugrunde liegende Ursache dieses Zustands zu identifizieren. Beim Erbrechen besteht die potenzielle Gefahr einer Atemwegsverlegung.

Szenenüberblick

Sie sollten während der Beurteilung der Einsatzstelle auf Hinweise achten, die Aufschluss über das Erbrechen des Patienten geben, wie einen Eimer oder einen großen Topf neben dem Bett bzw. Stuhl des Patienten oder Erbrochenes auf der Bettwäsche, den Möbeln oder dem Boden. Suchen Sie außerdem nach möglichen Ursachen, die das Erbrechen ausgelöst haben könnten, wie bestimmte Mahlzeiten, Medikamente oder andere Substanzen, die der Patient zu sich genommen hat.

Ersteinschätzung

Im Zuge der Ersteinschätzung liegt Ihre Hauptsorge bei der Kontrolle der Atemwege. Ein sich erbrechender Patient mit einem veränderten mentalen Zustand ist ein potenziell gefährdeter Kandidat für die Aspiration des Mageninhalts. Unterstützen Sie den Patienten, indem Sie ihn so positionieren, dass das Erbrochene und die Sekrete einfach ablaufen können und Sie ggf. Fremdkörper aus der Mundhöhle absaugen können. Wenn der Patient einen veränderten mentalen Zustand hat und an schwerem und anhaltendem Erbrechen leidet, dann bringen Sie den Patienten in die stabile Seitenlage und ziehen Sie eine endotracheale Intubation in Betracht. Untersuchen Sie den Zustand der Perfusion und den Puls des Patienten, da diese als Indikatoren eines Schocks dienen. Übermäßiges Erbrechen kann zur Dehydratation führen. Das andauernde Erbrechen kann zudem ein Elektrolytungleichgewicht und eine Alkalose verursachen.

Erweiterte Untersuchung

Anamnese Wenn das Erbrechen die Hautbeschwerde im Zuge der Patientenanamnese ist, dann setzen Sie die relevanten Teile des OPQRST-Schemas wie folgt um:

1. *Onset (Beginn):* Ermitteln Sie, ob der Patient vor oder nach dem Essen erbrechen musste. Ermitteln Sie den zeitlichen Verlauf nach dem Essen bis zu dem Zeitpunkt, an dem der Patient begonnen hat zu erbrechen. Zu Erbrechen am frühen Morgen vor dem Essen kommt es oft aufgrund einer Schwangerschaft, einer Urämie, einer alko-

holischen Gastritis und eines erhöhten Hirndrucks. Erbrechen nach dem Essen kommt bei einer Ulcuserkrankung vor. Das Erbrechen nach der Einnahme von fettigen Mahlzeiten weist häufig auf eine Cholezystitis hin. Das schwallartige Erbrechen ohne Übelkeit oder Würgen kann die Folge eines erhöhten intrakraniellen Druckes sein. Fragen Sie nach dem Beginn der Kopf- oder Brustschmerzen.

2. *Palliation/Provocation (Linderung/Provokation):* Ermitteln Sie die lindernden bzw. intensivierenden Faktoren des Erbrechens. Das Erbrechen bei einer peptischen Ulcuserkrankung wird durch Essen verschlimmert. Erbrechen im Rahmen einer Gastritis wird durch Nahrungsaufnahme oft gelindert. Liegen Infektionen des Innenohrs vor, so kann das Erbrechen durch Kopfbewegungen ausgelöst werden. Aktivitäten, die den Hirndruck erhöhen, wie eine anstrengende Aktivität oder Vornüberlehnen, können zu schwallartigem Erbrechen führen.

3. *Quality (Qualität):* Ermitteln Sie die Charakteristika des Erbrochenen. Unterschiedliche Farben und Konsistenzen des Erbrochenen können auf die Anwesenheit von Blut bzw. verschiedene Krankheitsprozesse hinweisen und auf die Höhe der vermutlichen Darmobstruktion. Eine akute Gastritis führt zum Erbrechen von Mageninhalt, dem eine kleine Menge an Galleflüssigkeit beigemischt ist. Ein Patient, der unter einer Torsion eines Organs im Abdomen oder im Bereich des Beckens leidet, würgt und erbricht sehr wenig. Bei einem Darmverschluss kann sich der Mageninhalt von galliger bis hin zu brauner, kotartiger Konsistenz entwickeln. Dieser Vorgang ist charakteristisch für eine Obstruktion des Dünndarms. Das Erbrechen von Blut weist auf eine gastrointestinale Blutung hin.

4. *Radiation/Location (Ausstrahlung/Lokalisation):* Fragen Sie nach, ob die Schmerzen, die mit dem Erbrechen auftreten, ausstrahlen bzw. wo die Schmerzen in etwa lokalisiert sind.

5. *Severity (Intensität):* Finden Sie heraus, ob das Erbrechen mild oder heftig war. Ermutigen Sie den Patienten, die Intensität des Erbrechens mit seinen eigenen Worten zu beschreiben.

6. *Time (zeitlicher Verlauf):* Ermitteln Sie, wie lang der Patient erbrochen hat. Ein Patient, der jede halbe Stunde oder die ganze Nacht erbrochen hat, ist wahrscheinlich dehydriert.

7. *Associated Complaints (Begleitbeschwerden):* Suchen Sie nach Hinweisen auf andere Anzeichen und Symptome, wie Schmerzen, Fieber, Kopfschmerzen, Nackensteifigkeit, verschwommene Sicht, Vertigo, Doppeltsehen oder Schwäche. Erheben Sie außerdem bei Frauen, die sich im gebärfähigen Alter befinden, anamnestisch die Menstruation.

Fragen Sie während der Anamnese nach wiederkehrenden Episoden des Erbrechens. Falls ein wiederkehrendes Muster des Erbrechens besteht, insbesondere in Verbindung mit einem Auslösemechanismus, könnte der Patient an dem Syndrom des zyklischen Erbrechens leiden.

Körperliche Untersuchung   Führen Sie eine körperliche Untersuchung durch. Beobachten Sie das generelle Erscheinungsbild des Patienten: Wie ist seine Körperhaltung? Liegt ein Patient z.B. komplett ruhig, dann kann das Erbrechen hauptsächlich eine organische Ursache haben. Ein unruhiger Patient kann unter Nierensteinen leiden. Untersuchen Sie den Patienten auf mögliche Hinweise einer Dehydratation. Ein abdominaler Druckschmerz kann präsent sein oder auch nicht. Es gibt eine Vielzahl von Zuständen, die mit Erbrechen in Erscheinung treten. Allerdings weist ein hartes Abdomen auf eine Peritonitis hin. Die Peritonitis ist ein ernsthafter Zustand.

Schätzen Sie die Atemgeräusche ein und legen Sie dem Patienten ein EKG an. Untersuchen Sie das Abdomen: Untersuchen und palpieren Sie es auf Blähungen bzw. eine Dehnung des Abdomens, die auf eine Darmobstruktion hinweisen kann. Tasten Sie das Abdomen auf Schmerzempfindlichkeit und Härte ab. Überprüfen Sie den Puls und die motorischen und sensorischen Funktionen in allen vier Extremitäten. Ermitteln Sie, ob irgendwelche neurologischen Defizite bestehen. Untersuchen Sie die Haut auf Ausschläge; diese könnten auf eine Meningitis hindeuten.

Vitalzeichen   Wenn Sie die Vitalzeichen erheben, ist es wichtig, den Patienten auf eine orthostatische (posturale) Hypotension zu untersuchen, denn diese kann einen Hinweis auf den Grad der Dehydratation geben. Dieser Zustand geht mit Erbrechen einher. Eine Tachypnoe kann auf metabolische Azidose hinweisen. Die Kussmaul-Atmung kann aufgrund einer diabetischen Ketoazidose, einer alkoholischen Azidose und einer Urämie auftreten; ziehen Sie ebenso eine Medikamentenüberdosis oder eine Intoxikation durch Aspirin, Methanol oder Ethylenglycol in Betracht.

Bestimmen Sie den Blutzuckerspiegel, um eine diabetische Ketoazidose ausschließen zu können. Eine warme Haut kann auf Fieber im Rahmen einer Infektion hinweisen.

Wiedereinschätzung

Fahren Sie damit fort, die Atemwege, die Atmung, die Zirkulation und die Vitalzeichen des Patienten zu überwachen. Achten Sie auf die Entwicklung des Zustands des Patienten.

12.3.3 Präklinische Differenzialdiagnose

Bei Erbrechen sollten Sie sowohl eine gastrointestinale Ursache als auch eine Ätiologie anderer Organe und Organsysteme in Betracht ziehen. Es ist wichtig, alle Körpersysteme zu beurteilen, um Anzeichen oder Symptome zu ermitteln, die vielleicht nicht mit dem Gastrointestinaltrakt in Verbindung stehen. Im Folgenden sind die möglichen Ursachen für Übelkeit und Erbrechen aufgelistet:

- erhöhter Hirndruck
- intrakranielle Blutung (Schlaganfall)
- intrakranielle Läsion einer Raumforderung
- hypertensive Krise
- AMI (insbesondere Hinterwandinfarkt)
- Perikarditis
- Medikamente, einschließlich NSAR, Aspirin, Codein, Erythromycin, anderer Antibiotika, chemotherapeutischer Mittel und anderer Narkotika
- gesteigerter okularer Druck
- gastrointestinale Erkrankungen
- diabetische Ketoazidose
- Eierstockzyste oder -torsion
- entzündliche Beckenerkrankungen
- Schwangerschaft
- Endometriose

- Hodentorsion, Erkrankung der Hoden
- Pneumonie
- Wirbelsäulenfraktur
- Elektrolytungleichgewicht

12.3.4 Behandlungsprioritäten

Da Erbrechen ein Anzeichen einer Erkrankung und keine Krankheit an sich ist, ist es am wichtigsten, sich auf die Behandlung der Atemwege und den Aspirationsschutz zu konzentrieren. In schweren Fällen muss eine Intubation durchgeführt werden, um die Atemwege des Patienten zu sichern. Führen Sie ein kontinuierliches EKG-Monitoring durch und verabreichen Sie eine kristalloide Infusionslösung. Lassen Sie die (i.v.) Infusion den Anzeichen und Symptomen des Patienten entsprechend laufen. Ziehen Sie, basierend auf dem lokalen Protokoll, den Gebrauch von Antiemetika in Betracht, wie Metoclopramid (Paspertin).

> Erbrechen ist ein Anzeichen, keine Erkrankung. Es ist am wichtigsten, sich auf die Behandlung der Atemwege und den Aspirationsschutz zu konzentrieren.

Z U S A M M E N F A S S U N G

Kopfschmerzen, Übelkeit und Erbrechen sind Beschwerden, die sich oftmals gemeinsam präsentieren, aber auch unabhängig voneinander auftreten vorkommen. Diese Beschwerden können chronisch oder episodisch auftreten, subtil oder schwer sein, nicht in Verbindung mit einer ernsthaften zugrunde liegenden Ursache stehen oder als ein Hinweis auf eine lebensbedrohliche Verletzung oder Erkrankung zu werten sein.

Kopfschmerzen sind eine der häufigsten Beschwerden. Die drei Haupttypen des primären Kopfschmerzes sind Spannungskopfschmerzen, Migräne und Cluster-Kopfschmerzen. Spannungskopfschmerzen werden wahrscheinlich durch ein neurochemisches Ungleichgewicht verursacht, was zu einem Anstieg der Schmerzwahrnehmung führt. Migräne entwickelt sich aufgrund einer vaskulären Dilatation und/oder Kontraktion, die durch pathologische Mechanismen des Stammhirns, des vasomotorischen Zentrums oder des Trigeminusnervs entstehen und ebenfalls mit einem neurochemischen Ungleichgewicht in Zusammenhang stehen. Andere Ursachen der Kopfschmerzen sind Fieber, Hypoxämie, Anämie, intrakranieller Tumor oder Blutung, Liquorverlust, toxische Inhalation, Depression und Hypertonie.

Übelkeit verursacht ein mulmiges Gefühl, das dem Erbrechen vorausgehen kann. Erbrechen ist ein Reflex, der durch die Stimulation des Brechzentrums in der Medulla oblongata des Gehirns verursacht wird.

Diese wird durch die verschiedensten Faktoren, wie eine gastrointestinale Reizung, eine Infektion des Innenohrs, bestimmte Wahrnehmungen, Gerüche oder emotionale Erlebnisse, eine Chemo- oder Strahlentherapie, Toxine, Urämie, Hypoxie und Azidose ausgelöst.

Bedenken Sie, dass Kopfschmerzen, Übelkeit und Erbrechen selbst keine Krankheiten sind. Tatsächlich sind sie zwar sehr störend, aber keine ernsthaften Erkrankungen. Allerdings können sie Anzeichen einer ernsthaften zugrunde liegenden Ursache sein. Führen Sie beim Patienten mit Kopfschmerzen, Übelkeit oder Erbrechen immer eine vollständige Untersuchung durch, um akute lebensbedrohliche Zustände zu ermitteln und zu behandeln und um sich einen Eindruck der möglichen zugrunde liegenden Ursachen zu verschaffen.

Die Behandlungsprioritäten bei Kopfschmerzen, Übelkeit und Erbrechen liegen darin, die Atemwege, die Atmung und die Zirkulation zu unterstützen (▶Abbildung 12.1). Achten Sie besonders auf die Atemwege, falls sich der Patienten übergeben hat. Wenn der Patient einen veränderten mentalen Zustand hat, dann ziehen Sie eine tracheale Intubation in Betracht, um die Atemwege zu sichern.

Legen Sie einen EKG-Monitor zur kontinuierlichen Herzüberwachung an. Bei Erbrechen, das zur einer Dehydratation führt, sollten Sie dem Patienten eine Infusion zur Flüssigkeitsersatztherapie anhängen.

Kopfschmerzen, Übelkeit und Erbrechen - Behandlungspfad

Szenenüberblick

Schließen Sie eine traumatische Ursache aus. Treffen Sie Sicherheitsvorkehrungen im Falle einer toxischen Ursache. Achten Sie auf Hinweise, wie etwa einen Eimer neben dem Bett, eine kürzliche Mahlzeit oder Anzeichen einer chronischen Erkrankung (z. B. ein Krankenbett oder Heimsauerstoff).

Ersteinschätzung

Bewerten Sie den mentalen Zustand, achten Sie auf eine verwaschene Sprache, neurologische Defizite bzw. eine verminderte Wahrnehmung. Beurteilen und unterstützen Sie die Atemwege, die Atmung und den Kreislauf. Bei Erbrochenem oder einem veränderten Bewusstseinszustand führen Sie aggressive unterstützende Maßnahmen durch, um die Atemwege freizuhalten. Saugen Sie ab. Führen Sie, wenn notwendig, eine endotracheale Intubation durch. Achten Sie auf abnorme Atemmuster. Geben Sie jenen Patienten eine hohe Transportpriorität, die über Kopfschmerzen klagen und eine Bewusstseinseintrübung oder eine Beeinträchtigung der Atemwege, der Atmung oder des Kreislaufs aufweisen.

Erweiterte Untersuchung

Erheben Sie die Anamnese und führen Sie die körperliche Untersuchung durch erheben Sie die Vitalzeichen und die Labordaten, wie u. a. Blutzuckerspiegel, Blutgase, Hämoglobin und weiße Blutkörperchen, um die mögliche Ursache festzustellen.

Behandlungsprioritäten: Unterstützen Sie weiterhin die ABC, insbesondere bei einem veränderten Bewusstseinszustand oder Erbrochenem; etablieren Sie, wenn notwendig, einen definitiven Atemweg. Setzen Sie einen i. v. Zugang und hängen Sie eine Kochsalzlösung mit einer offen haltenden Flussrate an. Verabreichen Sie Glucose, wenn mithilfe einer Blutzuckermessung eine Hypoglykämie bestätigt werden kann. Legen Sie dem Patienten ein EKG zur Herzüberwachung an; behandeln Sie jegliche Arrhythmien. Ziehen Sie eine Behandlung mit Antihypertensiva in Betracht, wenn der diastolische Blutdruck über 130 mmHg liegt, außer es besteht der Verdacht auf einen Insult. Falls das Erbrechen weitergeht, erwägen Sie eine antiemetische Behandlung. Wenn kein Verdacht auf eine Wirbelsäulenverletzung besteht, transportieren Sie den Patienten in der stabilen Seitenlage.

Schauen Sie sich die Behandlungspfade in den Kapiteln 4 bis 11 zur Behandlung spezifischer möglicher Ursachen.

Abbildung 12.1: Kopfschmerzen, Übelkeit und Erbrechen – Behandlungspfad

Z U S A M M E N F A S S U N G

Fallbeispiel – Fallverlauf

Sie sind zu einer Turnhalle gerufen worden, zu einem Patienten, der ohnmächtig geworden war. Bei Ihrer Ankunft haben Sie den 39-jährigen männlichen Patienten auf dem Basketballfeld in einer Lache aus Erbrochenem liegend vorgefunden. Er liegt steif und ausgestreckt auf dem Boden. Er reagiert nicht auf Ansprache. Bevor der Patient sein Bewusstsein verloren hatte, hatte er über sehr intensive Kopfschmerzen, einen steifen Nacken und Übelkeit geklagt. Bevor Sie angekommen sind, habe er zweimal schwallartig erbrochen, wird Ihnen berichtet.

Sie nähern sich dem Patienten und bemerken gurgelnde inspiratorische und exspiratorische Atemgeräusche. Ihr Partner entfernt mithilfe des Absauggerät das Erbrochene und die Sekrete, um die Atemwege freizumachen, und überstreckt anschließend den Kopf des Patienten und setzt das Chin-Lift-Manöver ein. Die steife Position des Patienten mit den ausgestreckten Extremitäten ähnelt der Enthirnungsstarre. Der Patient reagiert nicht auf Schmerzreiz. Die Atemfrequenz ist sehr unregelmäßig und liegt bei 30 Atemzügen/min mit einem flachen Tidalvolumen. Sie beginnen sofort mit der Beutel-Masken-Beatmung mit zusätzlichem Sauerstoff über das Reservoir. Der Radialispuls ist tastbar und stark, mit einer Frequenz von 50 Schlägen/min. Die Haut fühlt sich klebrig an.

Als Sie mit Ihrer körperlichen Untersuchung fortfahren, beginnt der Patient plötzlich erneut, schwallartig zu erbrechen, und Sie beschließen, den Patienten zu intubieren. Sie führen eine orotracheale Intubation durch und bestätigen die Tubuslage. Ihr Partner nimmt die Beatmung mit dem Beatmungsbeutel wieder auf, der nun mit dem Trachealtubus verbunden ist.

Sie inspizieren und palpieren den Kopf des Patienten und suchen nach jeglichen Hinweisen auf ein Trauma; Sie fragen die Umstehenden, ob der Patient auf den Kopf geschlagen wurde oder ob er sich seinen Kopf irgendwo angeschlagen hat. Die Umstehenden verneinen die Frage. Die Pupillen sind gleichmäßig, aber geweitet, und reagieren sehr langsam auf das Licht. Ohren, Nase und Mund sind frei von jeglichen Ausscheidungen. Sie bemerken bei der Palpation und Manipulation des Nackens eine Nackensteifigkeit.

Die Extremitäten verbleiben ausgestreckt und steif. Der Puls ist in allen Extremitäten vorhanden. In allen Extremitäten ist keine Reaktion auf Schmerz

zu erkennen. Sie fahren mit Ihrem Daumen über das laterale Ende der Fußsohlen und merken, dass der Babinski-Reflex auf beiden Seiten normal ist.

Der Blutdruck beträft 178/84 mmHg. Der Herzmonitor zeigt eine Sinusbradykardie mit einer Frequenz von 52 Schlägen/min an. Das Pulsoxymeter zeigt einen Sauerstoffsättigungswert von 98% an. Die Haut ist normal temperiert und leicht schweißig.

Sie geben Ihrem Partner die Anweisung, dem Patienten eine kristalloide Infusionslösung zum Offenhalten des Zugangs zu verabreichen. Sie nehmen Blut ab und überprüfen den Blutzuckerwert. Der Blutzuckerspiegel beträgt 95 mg/dl.

Während Sie die Einschätzung durchführen, befragen Sie die Umstehenden zu den Ereignissen vor dem Vorfall. Die Umstehenden erzählen Ihnen, dass sie Basketball gespielt hatten, als der Patient plötzlich stoppte und begann, über schwere Kopfschmerzen, Nackensteifigkeit und Übelkeit zu klagen. Er setzte sich mitten auf die Spielfläche, legte sich hin und verlor langsam das Bewusstsein. Nach etwa 10 min begann er, sich übermäßig zu übergeben, und wurde „wirklich steif". Vor Ort weiß niemand etwas über die medizinische Vorgeschichte des Patienten.

Sie bereiten den Patienten auf einen raschen Transport vor. Während Sie unterwegs sind, führen Sie die Beatmung fort und beobachten den mentalen Zustand, der konstant bleibt. Sie überprüfen die Tubuslage mithilfe der Atemgeräusche und stellen sicher, dass der i.v. Zugang liegt und die Infusion läuft. Sie erheben die Vitalzeichen während der Fahrt mehrere Male. Das Erscheinungsbild des Patienten passt zu einer intrakraniellen Blutung, und Sie vermuten, basierend auf Ihren Befunden, eine Subarachnoidalblutung. Sie informieren das Krankenhaus über den Zustand des Patienten.

Ihre Notfallversorgung war primär unterstützend mit einem raschen Transport. Bei Ihrer Ankunft im Krankenhaus übergeben Sie schnell den Patienten sowie Ihren Bericht an das Krankenhauspersonal. Das Krankenhauspersonal fährt mit der Behandlung des Patienten fort, während Sie Ihr Equipment zusammensammeln und Ihren handschriftlichen Bericht vorbereiten. Während eines späteren Aufenthalts im Krankenhaus fragen Sie nach Ihrem Patienten. Sie finden heraus, dass er, wie Sie vermutet hatten, eine Subarachnoidalblutung erlitten hat. Die Erholungsprognose ist unklar.

Interpretation von Kapnografiekurven

A

ÜBERBLICK

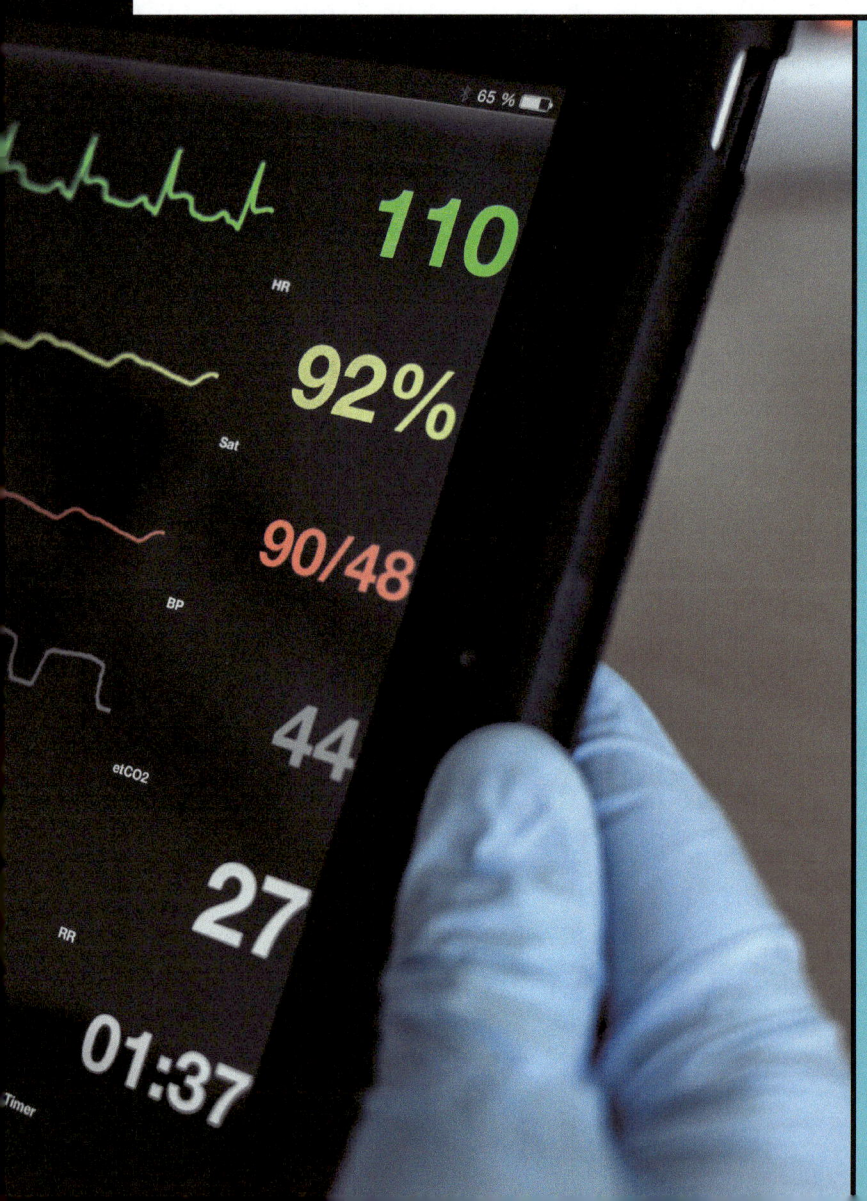

Einführung A.1

Die Detektion des ausgeatmeten CO_2 in Form einer Kapnografiekurve ist der derzeitige Stand der Technik zur Überwachung intubierter Patienten. Auch präklinisch entwickelt sie sich immer mehr zum Standard, da sie die Beurteilung und Überwachung der Ventilation und der pulmonalen Perfusion ermöglicht. Sie erlaubt dem Sanitäter, die Effektivität der Beatmung bzw. die pulmonale Perfusion in Echtzeit zu messen und zu überwachen. Zusätzlich kann die Morphologie der Kurven als diagnostisches Werkzeug beim Patienten mit einer erschwerten Atmung herangezogen werden.

Bis vor Kurzem wurde das ausgeatmete CO_2 als „endexspiratorisches CO_2" oder „$EtCO_2$" bezeichnet. Die Bezeichnung wurde kürzlich zu „endexspiratorischer CO_2-Partialdruck" oder „$PETCO_2$" geändert. Sie bezieht sich speziell auf die Kapnografie (bei der die Menge des ausgeatmeten CO_2 als Verlaufskurve oder in einer Wellenform dargestellt wird) und den kolorimetrischen CO_2-Detektor. Der Unterschied zwischen den beiden Messmethoden ist, dass der kolorimetrische CO_2-Detektor bei Kontakt mit ausgeatmetem CO_2 mit einem Farbumschlag reagiert, dafür aber keine Verlaufskurven anzeigt.

Lernziele

Nach dem Lesen dieses Kapitels sollten Sie in der Lage sein:

- Die Physiologie der Alveolen und die Zellatmung wiederzugeben, um die Aussagekraft der Kapnografie zu verstehen.
- Die vier Phasen der Kapnografie zu zeigen.
- Die klinische Anwendung der Kapnografie zu kennen; diese bezieht sich auch auf:
  - Ventilation und Perfusion,
  - das Monitoring der Atmung des Patienten,
  - die Lagebestätigung des Endotrachealtubus und
  - die präklinische Differenzialdiagnose.
- Das Monitoring des sedierten, maschinell beatmeten Patienten zu schildern.

Physiologie der Atmung A.2

Die Ventilation ist eine mechanische Luftbewegung, bei der die Luft in die Lunge ein- und wieder aus ihr austritt. Die Atmung ist der Austausch von Sauerstoff und Kohlendioxid auf der alveolären bzw. auf der Zellebene. Neben einer intakten Lunge und funktionstüchtigen Alveolen erfordert eine adäquate Atmung auch eine ausreichende Blutversorgung (rote Blutkörperchen und Hämoglobin) und eine adäquate Perfusion des Lungenkreislaufs bzw. der Körperzellen.

Ein Erwachsener atmet pro Atemzug durchschnittlich 500 ml Luft (7 ml/kg Körpergewicht). Etwa 150 ml (2 ml/kg Körpergewicht) dieser 500 ml verbleiben permanent im Atemsystem (bestehend aus Pharynx, Larynx, Trachea, Bronchien und Bronchiolen) und sind nicht am Gasaustausch beteiligt. Da diese Luft sich im nicht alveolären System befindet und nicht am Gasaustausch beteiligt ist, wird sie als „Totraum" bezeichnet. Die restlichen 350 ml erreichen die Alveolen und nehmen am Gasaustausch teil (▶ *Abbildung A.1*).

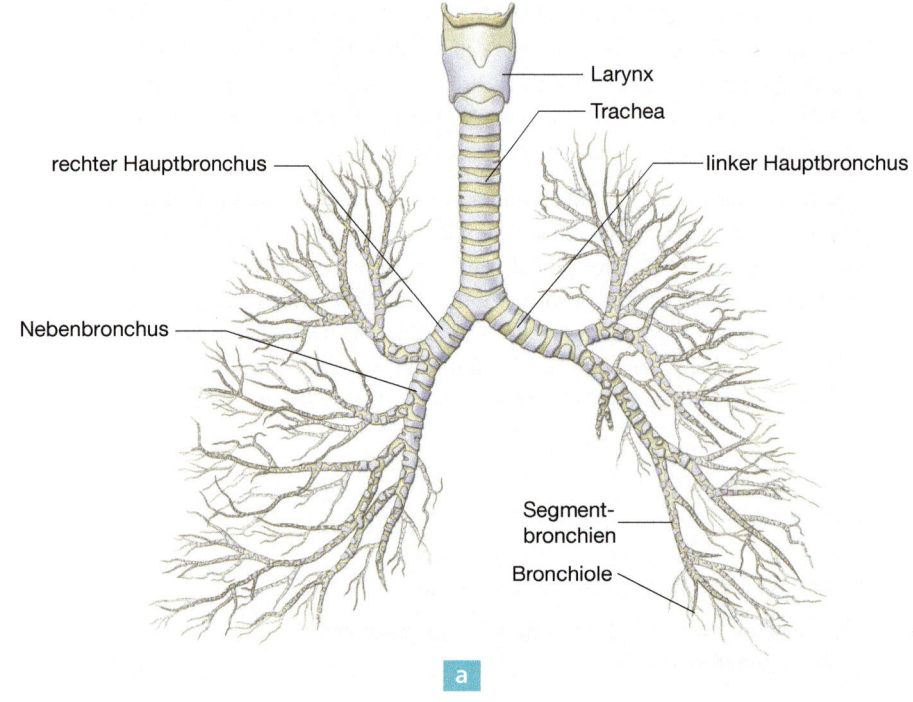

a

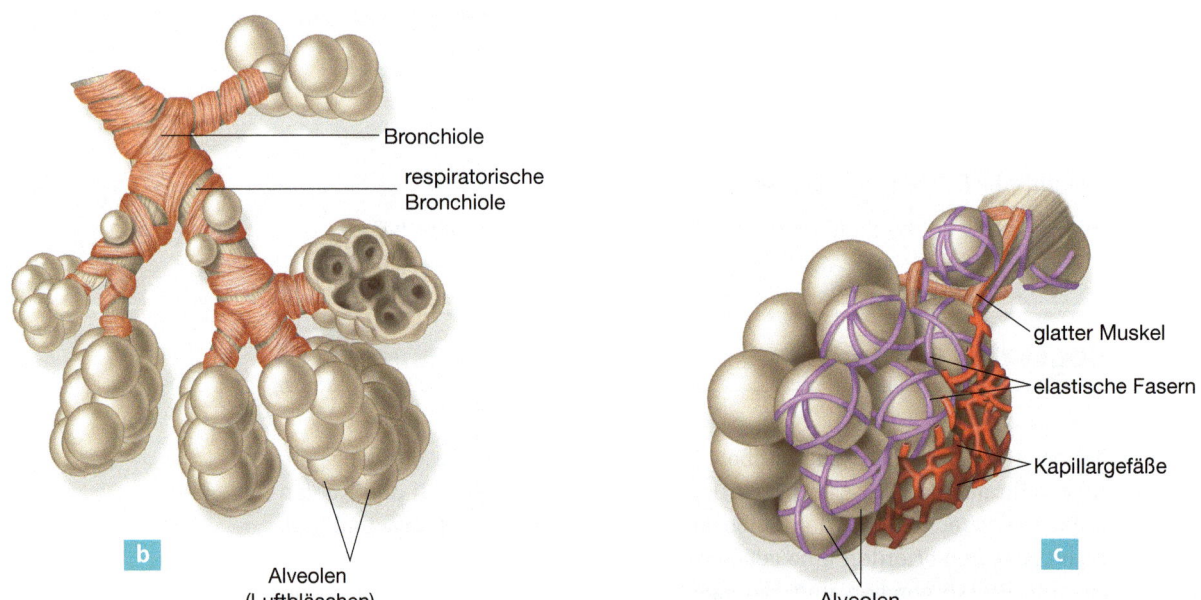

b

c

Abbildung A.1: Es gibt 24 bis 26 Aufzweigungen der Bronchiolen, bevor die Endbronchiolen bzw. die Bronchioli respiratorii erreicht sind. Zusammen enthalten Pharynx, Larynx, Trachea, Bronchien und Bronchiolen etwa 500 ml Luft. Von diesen 500 ml werden etwa 350 ml Luft für den tatsächlichen Gastausch in den Bronchiolen bzw. Alveolen eingesetzt. (a) Der Bronchialbaum. (b) Die Bronchiolen enden in den alveolären Luftsäcken. (c) Die Alveolen sind von pulmonalen Kapillaren umhüllt.

A.2.1 Alveoläre Atmung

Beim Einatmen füllen sich die Alveolen mit Luft, die ca. 21% Sauerstoff und kaum Kohlendioxid enthält. Das Blut fließt durch die Kapillargefäße, die sehr nahe bei den Alveolen liegen. An der Grenzschicht zwischen den Kapillargefäßen und den Alveolen findet der Gasaustausch von Sauerstoff und Kohlendioxid über Diffusion statt. Über mehrere Prozesse diffundiert der Sauerstoff durch die alveoläre Kapillarmembran von den Alveolen in die Kapillargefäße. Dort findet die Bindung von Sauerstoff an die roten Blutkörperchen statt, die diesen dann an das Körpergewebe liefern. Gleichzeitig tritt das Kohlendioxid als Nebenprodukt des Zellstoffwechsels an der alveolären Kapillarmembran aus den Kapillargefäßen in die Alveolen über. Beim Ausatmen wird das Kohlendioxid, das durch die Atmung in die Lunge gelangt ist, wieder aus dem Köper entfernt (▶Abbildung A.2).

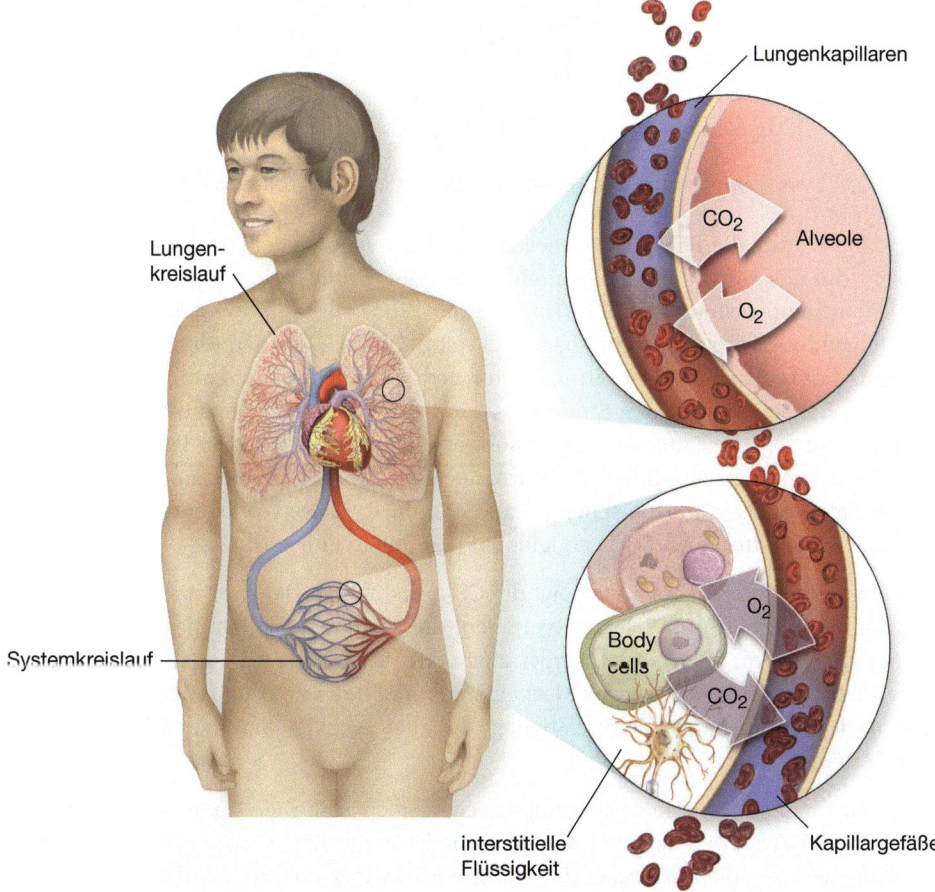

Abbildung A.2: Der Austausch von O_2 und CO_2 findet zwischen den pulmonalen Kapillaren und den Alveolen bzw. zwischen den systematischen Kapillaren und den Körperzellen statt.

A.2.2 Zellatmung (Metabolismus)

Wenn sauerstoffreiches Blut zu den Körperzellen gelangt, diffundiert der Sauerstoff in die Zellen des Gewebes (▶Abbildung A.3) und das Kohlendioxid aus den Zellen in das Blut. Das Kohlendioxid wird zur Lunge transportiert und dann über diese eliminiert (siehe Abbildung 1.2). Es ist möglich, den Partialdruck des O_2 und des CO_2 im Blut zu messen. Der Normaldruck des gelösten O_2 im arteriellen Blut liegt im Bereich von 80 bis 100 mmHg. Der Normaldruck des gelösten CO_2 im arteriellen Blut bewegt sich zwischen 35 und 45 mmHg.

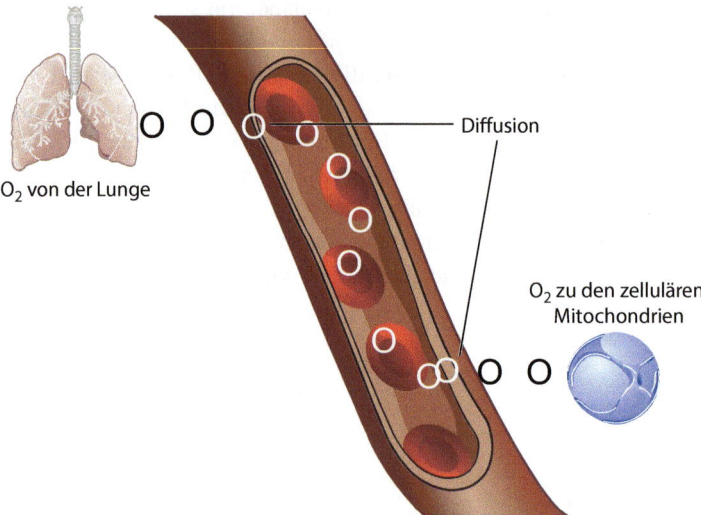

O_2 von der Lunge

Diffusion

O_2 zu den zellulären Mitochondrien

Abbildung A.3: Wenn oxygeniertes Blut die Körperzellen erreicht, diffundiert der Sauerstoff in das Zellgewebe.

Durch den Einsatz der $PETCO_2$-Überwachung ist es auch möglich, die Menge an CO_2 zu messen, die ausgeatmet wird. Raymond L. Fowler, Professor an der Universität von Texas, der Southwestern School of Health Professions and Southwest Medical School, wird folgende Aussage zugeschrieben: „CO_2 ist der Rauch aus den Flammen des Stoffwechsels." CO_2 als solches ist ein Indikator des Stoffwechsels und zeigt an, wie aktiv dieser ist. Bei einem normalen Stoffwechsel entsteht eine berechenbare Menge an CO_2. Die Messung des ausgeatmeten CO_2 erlaubt es einzuschätzen, ob der Patient eine normale Menge von CO_2 eliminiert. Bei normaler Ventilation, Perfusion und Stoffwechsel hat der Patient CO_2-Werte zwischen 35 und 45 mmHg. Diese Werte sind mit dem CO_2-Partialdruck im arteriellen Blut vergleichbar (LaValle u. Perry 1995).

Bei einem erhöhten Stoffwechsel steigt die CO_2-Produktion. Der Körper erhöht bei einer normalen Lungenperfusion (Herzzeitvolumen) die Atemfrequenz, um das überschüssige CO_2 zu eliminieren, damit so im Körper eine normale CO_2-Konzentration aufrechterhalten wird. Dieser kompensatorische Mechanismus erklärt die steigende Atemfrequenz und -tiefe nach einer anstrengenden Betätigung und allen Aktivitäten, die den Stoffwechselbedarf erhöhen.

Aufgrund der normalen Kompensationsmechanismen sollte ein zu niedriger oder zu hoher $PETCO_2$-Wert den Sanitäter darauf aufmerksam machen, dass der Patient eine Veränderung in einem oder mehreren der folgenden Vorgänge erfährt: Ventilation, Perfusion und/oder Stoffwechsel. Da sich die $PETCO_2$-Werte in Echtzeit ändern (d.h., das $EtCO_2$ ändert sich nach jeder Exspiration des Patienten), ist eine Veränderung des Zustands am $PETCO_2$-Wert sofort erkennbar. Daher sind Absolutwerte des $PETCO_2$ weniger zuverlässig als die Verlaufskurve des $PETCO_2$. Die Überwachung dieser Trends ist bei Erkrankungen, wie COPD oder ARDS, kritisch, da in diesen Fällen die Ventilation bzw. Perfusion von Haus aus beeinträchtigt ist und der Patient schon im Grundzustand hohe CO_2-Werte hat. Die von der Norm abweichende Ventilation bzw. Perfusion verursacht eine Veränderung des $PaCO_2$; außerdem sind die $PETCO_2$-Werte ungenau. Daher sind $PETCO_2$-Verlaufskurven sogar noch wichtiger als die Messung der absoluten Werte selbst.

A.2.3 Ventilation und Perfusion

Alle Körperzellen müssen eine adäquate Sauerstoffversorgung haben. Die Fähigkeit, die Körperzellen mit Sauerstoff zu versorgen, wird „Perfusion" genannt. Für eine effektive Perfusion wird eine Pumpe (Herz), eine konstante Zufuhr von frischem Sauerstoff (durch Atmung bereitgestellt) und ein Transportmittel für den Sauerstoff benötigt (Hämoglobin in den roten Blutkörperchen). Zusammen bilden diese Elemente das Fick-Prinzip (definiert im Merriam-Webster Dictionary als „eine Verallgemeinerung der Physiologie, die besagt, dass der Blutfluss proportional zur Differenz der Konzentration einer Substanz im Blut, beim Ein- und Austreten eines Organs ist."). Wenn eine dieser Komponenten nicht vorhanden ist oder nicht ausreichend zur Verfügung steht, können Zellen nicht ihre normale Funktion ausüben, mit anderen Worten: Die Körperzellen leiden an einer inadäquaten Perfusion.

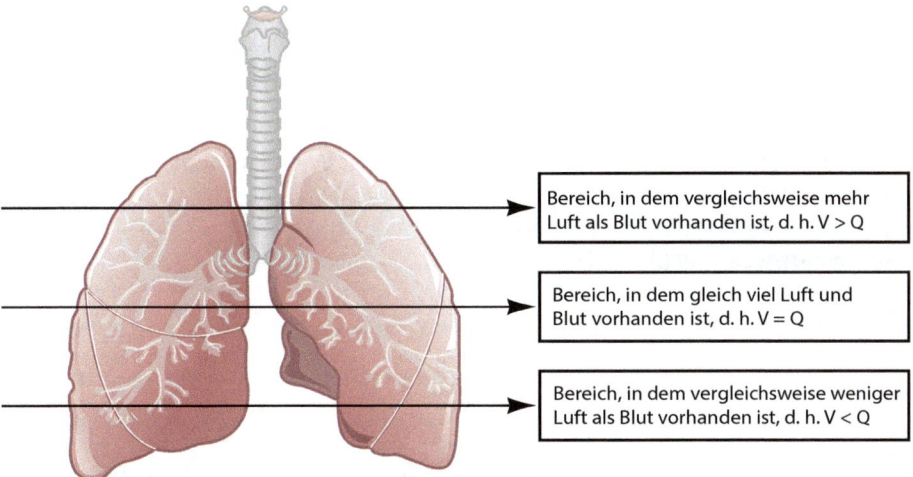

Bereich, in dem vergleichsweise mehr Luft als Blut vorhanden ist, d. h. V > Q

Bereich, in dem gleich viel Luft und Blut vorhanden ist, d. h. V = Q

Bereich, in dem vergleichsweise weniger Luft als Blut vorhanden ist, d. h. V < Q

Abbildung A.4: Das Verhältnis zwischen Ventilation und Perfusion (V/Q) unterscheidet sich in den oberen, mittleren und unteren Bereichen der Lunge.

Wenn sowohl die alveoläre Ventilation als auch die pulmonale Perfusion normgerecht funktionieren, kommt es beim Einatmen zum Austausch von Sauerstoff und Kohlendioxid. Dabei wird das Hämoglobin mit Sauerstoff gesättigt, während das Kohlendioxid in die Alveolen diffundiert, um bei der nächsten Exhalation aus dem Körper entfernt zu werden.

Beachten Sie, dass es Unterschiede zwischen den oberen, mittleren und unteren Bereichen der Lunge gibt, wenn die Menge vorhandener Luft mit der Durchblutung verglichen wird. In den Lungenspitzen gibt es mehr Luft, die in das vorhandene Blut übertreten kann. In der Lungenbasis dagegen ist mehr Blut vorhanden, als Luft aufgenommen werden kann (▶Abbildung A.4). Diese Unterschiede werden durch die Wirkung der Schwerkraft verursacht. Die Messung des PETCO$_2$ entspricht der Messung des CO$_2$ aus allen drei Bereichen der Lunge.

Wenn ein Patient einen insuffizienten oder ineffektiven Ventilationszustand hat, dann übersteigt die Menge des produzierten CO$_2$ die Menge an CO$_2$, die normalerweise ausgeatmet wird. Dieses Kohlendioxid sammelt sich im Körper an. Das Ergebnis ist ein abnorm hohes PETCO$_2$; d.h., der Wert liegt über 45 mmHg.

Praxistipp

Wenn ein vom Normwert abweichendes PETCO$_2$ auftritt, dann liegt dies an einem oder bis zu drei der folgenden physiologischen Funktionen: Ventilation, Perfusion und/oder Stoffwechsel.

Wenn ein Patient dagegen eine niedrige Perfusion oder einen niedrigen Blutdruck hat, dann perfundiert das CO_2 nicht in das gesamte Gewebe des Körpers. Dieser Zustand wird als „Ventilations- bzw. Perfusionsungleichgewicht" bezeichnet. Das Gewebe wird aufgrund der insuffizienten Sauerstoffversorgung hypoxisch. Das Kohlendioxid (aus den Zellen) erreicht aufgrund der inadäquaten Perfusion in die pulmonalkapillären Betten nicht die Lunge (Ornato et al. 1990; Weil et al. 1985; ▶Tabelle A.1).

Dieser Zustand führt zu niedrigen PETCO$_2$-Messwerten, in der Regel unter 35 mmHg. Das Ungleichgewicht zwischen Ventilation und Perfusion kann aufgrund folgender Ursachen entstehen:

- Bildung von Atelektasen (kollabierte Alveolen) in einigen Bereichen der Lunge
- Pulmonalembolie
- Hypovolämie aufgrund von Blut-, Wasserverlust und/oder Anämie

Tabelle A.1

Herzminutenvolumen und PETCO$_2$-Abweichungen. Das PETCO$_2$ variiert mit dem Herzminutenvolumen. Die gezeigten Werte stellen den Durchschnitt dar.

Herzminutenvolumen (l)	PETCO$_2$ (mmHg)
2	20
3	28
4	32
5	36

PETCO$_2$-Überwachung A.3

Wenn Sie die PETCO$_2$-Messung benutzen, ist es wichtig, sowohl den numerischen Wert (Kapnometrie) als auch die Kurvenform (Kapnogramm) zu evaluieren. Die alleinige Evaluierung des numerischen Wertes liefert Ihnen nur die Hälfte der Informationen, die Sie benötigen, und kann darüber hinaus zu einer falschen Schlussfolgerung führen. In vielen Situationen ist der numerische Wert möglicherweise normal, aber die Kurvenform kann anomal sein. Sie kann sich jedoch bei der Identifikation zugrunde liegender Krankheitsbilder als nützlich erweisen.

A.3.1 Einschränkungen der PETCO$_2$-Messung

Die Genauigkeit des PETCO$_2$ hängt von den physikalischen Parametern ebenso ab wie vom Gerät selbst. Die Nebenstrommessung (ableitend) ist im Gegensatz zur Hauptstrommessung (Inline) wesentlich ungenauer.

Die CO_2-Konzentration wird mittels Infrarotabsorptionsspektrometrie analysiert; dazu wird die Hauptstrom- oder die Nebenstrommessung verwendet. Das Hauptstromkapnogramm nutzt eine Probenmesskammer, die direkt am Atemweg des Patienten platziert ist.

Das Nebenstromkapnogramm zieht Gasproben aus dem Atemweg des Patienten. Beide Geräte haben Schwierigkeiten, wenn die Messkammer feucht wird, z.B. durch Erbrochenes oder infolge eines Lungenödems. In diesem Fall kann es zu ungenauen Messergebnissen kommen, oder das Gerät zeigt „Error" an. Es gibt Geräte, die die Feuchtigkeit kontrollieren; diese sind aber meist nur in der chirurgischen Umgebung zu finden.

Die Einschränkungen des Hauptstrommessgeräts sind der Einsatz bei intubierten Patienten oder der Einsatz bei Patienten mit einer eng sitzenden Gesichtsmaske. Nebenstromgeräte sind für spontan atmende, nicht intubierte Patienten geeigneter (Santos et al. 1993).

Wie vorher erwähnt, geben die PETCO$_2$-Werte den Zustand der Ventilation, der Perfusion und des Metabolismus wieder. Wenn die Werte anomal sind, dann müssen eine oder mehrere dieser drei physiologischen Funktionen involviert sein. Allerdings kann uns, wie bereits vorher erkannt wurde, die Kapnografie nicht genau sagen, welche der Funktionen der Auslöser ist. Daher wird die Kapnografie nicht denselben Stellenwert wie eine ausführliche Anamnese und eine gründliche körperliche Untersuchung einnehmen. Jedoch verstärkt und bestätigt die Kapnografie unseren Verdacht und leitet außerdem die Behandlung (mittels der Überwachung jeglicher Trends); zudem liefert sie Beweise für die Effektivität (oder Ineffektivität) der Behandlung.

Jüngste Studien haben gezeigt, dass die PETCO$_2$-Messung in seiner Effektivität ebenfalls bei polytraumatisierten Patienten mit einer gleichzeitig beeinträchtigten Ventilation und Hypoperfusion beschränkt ist (Warner et al. 2009). Es ist unklar, ob der Grund ein fehlendes Verständnis der PETCO$_2$-Werte ist, was auf Ausbildungsprobleme hindeuten würde, oder ob das Problem in der Technologie begründet liegt. Bis mehr Studien durchgeführt werden können, verbleibt die PETCO$_2$-Bestimmung ein weiteres Werkzeug, das am besten in Kombination mit einer ausführlichen Anamnese und einer gründlichen körperlichen Untersuchung eingesetzt wird. Ihre Eignung bei polytraumatisierten Patienten muss noch ermittelt werden.

A.3.2 Phasen der Kapnografiekurven

Das Kapnogramm oder die PETCO$_2$-Kurvenform besteht aus vier unterschiedlichen Phasen (▶Abbildung A.5).

Phase I der Kurve ist die Baseline, die von Punkt A bis Punkt B verläuft. Bei der Exspiration ist das erste ausgeatmete Luftvolumen die Totraumluft. Erinnern Sie sich daran, dass der Totraum jenes Volumen der eingeatmeten Luft ist, das nicht am Gasaustausch beteiligt ist; daher sollte es kein CO$_2$ enthalten. Aus diesem Grund sollte die Phase I der Kurve das Basislinienergebnis von 0 mmHg haben.

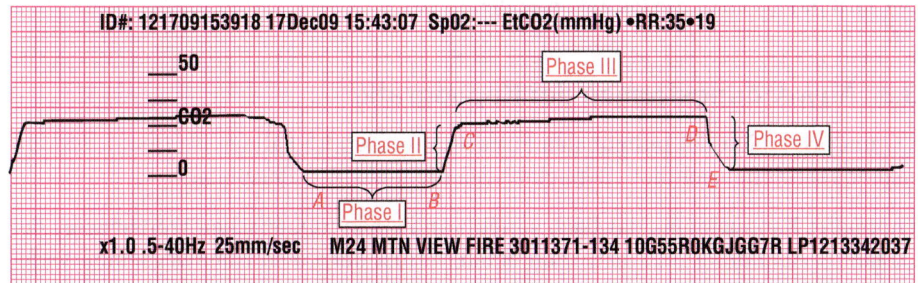

Abbildung A.5: Phasen einer Kapnografiekurve

Phase II der Kurvenform repräsentiert den Beginn der Exspiration, der vom Kurvenabschnitt zwischen Punkt B und Punkt C angezeigt wird. Während der Exspirationsphase sollte es einen rapiden Anstieg des gemessenen CO_2 geben. Der Grund dafür ist, dass die Totraumluft ausgeatmet wird und dadurch eine Mischung aus Totraumvolumen und alveolärer Luft, die CO_2 beinhaltet, freigesetzt wird.

Phase III der Kurvenform erstreckt sich von Punkt C zu Punkt D. Am Punkt C sehen wir einen spitzen Winkel, der sich dann als ein Plateau fortsetzt. Während dieser Phase wird die tatsächliche Alveolarluft gemessen. Der Punkt D stellt das Ende der exspiratorischen Phase dar und liefert das $PETCO_2$-Ergebnis als numerischen Wert (weil es den abschließenden Wert des exspiratorischen Tidalvolumens anzeigt). Normalerweise zeigt das Ende der Phase III einen leicht aufwärts geneigten Winkel, da am Ende der Ausatmungsphase das CO_2 aus den Alveolen in die tiefsten Bereiche der Lunge gelangt. Der nach oben gerichtete Winkel reflektiert die größere CO_2-Konzentration.

Die *Phase IV* der Kurvenform wird vom Abschnitt zwischen Punkt D und Punkt E repräsentiert. In dieser Phase sehen Sie einen deutlichen Abfall des $PETCO_2$-Wertes. Der Punkt D repräsentiert den Beginn der Inspiration. Während der Inspiration sollte die Kurvenform zur Baselinie (0 mmHg) zurückkehren, da zu diesem Zeitpunkt kein CO_2 vom Patienten ausgeatmet wird.

Die normale kapnografische Kurvenform zeigt eine scharfe Aufwärtsbewegung von Punkt B bis Punkt C und hat außerdem einen spitzen Winkel an Punkt C, wo dann die Kurvenform auf einem Plateau fortschreitet. Diese Phasen liefern uns eine visuelle Darstellung der Leichtigkeit des Ausatmens der Luft.

▶*Abbildung A.6* zeigt einen normalen Kurvenverlauf mit einem kapnometrischen Hinweis auf der linken Seite (0 bis 50 mmHg). Betrachten Sie den roten Kreis: Das $PETCO_2$ beträgt 29 mmHg bei einer Atemfrequenz von 25 Atemzügen/min:

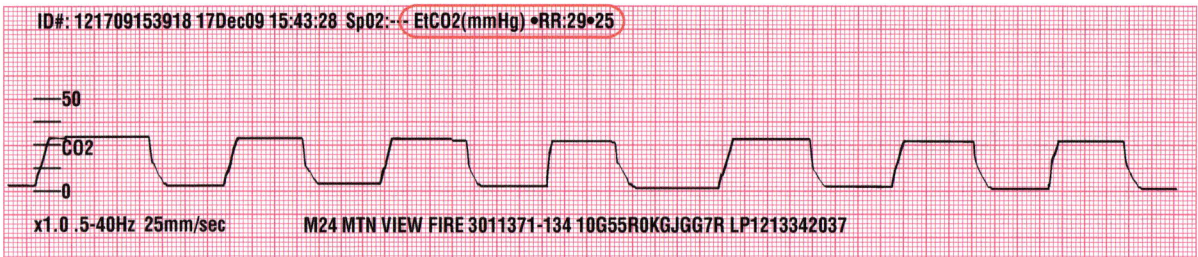

Abbildung A.6: Normaler Verlauf einer Kapnografiekurve

Die Anzahl der Kurven auf dem Überwachungsstreifen gibt in Echtzeit die Anzahl der Atemzüge des Patienten wieder. Die Höhe der Kurven zeigt die Menge des ausgeatmeten Kohlendioxids an. Die ausgeatmete Menge an CO_2 spiegelt sowohl den metabolischen Zustand als auch die Perfusion wider.

A.3.3 Anwendungsformen der Kapnografie

Die Grundprinzipien der pulmonalen Perfusion werden im Falle eines *Herz-Kreislauf-Stillstands* sehr offensichtlich. Betrachten Sie die folgenden Beispiele:

Ein normales Kapnogramm, das flach verläuft und einen numerischen Wert anzeigt, der auf 0 fällt (▶*Abbildung A.7*), hat, kann einen Verlust der freien Atemwege, eine Verlegung des Endotrachealtubus oder eine Extubation, eine Apnoe oder einen kompletten Verlust des Herzzeitvolumens signalisieren bzw. eine Diskonnektion anzeigen.

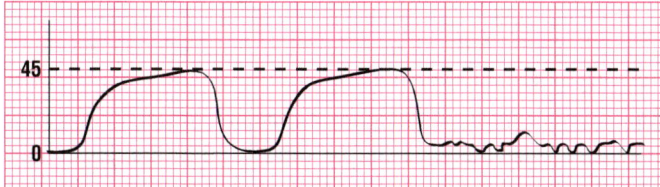

Abbildung A.7: Kapnografiekurve mit Abfall des numerischen Wertes auf 0 mmHg

Wenn kein PETCO$_2$ (0 mmHg) während eines Herz-Kreislauf-Stillstands gemessen wird, dann ist die Ursache entweder eine Tubusfehllage (Ösophagus), oder es gibt keine Perfusion des CO$_2$ in die Lungen aufgrund des fehlenden Herzzeitvolumens.

Wenn das Herzminutenvolumen ansteigt (z.B. nach einer Reanimation), dann liefert das PETCO$_2$ Informationen über die Effektivität der Ventilation und der Perfusion. Der PETCO$_2$-Wert verweist während einer Herz-Lungen-Wiederbelebung indirekt auf die Effizienz der Thoraxkompressionen in Relation zum Herzminutenvolumen. Nguyen (1999) suggerierte, dass „das PETCO$_2$ als quantitativer Index zur Bewertung der adäquaten Ventilation und des pulmonalen Blutflusses während CPR verwendet werden kann". Konkret bedeutet das, dass das PETCO$_2$ als ein Feedback zu den Kompressionen während der kardiopulmonalen Reanimation angesehen werden kann. Das heißt, dass man damit eine Ermüdung während der Thoraxkompressionen erkennen und einen Wechsel anweisen kann; außerdem kann der „Drücker" dadurch dazu angeleitet werden, schneller, tiefer oder stärker zu drücken. Das PETCO$_2$ kann auch auf die spontane Rückkehr des Kreislaufs hinweisen. Im Allgemeinen zeigen Studien, dass bei PETCO$_2$-Werten unter 10 mmHg trotz einer verbesserten Qualität der Herzdruckmassage das Überleben zweifelhaft ist.

▶Abbildung A.8 zeigt ein Beispiel für PETCO$_2$-Werte, die die Effektivität der Herzdruckmassage widerspiegeln, wenn sie korrekt durchgeführt wird.

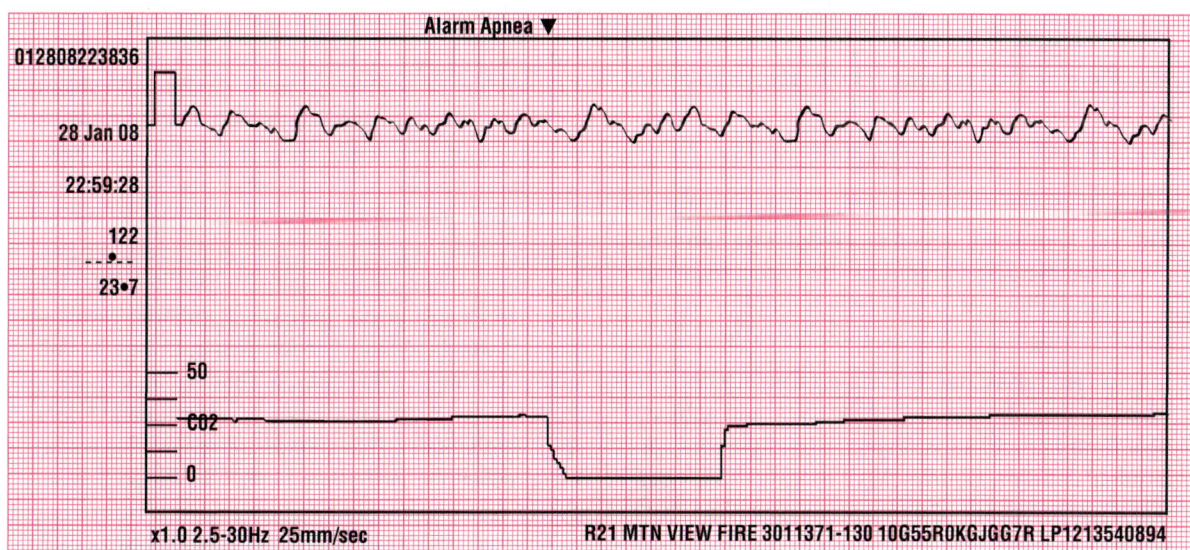

Abbildung A.8: Kapnografiekurve bei erfolgreicher kardiopulmonaler Reanimation

Wenn der Patient wach ist und atmet, dann kann das PETCO$_2$ über eine *Sauerstoffbrille* überwacht werden. Dieselben Grundsätze zur Beurteilung des adäquaten Gasaustauschs und der Perfusion gelten auch in dieser Situation. Allerdings gibt es etwas zu beachten: Es besteht die Gefahr einer fehlerhafte Platzierung der Sauerstoffbrille (mit Kapnofilter), die zu verfälschten Werten führen kann. Eine untypische Nasenanatomie, verstopfte Nasenlöcher und Mundatmung können die Werte verfälschen und/oder eine Neupositionierung der Brille erfordern. Außerdem kann sich das Ergebnis bei einer Sauerstoffgabe via Maske um 10% oder mehr verringern.

Niedrige $PETCO_2$-Werte können aufgrund verschiedener Probleme auftreten, entweder aufgrund eines niedrigen Perfusionszustands (systemisch oder lokal in den pulmonalkapillären Strukturen), einer schnellen Atmung (Tachypnoe) oder einer übermäßig flachen Atmung (das Gas erreicht nicht die unteren Alveolen). Niedrige Tidalvolumina erscheinen daher wie eine schwache Perfusion. Bedenken Sie, dass die Werte und die Kurvenform Ihnen nicht exakt sagen können, wo das Problem liegt. Daher muss der Sanitäter, wenn er versucht, zwischen den möglichen Ursachen der niedrigen $PETCO_2$-Werte zu unterscheiden, gleichzeitig auch alle anderen Anzeichen und Symptome des Patienten berücksichtigen, um das zugrunde liegende Problem genau zu identifizieren.

Betrachten Sie folgenden Fall:

Fallbeispiel 1

Berufung: 65-jährige Person mit Kurzatmigkeit

Bei Ankunft: Sie finden den 65-jährigen Mann in einem Sessel vor. Er ist wach, aufmerksam, orientiert und ängstlich. Seine Haut ist blass, kalt und schweißig.

Ereignisse: Der Patienten gibt an, dass er den ganzen Tag schon kurzatmig ist und dass es immer schlimmer wird: „Ich hab alles versucht". Als er versucht hat, zum Badezimmer zu gehen, wurde ihm schwindelig. Er wurde sehr kurzatmig und bekam Luftnot; daher rief er 112.

Medizinische Vorgeschichte: COPD, Hypertonie und GERD

Medikamente: Serevent, Enalapril

Allergien: keine bekannt

Vitalzeichen: Herzfrequenz 112 Schläge/min und unregelmäßig; Atemfrequenz 20 Atemzüge/min mit unauffälligen Atemgeräuschen und Einsatz der Hilfsmuskulatur; Blutdruck 106/68 mmHg

Sie wissen, dass der Patient eine sympathische Reaktion hat, da er eine blasse, kalte und schweißige Haut hat und außerdem eine Tachykardie vorhanden ist. Sein Blutdruck ist niedrig, aber oberflächlich; er scheint nicht zu niedrig, weil er wach und aufmerksam ist.

Sie legen eine $PETCO_2$-Überwachung an. Der $PETCO_2$-Wert liegt bei 29 mmHg mit einer normalen Morphologie auf den Kapnografiekurven.

Wie ist der ventilatorische Zustand des Patienten? Die Physiologie der Atmung setzt sich nicht nur aus der Fähigkeit, den Sauerstoff zu verwerten, sondern auch aus der Perfusion der Lunge zusammen. Wir wissen, dass der Patient bei Anstrengung Atemnot hat; tritt aber die Atemschwierigkeit aufgrund einer mangelnden Perfusion der Lunge oder aufgrund von Angst und flacher Atmung auf? In diesem Fall sehen wir einen abnorm niedrigen $PETCO_2$-Wert (29 mmHg) bei einem Blutdruck von 110/70 mmHg. Wird berücksichtigt, dass der Patient in der Vorgeschichte Hypertonie hat, dann ist dieser Blutdruck relativ niedrig.

Nun ist die Frage, ob die Atemfrequenz das niedrige CO_2 erklärt oder aber ob es ein anderes Problem geben könnte. Ein schwacher Perfusionszustand ist ein Zustand, der eher aufgrund eines niedrigen zugrunde liegenden CO_2-Wertes als durch einen nicht sehr deutlichen Anstieg der Atemfrequenz erklärt werden kann. Wenn der Blutdruck dieser Person niedriger ist als erwartet, dann sollten Sie eine niedrige Perfusion der pulmonalkapillären Strukturen in Betracht ziehen. Die möglichen Ursachen sind eine gastrointestinale Blutung, eine inadäquate Herzfunktion (wie ein atypischer Myokardinfarkt) oder ein Ventilations- bzw. Perfusionsungleichgewicht, entsprechend einer Pulmonalembolie. Sie sollten bei Ihrer Anamnese den Patienten sorgfältig über Schmerzen in den Waden, jegliche Vorgeschichten von Übelkeit bzw. Erbrechen und Diarrhoe, zur Farbe des Stuhles, nach einer Vorgeschichte zu den Brustschmerzen bzw. -beschwerden, über die Ergebnisse eines 12-Kanal-EKG und die Reaktion auf eine Flüssigkeitstherapie befragen.

Bronchokonstriktion

Eine normale Kurvenform (▶*Abbildung A.9*) weist auf eine ungehinderte (uneinge-
schränkte) oder nicht verlegte Ausatmung hin.

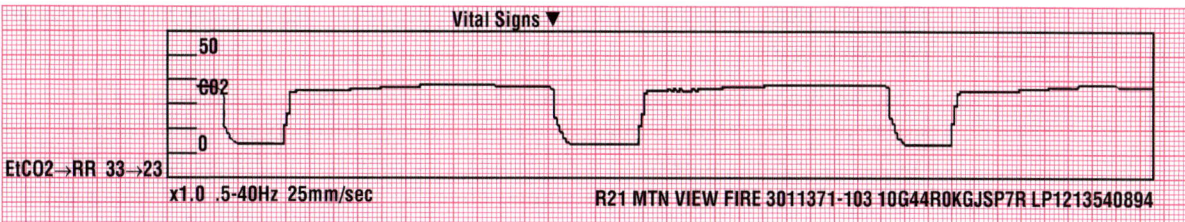

Abbildung A.9: Kapnografiekurve mit normalem Verlauf

Allerdings beeinträchtigt die Verengung der Atemwege die Leichtigkeit der Ausatmung.
Die Verengung der Atemwege (Bronchokonstriktion) behindert die Luft beim Verlassen
des respiratorischen Systems und verursacht eine Verschiebung der Kurvenform, die
einfach zu identifizieren ist. Die Bronchokonstriktion führt zu einem Anstieg des
Widerstands bei der Ausatmung, die jene Zeit verlängert, die die Kurvenform benötigt,
um von der Baselinie auf das Plateau anzusteigen. Als Ergebnis sehen wir einen stufenweisen Anstieg und eine Abflachung des Winkels am Punkt C der Kurvenform. Dieses
Abflachen lässt die Kurve eine Haifischflossenform annehmen.

▶*Abbildung A.10* zeigt einen leichten Bronchospasmus, ▶*Abbildung A.11* einen schweren Bronchospasmus.

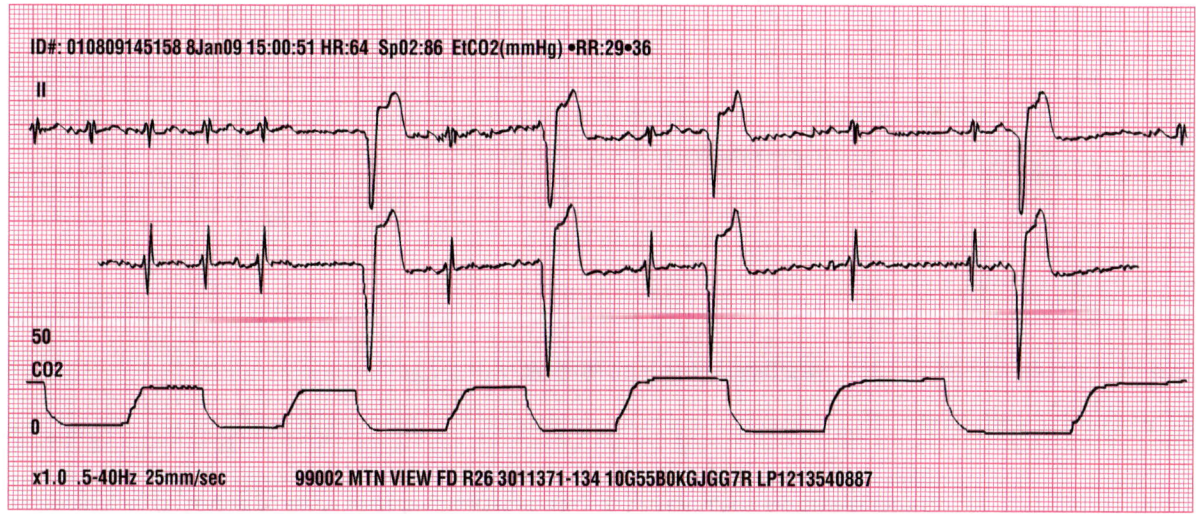

Abbildung A.10: Kapnografiekurve bei leichtem Bronchospasmus

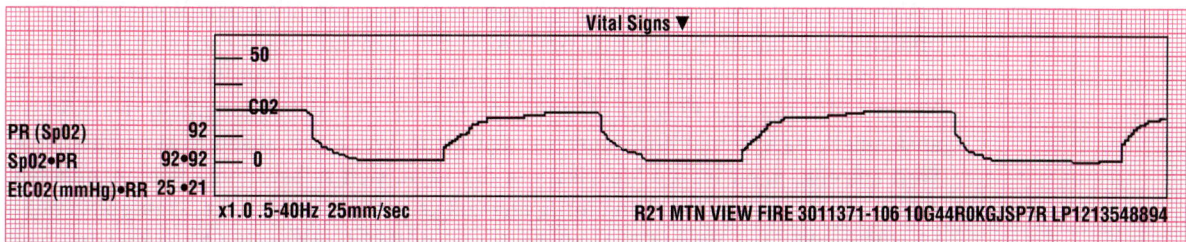

Abbildung A.11: Kapnografiekurve bei schwerem Bronchospasmus

Der Grad der Abflachung der Kurvenform steht in direktem Zusammenhang mit dem Ausmaß der Obstruktion. Daher wird die Verschlechterung Zunahme der Obstruktion durch weiteres Abflachen der Kurvenform repräsentiert. Wenn sich der Zustand des Patienten weiter verschlechtert, beginnt der Winkel, an Punkt D (dem Beginn der Inspiration) ebenfalls abzuflachen. Dieses Ergebnis legt den Beginn einer respiratorischen Insuffizienz nahe.

Wenn der Bronchospasmus behandelt wird und wenn sich der Zustand des Patienten bessert, dann werden die abgeflachten Kurvenformen wieder beginnen anzusteigen und eine normale Form annehmen. ▶Abbildung 1.12 zeigt die originalen Kapnografiestreifen eines realen Patienten, der aufgrund einer Bronchokonstriktion behandelt wurde. Der erste Streifen zeigt das Atemversagen aufgrund eines Bronchospasmus. Der zweite demonstriert die Reaktion des Bronchospasmus auf die Behandlung. Der dritte zeigt einen Bronchospasmus, der sich aufgrund der Behandlung aufgelöst hat.

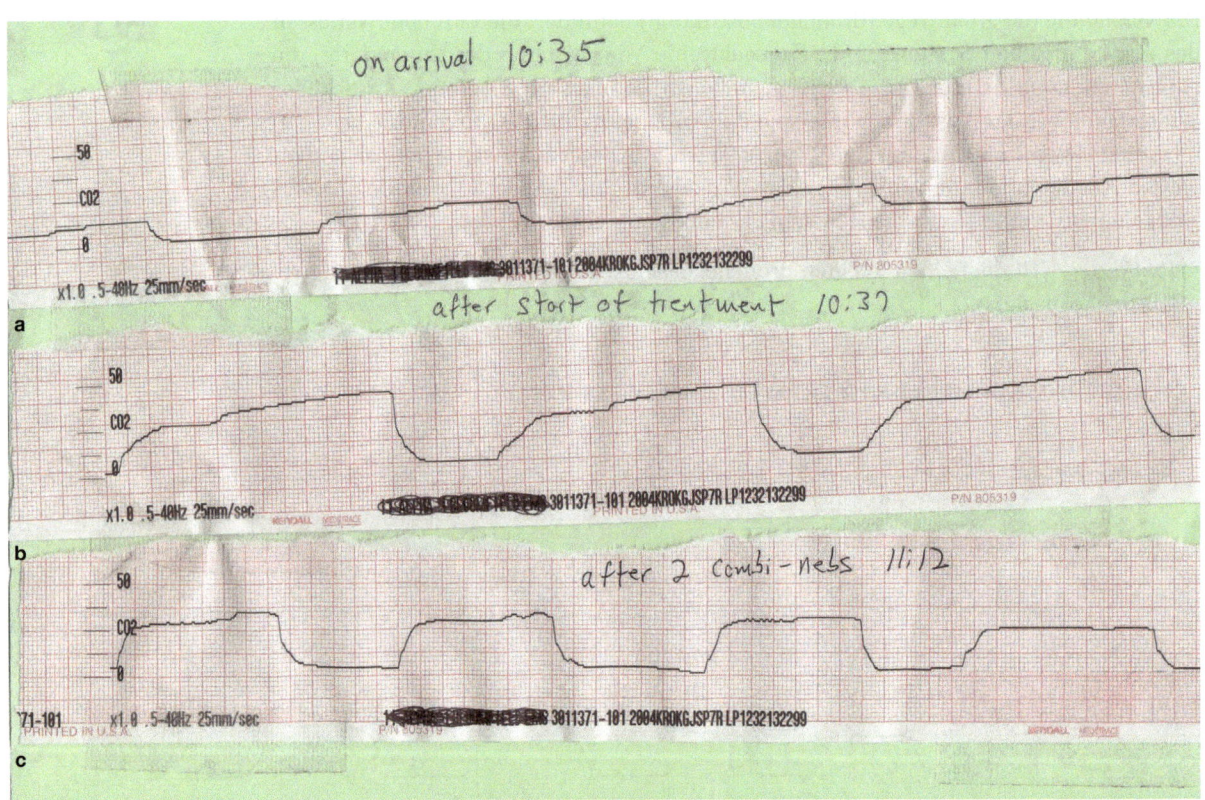

Abbildung A.12: Kapnografiekurven eines Patienten, der wegen eines Bronchospasmus behandelt wurde. (a) Atemversagen aufgrund des Bronchospasmus. (b) Reaktion des Bronchospasmus auf die Behandlung. (c) Der Bronchospasmus hat sich aufgrund der Behandlung aufgelöst.

▶*Abbildung A.13* ist die Kapnografiekurve eines Patienten mit einem Bronchospasmus und Hypoventilation dargestellt. Wenn sich der Zustand dieses Patienten weiter verschlechtert, erkennen wir einen erhöhten $PETCO_2$-Wert, weil der Patient nicht effektiv atmen kann, um das CO_2 zu eliminieren, und es sich daher innerhalb des Körpers ansammelt, da es nicht abgeatmet werden kann. Wenn der absolute kapnometrische Wert ansteigt, dann ist die Messskala in der Lage, sich selbstständig neu anzupassen. Anstatt die Werte von 0 bis 50 mmHg anzuzeigen, adjustiert sich die Skala selbst auf 0 bis 100 mmHg. Bei Werten über 50 mmHg wird die Messung eine Neuanpassung von

50 mmHg auf 100 mmHg am Registerpapier verursachen, um den Zustand des Patienten genau abbilden zu können.

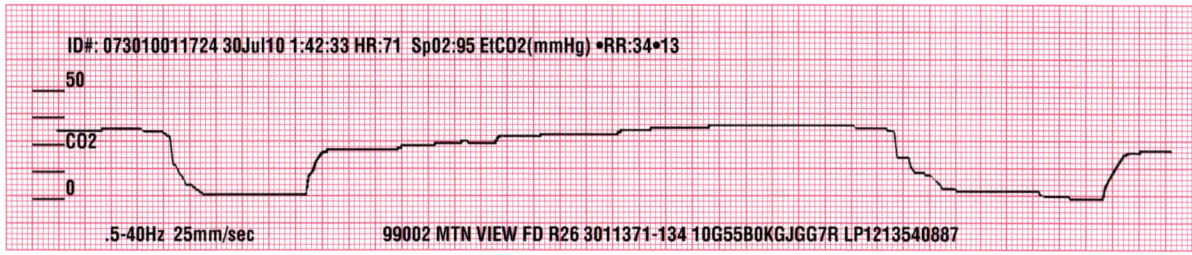

Abbildung A.13: Kapnografiekurve eines Patienten mit Bronchospasmus und Hypoventilation

Betrachten Sie das in ▶*Abbildung A.14* dargestellte Beispiel eines hypoventilierenden Patienten *ohne* Bronchospasmus mit erhöhten PETCO$_2$-Werten. Beachten Sie, dass die Werte auf der linken Seite des Grafen sich auf 100 mmHg eingestellt haben. Diese Neueinstellung weist darauf hin, dass die PETCO$_2$-Werte über 50 mmHg liegen.

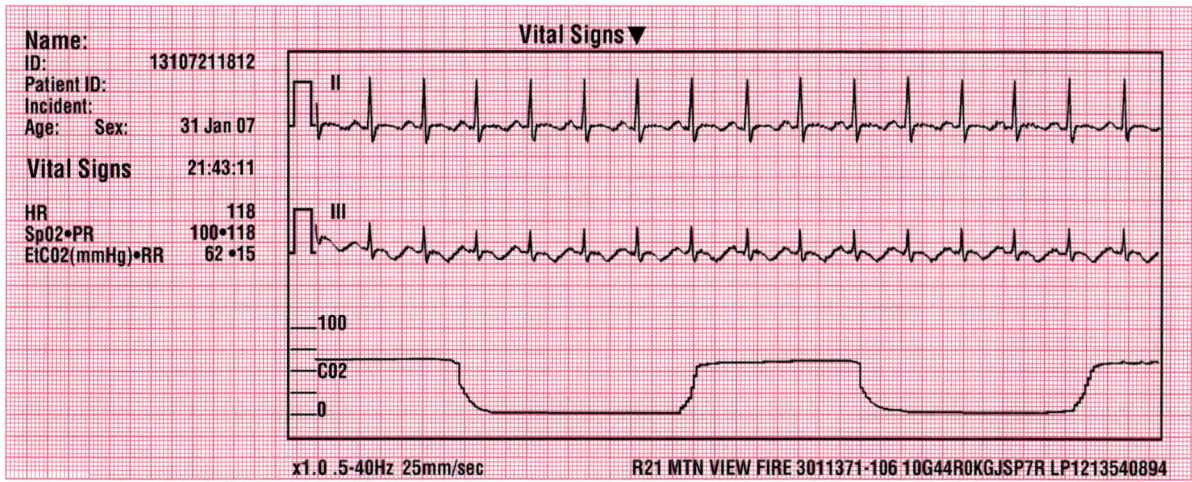

Abbildung A.14: Kapnografiekurve eines Patienten mit Hypoventilation ohne Bronchospasmus

Nicht alle Ursachen von Atembeschwerden sind so einfach zu identifizieren, wie in den Beispielen gezeigt wurde, aber die Kurvenform sollte entweder auf eine obstruktive oder auf eine nicht obstruktive Ursache hinweisen. Wenn der Patient an Atembeschwerden leidet und die Kurvenform eine normale Form hat, dann wird der momentane Zustand nicht durch eine Obstruktion verursacht; daher sollten andere Ursachen in Betracht gezogen werden. Zum Beispiel kann ein Patient mit einer sich verschlimmernden Herzinsuffizienz und einem *Lungenödem* an merklichen Atembeschwerden leiden. Ein Lungenödem kann einen Bronchospasmus auslösen; daher muss die Ursache des Problems nicht immer eine Auswirkung auf die Kurvenform der Kapnografie haben. Da sich die initiale Behandlung eines Lungenödems von der Behandlung einer obstruktiven Atemwegserkrankung unterscheidet, sind die Werte der ermittelten kapnografischen Kurve offensichtlich. Betrachten Sie folgenden Fall:

Fallbeispiel 2

Berufung: 11:40 Uhr, 59-jährige Person mit Atemschwierigkeiten

Bei Ankunft: Sie finden Ihren 59-jährigen männlichen Patienten auf einem Stuhl sitzend vor; er trägt eine Sauerstoffbrille, über die er 2 l/min vom Heimsauerstoff erhält. Er ist wach und erscheint sehr blass mit zyanotischen Lippen. Er sitzt in Kutscherposition und verwendet die Atemhilfsmuskulatur. Seine Frau ist bei ihm.

Ergebnisse: Seine Frau erzählt Ihnen, dass er über Nacht Atemschwierigkeiten bekommen hat und dass diese sich bis heute Morgen stetig verschlimmert haben.

Medizinische Vorgeschichte: COPD, Herzinsuffizienz und Depression

Medikamente: Serevent, Fosamax, Singulair, Wellbutrin, Levelbuterol, Zyrtec, Prednison, Lasix und Lorazepam

Allergien: keine bekannt

Seine Frau erzählt Ihnen, dass er gerade vor 3 Tagen aus dem Krankenhaus entlassen worden ist. Er war dort wegen der schlimmer werdenden Herzinsuffizienz. Der Patient verneint Brustschmerzen und -beschwerden, ebenso Übelkeit und Erbrechen. Er ist bei der Medikamenteneinnahme sorgsam.

Vitalzeichen: Herzfrequenz 114 Schläge/min und regelmäßig; Atemfrequenz 56 Atemzüge/min mit inspiratorischem und exspiratorischem Giemen in den oberen Lungenfeldern, keine Geräusche in den unteren Lungenfeldern. Der Patient spricht in Zwei- bis Dreiwortsätzen; Blutdruck 150/90 mmHg.

Nach dem Anlegen eines EKG wurde der $PETCO_2$-Wert mittels einer Sauerstoffbrille ermittelt. ▶*Abbildung A.15* zeigt das erste Ergebnis.

Es gibt mehrere Dinge, die in dieser $PETCO_2$-Bestimmung zu beachten sind: Der Wert beträgt 84 mmHg bei einer Atemfrequenz von 35 Atemzügen/min, wie vom Gerät festgestellt worden ist. Erinnern Sie sich daran, dass das $PETCO_2$ etwas über die Ventilation, die Perfusion und den Zustand des Stoffwechsels aussagt, aber nicht, welche der drei Funktionen beeinträchtigt ist. Es bedarf einer genaueren Interpretation dieser Information, um im Zusammenhang mit der Patientengeschichte und den Ergebnissen der körperlichen Untersuchung zu einer Arbeitsdiagnose zu kommen.

Aus dem Blutdruck dieses Patienten und den hohen $PETCO_2$-Werten lässt sich schließen, dass die Lungen gut durchblutet sind.

Seine Lungengeräusche, die Atemnot (Zwei- bis Dreiwortsätze), die Zyanose um den Mund und der stumpfe Winkel am Punkt C lassen stark vermuten, dass der Patient Probleme mit der Ventilation hat, die bis zu einem gewissen Grad eine Bronchokonstriktion beinhalten. Die „knorrige" Erscheinung der komplexen Kurvenform am Punkt D deutet auf ein Öffnen der kollabierten Alveolen am Ende der Exspiration hin. Das Öffnen der kollabierten Alveolen kann bei einem Lufteinschluss geschehen, aber genauso auch während eines Lungenödems auftreten.

Seine hohen $PETCO_2$-Werte deuten auf einen azidotischen metabolischen Zustand hin, der höchstwahrscheinlich als Folge seiner Ventilationsstörung entstanden ist.

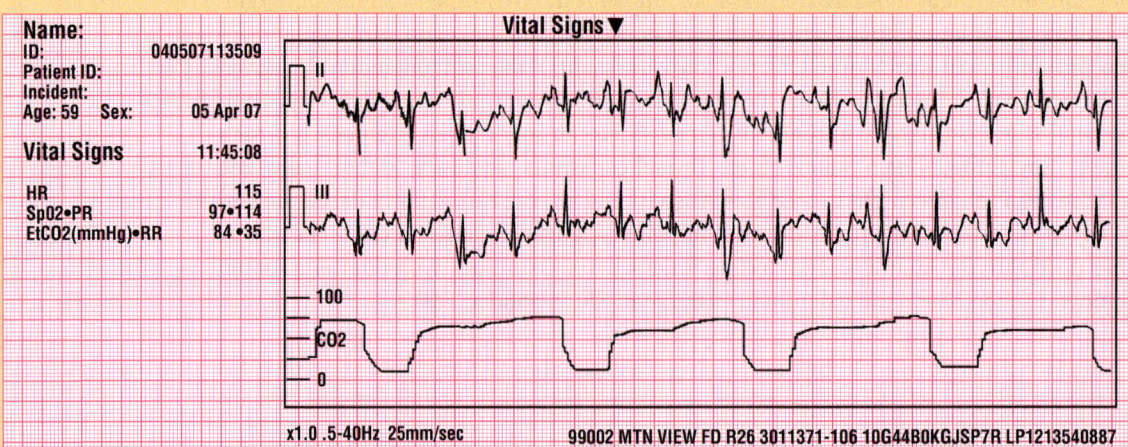

Abbildung A.15: Kapnografiekurve des Patienten aus Fallbeispiel 2 bei der ersten Erhebung der Vitalzeichen

Im Moment leidet der Patient an einer schweren Atemstörung; daher müssen rasch Entscheidungen über die Behandlung getroffen werden.

Hinsichtlich der Ursachen sollten die Möglichkeiten nun auf die folgenden Wahrscheinlichkeiten eingeschränkt werden: Verschlimmerung der COPD und/oder Verschlimmerung der Herzinsuffizienz bzw. Auftreten eines AMI.

Die Sanitäter entscheiden sich dafür, die CPAP-Atmung anzuwenden, während das 12-Kanal-EKG abgeleitet wird. Die Ergebnisse des 12-Kanal-EKG zeigen kein klares Verletzungsmuster, was die Wahrscheinlichkeit eines AMI verringert, aber nicht ausschließt. Nachdem sie das 12-Kanal-EKG abgeleitet haben, beginnen die Sanitäter mit einer kontinuierlichen In-Line-Vernebelung eines β_2-Mimetikums. Die PETCO₂-Werte fallen darauf von

84 auf 64 mmHg. Bei Ihrer Ankunft in der Notaufnahme hat sich die Hautfarbe des Patienten verbessert, und der Patient hat begonnen, in ganzen Sätzen zu sprechen. ▶Abbildung A.16 zeigt seinen letzten PETCO₂-Streifen.

Bemerken Sie, dass sich die linke Skala auf 0 bis 50 mmHg zurückgesetzt hat? Die Überwachung beginnt an Punkt C mit einem klaren Abstumpfen des Winkels. Dieses Abstumpfen kann zum Teil wegen des CPAP-Geräts auftreten. Indes nähert sich die letzte Kurvenform dem Normalzustand und verbleibt auch so während des Aufenthalts des Patienten in der Notaufnahme. Die erste Blutgasanalyse (BGA) zeigt einen pH-Wert von 7,32, einen PaCO₂-Wert von 67 mmHg und einen PaO₂-Wert von 90 mmHg. Der Patient wird aufgrund eines sich verschlimmernden Lungenödems und der COPD hospitalisiert.

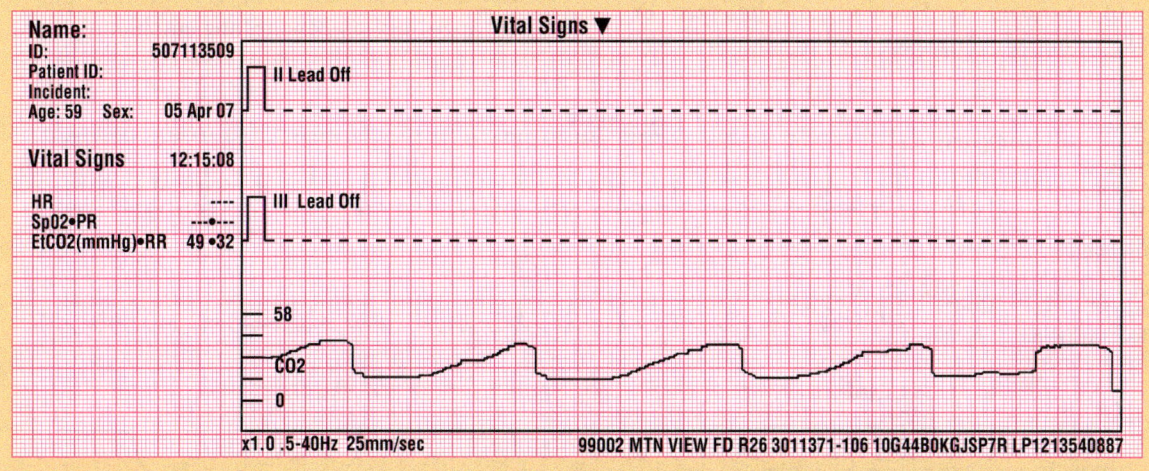

Abbildung A.16: Kapnografiekurve des Patienten aus Fallbeispiel 2 bei der letzten Bestimmung der PETCO₂-Werte vor Erreichen des Krankenhauses

Überwachung des Patientenzustands

Die naheliegendste Verwendung des PETCO₂ ist die Überwachung des Zustands der Atmung des Patienten. Diese Überwachung dient als diagnostisches Werkzeug und liefert einen frühen Hinweis auf eine Verschlechterung oder Besserung des Zustands des Patienten als Reaktion auf die Behandlung. Obwohl die Messung auch zur Überwachung von Patienten mit Veränderungen des Kreislaufs oder des Stoffwechsels geeignet ist, wird meistens nur die Atemfrequenz überwacht.

In der Präklinik werden *Narkotika* oft zur Schmerzlinderung eingesetzt. Die Sedierung wird aus einer Vielzahl von Gründen angewandt. Die PETCO₂-Überwachung gibt uns die Möglichkeit, die Atmung des Patienten effektiver zu überwachen. Narkotika selbst verlangsamen die Atemfrequenz und steigern die CO₂-Werte. Diese Tendenz wird bei Sedativa, wie Midazolam (Dormicum) oder Lorazepam (Temesta), nicht so häufig oder so früh beobachtet. Dieses Wissen ist bei Patienten hilfreich, die wach sind, aber unklare Beschwerden haben, die zur Schmerzlinderung Narkotika nehmen oder bei denen offensichtliche Gründe der Beschwerden fehlen.

Fallbeispiel 3

Betrachten Sie einen Patienten, der vor drei Tagen nach einer laparoskopischen Gallenblasenoperation heimgeschickt worden ist. Die Haut des Patienten ist blass, warm und trocken. Er klagt nun über verstärkte Abdominalschmerzen, aber er hat bei Palpation ein weiches, nicht schmerzempfindliches Abdomen. Die einzige Anomalie ist der ausstrahlende Schmerz an der rechten Schulter, der durch die Palpation des Bauches ausgelöst wird. Der Patient fühlt sich unwohl und hat keinen Appetit. Ihm ist übel, aber er erbricht nicht. Er verneint ungewöhnliche Darm- oder Blasensymptome. Die Vitalzeichen sind eine regelmäßige Herzfrequenz von 118 Schlägen/min, eine Atemfrequenz von 14 Atemzügen/min mit unauffälligen Atemgeräuschen und ein Blutdruck von 126/78 mmHg. Er nimmt Ibuprofen und Hydal gegen Schmerzen. Er hat keine andere Vorgeschichte und keine anderen Beschwerden außer dem „Unwohlsein". ▶Abbildung A.17 zeigt sein Kapnogramm:

Sie werden feststellen, dass die PETCO$_2$-Werte des Patienten bei 62 mmHg liegen und er eine Atemfrequenz von 15 Atemzügen/min (siehe die Aufzeichnungen innerhalb des roten Kreises) mit einer normalen Kurvenform hat. Die CPAP-Atmung führt zu einer raschen Rückkehr zu Normalwerten und einer normalen Hautfarbe. Der Patient wird immer wacher und fühlt sich besser, mit Ausnahme der Bauchschmerzen; diese werden immer deutlicher. Ein innerklinisch durchgeführtes CT ergibt einen retinierten Gallenstein. Die Anwendung der PETCO$_2$-Bestimmung mit einer gründlichen Anamnese und Einschätzung hat schneller zur Ursachenfindung geführt und folglich eine angemessene Behandlung beschleunigt.

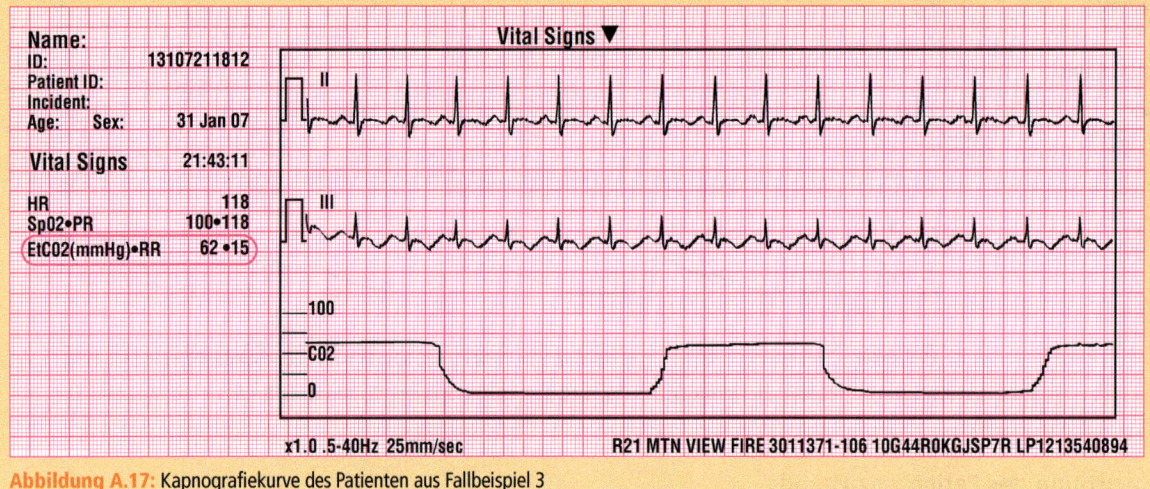

Abbildung A.17: Kapnografiekurve des Patienten aus Fallbeispiel 3

Ein weiterer Zustand, bei dem das PETCO$_2$ hilfreich ist, ist der *Pneumothorax*. Ein einfacher Pneumothorax ergibt eine normale Kurvenform der Kapnografie. Hingegen hat ein *Spannungspneumothorax* aufgrund der schlechten Perfusion eine niedrige Amplitude. Wenn der Spannungspneumothorax erst einmal entlastet wurde und das Blutvolumen normal ist, dann kehrt die Kurve in den Normalzustand zurück.

Das Vorhandensein einer *Lungenembolie* ist eine weitere Situation, bei der die PETCO$_2$-Werte verändert sind. Da ein Ungleichgewicht zwischen Ventilation und Perfusion vorliegt (Eine Embolie behindert die Perfusion des pulmonalkapillären Bettes.), sind die PETCO$_2$-Werte eher niedrig, trotz eines vorherrschenden perfundierenden Blutdrucks und einer konventionellen Behandlung.

Anwendung des PETCO$_2$ bei einem maschinell beatmeten Patienten

Rettungsdienste werden immer häufiger zum Transport von Patienten gerufen, die sediert sind und an einem medizinischen Beatmungsgerät hängen. Sanitäter verwenden zusätzlich zu anderen Techniken das PETCO$_2$-Messgerät, um solche Patienten zu überwachen.

Einer der ersten Hinweise dafür, dass ein relaxierter, sedierter Patient seine Muskelfunktion zurückgewinnt, ist das Auftreten der Spontanatmung in der inspiratorischen Phase der maschinellen Beatmung. Erinnern Sie sich daran, dass eine normale Kapnografiekurve ein flaches Plateau während Phase III hat, was auf eine stetige Exspiration hinweist.

Wenn ein Patient einatmet, selbst bei schwacher Inspiration, die durch den Sanitäter nicht zu erkennen ist, hat das Plateau im Kapnogramm eine „Kerbe". Beachten Sie den Pfeil am PETCO$_2$-Kapnogramm in ▶Abbildung A.18. Diese Kerbe ist eine negative Deflexion, die einen inspiratorischen Einsatz des Patienten widerspiegelt. Das Vorhandensein dieser Kerben ist ein sehr früher Hinweis darauf, dass die Narkose nachlässt. Anästhesisten nennen diese Kerben in der Kurvenform „kurare Spalten". Wenn eine kerbige Kurvenform vorhanden ist, speziell, wenn sie über die Zeit häufiger auftritt, dann ist eine zusätzliche Sedierung des Patienten indiziert. Diese Maßnahme schützt den Patienten davor, im Kampf gegen die Beatmungsmaschine gequält zu werden.

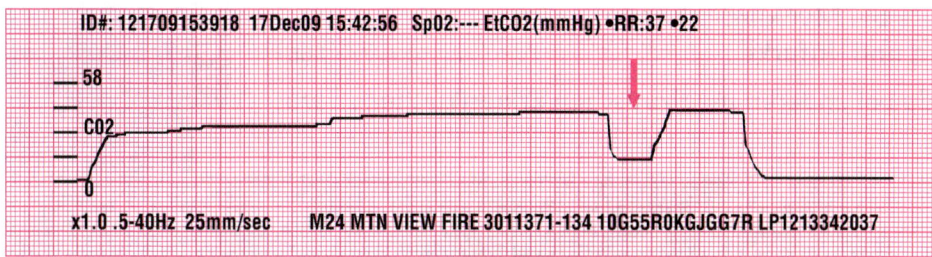

Abbildung A.18: Kapnografiekurve eines maschinell beatmeten Patienten, der anfängt, spontan zu atmen

Schlussfolgerung A.4

Die PETCO$_2$-Bestimmung spiegelt die Ventilation, die Perfusion und den metabolischen Zustand wider. Da sie überwacht und Informationen in Echtzeit liefert, sind die Trends aussagekräftiger als der Wert zu einem bestimmten Zeitpunkt. Numerische Werte in Zusammenschau mit der Kurvenform liefern die vollständigste Information.

Das PETCO$_2$-Gerät sollte bei allen Patienten eingesetzt werden, die intubiert sind, unter erschwerter Atmung leiden und sich in Zuständen befinden, die mit der Perfusion und hyper- bzw. hypometabolischen Ursachen zusammenhängen. Sowohl der numerische Wert und als auch die Kurvenform sollten bei der Einschätzung solcher Patienten berücksichtigt werden.

Die diagnostische Information des PETCO$_2$ kann lebensrettend sein, z.B. wenn sie hilft, eine Tubusfehllage zu erkennen. Die diagnostische Information kann ebenfalls Hinweise zum Behandlungserfolg liefern, z.B., indem sie den Effekt eines Bronchodilatators zeigt. Des Weiteren kann die diagnostische Information die Behandlung beeinflussen, z.B. die Steigerung der Frequenz und der Stärke von Herzdruckmassagen während der kardiopulmonalen Reanimation oder beim Ermitteln von residualen Bronchospasmen bei Patienten mit einer Herzinsuffizienz, mit deren Behandlung begonnen wurde. Außerdem kann die diagnostische Information dabei helfen, ein Ventilations- bzw. Perfusionsungleichgewicht bei einem Patienten zu ermitteln, der eine offensichtliche bzw. versteckte Blutung oder eine Pulmonalembolie hat.

Praxistipp

Die Kapnografie ist der Sollstandard beim intubierten Patienten.

Interpretation von elektrokardiografischen Kurven

B

ÜBERBLICK

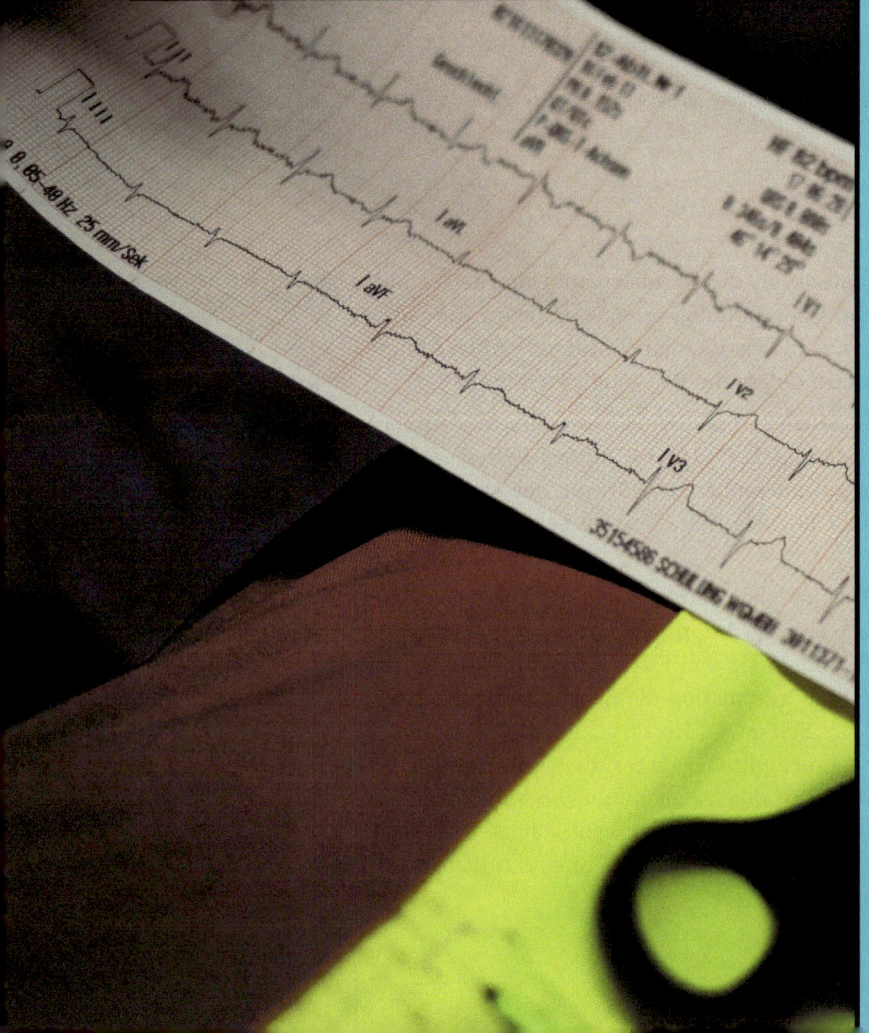

Einleitung B.1

Dieser Anhang ist ein Leitfaden zur Interpretation des EKG. Er ist dazu gedacht, den Leser mit den Grundlagen der EKG-Interpretation vertraut zu machen. Wir diskutieren kurz den Einsatz des EKG im Hinblick auf die verschiedenen medizinischen Notfälle, die wir in den Kapiteln dieses Buch angesprochen haben. Der Hauptfokus liegt auf dem Erkennen der charakteristischen Veränderungen im EKG in Verbindung mit einem AMI, im Speziellen bei der Erkennung von ST-Strecken-Hebungen beim STEMI, weil diese Zustände schnell identifiziert und behandelt werden müssen.

Die Behandlung eines akuten Koronarsyndroms hat sich seit den frühen 1990er-Jahren dramatisch verändert. Obwohl sich die Sanitäter schon seit einiger Zeit mit den Notärzten und Chirurgen verbündet haben, um Patienten bei traumatischen Verletzungen schnellstmöglich in den Operationssaal zu bringen, kommt Patienten mit einem STEMI erst seit Kurzem ein ähnlicher Ansatz zugute. Aufgrund des fortschreitenden Absterbens der Herzmuskelzellen während eines Infarkts sollte sich der Sanitäter vom Grundsatz „Zeit ist Muskel!" leiten lassen.

Zusätzlich sollte neben dem 12-Kanal-EKG eine sorgfältige Anamnese erhoben werden, die eine wichtige Grundvoraussetzung dafür darstellt, dass das Notversorgungssystem auf einen Herzpatienten reagieren kann. Der erste Schritt, um den Blutfluss bei einem Patienten mit AMI wiederherzustellen, besteht darin, ein diagnostisches 12-Kanal-EKG zu erheben. Erkennt der Sanitäter charakteristische Veränderungen am EKG, kann er eine Reihe von Schritten einleiten, die entwickelt wurden, um Blut zum betroffenen Teil des Myokards zurückzuführen. Tatsächlich hat sich herausgestellt, dass das EKG einen der wichtigsten Faktoren bei der Reduzierung der sog. Door-to-Balloon- oder Door-to-Drug-Zeit darstellt.

Das EKG und der Rhythmusstreifen können präklinisch auch bei der Versorgung vieler anderer Patienten ein nützliches Hilfsmittel sein. Eine Vielzahl von Zuständen, einschließlich der Herzrhythmusstörungen, der Perikarditis, der Lungenerkrankungen und anderer Störungen (z.B. Hyperkaliämie, Hypokalzämie, Hypothermie), kann durch den Sanitäter identifiziert werden, der ein fundiertes Wissen bezüglich der EKG-Interpretation hat. Zusätzlich kann das EKG dazu verwendet werden, die Reaktion des Patienten auf eingeleitete Behandlungen zu ermitteln. Es gibt einige exzellente Fachbücher über die EKG-Rhythmusinterpretation, auf die der Leser hingewiesen wird; siehe dazu das Literaturverzeichnis des Buches.

Aus diesem Grund ist ein Grundverständnis des EKG und der Interpretation von Rhythmusstreifen eine wichtige Fähigkeit des präklinischen Personals.

Anatomie und Physiologie des Herzes B.2

Erinnern Sie sich, dass das Herz ein etwa faustgroßes Organ ist, das hinter dem Sternum und vor der Brustwirbelsäule liegt (▶*Abbildung B.1*). Die Herzspitze ragt in die linke Brusthöhle.

Das Herz ist unterteilt in eine linke und eine rechte Herzhälfte. Die rechte Herzhälfte nimmt das sauerstoffarme Blut aus dem Körperkreislauf auf und pumpt es zur Oxygenierung in die Lunge. Das oxygenierte Blut kehrt dann aus der Lunge zurück in die linke Herzhälfte, die das Blut in die Aorta pumpt. Das Blut wird dann durch das arterielle System im ganzen Körper verteilt.

Jede Herzhälfte, die linke und die rechte, besteht jeweils aus einem Atrium (Vorhof) und einem Ventrikel (Kammer). Die Atria sind die kleinen, oberen Kammern, die vor der ventrikulären Kontraktion ca. 30% des Blutvolumens in die Ventrikel befördern. Die Ventrikel füllen sich während der Diastole passiv zu 70%; dies ist die Phase, in der das Herz sich zwischen den Kontraktionen entspannt. Die Vorhofscheidewand trennt das rechte Atrium vom linken, während das Kammerseptum die beiden Ventrikel voneinander trennt.

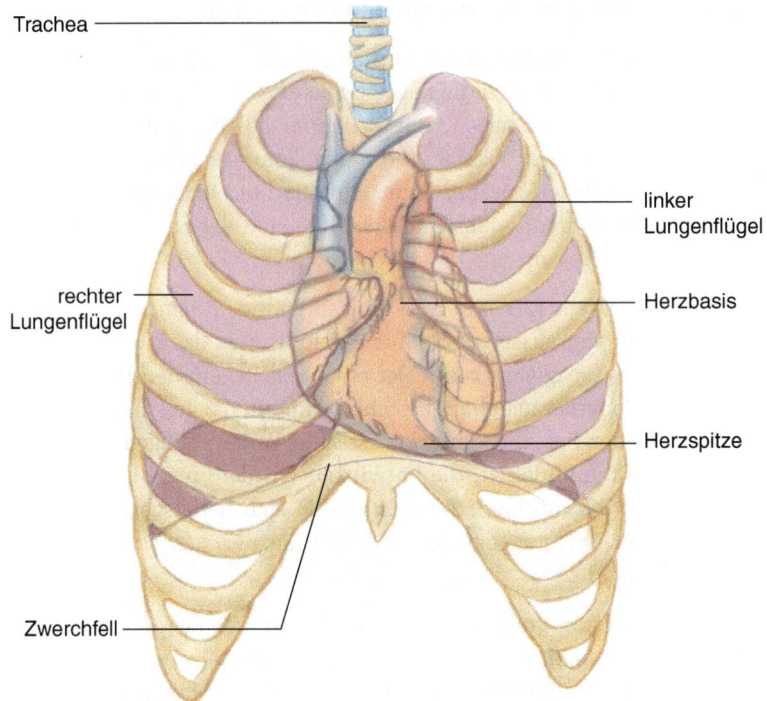

Trachea

linker Lungenflügel

rechter Lungenflügel

Herzbasis

Herzspitze

Zwerchfell

Abbildung B.1: Die Lage des Herzes in der Brust

Das Herz wird durch zwei Hauptkranzarterien versorgt: die rechte und die linke *Koronararterie* (▶*Abbildung B.2*). Jede Arterie entspringt knapp über der Aortenwurzel direkt aus der Aorta. Die einzigartige Eigenschaft der Koronararterien ist, dass sie sich mit dem Ziel der Perfusion während der *Diastole* füllen, im Gegensatz zu anderen Arterien im Körper, die sich während der Systole füllen.

Die linke Koronararterie ist typischerweise die größere Hauptarterie. Sie versorgt die Herzvorderwand und die Seitenwand des linken Ventrikels sowie Teile der Hinterwand des linken Ventrikels und des linken Kammerseptums. Unmittelbar nach dem Verlassen der Aorta teilt sich die linke Koronararterie in die linke anteriore absteigende Arterie und die linke Kranzarterie. Die linke anteriore absteigende Arterie versorgt die ventrikuläre Vorderwand, wohingegen die Kranzarterie die Zirkulation in der Hinterwand gewährleistet. Eine kleine Verzweigung der linken Koronararterie versorgt die laterale Wand des Ventrikels.

Das Verständnis der Anatomie der Koronargefäße kann dabei helfen, die Frage zu klären, weshalb Patienten, die einen Verschluss der linken Koronararterie oder ihrer Hauptabzweigungen haben, einen Infarkt der Vorderwand oder des linken Ventrikels entwickeln (anteriorer AMI). Es erklärt außerdem, weshalb Patienten mit einem anterioren AMI gleichzeitig einen Hinterwand- oder Septuminfarkt haben können.

Die rechte Koronararterie ist typischerweise kleiner als die linke. Sie liefert das Blut an den rechten Ventrikel und ebenso an den posterioren und inferioren Teil des linken Ventrikels. Die rechte Koronararterie versorgt außerdem den oberen Teil des Reizleitungssystems (SA-Knoten [Sinuatrialknoten], AV-Knoten und His-Bündel). Ein Verschluss der rechten Koronararterie führt meist zu einem Infarkt der inferioren Wand des linken Ventrikels (inferiorer AMI). Ein Patient mit einem inferioren AMI kann ebenfalls einen begleitenden rechtsventrikulären Infarkt haben. Da die rechte Koronararterie das Reizleitungssystem versorgt, können bei Patienten mit einem inferioren AMI zusätzlich Herzrhythmusstörungen, wie Bradykardie und AV-Block, auftreten.

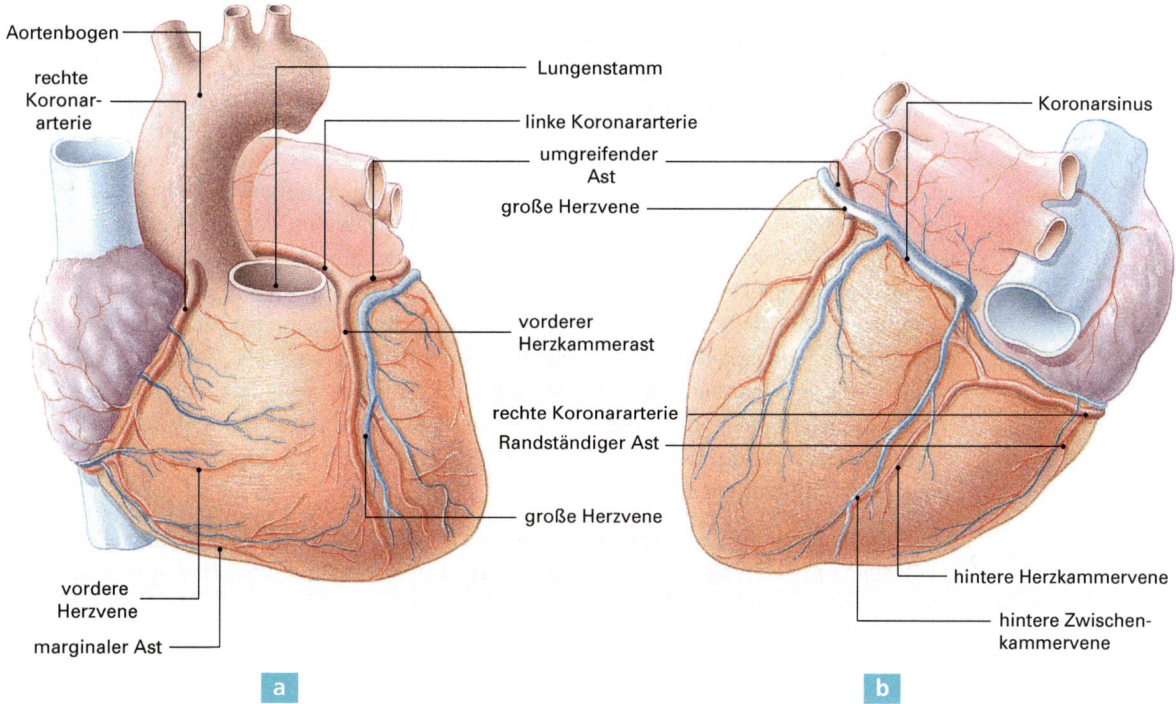

Abbildung B.2: Die Koronargefäße: (a) anteriore Ansicht; (b) posteriore Ansicht

Grundlagen der elektrischen Herzaktivität   B.3

B.3.1 Herzzellen

Bedenken Sie, dass das EKG elektrische Aktivitäten repräsentiert, die innerhalb des Herzes auftreten, so als ob es von vielen Kameras beobachtet würde, die auf der Oberfläche des Körpers platziert sind (Extremitätenableitung und Wilson-Ableitung). Diese Kameras liefern unterschiedliche Blickwinkel auf dieselben elektrischen Aktivitäten, die während des Herzzyklus auftreten.

Das Herz umfasst mindestens zwei Arten von Zellen: Die erste Art der Herzzellen sind die *Herzmuskelzellen*. Diese Zellen besitzen kontrahierende Elemente, die einen elektrischen Impuls benötigen, um eine Herzmuskelkontraktion auszulösen. Solche Zellen bilden die Herzmuskelkammern. Wenn der elektrische Stimulus erst einmal einen gewissen Schwellenwert erreicht hat, kommt es zur vollständigen Kontraktion. Um eine einfache Herzmuskelkontraktion auszulösen, muss eine Reihe spezifischer elektrischer Aktivitäten vorhanden sein, die auf dem EKG zu sehen sind.

Die zweite Gruppe der Zellen sind die spezialisierten *Schrittmacherzellen*, die sich überall im Herz befinden. Schrittmacherzellen bilden das Reizleitungssystem des Herzes. Diese Zellen enthalten kleine kontraktile Elemente, sind aber primär für die Erzeugung und Weiterleitung elektrischer Impulse durch das Herz verantwortlich.

Die Herzmuskelzellen besitzen vier Charakteristika: Automatie, Erregbarkeit, Leitfähigkeit und Kontraktionsfähigkeit. Die *Automatie* ist die Fähigkeit der Herzmuskelzellen, ihre eigenen elektrischen Impulse zu erzeugen – eine Funktion der Schrittmacherzellen. Der SA-Knoten ist der dominante Schrittmacher des Herzes. Er hat eine spontane Frequenz von zwischen 60 und 100 Schlägen/min. Andere Zellen, einschließlich der Zellen in den Atrien, des AV-Knotens und von Teilen des ventrikulären Reizleitungssystems, können die Herzmuskelkontraktion in ihrer eigenen Frequenz laufen lassen. Atriale Zellen takten zwischen 60 und 80 Schlägen/min; der AV-Knoten feuert spontan bei einer Frequenz zwischen 40 und 60 Schlägen/min, während die spontane Frequenz der Ventrikel zwischen 20 und 40 Schlägen/min liegt.

Die *Erregbarkeit* ist die Fähigkeit der Herzmuskelzellen, auf einen elektrischen Stimulus zu reagieren. Der zugehörige Begriff „*Reizbarkeit*" bedeutet, dass eine Zelle oder eine Gruppe von Zellen bei einem geringen Stimulus einen Impuls erzeugen kann. Je reizbarer eine Gruppe der Herzmuskelzellen ist, desto weniger Stimulation ist nötig, um einen Impuls auszulösen. Stimuli, wie Hypoxie, Ionenverschiebungen und Entzündungen, können die Reizbarkeit des Herzes steigern. Jeder Bereich (auch als „Herd" bezeichnet) im Reizleitungssystem kann reizbar werden und in einer Frequenz depolarisieren, die schneller ist als die eigene Schrittmacherfrequenz. (Siehe oben.) Ein Beispiel ist die ventrikuläre Tachykardie, bei der ein reizbarer Herd im Ventrikel zum dominanten Schrittmacher des Herzes wird.

Die *Leitfähigkeit* ist die Fähigkeit der Herzmuskelzellen, Impulse weiterzuleiten. Herzmuskelzellen tun dies effektiv, wie die organisierte Aktivität während des Herzzyklus zeigt.

Die *Kontraktionsfähigkeit* ist die Fähigkeit der Zellen zu kontrahieren; dies wurde bereits weiter oben in Zusammenhang mit myokardialen Zellen diskutiert.

B.3.2 Reizleitungssystem

Bei einer normalen Herzkontraktion gibt es einen systematischen Fluss der elektrischen Impulse entlang des Herzreizleitungssystems (▶*Abbildung B.3*). Der normale Impuls beginnt im SA-Knoten, der sich im oberen Teil des rechten Atriums befindet, nahe dem Übergang der V. cava superior in das Herz. Wie bereits vorher besprochen, liegt die normale, spontane Impulsfrequenz, die im SA-Knoten entsteht (Automatie), bei 60 bis 100 Schlägen/min. Diese Frequenz kann durch Vorgänge des autonomen Nervensystems verändert werden: Die Stimulation durch den Sympathikus steigert die Herzfrequenz, während die parasympathische Stimulation die Herzfrequenz verlangsamt.

Der Impuls vom SA-Knoten wird entlang der drei internodalen Pfade sowie des Bachmann-Bündels zum linken Atrium geleitet und bewirkt dort eine Kontraktion der Atrien und eine Stimulation des AV-Knotens. Der AV-Knoten befindet sich an der Basis des rechten Atriums, direkt über der Trikuspidalklappe. Bei den meisten Patienten ist der AV-Knoten der Zugang für die Übertragung der Impulse in die Ventrikel. An diesem Punkt der Impulsweiterleitung gibt es eine Verzögerung von 0,5 s, um ein effektives Herzminutenvolumen während der ventrikulären Kontraktion zu ermöglichen.

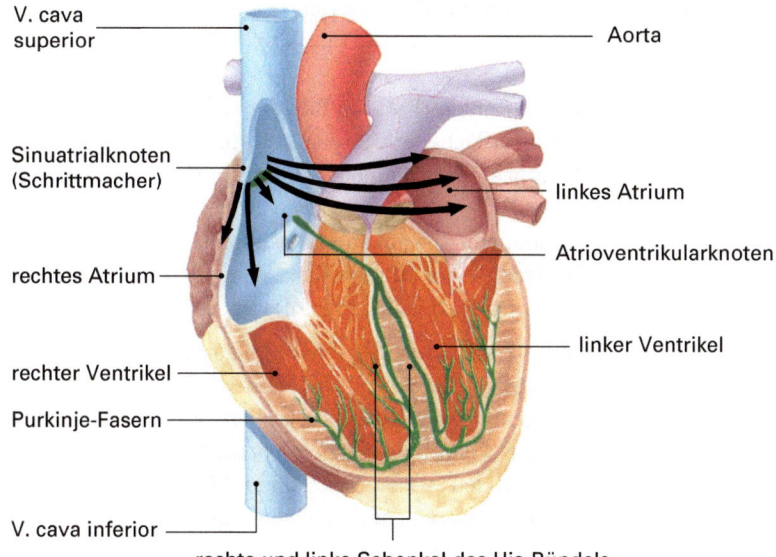

V. cava superior

Aorta

Sinuatrialknoten (Schrittmacher)

linkes Atrium

Atrioventrikularknoten

rechtes Atrium

linker Ventrikel

rechter Ventrikel

Purkinje-Fasern

V. cava inferior

rechte und linke Schenkel des His-Bündels

Abbildung B.3: Das Reizleitungssystem des Herzes

Die elektrischen Impulse passieren dann den AV-Knoten und erreichen das His-Bündel. Wie vorher erwähnt, ist der AV-Knoten in der Lage, sich spontan zu depolarisieren, aber in einer langsameren Frequenz als der SA-Knoten.

Das His-Bündel teilt sich im oberen Teil des intraventrikulären Septums in zwei Hauptzweige: Während der rechte Bündelzweig Impulse zu den spezialisierten Purkinje-Fasern weiterleitet, die den rechten Ventrikel depolarisieren, teilt sich der linke Bündelzweig in das anteriore und das posteriore Muskelfaserbündel, bevor er in die Purkinje-Fasern des linken Ventrikels mündet. Auch die Purkinje-Fasern sind in der Lage, eine spontane Depolarisation bei einer Frequenz zwischen 20 und 40 Schlägen/min zu erzeugen.

Alle elektrischen Impulse innerhalb des Herzes sind das Ergebnis von Ionenbewegungen durch die Membran der Myokardzellen. Kalium, Natrium und Calcium sind die Hauptionen, die den kardialen Impuls beeinflussen; Magnesium ist zu einem geringeren Grad in den Herzzyklus involviert. Kalium und Natrium sind an der Impulsbildung beteiligt, während Calcium Teil beider Vorgänge ist, sowohl der Impulsbildung als auch der zellulären Kontraktion. Calcium ist das Hauption der Signalkaskade im AV-Knoten. Im Ruhezustand der Myokardzellen ist Natrium extrazellulär in einer hohen Konzentration vorhanden, wohingegen Kalium innerhalb der Zellen konzentriert ist. Das Innere der Myokardzellen hat im Ruhezustand im Verhältnis zur extrazellulären Flüssigkeit eine negative Ladung. Die Ionenkonzentration auf beiden Seiten der Zellmembran und die anhaltende negative Ladung entstehen durch die ATP-abhängigen Ionentransportpumpen, die sich innerhalb der Myokardzellen befinden.

Während der Depolarisation wird ein Impuls durch das Myokard geleitet, indem Ionen frei durch die Zellmembran fließen. Dies führt zu einer Umkehr der normalerweise negativen Ladung innerhalb der Zelle. Diese Polaritätsveränderung wird „*Aktionspotenzial*" genannt. Die Depolarisation wird durch das Reizleitungssystem koordiniert, sodass die Herzmuskelkontraktion auf geordnete Art und Weise fortschreitet. Während der *kardialen Repolarisation* werden die in Ruhe bestehenden ionischen Verhältnisse wiederhergestellt; dadurch erhält das Zellinnere seine negative Ladung zurück. Wenn dies passiert, sind die Herzmuskelzellen *resistent* gegen jegliche elektrischen Impulse, die ansonsten wieder die Depolarisation in Gang setzen würden.

Grundlagen des Elektrokardiogramms   B.4

Wie bereits vorher angedeutet, spiegelt das EKG ein Bild der elektrischen Aktivität des Herzes wider, so als ob sie von der Oberfläche des Körpers aus von vielen Kameras beobachtet würde. Diese elektrischen Bilder werden auf einem Bildschirm dargestellt oder auf Papier aufgenommen, nachdem sie vom EKG-Gerät vergrößert wurden. Das EKG wird durch eine Reihe von Gelelektroden aufgenommen, die am Patienten in einer standardisierten Art und Weise angebracht werden. Die Drähte, die mit den Elektroden verbunden sind, sind typischerweise so beschriftet, dass die Aufnahme nachverfolgt werden kann.

Im Allgemeinen besteht jeder Kamerablick (jede Ableitung) aus einer positiven und einer negativen Elektrode. Die Ableitungen I, II und III werden „*Extremitätenableitungen*" genannt (▶*Abbildung B.4*). Die Elektroden werden klassischerweise am linken und rechten Arm bzw. am linken Bein platziert. Allerdings platzieren Sanitäter typischerweise die drei Elektroden eher auf der Brust als an den Armen und Beinen (Manche Geräte benötigen die Platzierung einer vierten Elektrode [Erdung] auf dem rechten unteren Rumpf.), um die Extremitätenableitungen schreiben zu können. Die Ableitungen formen auf der Körperoberfläche ein imaginäres Dreieck, das als das „*Eindhoven-Dreieck*" bezeichnet wird (▶*Abbildung B.5*). Diese Ableitungen erfassen das EKG aus der Perspektive der Frontalebene. Grundsätzlich wird typischerweise die Ableitung II dafür verwendet, den Herzrhythmus des Patienten kontinuierlich zu überwachen. Dies wird deshalb so gemacht, weil die elektrische Aktivität der atrialen Kontraktion (P-Welle) am besten in der Ableitung II zu sehen ist.

In einem Standard-EKG werden drei zusätzliche *erweiterte Ableitungen* abgeleitet (siehe Abbildung 1.4), die die elektrischen Ströme vom Herzzentrum in den rechten Arm (aVR), in den linken Arm (aVL) und in den linken Fuß (aVF) betrachten (▶*Abbildung B.6*). Wie Sie in den Abbildungen sehen können, liefern die Ableitungen II, III und aVF Informationen über den inferioren Teil des Herzes. Die Ableitungen I und aVL werden als die lateralen Ableitungen betrachtet.

Beim 12-Kanal-EKG werden sechs zusätzliche Blickwinkel abgleitet und das Herz entlang der horizontalen Ebene untersucht. Diese Ableitungen werden als „*präkordiale Ableitungen*" bezeichnet; die positiven Elektroden verlaufen für jede Ableitung von der rechten Seite der Brust (V1) zur linken Seite der Brust (V6; siehe Abbildung 1.4). V1 und V2 liefern Informationen über das interventrikuläre Septum, V3 und V4 beobachten primär die anteriore Wand des linken Ventrikels, und V5 und V6 bilden die laterale Wand des linken Ventrikels ab. Zusätzliche Ableitungen können platziert werden, um die rechte Seite und den posterioren Teil des Herzes zu betrachten.

Das EKG nimmt die elektrische Aktivität des Herzes aus der Perspektive jeder der zehn beschriebenen Elektroden auf. Die elektrische Aktivität des Herzes, die in die Richtung der positiven Ableitungselektronen geht, führt zu einem positiven Ausschlag über der Basislinie, der *isoelektrischen Linie*, wohingegen Ionenbewegungen entgegen dem Verlauf der positiven Elektroden als negativer Ausschlag aufgenommen werden (▶*Abbildung B.7*).

Die EKG-Überwachung wird durch den Gebrauch eines Standardformats auf kariertem Millimeterpapier aufgenommen. Das EKG-Papier ist gepunktet, um die Interpretation der Ergebnisse einfacher zu machen (▶*Abbildung B.8*). Es gibt Kästchenreihen, begrenzt durch dicke Linien, die in weitere fünf Kästchenreihen, begrenzt durch helle Linien, unterteilt sind. Die vertikale Achse des Papiers nimmt die Amplitude des EKG-Ausschlags in mV (Millivolt) auf. Typischerweise repräsentiert jede durch zwei helle horizontale Linien begrenzte Kästchenreihe 0,1 mV, auch wenn es üblich ist, die Erhöhungen in mm (Millimetern) anzugeben. Jede Erhöhung um 1 mm entspricht 0,1 mV.

Die Zeit wird entlang der horizontalen Achse gemessen. Jede Kästchenreihe, begrenzt durch zwei dicke vertikale Linien, repräsentiert 0,2 s, sodass jede Kästchenreihe, begrenzt durch zwei helle vertikale Linien, 0,04 s entspricht. Diese Werte gelten bei einem Papiervorschub von 25 mm/s. Für die Interpretation der EKG ist es wichtig, die Amplituden- und die Zeitmessung zu beherrschen.

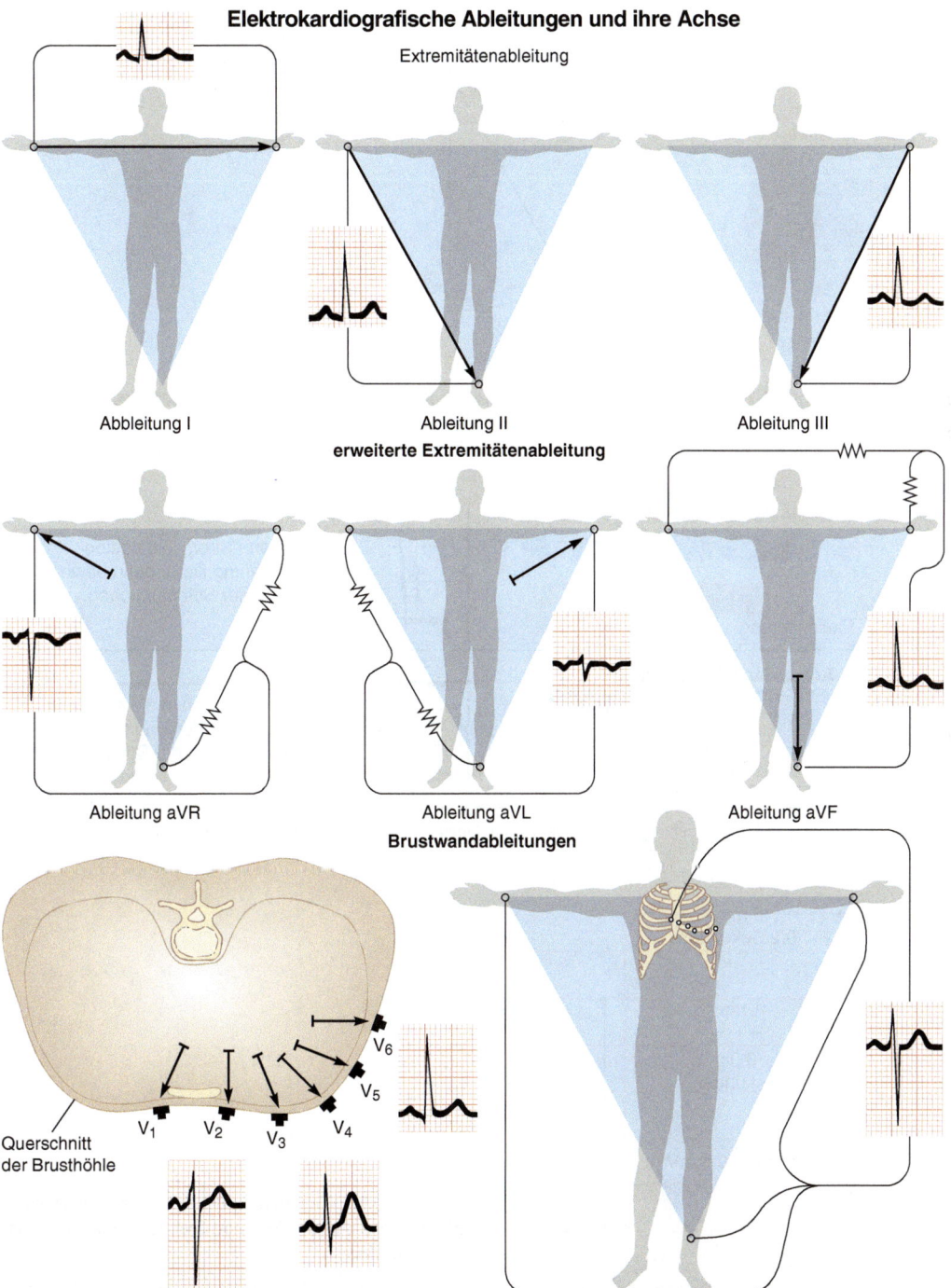

Elektrokardiografische Ableitungen und ihre Achse

Extremitätenableitung

Abbleitung I   Ableitung II   Ableitung III

erweiterte Extremitätenableitung

Ableitung aVR   Ableitung aVL   Ableitung aVF

Brustwandableitungen

Querschnitt der Brusthöhle

V_1 V_2 V_3 V_4 V_5 V_6

Wenn Strom in Richtung der Pfeilspitzen (Achsen) fließt, dann kommt es zu einem positiven Ausschlag im EKG.
Wenn Strom entgegen der Richtung der Pfeilspitzen (Achsen) fließt, dann kommt es zu einem negativen Ausschlag im EKG.
Wenn Strom im rechten Winkel zu den Pfeilspitzen (Achsen) fließt, dann kommt es zu keinem Ausschlag im EKG.

Abbildung B.4: EKG-Ableitungen und ihre Achsen

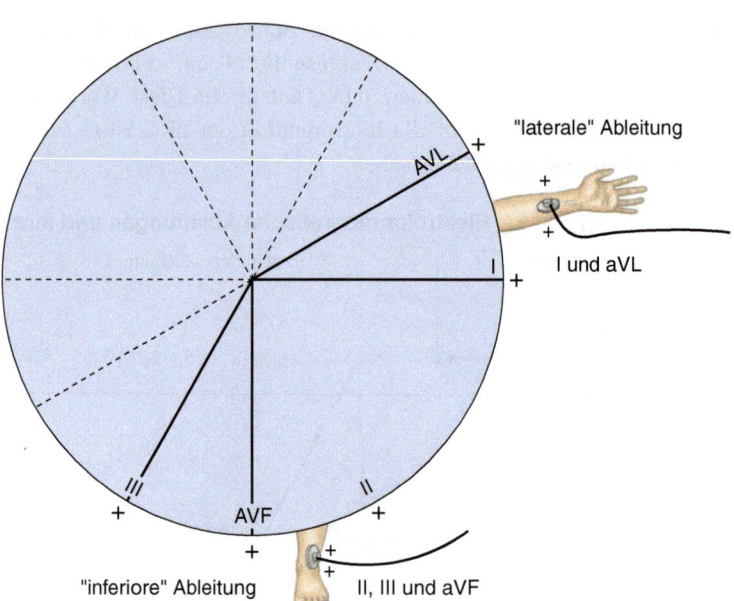

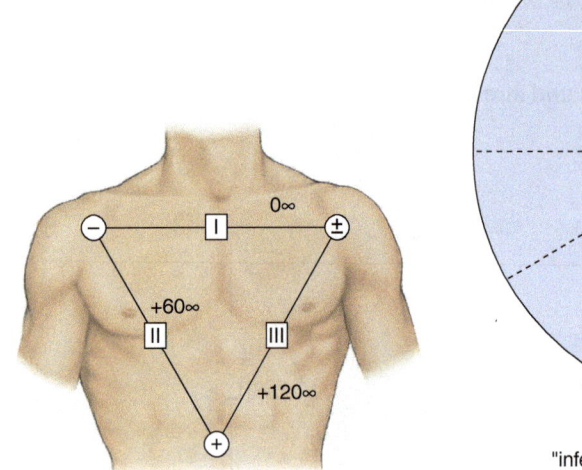

Abbildung B.5: Das Eindhoven Dreieck, gebildet durch bipolare Elektroden

Abbildung B.6: Die konventionelle Variante, die Extremitätenableitungen anzubringen. Eine positive Elektrode am linken Arm zeichnet die laterale Ableitung I und aVL auf. Eine positive Elektrode am linken Fuß nimmt die inferioren Ableitungen II, III und aVF auf.

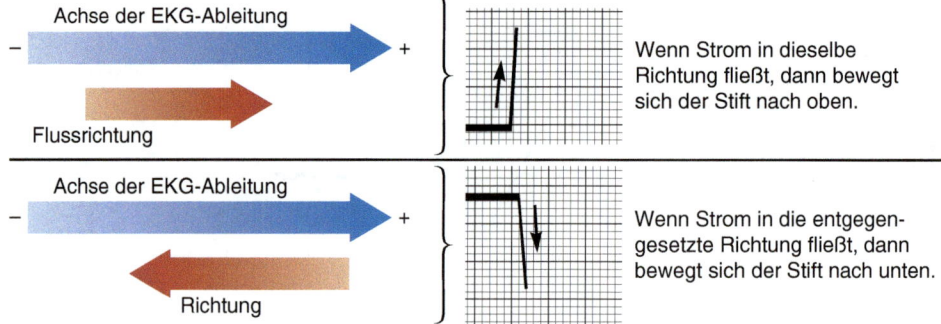

Abbildung B.7: Die Beziehung zwischen der momentanen Flussrichtung und der EKG-Ableitungsachse

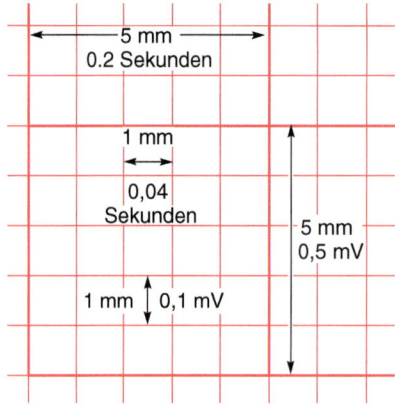

Abbildung B.8: EKG-Raster: die Beziehung zwischen der horizontalen Achse und der Zeit gegenüber der vertikalen Achse und der Amplitude

Elemente des Herzzyklus B.5

Jeder Zyklus aus atrialer Kontraktion, Impulsweiterleitung an die Ventrikel, ventrikulärer Kontraktion und Repolarisation beider Herzkammern wird durch eine Reihe von elektrischen Wellenformen im EKG repräsentiert.

Die *P-Welle* ist der erste, nach oben gerundete Ausschlag der elektrischen Wellenform und repräsentiert die atriale Kontraktion (▶*Abbildung B.9*). Sie ist in den Ableitungen II und V2 am besten zu sehen.

P-Welle

vollständige Erregung des Atriums

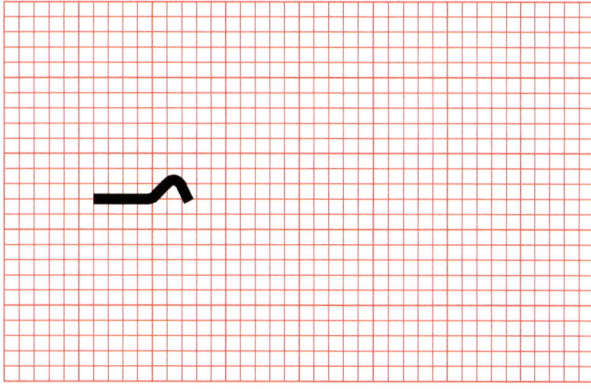

Abbildung B.9: Die P-Welle

Der elektrische Impuls wird dann durch die Ventrikel geleitet. Das *PQ-Intervall* entspricht der Zeit vom Beginn der atrialen Kontraktion bis zur ventrikulären Kontraktion und wird vom Beginn der P-Welle bis zum Beginn des QRS-Komplexes berechnet (▶*Abbildung B.10*). Ein normales PQ-Intervall misst zwischen 0,12 und 0,20 s (drei bis fünf kleine Vierecke auf dem EKG) bei einem Vorschub von 25 mm/s.

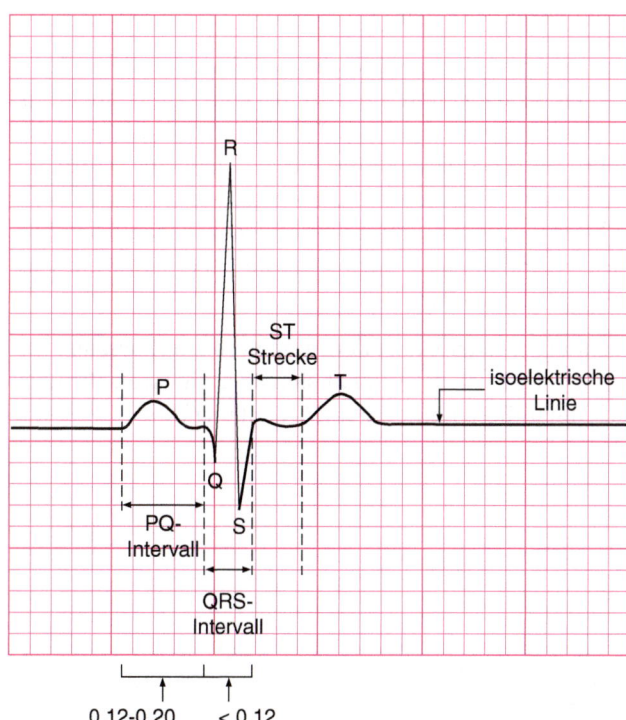

Abbildung B.10: EKG-Wellenform

Der *QRS-Komplex* stellt den elektrischen Beginn der ventrikulären Kontraktion dar (▶*Abbildung B.11*). Jeder Ausschlag unter die isoelektrische Linie, die vor dem positiven Ausschlag aufgezeichnet wird, wird als „Q-Zacke" bezeichnet. Das Vorhandensein einer Q-Zacke ist bei der Diagnose eines AMI besonders wichtig. Q-Zacken sind am besten in den Ableitungen I und II zu erkennen. Der erste, nach oben gerichtete Ausschlag des QRS-Komplexes ist als die „R-Zacke" bekannt; jeder nachfolgende negative Ausschlag wird als „S-Zacke" bezeichnet. Ist der erste

QRS-Komplex

elektrische Erregung der Ventrikel

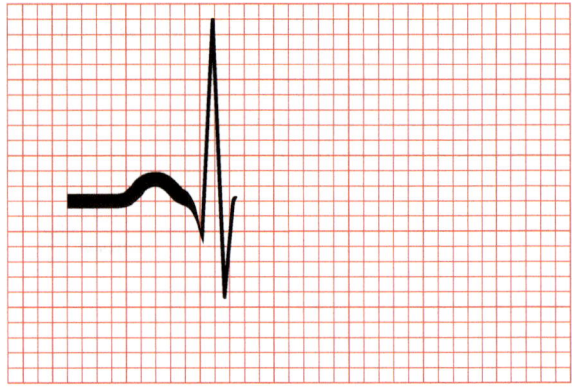

Abbildung B.11: Der QRS-Komplex

Teil des QRS-Komplexes ein positiver Ausschlag, dann treten eine R-Zacke und anschließend der negative Ausschlag, die S-Zacke, auf.

Das Aussehen des QRS-Komplexes variiert von Patient zu Patient; er tritt in jeder EKG-Ableitung unterschiedlich in Erscheinung. Der normale QRS-Komplex sollte weniger als 0,12 s dauern. Es sollte ebenfalls erwähnt werden, dass die elektrischen Aktivitäten, die während dieser Zeit auftreten, die atriale Repolarisation darstellen; sie bleiben aber durch das Auftreten des QRS-Komplexes verborgen.

Ein wichtiger Punkt im Zuge der Interpretation des EKG ist der *J-Punkt*, der den Punkt repräsentiert, an dem der QRS-Komplex endet und die ST-Strecke beginnt (▶*Abbildung B.12*). Die Rückverfolgung des J-Punktes zum Beginn der T-Welle wird als „ST-Strecke" bezeichnet (siehe Abbildung 1.10). Die ST-Strecke ist die initiale Phase der ventrikulären Repolarisation. Normalerweise verläuft die ST-Strecke entlang der isoelektrischen Linie. Bei Patienten mit Herzerkrankungen kann die ST-Strecke angehoben oder abgesenkt sein. Andere Zustände, wie Hypothermie, Perikarditis und andere normale Varianten, können die ST-Strecke ebenfalls verändern.

Wenn Sie das EKG eines Patienten interpretieren, bei dem eine Koronarerkrankung vermutet wird, dann ist es wichtig zu wissen, ob der J-Punkt sich über die isoelektrischen Linie hebt (ST-Hebung) oder sich unter diese Linie senkt (ST-Senkung).

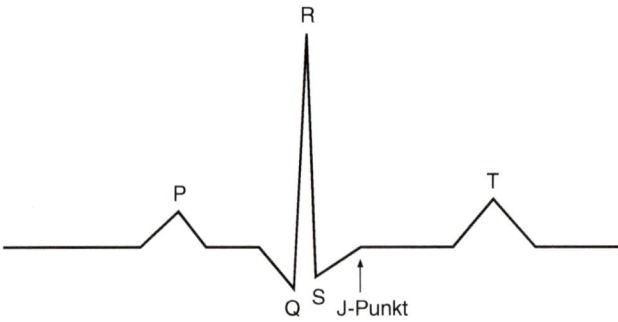

Abbildung B.12: Der J-Punkt

Schließlich gibt es die *T-Welle*. Sie präsentiert sich als eine abgerundete elektrische Wellenform am Ende des Herzzyklus und stellt die letzte Phase der ventrikulären Repolarisation dar (▶*Abbildung B.13*). Die T-Welle zeigt sich typischerweise mit einem positiven Ausschlag im EKG. Wenn der QRS-Komplex allerdings eine große S-Zacke hat, dann kann es normal sein, dass sich die T-Welle mit einem negativen Ausschlag zeigt. Eine negative T-Welle bei einem normalen QRS-Komplex kann ein Anzeichen für eine zugrunde liegende Herzerkrankung sein. Bedenken Sie, dass die Kammersystole vom Beginn des QRS-Komplexes bis zum Ende der T-Welle andauert.

T-Welle
ventrikuläre Repolarisation

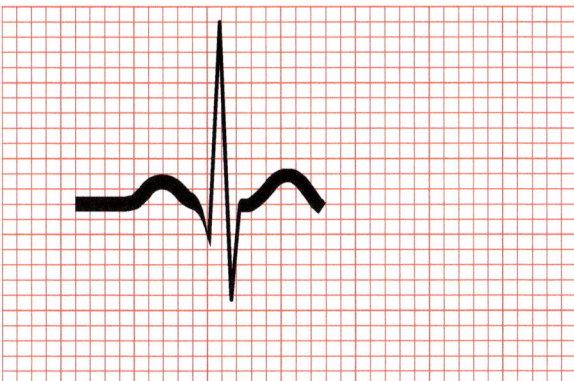

Abbildung B.13: Die T-Welle

Das Herz befindet sich während der ST-Strecke und der beginnenden T-Welle in seiner *absoluten Refraktärzeit* (▶*Abbildung 1.14*). Das bedeutet, dass das Herz nicht durch einen elektrischen Impuls zu einer Kontraktion stimuliert werden kann. Das Herz befindet sich während der letzten Hälfte der T-Welle in seiner *relativen Refraktärzeit*. Es kann zu diesem Zeitpunkt nicht stimuliert werden, außer es wird ein starker elektrischer Impuls eingesetzt.

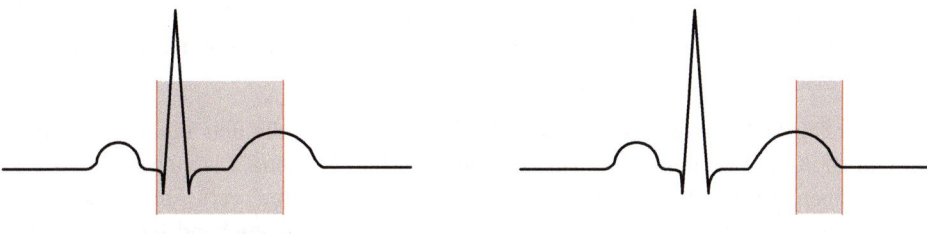

absolute Refraktärzeit   relative Refraktärzeit

Abbildung B.14: Die Refraktärphasen

Zwei andere Begriffe müssen noch betrachtet werden: Das *QT-Intervall* stellt die Zeit vom Beginn des QRS-Komplexes bis zum Beginn der T-Welle dar (siehe Abbildung 1.10). Es ist eine Reflexion der ventrikulären Repolarisation. Da das QT-Intervall mit der Herzfrequenz variiert, können Sie möglicherweise feststellen, dass eine genauere Messung verwendet wird (QT_C); dies ist das QT-Intervall, das mathematisch für die Herzfrequenz korrigiert ist. Generell sollte die Dauer des QT-Intervalls weniger als die Hälfte der R-zu-R-Messung betragen. Das QT-Intervall dauert normalweise zwischen 0,3 und 0,44 s. Patienten mit einem verlängerten QT-Intervall können für lebensbedrohliche ventrikuläre Arrhythmien anfällig sein. Zusätzlich können Ionen, wie Calcium und Magnesium, gewisse Medikamente (Amiodaron) und ebenso Erkrankungen, wie die Hypothyreose, die Dauer des QT-Intervalls verändern.

Abschließend sollte angemerkt werden, dass gelegentlich eine gerundete Wellenform nach der T-Welle bzw. vor der nächsten P-Welle erscheint. Solch eine Welle wird *„U-Welle"* genannt. Die U-Welle stellt die Repolarisation der Purkinje-Fasern dar, die sich im letzten Teil des Ventrikels befinden. Normalerweise ist diese Phase des Herzzyklus nicht ersichtlich. Allerdings kann die U-Welle bei Patienten mit einer Veränderung der Ionenkonzentration, wie etwa bei einer Hyperkaliämie, beobachtet werden.

Grundlagen der EKG-Interpretation   B.6

Wenn Sie ein EKG betrachten, sollten Sie die Interpretation systematisch durchführen. Wenn Sie ein EKG analysieren, sollten Sie beachten, dass es mindestens sechs Bereiche gibt, die Sie sich anschauen sollten:

- Frequenz
- Rhythmus
- Lage
- PQ-Intervall
- QRS-Komplex
- ST-Strecke

Bei jedem erhobenen EKG sollten Sie jeden dieser Bereiche bezüglich möglicher diverser Abweichungen von der Norm genauer betrachten.

B.6.1 Frequenz

Die normale Ruhefrequenz des Herzes eines Erwachsenen liegt zwischen 60 und 100 Schlägen/min. Eine Ruhefrequenz unter 60 Schlägen/min wird als *„Bradykardie"* bezeichnet; eine Frequenz über 100 Schläge/min wird *„Tachykardie"* genannt. Es gibt grundsätzlich zwei Methoden, um die Frequenz am EKG zu bestimmen:

Bei der ersten Methode wird die Anzahl der Schläge gezählt, die über einen bestimmten Zeitraum auftreten, genauso wie beim Ermitteln der Pulsfrequenz. Die meisten EKG-Ausdrucke haben auf der Oberseite eine Markierung, die die 3-s-Intervalle kennzeichnet (15 große Kästchen). Zwei dieser Markierungen würden dementsprechend eine Ablaufzeit von 6 s markieren.

Bedenken Sie, dass bei den meisten Patienten jeder ventrikulären Kontraktion (QRS-Komplex) eine atriale Kontraktion (P-Welle) vorausgeht. Somit kann die Anzahl der QRS-Komplexe, die während eines 6-s-Intervalls auftreten, mit zehn multipliziert werden; dadurch erhalten wir die Herzfrequenz während 1 min (60 s). Diese Methode ist auch als die 6-s-Methode bekannt (▶*Abbildung B.15*). Das Ergebnis stellt die Anzahl der Herzzyklen pro Minute dar.

Es wird darauf hingewiesen, dass einige Patienten mit einem abnormen Herzrhythmus unterschiedliche atriale und ventrikuläre Frequenzen haben können. Dies kann auftreten, wenn die atriale und die ventrikuläre Frequenz unabhängig voneinander sind, wie bei einem Patienten mit einem AV-Block dritten Grades. In diesem Fall könnte sowohl die Anzahl der P-Wellen in 6 s als auch die Anzahl der QRS-Komplexe gezählt werden, um beide Frequenzen zu bestimmen. Diese Methode ist besonders für das Berechnen der ventrikulären Frequenz bei Patienten nützlich, die einen unregelmäßigen ventrikulären Rhythmus haben, wie z.B. Patienten mit Vorhofflimmern.

Bei Patienten mit regelmäßigem Rhythmus kann diese Berechnung vereinfacht werden, indem man sich daran erinnert, dass jedes einzelne große Kästchen 0,2 s entspricht. Wenn zwei QRS-Komplexe durch ein einzelnes großes Kästchen getrennt sind (R-R-Intervall genannt), weist dies darauf hin, dass jeder Schlag alle 0,2 s oder dass 300 Schläge über einen Zeitraum von 60 s auftreten. Wenn der nächste QRS-Komplex nach zwei großen Kästchen auftritt (0,4 s), dann beträgt die Herzfrequenz 150 Schläge/60 s.

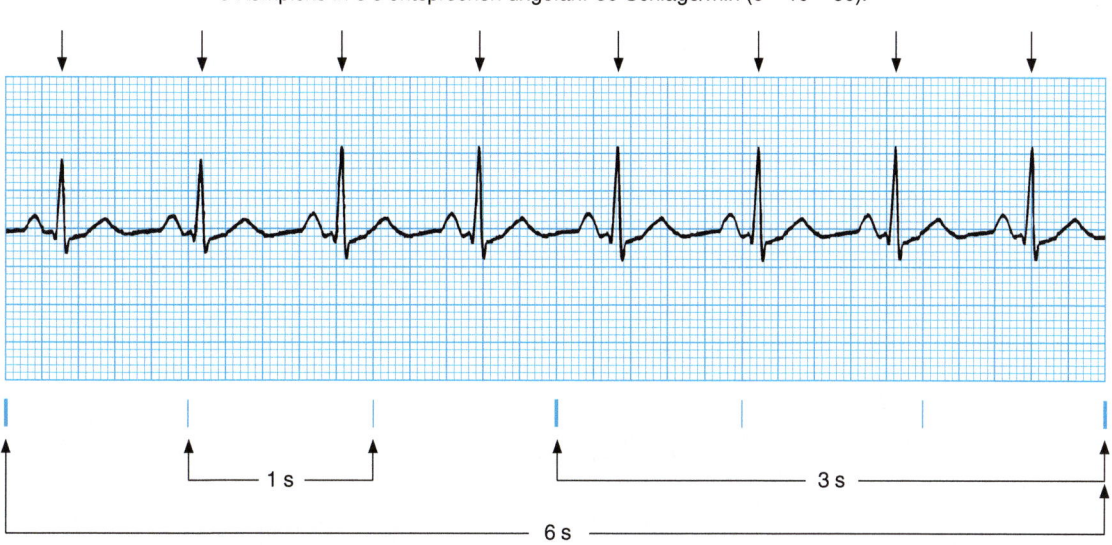

8 Komplexe in 6 s entsprechen ungefähr 80 Schläge/min (8 · 10 = 80).

Abbildung B.15: Die 6-s-Methode

Daher können wir durch das Zählen großer Kästchen zwischen den R-R-Intervallen die zugrunde liegende Herzfrequenz ermitteln (▶ *Tabelle B.1*).

Tabelle B.1

Ermittlung der Herzfrequenz mithilfe der Kästchen auf dem EKG-Papier

Anzahl der Kästchen	Herzfrequenz
1	300
2	150
3	100
4	75
5	60
6	50

Alternativ können Sie folgende Formel verwenden:

$$\frac{300}{\text{Anzahl der großen Kästchen zwischen jedem R-R-Intervall}} = Herfrequenz\,(Schläge\,/\,min)$$

B.6.2 Rhythmus

In einem normalen EKG beginnt jeder Herzzyklus mit einer P-Welle. Auf jede P-Welle folgt ein QRS-Komplex und anschließend eine T-Welle. Wenn dieses PQRST-Muster während jedes Schlages vorgefunden wird, dann wird dieses EKG als „normaler Sinusrhythmus" bezeichnet (▶ *Abbildung B.16*).

Obwohl eine detaillierte Diskussion über die verschiedenen Rhythmusstörungen nicht die Absicht dieses Anhangs ist, so kann der Herzrhythmus doch entweder als *„regelmäßig"* oder als *„unregelmäßig"* bezeichnet werden, basierend auf dem Muster der R-Zacke. Wenn das R-R-Intervall konstant ist, dann ist der Rhythmus regelmäßig; wenn das R-R-Intervall variiert, dann ist der Rhythmus unregelmäßig.

Unregelmäßige Rhythmen können weiter in „regelmäßig unregelmäßig", „gelegentlich unregelmäßig" und „unregelmäßig unregelmäßig" unterteilt werden. Die häufigste Form eines *regelmäßig unregelmäßigen* Rhythmus ist die Sinusarrhythmie, bei der die Herzfrequenz des Patienten auf eine Art und Weise schwankt, die dem Muster des Atemzyklus folgt (Sinusarrhythmie).

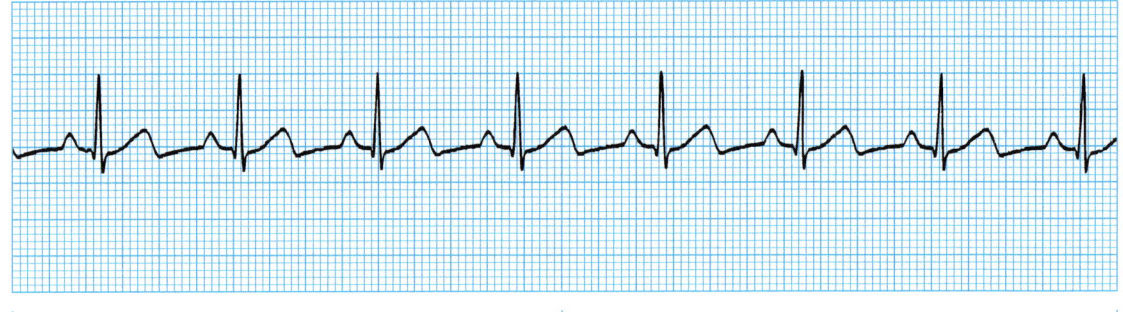

Abbildung B.16: Normaler Sinusrhythmus

Gelegentliche unregelmäßige Rhythmen beschreiben eine Herzrhythmusstörung, bei der die vorzeitigen atrialen oder ventrikulären Schläge eine Unterbrechung des normalen R-R-Intervalls verursachen. Patienten mit einer PAC (vorzeitige atriale Kontraktion) oder einer VES (ventrikuläre Kontraktion) zeigen ein EKG, das gelegentlich unregelmäßig ist (▶ *Abbildung B.17*).

Wenn es scheint, als wäre kein Grundmuster des R-R-Intervalls vorhanden, dann hat der Patient einen *unregelmäßig unregelmäßigen Rhythmus*. Der häufigste Grund dafür ist Vorhofflimmern bzw. -flattern, bei dem die atriale elektrische Aktivität zufällig und unorganisiert durch die Ventrikel läuft (▶ *Abbildung B.18*).

Wenn jedem Komplex eine P-Welle vorausgeht, wird der Rhythmus als „Sinusrhythmus" beschrieben. Frequenzen über 100 Schläge/min stellen eine Sinustachykardie und diejenigen unter 60 Schlägen/min eine Sinusbradykardie dar. Wenn jedem normalen QRS-Komplex keine P-Welle vorangeht, dann ist der Rhythmus *junktional*. Breite QRS-Komplexe (länger als 0,12 s) haben meist einen ventrikulären Ursprung; dies kann eine abnorme Überleitung in den Ventrikel vom Atrium darstellen (sog. supraventrikuläre Rhythmen mit aberrierender Leitung).

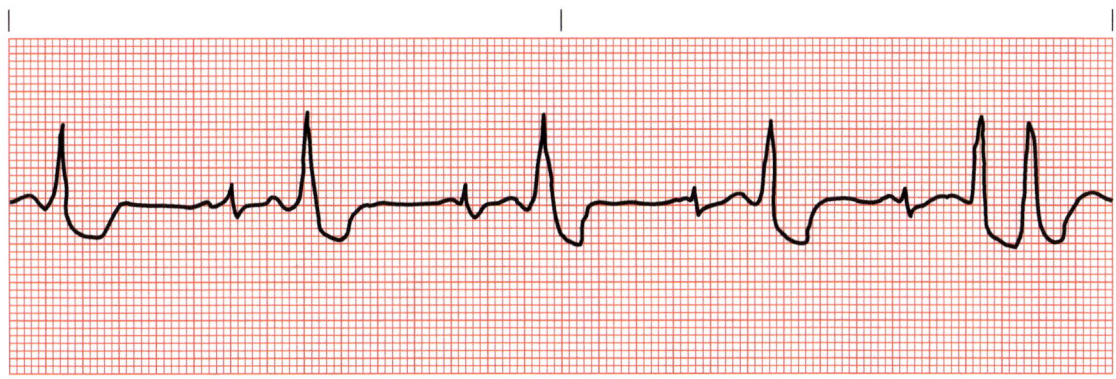

Abbildung B.17: Vorzeitige ventrikuläre Kontraktionen

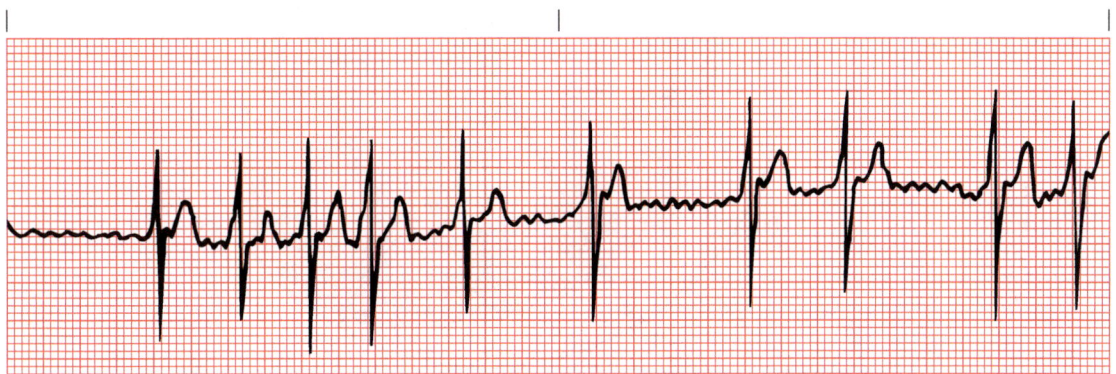

Abbildung B.18: Vorhofflimmern

B.6.3 Achse

Die Herzachse beschreibt die gesamte Richtung der ventrikulären Depolarisation. Man kann sie sich als einen Pfeil vorstellen, der in die Richtung des QRS-Komplexes zeigt (▶Abbildung B.19). Da der linke – größere – Ventrikel nach unten und links orientiert ist, zeigt die QRS-Achse normalweise bei den meisten Patienten in diese Richtung.

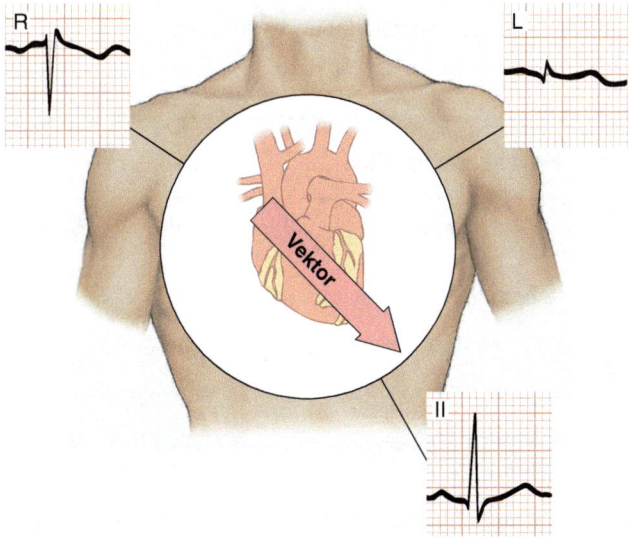

Abbildung B.19: Herzvektor (QRS-Achse)

Der Körper kann auf der Frontalebene als Kreis mit 360° dargestellt werden (▶*Abbildung B.20*). Der Punkt zur Linken des Patienten liegt bei 0°. Der Winkel verläuft abwärts zu +90° über +180° in Richtung des rechten Armes weiter. Ähnlich verläuft der Winkel nach oben bis -90°. Die normale QRS-Achse liegt zwischen 0 und +90°.

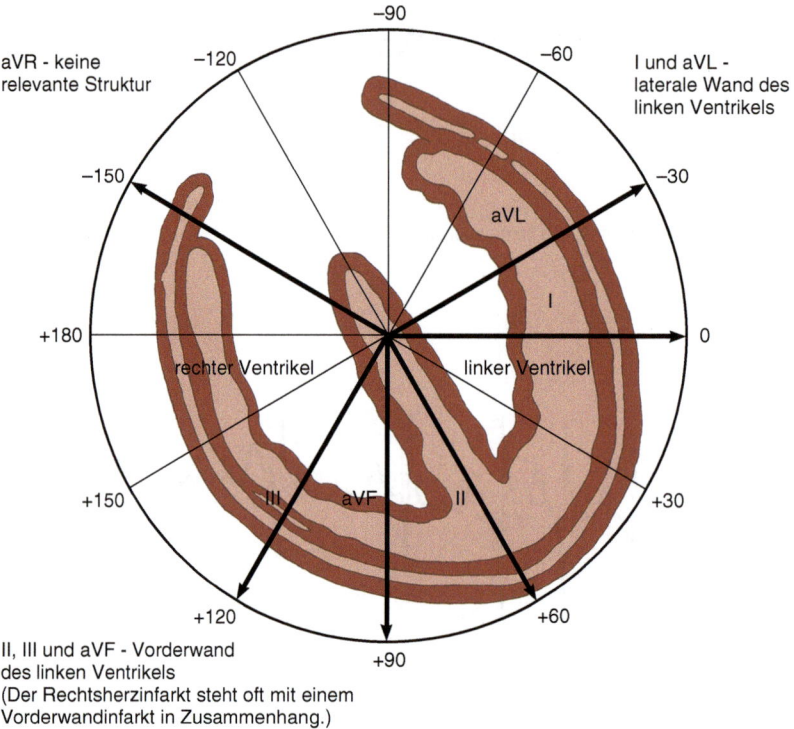

Abbildung B.20: Der Cabrera-Kreis

Die einfachste Methode zur Einschätzung der Achse sind die Ableitungen I und aVF, die Sie am EKG überprüfen sollten (▶*Tabelle B.2*). Erinnern Sie sich, dass der positive Ausschlag im EKG den momentanen Stromfluss an dieser Ableitung präsentiert. Daher weist ein positiver Ausschlag des QRS-Komplexes (große R-Zacke) sowohl in der Ableitung I als auch in der Ableitung aVF darauf hin, dass die hauptsächliche elektrische Depolarisation in der Richtung zwischen 0 und +90° liegt.

			Tabelle B.2
Ermittlung der Herzachse im EKG			
Achse	**Ableitung I**	**Ableitung aVF**	**Beschreibung**
0° und +90°	+	+	Normtyp
0° und -90°	+	-	Linkstyp
+90° und +180°	-	+	Rechtstyp
-90° und -180°	-	-	Überdrehter Rechtstyp

Wenn es einen positiven Ausschlag in Ableitung I (große R-Zacke) und eine große S-Zacke in aVF gibt, dann liegt die Achse zwischen 0 und -90°. Dies wird auch als *„Linkstyp"* bezeichnet. Wenn die Achse zwischen +90 und +180° liegt, dann ist der Patient ein *Rechtstyp*. Ein Patient mit einer berechneten Achse zwischen -90 und -180° wird als *„überdrehter Rechtstyp"* bezeichnet.

Der Linkstyp entsteht durch Zustände, die zu einer abnormen Vergrößerung der linken Herzhälfte führen. Diese Zustände sind ischämische Herzkrankheiten, Hypertonie und Aortenklappenerkrankungen. Ein Rechtstyp kann sich bei jenen Zuständen entwickeln, bei denen die rechte Herzhälfte strapaziert ist. Patienten mit COPD, Lungenembolie, pulmonaler Hypertonie und Cor pulmonale zeigen im EKG einen Rechtstypen. Zusätzlich kann ein Schaden durch einen AMI am linken Ventrikel die Achse dazu bringen, sich auf die rechte Seite zu verschieben. Der Grund ist der Verlust der Kraft des linken Ventrikels aufgrund des Myokardschadens.

B.6.4 P-Wellen und PQ-Intervall

Die normale *P-Welle* ist eine leicht symmetrische, rundliche Welle, die am besten in den Ableitungen II und V2 (siehe Abbildung 1.9) zu sehen ist. Wenn Sie das EKG kontrollieren, sollten Sie darauf achten, dass die P-Welle in jeder Ableitung zu sehen ist, und sicherstellen, dass die P-Wellen ähnlich aussehen. Wenn die P-Welle in derselben Ableitung unterschiedlich erscheint, dann lässt dies vermuten, dass die elektrische Aktivität aus anderen Teilen der Vorhöfe stammt (nicht vom SA-Knoten), die das Reizleitungssystem stimulieren. Dies ist typischerweise bei einer vorzeitigen atrialen Kontraktion der Fall, die aus einem ektopischen Erregungsbereich im Vorhof stammt und nicht vom SA-Knoten. Das Aussehen der P-Welle in diesem Herzschlag würde sich beim nächsten PQRST-Komplex verändern.

Kontrollieren Sie die P-Welle auch, um sicherzustellen, dass sie vom Aussehen her nicht biphasisch ist (mit zwei Spitzen; ▶*Abbildung B.21*); dies würde darauf hinweisen, dass einer der Vorhöfe sich durch eine strapazierte Muskelwand verdickt hat (Hypertrophie). Wenn dies der Fall ist, dann ist die Leitung durch den hypertrophen Vorhof verzögert, und es kommt zu einer asynchronen atrialen Kontraktion. Wenn die P-Welle mit einer großen Welle in einer frühen V-Ableitung (V1 bis V2) auftritt, dann lässt dies eine Hypertrophie des rechten Vorhofs vermuten. Dies kann bei Patienten mit einer Trikuspidalklappenstenose vorkommen. Wenn die P-Welle mit einer großen Welle in einer späteren V-Ableitung (V5 bis V6) in Erscheinung tritt, dann lässt dies auf eine Hypertrophie des linken Vorhofs schließen. Zusätzlich können Sie eine große negative Welle mit einer linksatrialen Vergrößerung in den Ableitungen V1 und V2 beobachten.

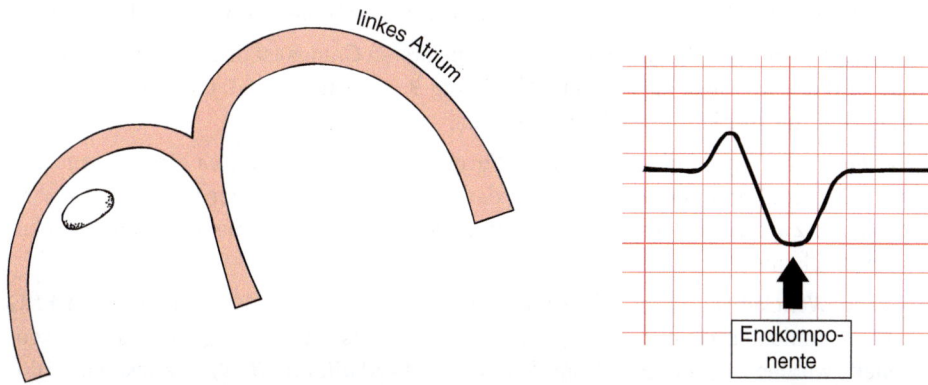

Abbildung B.21: Ein biphasisches Erscheinungsbild der P-Welle kann auf eine Hypertrophie des Atriums hindeuten. In diesem Beispiel gibt es eine Verdickung des linken Atriums, sichtbar als Endstück der biphasischen P-Welle in V1.

Überprüfen Sie auch das PQ-Intervall im gesamten EKG. Sie sollten die Diagnose eines AV-Blocks in Betracht ziehen, wenn es einen Anstieg in irgendeinem PQ-Intervall gibt oder Sie eine P-Welle finden, die mit keinem QRS-Komplex zusammenhängt. Das PQ-Intervall wird vom Beginn der P-Welle bis zum Beginn des QRS-Komplexes gemessen (s. Abbildung 1.10). Es dauert normalerweise 0,12 bis 0,2 s lang. Da das PQ-Intervall die Zeit repräsentiert, in der die Impulsweiterleitung zwischen den Atrien und den Ventrikeln stattfindet, wird jede Verlängerung des PQ-Intervalls als „AV-Block" bezeichnet. Ein PQ-Intervall, das kürzer als 0,12 s ist, kann auf eine abnorme Überleitung zwischen den Vorhöfen und den Ventrikeln hinweisen. Ein Beispiel dafür ist die Deltawelle, die charakteristischerweise bei einigen Patienten mit Wolff-Parkinson-White-Syndrom zu sehen ist (▶ *Abbildung B.22*). Hier geht die P-Welle sanft in den QRS-Komplex über.

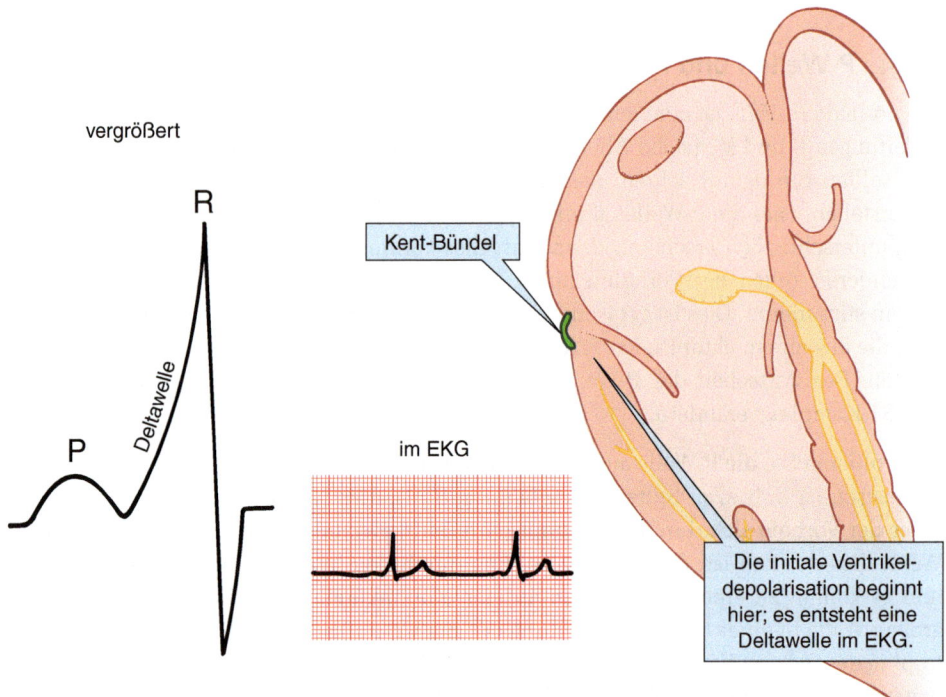

Abbildung B.22: Ein PQ-Intervall, das weniger als 0,12 s dauert, kann auf eine abnorme Überleitung zwischen den Atrien und den Ventrikeln hinweisen, wie im gezeigten Beispiel. Die Deltawelle ist eines der Charakteristika bei Wolff-Parkinson-White-Patienten; bei ihr geht die P-Welle sanft in den QRS-Komplex über.

Jedes PQ-Intervall, das länger als 0,20 s dauert, weist auf eine Form des AV-Blocks hin:

- *AV-Block ersten Grades:* Bei einem AV-Block ersten Grades ist das PQ-Intervall konstant und dauert länger als 0,20 s (▶ *Abbildung B.23*). Daraus folgt, dass dies eine typische abnorme Funktion des AV-Knotens ist.

- *AV-Block zweiten Grades:* Bei dieser Form des AV-Blocks gibt es eine intermittierende Fehlfunktion der Leitung durch das Reizleitungssystem der Ventrikel. Es wird zwischen zwei Arten des AV-Blocks zweiten Grades unterschieden, dem Wenckebach-Block und dem Mobitz-Block:

  - Beim Wenckebach-Block gibt es eine Fehlfunktion des AV-Knotens, und im EKG kann dementsprechend eine progressive Verlängerung des PQ-Intervalls festgestellt werden, bis ein QRS-Komplex ausfällt (▶ *Abbildung B.24*). Wenckebach-Blöcke werden als „2:1", „3:2", „4:3" usw. charakterisiert. Diese Bezeichnung ist von der Anzahl der P-Wellen abhängig, die mit den QRS-Komplexen zusammenhängen.

- Mobitz-Blöcke involvieren die Leitungssegmente unterhalb des AV-Knotens, einschließlich des His-Bündels und der linken und rechten Kammerschenkel. Beim Mobitz-Block depolarisiert der AV-Knoten einige Male, bis ein Schlag komplett weitergeleitet wird (▶*Abbildung B.25*). Mobitz-Blocks werden als „2:1", „3:1", „4:1" usw. gekennzeichnet.

■ *AV-Block dritten Grades:* Bei einem kompletten Block gibt es keine Verbindung zwischen der P-Welle und dem QRS-Komplex. Sie sollten in der Lage sein, die P-Welle unabhängig von jedem QRS-Komplex herauszulesen (▶*Abbildung B.26*). Wenn der QRS-Komplex schmal ist und die zugrunde liegende Frequenz zwischen 40 und 60 Schlägen/min liegt, dann bedeutet das, dass der QRS-Komplex durch spontan feuernde Zellen im Reizleitungssystem (His-Bündel oder Nervenbündel) ausgelöst wird. Wenn der QRS-Komplex verbreitert ist (länger als 0,12 s) und die Frequenz zwischen 20 und 40 Schlägen/min liegt, dann lässt dies einen ventrikulären Schrittmacher vermuten.

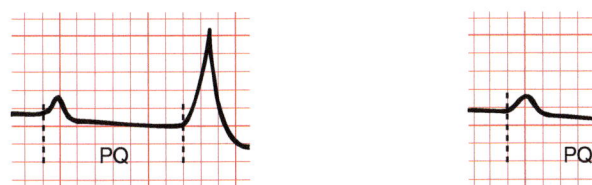

"Messung" der PQ-Zeit durch Beobachtung (eine große Box)

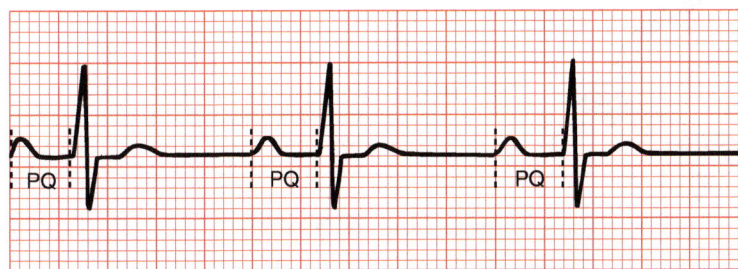

Die PQ-Zeit bleibt von Zyklus zu Zyklus konstant.

Abbildung B.23: Ein PQ-Intervall, das länger als 0,20 s andauert, deutet auf eine Form des AV-Blocks hin. Ein verlängertes PQ-Intervall ist typisch für einen AV-Block ersten Grades.

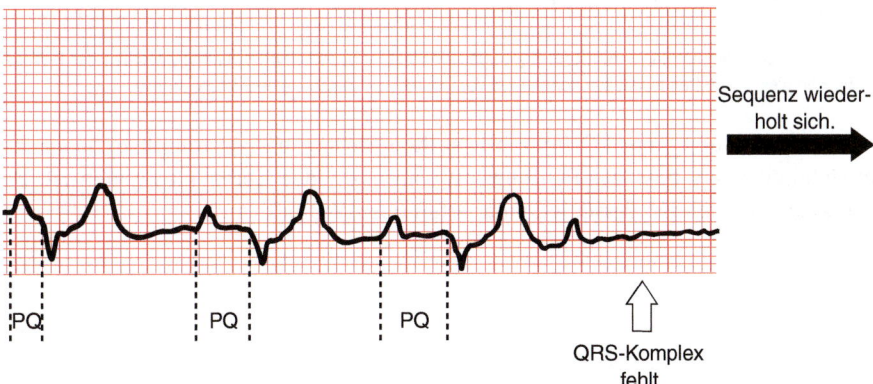

Sequenz wiederholt sich.

QRS-Komplex fehlt.

Abbildung B.24: Der Wenckebach-Block präsentiert im EKG eine progressive Verlängerung des PQ-Intervalls, so lange, bis ein QRS-Komplex ausfällt.

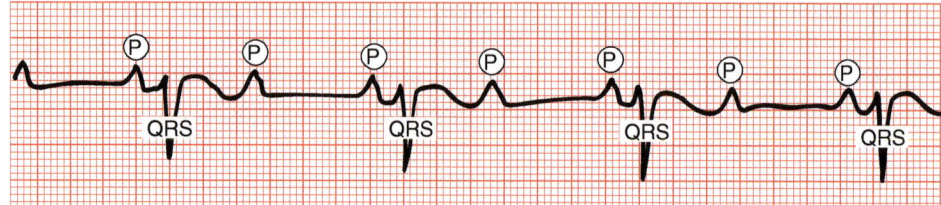

2:1 Mobitz AV-Block

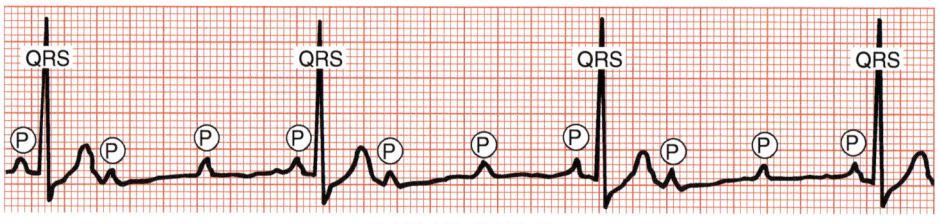

3:1 Mobitz AV-Block

Abbildung B.25: Beim Mobitz-Block depolarisiert der AV-Knoten mehrmals, bis ein Schlag vollständig erfolgt. Es können zwei P-Wellen und ein QRS-Komplex (2:1-Mobitz-Block), drei P-Wellen und ein QRS-Komplex (3:1-Mobitz-Block) usw. auftreten.

vollständiger AV-Block III.Grades

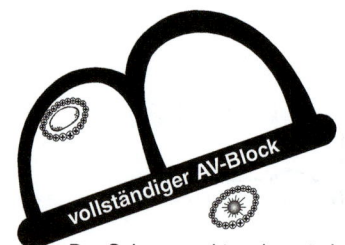

Wenn die Überleitung der supraventrikulären Depolarisation zu den Kammern vollständig blockiert ist...

Der Schwerpunkt verlagert sich und stimuliert dadurch die Ventrikel.

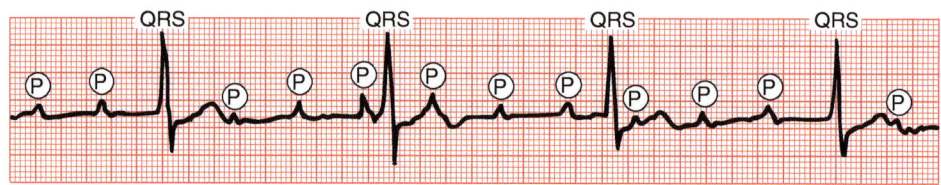

Abbildung B.26: Beim kompletten AV-Block (drittgradiger AV-Block) gibt es keine Beziehung zwischen der P-Welle und dem QRS-Komplex. Sie sollten feststellen können, ob vor jedem QRS-Komplex eine P-Welle auftritt.

Zusätzlich zur Messung eines PQ-Intervalls sollten Sie sukzessive Komplexe beobachten, um sicherzugehen, dass das PQ-Intervall während jedes Herzzyklus gleich ist. Es treten Unterschiede bei den verschiedenen Arten des AV-Blocks auf.

B.6.5 QRS-Komplex

Der QRS-Komplex repräsentiert die elektrischen Ereignisse rund um die Ventrikelkontraktion. Es wurde bereits erklärt, dass das Herz ein koordiniertes Reizleitungssystem besitzt und deshalb die Kontraktion des linken und des rechten Ventrikels unter normalen Bedingungen fast simultan auftritt. Am EKG beträgt die normale Dauer des QRS-Komplexes 0,12 s (drei kleine Kästchen) oder weniger.

Zusätzlich scheint sich aufgrund der relativ großen Größe des linken Ventrikels die durchschnittliche elektrische Kraft während der ventrikulären Kontraktion an der linken Herzhälfte zu orientieren. Daraus ergibt sich, dass die Ableitungen, die auf die linke Seite des Herzes ausgerichtet sind (z.B. die Ableitungen I und aVL sowie die präkordialen Ableitungen V5 und V6), vor allem positive QRS-Komplexe (große R-Zacke) zeigen. Wenn Sie die Brustwandableitungen untersuchen, werden Sie erkennen, dass die R-Zacke bei der Überwachung von V1 bis V5 („R-Zacken-Progression" genannt) stärker hervortritt (▶*Abbildung B.27*).

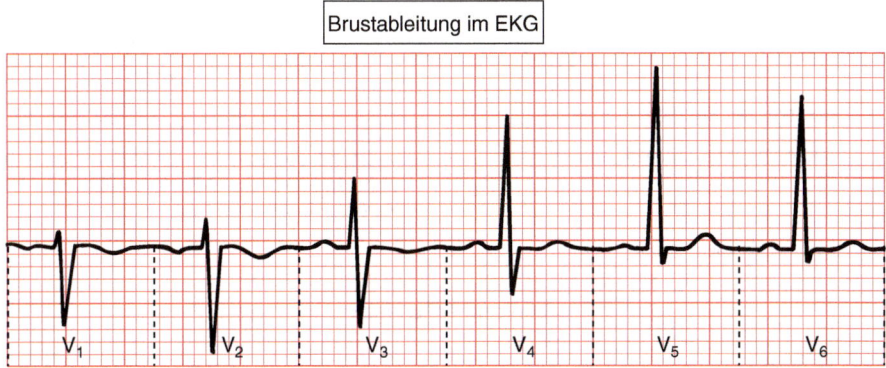

Brustableitung im EKG

Abbildung B.27: Es kommt bei den Brustwandableitungen vor, dass die R-Zacken in den Ableitungen V1 bis V6 hervorstechen.

Wenn der QRS-Komplex länger als 0,12 s andauert, dann funktioniert unter Umständen das Reizleitungssystem inadäquat. Dieser Zustand wird *„Schenkelblock"* genannt. Unter diesen Umständen wird der Impuls vom AV-Knoten durch das His-Bündel übertragen. Von diesem Punkt aus kann es eine Blockade entweder des linken oder des rechten Schenkels geben:

■ *Rechtsschenkelblock:* Ein Rechtsschenkelblock (▶*Abbildung B.28*) ist im EKG ein recht häufiger Befund. Er ist oft bei Patienten zu sehen, die einen AMI erleiden, bei dem der anterolaterale Teil des linken Ventrikels betroffen ist. Er wird anhand eines verbreiterten QRS-Komplexes und eines zweiten positiven Ausschlags im QRS-Komplex (RSR-Hauptkonfiguration) in der frühen Brustwandableitung (V1 und V2) erkannt bzw. erfasst.

■ *Linksschenkelblock:* Im Falle eines Linksschenkelblocks (▶*Abbildung B.29*) verläuft die Impulsweiterleitung in den rechten Schenkel weiter, und der rechte Ventrikel kontrahiert. Die Impulsweiterleitung verläuft weiter durch den Herzmuskel und wird zum linken Ventrikel hin langsamer, wo es dann zur Kontraktion kommt. Somit wird der QRS-Komplex verbreitert und spiegelt die nicht simultane Kontraktion jedes Ventrikels wider.

Rechtsschenkelblock

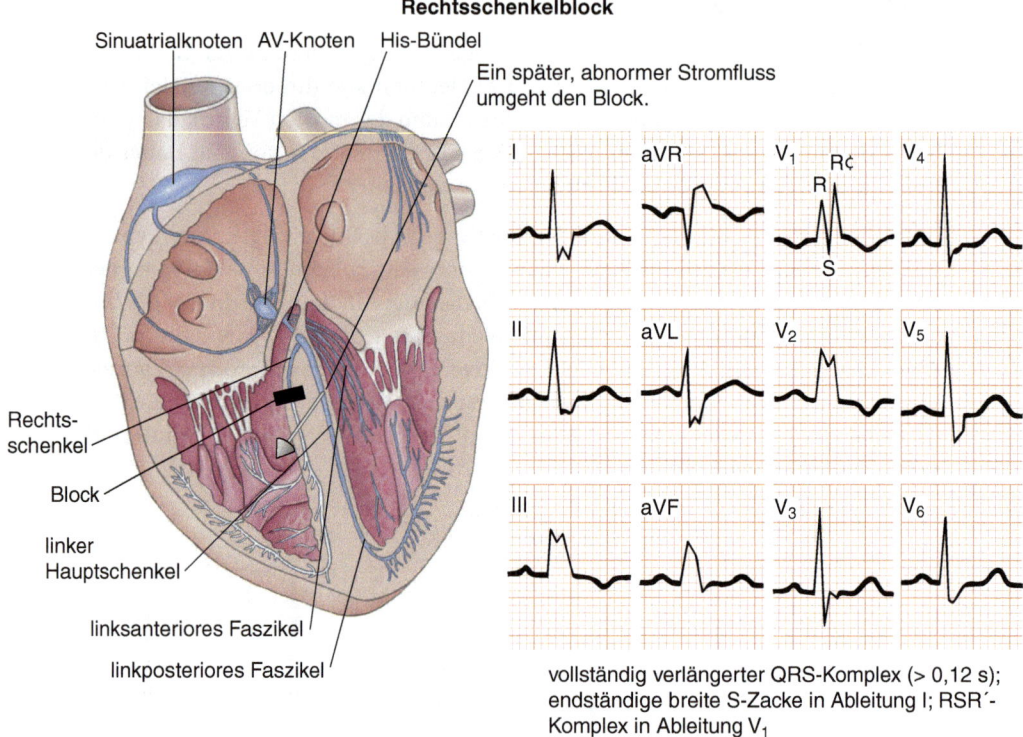

Abbildung B.28: Rechtsschenkelblock

vollständig verlängerter QRS-Komplex (> 0,12 s); endständige breite S-Zacke in Ableitung I; RSR´-Komplex in Ableitung V_1

Linksschenkelblock

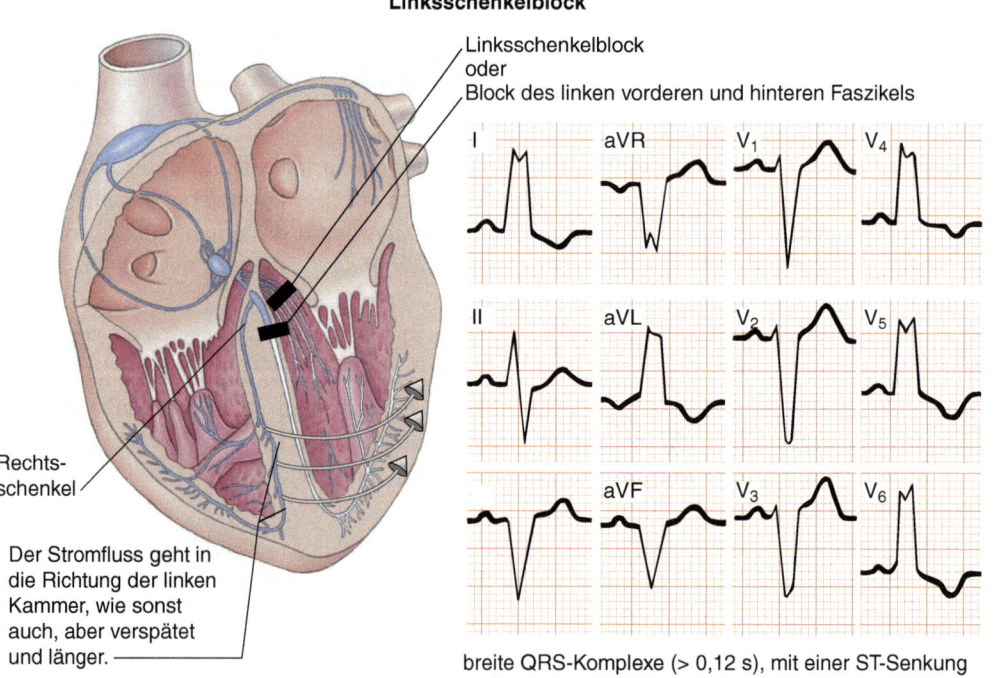

Abbildung B.29: Linksschenkelblock

breite QRS-Komplexe (> 0,12 s), mit einer ST-Senkung und negativen T-Wellen, die besonders in den Ableitungen I, aVL, V_5 und V_6 zu sehen sind

Ein Linksschenkelblock ist ein besorgniserregenderes Problem als ein Rechtsschenkelblock, da er meist mit einem signifikanten Herzschaden verbunden ist. Dieses Muster kann anhand der QRS-Dauer von mehr als 0,12 s und einer breiten, manchmal gekerbten R-Zacke in den lateralen Brustwandableitungen erkannt werden. Zusätzlich kann das Vorhandensein eines Linksherzblocks bei der Interpretation des EKG das Erkennen einer signifikanten zugrunde liegenden Herzerkrankung erschweren, speziell in Anwesenheit eines AMI. Tatsächlich ist das Vorhandensein eines neuen Linksschenkelblocks bei einem Patienten mit Anzeichen und Symptomen in Zusammenhang mit einem kardialen Brustschmerz ein Hinweis darauf, dass eine sofortige Angioplastie oder fibrinolytische Therapie in Betracht gezogen werden sollte. Viele Sanitäter werden ihren Algorithmus bei einem STEMI-Patienten einsetzen, basierend auf der Erkenntnis des neuen Linksschenkelblocks. Die Patienten tragen ebenfalls ein hohes Risiko, einen kompletten AV-Block und einen kardiogenen Schock zu entwickeln.

B.6.6 ST-Strecke und T-Welle

Das Überprüfen der ST-Strecke und der T-Welle ist einer der wichtigsten Aspekte bei der Interpretation eines EKG bei einem Patienten, bei dem Sie einen Verdacht einer Herzerkrankung hegen. Erinnern Sie sich, dass die *ST-Strecke* am J-Punkt beginnt und am Anfang der T-Welle endet (siehe Abbildung 1.12). In einem normalen EKG sollte die ST-Strecke entlang der isoelektrischen Linie verlaufen. Veränderungen der ST-Strecke können aufgrund einer Myokardischämie entstehen, aber auch durch andere Zustände, wie durch eine ventrikuläre Hypertrophie, eine Reizleitungsstörung und Medikamente, die eine ST-Veränderung verursachen.

Die *T-Welle* ist ein glatter, halbrunder Ausschlag, der nach dem QRS-Komplex auftritt (siehe Abbildung 1.10). Sie stellt das Ende der ventrikulären Repolarisation dar. Sie sollten die Form der T-Welle betrachten und speziell darauf achten, ob die T-Welle einen „Peak" bildet. Bedenken Sie außerdem, dass die T-Welle sich häufig in dieselbe Richtung bewegt wie der QRS-Komplex selbst. Das heißt, wenn der QRS-Komplex eine große positive Komponente (R-Zacke) besitzt, dann wird sich die T-Welle eher durch einen positiven Ausschlag repräsentieren. Wenn der QRS-Komplex allerdings eine signifikante negative Komponente hat (große S-Zacke), dann kann die T-Welle hauptsächlich eher negativ ausgerichtet sein.

EKG-Befunde bei Myokardischämie, -schädigung und -infarkt

B.7

Das akute Koronarsyndrom tritt dann auf, wenn es einen Unterschied zwischen dem Sauerstoffbedarf des Herzes und der Sauerstoffversorgung des Herzes durch die Koronararterien gibt. Die Untersuchungsergebnisse können von verschiedenen vorübergehenden Symptomen, vor allem Angina (Brustschmerzen), verursacht durch einen temporären Anstieg der Herzarbeit, bis hin zu permanenten Herzschäden als Folge einer kompletten Blockade der Blutversorgung des Herzes durch einen Thrombus (Gerinnsel) reichen. Der Auslöser ist in diesen Fällen meistens die atherosklerotische Verengung der Koronararterien, die eine Ereigniskaskade auslöst, die letztendlich eine komplette Verlegung der Blutversorgung des Herzes verursacht. Üblicherweise ist das letztliche Verlegungsereignis die Entwicklung eines Gerinnsels (Thrombus) innerhalb der Koronararterien. Dieser pathophysiologische Mechanismus tritt bei STEMI-Patienten häufig auf. Das frühzeitige Erkennen dieses Vorgangs kann den Schaden des Herzmuskels minimieren und zu einer besseren funktionellen Erholung führen.

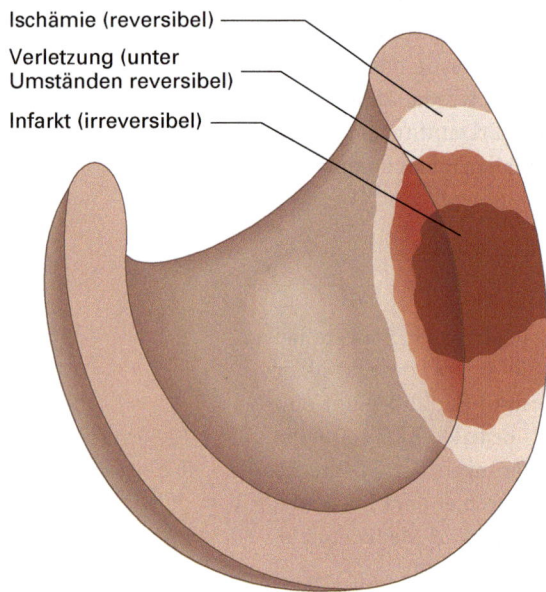

Ischämie (reversibel)

Verletzung (unter Umständen reversibel)

Infarkt (irreversibel)

Abbildung B.30: Die beschädigten Bereiche des Myokards nach einem Koronarverschluss: Ischämie, Verletzung und Infarkt (Nekrose)

Selbst bei einem kompletten Koronarverschluss können unterschiedliche Bereiche des Herzes betroffen sein, die sich durch ihre endgültige Prognose unterscheiden (▶*Abbildung B.30*). Auch wenn einige Bereiche ganz klar dauerhaft durch die fehlende Blutversorgung geschädigt sind, können sich andere Bereiche möglicherweise selbst regenerieren, wenn die Erkrankung rasch erkannt und eine angemessene Therapie eingeleitet wird.

Ein STEMI erzeugt ein charakteristisches Fortscheiten der Veränderungen im EKG, insbesondere während der ventrikulären Repolarisation. Als Ergebnis sind die initialen Veränderungen in der ST-Strecke und der T-Welle zu finden. Durch das frühzeitige Erkennen dieser Veränderungen kann das Notfallpersonal eine Reihe von Schritten in Gang setzen, um das beste Outcome bei einem Patienten mit STEMI zu erreichen.

Zu den frühesten Befunden bei Patienten mit einer Herzerkrankung gehört die *Myokardischämie* im Bereich der beteiligten Blutversorgung (▶*Abbildung B.31*). Diese wird durch die Depression des ST-Segments, negative T-Wellen (entgegengesetzt zur Hauptrichtung des QRS-Komplexen) und eine spitze T-Welle charakterisiert. Die ST-Senkung wird dann als signifikant betrachtet, wenn das ST-Segment (gemessen vom J-Punkt) mindestens 1 mm unter der isoelektrischen Linie liegt.

Wenn der hypoxische Prozess fortschreitet, dann ist ein Beweis von *Myokardschäden* vorhanden (▶*Abbildung B.32*). Der Myokardschaden wird durch eine ST-Strecken-Hebung und negative T-Wellen charakterisiert. Die ST-Strecken-Hebung wird als signifikant betrachtet, wenn sie mehr als 1 mm oberhalb der isoelektrischen Linie liegt. Sie sollten ebenfalls aufmerksam werden, wenn die ST-Strecke in Ableitungen zu erkennen ist, die entgegengesetzt zu den Ableitungen verlaufen, in denen eine ST-Hebung gezeigt wird (z.B. ST-Veränderung in Ableitung aVR, wenn es eine ST-Hebung in Ableitung II gibt); dann kann das ST-Segment teilweise unterdrückt sein. Dies wird als *„reziproke Veränderung"* bezeichnet. Während viel aus der Form der ST-Strecke (konkav oder konvex) herauszulesen ist, konnte gezeigt werden, dass diese nur wenig aussagekräftig ist, wenn es um den wahren Myokardschaden geht.

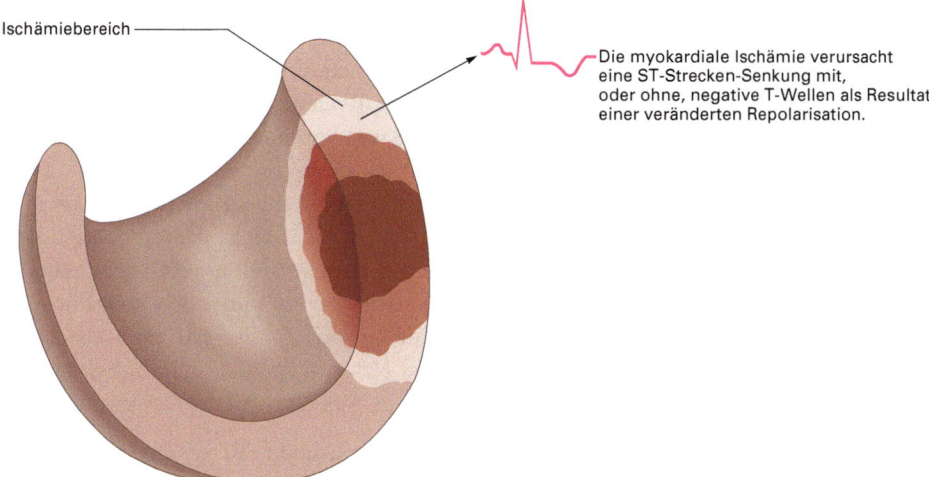

Ischämiebereich

Die myokardiale Ischämie verursacht eine ST-Strecken-Senkung mit, oder ohne, negative T-Wellen als Resultat einer veränderten Repolarisation.

Abbildung B.31: EKG-Veränderungen nach einer Myokardischämie

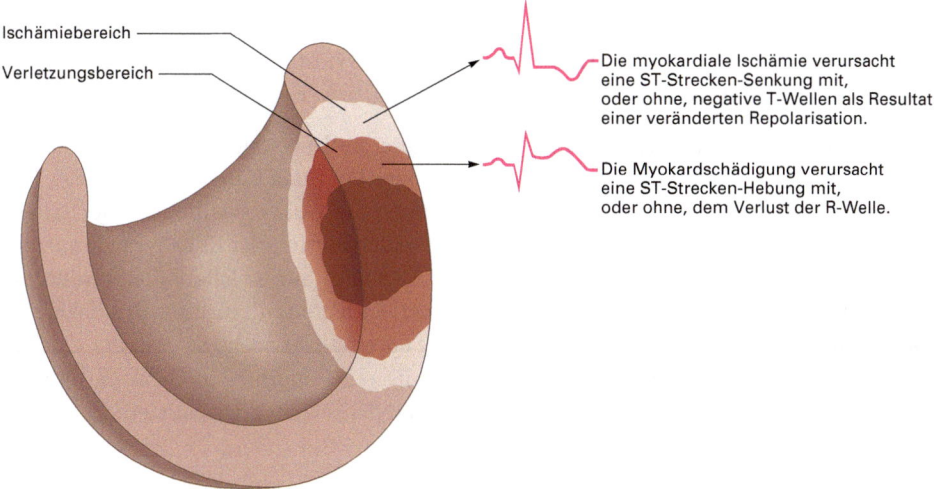

Ischämiebereich

Verletzungsbereich

Die myokardiale Ischämie verursacht eine ST-Strecken-Senkung mit, oder ohne, negative T-Wellen als Resultat einer veränderten Repolarisation.

Die Myokardschädigung verursacht eine ST-Strecken-Hebung mit, oder ohne, dem Verlust der R-Welle.

Abbildung B.32: EKG-Veränderungen nach einer Schädigung des Myokards

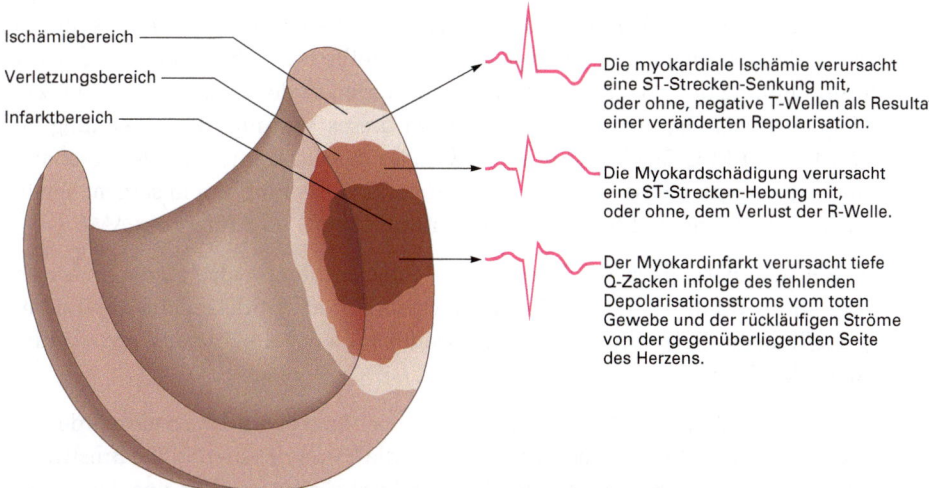

Ischämiebereich

Verletzungsbereich

Infarktbereich

Die myokardiale Ischämie verursacht eine ST-Strecken-Senkung mit, oder ohne, negative T-Wellen als Resultat einer veränderten Repolarisation.

Die Myokardschädigung verursacht eine ST-Strecken-Hebung mit, oder ohne, dem Verlust der R-Welle.

Der Myokardinfarkt verursacht tiefe Q-Zacken infolge des fehlenden Depolarisationsstroms vom toten Gewebe und der rückläufigen Ströme von der gegenüberliegenden Seite des Herzens.

Abbildung B.33: EKG-Veränderungen nach einem Myokardinfarkt (Nekrose oder Gewebetod)

Letztendlich tritt beim kompletten Verschluss der Zelltod ein. Folglich kommt es zu EKG-Veränderungen aufgrund von myokardialen Nekrosen oder dem Absterben des Gewebes (▶Abbildung B.33). Dies wird durch signifikante oder pathologische Q-Zacken angekündigt. Wir haben die Q-Zacke bereits als den ersten negativen Ausschlag des QRS-Komplexes definiert, die erste ungehinderte Depolarisation weg von der Richtung der involvierten Ableitungen kennzeichnend. Eine Q-Zacke ist definiert als „signifikant" oder „pathologisch", wenn sie zum einen länger als 0,04 s (ein kleines Kästchen) dauert und zum anderen mehr als 25% der Höhe der R-Welle entspricht. Solche pathologischen Veränderungen in der Q-Zacke ergeben sich durch einen Depolarisationsstrom vom nekrotischen Gewebe. Diese Q-Zacken-Veränderungen entwickeln sich über den Zeitraum von mehreren Stunden nach einem AMI und sind auf den nachfolgenden EKG zu beobachten. Daher ist es möglich, das Alter der myokardialen Nekrose zu ermitteln, basierend auf dem Vorhandensein einer pathologischen Q-Zacke im Vergleich mit der Vorgeschichte.

Sie sollten sich auch dessen bewusst sein, dass die klassischen EKG-Veränderungen bei Patienten, die einen koronaren Arterienverschluss haben, konstant sind. Dies wird als „transmuraler AMI" („transmural" bedeutet „durch die Wand") bezeichnet, weil sich der Schaden über alle drei Schichten des Herzes erstreckt: das Epikard, das Myokard und das Endokard. In diesem Fall tritt eine vollständige Sequenz von Veränderungen auf, die vorher beschrieben wurden. Diese Form wird als „STEMI", aber auch als „Q-Zacken-AMI" oder „transmuraler AMI" bezeichnet.

Ein Verschluss beeinträchtigt meisten nicht die gesamte Herzwand, aber dafür erleiden die anfälligeren Bereiche des Herzes einen Schaden. Weil das Endokard (innerster Teil des Myokards) den höchsten Sauerstoffbedarf hat, ist die Wahrscheinlichkeit hoch, dass dieser Teil beschädigt wird. In diesen Fällen tritt das Spektrum der EKG-Veränderungen, die vorher beschrieben wurden, nicht notwendigerweise auf; solche Fälle werden als „NSTEMI" oder „subendokardialer AMI" bezeichnet. Patienten mit einem subendokardialen AMI zeigen tendenziell eher eine ST-Senkung als eine klassische ST-Hebung. Zusätzlich entwickeln diese Patienten nicht zwangsläufig eine signifikante Q-Zacke. Es sind Messungen der Herzenzyme erforderlich, um einen NSTEMI zu diagnostizieren.

B.7.1 Inferiorer und posteriorer akuter Myokardinfarkt

Wie bereits gesagt wurde: „Zeit ist Muskel." Daher muss der Sanitäter nicht nur effizient bei der Ermittlung einer fokussierten Anamnese sein, die ein akutes Koronarsyndrom vermuten lässt, sondern auch in der Lage sein, eine Reihe von Schritten in Gang zu setzen, die zur Öffnung der verschlossenen Koronararterien in der kürzest möglichen Zeit führt. Möglicherweise ist das wichtigste Element dieses Vorgangs die Erkennung der Charakteristika der EKG-Ergebnisse eines STEMI. Der Sanitäter muss mit der koronaren Anatomie vertraut sein (Diese Tatsache ist essenziell.); diese führt ihn in seinem Verstehen der beiden dominanten Muster des AMI: inferiorer AMI und anteriorer AMI.

Erinnern Sie sich, dass die rechte Koronararterie den rechten Ventrikel, die posteriore und die inferiore Wand des linken Ventrikels versorgt. Sie stellt ebenfalls die Blutversorgung der Teile des Reizleitungssystems, einschließlich des SA-Knotens, des AV-Knotens und des His-Bündels.

Das EKG stellt einfach die elektrischen Aktivitäten des Herzzyklus dar, so als würde man das Ganze wie durch mehrere Kameras beobachten: die Extremitäten- und die Brustwandableitungen. Unser grundlegendes Verständnis des Kardiograms erinnert uns daran, dass die Ableitungen II, III und aVF den anterioren Teil des Herzes beobachten.

Dies sagt uns, dass wir bei einem Patienten, dessen Vorgeschichte mit einem akuten Koronarsyndrom übereinstimmt, deshalb nach Hinweisen auf eine Ischämie, einen Schaden oder einen Infarkt in den Ableitungen II, III oder aVF suchen müssen (▶Abbildung B.34). Grundsätzlich wird eine ST-Hebung dann als signifikant betrachtet, wenn sie in zwei oder in mehreren Ableitungen auftritt und eine Höhe von mindestens 1 mm besitzt. Auch eine negative T-Welle kann in Verbindung mit ST-Veränderung im Bereich eines *inferioren AMI* zu sehen sein.

Hinterwandinfarkt

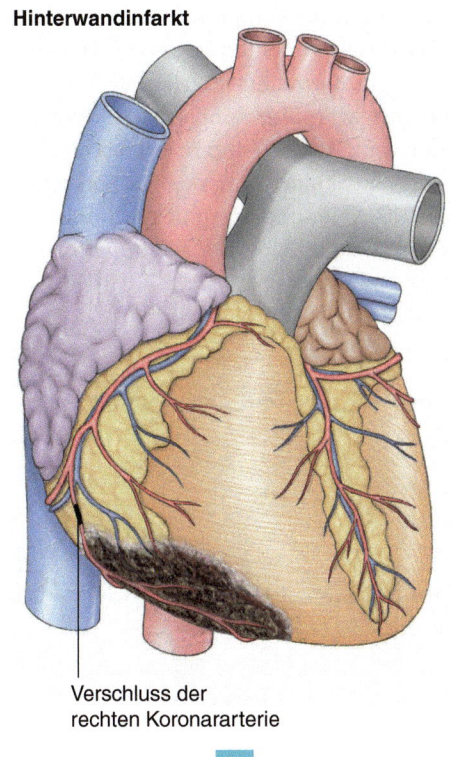

Verschluss der
rechten Koronararterie

a

12-Kanal-EKG mit einem akuten Hinterwandinfarkt

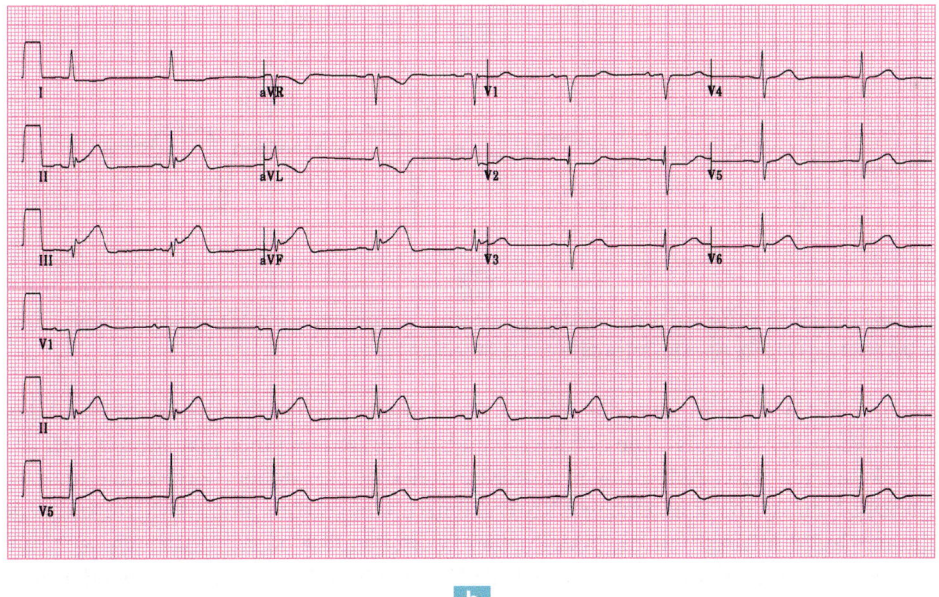

b

Abbildung B.34: Inferiorer AMI (a) mit den typischen EKG-Veränderungen (b)

Achten Sie ebenfalls auf andere EKG-Veränderungen, die in Verbindung mit einem inferioren AMI entdeckt werden können. Wir haben bereits erkannt, dass die anderen Bereiche durch die rechte Koronararterie versorgt werden. Wie in *Kapitel 6* bereits erwähnt wurde, kann ein rechtsventrikulärer Infarkt mit einem inferioren AMI einhergehen. Diese Patienten neigen zu Hypotonie, die auf eine Flüssigkeitstherapie reagiert, weil dann der rechtsventrikuläre Fülldruck ansteigt. Vorlastsenkende Mittel, wie Nitrate oder Morphin, können fatale Folgen haben, wenn sie einem Patienten mit einem rechtsventrikulären Infarkt verabreicht werden. Die klassischen EKG-Befunde eines rechtsventrikulären Infarkts können schwierig zu erheben sein. Sie müssen mit speziellen EKG-Ableitungen auf der rechten Seite des Herzes, analog zu V4 und V5, abgeleitet werden (rV4 und rV5; ▶Abbildung B.35).

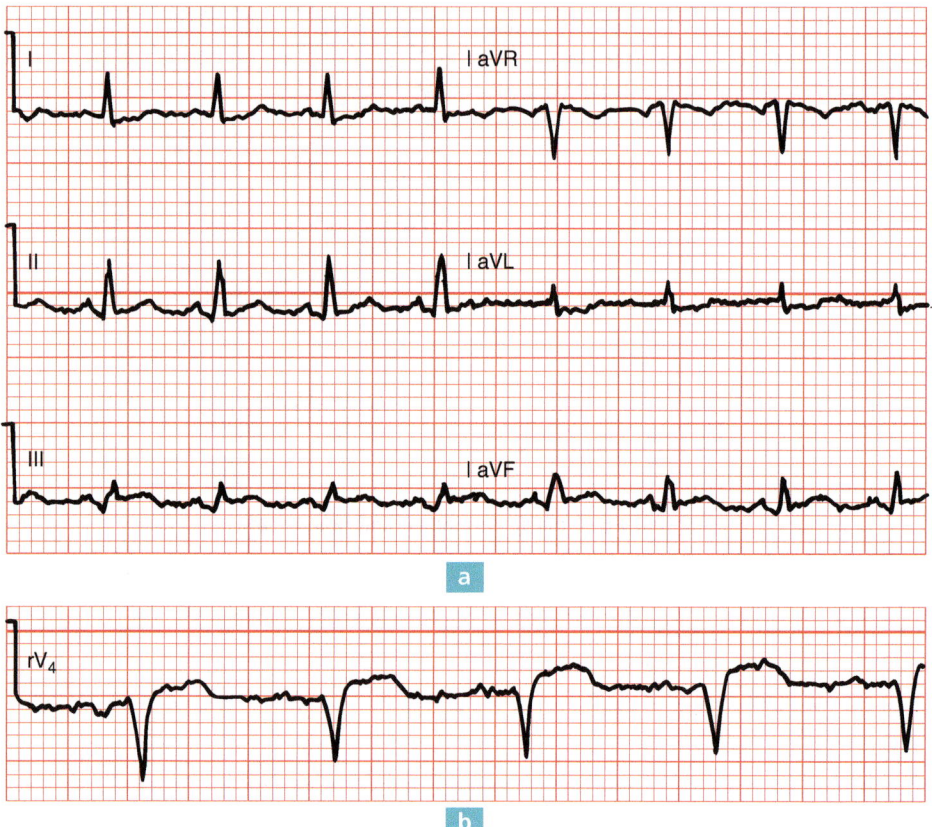

Abbildung B.35: (a) ST-Hebung in den Ableitungen II, III und aVF sind charakteristisch für einen inferioren AMI. (b) Die Ableitung rV4 zeigt einen Patienten mit einem rechtsseitigen Infarkt.

Erinnern Sie sich daran, dass die rechte Koronararterie ebenso die posteriore Wand des linken Ventrikels versorgt. Die Schwierigkeit beim Erkennen eines *posterioren AMI* ist, dass keine der EKG-Ableitungen posterior gerichtet ist; daher wird keine unserer „Kameras" direkt die klassischen EKG-Ergebnisse eines posterioren AMI zeigen. Aus diesem Grund müssen wir die Ableitungen beurteilen, die genau entgegengesetzt zur posterioren Wand ausgerichtet sind: V1 bis V4. Da diese Ableitungen in die entgegengesetzte Richtung zeigen, wären die Ergebnisse eines richtigen posterioren AMI „gespiegelt" zum klassischen Muster eines anterioren AMI (▶Abbildung B.36). Deshalb werden wir eine ST-Senkung in der betroffenen Ableitung sehen. In der späteren Phase entwickelt sich in den frühen präkordialen Ableitungen eine große R-Zacke (das Äquivalent zu der tiefen Q-Zacke).

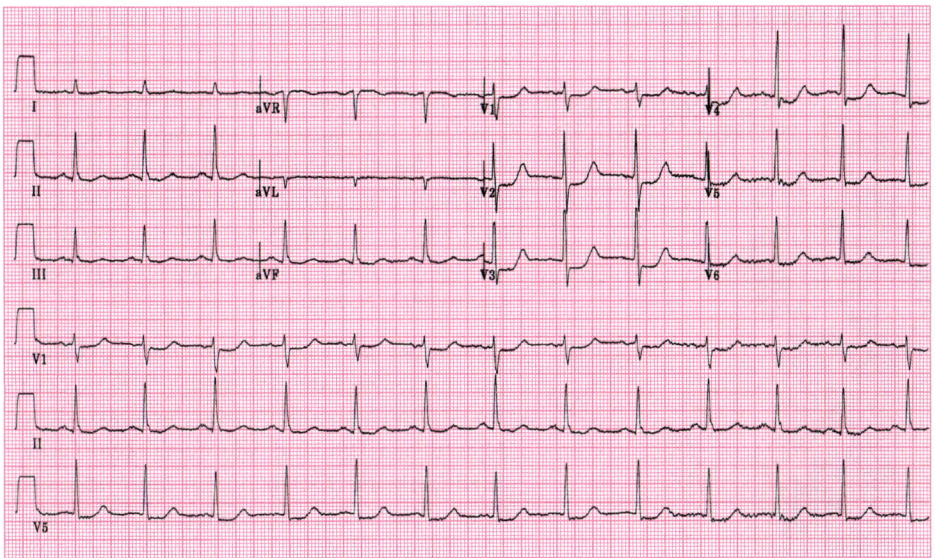

Abbildung B.36: EKG-Befunde eines posterioren AMI

Es wird vorgeschlagen, einen Spiegel zu verwenden, um die posteriore ST-Hebung durch eine umgekehrte Betrachtung des EKG zu entdecken. Alternativ kann das EKG verkehrt herum und rückwärts gegen helles Licht betrachten werden, um das klassische ST-Muster des AMI zu visualisieren.

Es wird empfohlen, bei einem Patienten die posterioren V-Ableitungen (auch markiert als V7 bis V9) in der stabilen Rechtsseitenlage anzubringen und zu erheben (▶Abbildung B.37). Patienten mit einem posterioren AMI in Verbindung mit einem inferioren AMI weisen oft im Zusammenhang mit ihrer Erkrankung eine signifikantere ventrikuläre Rhythmusstörung auf.

Bei einigen Patienten mit einer „rechtsdominanten" Herzzirkulation versorgt die rechte Koronararterie ebenso die laterale Wand des linken Ventrikels. In solchen Fällen kann eine ST-Hebung in den Ableitungen V5 und V6 in Verbindung mit einem inferioren AMI zu sehen sein.

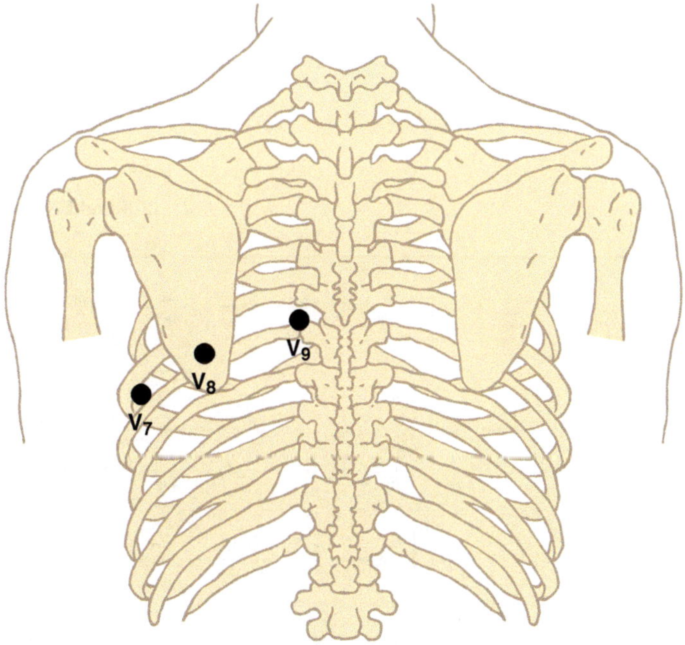

Weil die rechte Koronararterie die Blutversorgung einiger Bereiche des Reizleitungssystems

V_7—5. Interkostalraum, hintere Axillarlinie
V_8—5. Interkostalraum, Mitte des Schulterblatts
V_9—5. Interkostalraum, links, 2 cm neben der Wirbelsäule

Abbildung B.37: Das Platzieren der posterioren V-Ableitungen

gewährleistet, sind bei Patienten mit inferiorem AMI Rhythmusstörungen zu sehen. Klassischerweise werden ein AV-Block ersten Grades und ein Wenckebach-AV-Block gefunden. Es wird angenommen, dass dies relativ gutartige Herzrhythmusstörungen sind.

B.7.2 Anteriorer akuter Myokardinfarkt

Vorderwandinfarkt

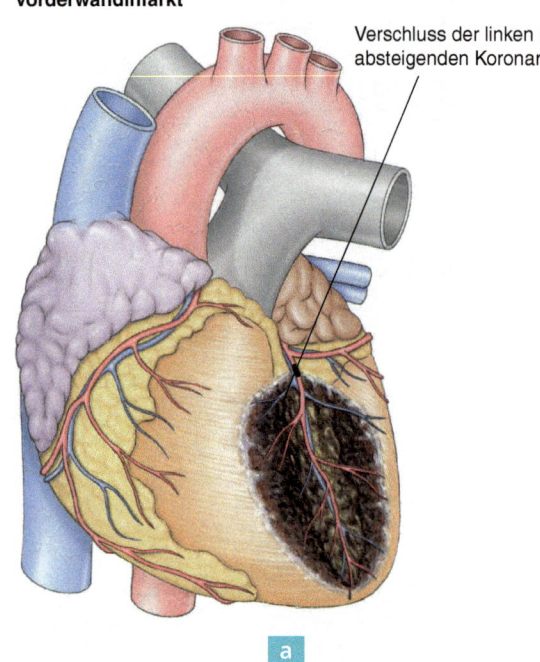

Verschluss der linken proximal absteigenden Koronararterie

a

Die linke Koronararterie teilt sich in den absteigenden Zweig, der die anteriore Wand des linken Ventrikels versorgt, und den zirkumflexen Zweig, der die laterale Wand des linken Ventrikels (außer bei einem rechtsdominanten Kreislauf, wie vorher erwähnt), Teile der posterioren Wand des linken Ventrikels und das interventrikuläre Septum versorgt.

Verschlüsse der linken Koronararterie können sich auf die septalen (V1 und V2), die anterioren (V3 und V4) und die lateralen präkordialen Ableitungen (V5 und V6) auswirken. Grundsätzlich ist eine ST-Hebung von 2 mm oder mehr in zwei bzw. drei angrenzenden präkordialen Ableitungen diagnostisch ein anteriorer AMI (▶*Abbildung B.38*). Wenn die Hebung in V1 bis V4 zu finden ist, dann wird der Begriff „anteroseptaler AMI" verwendet. Bei einer Hebung in den Ableitungen V3 bis V6 wird die Bezeichnung „anterolateraler AMI" benutzt (▶*Abbildung B.39*). Auch hier kann eine negative T-Welle, verbunden mit einer ST-Veränderung, einem AMI zugeordnet werden.

12-Kanal-EKG mit einem Vorderwandinfarkt

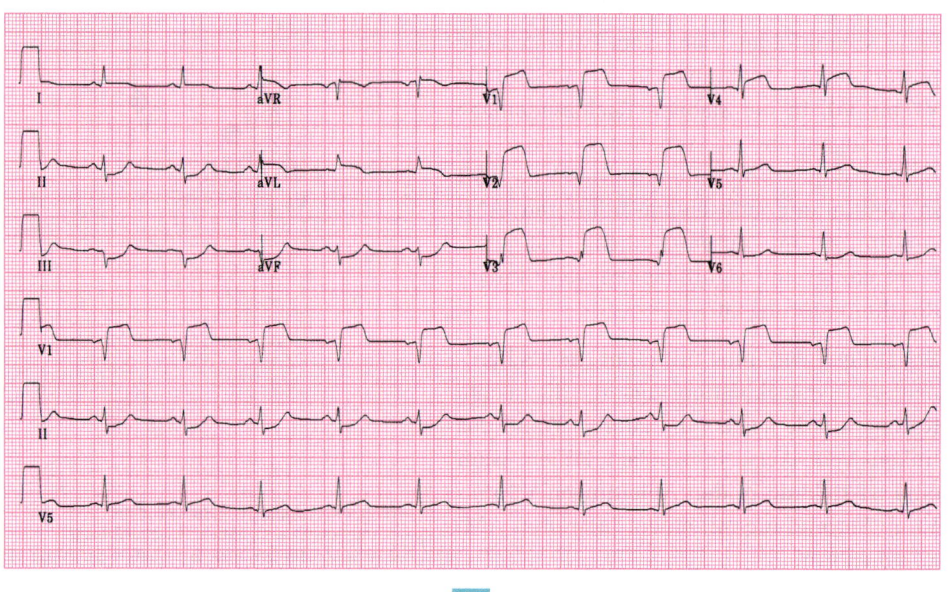

b

Abbildung B.38: Anteriore AMI (a) mit den typischen EKG-Veränderungen (b)

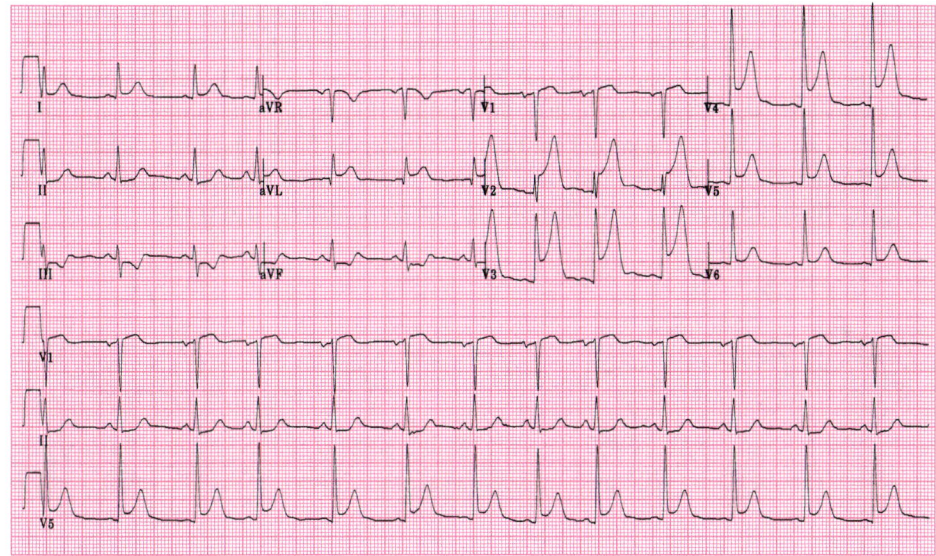

Abbildung B.39: Anterolateraler AMI

Anteriore AMI verursachen oft einen erheblichen Schaden am Herz. Daraus folgen signifikante ventrikuläre Rhythmusstörungen (ventrikuläre Tachykardie und Kammerflimmern), ein kardiogener Schock und schwere Reizleitungssystemblocks. Insbesondere kann ein AV-Block zweiten Grades (Mobitz-AV-Block) oder ein kompletter AV-Block beobachtet werden.

EKG-Befunde bei anderen medizinischen Erkrankungen B.8

Es gibt charakteristische Muster im EKG, die andere signifikante Diagnosen vermuten lassen. Allerdings müssen diese EKG-Muster immer in Zusammenhang mit der Anamnese und der körperlichen Untersuchung betrachtet werden.

B.8.1 Perikarditis

Die Perikarditis ist eine entzündliche Erkrankung, die auch die Flüssigkeit um das Herz betrifft. Diese Erkrankung kann durch eine Vielzahl von Bakterien, Viren und anderen entzündlichen Mediatoren verursacht werden. Patienten mit einer akuten Perikarditis können sich mit diffuser ST-Hebung in den meisten Herzableitungen außer aVR und V1 zeigen. Einige Merkmale unterscheiden die EKG-Befunde einer Perikarditis von der eines AMI: Die T-Wellen sind generell nach oben gerichtet. Die ST-Strecken-Hebung ist nicht auf wenige isolierte Ableitungen begrenzt, wie bei einem akuten inferioren oder anterioren Myokardschaden. Die ST-Strecken werden klassisch ebenfalls mit einem anfänglich abgeflachten oder konkaven Aussehen beschrieben (▶ *Abbildung B.40*). Seien Sie allerdings vorsichtig beim Interpretieren der Form der ST-Strecke: Die T-Welle kann ebenso auf der isoelektrischen Linie verlaufen. Wenn die Erkrankung fortschreitet, dann kehrt die ST-Strecke zur Basislinie zurück, mit einer T-Welle, die flach oder sogar negativ wird. In der finalen Phase zeigt das EKG ein diffuses Muster einer ST-Depression. Mit dem Rückgang dieser Erkrankung kehrt das EKG in den Normalzustand zurück.

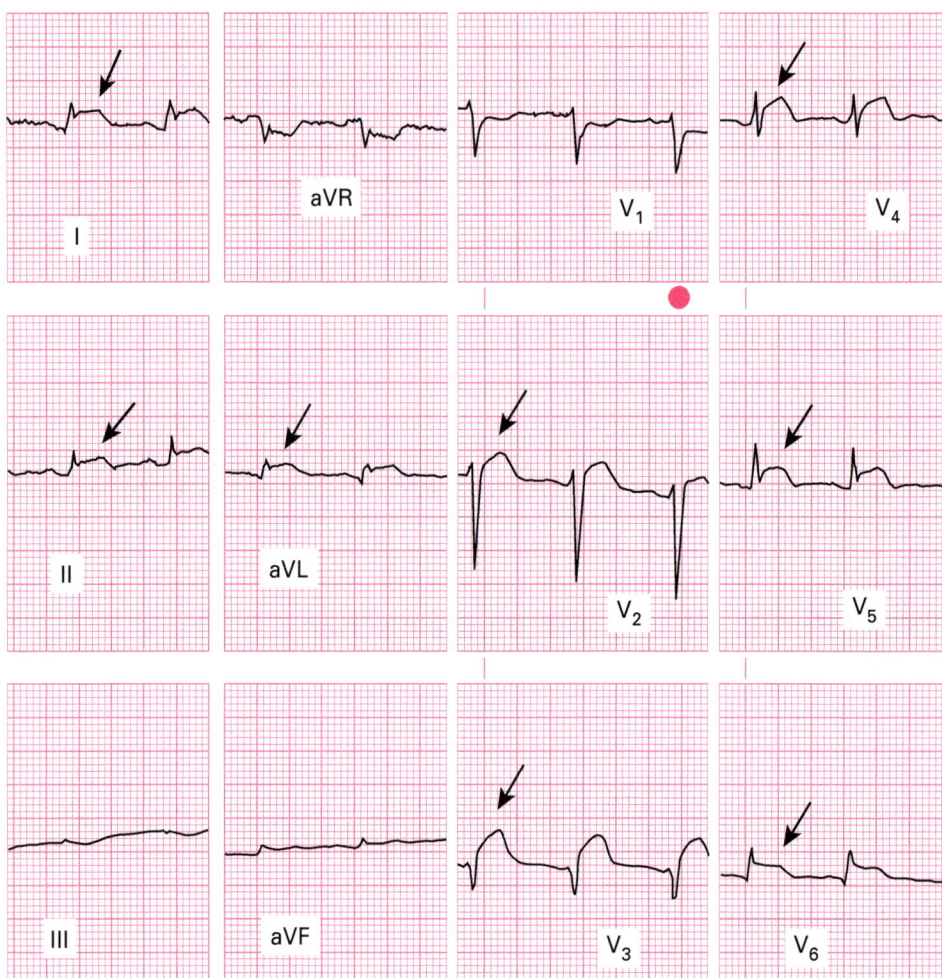

Abbildung B.40: Das EKG eines Patienten mit einer akuten Perikarditis. Achten Sie auf die diffuse ST-Hebung in den meisten Ableitung außer aVR und V1.

B.8.2 Pulmonalembolie

Der häufigste EKG-Befund bei Patienten mit einer Pulmonalembolie ist eine Sinusta-chykardie. Allerdings gibt es ein klassisches EKG-Muster bei Patienten mit Pulmonal-embolie, das als „S1Q3-Muster" bezeichnet wird (▶Abbildung B.41). Diese Patienten haben eine tiefe S-Zacke in Ableitung I, eine tiefe Q-Zacke in Ableitung III und oft auch eine negative T-Welle in Ableitung III. Patienten mit einer Pulmonalembolie können zudem eine ST-Senkung in Ableitung II zeigen. Zusätzlich kann es auch Hinweise auf eine Vergrößerung des rechten Vorhofs in den Ableitungen II oder V2 geben. Schließ-lich können Patienten mit dieser Erkrankung auch eine negative T-Welle in den Ablei-tungen V1 bis V4 mit einem Rechtsschenkelblockmuster zeigen.

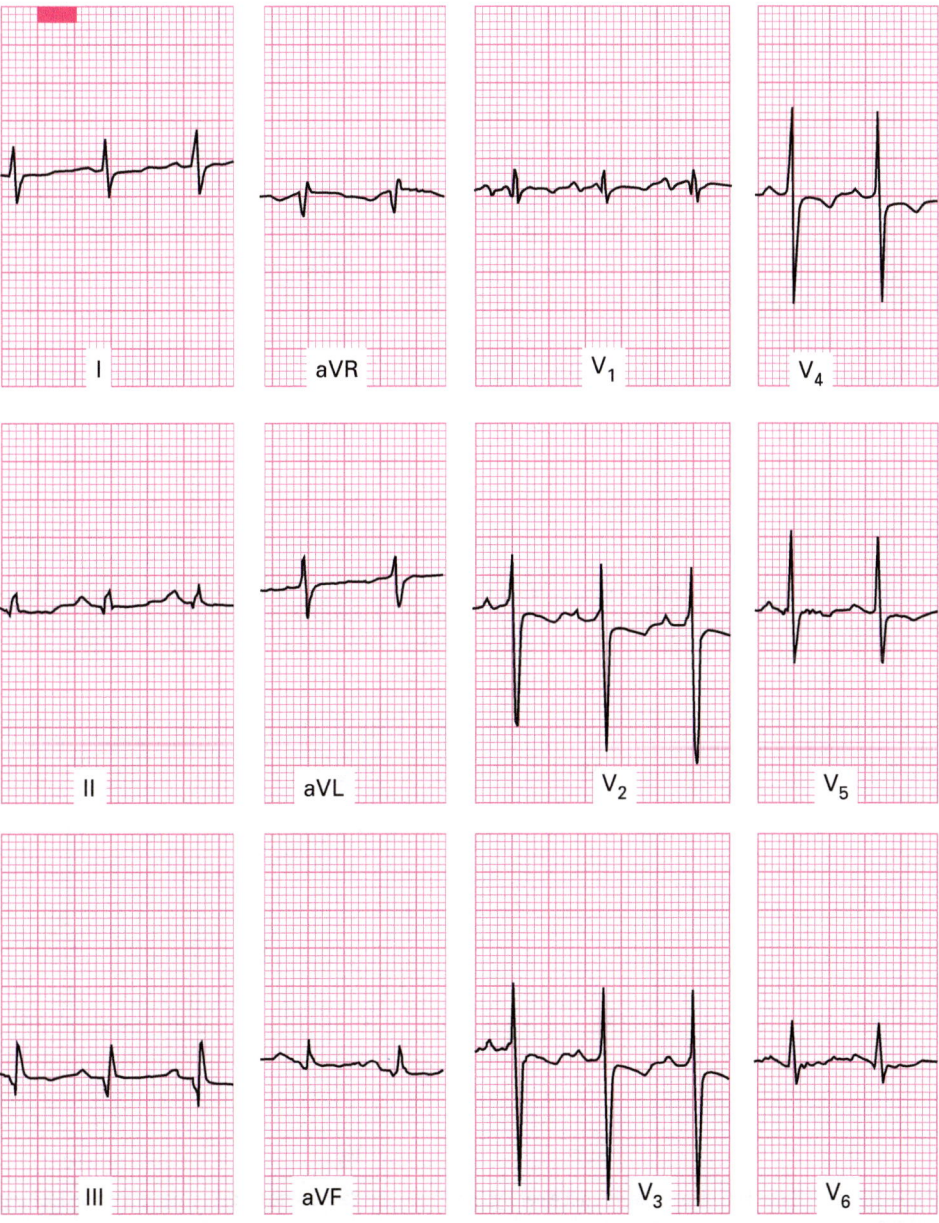

Abbildung B.41: Das EKG eines Patienten mit einer Pulmonalembolie. Achten Sie auf das charakteristische S1Q3-Muster (tiefe S-Zacke in Ableitung I, Q-Zacke in Ableitung III und negative T-Welle in Ableitung III).

B.8.3 Hyperkaliämie

Kalium ist eines der wichtigsten Ionen zur Regulation der elektrischen Aktivität im Herz. Daher führen Veränderungen der Kaliumionenkonzentration als solches zu signifikanten EKG-Ergebnissen. Das auffälligste Merkmal eines hyperkaliämischen Patienten (erhöhtes Serumkalium) ist das Erscheinen einer großen, spitzen T-Welle (▶*Abbildung B.42*). Diese ist am besten in den Ableitungen II, III und V2 zu sehen. Wenn der Kaliumspiegel steigt, beginnt die P-Welle zu verschwinden, und die ventrikuläre Überleitung wird langsamer. Dies hat eine Verbreiterung des QRS-Komplexes zur Folge. Diese Verbreitung des QRS-Komplexes wird als „Sinuswelle" bezeichnet (▶*Abbildung B.43*). Ein ansteigender Serumkaliumspiegel kann schließlichzu einer Bradykardie mit nachfolgendem Herzstillstand führen.

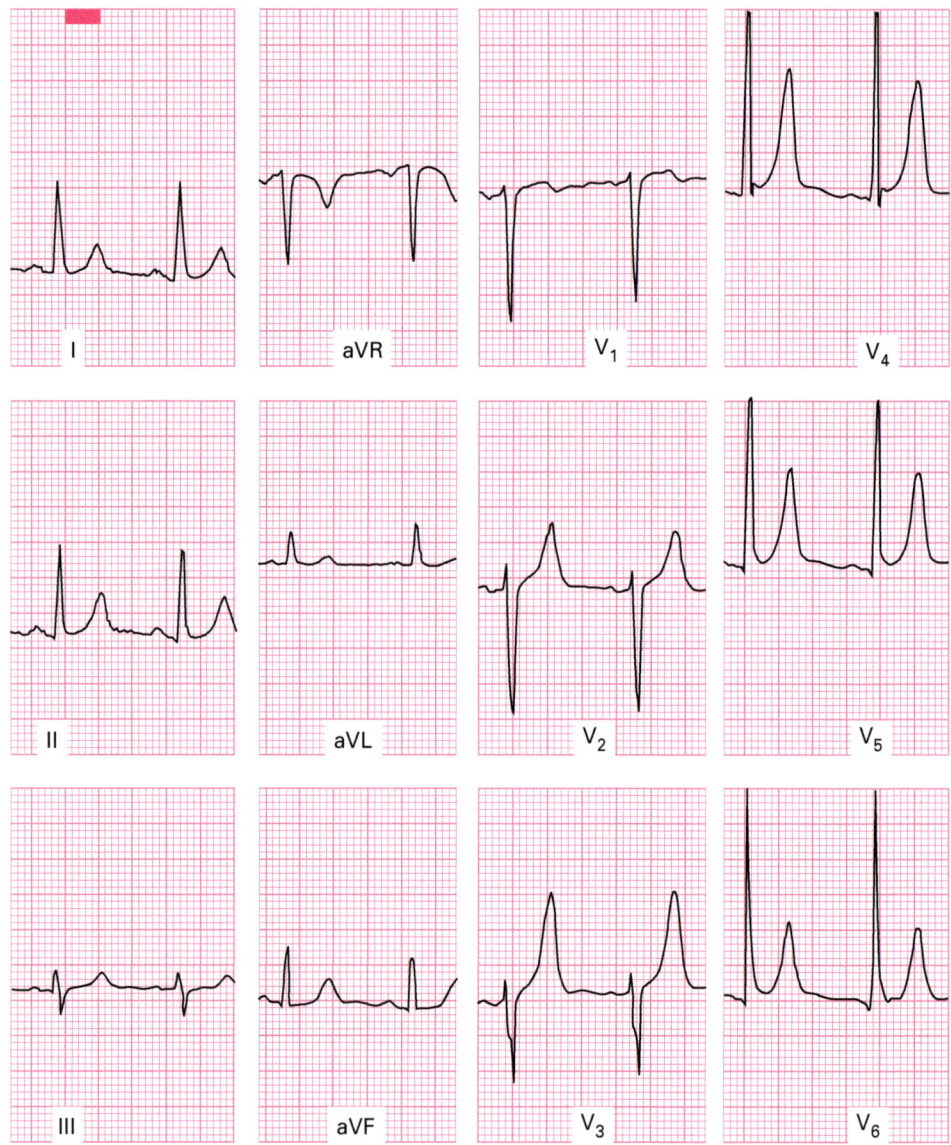

Abbildung B.42: Das EKG eines Patienten mit einer Hyperkaliämie, mit dem Charakteristikum der großen und spitzen T-Welle

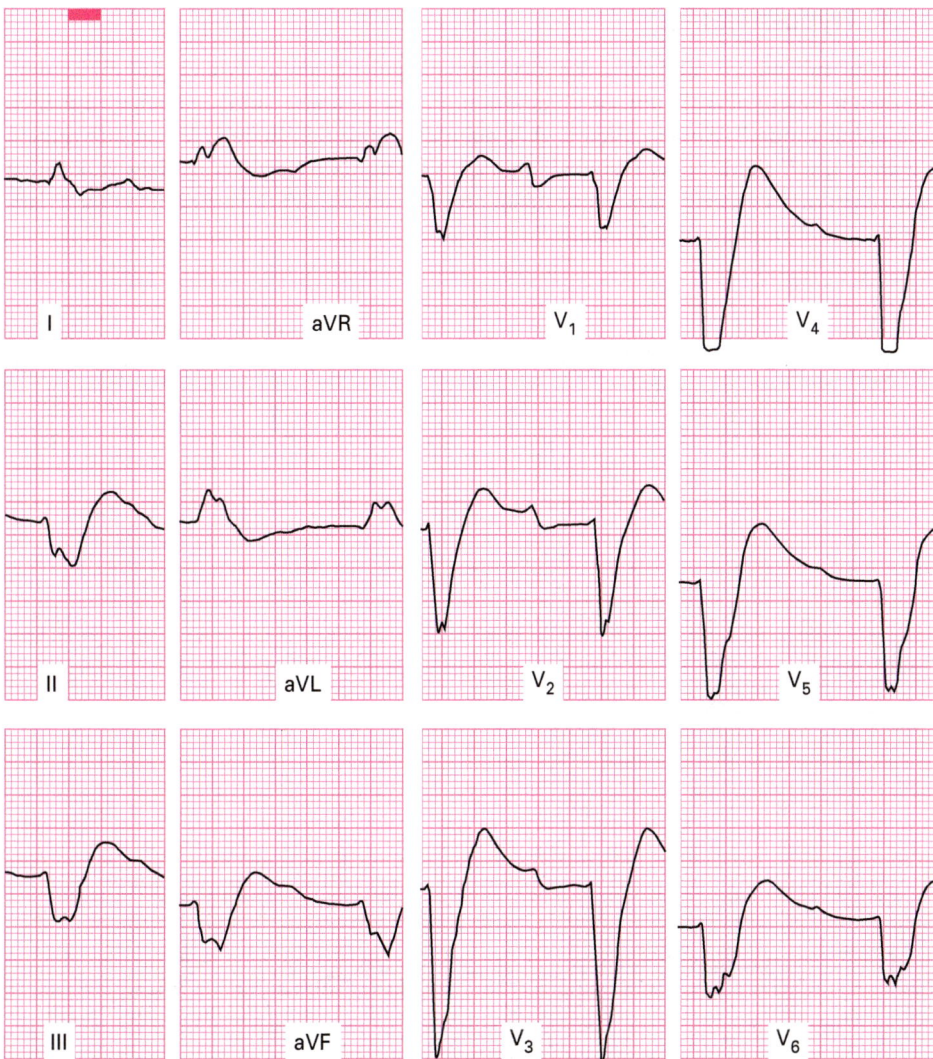

Abbildung B.43: Das EKG eines Patienten mit einer Hyperkaliämie mit einer fortschreitenden Verbreiterung des QRS-Komplexes, die direkt in eine negative T-Welle übergeht und eine sinusförmige Konfiguration hat

B.8.4 Hypokaliämie

Patienten mit einem niedrigen Serumkaliumspiegel präsentieren sich mit Befunden, die denen des hyperkaliämischen Patienten entgegengesetzt sind: Sie zeigen im EKG eine abflachende T-Welle; es kann sich ebenfalls eine deutliche U-Welle entwickeln (▶ *Abbildung B.44*). Da eine Hypokaliämie die ventrikuläre Reizbarkeit steigert, können sich ventrikuläre Herzrhythmusstörungen entwickeln, wie VES, ventrikuläre Tachykardie, Kammerflimmern und Torsades de Pointes.

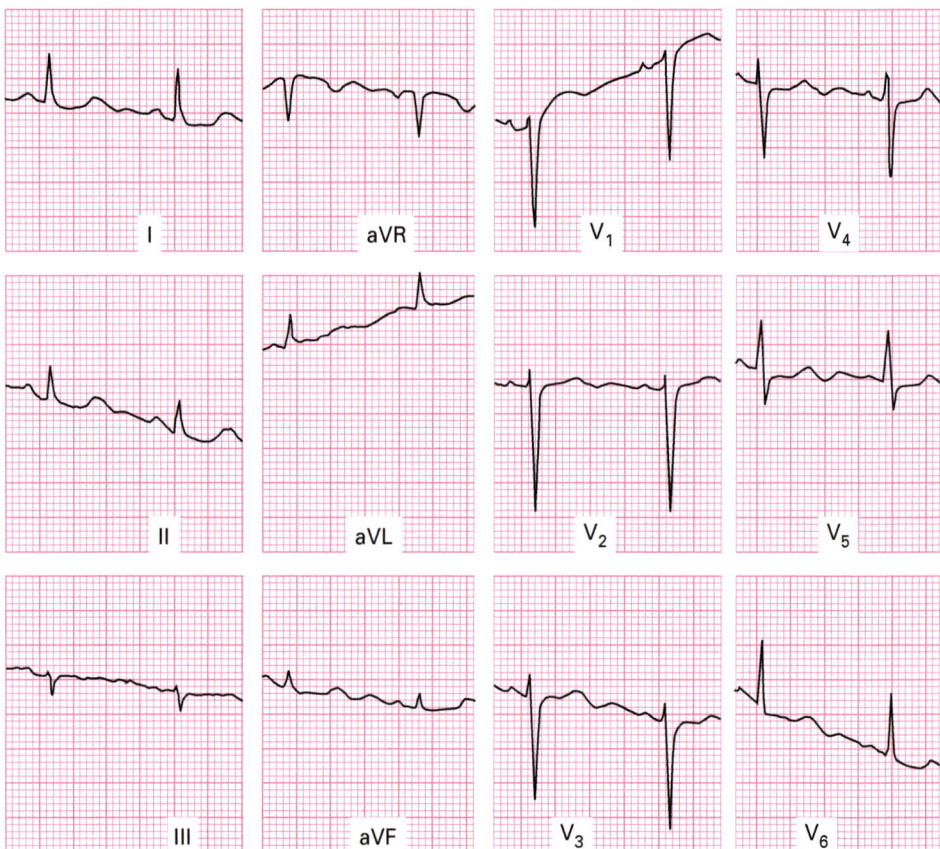

Abbildung B.44: Das EKG eines Patienten mit einer Hypokaliämie, das Befunde zeigt, die denjenigen von hyperkaliämischen Patienten entgegengesetzt sind. Achten Sie auf das Flattern der T-Wellen und das Auftreten der U-Welle.

B.8.5 Hypokalzämie

Calcium ist das wichtigste Ion, das die kardiale Repolarisation steuert. Diese Tatsache wird primär durch die Länge des QT-Intervalls reflektiert, gemessen vom Beginn des QRS-Komplex bis zum Anfang der T-Welle. Patienten mit einer Hypokalzämie zeigen ein verlängertes QT-Intervall, hauptsächlich aufgrund einer verlängerten ST-Strecke (▶*Abbildung B.45*). Definitionsgemäß beträgt das QT-Intervall mehr als 50% des gesamten Herzzyklus. Umgekehrt präsentieren sich Patienten mit einer Hyperkalzämie mit einem verkürzten QT-Intervall.

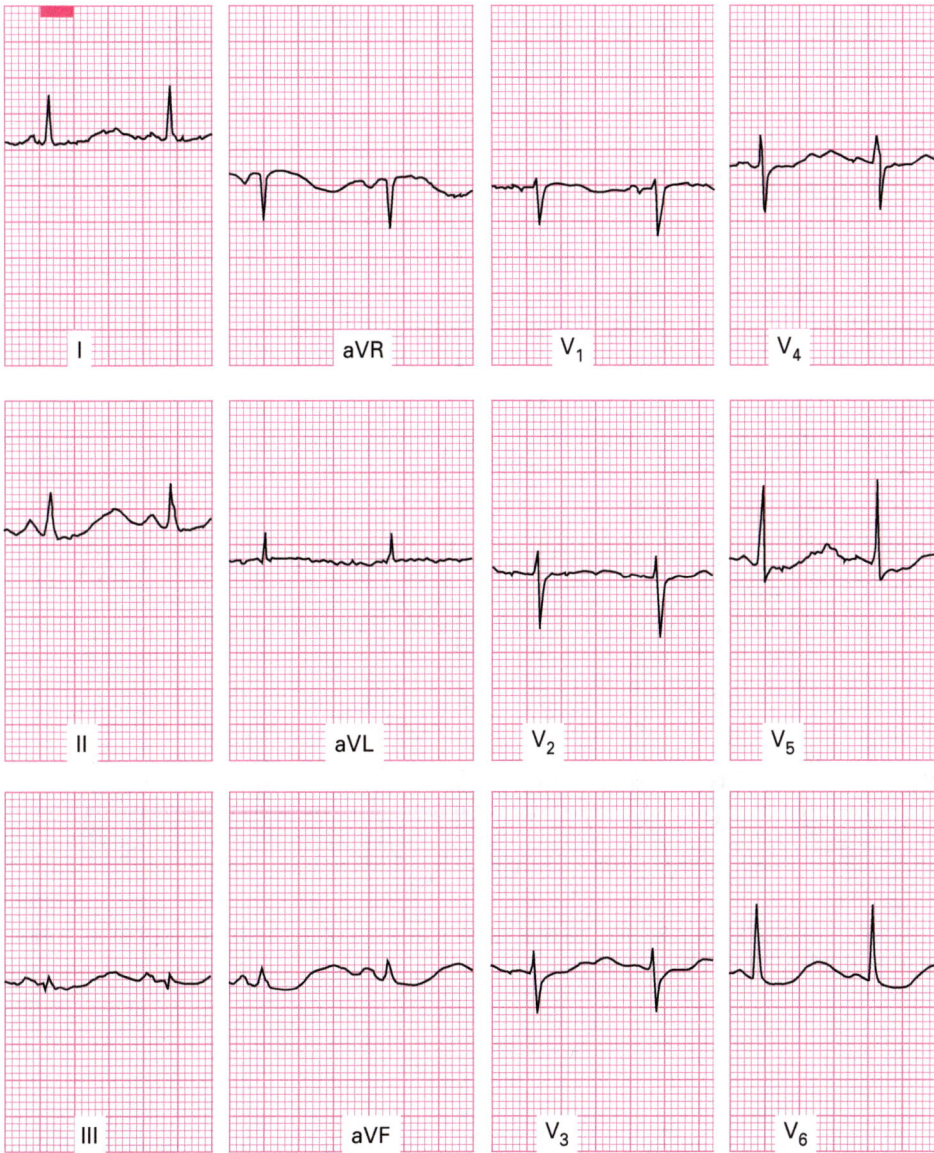

Abbildung B.45: Das EKG eines Patienten mit einer Hypokalzämie mit dem typisch verlängerten QT-Intervall, das hauptsächlich aufgrund einer verlängerten ST-Strecke entsteht

B.8.6 Hypothermie

Patienten mit einer Hypothermie zeigen sich mit unterschiedlichen EKG-Ergebnissen, die oftmals von der Intensität der Belastung abhängig sind. Zunächst entwickeln die Patienten eine Sinustachykardie; wenn ihre Körperkerntemperatur fällt, kann die Sinustachykardie zu einer tiefgreifenden Bradykardie fortschreiten. Alle Arten der atrialen oder ventrikulären Rhythmusstörungen können entdeckt werden. Das EKG-Muster bei der Hypothermie ist durch eine Hebung des J-Punktes, die J-Welle oder eine Osborn-Welle charakterisiert (▶ *Abbildung B.46*). Die J-Welle erscheint als ein Buckel, der auf den QRS-Komplex folgt. Sie tritt charakteristischerweise in den Ableitungen II oder V6 auf, kann aber auch praktisch in allen anderen Ableitungen zu sehen sein. Die J-Welle kann aufgrund von ST-Veränderungen mit einem AMI verwechselt werden.

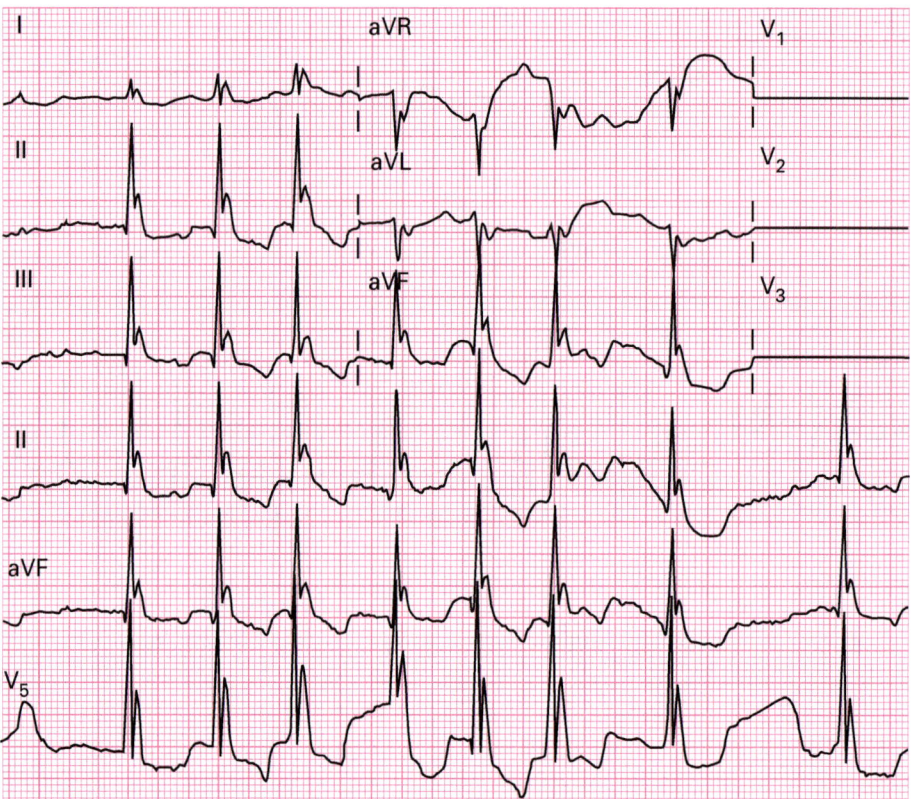

Abbildung B.46: Das EKG eines Patienten mit einer Hypothermie. Achten Sie auf das Erscheinungsbild der J-Wellen, die direkt nach dem QRS-Komplex auftreten.

Normale Laborwerte

Normale Laborwerte stellen den Bereich dar, der den Durchschnittswerten in einer gesunden Bevölkerung entspricht. Jeder Test wird unabhängig von jedem anderen Test durchgeführt, und es ist unwahrscheinlich, dass eine Person über das ganze Spektrum der Labortests völlig normale Ergebnisse zeigt. Neben dem Vorliegen oder Nichtvorhandensein einer Erkrankung kann das individuelle Testergebnis durch Faktoren beeinflusst werden, wie z.B. Geschlecht, Alter, Ernährung bzw. Mangelernährung, Medikamente, Tageszeit, Messfehler und sogar die Lage des Patienten während der Probenentnahme.

Sensitivität und Spezifität sind zwei wichtige Konzepte bei der Auswertung von Labortestergebnissen, um Krankheiten zu diagnostizieren. Die *Sensitivität* bezieht sich auf jenen Anteil der Patienten, die an einer bestimmten Erkrankung leiden und bei denen der Test positiv ist (positiver Anteil der Erkrankten). Die *Spezifität* bezieht sich auf jenen Anteil der Patienten, die an keiner bestimmten Erkrankung leiden und bei denen der Test negativ ist (negativer Anteil der Erkrankten).

Für jede vermutete Erkrankung können verschiedenste Tests mit einer geeigneten Sensitivität bzw. Spezifität für die jeweilige Erkrankung durchgeführt werden. Andererseits kann ein einzelner Test bei der Unterscheidung zwischen mehreren Erkrankungen nützlich sein. Zum Beispiel deutet ein erhöhter Aspartat-Aminotransferase-Wert im Blut (AST/SGOT) wahrscheinlich u.a. auf einen Myokardinfarkt, eine Lebererkrankung, eine Pankreatitis und einen Krampfanfall hin. Ein Anstieg der Creatinkinaseaktivität ist wahrscheinlich ein Hinweis u.a. auf einen Myokardinfarkt, eine Meningitis, einen Status epilepticus und/oder eine Hypothermie.

▸*Tabelle C.1*, ▸*Tabelle C.2*, ▸*Tabelle C.3* und ▸*Tabelle C.4* fassen normale Laborwerte von häufig durchgeführten Labortests zusammen. Denken Sie daran, dass die aufgelisteten Normalwerte zwischen Kliniken und Labors leicht variieren können und dass sich die Einheiten bei einigen Tests unterscheiden.

Tabelle C.1	
Blutgasuntersuchung	
Blutgas	**Normalwerte**
Kohlendioxidpartialdruck ($PaCO_2$)	35–45 mmHg
Sauerstoffpartialdruck (PaO_2)	65–100 mmHg
Bicarbonat (HCO_3^-)	22–29 mmol/l
pH	7,35–7,45

Tabelle C.2

Blut-/Plasma-/Serumuntersuchung

Blut/Plasma/Serum	Normalwerte
Alanin-Aminotransferase (ALT, SGPT)	Frau: 0–35 U/l Mann: 0–50 U/l
Albumin	3,5–5,0 g/dl
Alkalische Phosphatase	40–129 U/l
Asparat-Aminotransferase (AST, SGOT)	Frau: 0–35 U/l Mann: 0–50 U/l
Bilirubin: ■ gesamt ■ direktes Bilirubin	 0,1–1,2 mg/dl 0,1–0,4 mg/dl
Blutharnstoffstickstoff (BUN)	6–25 mg/dl
Calcium	2,2–2,7 mmol/l
Chlorid	95–110 mmol/l
Cholesterin gesamt HDL-Cholesterin (High-Density-Lipoprotein-Cholesterin)	< 200 mg/dl Mann: 27–67 mg/dl Frau: 34–88 mg/dl
Kohlendioxid	22–28 mEq/l
Creatin	0,6–1,2 mg/dl
Creatinkinase	Mann: < 174 U/l Frau: < 140 U/l
Creatinkinase MB	< 4% der Creatinkinase gesamt
Globulin	2,3–3,5 g/dl
Glucose	60–110 mg/dl
Eisenbindungskapazität	250–460 µg/dl
Eisen gesamt	50–175 µg/dl
Laktatdehydrogenase (LDH)	120–246 U/l
Phosphat	2,5–4,5 mg/dl
Kalium	3,5–5,5 mmol/l
Proteine gesamt	6,0–8,4 g/dl
Natrium	135–145 mmol/l
Triglyceride	< 210 mg/dl
Troponin T	0,0–0,1 ng/ml
Harnsäure	Mann: 2,4–7,4 mg/dl Frau: 1,4–5,8 mg/dl

<table>
<tr><td colspan="2">Tabelle C.3</td></tr>
</table>

Endokrinologische Blutuntersuchung

Endokrinologische Blutdiagnostik (Schilddrüse)	Normalwerte
TSH (Thyreoidea-stimulierendes Hormon)	0,5–5,0 µU/ml
Thyroxin-bindendes Globulin	15–25 µg T_4/dl
T_3 (Gesamt-Trijodthyronin) via Radioimmunoassay	75–195 ng/dl
rT_3 (reverses Dijodthyronin)	13–53 ng/dl
T_4 (Gesamt-Thyroxin) via Radioimmunoassay	4–12 µg/dl
T_3-Uptake	25–35%
fT_4-I (freier Thyroxinindex)	1–4

Tabelle C.4

Hämatologie

Hämatologie	Normalwerte
PT (Prothrombinzeit)	11–15 s oder nach dem INR (International normalized Ratio): 0,8–1,2
PTT (partielle Thromboplastinzeit, aktiviert)	25–35 s
weiße Blutkörperchen (Leukozyten)	3,4–10,0 Tsd./µl
rote Blutkörperchen (Erythrozyten)	4,2–5,6 Mio./µl
Hb (Hämoglobin gesamt)	Mann: 13,6–17,5 g/dl Frau: 12,0–15,5 g/dl
HGT (Hämatokrit)	Mann: 39–49% Frau: 35–45%
MCV (mittleres korpuskuläres Volumen)	80–100 fl
MCH (mittleres korpuskuläres Hämoglobin)	26–34 pg
MCHC (mittlere korpuskuläre Hämoglobinkonzentration)	31–36 g/dl
Blutplättchen (Thrombozyten)	150–450 Tsd./µl

Register